国医大师

治疗急危重症学术经验选

主　审　朱良春

主　编　方邦江　方晓磊

副主编　（按姓氏笔画排序）

卢健棋　朱又春　刘祖发　杨志旭　张忠德　张晓云

陈海铭　高培阳　黄小民　梅建强　崔应麟　廖为民

人民卫生出版社

图书在版编目（CIP）数据

国医大师治疗急危重症学术经验选 / 方邦江，方晓磊主编．—北京：人民卫生出版社，2017
ISBN 978-7-117-23980-6

Ⅰ. ①国… Ⅱ. ①方… ②方… Ⅲ. ①急性病 – 中医临床 – 经验 – 中国 – 现代②险症 – 中医临床 – 经验 – 中国 – 现代 Ⅳ. ①R278

中国版本图书馆 CIP 数据核字（2017）第 012202 号

国医大师治疗急危重症学术经验选

主　　编：方邦江　方晓磊
出版发行：人民卫生出版社（中继线 010-59780011）
地　　址：北京市朝阳区潘家园南里 19 号
邮　　编：100021
E - mail：pmph @ pmph.com
购书热线：010-59787592　010-59787584　010-65264830
印　　刷：北京盛通商印快线网络科技有限公司
经　　销：新华书店
开　　本：787 × 1092　1/16　　**印张**：30
字　　数：730 千字
版　　次：2017 年 2 月第 1 版　2021 年 12 月第 1 版第 2 次印刷
标准书号：ISBN 978-7-117-23980-6/R · 23981
定　　价：78.00 元

编　委

（按姓氏笔画排序）

于晓敏（成都中医药大学附属医院）
王　琳（上海中医药大学附属龙华医院）
王庆高（广西中医药大学第一附属医院）
方邦江（上海中医药大学附属龙华医院）
方晓磊（北京中医药大学东方医院）
孔　立（山东中医药大学附属医院）
卢健棋（广西中医药大学第一附属医院）
朱　彤（良春中医研究所）
朱又春（良春中医研究所）
朱剑萍（良春中医研究所）
刘祖发（中国中医科学院望京医院）
刘福生（北京中医药大学东方医院）
孙丽华（上海中医药大学附属龙华医院）
李　兰（贵阳中医学院第一附属医院）
李　芳（广东省中医院）
李　雁（北京中医药大学东直门医院）
杨志旭（中国中医科学院西苑医院）
何瑾瑜（陕西省中医医院）
冷建春（成都中医药大学附属医院）
张忠德（广东省中医院）
张晓云（成都中医药大学附属医院）
陈振翼（上海中医药大学附属龙华医院）
陈海铭（辽宁中医药大学附属医院）
周　爽（第二军医大学长海医院）
胡仕祥（河南中医药大学第二附属医院）
耿　赟（上海中医药大学附属龙华医院）
高培阳（成都中医药大学附属医院）
郭　全（上海中医药大学附属龙华医院）
黄小民（浙江中医药大学附属第一医院）
梅建强（河北医科大学中医院）
崔应麟（河南中医药大学第二附属医院）
梁　群（黑龙江中医药大学附属第一医院）
蒋旭宏（浙江中医药大学附属第一医院）
廖为民（江西中医药大学附属医院）

学术秘书

刘福生（北京中医药大学东方医院）
陈振翼（上海中医药大学附属龙华医院）

良春賢弟 鑒之

發皇古義

融會新知

章次公 戊寅年

谨以著名中医学家章次公先生赠国医大师朱良春遗训代为序

前　言

中医学是中华民族在几千年的生产与生活实践中认识生命、维护健康、战胜疾病的宝贵经验总结，是中国传统文化的结晶。中医药用于治疗急危重症历史悠久，中医药在救治急危重症、保障中华民族的生命健康中起着不可磨灭的贡献，中医急症是中医学精华之所聚。

古代许多著名的医家，如扁鹊、华佗、张仲景、孙思邈和叶天士等都是急救大家，并且在急危重症方面都有所建树。如扁鹊治虢太子尸厥；华佗创制麻沸散、剖腹涤肠；《内经》暴、卒、厥、死诸症；《伤寒杂病论》中风、惊悸、吐衄、下血、胸痹、心痛、蛔厥；晋代葛洪《肘后备急方》口对口吹气法；唐代孙思邈的葱管导尿法。历代医家在医疗实践中总结了一系列行之有效治疗急危重症的方剂：承气类方、大柴胡汤、安宫牛黄丸、生脉饮等；至今仍广泛应用于急、危症临床。在西方医学尚未输入中国之前，中医在治疗急症、重症上有着一套完整的治疗措施，曾经在世界医学发展中处于领先地位。

当代的国医大师无一不是将古人的经验与自己的临床实践相结合的典范，相继积累了许多宝贵的学术经验与临床效方，其临证经验具有鲜明的中医特色，尤其是在长期临床实践中不断应用总结提炼出的有效经验方药，是中医药继承与发展的基石。为了让这些宝贵的经验得以传承与发扬，我们遴选出现代诸多国医大师治疗急危重症的学术思想与经验方药，以馈广大读者学习与继承。

编写本书的主要目的之一是“传承”，也就是当我们医生读者在碰到急重病症时能够快速查阅、参考国医大师的临证经验，从而有力地提高处方水平和疗效。基于此目的，本书采取了“以急症、急病为纲，以国医大师诊疗经验为目”的编写体例。全书共分为上下两篇：上篇为证候篇，主要论述国医大师对发热、咳嗽、呕吐、急性黄疸、胸痛、昏迷、头痛、晕厥、抽搐等十二个急性证候的治疗经验；下篇为疾病篇，主要阐述国医大师对多脏器功能不全综合征、脓毒症、肺炎、慢性阻塞性肺病急性加重、冠心病（不稳定心绞痛）、心律失常、心力衰竭、病毒性心肌炎、脑梗死、癫痫、上消化道出血、胆囊炎、胆石病、胰腺炎、肾炎、泌尿系统感染、肾衰、登革热、甲流、小儿哮喘、小儿肺炎等现代医学各系统常见急重病的治疗经验。这样安排能够方便我们的医生读者不管从自己患者的主要症状出发还是从现代医学的诊断出发都能快速参考国医大师们对应的诊疗经验，从而快速提高疗效；编写本书的主要目的之二是“提高”，也就是给我们的读者提供在学习国医大师诊疗经验、提高疗效的基础上能够旁证博采、深入钻研的机会，从而使他们更加坚定地走继承、发扬中医药的道路。基于此目的，本书并非国医大师治疗经验简单的汇编，在编写中针对现代疾病谱的变化和临床实际，更加方便读者，我们进行了相应内容整合和革新：①中、西医对每种疾病的认识、治疗现状的概述与分析，这样利于读者横向、快速把握某一疾病诊治现状；②每个病症门下国医大师们各自的学术思想、治疗特色的归纳与分型；③在国医大师经验原按语（由国医大师本人或其学术继承人）外，又加入了编者的按语。本书各章节的编者都是活跃在急救临床一线的学术骨干，基本是全国各中医药大学附属医院或各地三甲医院急诊科 /ICU 的学科带头人或负责人。在各自临证基础上，他们表述自己学习、理解国医大师诊疗经验的心得、体会。通过他们的精心解读力图使读者能够融会贯通、临床诊疗能力得到进一步提升。

我敬爱的老师著名国医大师朱良春教授生前不顾年事已高，对该书进行多次指导并审阅，提出了很多建议和修改，对保证著作的质量和学术价值发挥了巨大作用。在此谨以此书出版表示对恩师的最真诚纪念。本书的编写得到了已故国医大师朱良春和其子女传人朱又春、朱剑萍等学者专家的大力支持，广东省中医院江俊珊、戴洁琛、李红娟医师，中国中医科学院西苑医院陈姝医师，上海中医药大学龙华医院盛凌黎、王蓓、王林、沈俊逸、凌丽、王晓翠、蔡仪丽、马智慧、刘月、阿里木江、闫诏、解婉莹医师等参加了本书编写、校对、整理工作，谨此一并致谢！

作为第一本总结国医大师治疗危急重症的书籍，诸多方面尚是一些探索，并且时间紧、任务重，难免有疏漏之处，敬请各位同道使用过程中，提出宝贵意见，以便日后加以修正。

主编　方邦江　方晓磊

2016 年 4 月 26 日

目　录

上篇　证　候　篇

下篇　疾　病　篇

上篇

证候篇

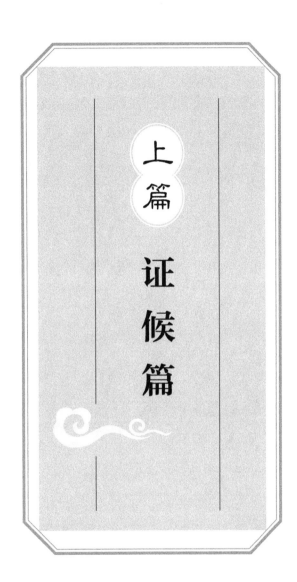

第一章

发　热

一、概　述

发热是机体在致热源的作用下或由各种原因导致体温调节中枢功能障碍，体温超出正常范围。发热本身是一种症状，分为生理性和病理性。生理性体温升高常见于剧烈运动、月经前期、心理性应激等。病理性发热涉及多种疾病、病因复杂，往往诊断困难，是急诊常见的病症之一。在排除一些生理因素外，当腋下、口腔或直肠内温度分别超过 37℃、37.3℃和 37.6℃，并且 24h 内温度波动在 1℃以上，可以称为发热。

现代医学认为发热病因分为感染性与非感染性。临床上绝大多数属感染性，少数为非感染性。感染原因以呼吸道、泌尿道和消化道最常见，以及某些急性传染病和其他系统的感染。非感染性发热如风湿热、过敏、血液病、恶性肿瘤等。不明原因发热临床并不少见，而且治疗难度较大。发热的诊断需要明确病因，临床上根据病史、仔细查体、结合相关辅助检查尽量明确诊断。一部分难以明确病因诊断的需要密切观察病情变化或按可能性较大的病因进行诊断性治疗。发热治疗最根本、最关键的是针对病因进行治疗。

中医药学对发热的认识由来已久，积累了丰富的临床经验。中医学对发热不但重视体温的升高，而且重视患者的自身感受。发热常分为外感发热和内伤发热，外感发热是指感受六淫之邪或温热疫毒之气，导致营卫失和，脏腑阴阳失调，出现病理性体温升高的一类外感病证。外感发热根据感受邪气不同可分为伤寒和温病，温病又分为温热病和湿热病。内伤发热是指以内伤为病因，脏腑功能失调，气血阴阳亏虚所引起的发热。内伤发热根据病机不同又分为阴虚发热、阳虚发热、血虚发热、气虚发热、肝郁发热、瘀血发热。

辨外感发热和内伤发热是中医药治疗发热的关键。治疗外感发热，中医学术史上有伤寒与温病学派之分；叶天士所谓“在卫汗之可也”是治疗外感发热的治则；内伤发热多因脏腑气血虚损或失调而致，临床辨证尤需细审。一般而言，内伤发热病因病机较为复杂，治疗难度较大，临床疗效欠佳。“甘温除大热”之说倡于金元时代……用甘温如参、归、术、芪之类治疗高热，这是中医之特色。中医药辨证治疗发热的效果确切。对于感染性疾病，中西医治疗有助于缩短病程、减轻某些西药的副作用、提高疗效；对于非感染性疾病，特别是对于西医病因诊断不明的发热，中医辨证治疗可以取得不错的疗效，此外中医药治疗内伤发热这是中医学一大特色。

发热是急诊常见病症之一，对于发热的治疗，多位国医大师都有精彩的论述。

对于治疗外感高热，国医大师朱良春认为要见微知著，防微杜渐，先发制病；攻病宜早，达邪为先，集中兵力，挫其锐势，早期截断，阻断传变。国医大师邓铁涛教授倡导外感发热病的辨证应采用统一寒温辨证，辨病与辨证相结合，详审证候，结合季节特点。国医大师朱良春和邓铁涛两位教授治疗发热时均强调辨别外感发热和内伤发热；二老同时指出，临床上外感发热和内伤发热可相互转化和重叠。比如外感发热病失治而形成或诱发加重内伤发热；内伤发热，尤其是脏腑气血阴阳亏虚者，卫外抗邪能力减弱，特别容易感受六淫、疫毒之气，合并外感发热。国医大师郭子光善于运用寒温辨证治疗高热，认为外感发热多是寒温合邪，表里同病，很少是单纯的风寒外感或温邪上受，而且往往三阳合病，治疗上寒温不可偏废。国医大师徐经世教授认为临床上外感高热患者一般常见于热毒性、感染性及恶性病变，其病势有由表入里、由浅入深的传变过程，在诊治上往往按温病卫、气、营、血进行辨治。国医大师李济仁教授治疗春温和暑瘟善于采用卫气营血辨证，取得不错效果。国医大师裘沛然教授治疗外感发热善于运用寒热并用，表里双解的方法治疗风温和伏气温病。国医大师张琪教授善于运用经方治疗高热，认为外感久不解之寒热，又无兼夹症者，多为少阳枢机不利，邪郁肌腠，施予和解少阳枢机不利、表里同治的方法，临床屡验屡效。

治疗内伤发热是中医的一大特色，分为气虚发热、血虚发热、阴虚发热和阳虚发热。国医大师朱良春教授治疗内伤发热从气血、阴阳，结合脏腑进行辨治；抓主症、固本缓图，善用虫类攻逐。国医大师邓铁涛教授强调内伤发热病的辨证以脏腑辨证为总纲，以五脏相关学说为指导，同时注重外感在内伤发热中的致病作用。国医大师郭子光教授认为长期低热的病机多为气血不和，脏腑功能紊乱或兼余邪未尽，而使阴阳失调；治疗上养阴益气，兼清未尽之余邪，从而达到阴阳协调的目的，擅长使用甘温除热、和解少阳和调和营卫治疗长期低热。国医大师李士懋教授治疗阳虚发热有着独到的经验。对于阳虚阴盛，格阳于外的阳虚发热，临床症状可表现为身热而反欲近衣被，或为身冷欲坐井中，欲卧泥地，还应有口渴喜热饮、四肢厥冷、下利清谷、小便清长等一派寒象，舌脉多表现为舌淡苔白，脉浮大按之无力；治疗上应引火归原，选用四逆汤等温阳类方剂，辨证准确，用药恰当往往效果显著。对于阳气亏虚，郁而发热的阳虚发热，阳气运行于周体，司卫外之职，若阳气虚衰，则游行于全身的温煦功能丧失，馁弱之阳郁而化热，即“积阴之下必有伏阳”，形成寒热错杂证。此时治法上要寒热并用，若脉弦按之减，兼有肝阳虚的症状，常选乌梅丸加减效果显著。国医大师李振华教授认为内伤发热虚实夹杂多见，气郁、血瘀发热属实；气虚、血虚、阴虚、阳虚发热属虚。对于肝郁气滞，脾失健运，肝郁化火，日久形成的肝脾失调、肝阴不足之低热，李老常用丹栀逍遥散加减；对于脾虚胃滞，湿热内蕴之内伤发热，则以健脾和胃，清利湿热，宣畅气机之三仁汤、四苓散加味治疗；指出内伤发热禁用汗法，慎用苦寒，以免犯“虚虚实实”之弊；脾胃已虚，补益太过则虚不受补，滋腻太过又碍脾胃，故用药剂量宜清。国医大师朱良春、邓铁涛和方和谦教授对甘温除大热的方法都有各自的独特体会。

二、朱良春治疗发热的学术经验

(一) 通利疗法治疗温热病

1. 学术思想

温热病属于外感热病中的一种，是多种热性病的总称，包括急性传染性疾病和急性非传染的感染性疾病。温邪在气分不外解，必致里结阳明，邪热蕴结，最易化燥伤阴。朱老认为治外感高热，要见微知著，防微杜渐，先发制病；攻病宜早，达邪为先，集中兵力，挫其锐势，早期截断，阻断传变。朱老善于运用通利法治疗温热病。通利法是清热祛邪的一种重要途径，通下逐秽，邪热解毒，临床可选用承气、升降散之类，或辨证论治方中加用硝黄，这样可以达到釜底抽薪的作用，既可以泄无形之邪热，又可以除有形之秽滞，一举数得，诚治本之道。但纯属卫分表证，恶寒较著而热势不甚，或年老体弱、孕妇或妇女经期，则宜慎用。

2. 验案举隅

倪某，女，59岁，退休。1977年1月27日来诊。

近3天来头痛、肢体痛楚，形寒发热，微汗不畅，鼻塞呛咳，口干欲饮，呼吸较促，便难，苔薄黄，脉浮数。体温：39.6℃。听诊右上肺有少许细湿啰音。白细胞：11.2×10^9/L，中性粒细胞95%，淋巴细胞5%。胸透：右上肺中外见絮状阴影，边缘欠清，两肺纹理增多。

西医诊断：右上肺炎。

中医诊断：高热风温重症。

辨证：风寒外束，痰热内蕴。

治则：宣肺通泄，清热解毒。

处方：麻杏石甘汤加减：

生麻黄 6g	生石膏 30g	杏仁泥 10g	生锦纹 10g	
白花蛇舌草 30g	鱼腥草 24g	生黄芩 10g	天花粉 12g	生甘草 5g

2剂，水煎服。

1977年1月29日复诊：药后汗出较畅，便难已爽，热退咳减，体温37℃，苔薄微黄，脉平，表里两解，邪热趋戢，再为善后。

生石膏 15g	杏仁 10g	桔梗 10g	前胡 10g
鱼腥草 30g	忍冬藤 30g	陈皮 5g	生甘草 5g

2剂，水煎服。

1月31日：病情稳定，胸透炎症已吸收。

【原按】

温热病是急性热性传染病，其来势凶猛，传变也速，必须根据疾病的发展规律，要有预见性的防微杜渐，采取果断的、有力的、相应的措施，先发制病，不可因循等待，只要不是“表寒”、“表虚”之证，或年老体衰之躯，均可早用通利之法。因为这是清热祛邪的一个重要途径，保存阴津，防止恶化的具体措施，从而达到缩短病程，提高疗效的目的，发挥中医中药治疗急性热病的应有措施。

【编者按】

汗、吐、下是中医祛邪的重要手段，朱老的通利之法属于中医下法的范畴。“伤寒下不嫌迟，温病下不嫌早”，临床上对于温热病邪导致的高热，使用通腑泄热的方法往往可以取得不错的效果。“温邪上受，首先犯肺，逆传心包”，提示温热病来势凶猛，传变迅速。朱老治疗外感高热强调先发制病，攻病宜早，达邪为先，集中兵力，挫其锐势，早期截断，阻断传变。朱老善于使用通利法治疗热毒内炽之症。通利法可以通下逐秽，泄热解毒，具有釜底抽薪之效，既泄无形之邪热，又可以除有形之秽滞，可以达到早期截断，阻断传变。本病例中朱老采用麻杏石甘汤加减，生石膏30g，白花蛇舌草30g，鱼腥草24g，生黄芩10g，天花粉12g，量大力专，清热力强。肺与大肠相表里，温邪在气分不外解，必致里结阳明，邪热蕴结，最易化燥伤阴，本案例中选用生锦纹（生大黄的别称），具有通腑泄热和活血解毒的作用；大量临床研究也表明使用大黄类制剂治疗肺部感染及脓毒症中具有积极作用，这和朱老的思想具有异曲同工之妙。

（二）气血、阴阳及脏腑辨证治疗内伤发热的学术思想

1. 学术思想

内伤发热是人体正气与病邪抗争的保护性反应，是气血阴阳受损所致，与脏腑虚损相关。一般而言，内伤发热病因病机较为复杂，治疗难度较大，临床疗效欠佳。中医学多将非感染性发热归于“内伤发热”的范畴。朱老强调治疗内伤发热从气血、阴阳，结合脏腑进行辨治。朱老指出辨治本病本病要注意以下几个方面：①原因未明的反复发热要注意发病的诱因、持续时间、伴随症状等。②久病伤气耗血。朱老认为缠绵不愈之久病都存在“久病多虚”、“久病多瘀”、“久痛入络”、“久必及肾”的“四久”情况。③抓主症、固本缓图。在上述分析病机的基础上，朱老认为，治疗此类疾病，固然要从治疗发热着手，但是要明确导致发热的原因，在使用针对发热的药物同时，必须使用固本培正之品。④善用虫类攻逐，在辨证论治的基础上加用虫类药物往往起到事半功倍的效果。

2. 验案举隅

⑴ 调气活血清热治疗高热

周某，男性，40岁，于2011年2月27日来诊。

主诉“间歇性发热4年”。现病史：患者近4年来反复出现间歇发热，约30天发作1次，每次持续4~5天，最高体温达40.2℃，发热前曾伴有恶寒，无鼻塞流涕、咳嗽咳痰，仅时有头痛，发热时无明显时间区间，缓解和加重的因素也不明显。初未在意，其后症状逐渐加重，曾先后在多家医院住院检查肝肾功能、免疫蛋白、ENA系统、CRP、甲状腺系统、PET-CT等，均未发现异常。外院检查骶髂关节CT示：双侧骶髂关节面稍欠光整。颈部淋巴活检排除了结核。患者服用了多种西药，包括抗生素、激素类以及其他药物（具体不详），发热无明显缓解，2010年下半年起发热时出现双下肢皮疹，色淡红，不痛不痒，持续1天后消退（未特殊处理）。患者发热反复，甚为所苦，特来求朱老诊视，来诊前最近1次发热是2011年2月3日。刻见：神疲，精神一般，体形稍胖，暂未见发热，诉髋关节发酸，时有踝关节、膝关节酸软微痛；口稍干饮水不多，无口苦咽痛，纳眠可，二便调；舌质红，舌苔薄腻，脉弦细。查体未见皮疹、关节红肿、环形红斑，全身浅表淋巴结未见结块肿大等阳性体征。否认既往乙肝等特殊病史，及

其他不良接触史及感染疫毒病史。

结合患者发热初起伴有恶寒、头痛等表证，推测病初有外感为诱因，由于治不及时或失治误治病邪入里，久之伤气耗血、瘀滞内阻，而成虚实夹杂、缠绵难愈之候，久病已损及气、血，兼及阴、阳。治宜调气血、化瘀滞，俾气血调畅，气行则血行，则郁去热清。但病程既久，邪已入里，固着缠绵于筋骨脏腑，故治难速效，宜缓图。首诊辨证处方如下：

穿山龙 50g	赤芍 15g	白芍 15g	全当归 10g
生地黄 15g	熟地黄 15g	青风藤 30g	蜂房 10g
土鳖虫 10g	土茯苓 30g	猫爪草 30g	葎草 30g
白薇 15g	甘草 6g		

14 剂，水煎服，日 1 付。配以益肾蠲痹丸以扶正通络。

二诊（2011 年 3 月 21 日）：诉服药后未再发热，距末次发热至今已 40 天未再发热。现有少许恶心，仍觉膝、踝关节酸软，乏力、易疲劳，夜眠口水多，口干，纳欠佳，二便尚调，舌红，苔腻微黄，脉弦细。药既奏效，守法继进。患者脚膝酸软无力、少许恶心，苔腻微黄，提示患者肝肾不足、湿热缠绵，故原处方中加宣木瓜、生姜以祛湿活络、止呕和胃；加用怀牛膝以强腰膝、补肝肾，益智仁补脾肾以摄涕唾。续煎服 20 剂，继续配益肾蠲痹丸内服。

三诊（2011 年 4 月 18 日）：患者诉服药后症状缓解，乏力症状有所改善，2 天前曾有似发热的症状，但测体温无改变，亦无明显感觉不适，未作特殊处理，发热 2 天即瘥。目前症状以双腿微酸乏力为主，伴口干，舌淡红，苔薄微剥，脉细。患者经治发热情况已明显改善，诸症已缓，前法继进，局部微调：患者筋骨酸软无力究其本为久病肝肾亏虚、夹湿浊内郁，患者口干、苔微剥、脉细等症状，也反映机体阴津气血不足，故治疗仍滋阴养血，兼清补肝肾。白薇性微寒而偏于清虚热，于补肝肾之力度稍欠，故改用鹿衔草、千年健以清虚热、壮筋骨。续服 20 剂，余药同前。

四诊（2011 年 5 月 16 日）：患者症状进一步改善，诉曾于 5 月 2 日发热，体温 39.1℃，4 天后热退，第 5 日恢复正常，发热期间无头痛等不适。刻下：易疲、乏力症状较前改善，关节微酸，口干，舌红质略紫中有裂纹，脉弦细。朱老指出，患者自距此前 2 月 3 日发热已有 3 个月，虽间断有 2 次发热，但症状已明显改善，表现在两个方面：一是发热的峰值下降，由最高体温 40.2℃降至 39.1℃；二是无热区间拉长，由 30 天发作 1 次，至今已有近 3 个月。这反映了从调气血、化郁行滞，兼顾补肝肾思路正确，效不更方。上方加柴胡 10g，川石斛 20g 以清热、滋阴，余药不变，丸药配知柏地黄丸以滋清肝肾。随访患者暂无不适反应，未见发热再作。

【原按】

本案例发热初起伴有恶寒、头痛等外感症状，推测患者起病之初可能由外感所致，但由于失治误治，或治不及时，致外邪入里、缠绵不去，耗气伤津，损及脏腑阴阳。患者就诊时已无外感症状，仅有发热、乏力、腰酸腿软等津气耗伤、肝肾受损之症。此为病邪已深入气血、阴阳，损及脏腑的表现。本病患者反复发热 4 年有余，病邪初有外感为诱因，由于治不及时或失治误治病邪入里，久之伤气耗血、瘀滞内阻，而成虚实夹杂、缠绵难愈之候，久病已损及气、血，兼及阴、阳。治宜调气血、化瘀滞，俾气血调畅，气行则血行，则郁去热清。但病程既久，邪已入里，固着缠绵于筋骨脏腑，故治难速效，宜缓图效机。在上述分析病机的基础上，朱老认为治疗此类疾病，固然要从治疗发热着手，但是要明确导致发热的原因，在使用针对发热的药物同时，必须使用固本培正之品。在辨证论治的基础上加用虫类药物往往起到事半功倍的效果。本案例中选用了蜂房、土鳖虫，一方面取其能深入筋骨搜剔祛邪外出之功，另一方面虫类药可以调节机体免疫。

【编者按】

内伤发热病因病机较为复杂，治疗难度较大，临床疗效欠佳，也是中医治疗的特色，多因脏腑气血虚损或失调而致，常常合并一些外感的诱因，外感可以导致内伤发热，内伤基础也可以导致外感的发生，二者常常相互影响，因此临床辨证尤需细审，遣方用药需要辨别表里虚实寒热的轻重。

本例患者表现类似强直性脊柱炎，病程长、反复发作。朱老治疗此类疾病明确导致发热的原因，在使用针对发热的药物同时，使用固本培正之品，在辨证论治的基础上加用虫类药物往往起到事半功倍的效果。虫类药物的使用时朱老临床治疗的一大特色，如此次使用的土鳖虫等药。土鳖虫性味咸寒，入肝经，善活血散瘀，消癥破坚，疗伤定痛，适用于血瘀经闭，癥积肿块，跌打损伤，其特点是破而不峻，能行能和。《长沙药解》说其“善化瘀血，最补损伤”，在用药上需要适量虫类药物活血搜络，破瘀消癥，土鳖虫较为合适。

(2) 甘温除大热之法治疗高热

朱老曾治一产后高热案，1 周前难产，出血较多，高热不退，以感染性休克收住入院，西医用抗感染，强心或补液升压等法无效，证情危急，邀朱师诊治，刻诊：体温 39.2℃，面色苍白，气喘汗多，两目上视，测血压低，心率快，左脉微弱不起。

中医诊断：高热。

辨证：气随血脱至大气下陷。

治则：甘温除热。

处方：张锡纯之升陷汤加减。

黄芪 30g	知母 12g	柴胡 10g	升麻 6g
山萸肉 12g	乌梅 12g	当归 10g	高丽参另煎调冲 10g
桔梗 6g	生牡蛎 30g		

3 剂，日 1 剂，水煎服。

1 剂后汗喘大减，3 剂后高热即退，后用他方调治而愈。

【原按】

朱老在升陷汤中加高丽参、山萸肉、乌梅、生牡蛎以培元敛气固脱。对气血骤虚或元气本亏，大气虚极下陷，气失固摄，元气上脱，阴火上冲之真寒假热暨气虚发热证的治验，其实是甘温除大热之法，而不拘泥于补中益气汤之方，在升陷汤中用敛肝猛将乌梅助人参、山萸肉、生牡蛎，挽回元气将脱之危。乌梅、山萸肉挽救元气将脱之功胜于人参，即使是高丽参伪品（即红参制假）之温升，有乌梅之酸敛，亦同收理想效果，此乃笔者临证之体会。

【编者按】

“甘温除大热”之说倡于金元时代李东垣，其代表方剂是补中益气汤，后世多有发挥，使用归脾汤、当归补血汤都有甘温除大热的功效，辨证准确，运用得当，往往会取得不错疗效。而朱老运用升陷汤治疗气虚发热亦取得较好效果。

升陷汤出自《医学衷中参西录》:“治胸中大气下陷,气短不足以息,或努力呼吸,有似乎喘;或气息将停,危在顷刻。其兼证,或寒热往来,或咽干作渴,或满闷怔忡,或神昏健忘,种种症状,诚难悉数。其脉象沉迟微弱,关前尤甚。其剧者,或六脉不全,或参伍不调。生箭芪六钱,知母三钱,柴胡一钱五分,桔梗一钱五分,升麻一钱。”“气分虚极下陷者,酌加人参数钱,或再加山萸肉(去净核)数钱,以收敛气分之耗散,使升者不至复陷更佳。若大气下陷过甚,至少腹气坠,或更作疼者,宜将升麻改用钱半,或倍作两钱。”“至随时活泼加减,尤在临证者之善变通耳。”张锡纯之升陷汤其实是从李东垣的补中益气汤演变过来,朱老治疗气虚发热,抓住气虚下陷的病机,灵活运用升陷汤治疗气虚高热取得不错的疗效。提示临床工作者治疗发热需要辨证准确,不是一味地清热解毒,对于气虚发热使用甘温除大热可以取得较好疗效。

三、邓铁涛治疗发热的学术经验

1. 学术思想

邓铁涛教授认为发热病应先鉴别外感与内伤。临床上,外感发热和内伤发热可相互转化和重叠。外感发热病失治而形成或诱发加重,而内伤发热,尤其是脏腑气血阴阳亏虚者,卫外抗邪能力减弱,特别容易感受六淫、疫毒之气。罹患杂病复感外邪所致之发热,为临床所常见,临床需辨病与辨证相结合,细察详诊,判断标本、缓急、轻重。对于外感发热病的辨证,邓铁涛强调辨病与辨证相结合也很重要,结合季节,同时要重视掌握证候的特征。内伤发热病的辨证以脏腑辨证为总纲,以五脏相关学说为指导。

2. 验案举隅

养阴透热和甘温除热治疗高热

黄某,男性,20岁,工人。

患者于1966年8月6日出现恶寒发热,体温在39.8℃上下,历经几家医院治疗,曾用青霉素、链霉素、氯霉素、四环素及激素治疗无效,经各种检查未能明确诊断。入院症见:发热,手足冷,倦怠,心悸,盗汗,腰酸软无力,小便淡黄,形体瘦弱,面白微黄无华,唇淡白,肌肤甲错,言语声低,舌质淡红,舌尖稍红,苔薄白,脉弦。夜晚体温38.2℃,中午体温36.2℃,血压90/60mmHg,白细胞12.9×10^9/L。经集体会诊,分析此证倦怠,心悸,腰酸软无力,面白微黄无华,唇淡白,舌质淡红为气虚;舌尖红,脉弦略数是阴分不足之证。

辨证:虚劳发热,气阴不足。

治则:益气养血,滋阴清热。

处方:清骨散加减。

黄芪30g	当归12g	白芍12g	糯稻根30g
胡黄连6g	生地30g	鳖甲45g	银柴胡6g
地骨皮15g	知母12g		

3剂,日1付,水煎服。

服药3剂后盗汗减少,后加白薇15g、石斛15g,服2剂后发热全退,精神体力恢复出院。但患者1967年11月7日再次发热,体温39℃,病情与上一年发病大致相同,但精神和体力较上一年为好。照搬上次治疗方法，用清骨散加减无效。改用抗生素(更换多种抗生素青霉素、链霉素、金霉素、四环素)加激素，用药当天体温下降，但翌日体温又复升，中西医治疗10余天无效。后从中医仔细辨证，患者除发热外，日间为甚，夜多盗汗，每晚起夜七八次，面色暗滞少华，形体不瘦，舌胖淡嫩，脉大无力，胃口尚好。此属脾虚内伤的发热，应以甘温健脾，方用归脾汤(黄芪25~30g)。头两天体温仍在37~39℃之间，盗汗逐渐减少，乃坚持服用归脾汤，体温逐步下降，观察10余天，精神体力恢复出院，并嘱其继续服归脾丸1个月巩固疗效。

【原按】

本案本身是一个同病异治的典型。患者首次发热经西医治疗，未查明原因，效果不显，经中医辨证诊为气阴两虚的虚劳发热，经用清骨散效果显著。但当患者第二次发热就诊时，由于症状、体征相似，在定式思维下再用不对证的清骨散效果几无，后经仔细辨证后终定为脾虚内伤的发热，治以甘温健脾的归脾汤，终获佳效。不过这其中也走了不少弯路，可见辨证论治的重要性。

【编者按】

不明原因发热是临床常见病，中医辨证论治会取得一定的疗效。甘温除大热是中医治疗发热的一大特色，但由于中医辨证论治、个体化治疗，关于甘温除大热的临床研究仅见于个案报道，并未见到关于甘温除大热的随机对照研究报道，其具体机制有待进一步深入研究。本例患者的治疗过程充满变化，治疗上思路的不同导致结果的差异，提示在临床治疗过程中仔细辨证的重要性。

四、郭子光治疗发热的学术经验

1. 学术思想

郭子光教授认为：①外感发热多是寒温合邪，表里同病，很少是单纯的风寒外感或温邪上受，而且往往三阳合病，治疗上寒温不可偏废。②对于长期低热，郭老认为其病机多为气血不和，脏腑功能紊乱或兼余邪未尽，而使阴阳失调；治疗上养阴益气，兼清未尽之余邪，从而达到阴阳协调的目的，擅长使用甘温除热、和解少阳和调和营卫治疗长期低热。

2. 验案举隅

寒温合法论治外感病高热

黄某，男，52岁，教师。1999年8月27日初诊。

主诉：寒战高热1日。

病史：1日前患者无明显诱因出现午后突然恶寒发热，自测体温39.2℃，立即去某医院急诊，行血常规检查：白细胞及中性粒细胞正常。考虑为“病毒感染”，当即输注青霉素、柴胡针等，一度汗出热解，今日午后体温又上升，全身酸软无力。刻下症见：恶风寒，发热(上午11时测体温39.2℃)，汗出，头身疼痛，口苦欲呕，咽喉干微痛，口渴喜冷饮，心烦，四肢烦软，两小腿疼痛，饮食尚可，小便正常，大便2日未解。查体：体质中等，神志清楚，面色红光，唇红而干，舌质红苔白干，脉浮数。

辨证：寒温合邪，三阳合病。

治则：寒温合法，三阳并治。

处方：柴葛羌防、银翘大板合白虎汤加减。

柴胡 20g	葛根 20g	黄芩 20g	金银花 20g
连翘 20g	防风 15g	羌活 15g	法半夏 15g
大青叶 15g	知母 15g	板蓝根 30g	谷芽 30g
石膏 50g	甘草 10g		

2 剂，1 日 1 剂，每剂煎 2 次，首次淡煎（煮沸 10 分钟），二次浓煎（煮沸 30 分钟）两次药液混合分 4 次（日 3 夜 1）服用。

8 月 29 日二诊：上方服 1 剂后，当天夜半汗出身凉，昨晨解大便 1 次，量甚多，诸症缓解。服完 2 剂，体温一直正常，一身轻松，唯有两小腿疼痛随减未消，口干咽干，口淡乏味。查其神色正常，舌苔白干少津，扪其小腿有触痛感，脉细缓。是热病解后，津液损伤，脾胃未复，而其小腿之触痛，当时寒温邪毒，留滞筋肉，未能尽解之故。治以养阴生津，清热解毒法，用银翘大板、益胃汤、芍甘汤合方与服。具体药物如下：

金银花 30g	板蓝根 30g	麦门冬 30g	白芍 30g
连翘 15g	大青叶 15g	玄参 15g	生地 15g
沙参 15g	甘草 10g		

4 剂，1 日 1 剂，每剂煎 2 次，每次煎 25 分钟，两次药液混合分 3 次服用。

9 月 8 日三诊：服完 4 付，诸症如失，今索方善后调理，预防感冒，乃书玉屏风散加板蓝根与服：

黄芪 20g	防风 20g	白术 20g	板蓝根 30g

10 剂，1 日 1 剂，浓煎 2 次，两次药液混合分 2~3 次服用，连续服用 10 剂为 1 个疗程，休息两三日，再服 1 个疗程。

【原按】

本案以柴葛羌防解太阳之表而散风寒，银翘大板清解卫分而散风热，其中有小柴胡之主药柴胡、黄芩和解少阳，药物不多而面面俱到，药皆重剂而又针对性。郭老说如此制方治疗外感高热病例当以百计，大多 1 剂即热退身凉，诸症缓解，屡治不爽。若汗不出或汗少而热势高者，可加薄荷、青蒿之类。服上方后，一般随着热势顿挫，体温下降，脉静身凉，诸症随之缓解。

【编者按】

恶寒、发热、汗出是太阳病辨治要点，口苦欲呕、咽喉干微痛为少阳辨治要点，高热、汗大出、大便干、脉数是阳明病辨治要点，因此本病辨治为三阳合病、寒温合邪。治疗上柴葛羌防解太阳之表而散风寒，银翘大板清解卫分而散风热；小柴胡之主药柴胡、黄芩和解少阳；白虎汤石膏、知母清泄阳明之热，全方量大力专效显。但同时也提醒读者郭老用此方治疗高热 2 剂即退烧，临床中注意中病即止及时调整用药，本案中热病解后津液损伤，予养阴生津、清热解毒之法，可见随病情变化及时调整用药的重要性。此外在治疗高热时要明确告知家属服用方法和调理善后也很必要。

五、李士懋治疗发热的学术经验

1. 学术思想

临床上治疗发热，治以清热泻火、滋阴凉血者多；以温补阳气，引火归原者少。阳虚发热作为内伤发热的一种特殊证型，国医大师李士懋教授擅长使用温阳解郁法治疗阳虚发热。辨证准确、用药得当非常关键。对于阳虚阴盛，格阳于外的阳虚发热，临床症状可表现为身热而反欲近衣被，也可表现为身冷欲坐井中，欲卧泥地。除此之外，还应有口渴喜热饮、四肢厥冷、下利清谷、小便清长等一派寒象，舌脉多表现为舌淡苔白，脉浮大按之无力。治疗上应引火归原，选用四逆汤等温阳类方剂。

2. 验案举隅

患者某，女，66岁。2006年8月5日初诊

现病史：患者10天前发热，体温40℃左右，遍身红疹，痒，不恶寒，输液后烧未退，增脘腹膨胀不能食，已1周未进食。便本干，服泻药后，便稀如垢油，昨晚体温39.5℃，服退烧药后汗出始退。身软无力，搀扶来诊，刻下症见：发热（体温39.2℃），遍身红疹，痒，不恶寒，面泛青黄。舌绛，中无苔，两边有苔。脉沉细数无力。

中医诊断：发热。

辨证：阳虚发热。

治则：温阳，引火归原。

处方：四逆汤加味。

炮附子先煎15g	生黄芪15g	山萸肉15g	干姜6g
炙甘草7g	红参12g		

3剂，水煎服，日1剂，分3次服。

2006年8月7日二诊：昨晚体温38℃，无发热恶寒之感，脘腹胀满已轻，饮稀粥1碗。昨日大便两次，仍稀褐色，小便清如水。脉弦数，按之减，继予上方加干地黄15g，五味子6g，4剂，水煎服，1日3服。

2006年8月10日三诊：药后未热，甚觉疲倦，手足冷，脘腹略满，食增。1日可进粥、面片三四碗，大便溏，已不稀，日一两次。脉弦缓滑，力稍逊。舌嫩红苔薄白。处方：

炮附子先煎12g	红参12g	山萸肉12g	炙黄芪12g
茯苓12g	干姜5g	五味子5g	益智仁6g
白术10g	山药15g		

7剂，水煎服，1日1剂，1日2服。

【原按】

初诊时患者不恶寒，故此发热不属于太阳表证范畴，因《伤寒论》第3条云："太阳病，或已发热，或未发热，必恶寒"。脉沉细数无力，沉为病位在里，细脉虽然也主阴虚，但脉无力，此为阳虚，阳气不能鼓荡脉道，则脉细，故此时不以阴虚论治，数脉在此不以热看，《濒湖脉学》在数脉的主病诗中写道："实宜凉泻虚温补"，此属阳虚发热，"阳气者，精则养神"，阳虚

神无所依，见身软无力；“阳者，卫外而为固也”，肌表不固，故发红疹；脾阳虚，运化无力而腹胀、便干，面色青黄为土虚木陷之象。舌虽绛，不以阴虚来看，阳虚阴寒内盛，血行凝滞，可见舌绛，舌苔由胃气上蒸所形成，阳虚胃气不行，故舌中无苔。此案治则为温阳、引火归原，对于引火归原的含义，历代医家均有不同的理解，争论点主要是在“火”和“原”。《医略六书·杂病证治》：“肾脏阳衰，火反发越于上，遂成上热下寒之证，故宜引火归原法。附子、肉桂补火回阳，专以引火归原，而虚阳无不敛藏于肾命，安有阳衰火发之患哉？”“火”指肾阳，“原”指肾。肾为水火之脏，内寄元阴元阳，肾阳虚衰，阳气无根而浮越表现出真寒假热的症状。金匮肾气丸为治疗此证的代表方剂，赵献可曾论述：“惟八味丸，桂、附与相火同气，直入肾中，据其窟宅而招之，同气相求，相火安得不引而归原”。但为何此处用四逆汤而不用金匮肾气丸？须知金匮肾气丸适用于阳虚发热之轻者，而此患者高热已10余日，病程较长，金匮肾气丸中熟地黄等过于阴柔，制约附子温阳之力，故选用四逆汤回阳救逆之重剂以治之。同时配伍红参、黄芪大补元气，佐以山萸肉，补肾填精，《医学衷中参西录》谓其：“大能收敛元气，振作精神，固涩滑脱，因得木气最厚，收涩之中兼具条畅之性……且敛正气而不敛邪气”，取其酸敛之性，防止阳气暴脱，亦同四逆加猪胆汁汤之意，反佐防止阴阳格拒。二诊时证减未已，脉弦数按之减，李老师认为减脉介于正常脉象与无力脉象之间，与初诊相比，脉力见增，此为向愈之象，加入干地黄、五味子养阴生津。三诊时脉转滑，此为阳气来复，疲倦、手足冷为阳气不足，证未变当谨守病机，以原方加减，加茯苓、白术、山药培补中土，益智仁温补脾肾。

【编者按】

阳虚发热是内伤发热中的一种证型，其证候也不易辨认。故见发热，治以清热泻火、滋阴凉血者多；以温补阳气，引火归原者少。阳虚发热热势可高可低，但病程日久，恶寒倦怠，口不渴或渴喜热饮，饮而不多，兼有四肢不温，甚者厥逆，头晕嗜卧，腰膝酸痛，少气懒言，舌淡胖有齿印，苔白滑，甚者舌青，脉沉细无力等便可辨证为阳虚发热。这提示我们临床上见到发热病人，定要先别阴阳，辨清真假，才不会犯虚虚实实之错。临床经验提示遇到体温升高，但触之不热、喜近衣被，舌淡苔白患者使用温阳补气之法获得不错效果。

六、徐经世治疗发热的学术经验

1. 学术思想

徐经世教授认为临床上高热患者一般常见于热毒性、感染性及恶性病变，其病势有由表入里、由浅入深的传变过程。在诊治上往往按温病卫、气、营、血进行辨治。①对于风温，徐老善于辛凉宣泄治风温；认为风温入肺，气不肯降，形寒内热，肺气不得舒转，治之宜微苦以清降，微辛以宣通，肺气得以宣通肃降，病自向愈。②对于热厥，徐老善于芳香开郁解热厥；认为热厥乃由高热日久，传入营分所致，故出现昏迷不语、二便失禁等危象。欲力挽其势，化险为夷，急当凉开，方可见效。③对于伏气温病，徐老善于和解少阳除伏邪。

2. 验案举隅

夏某，男性，62岁。畏寒高热伴咳嗽胸痛5日。

患者5日前出现畏寒高热，后伴咳嗽胸痛，咳铁锈色痰，急诊入院。刻下症：呼吸急促，口渴喜饮。检查体温39.2℃，心率82次/分，血压130/82mmHg，心音低微，右肺呼吸音低，可闻少许湿性音，左侧未闻异常，有轻度脱水；胸透示右肺见有大片均匀致密的阴影；血白细胞示21.3×10^9/L，中性粒细胞80%。舌苔黄滑且腻，脉象虚浮而数。

中医诊断：高热风温。

辨证：温邪伤肺，热伤津气，本虚标实，化源耗竭。

治则：辛凉宣泄、清肺化痰，佐以益气养阴、防止虚脱。

处方：麻黄杏仁石膏甘草加减。

麻黄 5g	杏仁 10g	生石膏 25g	黄芩 10g
冬瓜仁 20g	鱼腥草 10g	鲜芦根 20g	瓜蒌皮 15g
川贝母 10g	西洋参 5g	南沙参 12g	生甘草 6g

10剂，水煎服，每日2剂，连服5天，佐以静脉补液。

体温渐次降至37℃，咳嗽减轻。尔后陡见自汗不止，血压降至78/60mmHg、波动不定，呈虚脱之象。当即重加独参汤频饮，病情好转，自汗渐止，血压回升。继以益气养阴，清化痰浊，数日余邪渐除，病趋向愈。

【原按】

叶天士所谓："风温者，春月受风，其气已温"。风为天之阳气，温乃化热之邪，风温从上而入，上焦近肺，熏灼肺卫，发热，恶寒，口渴，自汗，头痛，咳嗽，甚至出现神昏、谵语等"逆传心包"的证候。"所谓种种变换情状，不外手三阴为病薮"。先生析之风温入肺，气不肯降，形寒内热，肺气不得舒转。治之宜微苦以清降，微辛以宣通，肺气得以宣通肃降，病自向愈。

【编者按】

"温邪上受，首先犯肺，逆传心包"，提示温热病来势凶猛，传变快。国医大师徐经世教授善于辛凉宣泄治风温，认为风温入肺，气不肯降，形寒内热，肺气不得舒转，治之宜微苦以清降，微辛以宣通，肺气得以宣通肃降，病自向愈。而国医大师朱良春治疗善于使用通利法治疗热毒内炽之证，通利法可以通下逐秽，泄热解毒，具有釜底抽薪之效，既泻无形之邪热，又可以除有形之秽滞，可以达到早期截断，阻断传变。两位国医大师治疗风温的方法不尽相同，但治疗均具有较好的效果，正所谓"同病异治"，请读者仔细体会二者治疗高热的异同。此外临床上治疗重症风温时可以联合中药注射剂及西医的抗生素及补液等治疗手段，恰当使用，从而提高临床疗效。

七、裘沛然治疗发热的学术经验

1. 学术思想

国医大师裘沛然教授治疗发热善于运用外解风寒湿郁肌表，内清郁热，表里两解的方法治疗风温和伏气温病。

2. 验案举隅

周某，男，38岁，2009年1月21日就诊。

主诉：反复发热伴双侧扁桃体肿大近2年。

病史：患者自2007年3月起反复发热，每1个半月发热一次，2008年9月起2周发热一次，伴有咽痛，持续1周而退，最高40℃。发热时伴有白细胞升高，多次住院均使用抗生素治疗，效果不显。大便正常，舌红，脉濡。

中医诊断：高热。

辨证：太阳风寒未解，风寒湿邪束肌表，湿郁化热。

治则：辛温发散解肌，清解阳明。

处方：九味羌活汤合柴葛解肌汤加减。

羌活 12g	独活 12g	桂枝 18g	细辛 12g
熟附块 12g	葛根 30g	柴胡 18g	黄芩 18g
石膏 30g	常山 9g	黄连 6g	黄柏 15g
生地 30g	甘草 12g		

7剂，日一剂，水煎服，早晚分服。

2月1日复诊：诉今日感冒，发热降低至37.8℃，口渴，服药呕吐，舌质红，脉细弦。加用藿香梗、苏梗止呕，白芷祛风解表散寒。药后热度退尽，无特殊不适。但时有恶心，头痛时有发作，血压120/82mmHg，舌质偏暗，脉濡。考虑常山可能致恶心，且病人发热已有所缓解，故上方减生石膏、知母、常山、葛根，加川芎、白芷行气血，除头身疼痛；蜈蚣通络止痛；天麻以平肝息风、祛风止痛；黄芪、当归益气养血。

【原按】

裘老结合脉症认为该患者病因为感风寒而余邪未尽，入春阳气内动，入夏复感暑湿，湿热蕴蒸，与既伏之邪相合而时发高热。病人发热反复迁延不愈，针对病因病机，裘老大剂量使用辛温发散之品，羌活、独活具有辛温发散，通治一身上下风寒湿邪的作用；并加桂枝、细辛发汗解肌，温经通阳之意。另一方面用葛根、柴胡辛凉解肌清热，透解阳明肌表之邪；黄芩、石膏清邪郁所化之热，除阳明里证，知母助石膏泻火；常山解热；黄芩、黄连、黄柏共泻三焦火毒；生地黄泻血分热；甘草调和诸药。

【编者按】

临床上会遇到一些反复发热伴扁桃体肿大的患者，西医经常使用抗生素治疗，但治疗好后经常反复发作。国医大师裘沛然本例辨证为太阳风寒未解，风寒湿邪束肌表，湿郁化热；方用九味羌活汤合柴葛解肌汤加减以辛温发散解肌，清解阳明，从而取得较好疗效。可见临床上对于经常使用抗生素反复发热的患者要把握正虚邪实的相互关系，结合实际辨证论治。在此需要提醒读者本病案中使用细辛是12g，属于超药典剂量，请注意医疗安全，如果必须使用务必嘱咐患者延长煎药时间以便使细辛中有毒的挥发成分减少。

此外国医大师邓铁涛教授认为，抗生素可以杀菌也可以伤害人体正气，因此常用抗生素尽管烧退了但身体一次比一次虚弱，反而更加容易感染。这时可以考虑中医药辨证治疗能有效改善由于抗生素滥用造成的病患机体抵抗力不足、体内毒素充斥的症状。读者可以在临床中体会中药辨证治疗与抗生素之间的相互作用。

八、李济仁治疗发热的学术经验

1. 学术思想

李济仁教授治疗温病发热善于根据患者症状、舌脉辨证时结合季节因素，如长夏暑湿当令，暑多夹湿，暑湿交蒸的高热不解，方用新加香薷饮透表清暑渗湿，加减白虎汤清气退热，辨证准确，处方恰当。

2. 验案举隅

(1) 清暑化湿法治疗手术后高热不退

黄某，男，53岁，干部。

1981年7月6日初诊：手术后高热，体温41℃，无汗烦渴，头痛如裹，神识欠清。西医认为非刀口感染，施用冰敷不能凉其体，青霉素、链霉素等不能退其热，邀李济仁先生会诊。

中医诊断：暑温，外感暑温型。

治则：解表祛暑，芳香化湿。

处方：新加香薷饮加减。

香薷 6g	佩兰 9g	生甘草 9g	藿香 9g
连翘 9g	大青叶 15g	金银花 15g	丹参 15g
知母 9g	薏苡仁 18g	板蓝根 30g	鲜芦根 30g

1付，日一剂，水煎服。

复诊：翌晨，微汗出，高热渐解，神识渐清。暑湿之邪将从外泄。当再因势利导，原方去丹参、甘草，加白蔻仁 6g，扁豆衣 9g，六一散(荷叶包)15g。

三诊：服药3剂，热尽退。唯神倦肢软，纳谷呆钝。邪去体馁，当调养之。处方：

太子参 18g	怀山药 15g	炙黄芪 15g	薏苡仁 24g
板蓝根 18g	金银花 15g	建曲 18g	

【原按】

李老根据脉症，结合长夏暑湿当令，暑多夹湿，暑湿交蒸，故高热不解。方用新加香薷饮透表清暑渗湿，加减白虎汤清气退热，兼用板蓝根、大青叶、金银花等清热解毒之品，药进效应。

【编者按】

新加香薷饮出自《温病条辨》，由香薷、金银花、扁豆花、厚朴和连翘组成，香薷辛温芳香，能“由肺之经而达其络”；扁豆花，取其芳香而散，多能解暑；厚朴苦温，能泄实满；连翘、银花取其辛凉达肺经之表。暑必夹湿，湿为阴邪，非温不解，故此方香薷、厚朴用温，而其他佐以辛凉。本方适用于暑温初起，复感于寒，李老辨证准确用来治疗高热，给我们以很深的启示。

(2) 清气凉营、益阴养津除高热

沈某，男，22岁，工人。

1982年3月7日初诊：患者高热、头痛、咳嗽已3日，检查体温39.5℃，白细胞偏高，在当地某医院拟诊为外感、高烧待查。经注射青霉素、链霉素及口服四环素等，未见好转。遂邀李济仁先生会诊。

刻下症：患者症见目赤，身热灼手，心烦躁扰，夜间尤甚，神志欠清，时有谵语，双目喜闭，四肢厥冷，手足颤动，口唇干裂，腹痛便闭，不思饮食，得食则呕，溲短色黄。脉象滑数，苔黄舌绛。

中医诊断：春温，气营两燔型。

治则：清气化营，清热解毒。

处方：玉女煎去牛膝加元参方加减。

生石膏先煎 30g	杭麦冬 15g	细生地 12g	元参 9g
肥知母 9g	地骨皮 9g	青蒿 9g	赤芍 6g
白芍 6g	川黄连 3g		

6 剂，水煎服，日 1 剂，分 3 次服。

二诊：病情大有好转，高热已退，唯津液未复，精神困倦，脉舌同前。从原方增损，去川黄连、鲜青蒿，加柿霜 12g，人参叶 6g，北杏仁 6g。继服 3 剂，疾病痊愈。

【原按】

本案病发于春季，病初即呈高热，在疾病的发展过程中又以伤阴耗津、出现神志异常证候为特点，通过分析这些季节因素与证候特征，不难拟诊为春温。春温发病急骤，病情较重，相当于西医之重型流感、流脑等病，处理失妥，易招致严重后果。本例发病初起侵害肺脏之时，未能及时有效地控制温热之邪的发展，致使温邪鸱张亢盛，气热未罢而营热又起，形成了气营两燔的危厄局面。故其既有高热、便秘腹痛、溲短色黄、脉滑苔黄之气分热证，又有身热夜甚、烦渴舌绛之热伤营阴证，还有神昏谵语、两目喜闭等热陷心包证，及心烦躁扰之热扰心神见症；由于高热动风，故有手足颤动，热深则厥深而见四肢厥冷。通过以上分析，本案例病机特点在于邪热弥漫气营、损阴耗津。本案例热邪炽于气营，故治拟清气凉营、益阴养津。《温病条辨》云："太阳温病、气血（营）两燔者，玉女煎去牛膝加玄参主之。"《素问·至真要大论》云："热淫于内，治以咸寒，佐以苦甘。"本案例以玉女煎去牛膝加元参方为主，加用黄连、连翘等苦寒之品；方中石膏配知母有白虎汤之义，具清热生津之功，并清泄气分邪热；元参、生地、麦冬、赤芍、青蒿、地骨皮滋营阴、清营热；黄连、连翘苦寒清热，但苦寒之品有化燥伤阴之虞，故小用其量。上药配合可清泄气营、养阴生津、扶正培本，充分调动机体抗病能力，从而使高热重症数剂尽退。

【编者按】

病案是中医传承的重要载体，反映医者的立法方药。因时、因地、因人是中医治病的重要原则，在根据患者症状、舌脉辨证时结合季节因素，辨证准确，处方恰当是疗效的基础。感染性疾病往往属于温病范畴，在发病过程中往往伴有高热。李老抓住本病"邪热弥漫气营、损阴耗津"的病机，治拟清气凉营、益阴养津，运用玉女煎去牛膝加元参方治疗春温高热获得奇效，本方出自《温病条辨》：生石膏一两，知母四钱，元参四钱，细生地六钱，麦冬六钱，李老从复杂的疾病现象中抓住本病"邪热弥漫气营、损阴耗津"的病机选方用药的治疗思路值得我们体会。

九、张琪治疗发热的学术经验

1. 学术思想

国医大师张琪教授善于运用经方治疗高热，张老认为外感久不解之寒热，又无兼夹症者，多为少阳枢机不利，邪郁肌腠，施予上法，临床屡验屡效。

2. 验案举隅

三阳同治治疗高热。

张某，女，25岁。

发热10余日，体温38.5~40.1℃之间，住某医院以氨苄、红霉素等治疗无效。血检白细胞2.5×10^9/L。血培养伤寒杆菌阳性。高热诊断未明，请张老会诊。病人10余日壮热恶寒，肢体酸沉，汗出不彻，舌红少苔，脉浮数。

中医诊断：发热。

辨证：太阳未解，热邪内炽，枢机不利，三阳合病。

治则：解表和里。

处方：柴胡桂枝汤加减。

柴胡 20g	黄芩 15g	桂枝 15g	赤芍 15g
生石膏 75g	连翘 20g	银花 50g	甘草 10g

2剂，水煎服，日1剂，分4次服。

2剂后汗出、恶寒消失，周身酸沉已轻，舌转红润，体温36~36.8℃之间，血白细胞7.5×10^9/L，血培养未见伤寒杆菌，故出院观察，一直稳定。

【原按】

本例患者壮热恶寒，汗出不彻，脉浮数，可知表邪未去，表寒里热。舌红少苔，如投辛温麻、桂，必过汗伤正，里热更甚。此症重在表未解，所以张老以柴、芩疏转少阳，兼清里热；柴、桂解肌和荣；用石膏、连翘、银花，增强清热之力。这样表里合治，切中病机，投之立效。

【编者按】

外邪感人，邪气入里的寒热转变与人体体质有着密切的关系，如阳盛则邪入三阳经，从阳化热，如太阳证、少阳证、阳明经证、阳明腑实证。阳虚则邪气直入于里，从阴化寒，如少阴证、太阴证、厥阴证等。在治疗上，提出正气足则以攻邪为主，如三阳经证治。正气虚则以扶正为主，扶正以祛邪，如三阴经证治。张仲景提出的六经辨证，对外感疾病的治疗起到了指导性的作用。张老善于运用三阳同治方法治疗高热，药物以柴胡、黄芩疏解少阳，桂枝、赤芍解肌和营，生石膏、连翘、银花清泄阳明里热。这和国医大师郭子光教授运用柴葛羌防、银翘大板合白虎汤加减治疗三阳合病的高热具有异曲同工之妙，读者可以前后对比体会。

十、方和谦治疗发热的学术经验

1. 学术思想

国医大师方和谦重视正虚在发热中的作用，辨证恰当，灵活运用甘温除大热的方法治疗危重疾病合并的高热往往取得奇效。

2. 验案举隅

宁某某，女性，31 岁。因“急性粒细胞白血病伴高热”收住血液科病房。

患者入院后给予化疗药物，血红蛋白下降到 40g/L，血小板 10×10^9/L，白细胞 0.6×10^9/L，机体抗病能力明显下降。西医考虑继发感染而发高热，腹泻，病情危重，故请中医协助治疗。刻下：病人面色苍白无华，精神极差，卧床，面部虚浮状，语言低微，双下肢水肿。发烧 40℃，口干但不欲饮水，身不冷，气短乏力，心悸，翻身则加重。恶心欲呕，腹泻不止，每日 7~10 次之多，无腹痛及里急后重。脉细无力，舌质淡白，无苔，少津液。

中医诊断：高热。

辨证：元气大虚，气阴两伤，中焦衰微，无权运化。

治则：益气养阴，补中升提，止泻。

西洋参（单煎兑入）15g	麦冬 20g	五味子 10g	陈皮 10g
白茯苓 15g	炒白术 15g	炙甘草 10g	柴胡 10g
炒谷芽 15g	炒扁豆 15g	玉竹 25g	砂仁（后下）3g
炒山药 15g			

3 剂，水煎服，日 1 剂。

二诊：药后腹泻减轻，精神有所好转，体温略下降到 38.6℃，仍觉手足心热，皮肤见散在出血点。认为热伤血络，前方加丹皮 10g，白薇 15g，3 剂。

三诊：服药 2 剂腹泻又作，次数明显增多，不能控制，病情急转直下，危在旦夕。急请方老会诊，嘱上方去丹皮、白薇、西洋参易红人参 15g，加炙黄芪 50g，当归 20g，3 剂。

四诊：药后泻止，体温降到 37.8℃，精神明显好转，原方不变继服 3 剂，病者转危为安。

【原按】

急性白血病是一种死亡率极高的危重疾患，往往是在应用大量化疗药物后，病人抗病能力更加明显下降。西医多认为易致继发感染而高热，使病情愈加危重。患者请笔者会诊时先给固摄元气，益气养阴，补中升提之剂。证情有所改善，由于没有抓住时机，巩固疗效，而只注意到患者手足心热，皮肤出血点，误认为是热伤血络，加用较多量的白薇、丹皮，使腹泻复作不止，显现危候。急请方老会诊后去丹皮，白薇，易西洋参为红人参，加炙黄芪、当归，病人转危为安。方老在分析病情时指出，患者较长时间大量应用化疗药物，损伤正气，元气大虚，以气脱为主，高热属气虚发热，腹泻为中气下陷。应首先考虑应用大量以固元气，培补中焦，甘温除热。因气为血帅，血为气母，气脱血亦脱，气不摄血，则血外溢，有形之血难以速生，无形之气所当急固，补气之中求止血，甘温之剂来除热方为上策。著名医家陆渊雷曾说：“津伤而阳不亡者，其津液自能再生，阳亡而津不伤者，其津就无后继。是良工治病，不患津之伤，而患亡之阳”。方老临证之中细究明辨，认真分析，辨证准确，以得桴鼓之效。

【编者按】

本案例是一则有意思的病例，中医辨证为元气大虚，气阴两伤，中焦衰微，运化无权。首先采用益气养阴，补中升提，止泻，证情有所改善，由于没有抓住时机，巩固疗效，而只注意到患者手足心热，皮肤出血点，误认为是热伤血络，加用较多量的白薇、丹皮，使腹泻复作不止，显现危候。请方老会诊，在原方中去丹皮、白薇、西洋参改为红人参 15g，加炙黄芪 50g，当归

20g,大的治疗方向不变,仅调整数位药物,效果大不一样。《素问·生气通天论》曰:"阳气者,若天与日,失其所则折寿而不彰,故天运当以日光明,是故阳因而上,卫外者也。"说明阳气在人身中何其重要;著名医家陆渊雷曾说:"津伤而阳不亡者,其津液自能再生,阳亡而津不伤者,其津就无后继。是良工治病,不患津之伤,而患亡之阳"。结合临床中西医补液技术可以很快对机体进行补液,但若没有阳气的气化、温煦作用则不能很好地化生津液,反而会导致水湿痰饮的产生。

参考文献

[1] 朱建华.朱良春先生学术思想及临床经验简介[J].中医药研究,1992,04:6-9.

[2] 邱志济,朱建平,马璇卿.朱良春应用甘温除大热临床经验选析——著名老中医学家朱良春临床经验(26)[J].辽宁中医杂志,2002,02:70-71.

[3] 陈党红,朱婉华,朱胜华,朱良春.朱良春教授辨治不明原因发热验案分析[J].北京:中国中医急症,2013,03:405-406.

[4] 邱志济,邱江东,邱江峰.朱良春治疗湿热低烧证经验的临床运用——著名老中医学家朱良春教授临床经验(55)[J].辽宁中医杂志,2004,09:711-712.

[5] 朱良春著.朱良春医论集[M].北京:人民卫生出版社,2009.

[6] 朱良春.朱良春虫类药物的应用[M].北京:人民卫生出版社,2011.

[7] 张锡纯.医学衷中参西录[M].北京:人民卫生出版社,2006.

[8] 邱仕君,邓铁涛.邓铁涛医案与研究[M].北京:人民卫生出版社,2009.

[9] 郭子光,刘杨,江泳.国医大师卷·郭子光[M].北京:中国中医药出版社,2011:188-195.

[10] 张洁晗,张明泉,李士懋.李士懋教授治疗阳虚发热经验举隅[J].中华中医药杂志,2015,04:1124-1126.

[11] 胡志勇,李彦丽,任伟亮,朱艳风,王金榜.李士懋汗法的理论创新及临床应用[J].世界中医药,2015,03:367-369.

[12] 卓思源,陶永,王化猛,张国梁,韩宁林,徐松龄.徐经世老中医高热证治思路初探[J].中国中医急症,2008,07:949-950.

[13] 卓思源.徐经世高热证治初探[N].中国中医药报,2008-07-16004.

[14] 卓思源.徐经世老中医胆囊术后调治经验[J].中国中医急症,2009,08:1291.

[15] 裘沛然.裘沛然医论医案集[M].北京:人民卫生出版社,2011:295-298.

[16] 李梢.李济仁先生治高热验案二则[N].中国中医药报,2006-08-03006.

[17] 刘殿生,张少麟.张琪治疗高热验案3则[J].中医杂志,1993,06:333.

[18] 胡青懿,赵铁良.方和谦治高热验案二则[J].北京中医,1997,06:42-43.

(北京中医药大学东方医院　方晓磊　刘福生)

第二章

咳　嗽

一、概　述

咳嗽是指因肺失宣降，而导致肺气上逆作声，可伴有咯吐痰液，是肺系疾病的常见病证，可单独出现，也可表现为其他疾病的一个症状。有声无痰为咳，有痰无声为嗽，临床上一般多为痰声并见，难以截然分开，故以咳嗽并称。现代医学认为咳嗽是人体的一种保护性呼吸反射动作。通过咳嗽反射能有效清除呼吸道内的分泌物或进入气道的异物。但咳嗽也有不利的一面，剧烈咳嗽可导致呼吸道出血，如长期、频繁、剧烈咳嗽影响工作、休息，甚至引起喉痛、音哑和呼吸肌痛，则属病理现象。

咳嗽是由于延髓咳嗽中枢受刺激引起。刺激可来自呼吸系统以外的器官，但大部分来自呼吸道黏膜，经迷走神经、舌咽神经和三叉神经的感觉纤维传入。激动经喉下神经、膈神经与脊神经分别传到咽肌、声门、膈与其他呼吸肌，引起咳嗽动作。咳嗽动作首先是快速短促吸气，膈下降，声门关闭，随即呼吸肌、膈与腹肌快速收缩，使肺内压迅速升高，然后声门突然开放，肺内高压气流喷射而出，冲击声门裂而发生咳嗽动作与特别声响。大脑皮层可影响咳嗽的发生，人们可随意控制或产生咳嗽。如胸腹痛时常主动抑制咳嗽，深昏迷时可有刺激而咳嗽反射消失。

咳嗽主要分为急性咳嗽、亚急性咳嗽和慢性咳嗽。

1. 急性咳嗽　是指3周以内的咳嗽，是呼吸科门诊最常见的症状。普通感冒、急性气管-支气管炎是最常见的病因。

2. 亚急性咳嗽　持续时间超过3周，在8周以内的咳嗽称为亚急性咳嗽，

亚急性咳嗽最常见的原因是感染后咳嗽，其次为上气道咳嗽综合征（upper airway cough syndrome，UACS）、咳嗽变异性哮喘（cough variant asthma，CVA）等。

3. 慢性咳嗽　持续时间超过8周，可持续数年甚至持续数十年。慢性咳嗽的常见病因包括：CVA、UACS［又称鼻后滴流综合征（postnasal drip syndrome，PNDS）］、EB和GERC，这些病因占呼吸内科门诊慢性咳嗽病因的70%~95%。其他病因较少见，但涉及面广，不仅与呼吸系统疾病有关，还与其他系统的疾病有关。

咳嗽之名始见于《黄帝内经》，并以脏腑命名，分为肺咳、肝咳、心咳、脾咳等，认为“五脏

六腑皆令人咳，非独肺也”。隋代巢元方《诸病源候论·咳嗽候》有十咳之称，除五脏咳外，尚有风咳、寒咳、胆咳、厥阴咳等。明代朱棣《普济方·咳嗽门·诸咳嗽》则分热嗽、冷嗽、肺气嗽和饮气嗽四种，后张介宾《景岳全书》将咳嗽分为外感、内伤两大类。

咳嗽通常分外感咳嗽和内伤咳嗽两类，外感咳嗽为外感六淫、疫疠时邪及环境因素所致；内伤咳嗽为饮食、情志、他脏疾患等内生病邪引起。内伤咳嗽又多因外感等迁延不愈、脏腑功能失调，表现为咳嗽反复发作，病势缠绵。外感咳嗽为六淫，外邪犯体，从口鼻或皮毛而入，侵袭肺系，或因吸入烟尘、异味气体，肺气被郁，肺失宣降。或因起居不慎，寒温失宜，或因过度疲劳，肺的卫外功能减退或失调，以致在天气冷热失常，气候突变的情况下，外邪侵袭，内舍于肺，肺失宣肃，肺气上逆而致咳嗽。内伤咳嗽总由脏腑功能失调、内邪干肺所致，可分其他脏腑病变涉及于肺和肺脏自身两类。《素问》：五脏六腑皆令人咳，非独肺也。他脏及肺，由于饮食不调者，可因嗜食烟酒，烟酒辛温燥烈，熏灼肺胃；或因过食肥甘辛辣，酿湿生痰；或因平素脾运不健，饮食精微不归正化，变生痰浊，肺脉连胃，饮邪上干，乃生咳嗽；或因情志不遂，郁怒伤肝，肝失条达，气机不畅，日久气郁化火，因肝脉布胁而上注于肺，故气火循经犯肺，发为咳嗽。肺脏自病者，常因肺系疾病迁延不愈，阴伤肺耗，肺的主气功能失常，以致肃降无权，肺气上逆而为咳。《医学心悟》：“咳嗽属金，譬如钟然，钟非叩不鸣，风寒暑湿燥火之邪，自外击之则鸣；劳欲情志，饮食炙煿之火自内攻之则鸣。”内伤咳嗽的病理因素多为“痰”、“火”，而痰有寒热之别，火有虚实之分。因咳嗽反复发作，迁延日久，正气不足，脏气多虚，故病机上又有虚实夹杂，正虚与邪实并见。

中医药学对咳嗽的认识由来已久，积累了丰富的临床经验。中医药辨证论治治疗咳嗽的效果确切。治疗咳嗽，中医学强调先鉴别外感与内伤。外感咳嗽系外感六淫，致肺气壅遏不宣；内伤咳嗽或由肺脏自病，肺气虚、肺阴虚致肺不能主气，肃降无权，或因肝、脾、肾等脏腑功能失调，形成痰火犯肺。无论外感咳嗽或内伤咳嗽，共同病机是肺失宣肃，肺气上逆。但外感咳嗽属实，内伤咳嗽则虚实兼见。所以，外感咳嗽以祛邪利肺为治疗原则，即祛风寒、散风热、除风燥以宣降肺气。内伤咳嗽祛邪扶正为治疗原则，分清邪实与正虚的主次，酌用祛痰、清火、清肝、健脾、补肺、益肾等治法，以使肺能主气，宣降有权。要注意外感咳嗽慎用敛肺止咳之法，以免留邪为患；内伤咳嗽慎用宣散之法以防发散伤正。

中西医对咳嗽的不同认识决定了各自对咳嗽的治疗思路的差别。临床上中西医诊治咳嗽具有一定的互补性。对于感染性疾病，中西医治疗有助于缩短病程、减轻某些西药的副作用、提高疗效、减少细菌耐药；对于病毒性感染导致的咳嗽中医早期干预具有较好的疗效；对于非感染性疾病，特别是对于西医病因诊断不明的咳嗽，中医辨证治疗可以取得不错的疗效。

二、晁恩祥治疗咳嗽的学术经验

1. 学术思想

晁恩祥认为咳嗽变异性哮喘表现，具有风邪致病特征，并结合《诸病源候论·咳嗽病诸候》中对“风咳，欲语因咳，言不得竟也”的描述，把这类咳嗽诊为“风咳”。结合风哮治疗经验，从风论治，创造性地提出“从风治咳”，认为其病因病机乃为“风邪犯肺，肺气失宣，气道挛急”，从而确立了“疏风宣肺，缓急止咳利咽”治疗咳嗽变异性哮喘的大法。

2. 验案举隅

缪某，女性，51岁。2008年11月18日以咳嗽阵作7个月来诊。

患者今年4月受凉后咳嗽，曾在朝阳医院、北大一院、协和医院等就诊，服用多种抗菌药治疗不效，7月份在朝阳医院诊断为CVA，开始间断使用舒利迭1吸，2次/日，未见明显缓解。期间曾在外院服用中药汤剂治疗，效果亦不显。来诊时症见咳嗽午后发作，咳嗽剧烈，咳痰色白质黏，不易咯出，量少，咽痒，偶有胸闷，气道不畅感，对异味敏感，眠欠佳，不入睡，二便调。查舌淡暗边有齿痕，苔白略腻，脉沉细。每天舒利迭1吸，1次/日，沐舒坦2片bid，服用3~4天。

中医诊断：咳嗽。

辨证：风邪犯肺，肺气失宣，气道挛急。

治则：疏风宣肺，缓急止咳利咽。

处方：

炙麻黄8g	杏仁10g	紫菀15g	炙枇叶10g
苏子叶各10g	地龙10g	蝉蜕8g	五味子10g
牛蒡子10g	射干10g	白芍10g	远志10g
炒枣仁15g	白果10g	甘草10g	

7剂，水煎服。

2008年11月25日二诊，仍咳嗽以午后为主，但较前减轻，咽部发痒，阵咳，少量白黏痰不易咯出，左胸不适感，纳可，眠可，二便调，舌淡红边有齿痕，苔白，脉沉细。现舒利迭50/250，1吸qd，以疏风宣肺，止咳利咽为主，上方加去射干、白芍、远志、炒枣仁，加薤白10g、瓜蒌15g、鱼腥草25g、金荞麦15g、火麻仁25g。7剂水煎服。

2008年12月2日三诊时咳嗽较前明显减轻，原咳嗽午后发作2~3次，近1周每天咳嗽发作1次，程度亦较前减轻，11月26日始停用舒利迭，改口服顺尔宁10mg日1次，痰少质黏，咽痒减轻，左胸不畅感，深吸气稍缓。纳可，眠欠佳，不易入睡，二便调，舌淡暗，边有齿痕，苔白，脉沉细。法以疏风宣肺止咳利咽为主，并配合化痰敛肺、安神润肠之法，随证加减桔梗、浙贝、青果、黄芩、山萸、白果、知母、炒枣仁、火麻仁等，至六诊时，痔疮手术后3天，偶咳，偶咯少量白痰，咽痒轻，纳可，大便干，舌淡红苔薄腻，脉沉细。服用顺尔宁1周后即已停药。

【原按】

此例患者病程虽仅数月，但症状典型，且服用西药对其副作用反应明显。晁老师经从风论治，症状减轻明显，且停服西药，未复发，其后虽仍有不适，但已对日常生活无影响。

【编者按】

《医学入门》咳嗽总论中"风乘肺咳，则鼻塞声重，口干喉痒，语未竟而咳"。咳嗽一病，病初常常"风邪犯肺"，病久至慢性咳嗽阶段，常常有"风邪伏肺，肺气上逆"的基本病机。"风咳"本质应属外感失治，邪内伏于肺，肺气失宣，气机不利，气道挛急所致。临床对辨证属"风咳"者采用"疏风宣肺，缓急止咳利咽"的治法，"若因风者，辛平解之"，往往效果较好。

三、周仲瑛治疗咳嗽的学术经验

1. 学术思想

周仲瑛认为肺为清肃之脏，无论是内邪干肺还是外邪犯肺，只要影响到肺的宣发肃降功能，均可导致咳嗽，故治疗总以宣通为第一要着，肺气宣则病邪外达，肺气畅则肃降有权。周老认为临证中治疗咳嗽只要排除外感燥热，内伤气火、阴虚，都可以使用宣通法治疗。无明显寒热偏向者，予以辛平轻宣肺气，寒邪偏盛者则当辛散宣通、温开肺气，热邪偏盛者则清散宣通，清开肺气，若外感不解，入里化热，肺气不利，又当温清宣肃并施。临床上首选用药就是麻黄宣肺止咳平喘，宣肺止咳的基本方为三拗汤，有宣肺解表之功效，临床上因根据患者实际情况临证加减用药。

2. 验案举隅

(1) 耿某，女，34 岁。

病史：咳嗽已经 3 周，近旬复增寒热，汗少，咳剧胸痛，咳痰黏白夹黄。口服清热宣肺剂不效。故予入院治疗。恶寒甚著，身热起伏不定，汗少，头项痛，身痛，肢末欠温，咳嗽频剧，咽痒，气急，咳引胸痛、胸闷，心下疼痛，按之更甚，咳痰黏白，呈泡沫状，混有黄稠块，口干不欲饮水，大便数日未行，舌苔薄黄而润，舌质淡，脉细。检查：体温 38.3℃，脉搏 84 次 / 分，听诊：两肺呼吸音无明显异常，腹部平坦，无固定压痛点。血白细胞计数总数 $12.2 \times 10^9/L$，中性粒细胞 84%，淋巴细胞 14%，嗜酸性粒细胞 2%。胸部 X 线片检查未见异常。

中医诊断：咳嗽。

辨证：风寒客于卫表，痰热郁闭于肺，肺气失于宣畅。

治则：辛温解表、宣肺化痰。

处方：仿麻黄汤合桂枝厚朴杏子汤加减。

炙麻黄 3g	桂枝 3g	杏仁 10g	甘草 3g
川朴 3g	炒苏子 10g	炒莱菔子 10g	法半夏 6g
全瓜蒌 15g	炒枳实 10g	陈皮 5g	

药后汗出量多，热退，身痛缓解，咳减而仍阵作，咳引脘痛，咳痰质黏量多，色白夹黄。原方继服 3 天咳止，大便通畅，仅脘部微有压痛，巩固 1 日痊愈出院。

【原按】

患者入院前已病 3 周，入院时仍有恶寒、发热、身痛等一派风寒表象，即表证未解，同时又有痰中混有黄稠块，口干不欲饮水，大便数日未行，舌苔薄黄而润等里有郁热之象，寒热夹杂，热为寒遏，故在解表宣肺的同时注意清里热，方药中麻黄宣肺发汗解表，桂枝解肌发表助麻黄发汗散邪，杏仁、莱菔子、苏子降气化痰平喘，厚朴、法半夏、陈皮、枳实理气化痰，全瓜蒌清热化痰。药后汗出表解，痰热得清，病情好转。

【编者按】

风寒客肺，未能及时宣散，郁而化热，而表寒未解，或肺有蕴(痰)热而外感风寒，表现"外寒内热证"者，即所谓的"寒包热"、"寒包火"，则当解表散寒、清肺泄热并施。正如《类证治裁》卷二云："寒包热，热郁肺俞，遇秋冬寒凉辄发咳，寸脉坚，声音窒，但解其寒而热自散。麻杏石甘汤或金沸草散。”

(2) 赵某,女,12岁。初诊:2001年8月2日。

咳嗽于去年冬季至今不愈,有时咳嗽剧烈,呼吸困难,痰有腥味,痰中夹灰黑色,咳吐困难,胸闷不显,怕风,口吸冷风则易咳嗽,汗出不多,口干,二便尚调,胸片正常。

辨证:痰湿蕴肺,肺失宣降。

治则:宣肺化痰止咳。

处方:三拗汤加减。

蜜炙麻黄4g	杏仁10g	甘草3g	桔梗3g
法夏10g	陈皮6g	泽漆10g	南沙参12g
太子参10g	炒苏子10g	炙桑皮10g	前胡10g
佛耳草10g			

二诊:2001年8月9日。咳嗽好转大半,咳痰转爽,质黏夹灰,胸不闷,咽不痒,口干,苔薄黄腻,质暗红,脉小滑兼数。处方:8月2日方改桔梗4g,加大贝10g。

三诊:2001年8月16日。咳嗽一度加重,日来又见平稳,咳痰困难不多,色淡黄,咽痒,口干欲饮,尿黄,苔薄黄腻,脉细滑。仍与宣肺化痰。处方:

炙麻黄4g	杏仁10g	前胡10g	桔梗5g
生草3g	法夏10g	炙桑皮10g	南沙参10g
泽漆10g	射干10g	佛耳草12g	大贝母10g
挂金灯5g	橘皮6g		

四诊:2001年8月24日。咳嗽稳定,偶有发作,不多,曾感冒发热,口干,咽痒,鼻痒流涕,尿黄,苔黄,脉细滑。风邪上受,肺气不宣。处方:8月16日方加桑叶10g,一枝黄花12g。

五诊:2001年8月31日。咳嗽尚平,食甜食后有影响,咽痛有痰,咳嗽不著,咳痰有时不爽,咽喉无痰鸣声,大便正常,苔薄色黄,质偏暗,稍红,脉细滑。风痰伏肺,肺热内蕴。处方如下:

炙麻黄3g	杏仁10g	生甘草3g	桔梗5g
南北沙参各10g	大麦冬10g	太子参10g	炙桑皮10g
法夏10g	前胡10g	泽漆10g	挂金灯5g
射干10g	佛耳草12g	大贝母10g	橘皮6g

【原按】

本案患者咳嗽于去年冬季至今不愈,由痰湿蕴肺,肺失宣降所致,故见咳嗽剧烈,痰中夹灰,不易咳出,治予宣通肺气,降气化痰,方取三拗汤加味。药用麻黄、杏仁、桔梗宣肺化痰,法夏、陈皮、泽漆温化痰湿,桑皮、苏子、前胡泻肺降气,佛耳草化痰止咳。患者病程较长,已有如怕冷、汗出、口干等虚象表现,故在化痰止咳同时注意益气养阴,扶正祛邪,加太子参、南沙参。药后咳嗽已见明显减轻,但咳痰仍多,加贝母、桔梗加量以增强排痰,病情得以控制。后因感受风邪,病情再次复发,仍以疏风宣肺,清热化痰而取效,说明宣肺为治疗慢性咳嗽的重要法则之一，肺气宣畅，则痰得以排出，咳嗽自能缓解。

【编者按】

因于痰湿，为肺病日久损伤脾胃，脾虚则运化水液功能障碍，生湿生痰，痰湿产生后，又反过来困脾，或外湿侵入，皆导致脾气更虚，脾阳更弱。痰湿上渍于肺，壅遏肺气，肺失宣肃，肺气上逆而发为咳嗽。

四、王绵之治疗咳嗽的学术经验

1. 学术思想

王绵之认为小儿咳喘因内因而发者，大多责之于脾肾二脏，肾精虚损，肾阳不振，不能温煦他脏，使他脏亏虚，或脾虚运化失司，肌腠失主，土不生金，肺虚卫外不固，失于宣降，病发本证。王老认为，对于小儿咳喘因脾肾亏虚而致者，一定要注意抓住根本，从健脾益肾，补气填精，调理气血入手，以扶助正气，促使患儿生理功能恢复，其证自除；善于调补脾肾，益气养血治疗小儿咳喘。

2. 验案举隅

张某，男，10岁。自出生百日起近10年反复高热，咳嗽喘息，咽喉肿痛，并伴有淋巴结肿大，且发病频繁间隔不逾月，每予抗炎治疗暂时缓解。经多家医院确诊为“先天性免疫功能缺陷症”。查淋巴细胞转化率低于正常值，T细胞亚群示：T3、T4、T4/T8处于低值状态，T8高于正常值，尤以NK细胞减低明显，体液免疫指标尚属正常。10年来，患儿屡次住院，并予多种免疫治疗，效果不显，且病情日渐加重，其家长特慕名请王老诊治，患儿能食而体胖（日食2.5kg牛肉，体重80kg)，但不耐劳，甚至坐下不能自起，常自汗出，大便不正常，或日一行或干而秘，面色淡白，颧微红唇亦红，舌苔前薄，中部以后苔腻而润，脉弦大而数右寸弱。

中医诊断：咳嗽。

辨证：脾肾两虚。

治则：健脾益气，补肾填精

处方：

党参 20g	炒白术 12g	茯苓 18g	炒白芍 18g
枸杞子 12g	麦冬 12g	牡丹皮 6g	生熟地黄各 12g
川石斛 12g	玄参 9g	炒杜仲 12g	广木香 2g
火麻仁 12g			

水煎服，每日1剂。

原法加减，治疗近一年，患儿上述诸症未发，食肉大减，形体亦较正常（体重降至52kg)，身高增长6cm，活动自如，二便调畅，尤其T细胞亚群检查各项均达到正常范围。嘱患儿家属效不更方，以巩固疗效，其后随访3年，病未复发，化验指标正常。

【原按】

此验案其病机关键为脾肾亏损，阴阳俱虚，脾胃为后天之本，气血生化之源，脾虚运化失职，可致诸候蜂起，变证丛生，一则气血无源，四肢失充，故见但不耐劳，甚至坐下不能自起；二则水湿不运，痰湿壅阻，泛溢肌肤，故见形体肥胖；三则脾虚及肺，卫外不固，腠理疏松，故见面色淡白，常自汗出；四则脾虚及肾，肾者胃之关，肾虚固摄无权，开合失司，故见大便失常；病程日久，耗气伤阴，正不抗邪，火邪内伏，肺失宣肃，故见反复高热咳喘，咽喉肿痛；舌质、舌苔、脉象也均为脾肾亏损，气阴俱虚之证。由此可见，患者高热咳喘，咽喉肿痛等肺系病候乃表象，而脾肾亏损，气血阴阳俱虚才是本质，故治宜温补脾肾，养肝润肺，益气生津，燮理阴阳。

【编者按】

本患者先天禀赋不足，复因外邪侵入，邪热内伏，耗气伤阴，日久伤及脾肾，导致真阴真阳极度枯竭，故病势缠绵，时起时伏，责之脏腑，病在肺脾肾三脏，表象于肺而见高热咳喘，咽喉肿痛等。王老据治病求本原则，补益脾肾，燮理阴阳。因此王老在方中用气血双补，阴阳同调的八珍汤化裁以峻补真阴真阳，培元固本，尤其方中伍以熟地黄、枸杞子可谓匠心独具。熟地黄苦甘而温，质润滋腻，能养五脏，化阴血，调肝气，养心血，为血中之血药。且滋润纯静，其性缓和，守而不走，能补肾生精，封填骨髓，为补肾生精之要药，故《本草正》熟地黄性平，气味纯静，故能补五脏之真阴，而又以多血之脏为最要……阴虚而神散者，非熟地之守，不足以聚之；阴虚而火升者，非熟地之重，不足以降之；阴虚而火燥动者，非熟地之静，不足以镇之；阴虚而刚急者，非熟地之甘，不足以缓之，而枸杞子，味甘气平，质地滋润，能补肝血，益肾精、扶阳气、壮筋骨，为养血补精之要药，故《本草经疏》曰：枸杞子，润而滋补，兼能退热，而专于补肾、润肺、生津、益气，为肝肾真阴不足，劳乏内热补益之要药。"《本草正》也曰：枸杞，味重而纯，故能补阴，阴中有阳，故能补气，所以滋阴而不致阴衰，助阳而能使阳旺。同时，又用补气健脾和益胃生津之药以培土生金，如此配伍，使其阴得充，浮阳得潜，肾能纳气，肺能呼气，一呼一纳，气道通畅，咳喘自止。

五、方和谦治疗咳嗽的学术经验

调和肺气法治疗咳嗽的经验

1. 学术思想

方和谦治疗咳嗽，无论内外寒热虚实，凡以咳嗽症状为主症者，多以调和肺气为法，强调肺气宜宣宜降，灵活运用宣肃二法，调畅肺气则咳嗽自止。方老用药顺肺气宣降之性，而善用辛开苦降之品，首选苏、杏、前、桔，以此四药为调和肺气的主药。方老选用止嗽散为调和肺气法的代表方剂，临床加减宣肃配合，治疗"诸般咳嗽"。

2. 验案举隅

患者，女，38岁，2005年8月30日初诊。

患者1月前因受凉引起咳嗽，未经治疗，逐渐加重。咳嗽，无痰，胸憋气短，夜不能平卧。头晕、头痛，乏力，失眠。纳佳，大便可。舌质淡红，苔薄白，脉细滑。

西医诊断：慢性气管炎。

中医诊断：咳嗽。

辨证：肺气失宣。

治则：解表宣肺。

处方：止嗽散合杏苏散化裁：

苏叶 5g	苏梗 5g	杏仁 10g	前胡 10g
桔梗 10g	荆芥 5g	白前 10g	炙紫菀 6g
炙百部 5g	陈皮 10g	茯苓 12g	法半夏 6g
炙甘草 5g	炙桑皮 12g	炙杷叶 6g	薄荷 5g
麦冬 6g			

7 剂，水煎服，每日 1 剂。

复诊：服药 7 剂，咳嗽好转，有少量白痰，不易咳出，口苦。舌质淡红，苔薄白，脉细滑。治以调和肺气。处方：

苏叶 5g	苏梗 5g	杏仁 10g	前胡 10g
桔梗 10g	陈皮 10g	茯苓 10g	法半夏 6g
炙甘草 5g	炙桑皮 12g	白前 10g	炙百部 5g
炙杷叶 6g	淡干姜 2g	薄荷 5g	白菊花 10g
麦冬 6g	炒枳壳 6g	大枣 4 个	

7 剂而愈。

【原按】

此患者为外感咳嗽，未经治疗，咳久不愈。患者受凉引起，风寒袭肺，肺气壅塞不得宣通，故咳嗽、胸憋气短；风寒上受，外束肌腠，则头痛、乏力。用“止嗽散”调和肺气，配合杏苏散解表宣肺；苏叶发表，苏梗降里；炙桑皮、炙杷叶清肺化痰，下气止咳；麦冬养阴润肺；薄荷疏风解表。宣降结合，咳嗽自止。

【编者按】

调和肺气法不外宣肺、肃肺二端。宣肺法是运用具有辛散宣发，开泄肺气的药物，宣发肺气，促使卫气充肤温肉以卫其外，熏肤泽毛以散其邪。肃肺法是用具有清肃下降肺气作用的药物，促使肺中郁闭之气下行而行肃降之权，或取降泄下行以行气祛痰，调畅气机升降之枢。二者相辅相成，宣能促降，降能助宣，宣肃相济，则上通下达，肺气得畅。止嗽散调和肺气，配合杏苏散解表宣肺；苏叶发表，苏梗降里；炙桑皮、炙杷叶清肺化痰，下气止咳；麦冬养阴润肺；薄荷疏风解表。宣降结合，咳嗽自止。

六、李辅仁治疗咳嗽的学术经验

1. 学术思想

李辅仁治疗老年咳嗽的用药特点为：治肺宜宣不宜敛；止咳为辅，化痰为要；扶正固本为基本原则；活血化瘀，标本同治。李老在治疗老年咳嗽之时，以辛散宣肺为主的用药特点，取其因势利导，宣肺开郁之意，忌用酸敛收涩之品，防止病邪久留不去，咳嗽缠绵难愈，引发宿疾，变生他病。治痰从两方面入手，一为治肺，促进痰液稀释排出；一为健脾，运化水液，水精四布，则痰无可生。治以宣肺排痰，健脾化痰，治痰为先，痰祛则咳止。李老认为，正虚是老年患者内在的生理基础，是导致各种老年疾病发生、发展的根本原因。正气为生之本，扶正固本即固护体内之正气，若一味攻邪，必耗伤正气，加重脏腑的虚损，虽是邪祛，正气亦衰。

老年患者基础疾病复杂，经常伴有心脑血管疾病，血运不畅，瘀血内阻，为老年患者基本的病理状态。外邪入侵，痰湿阻肺或肺阴亏虚，均可导致肺失宣降，肺气上逆发为咳嗽。肺朝百脉，气机不畅，血行受阻，气滞血瘀，使老年患者体内瘀血状态进一步加重，故在治疗老年咳嗽时少量加入活血化瘀之品，对于疾病的痊愈和生理状态的调整都有一定作用。

2. 验案举隅

焦某，男，87岁。2006年3月17日初诊。患者既往患慢性咳嗽(慢性支气管炎)数十年，常因外感而引发或加重。现又咳嗽1周。初诊：咳嗽，咯白黏痰，痰多，流清涕，恶风寒，不发烧，纳差。既往患慢性支气管炎、两下肺轻度间质纤维化、支气管扩张、冠心病、室性及房性期前收缩、肝硬化、脾切除术后、十二指肠溃疡、胃大部切除术后、慢性残胃炎及吻合口炎、胆囊切除术后、脑动脉硬化症。察其：舌淡红，苔薄白，脉弦结代。

西医诊断：上呼吸道感染。

中医诊断：咳嗽。

辨证：内有宿疾、外感风邪，肺失宣降之咳嗽。

治则：疏风清热宣肺，兼扶正气为法。

处方：银翘散加减。

炙白前 15g	银花 20g	连翘 10g	柴胡 10g
橘红 10g	杏仁 10g	防风 10g	党参 20g
麦冬 15g	丹参 20g	款冬 10g	甘草 3g

7剂，水煎服，日1剂。

复诊：服药7剂，诸症均减，仍有白痰，感疲乏无力。舌质红，苔薄白，脉细滑。属表邪渐去，痰浊阻滞、肺气失宣尚留。原方去除解表疏风之品，加重化痰止咳之力。再进7剂，咳嗽愈，有少量白痰，感疲乏无力，汗多，腰痛。呈邪气去之八九，虚证逐渐突出之象，用少量化痰中成药即可，也可待痰热净后服用补益之品。

【原按】

高龄老人大多长期患有各种慢性病，正气亏乏，各脏腑功能皆不足，极易招致外邪侵袭，发为外感。治疗时当注意顾护正气，有时须攻补兼施，标本兼治，兼顾其他脏腑功能。此患者所用之方为银翘散加减，以疏风清热、宣肺化痰，加入党参、麦冬、丹参、防风，既有丹参生脉饮(生脉饮加丹参)之意，可益心气活血，治疗脉结代，又有玉屏风散之意，可补肺气固表，治疗反复发作外感咳嗽。有时也可加入焦三仙、砂仁、木香等，以和胃气消食。

【编者按】

患者年老体虚，正气亏乏，又感受外邪，致肺卫失宣，气道不畅，肺窍不利，而见咳嗽咳痰、恶风流涕。素体脾胃虚弱，现肺气不利，更影响胃气，则见纳差，脉结代则为心气不足之象。

七、洪广祥治疗咳嗽的学术思想

1. 学术思想

洪广祥认为，慢性咳嗽的发生与“肺系”、“胃系”和“肝”三者的气机失调有关。病位在

"肺系"和(或)"胃系",可因外感六淫之邪、或闻异味、情志不遂等因素而诱发。内外合邪,互为因果,造成咳嗽慢性迁延,反复发作。洪老根据慢性咳嗽的病机特点,认为调畅气机是治疗的关键,提出"疏肝气,利肺气,降胃气"的重要治法,降逆平冲,使肝气条达,肺气宣畅,胃气和降,则咳自止,研制出经验方干咳宁。其基本药物为青皮、杏仁、桔梗、苏叶、旋覆花、枇杷叶、辛夷、苍耳子、黄芩、甘草。用以治疗以肝肺胃三者气机失和为主要病机的慢性咳嗽。临床一般常见咽痒则咳,干咳为主,或伴咽部有异物感,或鼻塞、有涕滴入咽喉感,或泛酸呃逆,或烦躁易怒,舌暗红、苔白或黄腻,脉弦等症状体征。同时,从辨病与辨证的角度出发,将慢性咳嗽辨证为四个证型,即痰滞咽喉证、胃逆侮肺证、寒邪客肺证、湿热郁肺证。

2. 验案举隅

(1) 患者某,女,28 岁,2005 年 10 月 26 日初诊。

患者诉慢性干咳已月余,多方治疗不见效果。细观其病历有从阴虚肺燥咳嗽治疗,也有从燥热或痰热咳嗽论治,均无明显缓解。证见干咳甚,呈发作性或持续性咳嗽,咽痒如蚁行,咽痒则咳,咳甚尿出,咳声重浊,入睡后基本不咳。咽喉局部满布红丝,且有黏液覆盖,滤泡较多。有慢性鼻窦炎病史。舌质红,舌苔薄黄,脉细弦略滑。

西医诊断:疑为鼻后滴漏综合征。

中医诊断:咳嗽。

辨证:痰滞咽喉。

治则:清咽宣窍,调畅气机。

处方:清咽利窍汤加减。

荆芥 10g	薄荷 10g	牛蒡子 15g	桔梗 15g
木蝴蝶 10g	射干 10g	辛夷花 10g	苍耳子 10g
百部 10g	枇杷叶 10g	桃仁 10g	丹皮 10g
夏枯草 30g	白僵蚕 15g		

7 剂,每日 1 剂,水煎服。

二诊:诉服药 3 天后咳嗽减轻,7 剂服完咳减过半,守原方再服 7 剂复诊。

三诊:咳嗽已基本缓解,蚁行感亦消失,局部充血征象明显改善。唯咽喉干燥不适,及鼻音欠清亮,拟改用麦门冬汤合清咽利窍汤加减续服 7 剂,并嘱其看五官科专科专病诊治以控制慢性干咳反复。

【原按】

本案从鼻后滴漏综合征痰滞咽喉证治疗效果显著。从症状及体征分析,患者咽喉"瘀热"较甚,故加丹皮、白毛夏枯草,凉血散瘀,清肺泄热;"瘀热"可郁而化风,咽痒作咳,咽喉如蚁行等症均属风象,故加用白僵蚕以息风止痒,痒除则咳止。枇杷叶气薄味厚,为阳中之阴,性善降逆,有较强镇咳作用,为治肺热咳嗽、阴虚咳喘常用药。本患者服药后镇咳取效之速显然与方中配合对症止咳之品有密切关系。

【编者按】

咽喉部有多条经脉经过,不仅有太阴经、少阴经、少阳经通过,而且还有足阳明胃经络属,"阳明经主燥,多气多血",因此,咽喉部病变易化热。此案患者患有咽喉部疾患,查体可见咽喉部充血,咽后壁淋巴滤泡增生,有分泌物黏附。瘀、热、痰滞于咽喉,导致气机不利,发为咳嗽，治以活血清热化痰，疗效显著。

(2) 患者某，男，48 岁，1996 年 4 月 7 日初诊。

患者反复慢性干咳 2 年余，久治效果不显。因从事营销工作，生活极不规律，而引发胃脘不适，反酸嗳气频作，胃镜检查诊断为慢性胃炎、胆汁反流。经西药治疗胃部体征改善，但上述症状仍反复出现，后又继发慢性干咳。多数医生以慢性支气管炎、咽喉炎治疗，咳嗽症状未能改善。经病友介绍，遂来门诊邀余诊治。症见干咳频作，咳声高亢，进食后及夜间咳嗽明显加重，口苦口干口黏，伴胃脘痞闷，胃中嘈杂，时有反酸嗳气，咽喉至胃脘有烧灼感，自觉常有热气上冲气道，大便不爽，胃纳较差，食后胃脘不适。舌质红暗，舌苔白黄厚偏腻，脉象弦滑偏数。

中医诊断：咳嗽。

辨证：胃逆侮肺，中焦痞满，气机逆乱，肝胃失和。

治则：和胃降逆，辛开苦降，调畅气机。

处方：旋覆代赭汤合半夏泻心汤加减。

旋覆花布包 10g	代赭石先煎 20g	法半夏 10g	川黄连 10g
黄芩 10g	干姜 10g	炙甘草 10g	西党参 15g
川楝子 15g	枇杷叶 10g	煅瓦楞先煎 15g	

7 剂，每日 1 剂，水煎服。

二诊：服药后胃脘痞闷、嘈杂、反酸等消化道症状明显改善，干咳亦显著减少，原方续服 7 剂。

三诊：消化道症状基本缓解，干咳症状亦同步控制，效不更方，守原方再进 14 剂。

四诊：服药近 30 剂慢性干咳及食道症状已完全缓解，诸症若失，舌苔、脉象均已恢复常态。嘱继续治疗原发病慢性胃炎、胆汁反流症，以控制慢性干咳复发。

【原按】

本案从辨证分析，是痞满证引发气机逆乱，肝胃失和，气逆侮肺，肺失肃降，而干咳频作。从西医辨病看，显然是胃食管反流性疾病而导致慢性干咳。中西医一致认同本病例之咳嗽是由胃病诱发，故治疗应重在治胃，通过治胃而达到治咳之目的。说明辨病与辨证相结合，可以起到优势互补的作用。若本案从治肺止咳入手，就不可能实现肺胃同治获得双赢之显著效果。

【编者按】

中医学早就认识到咳嗽病因病机的复杂性，提出五脏六腑皆可引起咳嗽，如《素问·咳论》曰："五脏六腑皆令人咳，非独肺也"。与慢性咳嗽关系最密切的脏腑当属胃、肝。慢性咳嗽以干咳，或咳嗽少痰为主要表现，古云："无痰便是火"，但若按"火咳"、"燥咳"、"痨咳"辨治，则疗效差，与临床明显不符。究其原因，应与其病机特点有关，即慢性咳嗽的产生多与脏腑"气机不利"有关。胃以下降为和，胃肺毗邻，出入殊途却共呼吸门，若胃失和降，则可影响肺的肃降功能，导致肺气上逆而干咳无痰。

(3) 患者某，女，46 岁，2002 年 11 月 15 日初诊。

患者反复干咳近 3 年，尤以受凉或气温不稳定、遇特别异味如油烟味、煤气等，易诱发干咳，夜间及清晨咳嗽较频，气温升高咳嗽可明显减轻。无明显喘憋症状。平素怯寒易感，有过敏性鼻炎病史。在某西医院住院治疗诊断为“咳嗽变异型哮喘”。经应用糖皮质激素类药物干咳明显缓解，但不能控制易感和反复发作。舌质偏红而润，舌苔白黄微腻，脉象浮弱细滑。

中医诊断：咳嗽。

辨证：气阳虚弱，卫气不固，兼夹外感，寒邪客肺，肺失宣肃。

治则：温散肺寒，宣肺止咳。

处方：温肺煎加减：

生麻黄 10g	干姜 10g	细辛 3g	紫菀 10g
款冬花 10g	矮地茶 15g	天浆壳 15g	辛夷 10g
苍耳子 10g	黄芩 10g	厚朴 10g	

7 剂，每日 1 剂，水煎服。

二诊：患者服药后咳嗽明显改善，鼻炎症状减轻，浮脉已去，余症同前。原方再服 7 剂。

三诊：咳嗽已减 4/5，但怯寒及对外界环境适应能力未见有改善，脉象细弱，舌苔薄白微腻。服前方 14 剂寒邪客肺证已除，气阳虚弱，卫外之气不固已成主要矛盾。拟改用益气温阳护卫汤调理，药物如下：

生黄芪 30g	防风 15g	炒白术 10g	补骨脂 10g
仙灵脾 15g	桂枝 10g	白芍 10g	生姜 10g
北柴胡 10g	升麻 10g	西党参 30g	炙甘草 10g
红枣 6 枚			

14 剂，每日 1 剂，水煎服。

四诊：据述服上方后体质状况有明显改善，御寒能力增强，近半个月外出务工和劳作亦未感冒，环境适应能力大为改善，干咳症状未发作。嘱原方续服 3 个月，并加服咳喘固本冲剂(笔者经验方，医院制剂)。3 个月后来医院复诊，病情稳定，体质改善，未有感冒，慢性干咳无反复。嘱续服补中益气丸合咳喘固本冲剂以巩固疗效。

【原按】

本案为咳嗽变异型哮喘寒邪客肺证。经服用温肺散寒处方后，咳嗽缓解，说明中医辨证论治的特色和优势。笔者常见不少中医晚辈大肆应用寒凉清肺药以清热消炎通治所谓的“炎症”，这实际上是对西医炎症观念的一种曲解。同时，也将所学的中医药理论置于脑后，因而在临床上严重背离了以中医药理论为指导的原则，其结果是在学术上误入歧途。咳嗽变异型哮喘所致的慢性干咳，其基本病机仍属于“气机逆乱”。患者多以气阳虚弱，卫外之气不固，卫外和适应能力下降，气道防御功能减弱，因而易招致外邪“直入手太阴肺”，尤以风寒病邪为首位。风寒束肺，肺失肃降，气机逆乱，而上逆作咳。风寒致病宜温散，风去寒除，肺气上逆之症自可迎刃而解，不止咳而咳自止。此时如用寒凉遏肺之品，将会使肺气更加郁闭，非但不能止咳，反会使咳嗽迁延，客邪留恋，病情加重。这样的教训已屡见不鲜。需要特别提出的是，类似这种病例西医常规抗菌消炎无效，患者欲求中医药以解决病痛，奇怪的是有些中医师不去探求中医药的治疗优势，而仍然采用西医无效的手段和方法甚至还加上“清热”以“消炎”之中药继续治疗这种无效病例，真是令人费解。本案的第二治疗阶段益气温阳护卫以治本，应用温阳益气护卫汤合补中益气汤加减，以温阳护卫，补益宗气，从而迅速改善了患者的体质，增强机体和气道的防御能力，实现了“扶正以祛邪”，扭转了“邪之所凑其气必虚”的被动局面。体现了中医辨证论治的科学性和优越性。

【编者按】

《诸病源候论》所言：“久咳嗽者，是肺气极虚故也”。肺阳不足，外邪侵袭易搏于经络，留积于体内，邪正相并，气道不利，致久咳不止。气阳虚弱患者多表现对气温的突然变化十分敏感，尤其是对气候交变之忽冷忽热适应能力极差，平素常有形寒肢冷、鼻头清冷等征象，特别是不耐风寒，尤以冬、春季寒冷季节或早晚阴盛之时易咳嗽，患者多有“遇风(寒)则咳剧”之主诉。“同气相求”，患者易感受外寒，或邪从寒化。笔者临床发现不少慢性咳嗽患者尽管合并外感，但并无头痛、鼻塞、身痛等一般常见外感症状，这正是由于患者气阳虚弱、卫外之气不固，“风寒直中手太阴肺”的缘故。

八、李今庸治疗咳嗽的学术思想

1. 学术思想

李今庸认为咳嗽的发生，由肺气失调所引起。肺为娇脏，居胸中，为五脏六腑之上盖，主气以行呼吸而出治节，许多因素均可导致肺气失调而发病。李老根据多年临床经验认为咳嗽原因大体为虚实2种。实者主要因寒、因热、因燥、因痰等病因发病：肺恶寒，形寒饮冷则伤肺。寒邪犯肺则肺气逆乱而发为咳嗽。肺属金而畏火，火热之邪刑金伤肺，则肺金失其清肃之令，肺气上逆，发为咳喘。或热伤肺之血脉，蓄结痈脓，发为肺痈而咳嗽。肺应秋令而主燥。燥邪淫胜则伤肺、肺伤则其气逆而不顺，发为咳嗽。肺为贮痰之器，痰停肺内，壅遏气息之道路，致肺气受阻而郁结逆上，发为咳嗽；虚者主要因津少、气耗、精亏等病因发病：肺主敷布津液而又赖津液以濡养，因各种因素致津液伤耗而虚少，津液虚少不足以濡养于肺，肺失养则其叶焦弱不能布息，遂发为肺痿而咳嗽。肺主气而劳则气耗，肺气伤耗，不足以布息，或又有所郁，则气少而结，发为咳嗽。肺主气而肾为气之根，肾脉上贯肝膈入肺中，肾精亏损，无以化生元气，则肺所主之气少，气之根不固则气艰于归根而遂浮郁于肺发为咳嗽。

李老认为咳嗽病证的病机虽然都是肺气失调，但由于引起咳嗽病证的病因不同，病人体质不同，疾病久暂不同和临床证候不同，治疗上必须区别对待，辨证施治。

(1) 风寒束肺、气郁化热证候：肺胀，脉浮大，喘咳上气，唾白色泡沫，目如脱状，口渴欲饮水，烦躁，法宜外散寒邪，内清郁热，治以越婢加半夏汤，药用：麻黄12g，石膏24g，生姜12g，红枣5枚，炙甘草10g，法半夏10g等。以水适量，先煮麻黄去上沫，纳诸药再煮，汤成去渣，温服。

(2) 痰湿停肺证候：咳嗽唾白色痰，痰多，滑而易咳出，胸闷，苔白，脉弦或缓，法宜燥湿化痰止咳，治以二陈汤加味，药用：法半夏10g，陈皮10g，茯苓10g，炙甘草10g，干姜6g，细辛3g，五味子6g。水煎，温服。脉浮喘气者，肺失宣散，方加麻黄10g，杏仁(去皮尖)10g，脉虚少气，肤体乏力者，气虚肺弱，方加党参10g，白术10g。

(3) 痰热壅肺证候：咳喘胸痛，唾黄痰或血色痰，发热，口渴，舌苔黄，脉浮滑或兼数，法宜泄热开结化痰，治以小陷胸汤加味，药用：瓜蒌仁(打破)15g，黄连10g，法半夏10g(打破)，大贝母 10g，桔梗 10g，前胡 10g，甘草 6g。水煎、温服。

(4) 热毒壅肺、蓄结痈脓证候：肺痈，脉数实，口中干燥，咳即胸中隐隐痛，唾出浓痰腥臭或唾出脓血腥臭，法宜清热解毒，活血排脓。治以千金苇茎汤，药用：苇茎 30g，冬瓜仁(打破)15g，薏苡仁 15g，桃仁(去皮尖)10g，水煎服。

(5) 燥热伤肺，清降失常证候：干咳无痰，呼吸气喘，鼻咽干燥，心烦口渴，舌干无苔，脉细数；或肺阴虚弱，气燥生痰，黏着喉间，滞塞声音，喘咳发热，脉细数；或失血之后，肺燥成痿，痰凝气郁，久咳不止，脉细数，法宜清燥润肺，治以清燥救肺汤，药用：冬桑叶 10g，生石膏 10g，党参 6g，甘草 6g，胡麻仁 6g，阿胶 6g，麦冬去心 6g，杏仁(去皮尖炒)6g，枇杷叶(去毛蜜炙)6g，水煎，温服。

(6) 津伤阴虚、肺气逆上证候：肺痿、脉虚数，大逆上气，咽喉不利，口舌干燥，咳吐浊唾涎沫，或为半声咳者，法宜生津养阴，止逆下气，治以金匮麦门冬汤，药用：麦门冬 20g，法半夏(打破)6g，党参 10g，炙甘草 6g，炒梗米 12g，红枣 4 枚擘。以水适量，煎至米熟汤成，去渣，温服。

(7) 瘀血停滞、阻塞息道证候：咳逆倚息，不能平卧、咳痰涎或带乌红色血、胸肋满闷或有刺痛，舌青或舌有青紫斑块，脉涩，法宜活血破瘀，治以代抵当汤加味，药用：大黄(酒炒)6g，莪术(醋炒)6g，当归 10g，牡丹皮 10g，穿山甲(炮)6g，红花 6g，桃仁(去皮尖)10g，牛膝 6g，夜明砂 10g，茯苓 10g，法半夏(打破)10g，水煎温服。如咳嗽侧卧一边，翻身则咳嗽不休者，治以血府逐瘀汤，药用：当归 10g，生地黄 10g，桃仁(去皮尖)10g，红花 3g，赤芍 10g，川芎 3g，柴胡 6g，枳壳 6g，牛膝 6g，甘草 3g，水煎温服。

(8) 肾元虚惫、气浮于上证候：咳嗽、短气，腰痛、胫酸，小便短少，动则喘息，舌苔薄，脉虚弱细微，法宜补肾益精、纳气归根，治以金匮肾气丸，药用：干地黄 240g，山药、山茱萸各 120g，泽泻 10g，牡丹皮、茯苓各 90g，桂枝、附子各 30g，研末蜜炼为丸如梧桐子大，酒下初次 15 丸，后渐加至 20 丸，每日 2 次，或改丸为汤服。

2. 验案举隅

(1) 患者某，女，2 岁，首次就诊。

其母代诉：患儿 2 周前发病，开始鼻流清涕，喷嚏，咳嗽。数日后，其流涕，喷嚏之症减轻，而咳嗽则日益加甚，频频咳嗽而痰少，咳有回声，眼胞浮肿，且见发热、鼻干、口渴欲饮水、小便黄、汗出、食欲减退、舌红、少苔、指纹稍紫。

中医诊断：咳嗽。

辨证：肺郁化热，气逆咳嗽。

治则：宣肺清热、降逆止咳，佐以调中和胃。

处方：越婢加半夏汤：

麻黄 5g	石膏 9g	生姜 3g	红枣 2 枚
炙甘草 5g	法半夏 6g		

5 剂，水煎服，日 1 剂。

二诊，热退咳止，但口渴、鼻干，继续以上方去法半夏，加天花粉 6g。服后病愈。

【原按】

风寒束肺，肺气上逆，肺失收摄津液之用，故症见咳嗽而鼻流清涕。风寒束肺，阳气内郁而欲外奋，其气发于肺之外窍而喷嚏以出，故频频喷嚏。数日后，寒邪化热，清涕、喷嚏等症自去而咳嗽加重，肺不敷布，则水津上壅于眼睑，故眼胞浮肿，肺有郁热，则身热、鼻干、口渴欲饮水、舌红而指纹见紫色。肺气不降，则脾胃功能失调，故食欲减退。越婢加半夏汤方，用麻黄、石膏宣肺气而清郁热，半夏降逆止咳，生姜、红枣、甘草和中以调脾胃。二诊时热退咳止，肿消食进，唯口渴、鼻干，加天花粉生津止渴。

【编者按】

小儿为稚阳之体，外感风寒，易入里化热，热郁于肺，则肺宣降功能失常，肺气上逆，发而为咳嗽；热伤津液，同时津液输布失常，故有鼻干，渴欲饮水等症，治以清热宣肺，降逆止咳之法，效果显著。

(2) 患者某，男，60岁。

咳嗽1年多，咳唾白色稠痰，量多，易咳出，每咳嗽则小便遗出，苔白滑，脉濡小。证为湿痰咳嗽，治宜化痰祛湿，降逆止咳，方用二陈汤加味，处方：

法半夏 10g	陈皮 10g	茯苓 10g	炙甘草 10g
干姜 6g	细辛 6g	五味子 8g	款冬花 10g
紫菀 10g	炒白术 10g		

以水煎服，每日2次。服药6剂病愈。

【原按】

肺为贮痰之器，痰湿贮肺，肺失去正常之用，发生变动而为咳嗽痰多，湿盛而少阳热之化，则其痰为白色而舌苔亦白滑，脉亦濡小，咳嗽则肺气上逆，而不能统摄下焦，则膀胱为之不固，故咳嗽则小便遗出。二陈汤加味用陈皮、半夏行气化痰，款冬花、紫菀降逆止咳，干姜、细辛、五味子暖肺止咳，白术、茯苓、甘草健脾和胃，燥湿渗湿，以绝生痰之源。湿去痰化，肺气复常，咳止则尿自不遗出。

【编者按】

肺为贮痰之器，脾为生痰之源，脾虚则运化水湿乏力，水湿之邪凝而为痰，痰阻肺气则肺气不利，津液输布失常，进一步影响肺之宣降之功，肺气不调，痰湿不化，则咳嗽难愈。肺气宣降正常，脾气运化正常，则气畅痰化，咳嗽自止。

九、路志正从肝论治咳嗽学术思想

1. 学术思想

路志正认为，随着社会环境的改变及生活节奏的加快，精神紧张，情志因素在咳嗽发病中的作用愈来愈重要，尤其是素有肝气不调导致疾病患者，出现咳嗽，可表现为肝咳的典型症状。如情志失调，精神抑郁，或忧思恼怒，肝郁化火，影响肺之肃降，肺气上逆而咳。或平时睡眠不佳，或月经失调，或患有乳腺增生，甲状腺结节，子宫肌瘤等内分泌失调疾病，而感受风寒之邪，风寒犯肺，肺失宣降上逆而咳，尤其对于工作压力较大的人群，一般都有肝气郁结，肝血虚等证，若有外邪侵犯，引动内因，则出现顽固性的咳嗽。

路老认为肝咳的病机变化主要体现在肺与肝的联系上，肝经的支脉与肺相连，二者气血相通；肺属金，肝属木，金克木，从五行生克规律而言，肺克肝，肝又可反克肺，即“木火刑金”；肺为相傅之官，不耐寒热，肝为将军之官，体阴而用阳，肺为娇脏，肝为刚脏，二者一阴一阳，一刚一柔，刚柔相济，才能保证五脏和谐；肝主疏泄，调畅气机，肺主肃降，和顺降气，肝气上升于左，肺气下降于右，形成气机的循环，咳嗽乃肺气上逆所致，是气循环障碍的结果，肝气不升则肺气不降，肺气上逆而为咳嗽。肝咳之咳嗽可有多种表现形式，如干咳，无痰或少痰，阵咳，呛咳，刺激性咳嗽，咽痒而咳等，肝咳多伴有肝经的症状，如咳则两胁胀满疼痛。在治疗上，路志正教授认为，或从于肝，或从于肺，或肺肝同治，当灵活权变。

2. 验案举隅

患者，女，34岁，于2008年8月12日初诊。

主因咽部不适，咳嗽，咳痰半年。患者半年前感冒后，出现咽部不适，咳嗽，咳痰稀白，经治疗感冒愈，而咳嗽，咳痰症状始终未能缓解，咳痰以晨起明显，吃辛辣，油腻食物，咳嗽加重，伴有心烦易怒，口苦，胸胁胀满疼痛，睡眠不佳，纳食可，大便正常，舌体胖，质紫暗，苔薄黄，脉弦细。患者3个月前查出甲状腺瘤，诊断为冷结节，欲中医一起治疗。

中医诊断：咳嗽、瘿瘤。

治则：清肝解郁，健脾肃肺化痰。

处方：

素馨花 12g	厚朴花 12g	半夏 10g	生炒薏苡仁各 20g
菊花 10g	胆南星 8g	僵蚕 8g	当归 12g
郁金 12g	茜草 12g	茯苓 30g	赤白芍各 12g
黛蛤散包煎 10g	枳实 12g	杷叶 15g	桃杏仁各 9g

14剂，水煎服。日1剂。

药后患者咳嗽减轻，咳痰也减少，饮食正常，二便调，舌质淡暗，苔薄白，脉沉细小弦。治宗上方，疏肝解郁，宣肺化痰加散结软坚之品，上方加海藻15g，山慈菇12g，醋莪术10g。14剂，水煎服。药后咳嗽基本消失，自觉甲状腺瘤较前略有减小，饮食正常，心情不舒畅，二便调，舌质淡红苔薄白。继以上法调理，以治疗甲状腺瘤为主。

【原按】

本案患者咳嗽半年，伴有心烦易怒，口苦，胸胁胀满疼痛，睡眠不佳，舌体胖，质紫暗，苔薄黄，脉弦细等症，并患有甲状腺瘤，证属肝气郁结，肝郁化火，木火刑金而咳嗽，故治以疏肝解郁，宣肺降逆止咳。药用素馨花，郁金疏肝解郁；菊花，黛蛤散清肝热；胆南星，僵蚕，杷叶清肺化痰；桃仁，赤芍，当归，茜草活血清心肝之火；厚朴花，生薏苡仁，半夏，茯苓，枳实健脾渗湿以绝生痰之源；杏仁降肺气以止咳。诸药从肝、脾、肺入手，调肝气，降肺气，使气机升降顺畅，上下相宜，则咳嗽之证得以缓解，兼以健脾祛湿，以杜绝痰之来源。由于用药得法，咳嗽较快平息，继而遵上法加散结软坚之品治疗甲状腺瘤，也获得较好的效果。

【编者按】

《素问·咳论》有云："五脏六腑皆令人咳，非独肺也"。咳嗽的治疗，不应单独治肺，凡肝气郁结、肝火犯肺、肝血不足、肝肾亏虚、肝经郁热、肝经受寒、肝气滞血瘀等因素，影响肺之宣发肃降而咳者，皆可依肝咳论治，肝咳的治疗，以宣肺化痰止咳治其标，疏肝养肝以治本，肝木条达，则肺气自能宣发肃降，气机调和，则咳嗽自愈。

十、裘沛然治疗咳嗽的学术思想

1. 学术思想

裘沛然认为，慢性支气管炎的基本病机是“外邪引动伏饮”。饮为阴邪，性质属寒；外邪入里易化热，表现为外邪与伏邪胶着，寒邪与痰热混杂，病变迁延，久咳肺气渐虚，虚实相夹。慢性支气管炎的主症是：咳、痰、喘。病机的中心环节是“痰”和“气”。治疗之法主要是化痰饮、调肺气。主张以辛温蠲饮、苦寒泻肺为大法。慢性支气管炎患者中，老年人为数不少，俗称“老慢支”。对这类病者，在采用常规处方不效的情况下，裘教授采用景岳金水六君煎化裁，作为“法外之法”，治疗阴血亏虚，又有痰湿内盛的老慢支患者，常能收到意外疗效。

2. 验案举隅

(1) 林某，女，42 岁。就诊日期：1992 年 7 月 12 日。

主诉：咳喘 30 余年，近又发作，加重一周。幼年 3 岁时即患咳嗽气喘，迄今已 30 多年，发作大多在秋季。近 3 年来，发作越发频繁。一周来咳喘气促加重，夜间不能平卧，咳痰呈泡沫样，色白，口干欲饮，大便偏干，无明显发热。面色少华，两肺呼吸音偏低，两肺底闻及干湿音；下肢无浮肿，颈静脉未见怒张。舌稍胖，苔薄白，脉细。

西医诊断：咳喘（喘息型支气管炎）。

中医诊断：喘证。

辨证：痰饮内停，肺气壅滞，寒热兼夹。

治则：辛开苦降、寒热并调、补泻兼施。

处方：小青龙汤加减，药物如下：

净麻黄 15g	桂枝 15g	干姜 15g	细辛 12g
黄芩 30g	龙胆草 12g	生地黄 30g	生甘草 20g
黄芪 30g	桃仁 15g	杏仁 15g	诃子肉 20g

7 剂。每日 1 剂，水煎分 2 次服。

药后咳嗽气喘明显减轻，余症也有改善，又进 7 剂以巩固之。

【原按】

患者之咳喘，自幼而起，酿成慢性，治疗非易。历代医家治疗此疾有许多经验良方，但最令先生心折者首推仲景小青龙汤。本案组方乃小青龙汤变法，方中配伍，独具匠心。既有麻黄、桂枝之辛散，又用诃子肉之收敛，相反相成；取麻黄、桂枝、干姜、细辛之辛散解表，化饮散结，又伍黄芩、龙胆草以清肺中蕴热之邪，辛苦相合，自有升清降浊、宣肃肺气之功；桃仁、杏仁此药对，乃止咳化痰，以利肺气之通畅；因久咳耗气伤阴而以黄芪、地黄相合。裘老认为甘草是一味止咳化痰之良药。龙胆草、黄芩降肺气、清痰热，与细辛、干姜相伍，寒温并用，相激相成，为裘老惯用的配伍方法，对治疗慢性支气管炎属寒热兼夹之证颇为有效。裘老尤其擅长用细辛，且用量较大，认为细辛既可发散表寒，又能内化寒饮，并有止嗽之功，一药三用，其功颇宏。《长沙药解》认为细辛能“敛降冲逆而止咳，驱寒湿而荡浊，最清气道，兼通水源，温燥开通。利肺胃之壅阻……与止咳嗽”。裘老常用小青龙汤变法，如气喘较剧，加葶苈子、白芥子、苏子；痰多加竹沥、南星；肢体浮肿加猪苓、茯苓、车前子；气虚加党参、黄芪，肾虚加补骨脂、巴戟天等。

【编者按】

治痰饮之法，仲景有“当以温药和之”的明训；治气之法，《顾氏医镜》有“一曰补气，二曰降气，三曰破气”的记载。“肺欲辛”，辛能散邪结，温可化痰饮；苦能降上逆之肺气，亦可清内蕴之痰热。

(2) 陆某，男，66岁。就诊日期：1988年10月15日。

主诉：咳嗽持续年余。去年入秋因感冒引起咳嗽，经外院中西药反复治疗，咳嗽未瘥，已有一年余。刻下咳嗽阵作，痰颇多，痰色白、质黏稠，咯之欠畅，并伴胸闷、气促、心悸，夜间平卧则咳嗽加剧，胃纳尚可，大便亦调。舌苔薄白腻，舌质红，脉细数带滑。听诊：心律齐，心率110次/分。两肺呼吸音粗糙，偶尔闻及哮鸣音。

中医诊断：咳嗽。

辨证：肺肾阴亏，痰饮内盛。

治则：滋养肺肾，佐以化痰止咳。

处方：金水六君煎治之，药物如下：

熟地黄 45g	全当归 20g	白茯苓 15g	广陈皮 9g
炙甘草 15g	制半夏 15g		

7剂，水煎服。

复诊：服药7剂，咳嗽、气急、胸部满闷均有显著改善，夜间已能平卧，心悸较平(90次/分)，夜半喉中有痰鸣声，咯之欠利，时有泛恶，口渴喜饮，继服上药加淡干姜6g、小川连3g、西潞党15g。再服7剂，上述诸症均瘥。

【原按】

本例辨证痰湿为标，肺肾阴血不足为本。临床观察此类患者除咳嗽、喘逆、痰多症外，还有面容憔悴、精神疲乏、舌苔花剥或腻苔等症状。遵景岳金水六君煎之原意，以熟地黄与全当归相伍，以补肾益肺、滋养阴血为主，再合二陈汤燥湿化痰，滋阴与燥湿，养血合化痰，相激相成，各尽其责又协同相助，颇合本方证之病机。但在临床具体应用时还应随症加减，如痰湿盛而气机停滞见胸胁不快者，加白芥子、枳壳；大便不实者，加山药、白术；咳嗽不愈，加细辛、前胡；兼表邪寒热者，加柴胡；肺热者，加黄芩、鱼腥草等。

【编者按】

咳嗽日久，耗伤肺之气阴，肺为肾之母，肺病及肾，导致肺肾虚损；肺主宣发肃降，肺脏受损，则其宣肃之功失调，津液输布失常，津凝为痰，痰阻气机，气机不利，痰气搏结。本为肝肾不足，标为痰与气，施以标本兼治之法，故而疗效显著。

十一、张镜人治疗咳嗽的学术思想

1. 学术思想

国医大师张镜人认为：①肺为燥金，喜凉润而恶温燥，而甘味皆补，质轻性凉甘润之品润肺燥、清补上焦肺脏；②宣发肃降并举，符合肺之生理特性，合乎轻清娇脏之治；③重视中土脾胃之气，认为脾胃强则诸脏强，脾胃弱则诸脏弱；治痰不理脾胃，非其治也。因脾乃生化之源、五脏之本，善治痰者，不治痰而补脾，脾得健运，而痰自化矣；④肺为燥金，喜凉润而恶温燥；脾为湿土，喜温燥而恶寒润。在肺系疾病的膏方用药上讲究润中有燥，以润为主；润以养肺，燥祛痰湿；润燥合用，互制其弊。

2. 验案举隅

胡某，女，40 岁。夙有咳喘及咳血病史，发则咳嗽气急，痰中带血，咽喉干燥，齿龈疼痛，胃脘胀满，嘈杂泛酸；舌红、苔薄黄，脉细弦。证属肝肾两亏、木火偏旺、凌肺犯胃；治法：平肝清肺和胃。处方：南沙参、北沙参各 60g，天冬、麦冬各 30g，赤芍药、白芍药各 60g，炙甘草 20g，肥玉竹 30g，水炙桑白皮 60g，甜杏仁 60g，野百合 60g，川贝母、象贝母各 30g，竹沥半夏 60g，炙百部 60g，炙款冬 60g，生山药 60g，八月札 60g，制香附 60g，旋覆花(包)60g，海浮石 60g，生石决明(先煎)30g，海蛤壳 60g，炒牛膝 60g，炒牡丹皮 30g，炒黄芩 60g，白及片 60g，仙鹤草 60g，旱莲草 60g，侧柏叶 60g，炒藕节 60g，五味子 20g，大地龙 30g，炙苏子 60g，香谷芽 60g，炒六曲 30g，炒川断 60g，香扁豆 60g，佛手片 60g，砂仁(后下)15g。

上药浸一宿，武火煎取三汁，沉淀沥清；文火收膏时，加入清阿胶 180g，枇杷叶膏 120g，白冰糖 400g，熬至滴水成珠为度。每服 1 汤匙，温开水调送，临睡前服。如遇感冒等病，则暂缓服用。

【原按】

患者夙罹咳喘及咳血，久病多虚，知其必有内虚。其咳而咽燥，齿龈疼痛，胃脘胀满，嘈杂泛酸；舌红、苔薄黄，脉细弦，辨证当属肝肾两亏，肝火犯肺，肝胃不和之证。因肝阴不足，木火偏亢，上刑肺金，耗伤肺阴，故见咳而咽燥；火热内扰，易伤血络，故又有咳血之虞。刻值冬令潜藏封蛰之时，所制膏方选取沙参麦冬汤、芍药甘草汤为底方，以养阴润肺、平肝降火，兼和胃气。沙参麦冬汤出自《温病条辨》，主治燥热伤津、肺胃受损证。方以沙参、麦冬、玉竹清滋甘润，并补肺气而养肺液；桑叶清肺络；白扁豆清脾热而养阴；生甘草生津和胃。诸药合用，共收清肺热、养肺阴之效。甜杏仁、野百合、川贝母、象贝母、竹沥、半夏等润肺化痰而不伤肺气；山药健脾和胃，培土生金，以杜生痰之源。本膏方即以沙参麦冬汤为基础方加减。

"诸花皆升，旋覆独降"。旋覆花苦辛咸而微温，乃祛痰降气之要药；海浮石体疏轻浮，性味咸寒而入肺经，其润燥濡下，能清肺火；两药相须为用，使气火下降，肺气得以清肃，则咳喘自平。牛膝、牡丹皮、黄芩泻肝火、除肺热；侧柏叶、炒藕节等凉血止血；大地龙、水炙苏子降泄平喘；五味子收敛肺气；参以生石决明、海蛤壳平肝降气；芍药甘草汤酸甘化阴，柔肝和脾；旱莲草、炒川断平补肝肾，强壮筋骨。为护中州，另投以清香之品如香附、佛手、砂仁、六曲、谷芽等行气助运、醒脾开胃。综观全方，可见用药轻灵平和，升降并用，润燥相宜，标本兼治。

【编者按】

人身之气，禀命于肺。肺为华盖，位居最高，受脏腑上朝之清气，性主乎降，以覆诸脏。其"又为娇脏，不耐邪侵，凡六淫之气，一有所著，即能致病。其性恶寒、恶热、恶燥、恶湿，最畏火、风……肺主百脉，为病最多"。若病属初起，稍用轻清发散之品即可，药如金银花、连翘、桑叶等。若肺家久病耗气伤津，则投以质轻性凉甘润之品以润肺燥、清补上焦肺脏，药如沙参、天冬、麦冬、玉竹、百合、滁菊花、桑白皮等。吴澄《不居集》谓"：盖痰之生也，多由于脾。脾气虚则不能致精微于肺，以化其津液也……痰之来也，多由于肺。肺气虚则不能水精四布，而浊瘀凝聚也。"肺与脾在生理上是主气与生气、宣降与运化的关系。病理上出现肺之宣降失职，上源失疏，脾失健运，水湿成饮成痰，而致痰浊阻肺，表现为气喘、咳嗽、咳痰量多等症状。

参考文献

[1] 李际强，韩云，张忠德，张文青，许银姬．晁恩祥治疗风咳的临床经验探析[J]. 江西中医药，2010，07：13-14.

[2] 疏欣杨，杨道文．晁恩祥治疗慢性咳嗽的经验[J]. 北京中医药，2010，05：337-338.

[3] 王辛秋．晁恩祥学术思想和治疗慢性咳嗽学术经验整理与研究[D]. 中国中医科学院，2012.

[4] 蒋胜利．周仲瑛教授辨治咳嗽的临证经验研究[D]. 南京中医药大学，2014.

[5] 刘淑红．国医大师王绵之教授辨治小儿咳喘验案赏析[J]. 光明中医，2011，03：433-435.

[6] 权红．方和谦运用调和肺气法治疗咳嗽临床经验[J]. 北京中医药，2011，09：662-663.

[7] 陈雪楠．国医大师李辅仁治疗老年咳嗽用药特点[D]. 北京中医药大学，2011.

[8] 陈雪楠，张剑．国医大师李辅仁治疗老年咳嗽用药特点[J]. 北京中医药，2013，08：577-578.

[9] 赵丽芸．洪广祥治疗慢性咳嗽经验拾隅[J]. 江西中医药，2006，01：5-6.

[10] 张元兵，胡春媚，王丽华．国医大师洪广祥教授辨治慢性咳嗽经验探要[J]. 中华中医药杂志，2014，11：3446-3448.

[11] 李小丹，张茂林，王朝阳．李今庸治疗咳嗽的临床经验[J]. 中华中医药杂志，2014，01：146-148.

[12] 李今庸．李今庸医学选集[M]. 北京：中国医药科学出版社，2004：383.

[13] 李今庸．李今庸医案医论精华[M]. 北京：北京科学技术出版社，2009：19

[14] 苏凤哲，杨丹．路志正从肝论治咳嗽学术思想探讨[J]. 世界中西医结合杂志，2015，01：1-3.

[15] 王庆其，李孝刚，邹纯朴，杨翠兰，余小萍等．裘沛然治疗咳喘病经验[J]. 上海中医药杂志，2010，01：1-3.

[16] 朱凌云，秦嫣．张镜人膏方调治肺系疾病精要[J]. 上海中医药杂志，2007，10：10-11.

（河北医科大学中医学院　梅建强）

第三章

咯　血

一、概　述

声门以下呼吸道或肺组织出血，经口排出者称为“咯血”，又称嗽血、咳血。其表现可以是痰中带血或大量咯血。因此临床上常根据病人的咯血量多少，将其分为：少量咯血、中等量咯血和大咯血。由于目前国内外尚缺乏一个统一的分类标准，故各家对大咯血的定义亦有所不同。通常大咯血是指：一次咯血量超过100ml，或24小时内咯血量超过600ml以上者。大咯血是内科常见的急症之一，病死率极高，需要强调的是，对咯血病人病情严重程度的判断，不要过分拘泥于咯血量的多少，而应当结合病人的一般情况，包括营养状况、面色、脉搏、呼吸、血压以及有否发绀等，进行综合判断。

现代医学发病因素与发病机制引起咯血的疾病很多，有100多种，其中以呼吸系统疾病占多数。支气管疾病、肺结核、心血管疾病、全身性疾病、血液病等导致支气管动脉或肺动脉破裂，或凝血功能障碍等，均可出现程度不同的咯血。对咯血病人虽然应用了各种检查方法，仍有5%~15%病人的咯血原因不明，称隐匿性咯血。部分隐匿性咯血可能由于气管、支气管非特异性溃疡、静脉曲张、早期腺瘤、支气管小结石及轻微支气管扩张等病变引起。咯血的颜色对临床疾病诊断有辅助意义，粉红色泡沫样痰提示急性左心衰竭(亦称肺水肿)；支气管扩张咯血为鲜红色；典型大叶性肺炎咯血为铁锈色；肺栓塞时咳黏稠的暗红色血痰；而二尖瓣狭窄合并肺淤血时咯血不是鲜红色，而一般为暗红色。明确患者的病因，积极治疗原发病是咯血的治疗的关键。

关于咯血，历代医家有血多论述。《赤水玄珠》卷九：“咯血者，喉中常有血腥，一咯血即出，或鲜或紫者是也，又如细屑者亦是也。”《张氏医通·诸血门》：“咯血者，不嗽而喉中咯出小块，或血点是也。其证最重，而势甚微，常咯两三口即止。盖缘房劳伤肾，阴火载血而上。亦有兼痰而出者，肾虚水泛为痰也。”治宜滋阴降火，用沙参麦冬汤、六味地黄丸加牛膝，或合茜根散加减。偏肺热者，用青饼子。若心经火旺，痰中带血丝，治宜清心为主，佐以清肺化痰，用导赤饮加黄连、丹皮、血余、蒲黄、天冬、寸冬、贝母、茯苓、或太平丸等方。

中医学认为咯血总由肺络受损所导致。以肺为娇脏，又为脏腑之华盖，当内外之邪袭扰及肺，肺气上逆则为咳，损伤肺络则导致咯血。其病因病机不外外邪袭肺、肝火犯肺、肺肾阴虚、气虚不摄等。肺主气，司呼吸，开窍于鼻，外合皮毛，故易受外邪侵袭。外邪袭肺则肺气受损，使肺气失于宣肃而上逆为咳，若损伤肺络，血溢气道，则引起咳血。在外邪之中，以热邪、燥邪引起者居多。如《临证指南医案·咳血》谓："若夫外因起见，阳邪为多，盖犯是证者，阴分先虚，易受天之风热燥火也。至于阴邪为患，不过其中之一二耳"；肺气素虚者，复因情志不遂，肝郁化火，肝火上逆犯肺损伤肺络而咳血。或因暴怒气逆，致使肝气横逆，气有余便是火，血随之动，肝火上逆犯肺而咳血；若痨虫侵蚀肺系，动热伤阴，或患病日久，耗伤气阴，以致阴虚肺燥，虚火内炽，灼伤肺络而导致咳血。此外，肺肾之间存在着金水相生的关系，因此，或先病肺阴亏虚，日久病及于肾，或先病肾水不足，以致肺失滋润，均可形成肺肾阴虚，水亏火旺，火灼肺金而咳血；或因劳倦过度，或因情志内伤，或因外邪不解，耗伤人体正气，以致气虚而血无所主，血不循经而错行，从肺络溢出而形成咳血。在上述病因病机中，由外邪袭肺及肝火犯肺所致者，属于实证；由肺肾阴虚及气虚不摄所致者，属于虚证。但实证咳血，若病久不愈，也可转化为虚证。

中医对咯血的认识由来已久，积累了丰富的临床经验。临床中引起咯血的病因很多，西医临床以急性期止血、治疗原发疾病为主。但对于长期咯血缺乏有效的治疗手段，如长期应用止血药物，可影响患者凝血功能，加重高凝状态，并有肝肾损伤等副作用。治疗急性大咯血常用西药垂体后叶素在冠心病、高血压，心衰也多有禁忌。中医治疗本病有减少急性加重、减轻患者症状、改善生活质量等优势，临床上应用中西医结合方法治疗本病有一定的互补性。中医认为咯血之病机主要为火与虚两个方面，治疗上应遵循"治火、治气、治血"三则。益阴、清热，补气摄血，清源塞流，因证而施。大咯血救治效果不但取决于原发病的轻重和种类，而且取决于是否出现血停气道、气机闭塞，失血过多以至厥脱等变证，临证时一定要灵活变通，结合临床实际，应随机应变，采取不同治法方能取得良效，不论中医西医、以能取得最好疗效为第一准则，特别是在急症病人救治时更应如此，切忌机械教条，延误时机。

多位国医大师对本病提出宝贵的临床经验。临床中诸位大师对咯血治疗各有所见，使咳血的中医治疗逐渐完善。笔者认为，在具体治疗过程中还要注意两点：其一，辨外感内伤。咳血的病因分外感和内伤，两者在临床表现、预后及治疗等方面各不相同。一般来说，外感咳血病程短，起病急，伴有恶寒、发热等表证；内伤咳血一般病程较长，反复发作，起病较缓，同时伴有脏腑气血偏盛、偏虚的表现。其二，辨属火属虚。属火者要辨实火虚火，外感之火及肝郁之火属于实火，肝火灼肺证见咳嗽频作，咳血鲜红而量多，甚或从口鼻涌出，胸胁疼痛，烦躁易怒，口苦咽干，舌质红，苔黄，脉弦数；肺热壅盛证见咯血鲜红，或痰血相间，起病急骤，咳吐黄痰而量多，胸满胸痛，气急，口渴心烦，便秘，或发热，舌质红，苔黄，脉滑数；阴虚之火属于虚火，证见咳嗽阵作，反复咳血，血色鲜红或淡红，咳嗽痰少，或干咳无痰，常伴有口干咽燥，潮热盗汗，颧红，舌质红，苔少，脉细数。属虚者均有内伤所致，常见为阴虚及气虚。咳血由火热和气虚两类病引起者为多，火有实火、虚火之分，实火治当清热泻火，凉血止血；虚火治当滋阴清热，宁络止血；气虚治当益气摄血。瘀血是出血的常见病理产物，因此，在止血的同时必须考虑到活血化瘀，勿使瘀血停留引起后患，在血止之后要考虑到宁血、补血。

国医大师朱良春推崇仲景"柏叶汤"合刘鸿恩"独梅汤"化裁治支扩咯血急症。其用药特点为"温不伤阴"。即温阳摄血为主，权衡护阴为辅。朱良春大师治疗风心病咯血，善用药对，常以人参、苏木为对，一补一泻，且苏木甘咸辛，咸主入血，辛能走散，败浊瘀积之血行散，则血行无阻，诸症自愈。或加花蕊石、茜草为对，以化血为水，茜草能行能止，酒制则行，醋炒能止，降而行血，降则血止喘平；丹参、黄郁金为对，以清气、降气化痰，活血，宁血祛瘀，盖气降则火降，而痰和血亦各循其所安处而归原矣，此三对平常药，临证信手拈来，消瘀宁络治咯血，益气固本寓其中，而屡屡应手取效。国医大师张学文应用化瘀滋阴方法治疗咯血，提出咯血日久，肺阴不足基础之上兼有血瘀之象。瘀血阻滞经脉，新血不能安行，终必妄走而再出。消瘀之药宜选用和营止血，养血止血。可达祛瘀而正气不为所伤。王绵之老师认为，血行脉中，气为之帅。血凉则静，热则溢，失所统则离经妄行。如血色鲜红，遇劳、多言辄发，是病不在血而在气。缘“劳则气耗”、“多言耗气”，气血则不能内守。然而长期失血，其血必虚，故舌淡脉涩、面色不华。血虚则肝无所藏，心无所养，神不安舍，自然多梦而眠不酣。综上所述，可知治当益气为主，兼养其血。其失血之后，则以和血止血为主，兼益其气。前者治本，以杜出血之源，后者治标，以防更虚其血，自拟膏方治疗咯血收到良好的疗效。洪广祥老师针对支气管扩张提出，反复咯血为本病的主要临床特点，临床中咯血量不等，可自痰带血丝、血痰、小咯血到大咯血。血色多为鲜红，或兼带暗红。常伴痰热瘀阻或肝火肺热的本证。治疗重在清热泻火，凉血化瘀止血。支气管扩张咯血的治疗，重点应放在清气火而达到止血之目的，所谓“治火即是治血”。支气管扩张症以“痰、热、瘀”为主要病理基础，热易伤血络，瘀使血不归经，痰出不畅，或频繁咳嗽，常为诱发或加剧咯血的重要原因。因此，用药上，要注意把“清热”、“散瘀”、“利痰”贯穿到治疗咯血的全过程。何任大师提出不咳嗽或少有或偶有咳嗽，喉中有血腥气，血自喉中咯出，整口血或有小血块，亦有痰中带血，成丝成点，整口咯血者，多为阴虚火旺或肺有燥热所致；痰中带血者，则为心火旺，阴虚血脉不宁所致。治疗咯血①首须辨患者本身之气血盛衰。即辨其阴、阳、寒、热、虚、实及各脏腑之功能。②以见血为主症，而血之颜色关系证候之新、久、虚、实。③宜参以寒治热、以热治寒、调气和血原则。而更宜着重于调气和血，此是治咯血之良法。临床中，用自拟之基本方非常灵验。颜德馨大师指出血上溢由口鼻而出，无非阳络之伤。血乃阴类，总以上溢为逆。颜师力主“血无止法”。审证当求其因，治法独主“化瘀宁络”，用药力避刚燥动血。并提出血证不可忽视外治法，颜师除内服法之外，每喜用外治法而收相得益彰之效。

二、朱良春治疗咯血的学术经验

学术思想

(1) 温阳护阴等法治疗支扩、肺痨咯血急症经验

朱良春推崇仲景“柏叶汤”合刘鸿恩“独梅汤”化裁治支扩咯血急症。其用药特点为“温不伤阴”。即温阳摄血为主，权衡护阴为辅。朱良春治支扩咯血，或肺痨咯血，遇咯血急症者均用仲景“柏叶汤”合刘鸿恩“独梅汤”加味，支扩咯血加仙鹤草、墨旱莲、白茅根，肺痨咯血加茜草、葎草、白及、白茅根、百部。临证中灵活调整药量，适用寒、热、虚、实诸症，是标本同治之良方，且诸药价廉易得。病家每有方简、价廉、效宏之赞。值得提出的用药经验是“柏叶汤”要重用柏叶，柏叶岁寒后凋，其气刚劲，中含挥发油，单宁酸，厥气沉郁，能降能宣，能涩能通，故重用柏叶有以通为止之妙。大抵血证通治之法有止血、消瘀、宁血、养血补血。此方是止血消瘀的应急良方，尤宜咯血，生柏叶辛通苦涩，止血、和血、宣肺、通络、降逆止咳。止血要重用，止咳宜轻用。经方剂量宜活用，更有仲景不传之秘在剂量之说。姜炭、艾叶之剂量亦很有讲究，初用于咯血量多之急证，姜炭、艾叶用至10g还嫌少，乃取其温阳摄血，非温不

止，温则生，寒则死之理。出血量少姜炭只用3~6g，艾叶仍用10g，用童便引下，当无姜艾辛热之虑。考童便性味微温、微咸，功能引火归原，导血下行，单用亦可止血，故《血证论》云："吐血咯血者饮童便，百无不生"。唐容川氏极赞童便之神效也。方中童便与诸药融化一气，引入浊阴，姜炭、艾叶温煦流通，作用于阴分，外和而里自安，可以和表者和里，内通而外自洽，又可以和里者和表。朱师指出，吾人如深明"柏叶汤"仲圣用药之妙意，即得其活用之精神，乃适应甚宽。故治咯血多者，"柏叶汤"中姜、艾、马通汁（今代童便）均不可弃也。咯血之疾，病程较长，缠绵难愈，西医至今无根治之法。临床所见，多系肾阴久虚，水不涵木，木火刑金，灼煎肺液而为痰，痰阻气道，肺失清肃，咳嗽加剧，损伤肺络，血不循经溢出脉外即咯血。故咯血证善后之治宜滋肾润肺，养肝补肝，敛肝舒脾，培土生金等法，中医根治咯血者代有验案，优势万确。有医者治咯血证每守寒凉药，殊不知咯血证多长时间反复出血，无大出血者亦元阳大损，变为虚寒，或气阴两虚者屡见不鲜。凉药治咯血，即使有效，多易复发。治咯血不识标本同治之妙品炮姜炭，即不明仲景温阳摄血，权衡护阴之理，非其治也。朱师历年治血证还喜用近代名医张锡纯效方"化血丹"（花蕊石、三七、血余炭）。张锡纯谓"三七与花蕊石"同为止血之圣药，又同为化血之圣药，且又化瘀血不伤新血，以治吐衄，愈后必无他患"。但毕竟此方无温阳护阴摄血之功，故朱师取石室方"三七地黄煎"（生地汁一碗、三七末三钱、姜炭末五分），（冉雪锋大同方剂学载石室方）合"化血丹"，化裁创"温阳化血散"药用炮姜炭、三七、血余炭共粉备用，每用6~10g，咯血量少日服2次，咯血量多日夜可服3~4次，每日用大生地干品30~60g，滚开水冲泡送服"散药"。此方三七一味，二方均有，一为止血，二为消瘀，一味三七兼具2项功用；张锡纯谓血余炭"其化瘀血之力不如花蕊石、三七，而其补血之功则过之"。血余炭除止血不留瘀之外，还有补血作用，确系良药。妙在炮姜炭温阳醒脾摄血，促助三七、血余炭之斡旋，且能醒豁生地之凝滞，生地汁不伍芩连、大黄苦寒之属，而伍炮姜炭，其适应寒热虚实之广用不难由此推阐矣。

中医历来提倡医必带药，危急血症，医者如备丸、散、膏、丹，急病者所急。但今之业医者即使有妙方效药亦多受三规五戒的束缚，使许多本可用简便廉验之传统救急丸散救治的出血重证患者，在抗炎止血、见血投凉的世俗风中，或花费巨资、或走上不归之路。清代名医徐灵胎在《医学源流论·医必备药论》中云："时医多不备药……安能使极危极险极奇极恶之症令起死回生呼？""倘有急迫之症，必须丸散，俟丸散合就而人已死矣！"徐灵胎主张医生必备急救成药，以待一时急用。徐氏又云："行医之要，惟存心救人，小心谨慎"，（吐血）"惟能不务虚名，专求实效，审察详情，见机明决，庶几不以性命为儿戏矣！"。

（2）治疗风心病咯血巧用对药的经验与特色

朱良春老师指出，风心之咯血，一方面是气虚不能帅血归经，一方面是瘀阻而新血难守。虚实错杂，殊难措手。选唐容川氏治"瘀血乘脾，喘逆喘促"之"参苏散"加味，每收速效。常以人参、苏木为对，一补一泻，且苏木甘咸辛，咸主入血，辛能走散，败浊瘀积之血行散，则血行无阻，诸症自愈。或加花蕊石、茜草为对，以化血为水，茜草能行能止，酒制则行，醋炒能止，降而行血，降则血止喘平；丹参、黄郁金为对，以清气、降气化痰，活血，宁血祛瘀，盖气降则火降，而痰和血亦各循其所安处而归原矣，更妙在朱师每用韭菜汁两小杯合药汁，乃取"饮生韭菜汁，治上气咳喘欲绝，可下膈中瘀血之说。"朱师用药，每每病愈重而药愈精，似此三对平常药，临证信手拈来，消瘀宁络治咯血，益气固本寓其中，而屡屡应手取效，乃是朱师"对药"临床经验之典范。

三、张学文治疗咯血的学术经验

1. 学术思想

国医大师张学文应用化瘀滋阴方法治疗咯血一例，概经脉中已动之血，有所复还，此时必有瘀阻之象。在活血化瘀之时，注意选用药物应避免辛燥，以防耗气动血太甚。

2. 验案举隅

咯血5年，养阴化瘀而止。

朱某，女，42岁，干部。1988年5月10日初诊。

患者自1984年起，每逢5—7月即出现发作性规律性咯血，时轻时重，多则1次咯血达300ml。4年内每发作均去西安某医院住院治疗，曾怀疑“支气管扩张”，但终未确诊，原因未明。7月以后咯血自行停止。1988年5月3日，咯血又发作，经住院输血、止血等法治疗，咯血不能控制，请张老师诊治。症见咯血量多而频，色鲜红，颜面苍白，头晕乏力，口干，手足心发热，烦躁失眠，舌淡胖有齿痕、舌边有散在瘀斑、苔薄白，脉沉细涩无力。

中医诊断：咯血。

辨证：肺之气阴不足，瘀阻肺络。

治宜益气滋阴养肺，化瘀止血。

处方：桃红四物汤化裁。

桃仁 10g	红花 10g	当归 12g	生地 12g
白芍 15g	丹参 15g	川牛膝 12g	三七(冲服) 3g
党参 10g	阿胶(烊化) 10g	沙参 25g	玄参 15g
小蓟 12g	旱莲草 15g	焦三楂 10g	

5月17日二诊：服上方6剂后，咯血量、咯血次数明显减少，但仍感头晕乏力，手足心热，烦躁失眠，继用上方加五味子10g，6剂。

5月24日三诊：服上方后咯血停止，精神好转，睡眠改善，舌淡胖有齿痕，脉沉细。守方继服。6月22日，患者精神明显好转，面色红润，与以前判若两人。随访2年，一直未发。

【原按】

此案每年5~7月定时发病，有明显的时间(季节)节律，此时春旺阳升，似与木火刑金有联系；患者咯血色鲜红，口干，手足心热，烦躁失眠，脉沉细，属阴虚火旺兼有肝火之象，但又咯血量多，颜面苍白，头晕乏力，舌淡胖有齿痕，脉细而无力，似有气虚不摄之象；舌边有瘀斑，脉兼涩象，则因瘀而血不循经也甚明显。故以桃红四物汤去川芎之辛燥为养血活血之根基，党参、沙参、玄参益气养阴清热，川牛膝活血兼引血下行，丹参、三七、小蓟、阿胶、旱莲草、焦三楂化瘀止血。

【编者按】

此案患者咯血日久，肺阴不足基础之上兼有血瘀之象。瘀血阻滞经脉，新血不能安行，终必妄走而再出。消瘀之药宜选用和营止血，养血止血。可达祛瘀而正气不为所伤。正如唐容川所述：“不补血而祛瘀，瘀又安能尽去哉”。血刚止后，其经脉已动之血有所复还，此时应消瘀。旧血不去，新血不生，凡有所瘀，比壅阻气道，阻滞气机，久则变为骨蒸干血。和营止血、养血生血，可达瘀即去而正不伤，赤芍、丹皮、当归、乳香、没药三七之类皆可选用，三棱、莪术、水蛭等攻伐太过，耗气动血太甚，临床应慎之。《金匮要略》虚劳所立大黄䗪虫丸为瘀留日久，肌肤甲错已成干血痨瘵，大剂祛瘀反有养血补阴之功，与咯血者和营不可混淆。此为养阴和营，活血止血之典型病例。

四、王绵之治疗咯血的学术经验

1. 学术思想

临床上支气管扩张咯血属于疑难杂症，治疗比较棘手。王绵之老师认为，血行脉中，气为之帅。血凉则静，热则溢，失所统则离经妄行。如血色鲜红，遇劳、多言辄发，是病不在血而在气。缘"劳则气耗"、"多言耗气"，气血则不能内守。然而长期失血，其血必虚，故舌淡脉涩、面色不华。血虚则肝无所藏，心无所养，神不安舍，自然多梦而眠不酣。综上所述，可知治当益气为主，兼养其血。其失血之后，则以和血止血为主，兼益其气。前者治本，以杜出血之源，后者治标，以防更虚其血。归脾汤是补气生血的方剂，是补养心脾的方剂。因为它所治的证不仅是血虚，而且有气虚。这里所指的气虚是脾气虚、中气虚。从血的生成来说，在这里补气还是非常重要的。通过四君子汤和黄芪，首先起到益气健脾的作用，当把脾补了之后，相应地就会产生一些变化。"中焦受气取汁，变化而赤，是谓血。"无论受气还是取汁，首先在脾，变化还是在脾，当然还有其他。因此在气血俱虚的情况下，首先用这几味药补脾。用补气生血的方法治疗归脾汤证。气主煦之，气虚就不能温煦，在此种情况下要选择温性补血药相配。

2. 验案举隅

盛某，女，已婚，上海市。

咯血多年，遇劳辄发，多言亦发，发则盈口盈盂，血色鲜红。周身常见瘀斑，时为烦热，嗜卧多梦。月经量多，其行如崩，不耐劳。望其面色㿠白，舌淡苔薄而润，脉细弱而涩。初诊3付益气养血，即是治本，旋以劳累引发咯血，故又转以和血之剂。3付血止，胸痛未除，乃以抑肝保肺法为治。

即拟膏方益气养血，处方如下：

龙眼肉四两	炙绵芪三两	北沙参三两	土炒白术二两四钱
粉归身二两半	苦百合三两	陈皮二两	桔梗一两
白茯苓四两	炒扁豆四两	炒五味子五钱	炒枣仁三两
煨广木香六钱	炒白芍三两	炙远志一两半	阿胶另炖化兑入二两
大生地四两			

上药17味，除阿胶外，水煎2~3次，每次煮沸两三小时，去渣取汁，加白糖2斤收膏，每日早晚各用开水冲服五钱。经期照服，感冒暂停。服药40余年，未再发咯血。

【原按】

经仔细向患者询问当年的情况，补充临床资料如下。本例患者于1968年就诊，时年33岁，求诊于王老师之前，已经咯血反复发作10余年。最初发病时没有明显的诱因，既往史未有特殊记载。经气管镜和血液检查，西医明确诊断为支气管扩张，曾接受西药治疗（具体药物不详），也服用过多种汤药。期间症状稍有缓解，但始终不能痊愈。而且每遇到讲话稍多，或是遇到劳累，则咯血总会发作。严重时血色鲜红量多。除咯血外，还兼有烦热、多梦、嗜卧、易疲劳、月经量多等症状，同时还有瘀斑、面色㿠白、舌淡苔薄而润、脉细弱而涩等体征。由于患者的职业是老师，所以经常在讲课后大量咯血，病情反复，缠绵不愈，遂求诊于王老师。在仔细观察分析患者病情后，王老师开具处方，先后根据患者服药后的病情变化，5次调整治则、处方及药物，并最后予膏方调养，巩固疗效。经王老治疗约1年，患者痊愈。至今已有40余年，未再发咯血。

从王老师的医案分析，他先后5次调整治则处方。虽然很遗憾医案中只有膏方的处方药物，但我们仍可从医案中了解学习到王老师的治疗思路和独特的诊疗特色。首先，初次接诊时，患者正处于疾病间歇期，咯血不多，但王老师认为从咯血遇劳、多言则发，烦热，面色㿠白，舌淡苔薄而润，脉细弱而涩等表现看，可知其病在气而不在血，故此时以益气和血为主，兼养其血，此为治其本。第2次是在患者因劳累引发咯血发作时就诊。血色鲜红量多，势急病重，故急则治标，转以和血之剂和血养血，兼以益气。第3次是在血止后，解决胸痛一直不除的问题，采用的是抑肝保肺法。第4次是仿东垣调中益气汤立方。第5次是仿归脾与参苓白术之意立方。

【编者按】

本案的治疗中，王老师没有使用大量寒凉之剂，意在保护胃气、健脾和胃，使生化健运功能正常，气血渐充，力求正气充足，祛除邪气，恢复脏腑功能。王绵之老师仿东垣调中益气汤立方，皆能合机而奏效，其脉趋旺，面色转光泽，热清经缓，虽劳累而未再咯血，诸此皆是佳象。唯病非一日，气血岂易遽复，气血不复，宿疾未必便清。是以仿归脾、参苓白术之意，拟具膏方，冀获累积之效，俾脾肺俱健，气血充沛，根本固而宿疾尽已也。服药期间，尚希慎起居，惜精神，以医药效而促本原之复，是所至嘱。

膏方的方解大意为：龙眼肉、炙绵芪、炒白术、粉归身、白茯苓、炒枣仁、煨广木香、炙远志，为归脾汤的药物组成成分。归脾汤的组成中补气药相当多，其中有四君子汤，还加上黄芪。如果按照现代中药的分类看，补血药只有当归和龙眼肉，在这个用于补血的方剂中，这种药物组成让人很难理解。龙眼肉甘而性温，味厚多滋润，不但是补血药，也是补气药，主要是补心脾的药。远志是交通心肾之药，辛温能够通心肾之气，这也加强了心肾对脾的作用，加强了心肾参与"变化而赤"的作用。酸枣仁、木香均可以醒脾气，振奋脾气，使气结得解，补而不壅滞，滋而不腻，能够更好地发挥补气补血的作用。炒白术、白茯苓、桔梗、炒扁豆为参苓白术散药物组成成分。参苓白术散可以益气渗湿健脾，还经常作为补土生金的方法，作为健脾益肺的方法来用。本方还有一个特点就是配伍桔梗。它一方面可以载药上行，能够开肺气、祛痰止咳；另一方面从脾肺之气相生的关系和通调水道来理解分析，配伍桔梗可以使得水谷之精气上归于肺，使脾气更好地上归于肺。肺气来源于脾，通过脾上归于肺以后，肺气功能得以提高，能升能降，通调水道，下输膀胱，有利于祛湿，从而健脾。阿胶补血止血、滋阴润肺；炒白芍养血；大生地清血热、益阴血、通血脉；北沙参养阴清热、润肺化痰、益胃生津；苦百合养阴润肺、清心安神；陈皮理气调中、降逆止呕、燥湿化痰；炒五味子收敛固涩、益气生津、宁心安神。患者在求诊于王老师前，已经有多次诊疗史。纵观王老师医案，层次非常清晰，充分体现了治病求本、辨证论治、轻重缓急原则。

五、洪广祥治疗支气管扩张咯血的学术经验

1. 学术思想

洪广祥老师提出，反复咯血为本病的主要临床特点，临床中咯血量不等，可自痰带血丝、血痰、小咯血到大咯血。血色多为鲜红，或兼带暗红。常伴痰热瘀阻或肝火肺热的本证。治疗重在清热泻火，凉血化瘀止血。支气管扩张咯血的治疗，重点应放在清气火而达到止血之目的，所谓“治火即是治血”。经验用药：黄芩10g、青黛10g、海蛤壳20g、桑白皮15g、生大黄10g、生地30g、生栀子10g、藕节30g、茜草15g、生蒲黄15g、参三七6g。如出血量大，可酌情选用收敛止血药。由于支气管扩张症以“痰、热、瘀”为主要病理基础，热易伤血络，瘀使血不归经，痰出不畅，或频繁咳嗽，常为诱发或加剧咯血的重要原因。因此，用药上，要注意把“清热”、“散瘀”、“利痰”贯穿治疗咯血的全过程。

支气管扩张症患者有时咯血量较大，严重者可引起窒息，此时应及时采取中西医结合的抢救措施。中药可试用羊蹄根50g、接骨仙桃草30g、紫珠草30g、三七末10g、大黄粉10g，水煎取药液作保留灌肠，每次200ml左右，每日1~2次。可克服口服汤药难的问题，且可以提高止血效果。

洪师认为，患者反复咯血应从虚实两方面分析。一方面患者久病已肺脾两虚，气虚不能摄血或无力推动血行，瘀血留滞，致血络恢复受阻，血不归经；另一方面，咯血者多用敛血药，造成瘀血内留，瘀血不去，新血不生。加之痰阻气道，气道不利，气滞血瘀。故治疗上可在益气健脾的基础上适当加用化瘀止血药。尤其是缓解期，未出血或少量出血时，可抓住时机加用活血药，如桃仁、大黄、田三七、水蛭、地龙，目的是化瘀生新，改善局部循环，从而减少出血机会。

2. 验案举隅

患者曾某，男，54岁，因反复咯血24年，加重伴咯黄脓痰2年，再发2天入院。

患者于1981年无明显诱因出现咯血，每次咯血均于季节更换时出现，自1986年始出现多次大咯血，1990年行支气管碘油造影诊断为支气管扩张，以左下肺为主。同年在江西医院行左肺舌叶切除，此后咯血减少。1996年咯血增多，在北京安贞医院作右肺动脉栓塞术，效果不显。近2年出现咯吐黄稠痰，日约20口，咯血频作，每月发作1~2次，需用抗生素。止血药病情方可改善。2天前病情复作，痰中带血，前来就诊。症见：咯血痰，痰黄稠脓性，带腥臭味，血色鲜红，痰多血少，日约20口，活动后胸闷、气喘，静止时则无，怕冷，纳差，小便正常，大便干结。舌质暗红，整体脉虚，右关弦滑，左关弦。体格检查：双肺底湿啰音。

中医诊断：咳血。

辨证：气阴两虚兼血瘀。

治则：益气养阴、化痰止血。

处方：补中益气汤去当归加三七合麦门冬汤加味。

生黄芪30g	白术10g	太子参30g	升麻10g
柴　胡10g	陈皮10g	田三七（冲服）6g	麦冬30g
淮小麦30g	北沙参30g	红枣6枚	薄荷10g

荆芥穗 15g	川楝子 10g	桑白皮 30g	地骨皮 30g
夏枯草 15g	金荞麦根 20g	茜草炭 20g	花蕊石 20g
藕节炭 30g	制大黄 10g	白及 30g	

进方 14 剂后,血止,黄痰减少,精神好转,口干减轻,大便通畅。二诊时,上方去茜草炭、花蕊石、藕节炭,继服 14 剂。

三诊,黄痰继续减少,出现白黏痰,胸闷减轻,舌质暗淡,左脉无弦,呈现虚象。前方去薄荷、荆芥穗、桑白皮、地骨皮,加阳和汤进 7 剂。

四诊怯寒改善,体力增加,未出现咯血。嗣后坚持以补中益气汤方,结合患者病情辨证加味用药。服药一年来,黄痰、咯血基本缓解,且减少了抗生素的应用,生活质量得到提高。

【原按】

补中益气汤补益肺脾杜绝生痰之源,去当归以防活血动血;麦门冬汤中的人参改为北沙参 30g 以养肺阴,粳米改为淮小麦合大枣,成为甘麦大枣汤,既可柔肝缓急,又可益气阴以达阴阳平衡之效;薄荷、荆芥穗、川楝子散肝热;桑白皮、地骨皮、白毛夏枯草、金荞麦根清热化痰排痰;茜草炭、花蕊石、藕节炭、制大黄、白及、田三七可散瘀止血。诸药合用,有益气养阴止血之功效。

【编者按】

患者反复咯血,经常用敛血药,造成瘀血内留,瘀血不去,新血不生,故经常咯血。左关弦,说明肝有郁热,肝热犯肺,治疗上宜清肝散热。右关弦滑,说明脾虚生痰,痰液分泌增多,痰阻肺闭,郁久化热,痰热郁肺。患者面色萎黄,口唇红暗,舌质红暗,整体脉虚,说明肺脾两虚,气虚不能摄血,瘀血留滞,致血络运行受阻,血不归经,是形成反复咯血的原因。大便干结,口干,说明热伤气津,气阴不足。治疗宜益气养阴摄血,散肝热,凉肺络,清痰热,肃肺气,适时化瘀止血。

六、何任治疗咯血的学术经验

1. 学术思想

何任大师提出咯血为中医病证名,不咳嗽或少有或偶有咳嗽,喉中有血腥气,血自喉中咯出,整口血或有小血块,亦有痰中带血,成丝成点,整口咯血者,多为阴虚火旺或肺有燥热所致;痰中带血者,则为心火旺,阴虚血脉不宁所致。其治疗咯血之体会:①治血证首须辨患者本身之气血盛衰。即辨其阴、阳、寒、热、虚、实及各脏腑之功能。②血证是以见血为主症,而血之颜色关系证候之新、久、虚、实。如阳证血色多鲜红,阴证血色多紫黯,须分辨清楚。③治血之法,宜参以寒治热、以热治寒、调气和血原则。而更宜着重于调气和血,此是治咯血之良法。临床中,用自拟之基本方非常灵验。方为:旋覆花 10g,代赭石 10g,海浮石 12g,仙鹤草 20g,茜草炭 10g,白茅根 30g,蛤粉炒阿胶 10g,藕节 15g,炒牡丹皮 10g,炒谷芽 30g,浙贝母 10g。本方有降气、顺气、化痰、养阴、凉血、止血功用。能使气血调和,血止咳解。且对咯血长久者,亦能起预防之作用。

2. 验案举隅

患者,女,50 岁,放射科技师。

有支气管扩张病史，每次发作，咯血不止，在自己医院中急治处理，终不能根治。予下方：

旋覆花包 10g	代赭石 10g	海浮石 15g	仙鹤草 30g
茜草炭 15g	白茅根 30g	蛤粉炒阿胶 10g	藕节 15g
炒牡丹皮 10g	炒谷芽 30g	浙贝母 10g	

7 剂服完，血止气平，再服 7 剂以巩固之。

【原按】

支气管扩张由感染、梗阻或其他原因使支气管壁平滑肌、软骨等受损破坏。支气管形成柱状囊状扩张，平时有脓痰，间或大量咯血及肺部感染。保守治疗，终未根治。此例病人服药后显效，以后每感季节气候变化有咯血先兆时，即服上方。以后咯血未复发。此方亦可治肺结核等肺系病各种咯血、痰中带血等症，都有显效。

【编者按】

方中旋覆花消痰、下气、软坚、行水。可治胸中痰结、胁下胀满、咳喘、呃逆、唾如胶漆，心下痞鞕、噫气不除、大腹水肿。代赭石平肝镇逆，凉血止血。代赭石与旋覆花两药均能平降肺、胃二经之逆气以止呕噫、定喘息，代赭石功专沉降逆气清降肝火，对肝阳上亢之证及肝火动血之证常用之；旋覆花专功下气而消蓄结之痰水，对于痰壅气促、痰结胸痞、饮停肿满等多用之。海浮石清肺火，化老痰。仙鹤草可收敛止血，广泛用于各种出血之证。茜草炭有凉血止血，活血化瘀之功效。白茅根凉血、止血。蛤粉炒阿胶滋阴润燥、补血、止血。藕节有止血散瘀之效。炒牡丹皮清热凉血，活血行瘀。炒谷芽健脾和中。浙贝母清热化痰，散结解毒。纵观诸药，是以化痰利气，凉血止血立法。咯血治疗当化痰不宜敛痰，化痰乃顺病势而为，敛痰则痰胶固不去痰热更不易去。方中止血多选凉血止血之品，使热去血宁。

七、颜德馨治疗咯血的学术经验

学术思想

颜德馨大师指出血上溢由口鼻而出，无非阳络之伤。血乃阴类，总以上溢为逆。颜师力主“血无止法”。审证当求其因，治法独主“化瘀宁络”，用药力避刚燥动血。

(1) 审证求因为识病之本，化瘀宁络乃一定不易之法：血证审因，当分“有火、无火、气虚、气实”四者，得其所以，则治血之法无余义。在治法上颜师独树“先经化瘀、清热、降气，而后方议止血”。在治疗过程中，始终运用“化瘀宁络”之法，使其治后无后遗之患。

1) 热灼血络而妄行，清火保血为首务：病初，血证骤发，气盛火旺者多。咳血者，颜师临证喜用千金苇茎汤，清热化瘀，祛瘀生新，荡涤脓血浊痰；咯血吐血，均用犀角地黄汤凉血散血。血上涌之势不可抑者，加大黄一味以折其势。颜师赞“大黄化瘀，其性下趋，参入该用剂中，每奏奇效”。对于血证反复或年老体弱，虚劳瘀结者，每推崇张潞玉之瑞金丹(大黄、秋石)，取其一清一滋，不伤阴，不败胃允为良方。凡气阴已衰，阳明热盛，瘀血凝滞，血络损伤所致者颇效。其加减法，如瘀血在心，不时惊悸，面赤神昏者加郁金；瘀在胃府，犀角地黄汤送下，证之临床，颇多效验，对实火暴迫，量多势急，应急之法则常服紫雪丹 1.5g，日 2~3 次，或配云南白药，每获殊验。

2) 降气即降火，亦治血一大法门：气余化火之出血，单用泄热化瘀便不见功，必参用降气一法。“凡见患者面赤烦躁，渴喜冷饮，甚则畅胸欲吹冷风，必用降香一味”，降气即是降火。降香既能降气，又能化瘀止血，以气降火亦降，血络随安。随诊时见面赤气盛之血家，颜老则投丹栀逍遥散加降香而见血止神安。

3) 因瘀出血，祛瘀乃治血要法：颜师强调“治血当以去蓄利瘀，使血返故道，不止血而血自止”确为治血要领。其常言“瘀血不去则血络不宁；瘀血不去则新血不安，血无生机”，所以必于宁络中寓于化瘀，如其自制的“正血一号粉”（土大黄、生蒲黄、白及）化瘀消热而宁络，治上消化道出血；投花蕊石散以治咯血、便血、尿血；以水蛭粉吞服，治小脑血肿；用生蒲黄治眼底出血；用血府逐瘀汤治胞宫瘀热之子宫功能性出血等，皆为颜老习用之味。

4) 血随气脱，益气化瘀为血证要诀：气阳亏虚可致络损血溢，血溢吐便亦可使气失阳脱，故仲景黄土汤为远血要方，颜师赞黄土汤为有制之师，刚柔相济，温脾不伤阴，愈后不易复发。颜师常用独参汤、参附汤益气摄血，且其曾以“土厚火自敛”之法，以一味白术100g，用米汁急煎治愈1例咯血量多势急，神志昏糊，自汗肢厥，脉微欲绝者，血止神安，竟未复发。另有一种“阳虚则阴必走”，得暖而血自归经的病例，亦有用炮姜或干姜而收功，所谓无一定之病，也无一定之方也。除此之外，颜师尤喜用王清任急救回阳汤，取其益气温阳与活血化瘀同用，往往能愈险证。

(2) 血证不可忽视外治法：颜师除内服法之外，每喜用外治法而收相得益彰之效，如大黄研粉，与鸡蛋清调敷两侧太阳穴以清血热；用附子粉、姜汁调敷两足涌泉穴以引火归原，治咯血咳血等一切血涌于上之证，颇能折其血逆之势。有用生蒲黄或五倍子煎汤漱口，治齿衄、舌衄；黑山栀末搐鼻以治鼻衄；生槐花捣敷眼角以治眼底出血等不乏其例，颇可效法。

(3) 灵活运用单方验方，注重辨证选药：颜师在血证中灵活运用单方验方，或作食饵，每每出奇制胜，如用童便止吐衄，取其降火最速；用陈年京墨磨汁冲于药液治吐血；每晨饮鲜猪血一大杯治便血久不愈者；用白茅花15g，豆腐一块，清水两碗同喂去渣，顿服作食饵，非独治鼻衄而治诸种血症甚验。选择药物时，兼用化瘀及止血之品，考虑药性的寒热温凉、升降浮沉而加以辨证施用，寒性者如柏叶、地榆、大小蓟、茜草、藕节用于出血属热者；温性者用于虚寒出血，如参三七、牛角腮、五灵脂、蒲黄、花蕊石、血竭等，再加以组方的巧妙配伍，颇多创见。

(4) 凭脉以决，掌握治疗的主动权：脉乃血之先，颜师在治疗血证中，十分注意脉象变化在血证中的意义，指出“凡脉来微弱平缓者易治，弦数急者较难治；左脉坚硬者，为肝肾阴亏；右脉坚硬者，病在气分；数大为阳亢，微细为血虚，弦数为阴火郁于血中，芤脉为失血，弦紧为瘀结，左脉数盛为肝胆实火；右脉虚大为脾胃火邪，火致血海不宁，故阳脉较为难治。”在白血病治疗中指出“凡病人脉象从细缓转为洪数、弦滑，并见烦躁失眠遗精等症，往往是急性发作的先兆。其中脉象洪数最重要”，需防止高热与出血。在“再障”治疗中又指出“病情变化，往往先现于脉，危急脉候以牢脉、躁动脉多见”。这些宝贵经验，当为临证者重视。

参考文献

[1] 邱志济，朱建平，马璇卿．朱良春用温阳护阴等法治疗出血急症经验选析[J]. 辽宁中医杂志 .2003，30(4)：245-246.
[2] 邱志济，朱建平，马璇卿．朱良春治疗心病巧用对药的经验与特色[J]. 辽宁中医杂志 .2000，27(7)：295-

296.
[3] 王景洪 . 张学文医案 2 则[J]. 中医杂志 1994,35(1):19.
[4] 王绵之 . 王绵之方剂学讲稿[M]. 北京:人民卫生出版社,2005.
[5] 周蕾,李岩 . 王绵之教授治疗咯血医案 1 则[J]. 北京中医药大学学报,2010,01:20-21.
[6] 傅志红 . 洪广祥治疗支气管扩张症经验[J]. 中医杂志,1995,36(11):658-659.
[7] 王丽华 . 洪广祥治疗支气管扩张症经验介绍[J]. 中华中医药杂志,2007,22(1):50-51.
[8] 何任 . 肺系病证诊治说略[J]. 浙江中医学院学报 .2003,27(2):18-19.
[9] 俞关全 . 颜德馨教授治疗血证的独特经验[J]. 中国中医急症 .1995,4(3):129-130.

(辽宁中医药大学附属医院　陈海铭)

第四章

急性黄疸

一、概 述

急性黄疸是指短期内血清中胆红素浓度升高，使巩膜、黏膜、皮肤、体液和其他组织黄染的现象。正常血清总胆红素为1.7~17.1μmol/L。当总胆红素在17.1~34.2μmol/L时，临床上无肉眼可见的黄疸，称为隐性或亚临床性黄疸。当总胆红素≥34.2μmol/L时，临床上即可发现黄疸。急性黄疸常见于肝胆疾病，但其他系统疾病也可出现。急性黄疸涉及多种疾病、病因复杂，往往诊断困难，是急诊常见的疑难病症表现之一。

急性黄疸有多种分类方法，按病因分类方法简明扼要而被临床广泛采用。分为四类：溶血性黄疸、肝细胞性黄疸、梗阻性黄疸、先天性非溶血性黄疸。

溶血性黄疸见于引起急性溶血的疾病如输血、蚕豆病、恶性疟疾、败血症、大面积烧伤、药物化学物质、毒物等中毒、自身免疫性病、新生儿溶血症等均能引起急性溶血性黄疸，其发表机制为：①大量的红细胞被破坏，非结合胆红素形成过多，超过了肝脏的处理能力，使血清中非结合胆红素浓度升高而形成黄疸；②红细胞大量破坏所致的贫血、缺氧以及红细胞破坏产物的毒性作用，可削弱肝细胞的胆红素的代谢功能，加重黄疸。

肝细胞性黄疸最常见于各种肝病如病毒性肝炎、肝硬化、肝癌、药物性肝炎、酒精性肝病；亦可见于其他全身感染性疾病如细菌、原虫、螺旋体等感染引起的疾病；代谢性疾病如甲状腺功能亢进、肝豆状核变性、血色病、肝糖原累积症等也可引起肝细胞性黄疸。其发病机制为：①受损的肝细胞处理胆红素的能力下降，使正常代谢所产生的非结合胆红素不能全部转变成结合胆红素，导致血清中非结合胆红素增加；②未受损的正常肝细胞仍可将非结合胆红素转变成结合胆红素而排入毛细胆管。由于肝细胞肿胀、汇管区炎性病变与水肿压迫胆管，以及毛细胆管内胆栓形成，均使胆汁排泄受阻，而胆汁积于肝脏，以致使较多的结合胆红素直接或间接（经淋巴液）反流入血，血清中结合胆红素含量增加。因此，肝细胞性黄疸血清中结合胆红素和非结合胆红素均增高。

梗阻性黄疸此种黄疸根据阻塞的解剖部位，可分为肝内阻塞和肝外阻塞两种。病因有：①急性肝内阻塞：常见急性毛细胆管性肝炎、肝内胆管结石、原发性肝癌侵犯小胆管或形成癌栓、华支睾吸虫病、急性药物中毒（氯丙嗪、砷剂、对氨基水杨酸、磺胺、甲基睾丸素等）；

②急性肝外阻塞：常见于急性梗阻性化脓性胆管炎、急性胆囊炎、胆结石、胆管肿瘤、胆管蛔虫、急性胰腺炎、肝胆胰等脏器肿瘤压迫、十二指肠球后溃疡、手术后胆管狭窄等。其发病机制为：直接胆红素随胆汁排入胆管，他的必经之路就是胆管系统。从肝内毛细胆管到胆总管，无论何种原因引起的胆内阻塞或胆管受压，均可引起胆汁排泻受阻，胆汁淤积，阻塞上方的胆管内压不断升高，胆管扩张，最终使毛细胆管、小胆管破裂，胆汁中的直接胆红素反流入血，临床上出现黄疸。

先天性非溶血性黄疸由肝细胞先天摄取、结合、排泄胆红素的功能障碍引起。临床有Gilbert、Crigler-Najjar、Dubin-Johnson、Rotor等综合征，此类型黄疸多为慢性过程，基本上属于肝细胞性黄疸范畴。

如上所述，黄疸仅为一种临床表现，只要出现皮肤、黏膜、巩膜等处黄染现象，其临床诊断不困难，但由于黄疸可发生于各年龄组人群，并有许多病因，因此，要真正弄清导致黄疸的原因，做出正确的诊断，必须从多个方面进行综合分析。

急性黄疸中医命名为急黄，属于"黄疸"范畴，指由于热毒炽盛或外感天行疫疠之邪而引起的急骤发黄为主症的急症，为临床常见病证之一，男女老少皆可罹患。病名的记载最早见于《内经》。《素问·平人气象论》说："溺黄赤，安卧者，黄疸……目黄者曰黄疸。"《灵枢·论疾诊尺》曰"寒热身痛而色微黄，齿垢黄，爪甲上黄，黄疸也。"本病的病位与肝、胆、脾、胃、肾关系密切，其病理因素有湿邪、热邪、寒邪、气滞、瘀血、疫毒六种，但是以湿邪为主，黄疸形成的关键是湿邪为患，如《金匮要略·黄疸病脉证并治》篇指出："黄家所得，从湿得之。"故其病机主要由于外感时邪、外感湿浊、湿热、疫毒等时邪自口而入，蕴结于中焦，脾胃运化失常，湿热熏蒸于脾胃，累及肝胆，以致肝失疏泄，胆液不循常道，随血泛溢，外溢肌肤，上注眼目，下流膀胱，使身目小便俱黄，而成黄疸。若疫毒较重者，则可伤及营血，内陷心包，发为急黄。"汉·张仲景《伤寒杂病论》把黄疸分为黄疸、谷疸、酒疸、女劳疸、黑疸五种，并对各种黄疸的形成机理、症状特点进行了探讨，其创制的茵陈蒿汤成为历代治疗黄疸的重要方剂。《圣济总录》又分为九疸、三十六黄。两书都记述了黄疸的危重证候"急黄"，并提到了"阴黄"一证。程钟龄《医学心悟》创制茵陈术附汤，至今仍为治疗阴黄的代表方剂。《景岳全书·黄疸》篇提出了"胆黄"的病名，认为"胆伤则胆气败，而胆液泄，故为此证。"初步认识到黄疸的发生与胆液外泄有关。清·沈金鳌《沈氏尊生书·黄疸》篇有"天行疫疠，以致发黄者，俗称之瘟黄，杀人最急"的记载，对黄疸可有传染性及严重的预后转归有所认识。

从古代中医治疗黄疸及中医理论来看，黄疸可辨为：阳黄、阴黄；而急黄可归属于阳黄中的一类，但与一般阳黄不同，急黄起病急骤，黄疸迅速加深，其色如金，并现壮热神昏；吐血衄血等危重证候，预后较差，常可危及生命，若救治得当，亦可转危为安。中医对黄疸的病因病机认识，传统上多认为系湿邪为患，酿生湿热，熏蒸肝胆，或湿邪内阻，胆汁不循常道，溢于肌表而发病，近现代医家尝试从血分来论治，逐渐认识到瘀血为黄疸的重要病理因素。黄疸的发生主要以湿邪为主且往往相兼为患。因此在治疗上应该详查病证标本，分清轻重缓急，明析证候主次，辨病与辨证相结合，整体观念，辨证论治，根据本病的病因病机，结合多年的临床经验，提出了疏肝健脾、凉血解毒、活血化湿、温阳化湿、温阳活血等基本治疗原则，以上诸法在临床中根据疾病的具体表现，随证变通，灵活配合，体现了依法立方的原则。

黄疸病多由于感染湿热疫毒，脾胃失和，蕴结肝胆，或热毒炽盛，弥漫三焦，瘀血互结，损伤肝胆，胆汁不循常道排泄，外溢肌肤，下注膀胱，发为身黄、目黄、小便黄的病证。中医药辨证论治治疗急黄的效果确切,治疗黄疸,中医首先强调辨别阳黄及阴黄;《金匮要略》有"诸病黄家,但利其小便"之训。说明黄疸的治疗大法,主要为化湿邪,利小便。化湿可以退黄,如属湿热,当清热化湿,必要时还应通利腑气,以使湿热下泄;利小便,主要是通过淡渗利湿,达到退黄的目的。至于急黄热毒炽盛,邪入心营者,又当以清热解毒、凉营开窍为主。

本病证与西医所述黄疸意义相同,可涉及西医学中肝细胞性黄疸、阻塞性黄疸、溶血性黄疸和先天性非溶血性黄疸。临床上出现以上情况,出现急黄表现时可采用中西医结合方式进行诊治,优势互补。在急黄的危重症阶段,现代医学可以进一步明确黄疸的病因,可以针对病因进行治疗,患者常在于重症监护室内进行,多学科协助,可行机械通气治疗、床旁血液净化技术、场内外营养支持等必要的器官功能支持治疗,可以使患者的生命安全得到一定的保障;同时配合中医中药辨证施治后,可使得治疗效果更加显著,减少患者的住院时间及经费,减少药物的使用,减少患者的死亡率、致残率;体现中西医治疗急性黄疸的优势。

黄疸以目黄、身黄、小便黄为主症,其中以目黄为主要特征,急黄属于黄疸之重症,是临床常见的危重症之一。其病因病理主要是饮食所致或外感湿热疫毒之邪,导致脾胃功能受损,脾失健运,湿邪壅滞中焦,脾胃升降失调。脾气不升则肝气郁结不能正常疏泄,胃气不降则胆汁排泄输送失常,以致胆汁侵入血液,溢于肌表,而成黄疸。对其发病原因病理机制及相应的治法处方作了奠基性的论述。张仲景认为黄疸是"脾色必黄,瘀热以行",瘀热在里,寒湿不解。在黄疸形成机制上更强调了小便不通不利,从湿得之,在治法上突出了诸病黄家但利其小便,即茵陈汤,黄从小便出,小便当利。故本病的基本病机是以湿瘀为主,兼热或寒,病位在三焦,涉及肝、脾等各脏腑,治疗以化湿解瘀为本,视五脏症结理其气,清其热、散其寒、解其郁、泄其毒。终使邪气去,正气复,中医临床必须遵循中医理法方药辨证施治。

对于黄疸病的治疗,国医大师李振华教授认为贵在辨清病机,临证中,黄疸的辨治有阳黄、阴黄与急黄之分,阳黄的病机是湿热壅阻于脾胃,熏蒸于肝胆,使胆汁不循常道反渗入血液,上注于目睛,外逆于肌肤,下渗于膀胱,引起身黄、目黄、小便黄等症状。由于阳黄因湿与热的不同侧重,而有湿重于热与热重于湿的不同。对于湿热引起黄疸的治疗,治以清化湿热或清利湿热,似无非议,但李老认为,在湿热证的病因中,虽有外邪致病的因素,然其本在于土的不足,脾虚生湿,湿阻气机而化热,以成湿热互结之证,而脾虚之本是脾气虚,脾阳虚,湿为有形之邪,属阴,属寒;湿邪易于阻滞气机,损伤阳气;同时,湿郁又可化热,而热为无形之邪,属阳;湿与热合,而成湿热之证,湿热证又为实证,如此探求湿热证的病机及生成的缘由则为阴、阳、虚、实、寒、热,实质不同的病机矛盾交织蕴结在一起所致。因此,治疗阳黄热重于湿者,用药虽以清热为主,但苦寒药不可过量,过量则伤脾阳,形成热去湿重,以致湿重于热,甚者转为阴黄、湿重于热证,茵陈等苦寒药更不宜重用,以免转为阴黄,使病情缠绵难愈,甚至发为鼓胀。另外,对于黄疸中的急危重症——急黄的治疗,国医大师任继学教授结合黄疸的发病特征,善用《金匮要略》、《伤寒论》两书中关于黄疸清热除湿、泻热通腑、清泄湿热、淡渗利尿等多种治疗法则,并根据患者的实际情况辨证施治。而对于急黄,国医大师任继学认为其病因一为湿热病毒;一为疫疠之邪。毒邪入理,可内攻心肝,迅速耗伤气阴,甚者呈现神昏谵语,错综复杂的证候。故而任老认为治疗急黄,因以清热解毒,泄火退黄或当患者出现热毒内陷时予清热解毒,凉血救阴。在选方上以茵陈蒿汤为基础,方中茵陈为清热化湿,解毒退黄的要药,用量宜重;栀子、大黄清热散结,荡涤解毒。并可配合加用水牛角、羚羊角;安宫牛黄丸内服凉血开窍。但是在治疗的过程中,要注意中病即止,防止苦寒之品过量,损伤脾胃。国医大师刘尚义根据多年的临床经验,发现有一部分急黄患者有慢性黄疸的基础;其病机为湿、热、瘀、毒互结,肝肾亏虚。在治疗急黄患者时,刘老善用清肝热、补肾活血法治疗;体现了刘老治病以辨证为中心的思想,也符合中医辨证论治的核心思想。在疾病的后期,刘老重视养阴在治疗中的重要性,因为久病伤阴,伤肾。强调中病即止,避免久用苦寒之品,损伤脾胃。

急性黄疸发病急,病情危重,而中医治疗效果确切,能很好地体现中医治疗急症的优势。本章节选取国医大师治疗急黄的精彩案例进一步分析国医大师治疗发热的学术思想和特色。

二、李振华治疗急性黄疸的学术经验

1. 学术思想

黄疸的发生与湿邪、热邪、寒邪、气滞、瘀血、疫毒有关,以湿邪为主且往往相兼它邪为患。因此在治疗上,李老认为应该详查病证标本,分清轻重缓急,明析证候主次,辨病与辨证相结合,整体观念,辨证论治。目前普遍认为,黄疸多为感受湿邪,日久郁而化热,且湿邪重浊,留滞不去,气机不畅,血行受阻,日久湿、瘀血互结,治疗上应从瘀论治。临床常见:右胁部疼痛,身目黄染,倦怠,懒言,头昏目眩,肢体乏力,口苦臭秽,干渴引饮,脘腹胀满,大便干结,小便短少色深黄,舌红,苔黄厚腻,脉弦滑数等证。《张氏医通·杂门》指出"有瘀血发黄,大便必黑,腹胁有块或胀,脉沉或弦。"李师应用茵陈、栀子、大黄清热利湿,清心泄黄,其中栀子可苦寒降泄,清泻三焦之火,尤其善于清心,其性清利,导湿热之邪从小便而出,并可兼具入血分;赤芍、泽兰、白茅根以活血、利尿、退黄。《药性本草》记载"解五种黄疸,利五淋,通小便。"《金匮要略》亦有"诸病黄家,但利其小便"之说。近代医家关幼波有"治黄先治血"的说法,因此加入丹参、生地、丹皮以增活血之功。李老根据本病的病因病机,结合多年的临床经验,提出了补气健脾,清热利湿,凉血解毒、活血化湿、温阳化湿、温阳活血等基本治疗原则,以上诸法在临床中根据疾病的具体表现,随证变通,灵活配合,体现了依法立方的原则。此外,李老还提出,在治疗黄疸时,还须注意患者的不同年龄、体质和用药后的病情变化等情况,灵活调整药物以治之。李老遵从先贤"黄家所得,从湿得之"、"湿为阴邪"、"湿邪源于脾虚"、诸病黄家,但"利其小便"、"祛湿当以温药和之"及李老"治湿当重健脾"、"气行则湿行,湿祛热无所存"的观点,集清肝利胆、健脾益气、通阳利湿、疏理气机等药为一炉,使病获痊愈。

2. 验案举隅

患者黄某,男,48岁,司机。初诊时间:2005年3月29日。

主诉:身目发黄,尿少黄赤3月余。

初诊:去年12月初开始腹胀、纳差、厌食油腻,周身困乏,至中旬出现黄疸,查肝功能是总胆红素,转氨酶升高超过四倍,乙肝五项显示:HbsAg,HbeAb,HbcAb均阳性,入住某市医院治疗50天,服用丹菌合剂、中药(茵陈、大黄、丹参等)及葡醛内酯等西药治疗效果不佳而出院。现症见:白睛、周身皮肤、巩膜黄染,发热,口干,恶心纳差,倦怠乏力,腹胀胁痛,腹部隆起,大便干,尿黄赤量少,舌体胖大,舌质淡红,边有齿痕,苔黄腻,脉濡缓。查体:白睛、全身皮肤、巩膜黄染,肝区压痛和叩击痛,腹部膨隆,余正常。辅助检查:肝功能:谷丙转氨酶

(ALT):480U/L,谷草转氨酶(AST):400U/L,总胆红素(TBIL):109μmol/L,结合胆红素(DBIL):83μmol/L,非结合胆红素(IBIL):59μmol/L。肝胆脾胰超声示:肝胆胰脾未见明显异常。

西医诊断:急性黄疸型乙型病毒性肝炎。

中医诊断:黄疸。

辨证:阳黄,湿重于热。

治则:健脾和胃,化湿清热,理气退黄。

处方:

茵陈 12g	茯苓 15g	泽泻 12g	白术 10g
桂枝 6g	香附 10g	郁金 10g	厚朴 10g
砂仁 6g	木香 6g	青皮 10g	甘草 3g
焦三仙各 15g			

32 付,日 1 剂,水煎内服,分三次口服。

2005 年 5 月 1 日二诊:目黄,皮肤黄染,乏力减轻,食量增加,肝区疼痛,腹胀消失,尿量增多,腹胀减轻,查肝功能较前明显改善,胆红素及转氨酶明显下降,说明患者脾气渐旺,胃气渐和,湿热渐化,加气阴双补之太子参,藿香芳香以化中焦之湿,继服 上方 21 剂。

2005 年 5 月 22 日三诊:患者皮肤、巩膜黄染基本消失,小便黄已退,但食多仍感腹胀,舌淡红,苔白,脉沉。查:肝功正常。二诊方继服 30 剂,诸症消失,饮食恢复,四肢有力,复查肝功能各项已经恢复正常,以恢复功能,未诉任何不适,为防复发,嘱继服 10 剂,每日半剂,以资巩固疗效,随访半年未复发。

【原按】

黄疸的发生往往内外相因为患,病理演变有寒化、热化,病理属性有阴黄、阳黄,皆因中焦湿热不得泄越,同时又瘀结于血,瘀热互结,逼迫胆汁外泄而发生黄疸。临床上治疗黄疸要在辨证论治的基础上,分清阳黄、阴黄、瘀血、因时、因地、因人、因证而异,采用清热利湿、温中化湿、健脾补气,活血、凉血、养血等多种方法。李老常言,临证用药,贵在辨证准确,在此基础上做到理、法、方、药相合,遵循君、臣、佐、使的组方原则,才能获得好的效果。选方用药之时,不可拘泥于一方一证,要根据病情随证加减。另外遣药之时,既要考虑其主要功能,也要考虑到使用其次要功能。既要避免其副作用,又要巧妙运用其副作用,达到治疗疾病的目的,以收一石二鸟之效。

【编者按】

黄疸是临床常见的症状和体征,可出现于多种疾病之中,临证时,要根据黄疸的色泽、病史、病位、病程等,辨清阴阳,除此以外,还需进行相关的理化检查,区分是阻塞性黄疸、溶血性黄疸或是肝细胞性黄疸,明确病毒、胆结石、胆囊炎症等疾病的诊断。中医对本病认识深远,李老根据多年的临床经验,以中医理论为指导,坚持整体观念、辨证论治,明确疾病的发病趋势,分析各脏腑在生理以及病理上的相互关系和影响。主张在临床中应灵活的辨证分型,辨清疾病标本缓急,分清主次,坚持辨病与辨证相结合,因时因人因地治宜,方能使正胜邪去,五脏安和。本方黄疸治疗遵从,“祛湿当以温药和之”及李老提出的“治湿当重脾”的原则,方以茵陈五苓散加味治之,药用茵陈、郁金清肝利胆退黄;白术健脾益气祛湿;桂枝辛温助阳，助膀胱气化，化气行水；又因黄疸的消失与小便的通利与否有关，小便利则湿邪得以下泄而黄自退，犹如《金匮要略》所言："诸病黄家，但当利小便"，故以茯苓、泽泻淡渗利湿，通利小便，以助黄疸消退；香附、青皮、厚朴、木香疏肝理气，砂仁、焦三仙理气化湿和胃，甘草调和诸药。诸药合用，而为健脾温中，祛湿清热，利胆退黄之剂。因湿性重着黏腻，病多缠绵难愈，不易速去，故见效后当守方治疗，使脾土健旺，湿邪尽祛，则病达痊愈，体现李老治疗黄疸湿热蕴结学术思想及治疗用药之特点。

三、任继学治疗急性黄疸的学术经验

1. 学术思想

急黄起病急骤，变化迅速，属于黄疸中的急危重症；现代医学中的急性肝炎、梗阻性胆囊炎、肝硬化等符合急黄病变特征的情况，均可参照急黄进行辨证。国医大师任继学认为急黄就其病因而言，一为湿热病毒；二为疫疠之邪；其的病机主要分为热毒炽盛及热毒内陷；当热毒入侵时，毒性猛烈，熏灼肝胆，则胆汁泛溢，而发为黄疸，且迅速加深；热毒内盛，灼津耗液，则表现为高热烦渴，小便短少；热毒结于阳明，腑气不通，则大便秘结。故而任老认为治疗热毒炽盛型黄疸，需清热解毒，泄火退黄。任老善用茵陈蒿汤、黄连解毒汤合五味消毒饮化裁。三方合用有直泄三焦燎原之火，荡涤血分蕴蓄之热毒。对热毒内盛，正气未衰，确有顿挫之功。若热深毒重，气血两燔，见大热烦躁，皮肤发斑，齿龈出血，可用清瘟败毒饮。任老认为热毒内盛，属于邪实而正气尚支，元气未脱，邪毒尚未深陷，清窍蒙而未闭，故应以祛邪解毒为主。用苦寒直折，泄火解毒的方药，必须中病即撤，不可多投，同时观其脉证，酌情取舍，必要时加用凉血养阴之品，以防耗血伤阴之弊。

2. 验案举隅

清热解毒、凉血开窍治疗急黄。

王某，男，31 岁。入院日期：1976 年 6 月 10 日。

主诉：身黄、目黄 1^+ 周，加重伴意识障碍 1 天。患者于 1 周前出现全身及眼睛巩膜黄染，颜色鲜明，伴有恶心呕吐，不思饮食，发热，自测体温达 38.5℃；未予重视；1 天前，患者上述症状加重，并发出现意识障碍，呈昏迷状，呼之不应，遂由家属紧急送入医院治疗。入院症见：身黄、目黄、小溲黄赤，颜色鲜明，神昏，发热，大便二日未行，舌苔黄燥，质红绛，脉弦滑而数。体格检查：体温：38.5℃，心率：110 次 / 分，呈浅昏迷状，全身及巩膜皮肤黄染，双肺呼吸音稍粗，未闻及干湿性啰音，心动过速，各瓣膜听诊区未闻及病理性杂音，双下肢不肿。病理征未引出。辅助检查：血清抗 -HAVIgM 阳性；ALT：135U/L，AST：119U/L，TBIL：235μmol/L，DBIL：156 μmol/L，ALB：23g/L。中西医结合治疗，西医治疗以支持治疗为主，保证能量供给，适当补液。但效果不佳，故请任老查看病人后，配合中医中药治疗。

西医诊断：急性甲型传染性肝炎。

中医诊断：黄疸。

辨证：急黄，热毒内陷。

治则：清热解毒退黄，凉血救阴开窍。

处方：茵陈蒿汤、犀角散加减。

茵陈 15g	栀子 15g	生大黄 10g	生地黄 15g
石斛 10g	水牛角 15g	丹皮 10g	甘草 6g

5 剂，水煎服，日 1 付。配以安宫牛黄丸以醒脑开窍。

二诊(1976 年 6 月 16 日)：患者意识转清，可回答问题，诉服药后未再发热。现仍觉纳欠佳，大便已解，全身及巩膜黄染减轻，舌红，苔腻微黄，脉弦。复查肝功能指标，ALT、AST 及 DBIL、TBIL 均较入院时明显下降。药既奏效，守法继进。患者热象减退，全身黄染减轻，故减少苦寒之品的剂量，将栀子及大黄的量减至 10g，加入白术健脾利湿。续煎服 5 剂，并停用安宫牛黄丸内服。

三诊(1976 年 6 月 21 日)：患者精神稍差。全身及巩膜黄染消退，稍感纳差乏力，舌淡红，苔薄黄，脉弦细。肝功能指标，ALT、AST 及 DBIL、TBIL 恢复正常。患者热毒减退，气阴两虚，与生地、升麻、柴胡、白术、当归、茵陈，水煎服出院后巩固治疗。出院后一周随访，患者已痊愈，纳食稍差，嘱患者注意休息，并加强饮食调养。

【原按】

本案属于黄疸中急黄的一个典型病例。患者为青年，受疫毒之邪侵犯，化为热毒，经中医辨证为热毒内陷。任老查看患者后，结合患者病程，认为患者现属于实证阶段，给予清热解毒，凉血开窍为法治疗。随着治疗的进展，患者热邪减消，予调整处方中药物的剂量及加减药味进行辨证施治。最后经过二诊、三诊治疗后，患者病情得到控制，痊愈出院。体现了中医药治疗急黄的优势。

【编者按】

黄疸中的急黄作为临床上常见的急危重症之一，中医辨证具备独特的优势。此病之源发于肝者，则名为肝瘟。发于胆者多为胆胀；更有发于胰者，则为脾黄。就急黄的病因而言，一为湿热病毒；一为疫疠之邪。国医大师任继学在治疗急黄时认为，要分辨病因病机。治疗宜疏肝利胆，清热解毒为主，治疗以茵陈蒿汤为主，如湿盛，可配合苍术；并佐以酒洗生地、生茅根。症见高热，神昏谵语，妄动不安，颜面红赤，舌绛，苔黄厚，脉多洪数，此为肝体受邪深重，迫使营气陷于肝之腠理，而生坏死之危疾，法以清热解毒为主，加用凉血开窍为法，在茵陈蒿汤基础上，加用羚羊、水牛角，可送服安宫牛黄丸，亦可送服至宝丹。本例患者中，患者辨为热毒内陷；任老采用茵陈蒿汤为主方，茵陈 15g，栀子 15g，生大黄 10g，生地黄 15g，石斛 10g，水牛角 15g，丹皮 10g，甘草 6g。并配合安宫牛黄丸内服，清热解毒、凉血开窍之力著，且做到中病即止。患者热毒减退后，及时辨证施治，调整方中药物的剂量及增减药物，防止出现久服苦寒之品，伤及肝胆之阳，损及脾胃之气，致使中焦升降功能减退。而在疾病的后期，根据病情的演变情况，患者出现气阴亏损的情况，在辨证中，加用益气养阴之品，固护正气。最终使得患者痊愈。从整个治疗过程及任老对黄疸的认识看，任老治疗黄疸沿用《金匮要略》中的治则。而在临床的实践及黄疸的病例研究中，也证实清热解毒法治疗的有效性。

四、刘尚义治疗急性黄疸的学术经验

1. 学术思想

急性黄疸属于中医黄疸的阳黄范畴；西医学中的肝细胞性黄疸、阻塞性黄疸、溶血性黄疸,皆可参考黄疸进行辨证施治。国医大师刘尚义认为黄疸病之成因,是由于疫毒外侵、湿热蕴结、积聚内阻,引发胆汁不循常道,以致身目黄;刘老认为治疗急性黄疸首先在辨证,中医认为肝肾同源,肝病日久,久必伤肾,肾阴不足。其中有一部分急黄患者在发病之前存在慢性肝病的基础,其病机为湿、热、瘀毒互结,肝肾亏虚。在治疗急黄患者时,刘老善用清肝热、补肾活血法治疗;清肝热主要选用茵陈、栀子等,起到清热利湿退黄的功效;补肾以补肾阴为主,起到肝肾同源之效,常用女贞子;活血化瘀以软坚散结,可选用莪术、川芎、鳖甲、蜈蚣等。同时刘老认为急黄可出现肝气郁结,气机运化失常,可佐以疏肝理气药物如:佛手、郁金、广木香、槟榔等药物。

2. 验案举隅

清肝热、补肾活血治疗急黄。

张某,男,59岁。2014年7月17日来诊。

主诉:腹胀1年余,加重伴目黄、身黄1月余。患者于1年多前出现腹部胀满,青筋暴露,当时于当地医院,考虑为肝硬化失代偿期,给予对症治疗后出院(具体用药用量不详),此后间断服用中药治疗,未系统诊治。腹胀逐渐加重,1+月前,患者感腹胀加重,不思饮食,并出现全身及巩膜黄染,颜色鲜明,尿黄,大便干,舌暗红,苔白,脉弦涩。于今日就诊我院国医大师刘尚义门诊。既往否认传染病及手术史;30+年饮酒史,每日1斤左右,已戒半年。体格检查:体温:36.5℃,心率:78次/分,舌暗红,苔白,脉弦涩,全身及巩膜皮肤黄染,双肺呼吸音低,未闻及干湿性啰音,心律齐,各瓣膜听诊区未闻及病理性杂音,腹部膨隆,移动性浊音(+),双下肢轻度凹陷性水肿,病理征未引出。辅助检查:传染标志物(-);ALT:201U/L,AST:156U/L,TBIL:167μmol/L,DBIL:79μmol/L,ALB:21g/L。

西医诊断:酒精性肝硬化失代偿期。

中医诊断:黄疸。

辨证:急黄,瘀火互结,肝肾亏虚。

治则:清肝热,补肾活血。

处方:

鳖甲20g	莪术10g	龙胆草10g	夏枯草20g
猫爪草10g	山栀子20g	川芎10g	女贞子20g
旱莲草20g			

7剂,水煎服,日1付,分三服。

二诊(2014年7月25日):患者服药后全身黄染较前有所减退,现仍觉纳欠佳,腹胀稍有缓解,舌质红,苔白腻,脉弦涩。复查肝功能指标,ALT:135U/L,AST:75U/L,TBIL:102μmol/L,DBIL:45μmol/L。患者热象减退,全身黄染减轻,但仍存在腹胀不适,减少苦寒之平,加用葶苈子、茯苓渗湿利水,予调整二诊药物剂量及方药,方药如下:

鳖甲20g	莪术10g	龙胆草10g	旱莲草20g
猫爪草10g	山栀子20g	川芎10g	女贞子20g
葶苈子10g	茯苓10g	葛根10g	

7剂,水煎服,日1付,分三服。

三诊(2014 年 8 月 4 日):患者全身及巩膜黄疸基本消退,复查肝功能提示胆红素恢复正常,腹胀明显减轻,舌淡红,苔薄黄,脉弦涩。患者热毒减退,久病阴虚,瘀血内停,予继续减少苦寒之平,加用蜈蚣活血化瘀,郁金、广木香疏肝行气等治疗,继续服用 7 剂。一周后随访,患者腹胀及黄疸消退,嘱患者禁饮酒及辛辣油腻食品,注意休息。

【原按】

本案属于黄疸中急黄的一个现代常见病例。患者为中年男性,嗜饮酒,饮酒过量,导致湿热之毒内蕴,气血运行不畅,瘀血内阻,出现瘀火互结,津液亏虚,经中医辨证为瘀火互结,肝肾亏虚。刘老认为:证属阳黄,本虚标实,给予清肝热,补肾活血治疗。患者经过药物治疗后,病情逐渐改善,刘老根据患者的后期证候表现,予调整处方中药物的剂量及加减药味进行辨证施治。最后经过,二诊、三诊治疗后,患者病情得到控制,并继续追踪患者的病情,指导患者饮食及生活作息。体现了中医药治疗急黄的优势。

【编者按】

黄疸中急黄,从中医文献的研究看,均认为湿热、疫毒之邪侵犯,胆汁不循常道所致,治疗也往往只关注清热解毒,利湿退黄。国医大师刘尚义在临床中,发现有很大一部分患者在湿邪、热邪的基础上,往往兼杂瘀血内阻。久病后,肾阴亏虚。所以在诊治此类黄疸病人时,需兼顾清热解毒、补肾活血之法。刘老在治疗急黄时一般采用以下方式进行方药的配伍:①清热利湿药物:栀子、茵陈、龙胆草、夏枯草等可入肝经药物;②疏肝理气:佛手、郁金、广木香、槟榔等;③保护肝细胞,防肝纤维化:葛根、威灵仙等;④滋养肝肾,活血软坚:蜈蚣、莪术、川芎、鳖甲、女贞子、旱莲草等。

本例患者就诊时,既往存在长期嗜酒史,热毒内蕴,全身及巩膜颜色鲜明,符合急黄的表现,但患者舌质暗,脉涩,故存在瘀血内阻,久病伤阴,阴液亏虚,刘老在辨证时,即确定了患者属于郁火互结,肝肾亏虚,治疗上予清肝热,补肾活血。在药物的选择上,选用龙胆草、夏枯草、栀子清热解毒利湿;莪术、川芎活血化瘀;鳖甲软坚散结,清热养阴;女贞子养肾阴;再配合猫爪草、旱莲草等药物,全方共起到清肝热,补肾活血的作用。刘老治疗黄疸给我们开阔的视野,在关注湿热的同时,也认识到瘀血及阴虚的重要性,也体现中医的辨证论治的核心思想,要从根本上认识疾病。其后二诊时,患者黄疸减退,但腹胀仍明显,刘老加用葶苈子、茯苓利水逐饮,并减少苦寒之品的使用,避免了久用苦寒之品,耗伤脾胃。三诊时,刘老使用虫药蜈蚣活血化瘀,使得气血运行得畅,并中病即止,继续配伍养阴护肝之药,使得最终得愈。从整个疾病的治疗过程中,看出刘老辨证严谨,施方大胆准确,值得我们学习。

参考文献

[1] 南征.任继学国医大师临床经验实录[M].北京:中国医药科技出版社,2011.

[2] 李郑生,郭淑云.李振华学术思想与临证经验集[M].北京:人民卫生出版社,2011.

[3] 方药中,邓铁涛等.实用中医内科学[M].上海:上海科学技术出版社,1985.

(贵阳中医学院第一附属医院　李 兰)

第五章

呕　吐

一、概　述

呕吐指胃失和降，气逆于上，迫使胃中之物从口中吐出的一种病症。一般以有物有声谓之呕，有物无声谓之吐，无物有声谓之干呕，临床将呕与吐常同时发生，合称为呕吐。

临床表现：呕吐原因很多，外感六淫、内伤饮食、情志不调、禀赋不足均可影响胃，使胃失和降，胃气上逆，发生呕吐。初起呕吐量多，吐出物多有酸腐气味，久病呕吐，时作时止，呕吐物不多，酸臭气味不甚。新病邪实，呕吐频频，常伴有恶寒、发热、脉实有力。久病正虚，呕吐无力，常伴有精神萎靡，倦怠，面色萎黄，脉弱无力等症。

病机：呕吐发生的病理总为胃失和降，胃气上逆。其病理表现不外乎虚实两类，实证因外邪、食滞、痰饮、肝气等邪气犯胃，以致胃气痞塞，升降失调，气逆作呕；虚证为脾胃亏虚，运化失常，不能和降。其中又有阳虚、阴虚的区别。一般病初多实。若呕吐日久，损伤脾胃，脾胃虚弱，可由实转虚，复因饮食所伤，而出现虚实夹杂之证。

病变脏腑主要在胃，还与肝、脾有密切的关系。若脾阳素虚，水谷不归正化，痰饮内生，阻碍胃阳，升降失常，胃气上逆，则形成痰饮内阻证；肝气郁结，横逆犯胃，胃气上逆，则形成肝气犯胃证；患病日久，伤脾失运，致脾气亏虚，纳运无力，胃虚气逆，则成脾胃气虚证；久虚气虚及阳，致脾胃阳虚证；胃阴不足，胃失濡降，则为胃阴耗伤证。

暴病呕吐一般多属邪实，治疗较易，预后良好。唯痰饮与肝气犯胃之呕吐，每易复发。久病呕吐，多属正虚，故虚证或虚实夹杂者，病程较长，且易反复发作，较为难治，若呕吐不止，饮食难进，易变生他证，预后不良。如久病、大病之中，出现呕吐，食不能入，面色㿠白，肢厥不回，脉微细欲绝，此为阴损及阳，脾胃之气衰败，真阳欲脱之危证。正如《中藏经·脏腑虚实寒热》所说："病内外俱虚，卧不得安，身冷，脉细微，呕而不入食者，死。"

呕吐是由胃失和降，气逆于上所致，其病位主要在胃，与肝、胆、脾有密切的关系。胃主受纳，腐熟水谷，其气主降，以下行为顺。胃腑通降则和，不降则滞，反升为逆。若受外感六淫或饮食不洁，胃腑受伤，则胃气塞滞，继则失于和降，水谷随气上逆而致呕吐。肝为刚脏，性喜条达，若情志不舒，木郁不达，肝气横逆犯胃，肝胃气逆而呕吐。脾主运化，以升为健，若脾失健运，清阳不升，或脾胃虚寒，中阳不振，不能腐熟水谷，化生气血，造成运化与和降失常而致呕吐。所以本病治疗应着眼于“通降”,故和胃理气通降是治疗本病的基本治则。实证呕吐,当以祛邪为主,邪去则呕吐自止;虚证呕吐,治宜标本兼顾,正复则呕吐自愈。

西医治疗呕吐通过镇吐或通肠导泻的方法,并不能从根本上治疗呕吐,而中医从六腑以通为用,胃腑以降为和的治疗法则出发,有和胃、降逆、通腑、疏肝、消食、补脾等方法。呕吐与现代医学的疾病症状相联系,与胃肠疾病、胃肠外器质性疾病、精神性疾病、功能性疾病有关,是许多疾病的临床症状,然则呕吐中医的本质是胃气上逆所致,可同时伴有胃脘疼痛、嘈杂、反酸和情志异常等。何任教授和张镜人教授认为呕吐以邪实居多,气机不畅上逆,六腑通降失常,亦有气滞血瘀、气阴不足等表现,治疗当从调气机、通六腑、解瘀滞、祛实邪、益虚损着手。

二、何任治疗呕吐的学术经验

1. 学术思想

胃是人体受纳、腐熟水谷的重要器官,具有六腑“传化物而不藏”的共同特点,以通为用,以降为顺。如果情志抑郁、伤食食停或外邪内陷,中焦气滞不畅,失于疏通,腑气不通,则呕吐成矣。《内经》云:“胃为肾之关”,肾主开合,开合失司,气机不畅,可发为气逆呕吐。何任教授认为胃病之呕吐的发生,与人体各种内外因素和人体整体情况密切相关。一般呕吐初起,先有胃腑气化失调,产生运化无力,升降失司;继则功能受损,气血阻滞;更进一步可发生器质性病变,使人体气血阴阳受到损害,如果器质病变损伤胃络,甚则发生呕血;如果器质病变阻塞胃肠道,则发生食物阻隔不下,呕吐不止。临证时应掌握病机转归,早期诊断治疗,防微杜渐,制止传变。

(1) 何任教授诊治呕吐时把握如下要点:

1) 诊查呕吐的性质:观察呕吐物的色、质、量的变化,有助于了解胃气上逆的原因和病性的寒热虚实。呕吐物清稀无酸臭味,多为寒呕;是因胃阳不足,腐熟无力,或寒邪犯胃,损伤胃阳,导致水饮内停,胃失和降所致;呕吐物秽浊有酸臭味,多属热呕;因邪热犯胃,胃失和降则呕吐,邪热蒸腐胃中饮食则吐物酸臭;吐不消化食物,味酸腐,多属伤食;因暴饮暴食,损伤脾胃,而致呕吐;呕吐黄绿苦水,多属肝胆郁热或湿热;肝郁犯胃则呕吐,热迫胆汁上溢则吐黄绿苦水;呕吐清水痰涎,胃脘有振水声音,为痰饮;因水饮内停于胃,胃失和降所致。

2) 诊治呕吐当察面容颜色:若面容苍白,形体肥胖,是阳气不足;若面容萎黄而瘦,是中元虚馁;若形瘦面容苍白,是肺肾两虚;若面容鲜艳,两颧高突,颜色红赤,是肺肾阴亏。治疗均应遵上下交病治其中的原则,着重扶养胃气止呕。

3) 诊治呕吐须仔细察看舌质、舌苔:凡舌质红润有液苔滑者,可用疏气平肝;若舌质青黯,宜用温热扶阳;若舌中间光剥、脱液或舌红碎裂如刀割,宜用滋养元气,忌用耗气灼液之药;若舌苔黄厚腻,常为标本同病,须注意有无外邪内陷或食积化燥,宜用疏化透达;若舌四边白厚苔,中间光剥脱液,为胃阴受损,气化失司,运化无力,治宜芳香轻透,忌单用寒凉药。

4) 治呕吐必须对胃脘作痛仔细分辨:如脘痛绵绵不休,大便稀烂,手足厥冷,脉象沉细或迟弱,舌质淡苔微白,喜饮温热,或喜用热手按,为虚寒之证;若脘痛时作时止,饭后脘腹作胀,吐酸苦水,尿赤,大便干燥或秘结,脉象洪大或弦滑,舌质深红,苔黄腻,口气臭,为实热之证。

5）诊治呕吐必须从整体着手：注意有无眩晕、耳鸣、失血、头痛、胸闷、发热等病症，辨证用药，切忌呆执成方，生搬硬套。如同一种胃的疾患，由于患者体质性情、环境各异，应该同病异治，区别对待，而按西医诊断不同的疾病，虽然临床症状各不相同，但如果按中医理论分析其病因病机相同者，又可以异病同治。

6）治疗呕吐必须审证求因：密切注意“去其所本无，保其所固有”的治疗大法，一面祛除本身不应有的外邪，如食积、气滞、血瘀及代谢物；一面调整胃腑气化功能，增进人体的体质，以促进局部病变的愈合。若又兼有六淫外感者，应用药予以外解；若兼有食积者，应予以消导通下；若兼有情志抑郁气血阻滞者，应予以疏肝解郁，理气活血；若兼有内伤诸不足者，应予以固本扶元；若兼有其他旧疾者，应努力做到在治疗新疾时将其旧病亦一起治愈。“急则治其标”，若兼有上消化道大出血、呕血者，可以止血为先。如果不注意利弊宜忌，单纯治疗胃病，就有顾此失彼、加剧旧病之虞。总之，在治疗呕吐时一定要仔细分析主因和主症，又要注意患者所现之兼症、夹症、遗症、变症，全面考虑，统筹兼顾。

7）治疗呕吐要注意患者体质、性情、脏腑之间与治疗的关系：凡热体性情急躁善怒，适用凉性润性药；若性情沉默寡言容易悲郁不乐，属寒体湿体，则宜用温性燥性疏散药。脾胃互为表里，胃肠上下相通，凡中气虚者，需补气药与治胃病药并用，若肠胃燥热，津液不足，大便燥结者，宜用通下润下药。若气滞纳少满闷者，宜用芳香花类调畅气机药。肾为胃之关，呕吐之虚证常需温煦肾阳，鼓舞胃气；肝与胃有克制关系，肝病可以犯胃致呕，尤其是情志与肝脏关系最为密切，所以治疗胃病止呕常需同时治肝。具体地说，肝为将军之官，性喜条达，肝病犯胃，则恶心干呕，脘痞不食，泛吐酸水。治疗当分辨阴阳虚实。若肝寒浊犯胃，用药则远柔而用刚，可用吴茱萸、川椒、桂枝泻肝；半夏、姜汁、大黄、香附、乌药、枳实、厚朴通胃。若肝胃阴虚，肝气化火犯胃，用药忌刚用柔，用丹皮、决明子、刺蒺藜、白芍、丹参、木瓜清肝；沙参、麦冬、无花果、秫米养胃；乌梅安胃丸、逍遥散、六君子以平治。

（2）何任教授治疗呕吐多主张通降和胃理气以止呕，重视通降药的运用，和胃理气降逆是治疗之基本法则。何任教授主张治疗呕吐首当分清虚实，实证呕吐多有外邪和饮食所致，则祛邪降逆。痰湿内阻，则化痰祛湿降逆；湿热中阻，则清化湿热，降逆止呕；暑湿内蕴，则清暑化湿，通降和胃；饮食停滞，则消食导滞通降。虚性呕吐若属脾虚不通，气逆于上，则通补兼施，以防胃肠壅滞；胃阴不足，胃失濡养，气失和降，则滋阴和胃通降。常用的呕吐治疗法则有：

1）清热通腑降逆：《素问·至真要大论》云：“诸呕吐酸……皆属于热”、“诸逆冲上，皆属于火”。胃以降为顺，外邪饮食所伤，胃气壅滞，气郁则化热化火，火性炎上，胃气不降而上逆，即而呕吐，伴常中灼热，口干喜冷饮，心烦腹满，大便干结，舌红苔黄，脉滑数，常用半夏泻心汤治疗。

2）芳香化湿和胃：外感湿邪或内伤饮食，脾胃受困，气机阻滞，升降失司，脾失健运，胃失和降，胃气上逆而呕吐。并见胸闷腹胀，纳食不馨，困倦发力，苔白腻，脉滑，常用藿香正气散。

3）疏肝理气和胃：忧思恼怒，七情所伤，肝气郁结，疏泄失常，横逆犯胃，胃气不降，食随气逆发为呕吐。多伴有胸胁胀满，嗳气频作，急躁易怒，舌红苔薄黄，脉弦滑，常用柴胡疏肝散。

4）清热化湿通降：感受湿热之邪，久而化热，湿热相搏于胃，则胃腑气机阻滞，湿热阻滞中焦，通降失调，胃气上逆则呕吐，伴有胸满腹胀，恶心口臭，口干不欲饮，口苦黏腻，舌红苔黄腻，脉滑数，常用黄连温胆汤。

5）苦辛通降和胃：寒邪犯胃，胃气郁滞，郁而化热，脾阳不振，致寒热错杂，升降失常，胃失和降而呕吐。伴有心下痞闷，嗳气则舒，肠鸣便溏，舌红苔薄黄，脉弦细，常用生姜泻心汤。

6）消食导滞和胃：《三因极一病证方论》云："食呕此由饮食伤脾，宿谷不化之所为也。"因饮食生冷油腻，饮食不节，食滞中州，使脾胃运化失常，气机受阻，胃气上逆，呕吐酸腐，伴有腹胀满痛，嗳气厌食，舌苔厚腻，脉滑。常用调胃承气汤。

7）滋养胃阴降逆：热病之后，或气郁化火，或过用温燥之品，致津液耗伤，胃失濡养，气失和降，上逆为呕，伴有胃中嘈杂，饥不欲食，口燥咽干，舌红少苔，脉细数，常用麦门冬汤。

2. 验案举隅

(1) 蔡某，男，55 岁，1985 年 1 月 8 日初诊。

患者有胃病史二十余年，经多次胃肠钡餐摄片、胃镜检查，确诊为十二指肠球部溃疡、胃窦炎，曾三次因合并幽门梗阻而住院，近因出差外地，劳累过度，复感寒凉，而致胃脘疼痛，恶心频频，朝食暮吐，形寒畏冷，腑气四日未行，舌淡苔白腻，脉沉小弦，前医予承气汤加减未见效。

中医诊断：呕吐。

辨证：脾胃阳气素虚，复感寒邪，阴寒凝于中焦。

治则：宣温通胃阳。

附子 9g	干姜 3g	制半夏 10g	川朴 6g
枳实 9g	代赭石 15g	莱菔子 30g	茯苓 12g
大黄 9g			

一剂后，恶心顿减，未再呕吐，胃脘疼痛消失，知饥思进食，后以健脾和胃收功。

【原按】

本例症见恶心频频、朝食暮吐，证属"反胃"，且见形寒怕冷，舌淡苔自腻，寒象亦见。景岳谓："反胃系真火式微，不能消谷。"故抓住胃阳不振这一病机，重用附子配干姜以温通胃阳，古人只谓附子温肾阳，岂不知胃寒得附子，尤如釜底加薪，则火能生土，坎阳鼓动，中宫大健，胃之腐熟功能得复矣！

【编者按】

阳脏阳伤，温胃当从釜底加薪。胃为阳土，多气多血，故有阳明阳脏之称，胃为水谷之海，日以纳食消谷为职，故凡饮食生冷，水湿内停，多伤胃阳，其在衰弱体质，老年病后胃阳不振者，尤为多见。诸多医家更重胃阴而忽视胃阳，叶天士提出"胃明学说"。《素问·生气通天论》云："阳气者，若天与日，失其所则折寿而不彰"，我在临床多宗《内经》之旨，认为"五脏六腑皆分阴阳，独胃腑无阳乎？"十分重视胃阳之作用，故凡见水谷积滞胃腑，阻遏不通而致反胃、恶心呕吐、泛酸诸症，多责之于胃阳不振、浊阴潜踞所致。用药非温不通者，不得复其阳，非通而走者，不能祛其寒，法当釜底加薪，温通胃阳，喜用附子、荜澄茄、荜茇、吴萸、公丁香、半夏、茯苓、枳壳、川朴等品。

(2) 张某，男，33 岁。

反复患溃疡病 10 余年，时发时止，近 2 月来食后腹胀泛酸呕吐，吐后方舒，呕吐物为胃内容物，无咖啡样液体，时有上腹隐痛，大便秘结，纳差，形体消瘦，舌淡红苔黄腻，脉弦滑。X线钡餐摄片显示：幽门不完全性梗阻。胃镜检查示：幽门管轻度狭窄，慢性胃炎。

中医诊断：呕吐。

辨证：痰瘀互结，中焦气滞，腑气不通，久病正虚，胃气上逆。

治则：祛痰化瘀降逆。

生大黄粉吞 6g　参三七粉吞 3g　龟板胶烊冲 15g　白蜜冲 60g

鲜梨、苹果各1个煎服。

药后，大便连解10余次，随之呕吐泛酸好转，胸腹宽畅，继服原方加减14剂。X线钡餐复查显示：钡剂通过顺利，诸症消失。

【原按】

患者久患溃疡，久病必虚，久病必瘀，顽疾多痰，然则泛酸呕吐，腹痛便秘，虽体虚而病属实。以大黄通畅腑气，三七活血祛瘀止血，又攻中寓补，于祛瘀降逆之中参入补虚养阴、软坚润燥之品。

【编者按】

叶天士云："胃痛久而屡发，必有凝痰聚瘀。"久病必有痰瘀，久病伤气血，而幽门管狭窄，痛、吐、胀、闭，为腑气不通之象，"六腑以通为用"、"以降为顺"，本案气血亏虚为本，痰瘀痹阻中焦为标，遵急则治其标的急救原则，法当用祛瘀化痰降逆止呕，大黄以通降六腑，泻下痰浊，又有祛瘀之功，三七驱瘀又扶正，通中寓补，并以龟板软坚滋养精血，潜降相火，白蜜和中养胃，鲜梨、苹果养胃阴，通中有涩，泻中有补，药食并用，系匠心独具。

三、张镜人治疗呕吐的学术经验

1. 学术思想

张镜人教授认为呕吐之症，当明辨寒热虚实，新病或暂病。本病多属实。实者，饮食所伤消导之，肝气相乘和调之。若久病不已，虚实转化，寒热交错，选方遣药，殊费斟酌。张介宾《景岳全书》："呕吐一证，最当详辨虚实，实者有邪，去其邪则愈；其虚者无邪，则全由胃气之虚也。""凡胃虚作呕者，其证不一，当知所辨……无食无火而忽为呕吐者，胃虚也。"盖脾性喜燥，宜升则健，胃性喜润，宜降则和，相反而又相成，其升降之枢机，全赖肝之疏泄，故呕吐虽责之胃，病机却不能不涉及肝脾，论治自需从肝脾胃着眼。严用和《济生方》："若脾胃无所伤，则无呕吐之患。"呕吐必气逆气滞，肝失疏泄，脾胃升降失常，清无所升，浊无所降，是以脘腹胀满呕吐与噫嗳酸苦等症并见。太仓热扰，甚至耗阴损络，或嘈杂，或燔灼，或便血，虚中夹实，病变蜂起。故宗吴鞠通"中焦如衡，非平不安"之说，主张寒热相适，升降并调，营阴兼顾，虚实同理。适寒温，恒取苏梗之辛香微温，"敛木气横逆，散肝经郁滞，"配黄芩、连翘之苦寒清热，"入胃以和胃阳而与脾阴表里"；调升降，恒取柴胡之轻举畅达，"引脾胃清气行于阳道"，配旋覆、代赭之和胃降逆，"和其阴气，宣发胃阳"；顾营阴，恒取丹参之和营活血，配芍药、甘草之甘酸化阴，缓急止痛，"行营气而泻肝木……和逆气而补脾土"；理虚实，恒取孩儿参之健脾安中，配香附、枳壳之理气除满，"气顺则胸膈利"。上列药物，分之似嫌支离无序，合成汤剂，实为芍药甘草汤、旋覆代赭汤、香苏散、柴胡疏肝散诸方之复合，理气降逆通滞，堪符阴阳平衡之旨。

张镜人教授对暴吐病症有系统的总结体会。暴吐病是夏秋二季多发病、常见病。炎暑之季，人体内正处于外盛内衰的生理状态。所谓外盛者，是指体表、肌腠阳气充盛，卫气强，营气固，抗病能力强，邪毒不易内侵；所谓内衰者，是言阴气盛于内，阳气弱于中，脾胃为中气之源，因中阳外趋，中气随之也外达，造成外强内弱的生理状态。在此状态下，邪毒容易内侵为病。邪毒的来源主要有二：一是天气炎热，人易汗出，喜纳凉于广厦之间，尤其是现代空调之室，冷气逼人，极易伤人之阳气，使营卫失调，玄府失密，寒凉之邪必犯皮毛，内束于肺，肺气被束于内，不得肃降而不利，颃颡随之亦不畅，造成清气不得入，浊气不得出，清浊相结与寒邪相聚阻遏肺窍，引起鼻腔发痒而喷嚏，肌肤不适。二是贪食生冷以及肥腻之品，或暴饮暴食，或因不洁饮食入胃，先伤于胃，后伤于脾；又因外有所感，内邪招引外邪内入，致使胃乏腐熟下降之功，脾失磨化上升之能，引发升降功能障碍，运化功能呆滞，中焦痞塞，毒邪内逆，激惹胃气上逆而成暴吐之疾。治则：温中和胃，降逆止呕。方药用：

① 十滴水，1 次 1 瓶，口服。

② 雷击散（藿香叶、公丁香、紫蔻、白芷、薄荷叶、朱砂、冰片、边桂、薄荷冰、生甘草）每次 3g。

③ 汤剂以清半夏、生姜、厚朴、苍术、陈皮、藿香、甘草，水煎服。

④ 止呕灵贴：吴茱萸、冰片、清半夏，共为细面，蜂蜜调敷两足涌泉穴，纱布固定。

⑤ 生姜煎汤送服苏合香丸。藿香正气水、丸、散剂皆可用。

⑥ 针刺双侧足三里、内关、中脘穴。

⑦ 症见伤津脱液者，用参麦注射液 60ml，加于 5% 葡萄糖注射液 500ml 中，静脉滴注。

⑧ 卫生防疫宝丹（《医学衷中参西录》）（甘草、细辛、白芷、薄荷冰、冰片、朱砂）。

2. 验案举隅

(1) 朱某，女，38 岁，工人。1995 年 4 月 6 日初诊。

呕吐 2 天，伴中脘泛酸嘈杂，呕吐酸水，嘈杂思食，食后则舒，时有泛吐酸水，大便溏薄，精神疲乏。舌质偏红，质胖，苔薄，脉细。既往病史：一年前有上消化道出血史，诊断十二指肠球部溃疡。检查：1995 年 3 月纤维胃镜提示十二指肠球部溃疡，慢性浅表性胃炎。

西医诊断：十二指肠球部溃疡。

中医诊断：肝气犯胃，脾胃虚弱。

治则：健脾和胃，止呕安中。

处方：参苓白术散加减。

太子参 10g	炒白术 10g	杭白芍 10g	炙甘草 3g
怀山药 10g	香扁豆 10g	白及片 10g	凤凰衣 6g
煅瓦楞 15g	白螺蛳壳 15g	乌贼骨 15g	制香附 10g
苏梗 6g	徐长卿 15g	香谷芽 12g	

5 剂，水煎服。

随访：患者服药后，呕吐缓解，嘈杂减轻，泛酸亦少。以上方加减治疗。一个半月后，症状具缓解，便形亦结，胃纳正常，体重略增，7 月份复查胃镜：慢性浅表性胃炎。

【原按】

十二指肠球部溃疡，临床症状以“呕吐嘈杂”为主症，脘中饥嘈，或作或止。张景岳曰：“其为病也，腹中空空，若无一物，似饥非饥……或得食暂止，或食以复嘈。”辨证或为胃热，或为胃虚，或为血虚。

【编者按】

本案以脾胃虚弱为主，胃失和降，气机上逆而呕吐、嘈杂、思食，胃镜证实有十二指肠溃疡病史。张镜人教授以脾胃气虚入手治虚呕，故以太子参、白术、山药、扁豆健脾而和胃，杭白芍配炙甘草缓急和中，选用瓦楞、白螺蛳壳、乌贼骨中和胃酸，白及、凤凰衣保护胃黏膜，诸药相配，有利于溃疡修复，脾胃气虚得以调整则胃气和而嘈杂一症亦愈矣。

(2) 陆某，女，56岁，1985年7月29日初诊。

以“右上腹疼痛伴呕吐半天”为主诉，患者半天前突发右上腹疼痛，阵发性发作，放射至肩背，呕吐2次，为内容物，口苦，无发热。B超示急性胆囊炎、胆石症。舌淡红，苔根部黄腻，脉弦涩。

西医诊断：急性胆囊炎、胆石症。

中医诊断：呕吐。

辨证：肝胆湿热，肝气犯胃。

治则：疏泄肝胆，化湿和胃。

处方：四逆散加味。

柴胡 6g	炒黄芩 9g	广郁金 9g	延胡索 9g
川楝子 9g	八月札 15g	青陈皮 6g	枳壳 6g
炙甘草 3g	制香附 9	连翘 9g	赤白芍各 9g
炙鸡内金 6g	金钱草 30g	海金沙 9g	

5剂，水煎服。

随访，服药后2天，患者腹痛完全缓解，呕吐消失，纳食改善。再服上方，不复发，嘱其服用成药金胆片巩固治疗。

【原按】

胆囊炎、胆石症治疗当从疏肝胆气滞、和胃止痛着手，两者病机基本一致，常合用四金（金钱草、鸡内金、郁金、海金沙）以清热排石利疸，胆腑气机通畅，则呕吐、疼痛缓解。

【编者按】

急性胆囊炎、胆石症发作，往往出现上腹疼痛、呕吐、厌食油腻等症状，《伤寒论·辨太阳病脉证并治下》中描述“结胸”：心下部坚硬胀满，疼痛，拒按，气短等，故用四逆散以疏肝和胃。方中取柴胡入肝胆经，升发阳气，疏肝解郁，透邪外出，为君药。白芍敛阴养血柔肝为臣，与柴胡合用，以补养肝血，条达肝气，可使柴胡升散而无耗伤阴血之弊。佐以枳实理气解郁，泄热破结，与柴胡为伍，一升一降，加强舒畅气机之功，并奏升清降浊之效；与白芍相配，又能理气和血，使气血调和。使以甘草，调和诸药，益脾和中。又合四金、金铃子散以清热利疸、活血止痛，疼痛缓解则呕吐自止。

(3) 钱某，女，49岁，农民，1978年2月5日来诊。

主诉：腹胀呕吐2天。初发病上腹部胀满，逐渐加剧，继而不能进食，食入则呕吐剧烈，严重时黄绿苦水，乏力神疲，形体羸瘦，言语低微。在当地医院未能确诊，故转诊。既往体质虚弱，有肺结核史，经常咳呛泛噫。检查食道钡剂 X-ray：通过顺利，上段有一憩室，胃呈系膜轴扭转，胃窦及球部无变形。诊断：①食道憩室；②胃扭转。嘱其手术，患者惧而来中医求治。面黄少华，羸弱乏力，脘胀难受，呕吐嗳噫，纳呆便难，苔薄腻，脉细软。

西医诊断：胃扭转。

中医诊断：呕吐。

辨证：脾肾两虚，气机逆乱。

治则：健脾培本，降逆和胃。

太子参 15g	徐长卿 15g	生赭石 30g	姜半夏 10g
全当归 10g	广木香 6g	佛手片 6g	橘荔核各 10g
降香 6g	生姜三片	甘草 4g	

3 剂，水煎服，日 1 付。

2 月 10 日二诊：药进两剂，呕吐趋平，胃胀明显缓解，能进稀粥，自觉甚适，苔腻渐化，脉仍细弱。中州逆乱已有斡旋之机，升降渐趋有序，但因恙延已久，体气大虚。续当温中补虚，培益脾胃，予以黄芪建中汤加味。

炙黄芪 15g	川桂枝 5g	生白芍 12g	太子参 15g
广木香 5g	生姜 2 片	大枣 5 枚	饴糖 15g

7 剂，水煎服，日 1 付。

3 月 17 日复诊，食道钡剂 X-ray 复查：①高度瀑布型胃（未见扭转现象）；②食道中段憩室。症情基本稳定，续予补中益气丸、香砂六君丸，早晚分服。

4 月 16 日来复诊，服丸后感觉良好，头已不昏，胃胀未再作，饮食正常，体重增加，能操持家务劳动。

【原按】

本病属于中医呕吐、反胃等范畴。《素问·厥论》："太阴之厥，则腹满䐜胀，后不利，不欲食，食则呕，不得卧。"这颇类胃扭转症情较剧有休克之倾向者，故称之为"太阴之厥"。足太阴之脉人腹属脾络胃，所以腹满䐜胀而厥。胃主纳谷，脾司运化，脾胃气逆，故呕而不能食，甚则难以安卧。胃扭转最重要的诱因是胃的支持韧带异常松弛而导致的胃下垂，常常以胃体较长，其韧带特别松弛时，才有可能发生胃扭转。胃下垂责之中气下陷，为脾胃气虚之证。至于引发胃扭转的直接因素则为急性胃扩张、急性结肠充气，剧烈呕吐和胃的逆蠕动等症。根据患者既往有泛噫病史，则胃之逆蠕动是早已存在的，基于这个因素，所以在劳累或怫逆之后，易于引发，因此在急性发作恢复后，必须注意继续调治，避劳倦，适情志，防止复发。

【编者按】

胃扭转呕吐，发病急骤，病情较重，中药治疗胃扭转临床经验较少，对其病因证治的讨论也不多见。本例患者体质虚弱，又有泛噫、气逆之症，诊为脾胃虚弱，气机逆乱。心下坚满，噫气不除，呕吐频繁。旋覆花降逆除痰，代赭石重镇降逆，善治胃气上逆，嗳气便秘。半夏、生姜善止呕吐。孙思邈盛赞"生姜要为呕吐之圣药"，着重指出："气逆者必散之，故以生姜为主。"太子参、甘草补气生津，和中健胃，对气虚心下痞硬，津伤咽干者有效。佐以当归，《药性论》:"止呕逆虚劳寒热,破宿血……下肠胃冷,补诸不足。"王好古谓其主气逆里急"。它含有挥发油、维生素 B 等成分,对平滑肌有兴奋调节作用,因而对胃扭转之恢复是有较大帮助。至于木香、佛手、橘荔核、降香、徐长卿等均是理气止痛、调胃安中之品。木香《药性论》谓其"治九种心痛……胀痛,逐诸壅气上冲烦闷"。《日华子本草》:"治心腹一切气……呕逆反胃。"对中寒气滞,胸腹胀痛,呕吐有效。佛手《滇南本草》谓能"补肝暖胃,止呕吐"。《本草纲目》"治心下气痛"。橘荔核能行散滞气,善治脘腹诸痛。降香《本草再新》谓其有"宣五脏郁气……止呕、和脾胃"之功,对心胃气痛有著效,并善行瘀,对胃扭转因扭曲而引起的郁血,与当归相伍,能改善血液循环,有利于胃扭转之恢复。徐长卿《名医别录》赞其"益气",《中国药用植物》记录:"治一切病症和肚病、胃气痛。"特别是对脘腹胀痛,尤具卓效。凡有脘腹胀满之症,多采用之。汇合诸药于一方,既治症,又治病,故效果显著。

参考文献

[1] 周永明 . 张镜人学术特点探析[J]. 上海中医药大学学报,2002,16(04):28-29.
[2] 程络新 . 张镜人教授重视脾胃的经验[J]. 河南中医药学刊,1995(2):20-21.
[3] 张亚声 . 治胃之要,衡平概之——张镜人老师临诊用药经验[J]. 中国中医急症,1996(6):267-268.

(浙江中医药大学附属第一医院 蒋旭宏 黄小民)

第六章

腹　　泻

一、概　　述

腹泻有泄泻和痢疾之分。泄泻以排便次数增多，粪质稀溏或完谷不化，甚至泻出如水样为主症的病证。痢疾是具有传染性的腹泻，夏秋季常见，是以大便次数增多，腹痛，里急后重，痢下赤白黏冻为主症。暴泻也称急性腹泻，是临床常见急诊病之一。多发生于夏末秋初之季，冬春二季也有散在发生。

临床表现：以大便粪质稀溏为诊断的主要依据，或完谷不化，或粪如水样，大便次数增多，每日三五次以至十数次以上。常兼有腹胀、腹痛、肠鸣、纳呆。起病或急或缓。暴泄者多有暴饮暴食或误食不洁之物的病史。迁延日久，时发时止者，常由外邪、饮食或情志等因素诱发。

泄泻的病因，有感受外邪，饮食所伤，情志不调，禀赋不足，及久病脏腑虚弱等，主要病机是脾病湿盛，脾胃运化功能失调，肠道分清泌浊、传导功能失司。痢疾多有饮食不节史。急性起病者多发于夏秋之交，以腹痛，里急后重，大便次数增多，泻下赤白脓血便为主症。暴泄多先为腹中绞痛，旋即腹泻，先溏后水，泻后腹痛缓，片刻腹痛复起，肠鸣腹泻，次数增多。或发热，头晕痛，重则无粪泻水，口渴饮水，两目下陷，小便短少，皮肤皱褶，四肢厥冷，危则四肢末端筋肉痉挛，呕吐不止，身冷，汗出等。

病机：泄泻病因虽然复杂，但其基本病机变化为脾病与湿盛，致肠道功能失司而发生泄泻。病位在肠，主病之脏属脾，同时与肝、肾密切相关。病理因素主要是湿，湿邪阴邪，易困脾阳，故《医宗必读》有“无湿不成泻”之说。但可夹寒、夹热、夹滞、脾主运化，喜燥恶湿，大小肠司泌浊、传导。若脾运失职，小肠无以分清泌浊，则发生泄泻。正如《景岳全书·泄泻》中指出：“若饮食不节，起居不时，以致脾胃受伤，则水反为湿，谷反为滞，精华之气不能输化，乃至合污下降而泻痢作矣。”病理性质有虚实之分。一般来说，暴泻以湿盛为主，多因湿盛伤脾，或食滞生湿，壅滞中焦，或肾虚火不暖脾，水谷不化所致。而湿邪与脾病，往往相互影响，互为因果，湿盛可困遏脾运，脾虚又可生湿。虚实之间又可相互转化夹杂。

急性泄泻，经及时治疗，绝大多数在短期内痊愈，有少数病人，暴泄不止，损气伤津耗液，可形成痉、厥、闭、脱等为证，特别是伴有高热，呕吐。热毒甚者尤然。急性泄泻因失治或误治，可迁延日久,由实转虚,转为慢性泄泻。日久脾病及肾,肾阳亏虚,脾失温煦,不能腐蚀水谷,可成命门火衰之五更泄泻。痢疾为病,有外感与饮食之不同,两者可相互影响,往往内外交感而发病。病理因素以湿热疫毒为主,多因疫毒弥漫,湿热、寒湿内蕴肠腑,腑气壅滞,气滞血阻,气血与邪气相搏结,夹糟粕积滞肠道,脂络受伤,腐败化为脓血而痢下赤白;气机阻滞,腑气不通,闭塞滞下,故见腹痛,里急后重。

腹泻分久暴,痢分缓急,虽有"无湿不成泄","无积不成痢"之说,但"邪之所凑,其气必虚",强调脾胃虚弱乃共同的发病根本。泻痢诸证,实无纯实,虚非纯虚,以虚实夹杂、标本并见为本类疾病的特点之一。本虚者多为脾气虚弱,常由思虑劳倦,抑郁恼怒,肝木克犯,或为久病失养所致。夏秋暑湿蕴结,留滞肠腑,平时伏而不作,或因恣纵口腹,或进腐秽不洁之物,生冷瓜果,或复感暑热之邪,使肠腑湿热萌动,蒸变气血,肠腑气血受阻,迟滞而为痢。湿热之邪侵犯血分,肠络受损则赤,干于气分则白,气血分同病,则赤白相兼。

西医治疗腹泻往往使用抗生素,对于急性感染性腹泻有较好疗效,而对于慢性腹泻,则并无益处,带来肠道菌群失调、抗生素滥用、过敏风险等。对于急慢性腹泻中医都有较好的治疗方案,叶天士曾高度概括"泻痢大法不过通塞二义",对于泄泻、痢疾中医都有其用武之地。

腹泻属中医"泄泻"等范畴,对于腹泻的分类有按病因分类,如湿泻、寒泻、暑泻、食泻、热泻等;有按脏腑分类者,如胃泻、小肠泻、大肠泻、脾泻、肾泻等。"泄"有泄漏之意,排便增多,溏稀不成形,病情缓和;"泻"有倾泻之意,排便倾泻直下,如水下注,情势急迫。《黄帝内经》云:"清气在下,则为食泄","邪气留连,则为洞泄","诸厥固泄,皆属于下"。中医治疗泄泻皆以"急则治其标"、"缓则之气本"为法则,以期治病求本。

二、何任治疗腹泻的学术经验

1. 学术思想

何任教授认为中医治疗腹泻只要切中病机,治法方药正确,疗效会很好,而且可以减少抗生素的使用。何任教授以病因进行腹泻分类,于临床较为实用。泄泻的外因,风寒、暑、湿、食、湿是基本病因,故提出"无湿不成泻"之说;泄泻的内因,关乎脾、肝、肾,而以脾为关键。肝之疏泄太过,肾之温煦不及,无不通过脾,"泄泻之本,无不由于脾胃"。

何任教授对于腹泻,认为慢性腹泻,多为脾肾阳虚,温煦无力。湿为阴邪,易伤阳气,湿胜则阳微,所以有常兼有湿邪。但慢性腹泻的病机是比较复杂的,往往阳气已伤,湿热未净,肾关不固;又湿滞化热,或素体阳虚,复感湿热之邪等寒热错杂的现象。而急性腹泻之痢疾,初病里急后重,痢下赤白,腹痛急迫,多为实证;病久多虚中夹实,病程缠绵,顽固难愈。初病肠腑之湿毒未能涤尽;久痢正虚,正气无力祛邪,邪气不尽;止后避免恣食厚味辛辣,口腹不慎;邪未祛尽不可收涩温补过早。

何任教授诊治腹泻之症,主张审因论治。脾主运化、脾主升清,胃主腐熟,小肠主分清泌浊,大肠主传导,故大便的形成与脾、胃、肠的功能关系密切,此外还与肝主疏泄和肾中命门之火温煦作用相关,观察大便的异常改变,可以诊察脾胃肠肝肾脏腑功能,以及病性寒热虚实。大便清稀水样:多属寒湿泄泻,为外感寒湿,或饮食生冷,脾失健运,清浊不分所致。大便黄褐如糜而臭:多属湿热泄泻,为湿热、暑湿伤及胃肠,大便传导失常所致。大便清稀,完谷不化，或如鸭溏：多属脾虚泄泻、肾虚泄泻，因脾胃虚弱，运化失职，或火不温土，清浊不分所致。大便如黏冻，夹有脓血：多属痢疾，为湿热蕴结大肠，大肠传导失职所致，其中血多脓少者偏于热，病在血分；脓多血少者偏于湿，病在气分。大便色灰白，溏结不调：多见于黄疸，因肝胆疏泄失常，胆汁外溢，不能下注于肠以助消化所致。

何任教授治疗腹泻分辨标本虚实、治疗善用气血共调、清温并用、润燥共施通涩结合。

① 辨标本虚实：何任教授诊治腹泻首当分辨标本虚实。分久泻暴泻，"无湿不成泄"，然则"正气存内，邪不可干"，"邪之所凑，其气必虚"，强调脾胃亏虚是腹泻的发病根本，而腹泻往往虚实夹杂，标本并现，本虚多为脾虚气弱，表现为大便溏泄，食减纳呆，肢倦乏力，面色萎黄，舌淡胖边有齿痕等。药常用党参、炒白术、茯苓、炒扁豆、山药等，益气健脾止泻；泻痢不止，完谷不化，阴津亏虚，口燥咽干，舌红少苔，甚或低热等阴虚症状，药常用芦根、石斛、天花粉、丹皮、元参等药养阴清热；泻痢日久，阴损及阳，脾肾阳虚，呈现五更泄，腰膝酸软，肢冷乏力，下腹畏寒喜温等症，药常用补骨脂、肉豆蔻、炮姜、附片、肉桂、小茴香等药以温阳散寒。标实病因为湿热、寒湿、食积、气滞、血瘀，这些都可影响脾胃之升清降浊及大肠之传导功能。湿热腹泻，选药常用煨葛根、黄芩、黄连、黄柏、白头翁等；寒湿腹泻常用苍术、厚朴、白术、附子等药；食滞内停腹泻，常用鸡内金、焦三仙、莱菔子等药；气滞腹泻，常用乌药、小茴香、青陈皮、柴胡、郁金、木香、香附等药；血瘀腹泻，常用五灵脂、蒲黄、川芎、乳香、没药等。对于腹泻的治疗需要标本兼顾，扶正祛邪辨证而施。

② 气血共调：何任教授治疗腹泻注重调理气血。气血盛衰影响疾病的深浅，"初病在气，久病入血"，腹泻在气分，病位较浅，治宜调气，最多见的是气虚、气陷及气滞。调气之法行气之中，气热凉之，气寒温之，气虚补气，气陷举之，必使气和。气虚腹泻，常表现为脾气虚弱，宜施以健脾益气之剂；气陷为泻痢日久，气被耗伤，升清无权，出现少腹坠胀、脱肛、泻痢不禁，应治以升清举陷，常用升麻、黄芪及柴胡等；气滞多为各种病邪，如食积、湿阻、气郁、痰凝等阻滞肠间，使气机失常，食积则消食导滞，焦三仙、鸡内金、莱菔子等；湿阻则化湿理气，葛根、炒米仁、苍术、茯苓等；气郁则清热解郁，柴胡、青皮、黄芩等；痰瘀则活血化瘀，蒲黄、五灵脂、乳香、没药等。久病易发气滞气虚血瘀，可予健脾益气化瘀法。

③ 清温并用：何任教授认为腹泻病症常表现为本虚标实、寒热错杂，又多为上热下寒。"寒者温之，热者清之"。下寒为腹泻便溏，肠鸣腹胀，多有腹部畏寒喜温，遇凉或饮冷加重，得温则舒，甚则有腰膝酸痛等表现；上热为中、上焦热邪偏盛，出现口干而苦，渴欲冷饮，嘈杂泛酸，躁扰失眠，舌红苔黄，甚至发热等表现。发病初期多有积热、外感、食伤等实证，治宜清利，但只可施而不可久用。若专力清化，过用苦寒，则又会致使大便溏泄失禁，肢冷神怯。腹泻延时不愈，耗伤阳气营阴，太阴寒象明显，治宜温阳，若专事温阳，则火热循经上扰，出现牙龈肿痛、目赤耳鸣、口唇糜烂、溃疡等症。故治疗腹泻多用清温并用之法，应根据寒热之轻重，恰当地选择清温两类药物，勿使太过与不及，病可渐渐向愈。对于热邪偏于上焦者，常用山栀、黄芩、银花、连翘等药；热邪偏于中焦者，常选用黄连、生石膏、知母等药；而寒邪偏于下焦者，则常选用肉桂、附子、炮姜、补骨脂等温补脾肾，同时还常用乌药、小茴香等散寒行气以助之。值得注意的是清为祛邪之法，对阴虚火旺者，须宜滋阴降火，如黄柏、白芍、麦冬、沙参等。清温治法，对寒热错杂之腹泻宜结合而用，以平为期。

④ 燥润相济："无湿不成泻"，腹泻之因由均与湿邪有关，治宜燥湿、化湿、利湿之法。其中尤以燥湿法应用最多，有苦寒燥湿：黄连、黄芩、黄柏、苦参、秦皮等，苦温燥湿：苍术、草果、

厚朴等，淡渗利湿：车前子（草）、通草、木通，芳香化湿：藿香、佩兰等药。但燥湿之药久用均有伤阴之虞，故久泻久痢阴伤或素体阴亏者，应当配合养阴生津之品，如沙参、麦冬、芦根、石斛、天花粉等药，然甘凉滋润之品，性多寒而腻，过用则损伤脾阳，水湿内生，故对于腹泻伤阴者，应两法相合，一燥一润，法度合宜，燥润相济。

⑤ 通涩结合：气机通畅则不成病，调畅气机是治疗腹泻的重要法则。腹泻初得之时，元气未虚，邪滞于胃肠，当须通之。正如喻家言所云："新感而实者，可以通因通用"。通过泻滞通腑，祛除积滞，恢复胃肠正常通降功能。通下法多用于腹泻伴里急后重之症，而少用于泄泻。常用木香、槟榔等药，并配以枳壳、大腹皮、砂仁等理气通降以助之，必要时对积滞难下者，可用少量大黄，以推陈出新。对高龄体弱或素体虚羸者，通法仍须慎用或少用，中病即止，以防元气虚陷。久泻久痢后期，纯虚无邪或少邪，中气不固，滑脱不收者，急当固涩收敛，防止水谷精微进一步脱失，即"久病而虚者，可以塞因塞用"。常用固涩药分为：温中固涩的肉豆蔻、炮姜炭；清肠固涩的秦皮、地榆；酸收固涩的诃子肉、乌梅；酸温固涩的五味子、石榴皮；酸寒固涩的五倍子、金樱子；健脾固涩的莲子肉、芡实；涩肠固脱的罂粟壳、椿根皮等，可根据不同病情需要而分别选用。腹泻的大部分病例，多为实中夹虚，虚中夹滞，虚实混杂，故而应该通涩结合，应用有法度。叶天士对腹泻治法概括为"泻痢大法不过通塞二义"，可通涩结合治疗腹泻，有重要意义。

何任教授认为腹泻一般而言，急性多实，治以祛邪为主，或燥湿，或分利，或温散，或清化，或消导，或调气；慢性多虚实互见，寒热错杂，须谨审病机，细查寒热虚实，注意相互联系及转化，或健脾，或温肾，或升提，或固涩；并且注重清利。六腑传化物而不藏，以通为用。慢性腹泻多有虚寒，也有正虚邪恋，不宜纯用固摄收涩之剂，注意补中清里，补中兼泻，补而不腻，涩而不滞。清湿热以黄连、黄芩、制大黄、车前子；燥湿以苍术、白术、茯苓、米仁；理气滞以大腹皮、木香、厚朴；消食滞以神曲、山楂、麦芽。

2. 验案举隅

（1）王某，男，36岁，1993年10月21日就诊。

腹泻反复发作5年余，近两月加重，大便每日3~4次，为黏液便，无脓血，大便不畅，有下坠感，脐周冷痛，胃脘痞满，嗳气则舒，纳差，少气懒言，舌淡苔薄黄，脉沉细弱。

西医诊断：慢性肠炎。

中医诊断：腹泻。

辨证：脾虚气弱。

治则：益气健脾，升清理气。

处方：

黄芪 15g	党参 12g	柴胡 6g	升麻 6g
煨姜 6g	白术 9g	枳壳 9g	当归 9g
酒军 3g	大腹皮 10g	陈皮 6g	

上方服5剂，患者下坠感减轻，腹胀消失，大便仍稀。原方去酒军，加木香9g，调治月余，大便成形，腹泻已愈。

【原按】

此为中气不足，升降失常，寒热错杂，本虚标实之证。过用补气，虑其太升；纯用清里，恐其气陷。故以升清降浊，温清并用，标本兼顾之法。

【编者按】

脾为太阴阴脏，职司运化，喜燥恶湿，故凡寒湿外受或阳衰寒湿内生，每致太阴之阳受伤，不能运布中阳，使阴寒窃踞、中焦滞钝而成湿邪壅塞、阳失斡旋之证，常见腹胀纳减，便溏形寒，肢冷面皖，舌淡脉细等，脾胃同踞中州，是升降运动之枢纽，脾虚则清气不得宣升生发，浊气停滞不得下降。《内经》云："清气在下，则生飧泄，浊气在上，则生䐜胀。"治疗当崇李东垣"升阳"之学，强调脾阳之生发，黄芪、党参、煨姜、白术、陈皮等；又以升麻、柴胡，以升麻引阳明之气、柴胡引少阳之气上腾，复其本位，便能升浮行生长而治泄；枳壳、当归、酒军、大腹皮以清胃肠之滞，清温同用。

(2) 陈某，女，43岁，反复腹泻3年余。

3年前因妇科宫颈癌手术后化疗，出现反复腹泻，乏力倦怠，五更泻，泻下完谷，晨间肠鸣，腹隐痛，泻后痛减，腰膝酸软，畏寒肢冷，舌淡苔白根腻，脉沉细。

西医诊断：慢性肠功能紊乱。

中医诊断：腹泻。

辨证：脾肾阳虚。

治则：补脾益肾，温中止泻。

处方：

补骨脂 12g	益智仁 12g	乌药 9g	炒苍术 9g
肉桂 5g	肉豆蔻 9g	木香 9g	干姜 5g
陈皮 6g	制附子 9g	黄芪 15g	

五剂后，患者五更泻腹痛好转，畏寒腰酸减轻。大便稀溏，完谷不化，加赤石脂12g，煅龙牡各30g，煨诃子12g。

【原按】

此为手术后化疗伤及气血、损及脾肾，脾虚久泻，久病及肾，阳气亏虚，失于温煦，故作五更泄泻，脾肾阳虚则腰膝酸软，四肢失温则畏寒肢冷。故以温补脾肾，收涩肠道。

【编者按】

患者手术耗伤气血，化疗损伤正气，肾为先天之本，脾为后天之本，久病及肾。脾虚则纳运失常，固摄无力，不能将水谷精微化生气血；肾寓人之阴阳，肾为胃之关，肾虚则不能帮助胃腐熟水谷，而泻下完谷不化。脾阳虚累及肾阳，命门火衰，关门不利，温煦失职，五更寒甚则泻重。故以四神丸为基础温补脾肾，涩肠止泻。附子温补命门之火，乌药温中理气，苍术、干姜、陈皮、木香温补脾气，黄芪补气固涩。共奏温补脾肾，固涩止泻之功。

三、李玉奇治疗腹泻的学术经验

1. 学术思想

李玉奇教授认为泄泻因于脾胃病，故脾虚作泄之论，多因脾受寒湿难以渗利，损伤脾阳之气，致运化失职，不能腐熟水谷、分清泌浊，而进入大肠致泄。临床可见口干，肠鸣，腹痛，小溲清长或黄赤，大便反快，或呈水样便，或成糟粕状，或呈黏液，或呈细条状，或呈血样便，或便前腹痛，便时尤觉下坠感，而出现里急后重。故《难经》有五泄之说："胃泄者，饮食不化，色黄，即风乘湿也；脾泄者，腹胀满，肢体重着，中脘有妨，面色萎黄，泄注，食即呕逆，即暑乘湿也；大肠泄者，食已窘迫，大便色白，肠鸣切痛，即燥乘湿也；小肠泄者，溲而便脓血，小腹痛，即火乘湿也；大瘕泄者，里急后重，数至围而不能便，茎中痛，即寒湿而变为热泄也"。可知，泄泻当因湿伤脾阳所致。指出：风泄，恶风自汗或青血易暴泄；食泄，脉弦紧，腹痛则泄，泄后痛减；痰泄，脉滑，尿少而赤，肺闷食减，积湿成痰，致大肠不应而作泄；水泄，肠鸣如雷，一泄如注皆是水；火泄即热泄，脉来弦数，肠痛肠鸣，口干喜冷饮，烦渴，尿色赤，里急后重，痛一阵泄一阵。《素问·六节脏象论》："脾胃大肠小肠三焦膀胱者，仓廪之本，营之居也，名曰器，能化糟粕，转味而入出者也。"胃病则脾无所秉受而脾必病；反之，脾病不为胃行其津液，故胃亦病。如饮食不节则胃病，脾无所秉而后病。劳倦过度则脾先病，不能为胃行其津液而胃后病。皆为脏腑气化相通之故，"脾胃为后天之本，气血生化之源"，若"脾胃之气既伤，而元气亦不能充，此诸病之所由生也"。脾泄，《五十七难》认为："脾泄者，腹胀满泄注，食即呕吐逆。"临床经验证明：可运用治脾来治胃；也可用治脾来治大小肠疾患。故李士材提出几种治疗泄泻方法，即升提、淡渗、清凉、疏利、甘缓、酸收、燥脾、温胃，不外是审因论治。在辨证施治中，切不可忽视病人自诉腹泄与便秘交替发作，便时带有黏膜血样改变，病程较久（除外肛门痔疮），体重下降，食少纳呆，此际如见脉来弦数、口干、小腹经常隐痛、屡有便意，需及时做结肠镜检查，以求确诊，排除结肠恶性肿瘤，如在结肠镜检中发现结肠息肉，应作及时处理，以免误诊。

2. 验案举隅

（1）杨某，女，38岁，主诉腹泻1周。

1周前因饮食不节，出现腹泻3~4次/日，便呈糟粕状，胃下脘至脐喜温，呕逆胀满，无腹痛感，四肢畏寒，舌质淡少苔，脉来沉迟。

西医诊断：急性胃肠炎。

中医诊断：腹泻。

辨证：脾胃虚弱。

治则：健脾和胃，理气止泻。

处方：

山药25g	苦参15g	诃子15g	白芍20g
当归20g	莲肉20g	白术20g	木香10g
槟榔片20g	莱菔子10g	炮姜10g	

七剂后腹泻明显改善，加用党参15g、茯苓15g，续服七剂，腹泻治愈，二便正常。

【原按】

患者为脾虚作泄，脾为气血生化之本，脾主运化，脾主升清。脾虚则运化失常，清阳不升而下泄，故腹泻糟粕状，肢寒胃冷喜温热，精微不化则呕逆胀满，脾阳不足则舌质淡少苔，脉来沉迟。

【编者按】

脾阳不足致脾泄，"腹胀满泄泻，食即呕吐逆"，脾运化失司，不能为胃升举清阳。故当健脾温中，山药、莲肉、白术、木香、干姜以补益脾气，温中化气；苦参、槟榔、莱菔子以燥湿醒脾；当归、白芍以和血行血，治疗肠风下泄；诃子以敛阴止泻；更加党参、茯苓以健脾利湿，故腹泻明显改善。

⑵ 朱某，女，40 岁，主诉腹泻腹痛 1 天。

患者昨晚因饮食不洁，出现肠鸣腹泻，大便黏稠，偶有稀水样，便后有里急后重感，下腹阵发性隐痛，纳可，无呕吐，小便赤黄，口干口渴欲饮水，舌质红苔黄略腻，脉弦数有力。

西医诊断：急性肠炎。

中医诊断：腹泻。

辨证：脾火下泄。

治则：清热解毒，理气止泄。

处方：

白头翁 20g	秦皮 20g	薏苡仁 40g	败酱草 20g
黄连 15g	石榴皮 15g	白芍 20g	当归 30g
槟榔片 20g	木香 15g	党参 20g	砂仁 10g

【原按】

患者为急性发病，下泄急迫，肠鸣而出，时有隐痛，有溲赤黄，苔黄腻，脉弦数，故湿热在中焦肠道，湿热蕴结，脾火下泄，小肠失于分清泌浊，大肠失于传导，夹气滞血瘀之里急后重感、腹痛感。

【编者按】

脾火下泄之证实则为肠道湿热，湿热内蕴，热毒深陷血分，下迫大肠，肠腑不畅，泻下急迫所致。以白头翁汤清热解毒，凉血止泄。《伤寒论·辨厥阴病脉证并治》："热利下重者，白头翁汤主之"，"下利欲饮水者，以有热故也，白头翁汤主之。"合用芍药汤清热燥湿，调和气血，取"通因通用"之法，通导湿热积滞从大便而去，使"行血则便脓自愈，调气则后重自除"。同时加用党参、薏苡仁、败酱草健脾利湿，清解肠腑，石榴皮收敛止泻，共奏清热燥湿止泻之功。

四、邓铁涛治疗腹泻的学术经验

1. 学术思想

邓铁涛教授对暴泻（急性腹泻）的中医治疗临床很有经验，他认为暴泻病位在中焦脾胃，因脾胃损伤，不能转输水谷，致使脾胃成为受邪之官，毒生之所，又是邪毒转移之枢。中气虚不能束邪，邪毒下注于大小肠，潜藏于肠内之脂膜，成为发病之源。就其并行而论，多以实者为要，但亦有虚中夹实者。消化之官是以脾胃为核心，由经络、气血之道、脉道、气液之道，共同组成消化之器。脾胃是生化枢纽，脾之所以有消磨水谷及升清之能，必藉肝气疏泄之功和命火蒸动肾水化气之功，方能输布水谷之化物。胃之所以能腐熟水谷，施行下降之力，必藉肺气宣发、肃降之权，命火温化之功，胆之通降之能。在生理上形成以脾胃为中心的升降之中轴，以行运化、分解水谷之功能。人体内之精、液、气、营等荣养物质，经脾的转输、散精，肝的疏泄，肺的收敛，肾的收藏，心的统运，方能营周全身，以供生命活动之需，此谓"有胃气则生，无胃气则死"之理。

邓铁涛教授认为暴泻一病必因毒害脾胃而生。毒不自发，有生于内者，有因于外者。外邪多由自然气候异常而成，内邪多由人为所致。

(1) 感受外邪：六淫之邪皆可伤脾害胃，但以湿邪为多。脾主湿，同气相求，湿为六淫之一，多不单行，往往随寒气之毒而化为寒湿之贼；动于火者，是为湿热病毒；生于炎热之夏，蒸发雨露之气为暑湿病毒。以上诸邪，多乘人体之虚内侵，其侵入途径有二：一则邪由肌腠→经→络→脾胃；二则由口鼻而入，从鼻进犯者，多为清邪，由肺经→络→脾胃，从口而侵入者，多为浊邪，直趋中道之乡，潜于脾胃，待机而发。其中外感腹泻包括时疫病毒腹泻，虽古无记载，但邓铁涛教授在临床时常遇之。对此疾若按内科泄泻辨证施治，往往疗效不佳，而按温病辨证治疗，则收效较理想，故余命其名谓“时疫病毒腹泻”。临床病象：多为急性发病，症见腹泻，水样粪便，或溏便，或黏液便，大便每日4~8次，甚者10余次，亦可恶心、呕吐，或腹胀、发热，或肢体酸楚，舌淡红，苔白厚腻，脉多濡数。

(2) 饮食所伤：食伤者为膏粱厚味、香甜之品；饮伤者为酒浆之类、清凉酸甜水饮之品以及瓜果梨桃之味。或毒染食物，或暴食不节，此食物下咽入胃，宿积内停，留滞生毒，脾胃受害，遇机而作。

总之本病发生发展为邪聚中焦，毒伤脾胃所致。因脾胃以膜相连，表里相通。若脾伤则不升不运，不消不磨；胃损则不降不腐，不化不行。中轴升降功能呆滞，清者难升，浊者难降，从而形成清浊相混，水谷不分。邪毒流注于小肠，伤损小肠之受盛气化之功，邪毒不去，下注阑门，毒伤其气，则阑门失约，流移于大肠，毒浸肠脂膜引发气滞、血瘀、水聚之病变，因变致逆，传导功能失司，魄门失约而成泄泻。

诊治此病，首要是确立诊断，结合辨证，定其病因，察其病机，判其虚实，别其病情，拟定理脾、和胃、分利清浊、止泻保津、固气防脱等治法。

2. 验案举隅

(1) 陈某，女，33岁，主诉腹泻2天。

患者2天前出现腹泻腹痛肠鸣，大便清稀，重则水样便，脘闷纳少，恶寒发热，肢体酸楚，手足欠温，小便短少，面色苍白透黄，唇干色淡红，喜蜷卧就温，舌淡红，苔薄白，脉沉缓而濡。

西医诊断：急性胃肠炎。

中医诊断：腹泻。

辨证：寒湿泄泻。

治则：祛湿止泻，芳香化浊。

处方：

藿香叶12g	紫苏叶12g	赤茯苓15g	苍术9g
陈皮6g	大腹皮12g	清半夏9g	姜厚朴12g
泽泻12g	炙甘草6g		

三剂，煎服。同时送服紫金锭1粒。

【原按】

患者外感寒湿之邪，正邪交争于胃肠，湿邪困阻脾土，寒邪凝滞胃阳，清浊不分，故而腹泻腹痛肠鸣，纳差恶寒发热，喜温。“无湿不成泻”，“湿盛泽食泄”。

【编者按】

邓铁涛教授对寒湿泄泻，运用藿香正气散加减，以芳香化湿，解表散寒，和中止泻。藿香、苏叶辛温散寒，芳香化湿，赤茯苓、苍术、陈皮、清半夏以健脾除湿，厚朴、大腹皮以理气除满，湿重加泽泻以利水渗湿止泻。又有紫金锭祛湿避瘟止泻，祛湿浊。

(2) 姚某，男，52 岁，主诉腹泻 3 天。

患者 3 天前出现腹痛腹泻，先溏后黄水呈黏液样便，继而频有便意，登厕即便黄色黏液而臭，肛门灼热，泻下急迫，烦热口渴不欲饮，小便短赤，颜面潮红，口唇红干，舌红少津，苔厚腻而黄，脉滑数。

西医诊断：急性肠炎。

中医诊断：腹泻。

辨证：湿热泄泻。

治则：清热解毒，渗湿止泻。

处方：葛根芩连汤。

粉葛根 30g　　黄芩 10g　　黄连 6g　　生甘草 6g

【原案】

患者感受湿热之邪，内盛则困阻脾阳而成腹痛腹泻，湿热内迫肠道，肠道泌别清浊功能受损，故频有便意，便黄色黏液而臭，肛门灼热，泻下急迫。有泻下伤及津液，故有烦渴不欲饮，小便赤，舌红少津，苔厚腻而黄。

【编者按】

湿热泄泻常用葛根芩连汤，葛根解肌升清止泻，黄芩、黄连苦寒燥湿清热，甘草和中，更加适合有表证的急性湿热泄泻患者，如果患者无表证，可选用黄连胃苓汤(《医经会元》)。药用黄连、生甘草、赤茯苓、苍术、陈皮、白术(生)、官桂、泽泻、猪苓、姜厚朴、生姜、大枣。

参考文献

[1] 徐云生. 邓铸涛教授甘温健脾法治疗疑难病[J]. 四川中医，2002(3)：1-2.

(浙江中医药大学附属第一医院　蒋旭宏　黄小民)

第七章 急性腹痛

一、概　述

急性腹痛是指以急性腹痛为主要特征的一类腹部常见多发疾患，属于急症痛证的范围，约占急诊门诊就诊率的20%以上，其病死率约0.5%~5%。该病具有起病急、变化迅速、病因复杂多样、涉及面广等临床特点，较难诊断和鉴别，极易延误诊治，容易导致快速加重，严重时甚至会危及患者生命安全。因此要求医生及时做出正确的诊断，减少误诊的发生。

急性腹痛的病因具有多样化、综合化和复杂化的特点，不仅涉及内科和外科，在妇产科和儿科也较为常见。该病症多是由于腹部器官发生病变或者是全身器官发生病变而引发起的急性腹痛。常见的疾病类型有急性阑尾炎、胃及十二指肠溃疡穿孔、急性肠梗阻、急性胆囊和胆道系统疾病、急性胰腺炎、泌尿系结石梗阻、急性腹膜炎和宫外孕等。其临床表现多以急剧性腹痛、恶心、呕吐、便秘、发热等为主要特征。但是不同体质的患者具有不同的临床特征，即使是合并系统性疾病，不同的患者也具有不同的表现。

中医学“腹痛”是指以胃脘以下，耻骨毛际以上部位发生疼痛为主症的病证。《黄帝内经》中最早提出腹痛的概念，如《素问·气交变大论》：“岁止太过，雨湿流行，肾水受邪，民病腹痛。”明·秦景明《症因脉治·腹痛论》提出：“痛在胃之下，脐之四旁，毛际之上，名曰腹痛。若痛在胁肋，曰胁痛。痛在脐上，则曰胃痛，而非腹痛。”《素问·举痛论》中提出腹痛主要是由于寒热之邪外袭所致，“寒气客于胃肠之间，膜原之下，血不得散，小络急引故痛”；“热气留于小肠，肠中痛，瘅热交结，则坚干不得出，故痛而闭不通矣”。而且《素问·气交变大论》中曰：“岁止太过，雨湿流行，肾水受邪。民病腹痛，清厥意不乐，体重烦冤。”充分阐述了湿邪外袭可致腹痛。明·李梴《医学入门》提出：“大腹痛多食积外邪，厮腹痛多积热姨火，小腹痛多瘀血及瘀与溺涩，化下卒大痛，人中黑者，中恶客忤不治。”明·吴昆《医方考·腹痛门》中提出：“腹中干痛有时者，虫痛也。干痛者，不吐不泻而但痛也。”清·李用粹《证治汇补·腹痛》中提出：“暴触怒气，则两胁先痛而后入腹。”《临证指南医案·腹痛》则指出：“腹处乎中，痛因非一，须知其无形及有形之为患，而主治之机宜，已得其要矣。所谓无形之为患，如寒凝火郁，气阻营虚，及夏秋暑湿污秽之类是也。所谓有形之为患，如蓄血、食滞、瘕蛔蛲内疝，及平素偏好成积之类是也。”

故而，由上述医家所述可知，腹痛的病因较为复杂，但大多可归纳为外感六淫、饮食不节、七情失畅、阴阳亏虚四个方面。外感风、寒、暑、湿、燥、火之邪均可侵入腹中。风寒之邪直中经脉则寒凝气滞，经脉受阻，故不通则痛；寒邪不解，郁积化热，火热搏结，不通则腹痛；或直接感受暑湿热邪，湿热壅滞，气机阻滞，腑气不通而致腹痛。饮食不节，胃肠运化无力，饮食壅滞，以致腹痛；过食肥甘厚腻或辛辣之品，酿生湿热，蕴结于胃肠而生腹痛；或恣食生冷，寒凝中阳，则腑气不通则痛；饮食不洁，虫生肠扰，攻动窜扰也可致腹痛。情志失调，肝失调达，气机不畅，则肝气乘脾犯胃，以作腹痛：气滞日久，血行不畅，气滞血瘀，瘀停则腹痛。素体阳气亏虚者，寒气内生，气血化生不足，寒凝则作腹痛；病久伤及肾阳，相火失温，脏腑虚寒，腹痛则日久不愈。此外，跌扑损伤，血络受损，静脉受阻，气机升降不调，不通则痛。故而，腹痛的病理因素主要包括寒凝、火郁、食积、气滞、血瘀。病理性质不外寒、热、虚、实四端。基本病机为气机阻滞，气血不运，不通则痛；或经脉失养，不荣则痛。

腹痛的辨证论治必须先辨腹痛的寒热虚实。少腹拘急，痛时暴作，痛无间断，坚满急痛，遇冷痛剧，得温则减，为寒。腹痛痛处热感，时轻时重，或伴大便不通，得冷则减，为热。腹痛时轻时重，痛无定处，攻冲乱扰，或伴胸胁不舒，或伴腹胀，得嗳气舒，为气滞。少腹刺痛，痛无休止，痛处固定拒按，常夜间加重，伴面色晦暗，为血瘀。饮食不慎，脘腹胀痛，嗳气频作，得嗳气舒，痛时欲便，便后痛减，为伤食。另外，暴痛多实，伴腹胀，呕逆，拒按等；久痛多虚，痛势绵绵，喜揉喜按。同时，可据腹痛部位辨脏腑病证。胁腹、两侧少腹多属肝经病证；大腹多为脾胃病证；脐腹多为大小肠病证；脐以下小腹多属肾、膀胱、胞宫病证。在治则治法上，腹痛不外乎“不通则痛”、“不荣则痛”。清·高世栻《医学真传》支出：“夫通则不痛，理也，但通之之法，各有不同。调气以和血，通也；下逆者使之上行，中结者使之旁达，亦通也。虚者，助之使通，寒者，温之使通，无非通之之法也。若必下泄为通，则妄矣。”因此，治疗腹痛应在通法的基础之上结合相应症状体征，辨证论治，实则攻，虚则补，热者寒，寒者热，滞者通，如兼夹证变化，则寒热并用，或攻补兼施，进而依据具体情况遣方用药。并且，需要治因与治状相结合才能达到治疗目的。如胆道蛔虫症，腹痛时应安蛔止痛，痛定后再驱蛔虫；而胆石症引起的腹痛则先清利湿热，理气缓解腹痛，症状缓解后，再疏肝排石。久病与新病在临床上多并不呈单一证候出现，多数表现虚实夹杂，所以应该注意新病与久病的关系，判定虚实的关系，当新病不可迅速治疗时，一味攻伐则会使新病未去久病更重，正气益衰而邪气益盛。在急性腹痛治疗中，除部分如急性肠梗阻、单纯性阑尾炎等速战速决的病种之外，大多数病人表现有初、中、后三期不同的变化，应采取不同分期治疗。

临床上对急性腹痛治疗方法很多，但在治疗过程中应该依据正确的现代医学诊断，对病变轻重程度正确的判断至关重要，为达到这一目的，必须做周密的调查和对收集到的材料进行科学分析，取得可靠的治疗依据，才能获得较好的效果。虽说中医中药在治疗急腹痛方面有其一定优势，但就急性腹痛不同病种临床特点，病情变化较快，还需在治疗中予以高度重视和高度的责任感，保证治疗效果，正确运用八法，不断的总结经验，同时要在充分的做好手术准备和严密的观察下，采取非手术治疗。

有多位国医大师对急性腹痛具有精彩论述和丰富的治疗经验。对于急性腹痛的治疗，国医大师吴咸中和颜正华两位教授均明确提出腹痛辨证，应首辨主证，此为诊断之要务。二老认为从辨证法的观点来看，任何事物都不是一成不变的，疾病都是动态变化的过程，因此主证也是在变化的，在一定条件下，次证主证可相互转化。临床之中导致急性主证转化的因素很多,如日久正伤,用药失当等证造成腹痛主证次证之间的相互的转化。实证腹痛,日久不愈,损伤正气,可以转化为虚证腹痛;而虚证腹痛,又每兼气滞、血瘀、食积、肝郁等标实之证,故当时以运动的、传变的、发展的辨证观,权衡其偏盛,在辨证中,注意辨识主证的这种转化,把握疾病的性质,治随证变,方获良效。

腹痛辨证的过程,是全面分析病情资料,正确认识疾病本质的过程,不仅需辨识主证,还要追溯病史,详尽地分析疾病的症状和体征,为正确辨证提供客观依据。病史是疾病发生发展的过程,又是症状形成的基础,通过追溯病史,可以全面了解分析病情,对正确诊治疾病具有重要意义。在腹痛辨证过程中,除询问患者疼痛的性质和伴见症状外,还应注意追询病史,若病常反复发作,情志不畅而诱发者,并见腹痛连及两胁的症状,即可判断为肝气郁结为主的腹痛,治疗重在疏肝理气胃;若患者虽亦经常发作,在饮食不慎时而发病或疼痛加重,且畏寒恶凉,喜食热饮,即可判断为脾胃虚寒为主的腹痛,治疗重在温中健脾。全面分析,除注意询问病史外,还应综合四诊材料,做到四诊合参,相互参照,全面分析,才能正确进行诊断,不能只凭一症,或一舌一脉,仓促诊断以致误诊。二老认为,病有轻重缓急,痛有新久虚实。唯当四诊合参方可辨证严明,谨守病机。在判断腹痛痛势时,问诊所得,最切患者亲身体会。李老常反复询问病家所苦,以探究致病之原及病性所属。 同时,又结合切诊,以分清疼痛之病位所在、疼痛之喜按拒按、痛势之轻重缓急;施行诊断时,不忘观察病家神色,从按压过程中患者表情变化的程度,以判断疼痛的剧缓及部位等。急性腹痛可以由于实证导致,也可以由于虚证导致的,本章节选取国医大师治疗急性的精彩案例进一步分析国医大师治疗发热的学术思想和特色。

二、吴咸中治疗急性腹痛的学术经验

(一) 通里攻下法治疗急性腹痛的经验

1. 学术经验

根据“六腑以通为用“及“不通则痛”的学说,通里攻下法主要用于具有里、实、热证的急腹症。其主要分为下实、下热、下瘀、逐水、排石及驱虫方法。寒下法主要用于各种炎性急腹症、大多数急性肠梗阻,以及里热表现的消化道出血等。配合清热利湿及疏肝理气药物,可用于利胆排石,与驱虫药合用可治疗胆道及肠道蛔虫症。常用的药物有大黄、芒硝、番泻叶及芦荟等。大承气汤为其代表方剂。温下法常用于有寒实证的早期机械性肠梗阻及某些动力性肠梗阻,对于无并发症的胆道蛔虫症及胆绞痛亦可选用。常用的药物为巴豆。三物备急丸为其代表方剂。在通里攻下方剂中加入攻水逐饮药物,可组成峻下逐水方剂,常用于肠腔积液较多的机械性肠梗阻、麻痹性肠梗阻及重型胰腺炎等。甘遂为最常用的药物,大陷胸汤为其代表方剂。对于年老体弱、久病伤阴的病人,宜采用润下法。常用的药物有火麻仁、郁李仁、蜂蜜等。

2. 验案举隅

周某,男,54岁,退休。1975年12月20日来诊:

近两天来腹痛、腹胀,恶心、呕吐,排气排便消失,口干欲饮,舌红苔黄厚,脉滑数。查体体型消瘦,腹部膨隆,叩诊呈鼓音,听诊肠鸣音减弱。体温38.7℃。白细胞:12.1×10^9/L,中性粒细胞 86%。

中医诊断：急性腹痛。

辨证：实证，湿热蕴结，腑实内结。

治则：清热利湿，通腑攻下。

处方：小承气汤加减：

大黄酒洗 12g　　厚朴炙，去皮 6g　　枳实大者，炙 9g

2 剂，水煎服。

1975 年 12 月 22 日复诊：症状未见明显缓解，舌红苔薄黄，脉滑数。查体体型消瘦，腹部膨隆，叩诊呈鼓音，听诊肠鸣音减弱。体温 38.3℃。白细胞：10.6×10^9/L，中性粒细胞 81%。故予以上方加甘遂 10g，水煎服。服药两日后症状体征消失，患者痊愈。

【原按】

急性腹痛属于常见急症，其来势凶猛，传变也速，必须根据疾病的发展规律，要有预见性的防微杜渐，采取果断的、有力的、相应的措施，先发制病，不可因循等待，只要不是“表寒”、“表虚”之证，或年老体衰之躯，均可早用通里攻下之法。因为这是清热祛邪的一个重要途径，保存阴津，防止恶化的具体措施，从而达到缩短病程，提高疗效的目的，发挥中医中药治疗急性腹痛的应有作用。

【编者按】

汗、吐、下是中医祛邪多年来的常用手段，吴老的通里攻下法归属于中医下法的范畴。根据祖国医学“六腑以通为用”的原则，在急性腹痛治疗中，下法对于各种里实结症必然有着其不可替代的作用。下法主要分为以下三种方法：寒下法目的在于祛热攻下，常配合使用解毒药，攻下药剂量一般不宜过大，得利就可，临床适用于急性阑尾炎、急性胰腺炎、急性胆囊炎和盆腔脓肿等疾病；峻下法攻下药剂量宜大，得快利而后止，但需在临床运用中，根据寒热不同灵活使用，临床多适用于急性机械性肠梗阻，对麻痹性肠梗阻应配合使用理气开郁、活血化瘀等药物治疗。润下法长于补气增液，多用于气虚、血亏津少类疾病，适用于孕妇、久病、老年人便秘、腹胀患者。虫积时在攻下药中配合使用驱虫药，能使治疗效果得到较大的发挥。

（二）疏肝清热法治疗急性胆系疾病腹痛的经验

1. 学术经验

清热利湿及渗湿利水法对于胆道感染引起的黄疸极为有效，应选用茵陈蒿、栀子、龙胆草、金钱草等清热利湿药物，对于急腹症急性症状消退后，病人有热去湿留的临床表现者，常用茯苓、猪苓、泽泻、藿香、佩兰等渗湿利水或芳香化浊药物。再者，根据不同脏腑及不同病机，采用不同的理气开郁药物。对于胆绞痛和早期胆道感染的患者，多采用元胡、杭芍、木香、香附、陈皮等药物，对于有气滞见证的肠道疾患，如部分性肠梗阻及早期炎性疾病，常采用川楝子、元胡、木香、乌药等，对于腹满气胀的病人，多采用厚朴、枳实、莱菔子、砂仁等，对于恶心、呕吐及呃逆等气逆症状，可选用半夏，竹茹、旋覆花、代赭石等药物。另外，治疗胆道感染常用黄芩、龙胆草、栀子、夏枯草等，大黄牡丹皮汤、黄连解毒汤为其代表方剂。

2. 验案举隅

韩某，男，74 岁，1976 年 1 月 25 日来诊：

病史长达10余年，反复发作右上腹疼痛，屡经中西医分方治疗，输液，中药，割治耳针等方法，虽当时有一定缓解，但终未除，经常发作。今右上腹疼痛剧烈，多日不能进食水，面色晦暗黄灰，形神疲惫，精神萎靡，极度痛苦面容，枯瘦如柴，巩膜及全身黄染，烦躁不安，呻吟低微，舌质暗紫，苔黄腻，脉弦滑。

中医诊断：急性腹痛。

辨证：肝郁气滞，湿热蕴结。

治则：疏肝理气，清热利湿。

处方：茵陈胆道汤加减，具体药物如下：

茵陈 78g	金钱草 78g	栀子 39g	黄芩 39g
枳壳 39g	木香 39g	大黄 39g	柴胡 39g

5剂，日1剂，3次分服，每次100ml。

1976年1月27日复诊症状体征消失，患者痊愈。

【原按】

胆系疾病是因肝气长期郁结、化湿蕴热、湿热交阻，从而使胆液蒸熬凝固而形成的。在此方中，茵陈、栀子具有清热利湿的功效。柴胡、黄芩具有疏肝清热的功效。枳壳、木香具有理气止痛的功效。金钱草具有清热利湿、排石的功效。大黄具有通里攻下的功效。将上述诸药同用，可取得清热、利胆、排石的作用。因此，茵陈胆道汤非常适合肝、胆管结石症患者使用。

【编者按】

现代医学认为胆道系统疾病的发生与胆汁滞留、细菌感染和代谢障碍有关，是临床常见的消化系统急腹症。而祖国医学以为，肝于右胁之下，胆附于肝，其经脉相连，互为表里，胆汁生于肝，助肝行疏泄之功。情志过急，肝郁气滞，饮食不节，中焦湿热，均可致肝胆疏泄失常，气滞汁结，郁而化火，熏蒸煎熬，热结不散，气血郁滞，不通则痛。此病治疗贵在辨证，胆肝相为表里，输胆汁而不传化水谷的糟粕，故称“中精之腑”，治疗一般依据“元腑以通为顺”，“腑病以通为补”的治疗原则。宜于清、降、疏、通，方可收到良好疗效。

三、颜正华治疗急性腹痛的学术经验

（一）疏肝理气法治疗急性实证腹痛的经验

1. 学术经验

颜老认为腹痛的基本病机是气机升降失常，气血瘀滞，不通则痛。辨证时关键须把握“气、血、寒、热、虚、实”六点，并结合患者发病之缓急，全面准确判断疾病性质与特征。多见三个方面：

(1) 辨气血：一般来讲，初气久血；病在气以胀痛、窜痛、时作时止、受情绪变化影响明显为主；病在血则多为持续性刺痛、痛处固定，夜间尤甚，舌质紫暗。

(2) 辨虚实：新病多实，疼痛拒按，食后痛甚，腹胀便秘；久病多虚，喜温喜按，饿时痛甚。

(3) 辨寒热：满痛拒按、纳呆、喜温暖为寒；若疼痛喜温喜按，遇冷加剧为虚寒；伴烦渴、喜冷恶热,小便赤黄,大便秘结,苔黄少津,脉弦数,多为热。

2. 验案举隅

吴某,女,42岁。2006年5月20日初诊:

患者3月前突发腹痛,以胀痛感为显,遇劳累或紧张时痛感加剧。兼见嗳气,纳差。腹部喜温喜按,并伴有自汗,身热,疲劳,多梦易醒等症。二便正常。舌质暗红,苔薄黄腻,脉弦滑。

中医诊断:腹痛,肝胃不和,气滞不疏。

治则:疏肝理气。

处方:香苏饮加味。

苏梗 10g	香附 10g	陈皮 10g	旋覆花包 10g
煅瓦楞子先下 30g	丹参 20g	当归 6g	砂仁后下 5g
生龙牡各先下 30g	炒酸枣仁 20g	木蝴蝶 5g	绿萼梅 6g
佛手 6g	益母草 15g	茺蔚子 12g	

7剂,日1剂,水煎服。

2006年5月27日二诊。患者诉服药后腹痛明显减轻,腹胀、嗳气、疲劳感亦好转。近一周,频感咽干、胸闷、心慌、气短。自述2年前曾患频发室性早搏。经仔细辨证,颜老认为患者刻下症结为久病气血虚弱,故在原方疏肝理气之基础上,增用党参、白芍以补气养血,加玄参以清热凉血利咽。具体处方如下:

党参 12g	玄参 12g	白芍 15g	苏梗 10g
香附 10g	陈皮 10g	旋覆花包 10g	煅瓦楞子先下 30g
丹参 20g	当归 6g	砂仁后下 5g	炒酸枣仁 20g
木蝴蝶 5g	绿萼梅 6g	佛手 6g	生龙骨牡蛎各,先下 30g

14剂,日1剂,水煎服。

2006年6月10日三诊:患者诉服上剂后,诸症减轻,胸闷、心慌、气短明显好转。然因患者近1周来饮食不节,进食樱桃3次,食后腹痛复作,隐隐作痛,饭后痛甚,嗳气,有轻微烧心感,纳多则胸脘不适,仍觉咽红,咽痒。舌红少苔,脉弦细滑。颜老仍效初诊处方遣药,并加神曲以消食健脾。具体处方如下:

苏梗 10g	香附 10g	陈皮 10g	旋覆花包 10g
煅瓦楞先下 30g	白芍 15g	炒酸枣仁 20g	生龙骨牡蛎各,先下 30g
当归 6g	丹参 20g	绿萼梅 6g	木蝴蝶 5g
神曲 12g	佛手 6g		

7剂,日1剂,水煎服。

患者服药后诸症显著缓解,随访半年,胃痛未复发。

【原按】

本案患者证属肝郁不舒,气失和降,治以疏肝健脾。颜教授治腹部胀痛证属肝郁不舒者多用香苏饮加味,方由苏梗、香附、陈皮、白芍等组成;伴呃逆、嗳气者加旋覆花,有郁热者加延胡索、川楝子，脾虚者加党参、黄芪、白术、茯苓、薏苡仁，兼吞酸者加煅瓦楞子，病久有瘀者加丹参，纳呆者加焦三仙、麦芽、谷芽。此外，颜教授善用绿萼梅、佛手为佐药以增强疏肝理气止痛之功。颜教授三诊均用香苏饮加味，并根据患者就诊时刻的主诉灵活加减变化。

【编者按】

理气开郁适用于正气不虚的郁症，疏肝、理气、化滞均属此类。适用于肝胆实证，适用于早期或轻症功能性炎性疾患，如胆囊炎、阑尾炎、胰腺炎等；也可以作为通里攻下或清热解毒之后的继续治疗用于急性病的恢复期；并且可以配合活血化瘀消除炎症后残存浸润及包块。但是在用药方面必须依据寒热虚实的不同相应调节，分别使用半夏、竹茹、旋覆花、代赭石、沉香、莱菔子等药物治疗。

（二）养阴行气法治疗急性虚证腹痛的经验

1. 学术经验

颜老以为腹部隐痛，泛吐清水，得按则舒，得温则减，纳差，神疲乏力，大便溏，舌淡，脉弱者，为中气不足的征象。代表方剂为六君子、香砂六君子。阳虚明显者，可使用黄芪建中汤，经络得温，气机得行，其痛自减。因脏腑为营卫之源，源流相通，为顺也。若中焦既虚，营卫之源患病，补益之中应当佐以发表、调营卫之品，必可助于调和营卫，疏泄有度。常与补中益气剂相须使用的发表药有紫苏、藿香、柴胡、葛根等。其中，生姜、大枣合用有调营卫之功，治中焦之病，功不可没。

2. 验案举隅

于某，女，27岁。2003年12月22日初诊：

患者半年前，因工作紧张感胃部不适，以隐痛感为主，饥饱时均有痛感。今日腹痛加重，伴口干，便秘，食欲差，腹胀，呃逆，无泛酸症状。舌红少苔，脉弦细。

中医诊断：急性腹痛，阴虚气滞，中焦失和。

治则：养阴行气止痛。

处方：

沙参 15g	麦冬 10g	生地黄 12g	玉竹 12g
白芍 15g	当归 10g	枸杞子 12g	生谷麦芽各 15g
绿萼梅 6g	佛手 6g	生甘草 6g	川楝子 10g

7剂，日1剂，早晚分服。

2003年12月29日二诊。患者诉服上方7剂后，诸症减轻，近日自觉口燥明显，伴失眠。颜老在前方基础上加石斛10g，芦根15g，夜交藤30g。14剂。患者服后胃痛感等诸症尽释。继嘱注意饮食调养，随访半年，未见复发。

【原按】

本案患者腹部隐隐作痛，舌红少苔，口干，属典型阴亏证候。颜老认为，此类病证治当养阴行气，用方以益胃汤、一贯煎加减化裁。本案处方中，颜老以一贯煎加减，其中沙参、麦冬、玉竹、生地黄、枸杞养阴，使机体阴液生化有源，以期从根本上保护气机和降功能；佛手、绿萼梅疏肝行气，调节升降，消痞除胀，针对气滞腹胀症。生甘草、白芍、当归缓急止痛，辅助养阴之品。川楝子疏肝泄热，理气止痛，针对气滞疼痛主症。谷芽、麦芽消食和中，助脾胃运化，解除纳呆之症。纵观全方，阴柔轻灵而又显苍劲之力，颇具四两拨千斤之妙，虽效古方而来，却有临证巧变之玄机。

【编者按】

明·李中梓在《医宗必读》中明确指出，急性腹痛情况复杂，必须详辨其虚实。实者通利，虚者妄不可使用通利之法。治疗痛证必不可拘泥于“诸痛属实，痛无补法”，对于确属虚证者必当使用补益之法。明·李中梓在《医宗必读》中则提出，由于腹痛情况复杂，需从望、闻、问、切四者详辨，辨其虚实。“表虚而痛者，阳不足也，非温经不可；里虚而痛者，阴不足也，非养营不可；上虚而痛者，以脾伤也，非补中不可；下虚而痛者，脾肾败也，非温补命门不可。”该章节所提出的温经、养营、补中、温肾等治法均属于“补法”的范畴，在腹痛治疗中运用补法，主要体现在补益气血阴阳不足和补益脏腑功能虚衰两个方面。

参考文献

[1] Koloskina, Talleynj, Boycepm. Epidemiolgy and health care seeking in the functional G Idisorders: apopulation-based study [J]. Am J Gastroenterol, 2002, 97: 2290-2299.
[2] 周建伟，李媛．急性腹痛 200 例临床回顾与分析[J]. 江西医学，2007，11(42)：1015-1016.
[3] 刘祥俊，陈崇宽．急性腹痛 1609 例的诊疗分析[J]. 广西医学，2009，31(8)：1159-1160.
[4] 黄祥，邓海芬，陈石伙．急性腹痛 412 例的急诊诊断分析[J]. 中国实用医药，2011，6(26)：84-85.

（河南中医药大学第二附属医院　胡仕祥　崔应麟）

第八章

胸痛

一、概述

胸痛是指从胸廓下缘至颈部之间的某一部位或某一区域的疼痛，是急诊科或心内科常见的临床症状。产生胸痛的原因很多，既可以由各种理化因素、外伤、肿瘤所导致，也可以是炎症反应通过刺激肋间神经、膈神经及脊髓后根传入纤维而引起。其涉及的系统十分广泛，心血管系统、呼吸系统、消化系统、神经肌肉系统及精神心理障碍等诸多系统诸多疾病，如急性冠脉综合征、主动脉夹层、肺栓塞、气胸、心包炎、心包填塞、食管破裂、慢性胃炎、带状疱疹等，发病过程中均可产生胸痛。

现代医学根据引起胸痛的原因将其分为心源性胸痛与非心源性胸痛两类。心源性胸痛是指由心脏、冠状动脉等心血管系统疾病引起的胸痛，多为冠心病导致心肌缺血所致的心绞痛，主要表现为胸骨后、心前区、剑突下压榨性疼痛，可向左肩、臂内侧放射。临床上可由心电图、心肌酶谱、心脏彩超及冠脉造影等检查明确诊断；非心源性胸痛是指与心脏、冠状动脉等疾病无直接关联的胸痛，主要由呼吸系统疾病、消化系统疾病、神经炎及关节肌肉疾病、精神因素等疾病所引起。临床上治疗胸痛的难点与重点便是快速、准确地鉴别诊断心源性和非心源性胸痛，以进一步采取正确、及时地处理措施。

传统中医很早就对胸痛有较深的研究。胸痛一症，早在《内经》中就有记载，《灵枢·五邪》云："邪在心，则病心痛"，《素问·脏气法时论》云："心病者，胸中痛，胁支满，胁下痛，膺背肩甲间痛，两臂内痛。肝病者，两胁下痛引少腹，令人善怒。"指出了胸痛多与心肺内外感受寒热之邪、肝胆气逆等密切有关。仲景在《伤寒论·太阳病》中云："太阳病，过经十余日，心下温温欲吐而胸中痛"说明胃肠疾病可引起胸痛；在《伤寒论·结胸证》中云："问曰：病有结胸，有藏结，其状何如？答曰：按之痛，寸脉浮，关脉沉，名曰结胸也"，指出了结胸也可导致胸痛的发生；《金匮要略·肺痿肺痈咳嗽上气证治》云："若口中辟辟燥，咳即胸中隐隐痛，脉反滑数，此为肺痈"，指出肺痈可致胸中隐痛；《金匮要略·胸痹心痛短气病脉证并治第九》云："阳微阴弦，即胸痹而痛"说明了上焦阳气不足，阴寒内盛，可致胸阳不振而发胸痛；并制定了瓜蒌薤白白酒汤等方剂，以取温通散寒、宣痹化湿之效，为后世历代中医家对于胸痛一症的研究与治疗奠定了基础。

后世医家在此基础上分析并总结了不同性质、牵连部位及伴随症状等的胸痛，辨明其病变的部位、性质等的不同，如胸痛憋闷，有压榨感，多为气滞、痰阻；胸痛如刺，夜间为甚，多为血瘀阻滞；胸痛连脘腹，手不可触者，多为寒热结胸；胸痛连胁，多病在肝胆；胸痛痛引肩背，发热呕恶者，多为肝胆湿热；胸痛痛连左手尺侧者，多为胸痹心痛；胸痛痛连肩背，脉沉紧者，为寒凝心胸；胸痛伴发热咳嗽，咳则痛甚，为肺热络伤；胸痛伴咳吐脓血痰，为肺痈；胸部隐痛，咳嗽无力，多为肺气虚弱，余邪未尽的肺热病后期，也可见于肺痨；胸痛伴心悸，病在心；心胸卒然大痛，持续不解，面青肢冷，脉微细者，为心脉闭阻不通，特称"真心痛"以示危证，须予以重视。

胸痛的基本病机为病邪壅阻心胸血脉，气血不通而发疼痛，或为脏腑经络失养，不荣则痛，多为本虚标实，虚实夹杂，具有发作期以标实为主，缓解期以本虚为主的特点。其发生的原因甚多，但基本病机不外乎不通则痛或不荣则痛，多属本虚标实，气血不足、阴精亏损，脏腑经络失养，为致病之本，外邪、气滞、痰凝、血瘀、食滞、虫积，阻滞脏腑、经络，导致气机不畅，气血闭阻，为发病之标，二者互为因果。中医以此为切入点，强调先治其标，后治其本，先从祛邪入手，然后再予扶正，必要时可根据虚实标本的主次，兼顾同治。标实当泻，针对气滞、血瘀、寒凝、痰阻等当疏理气机，活血化瘀，辛温通阳，泄浊豁痰，尤重活血通脉治法；本虚宜补，权衡心脏阴阳气血之不足，有无兼见肺、肝、脾、肾等脏之不足，补气温通，滋阴益肾，纠正脏腑之偏衰，尤其重视补益心气之不足。

中西医医药学的不同的理论体系决定了各自不同的治疗方法，中医强调治疗要因人因证而异，据证立法，法随证变，依法选方，突出个体化治疗，且标本兼治；而西医治疗目标更为明确，起效更快，二者结合取长补短，优势互补，具有疗效高、不良反应少、降低胸痛患者的死亡率、改善患者远期生存质量的优势。

胸痛是急诊科常见就诊症状之一，病因繁杂，涉及全身多个器官组织系统，因涉及的器官不同，疾病的危险性和转归也存在着较大的差别。针对冠心病心绞痛，即中医之胸痹，所引起的胸痛，多位国医大师均有各自独特的见解及丰富的治疗经验。

国医大师郭子光、任继学两位教授认为，由于冠心病心绞痛患者多数始终具有心悸气短且动则更甚之气虚、心胸疼痛且部位固定之血瘀表现，故认定："气虚血瘀"是本病基本病机。郭老认为，针对本病之病机特点，治宜益气化瘀，行气化痰，兼清利湿热。观其脉证，此乃虚、瘀、痰、湿、热五因夹杂，故治宜标本同治，扶正与祛邪兼顾，所以郭老提出补气养血、补阳益阴，活血化瘀、益心通脉，辛散温通、行气止痛，化痰散结、宽胸通阳，清热利湿、逐邪外出五法进行调治。而国医大师陈可冀老师也强调瘀血的发生贯穿其发病的全过程，并提出"三通"（"芳香温通"、"宣痹通阳"和"活血化瘀"）和"两补"（"补肾"和"补气血"）的理论思想。从立法角度看，理气化痰、行气活血的治则蕴含有芳香温通的治法，理气化痰治则蕴含有宣痹通阳的治法，而益气养阴治则蕴含有补气血、补肾的治法。善于以瓜蒌薤白半夏汤化痰宣痹通阳；以冠心Ⅱ号方、血府逐瘀汤加减活血化瘀，以生脉散加减益气养阴；与此同时，陈老还很重视"心胃同治"，擅长运用温胆汤和胃化痰，协同改善心肌缺血。

国医大师张镜人结合中医与西医，指出痰湿和痰热是影响脂肪代谢的病变前提，而气滞血瘀则是脂质沉积的病变结果。因此，气滞血瘀可以定为冠心病病变中矛盾的主要方面，治疗当以宣痹理气、活血化瘀为原则，常用药物以宣痹(通阳)、理气(开窍)、活血、化瘀、益气、养阴，宁心安神、化痰、降血脂、降血压等 10 大类为主。 张学文教授防治冠心病以活血化瘀为治疗大法，紧扣血瘀与气虚两大病理因素，用药标本、虚实兼顾。

国医大师邓铁涛教授、刘志明教授、阮士怡教授认为冠心病是一个本虚标实之证。邓铁涛教授指出正虚（心气虚和心阴虚）是本病的内因，痰与瘀是本病继发因素。气虚、阴虚、痰浊、血瘀构成了冠心病病机的四个主要环节，一般的冠心病以气虚（阳虚）而兼痰浊者为多见，当疾病到了中后期，或心肌梗死的患者，则以心阳（阴）虚兼血瘀或兼痰瘀为多见。冠心病的本虚，以心气虚为主，与脾的关系甚大，故在治疗冠心病胸痛时，邓老强调活血化瘀、益气祛痰，其中进一步提出了补益心气、重在健脾。国医大师刘志明也认为冠心病胸痛的发生首先责之正气虚弱，宗气不足为病之因、心阳亏虚为病之本、肾元匮乏为病之根，其次邪气对疾病发展转归亦有一定影响，刘老认为五脏之阳非此不能温，五脏之阴非此不能滋，主张从肾论治胸痹使肾阴得以上济心火，肾阳得以温煦血脉则胸痛之症可解。阮士怡教授认为本病以“虚”为重，脏腑亏虚为主，其根本在于脾肾虚损。肾为先天之本性命之根，脾为后天之本百骸之母，所以此两脏虚损则使人气血俱衰而构成胸痹之证。治疗以益肾健脾与软坚散结并重、调畅气机与滋阴养血同行。

国医大师张学文教授指出冠心病胸痛为本虚标实，本虚多责之心气阳虚和肾阳虚，标实责之为气滞、血瘀、痰凝的互结。并将本病分为四个证型：胸阳不振、痰浊痹阻型，心脉痹阻、气滞血瘀型，心气阳虚、阴寒凝滞型，气阴两虚、血行不畅型，强调本病发作期责之痰瘀，妙用活血；稳定期调理情志，重在治本。

国医大师路志正教授提出脾胃失调可影响心脏功能，路老认为冠心病胸痛治疗不能仅着眼于心脏本身，仅注重痛则不通，而简单地以攻逐、破散、疏通为法，还应治其导致不通之因，调中央以达四旁，治以健脾益气、鼓舞宗气，调理脾胃、滋养营血，芳香醒脾、运化水湿，温中健脾、散寒宣痹为原则，并强调调中重升降、谨记畅气机。

国医大师王绵之教授认为，本病在辨证上不难，难就难在如何把握虚实缓急。但由于本病病机错综复杂，虚实互现多见，故王老提出在治疗时必须抓主症，灵活用药。

二、陈可冀治疗胸痛的学术经验

(一) 温通心阳、重在培元

1. 学术思想

冠心病心绞痛患者多为平素畏寒肢冷、体乏无力、胸闷气短，舌质紫暗、脉沉弦或弦紧等，常在夜间或感受寒邪时发作，表现为阳虚寒凝症状。国医大师陈可冀教授认为，此病阳虚虽多以心阳亏虚、血脉凝滞为主，但其本则多源于元阳亏虚。肾阳亏虚、命门火弱，不能温煦心阳，寒邪侵其虚处，客其心脉，则引发心绞痛，主张以温阳益气散寒、活血通脉止痛法，尤其注重温补心肾之阳。临证处方中即使无肾阳虚症状，亦多加温补肾阳之品，善用甘温辛润药如淫羊藿、补骨脂、山茱萸、菟丝子、巴戟天等，配伍黄芪、桂枝、薤白等益气温阳，不主张用姜、附等辛热之品，以防辛燥耗散伤阴。

2. 验案举隅

温某某，男，70岁。于1999年5月18日入院。

主诉：因反复心前区疼痛1年余，加重1周。患者多于夜间睡眠或晨起时发作心前区疼痛，呈压榨性，每周发作2~3次，持续5~8分钟，舌下含服硝酸甘油0.6mg可缓解。伴头晕、胸闷、神疲乏力，舌淡暗、苔白滑，脉弦。既往有高血压病史3年。现服消心痛、硝苯地平缓释片、阿司匹林。查体：体温36.5℃，脉搏80次/分，呼吸20次/分，血压150/90mmHg(1mmHg=0.133kPa)，双肺检查阴性，心界不大，心率80次/分，律齐，听诊未闻及病理性杂音，腹软，肝脾肋下未触及，双下肢不肿。入院查普通心电图正常，24小时动态心电图示心绞痛发作时V_3~V_5导联ST段下移0.1mV，心电图次极量踏车运动试验阳性。

西医诊断：①冠心病、自发型心绞痛；②高血压Ⅱ期。

中医诊断：胸痹（心阳亏虚、胸阳痹阻）。

治则：温通心阳、宣痹和脉。

处方：

黄芪 15g	桂枝 10g	巴戟天 25g	甘草 5g
瓜蒌 15g	薤白 30g	半夏 10g	丹参 15g
天麻 15g			

5剂，水煎温服。

服药5剂后，夜间心绞痛发作消失，但仍于清晨醒后或起床时发作，舌淡暗，脉弦滑。考虑为肝气郁结、不能升发阳气，于上方加柴胡15g，白芍15g。

服药6剂后，患者心痛未作。继服12剂巩固疗效。

随访半年，患者心前区疼痛未再发作。

【原按】

胸痛患者临床多表现为阳虚寒凝症状，如胸痛剧烈，常在夜间或感受寒邪时发作，平素畏寒肢冷、体乏无力、胸闷气短，舌质紫暗、脉沉弦或弦紧等。此病阳虚虽多以心阳虚、血脉凝滞为主，但其本则多源于元阳亏虚。肾阳亏虚、命门火弱，不能温煦心阳，寒邪侵其虚处，客其心脉，则引发胸痛。故主张以温阳益气散寒、活血通脉止痛法，尤其注重温补心肾之阳。善用甘温辛润药如巴戟天、淫羊藿等，配伍黄芪、桂枝、薤白等益气温阳。若症见畏寒肢冷、腰酸腿软、小便清长、舌淡胖、脉沉迟者，属肾阳亏虚为主，可加熟地黄、附子等以阴中求阳，附子用量为熟地黄的1/3至1/4；若兼腹胀满、便溏、纳呆，属脾阳不足为主者，可加干姜、砂仁、香附以温运中州、理气化滞，运中州加香附，意在理肝气、调气血，使气血调畅，湿浊易化；若以胸闷为主、感寒诱发者，多为心阳不宣、气血凝滞，加瓜蒌，重用薤白、桂枝以通阳宣痹。胸痛发作频繁、舌质紫暗或有瘀斑者，则用上方冲服复方血竭散（血竭、沉香、琥珀、冰片、三七、延胡索）治疗，以补虚理气、活血通络。

【编者按】

本案例患者年老体弱，久病体虚，夜间睡眠或晨起时发心前区疼痛，发作频繁，伴有头晕、胸闷、神疲乏力，舌淡暗、苔白滑，脉弦，在上述分析病机的基础上，陈老将本案例发病病机责之为心阳亏虚、血脉凝滞，认为患者年事已高，肾阳亏虚、命门火弱，不能温煦心阳，夜间或晨起之时，寒邪较盛，趁虚而入，则引发心绞痛，主张以温通心阳、宣痹和脉法佐之以温补肾阳为主。方中用瓜蒌薤白半夏汤以宣痹通阳，尤其重用薤白至30g，以发挥其辛而不燥，善通阳气、散结气之功，并与桂枝合用增其温心阳、散寒邪之效；患者虽无肾阳虚之症状，仍加用巴戟天、天麻以益气养精、补益肝肾、固本培元。

（二）解郁升阳，重用风药

1. 学术思想

冠心病心绞痛常和情志抑郁有关，心绞痛症状有时并不典型，但发作却较频繁，常伴见胸闷、善太息、两胁不舒等症，疼痛多在清晨5~7时或情绪波动时发作。卯时为肝所主，肝木当旺，阳气升发之时，若肝气郁结，疏泄、条达、宣散功能失常，阳气升发无力，不能温养筋脉，可致心脉挛急作痛。国医大师陈可冀教授主张治当疏肝解郁、升阳解痉。常用疏肝解郁汤加减，并适当加用风药，以使风药升阳，助肝胆升发少阳春生之气，以利气血布达，使心脉挛急得舒，心痛自可向愈。

2. 验案举隅

牛某某，男，45岁。于1999年3月13日入院。

主诉：阵发性心前区闷痛1月，加重半小时。患者近1个月来，每于后半夜反复发作心前区疼痛，含服硝酸甘油缓解。入院当日凌晨5时在睡眠中发病，痛醒，胸闷胀疼痛，向左背部放射，伴恶心、汗出，舌质暗、苔白腻，脉弦滑。既往有高血压病史10年，常服降压0号、硝苯地平缓释片治疗，血压一般维持在104~150/95~100mmHg。吸烟史30年，每日40支。查体：体温36.5℃，脉搏70次/分，血压135/100mmHg。一般情况良好，双肺呼吸音正常。心界不大，心率70次/分，律齐，未闻及病理性杂音，腹部平软，肝脾肋下未触及，双下肢不肿。入院做心电图示Ⅱ、Ⅲ、aVF导联ST段弓背抬高0.1~0.4mV，Ⅰ、aVL、V3~V6导联ST段下移0.2~0.6mV，立即予硝酸甘油0.6mg、硝苯地平10mg舌下含服，患者疼痛缓解，发作缓解后心电图检查正常。查肌钙蛋白阴性、天门冬氨酸氨基转移酶（AST）43.6U/L，丙氨酸氨基转移酶（ALT）13.11U/L，乳酸脱氢酶（LDH）143U/L，磷酸肌酸激酶（CK）235U/L，磷酸肌酸激酶同工酶（CK-MB）71U/L。

西医诊断：①冠心病、变异型心绞痛；②高血压Ⅰ期。

中医诊断：胸痹。

辨证：胸阳不振、心脉痹阻。

治则：通阳宣痹、活血定痛。

处方：

瓜蒌 15g	薤白 30g	半夏 15g	桂枝 10g
丹参 15g	茯苓 10g	炙甘草 6g	白芍 15g

9剂，水煎温服。

服药后患者病情明显好转，入院第1周曾有2次心前区疼痛发作，但较轻，未用硝酸甘油即自行缓解。服药9剂后，患者病情平稳，唯舌质紫暗明显，上方加桃仁10g、延胡索10g、生蒲黄10g加强活血化瘀。

继服10剂，诸症悉除而出院。

随访4个月未复发。

【原按】

临床治疗肝气郁证，多取李东垣风药升阳之法，于疏肝之中伍用风药如荷叶、柴胡、葛根、防风、升麻等。此处治疗自发型心绞痛加用风药，亦为风药升阳，助肝胆升发少阳春生之气，以利气血布达，使心脉挛急得舒，心痛自可向愈。若有脘腹胀满、食欲不振、乏力便溏者，为肝郁脾虚，可在上方基础上加香砂六君子汤补气运脾；兼有湿阻者，可加藿香、佩兰芳香化浊。

【编者按】

冠心病心绞痛之胸痛，中医可为饮食失调，以致脾胃损伤，运化失健，聚湿生痰，上犯心胸清旷之区，阻遏心阳，胸阳失展，气机不畅，心脉闭阻，而发胸痹。本案例中陈老明确胸痛之病位、病因，通阳宣痹、活血定痛，重用瓜蒌、薤白化痰通阳，行气止痛，半夏清热化痰，茯苓、甘草益气健脾化湿，延胡索能行血中气滞，气中血滞，故专治一身上下诸痛，配合桃仁、生蒲黄以活血化瘀、行气止痛，使机体的气机调达，血液的运行畅通，改善冠脉循环，进而使心肌对氧的供求得到平衡。

（三）滋肾柔肝、解痉舒脉

1. 学术思想

寒凝、气滞、瘀血阻滞血脉，不通则痛；血脉失荣、筋脉挛缩，亦可导致不荣而痛。冠心病心绞痛反复发作，有阴虚见症者并不少见。其阴虚失荣责之于脏腑，多在肾、肝、心三脏。阴血亏虚，一则心失濡养而痛；二则阴虚生内热，消灼津液，血脉艰涩而痛；三则筋脉失荣挛缩而痛。临床常表现为心烦不眠、五心烦热、潮热自汗或盗汗、舌红少苔或无苔、或舌有裂纹。国医大师陈可冀教授总结经验，指出心绞痛上午发作，或起床穿衣、洗漱时发作，常伴耳鸣目涩、头晕健忘、腰酸腿软等症状者，多为肝肾阴虚，心脉闭阻，治疗当滋肾养肝、柔肝解痉、活血舒脉。

2. 验案举隅

乌某某，男，85岁。于1998年2月1日初诊。

主诉：阵发性心前区闷痛半年。患者近半年来，每于凌晨或上午反复发作心前区闷痛，含服硝酸甘油可缓解，疼痛向左肩背部放射，伴头晕耳鸣、口干目涩、大便干，舌质暗、苔白，脉细弦。既往有高血压病史1年，常服硝苯地平片，血压一般维持在140~160/95mmHg。查体：血压135/100mmHg，双肺呼吸音正常，心界不大，心率80次/分，律齐，未闻病理性杂音，腹软，肝脾肋下未触及，双下肢不肿。心电图示ST-T改变。

西医诊断：①冠心病，自发型心绞痛；②高血压Ⅰ期。

中医诊断：胸痹。

辨证：肝肾阴虚、心脉闭阻。

治则：滋肾柔肝、活血舒脉。

处方：

南沙参10g　北沙参10g　生地黄10g　麦冬10g
川楝子10g　枸杞子10g　延胡索10g　旱莲草10g
女贞子10g　肉苁蓉20g

7剂，水煎温服。

服药7剂后，胸闷痛、目涩明显好转，但仍感头晕耳鸣，上方加菊花10g、桑叶10g。

继服12剂，症状明显好转，随访半年，病情平稳。

【原按】

胸痛的发生多归为本虚标实，虚实夹杂，标实多为气滞、血瘀、痰阻、寒凝，而阴虚失荣则责之于脏腑，治以一贯煎加减。若症见心悸、怔忡、心烦少寐属心阴虚为主者，则应改用天王补心丹加减；因情绪激动而诱发，兼见肝气郁结症状者，加柴胡、郁金、防风疏肝解郁、活血定痛；冠状动脉痉挛反复发作者，加龟甲、炙鳖甲、地龙、秦艽滋阴息风解痉；兼肝阳上亢者，加天麻、钩藤、桑叶、菊花平肝潜阳；瘀血症状明显者，加赤芍、桃仁、红花以通脉止痛。

【编者按】

冠心病心绞痛之胸痛，其主要病机为心脉痹阻，病位在心，可涉及肝肺脾肾等多个脏器。其临床表现主要为本虚标实，虚实夹杂，本虚又可有阴阳气血亏虚的差异，标实者又可有气滞、血瘀、痰阻、寒凝的不同，且可相兼为病。因此，在辨证施治时，首先辨别虚实，分清标本。本案例患者年迈体虚，精血渐衰，肾阴亏虚，不能濡养五脏之阴，水不涵木，又不能上济于心，因而心肝火旺，心阴耗伤，心脉失于濡养，而发胸痛；此外，心阴不足，心火燔炽，下及肾水，又进一步耗伤肾阴。所谓“气”是指人体中的能动力量，“阴”是脏腑、机体的营养物质。气阴损伤则血脉失荣，经脉空虚，凝泣痹阻，胸痹心痛乃成。陈老之滋肾养阴法其功能为滋肾养阴，补血复脉。使津液得复，心阴旺盛，心脉失养得到改善，心肌缺血得到补偿，缺氧得到供给，故服药后患者心绞痛可以减轻或消失，生命体征稳定。

三、邓铁涛治疗胸痛的学术经验

（一）益气健脾化痰法治疗胸痛

1. 学术思想

现代血流动力学认为血液的推动力对流速流量的影响是一个重要因素，与中医所说的气的作用很相似。这就提示我们，治瘀可通过益气行血之法加以解决，寓通瘀于补气之中。冠心病的本虚，以心气虚为主，与脾的关系甚大，心气虚，主要表现其主血脉的功能低下，而要提高其功能，则有赖于气与血对心的濡养。脾为后天之本，气血生化之源，脾主升运，能升腾清阳，从根本上起到益气养心之效，故邓老强调补益心气重在健脾。此外，脾胃健运，则湿不聚，痰难成，亦为除痰打下基础。

2. 验案举隅

邵某某，男，54岁，干部，住院号：12875，1976年1月21日入院。

因心前区间歇发作闷痛及压迫感4年余。1971年7月因陈旧性心肌梗死在某医院住院治疗，出院月余后开始经常在活动时感到心前区间歇发作针刺样疼痛及压迫感，含服硝酸甘油后能迅速缓解，近1年来发作较频而入院。入院时见神清，疲倦乏力，心中烦闷，稍感腹胀，餐后明显，纳眠差，二便可。检查血压为120/90mmHg，心率56次/分，舌暗红，苔黄浊腻，脉缓。胸透：主动脉屈曲，左心室向下延伸，左心室扩大。心电图：窦性心动过缓并不齐，陈旧性下壁心肌梗死。

西医诊断：冠心病，陈旧性下壁心肌梗死。

中医诊断：胸痹。

辨证：脾气虚弱，痰瘀闭阻型。

治则：益气化痰，通瘀化浊。

处方：以温胆汤加味，药物如下：

党参 15g	云苓 12g	法夏 9g	橘红 4.5g
郁金 9g	竹茹 9g	枳实 6g	布渣叶 15g
藿香 4.5g	甘草 4.5g		

7 剂，水煎温服。

住院期间出现头痛，左手麻痹不适，用四君子汤加味治疗，处方：

党参 15g	白术 12g	云苓 15g	甘草 4.5g
丹参 12g	葛根 30g	山楂 30g	

7 剂，水煎温服。

后期继续用温胆汤加味。住院期间心绞痛发作减轻，无需含服硝酸甘油，复查心电图：窦性心律不齐，陈旧性下壁心肌梗死。精神、食欲均正常，于 4 月 26 日出院。出院后继续服用温胆汤加味制成丸，治疗追踪 3 月，无心绞痛发作。

【原按】

邓铁涛教授认为冠心病是本虚标实证，虚为心阴心阳亏虚，痰与瘀是本病的继发因素，也是本病加重的致病因素，痰是瘀的初期阶段，瘀是痰的进一步发展。心主血脉，心阴心阳亏虚则血脉不利，易滞而化瘀，不通则痛，故可见活动后胸闷痛；“气为血之帅，血为气之母”，气与血互为根本，心气不足，中气不足，胸中气机不畅亦可见胸闷不适，郁而化火可见心中烦闷。岭南土卑地薄，气候潮湿，湿困脾，脾气功能受损，脾不健运，聚湿生痰，痰阻血脉化瘀，心血不畅，亦可见胸闷痛。脾主四肢肌肉，湿遏阻滞，营血运行不畅，故见肢体麻痹不适，倦怠乏力。另外，脾为后天之本，气血化生之源，脾湿不运，水谷精微转纳失常，痰食交阻，故见腹胀纳差。舌暗红，苔黄浊腻，脉缓均为痰瘀闭阻之佐证。因此，本病为本虚标实之证，病位在心、脾，痰与瘀为病理因素，病机不离心脾两虚、痰瘀闭阻。治疗上，抓住主要病机，重点在心脾两脏。脾为气血化生之源，健脾益气则补心气，气行则血行，血行则瘀祛，脾气得运，则痰湿难留。上方中党参益气；茯苓、橘红健脾祛湿；法夏燥湿化痰，少佐郁金、竹茹，取其清热除烦、降逆消痞之效；枳实消痰除痞，“除三焦之痰壅”；布渣叶、藿香清热化湿。方中茯苓渗湿、法夏燥湿、藿香化湿，生甘草为使药，味甘性平，调和诸药以防伤阴。全方紧凑，用药灵活而不失章法，通补兼施，共奏益气化痰，通瘀化浊之功。治疗期间，患者出现头痛、左手麻痹等不适，考虑为湿邪阻滞，清阳不升，气血不利所致，以四君子汤健脾益气为基础，加上丹参活血化瘀，葛根升阳止痛，山楂加强健运脾胃。从上述分析可见，邓铁涛教授十分重视脾胃功能，“心生血，血生脾”，心脾关系密切，在治疗冠心病的过程中，辨病与辨证相结合，抓住主要矛盾。脾胃位居中焦，是全身气机之枢纽，调脾胃则气机得畅，邪有去路，气血得以运行通畅，故有“治脾胃可以安四脏，调四脏可以治一脏”之说。邓铁涛教授在治疗冠心病的过程中，并没有使用大队温中温阳之药物。尽管五脏中心主火，是阳中之阳，但李东垣曾说过“相火为元气之贼”、“壮火食气”，因此桂枝、附子等不宜久服，同时邓铁涛教授认为冠心病为本虚标实之证，应标本同治，因此选用温胆汤治标，党参益气以固本，必要时加入麦冬，这样可以长期多服，优于仲景之方。

【编者按】

从病因来看，患者年老体衰，脏气亏虚，致脾胃运化失司，聚湿成痰，形成气虚痰浊，可见“心痛者，脉不通”，不单是血瘀为患，而痰浊闭塞，也是其主要的病理机制。故此，邓老提出“痰瘀相关”论，认为痰是瘀的初期阶段，瘀是痰的进一步发展。脾与心关系密切，调理脾胃治疗胸痹，最早见于《内经》，如《灵枢·杂病》篇云：“心痛，腹胀，啬啬然，大便不利，取足太阴。”《灵枢·厥病》篇云：“胃心痛，取之大都、太白”通过针刺脾胃经脉的腧穴，调节脾胃经气，达到治愈因脾失调而导致的胸痹心痛的目的。汉代张仲景开创了运用药物从脾胃论治胸痹的范例。如《金匮要略·胸痹心痛短气病脉证并治》中指出：“胸痹，心中痞气，气结在胸，胸满，胁下逆抢心，枳实薤白桂枝汤主之，人参汤亦主之”；“胸痹，胸中气塞，短气，茯苓杏仁甘草汤主之，橘枳姜汤亦主之”。然“脾为生痰之源”，脾胃健运则湿不聚，湿不聚则痰难成，方中党参、茯苓、橘红益气健脾祛湿；法夏燥湿化痰，少佐枳实、郁金、竹茹，清热除烦、降逆消痞，共奏燥湿化痰，健脾除湿之功。

（二）健脾化湿祛痰法治疗胸痛

1. 学术思想

邓老总结治疗经验，提出广东人体质较之北方人略有不同，岭南土卑地薄，气候潮湿，故冠心病患者以脾虚湿盛型多见。从病因来看，患者多因恣食膏粱厚味，劳逸不当，忧思伤脾，使正气虚耗，脾胃运化失司，聚湿成痰，形成脾胃虚弱，痰瘀互结之证。可见《内经》中：“心痛者，脉不通”，不单是血瘀为患，而痰浊闭塞，也是其主要的病理机制。故此，邓老提出“痰瘀相关”论，认为痰是瘀的初期阶段，瘀是痰的进一步发展。

2. 验案举隅

吴某某，女，74岁，门诊号：1854899。2011年12月21日来诊。

主诉：反复发作性胸闷痛5年余。5年前开始在活动时出现胸闷痛，每次持续约30分钟，休息后或者自服硝酸甘油、丹参滴丸后能迅速缓解。于2008年因胸闷痛发作在我院住院治疗，行冠脉造影提示：冠状动脉呈右优势型。LM开口见约50%的局限狭窄，余未见明显狭窄病变；LAD、LCX迂曲，见散在斑块，血流通畅。RCA迂曲，见散在斑块。未见明显狭窄病变。结论：冠状动脉左主干病变。未行支架植入术。经抗血小板、调脂、扩张冠脉等治疗后症状缓解出院。出院后规律服药，仍有胸闷痛发作。现症见：神清，精神可，时有活动时胸闷痛，每次持续约30分钟，休息后可缓解，气短乏力易困，时有头晕不适，纳眠可，二便调。查体：心率70次/分，血压146/66mmHg。心肺听诊未见明显异常。舌暗红苔白，脉弦细。2008年血脂六项示：LDL-C 2.85mmol/L，HDL-C 1.40mmol/L，CHOL 4.90mmol/L。既往高血压病史。

西医诊断：①冠心病稳定型心绞痛；②高血压Ⅱ级极高危组。

中医诊断：胸痹心痛病。

辨证：脾胃虚弱，痰瘀互结。

治则：益气健脾，化痰祛瘀。

处方：邓氏温胆汤加减：

党参15g	茯苓15g	法夏12g	橘红5g
竹茹15g	枳壳10g	丹参15g	酸枣仁15g

甘草 6g

共 14 剂，水煎温服。

2012 年 2 月 15 日复诊。上症明显好转，无明显胸闷痛。继服上述中药巩固疗效。

【原按】

患者冠脉造影提示冠心病，未行支架植入术，一直以西药规律服药，但仍时有胸闷痛发作。本病中医辨证为痰瘀闭阻证。患者体型偏胖，肥人多痰，追问病史，其平素嗜食肥甘厚味，损伤脾胃，脾运化失司，聚湿生痰，气机不畅，久则化瘀，故见胸闷，不通则痛故则胸痛，脾主四肢肌肉，脾土受困，故见气短疲乏易困，痰浊中阻，清阳不升，故见头晕不适。舌脉均为痰瘀闭阻之佐证。运用邓氏温胆汤加减，酌加天麻、川芎，天麻甘平，善治眩晕，川芎辛温走窜，上达头目，又有活血化瘀之功效，加强方中活血化瘀之力。

方中并无大队的活血化瘀之药物，主要以益气健脾化痰为主，何以取效？邓铁涛教授认为冠心病为心脾相关，心、脾两脏不仅在生理上存在密切联系，在病理上也密不可分。邓铁涛教授认为痰与瘀是冠心病继续发展的重要因素。痰从何而来，瘀从何而来，皆因心气虚，子病及母，加之饮食不当损伤脾胃，脾失健运，酿湿为痰，痰浊既成，阻滞气机，气机不利，气为血之帅，气不利则血脉不利，久则成瘀，痰瘀互阻血脉，不通而痛，故而发为胸痹心痛病。方从法出，故能奏效。西医的基础研究也表明冠心病为多因素、多基因综合所致，与邓铁涛教授的“以心为本，五脏相关”有异曲同工之妙。另外，有临床研究发现，益气健脾化痰法治疗冠心病能降低血小板聚集性，降低 TC、TG、LDL-C 而改善血脂水平，提示该法有一定的抗动脉粥样硬化作用。

【编者按】

患者年老，脏腑之气虚弱，加之饮食失调导致脾胃损伤是胸痹发生的关键因素。脾胃损伤，一方面使气血津液生化乏源，中气衰弱则心气亦因之不足，心气不足则无力推动血运，致脉道不畅，气虚不能自护则心悸动而不宁；气虚日久，可致心阳虚弱，阳虚则寒邪易乘；津血不足则不能上奉心脉，使心血虚少，久则脉络瘀阻。另一方面，脾主运化，脾胃损伤则生湿，湿浊弥漫，上蒙胸阳致胸阳不展，胸闷、气短乃作；湿浊凝聚为痰，痰浊上犯，阻痹胸阳，闭塞心脉则胸痹疼痛乃生。胸痹之形成，首先因于脾胃之损伤，气血生化不足；其次乃因湿邪痰浊内蕴，复因心脏正虚不能自护而上犯于心。故治胸痹，化瘀固然需要，但更重要的是治病求本，防微杜渐。治瘀血形成之因，则应化湿祛痰；治痰湿形成之因，则应调理脾胃。方中党参补脾肺之气，脾气足则湿无以生，茯苓、法半夏、橘红燥湿化痰，祛除有形之邪，丹参祛瘀止痛，枳实辛温行气，并佐竹茹、酸枣仁安心除烦，标本兼治，共奏益气健脾，化痰祛瘀之功。

（三）健脾养心法治疗胸痛

1. 学术思想

冠心病的药物治疗，其根本在于解决上诉的平衡失调，改善心肌的缺血和缺氧。邓老综合数十年对冠心病的诊治经验，认为岭南土卑地薄，气候潮湿，冠心病人以气虚痰瘀型多见，提出了冠心病从脾→心、从痰→瘀的发生发展的过程，着重从心脾胃入手，强调对心脾、对痰进行诊治，突出了病机之本。该方案是以邓老温胆汤为主方，以“益气健脾，活血化痰”为主要治疗原则，邓铁涛调脾护心法治疗冠心病方案，是邓铁涛教授综合数十年对冠心病的诊治经验，认为岭南土卑地薄，气候潮湿，冠心病人以气虚痰瘀型多见。提出了冠心病从脾→心、从痰→瘀的发生发展的过程，着重从脾胃入手，强调对脾、对痰进行诊治，突出了病机之本。该方案是以邓老冠心方为主方，以益气养心，活血化瘀为主要治疗原则，同时根据病人的情况有基本的加减法，体现了邓老五脏相关的辨证治疗思想，符合传统中医理论，同时，其组方特点在中药药理学上也体现了改善心肌缺血的特点。

2. 验案举隅

梁某某，女，71 岁，门诊号：1711267。

因反复胸闷痛 4 年余于 2011 年 12 月 28 日就诊。4 年前无明显诱因下反复出现胸闷痛，曾于 2010 年在我院住院治疗，行冠脉造影提示：冠脉左优型分布，LM 正常，LAD 近中段弥漫不规则狭窄最重约 80%，管腔血流通畅；LCX 之 OM1 中段局限性偏心狭窄约 50%，血流通畅。RCA 近中段弥漫不规则狭窄，最重约 95%，后分叉前见约 70% 的管状狭窄，管腔血流通畅。对 LAD、RCA 行支架植入术。术后规律服用西药，仍时有活动时胸闷痛不适，遂来诊。症见神清，精神可，活动时胸闷痛，每次持续约 10 余分钟，含服硝酸甘油或速效救心丸后可迅速缓解，伴有气短，心悸，纳可，眠差，二便调。体格检查：心率 70 次 / 分，血压 146/66mmHg。心肺听诊未见明显异常。舌暗红苔薄白，脉涩细。2010 年血脂四项示：TG 3.76mmol/L，LDL-C 5.29mmol/L，CHOL 7.68mmol/L。既往高血压病史。

西医诊断：①冠心病稳定型心绞痛冠状动脉三支病变 LAD、RCA 支架植入术后；②高血压Ⅲ级极高危；③血脂异常。

中医诊断：胸痹心痛病。

辨证：心气不足，痰瘀闭阻证。

治则：益气养心，活血化瘀。

处方：邓氏温胆汤加减，组方如下：

党参 15g	茯苓 15g	法夏 12g	橘红 5g
竹茹 15g	枳壳 10g	丹参 15g	酸枣仁 15g
甘草 6g			

14 剂，水煎温服。

患者于 2012 年 2 月 8 日复诊。诉胸闷痛症状明显好转，睡眠好转，无心悸，偶有气短。嘱继服上诉中药，继续随诊。

【原按】

患者为冠心病支架术后，仍时有发作心绞痛。有研究认为冠脉血流储备减少可能是冠脉支架植入术后再发心绞痛的机理之一。支架虽然解决了冠脉大血管的问题，但对微循环的影响较小，故可能导致患者术后活动耐量增加的情况下心绞痛症状仍反复出现。此时的药物治疗十分重要，而中医中药在这方面的优势也不可小觑。支架植入，“瘀”已解除，为何还有胸闷痛等症状呢？根据邓铁涛教授的学术思想，治疗冠心病首先应辨虚实，虚为心阴心阳虚，实为痰与瘀，故“瘀”虽已解除，但心气虚与心脾相关的问题尚未解除，故而痰瘀闭阻心脉，症状未得缓解。结合患者舌暗红苔薄白，脉涩细，诊为痰瘀闭阻证，气虚为本，心气虚不能濡养心神，故可见心悸、眠差。治疗上仍以益气化痰，活血化瘀为大法，以邓氏温胆汤加减，酌加一味酸枣仁，宁心安神。

【编者按】

气血的正常运行有赖于诸脏腑互相协调。脾胃为后天之本、气血生化之源，其功能失调可对气血运行造成直接影响。宗气具有"贯心脉"推动血液循环的重要功能，宗气与中焦脾胃的关系密切。若脾胃失调，运化无权，则宗气匮乏，推动无力，轻则血运不畅，重则"宗气不下，脉中之血凝而留止"。正常情况下，胃纳脾运，心血充盈，在宗气的推动下运行全身，若脾胃功能失职，化源不足，血不养心，宗气匮乏，必致心脉不利，心气不足，从而出现惊悸、怔忡以致胸痹、心痛等病症。组方中仍以党参、半夏、茯苓、橘红益气燥湿化痰，釜底抽薪，已绝瘀血之来源，温胆汤为邓铁涛教授常用方，方中党参益气健脾，补而不腻，茯苓、法夏健脾化痰，竹茹清热除烦，丹参活血祛瘀、枳壳行气消痞，酸枣仁清心安神、甘草和中。全方共奏益气化痰之功。也体现了冠心病"心脾相关"的病机。

四、路志正治疗胸痛的学术经验

（一）健脾益气，解郁畅中法治疗胸痛

1. 学术思想

脾胃具有化生血液以营养全身的功能，血液来源于水谷精微、精髓、营气，可见营血的生成依赖于脾胃功能协调。营血亏虚则脉不充盈、血行滞涩，表现胸部隐隐刺痛，心悸怔忡，胸闷短气，头晕目眩，唇甲色淡，失眠多梦，舌淡暗，脉细弱而涩或结代等症状。路老认为心血虚，唯调脾胃，乃滋化源，即：导源江河以资灌输流畅，若只知活血通络，必事与愿违。故营血虚用归脾汤调理心脾。

2. 验案举隅

患者某，男，47岁，主诉：胸闷、胸痛、憋气2个月。

现病史：2个月前突然胸闷胸痛、憋气，当地医院诊断为冠心病，住院治疗半月。刻下：夜间胸闷气短，饮食差，胃胀，急躁易怒。睡眠差，小腹胀痛，大便日2~3行，小便不畅，余沥不尽。舌质暗红，舌苔白滑，脉象沉涩尺弱。心电图检查结果：偶发房早、室早，阵发ST-T改变。B超检查结果：肝脏慢性改变、胆囊炎，前列腺炎半钙化，双肾小结石。血脂2.78mmol/L。

西医诊断：冠心病。

中医诊断：胸痹。

辨证：气血不足，痰瘀痹阻，胸阳不振。

治则：健脾益气，通阳和血，解郁畅中。

处方：

红参 6g	炒白术 12g	茯苓 15g	桂枝 6g
赤芍 10g	丹参 12g	郁金 10g	砂仁 6g
生地黄 10g	炒枳实 15g	陈皮 10g	炙甘草 6g

14剂，水煎温服。

用药14剂后，觉乏力好转，胸闷痛减轻，舌质暗，边有瘀斑，舌体胖，舌苔薄白，脉细涩。继以清暑益气，通阳和血法加减进退，处方：

红参 8g	黄精 12g	麦冬 12g	五味子 6g
瓜蒌 20g	黄连 8g	郁金 12g	竹半夏 10g
葶苈子 15g	当归 12g	川芎 10g	炒白术 12g
泽泻 15g	厚朴 12g	炒枳壳 15g	炙甘草 10g

14 剂，水煎温服。

服药 21 剂后，患者胸痛、憋气、小腹痛均减轻，但时有食后脘腹胀满，口苦，睡眠可，大便正常，小便短黄。舌质暗红，舌苔薄白润腻，脉左沉涩右细弦。后加减药物以疏肝和胃，宽胸涤痰法治疗，症状控制良好，未诉不适。

【原按】

升降是脾胃的主要生理活动。脾为阴脏，内含阳气而主升，胃为阳腑，内含阴液而主降，脾升胃降维持了人体气机升降的动态平衡。故路老善调理脾胃以治疗胸痛，尤重调气机的升降，除了注重调理脾胃气机之升降，还强调其与肝的关系，主张升清降浊之法并用，且常意欲升清中稍加降浊之品，降浊而少佐升清之味，从而使升降相因，出入相济，并辅之以疏肝理气之法以使脾胃升降归于正常。

【编者按】

胸痹之胸痛，相当于西医之冠心病心绞痛，而冠心病心绞痛则以冠状动脉粥样硬化为病理基础，以冠状动脉狭窄或痉挛导致心脏缺血缺氧为主要发病机制。据此气血亏虚、瘀积内蕴可为胸痹胸痛的发病病机。由于心脾两虚、气虚血少、脉失所养，在局部表现为血流改变，内膜损伤，脉失弹性，为病之本；痰浊、瘀血、瘀毒聚积于脉，在局部表现为斑块、血栓形成，炎性因子浸润，为病之标。《太平惠民和剂局方》中记载治疗此症，“积劳虚损……心虚惊悸……阴阳衰弱”之人参养荣汤，其组方也体现了补血养阴的思想，方中人参、茯苓、白术、甘草（即四君子汤）健脾益气，补气之虚；当归、白芍、熟地（即四物汤去川芎之温燥辛散）养血滋阴，方中黄芪、肉桂补气温阳，生姜、大枣温养脾胃，陈皮行气健脾燥湿，五味子益气生津，远志祛痰安神，全方补而不滞，滋而不腻，共奏益气补血养心之功，为后世所习用。路老善用黄精、麦冬、当归养阴和血；五味子性酸收敛，引药入心；茯苓、甘草益气健脾，以助气血生化之源；红参补气复血，而现代药理研究也证实，红参可提高人体心肌细胞耐缺氧能力，对损伤心肌的超微结构有保护作用，可以保护血管内皮细胞舒张功能，增加冠脉血流量，改善微循环，抗凝。

（二）健脾益气，鼓舞宗气法治疗胸痛

1. 学术思想

胸痹病虽有虚实寒热之分、在气在血之异，然胸中阳气虚衰、邪气乘虚入侵阳位、痹阻气机则是共同的发病机理。正如嘉言所说：“胸中阳气，如离照当空，旷然无外，设地气一上，则窒塞有加，故知胸痹者，阳气不用、阴气上逆之候也”；叶天士亦指出：“若夫胸痹者，但因胸中阳虚不运，久而成痹”。胸中阳气，又名宗气，是由自然界吸入之气和经由脾胃化生的水谷精气结合而成，因而宗气依赖于脾、肺二脏功能健旺，但脾为肺之母，两者构成母子关系，共为宗气之源。宗气的强弱，与脾胃的健运与否有直接关系。脾胃为水谷之海、气血生化之源、气机升枢纽。人体各部都必须通过脾胃及其经脉的作用，而获得后天的营养，始能精力充沛、

机体健康。若脾胃一衰，则百脉失养，诸病丛生。由此可知，心肺虽居上焦，实赖脾胃之健运，脾胃为宗气之源。

2. 验案举隅

患者某，女，62岁，主诉：左胸阵发疼痛1年余。于去年春节前突然发病，在本院诊为冠心病心绞痛，曾用冠心苏合丸、复方丹参片、消心痛、中药汤剂治疗，未见显效。现仍觉心前区隐痛、胸闷，劳累后加重，每日发作3~4次，每次约2min，含服硝酸甘油可缓解。兼见心悸、气短、倦怠乏力、失眠多梦、脘痞腹胀、纳呆食少、大便溏、面色萎黄。舌胖淡有齿痕、苔薄白，脉沉细小弦，重取无力。心电图示ST-T改变，24h动态心电图见T波改变。

西医诊断：冠心病。

中医诊断：胸痹。

辨证：中气不足，心脉痹阻。

治则：健运中气。

处方：

党参10g	炒白术10g	云茯苓12g	陈皮9g
砂仁6g	广木香3g	枳实10g	桂枝6g
白芍10g	丹参12g	炙甘草6g	炒枣仁12g

7剂，水煎温服。

服药7剂后胸痛减少，饮食增加，便溏消失。服药10剂后，停服硝酸甘油片。服药至21剂后，胸痛消失，劳作后胸痛未发。服药至28剂后，诸症消失，胸痛未作，心电图大致正常。遂以原方改配丸剂，调理善后。

【原按】

胸中阳气，又名宗气，是心、肺二脏功能的总概括。宗气的强弱，与脾胃的健运与否有直接关系，脾胃为水谷之海，气血生化之源，气机升降之枢纽，人体各部都必须通过脾胃及其经脉的作用，而获得后天的营养，始能精力充沛，机体健康。路老认为，脾胃一衰，百脉失养，诸病丛生。故《黄帝内经》有："食气入胃，浊气归心，淫精于脉"；"饮入于胃，游溢精气，上输于脾；脾气散精，上归于肺"之训，更有"胃之大络，名曰虚里，贯膈络肺，出于左乳下，其动应衣，脉宗气也。"心肺虽居上焦，实赖脾胃之健运，脾胃为宗气之源。若肥甘无度，饥饱不调，情志过极，劳逸过度，致使脾胃损伤，气虚无以上奉，则宗气匮乏，久则心阳虚衰，血亏无以灌注，则血脉不充，脉道滞涩，久则脉络不通，则发胸痛，临床可见症见胸腹隐痛或闷痛，心悸易惊，纳食呆滞，胃脘胀满，神疲乏力，面色萎黄，舌质淡、苔白，脉沉细缓无力。

【编者按】

宗气聚于胸中，主要具有走肺以司呼吸，贯心而行血脉的两大功能。它一方面上出于肺，循喉咙而走息道，推动肺呼吸；一方面贯注心脉，协助心气推动心脉的运行，宗气不但为诸气之统帅，而且为周身血脉之纲领。由于心脏搏动和呼吸的产生都必须靠宗气的作用来完成，因而宗气是维持心肺功能活动的根本动力。宗气不足，则无力推动营血则血脉瘀滞，气血不通，故胸痹而痛；又因宗气不足无以行呼吸而"喘息咳唾，短气"。由此可见，宗气虚是胸痹发病之始因。胸痹以宗气虚为本，瘀血、痰浊、气滞、寒凝为标。《素问·阴阳应象大论》云"治病必求于本"，故调补宗气是治疗冠心病心绞痛的基本法则。路老在此法则基础上，根据其他病因病机，酌情配伍养阴、温阳、行气、活血、化痰等药物，可使气虚得补、气滞得通、痰瘀得消、寒凝得散而痹痛自止。

（三）芳香醒脾，运化水湿法治疗胸痛

1. 学术思想

湿邪为病具有重浊、黏滞之特点，湿为阴邪，易阻碍气机，遏伤阳气。脾有运化水之湿功能，且喜燥恶湿，脾阳不足则水湿停聚，反之湿胜则困脾，遏伤脾阳，可见脾阳与水湿之间相互影响。只有脾阳振才能运化水湿，否则湿浊蕴结，出现胸部闷痛，阴雨天加重，脘痞纳呆口黏恶心，头晕沉重如裹，便软不爽，溲浊，苔白腻，脉濡缓等症状。路老认为：湿为无形之邪，易阻碍气机，而脾主运化水湿，祛湿必先醒脾运脾，脾健则无生湿之源，而气机自通矣。

2. 验案举隅

患者某，男，56岁，主诉：胸闷痛5年，加重1个月。现病史：1986年开始胸闷痛，去阜外医院就诊，诊断为冠心病心绞痛，服消心痛、心痛定效果尚可。现症见：胸部憋闷窒痛，阴雨闷热天气尤甚，每日发作3~4次，休息后不能减轻，服硝酸甘油可缓解，脘痞胀满，口黏腻感，不渴，头昏沉，肢体沉重，四肢倦怠。舌质暗淡，舌体胖，有齿痕，舌苔白厚腻，脉象濡细。心电图检查结果ST-T改变。

西医诊断：冠心病。

中医诊断：胸痹。

辨证：湿浊痹阻，胸阳不展。

治则：醒脾化湿。

处方：

桃仁 10g	杏仁 10g	薏苡仁 30g	白蔻仁（后下） 6g
藿梗 10g	荷梗 10g	川朴 10g	石菖蒲 12g
半夏 10g	茯苓 15g	枳壳 10g	六一散（包煎） 15g
炒苍术 10g			

7剂，水煎温服。

患者遵医嘱服上方7剂后，脘痞胀满、口黏腻感、头昏沉均减轻，他症同前。舌质淡暗，舌体胖，边有齿痕，舌苔白厚腻略减，脉濡细。继以前法再进，加干姜4g、草果6g，以增强效力。

服药10剂后，周身舒畅，胸闷痛、四肢倦怠好转，脘痞胀满头昏头沉、肢体沉困减轻。舌质淡暗，舌苔薄腻，脉濡细。既见效机，守方不变，随症加减再服24剂后，胸痛消失，近10日未作，未诉胸脘痞满，口爽，肢体轻捷。

后服药20余剂，诸症皆无。

【原按】

路老总结，近年来由于人们生活水平不断改善，饮食结构发生变化，人们的身体素质明显改变，因过食肥甘、嗜烟饮酒，湿浊痰阻为患的胸痹也日益增多。他认为现代临床中，胸痹的病因病机已不止仲景所论“阳微阴弦”一途，更因“脾虚湿盛”或“水湿困脾”所导致。脾主运化，脾虚不运则湿浊中阻，积久生痰，湿浊上蕴胸中，则胸阳不展；痰浊上逆，阻滞血脉，则痹而不通，发为胸痛。临床可见胸闷不适，脘痞腹胀，食欲不振，头重如裹，或有浮肿、神疲，

口干不欲饮，舌苔厚腻或滑腻，脉濡缓或沉滑。

【编者按】

湿邪在中医病因病机学中占有相当重要的位置。朱丹溪认为："六气之中，湿热为病，十居八九"。湿病及与湿有关的证候存在于中医的临床各科之中，冠心病中亦不乏见。《素问·六元正纪大论》云："感于寒湿，则民病身重胕肿，胸腹满"。《素问·至真要大论》云："湿淫所胜……民病积饮，心痛，耳聋"。指出湿邪能导致胸腹满、心痛、心病，可以说是湿邪与冠心病相关的最早记载；张仲景更是将湿邪导致的冠心病进行了具体论治，并具体记载了治疗胸痹的"茯苓杏仁甘草汤"、"薏苡附子散"实际上就是用醒脾化湿法、散寒除湿法论治冠心病的良方，至今仍在临床上使用。路老治疗脾虚湿盛之胸痛，抓住湿浊痹阻，胸阳不展的病机，醒脾化湿，活血通络，取得不错的疗效。

（四）养血柔肝、健脾益肾法治疗胸痛

1. 学术思想

路老认为心主血藏神，肝主疏泄，藏血舍魂，体阴而用阳，心肝共同调和血脉，共同协调情志。若七情过激，情志不遂，肝气郁结，心之气血受阻，心络不和即可发为心痹。认为疏肝与柔肝是基本大法，并提出治肝四法"肝气郁结者，疏肝解郁；心肝气虚者，益肝养心；肝火扰心者，凉肝泻心；心肝阴虚者，柔肝养心。"因此，路老师在调理中焦脾胃时非常重视升降药物的运用，并常选用佛手、香橼、绿萼梅、香附、柴胡、莪术等疏肝理气，此即"土得木而达"。

2. 验案举隅

患者某，女，53岁，主诉：胸闷伴气短3年。

2003年无明显诱因出现偶有胸闷、气短，持续5~10min，长则1日，可自行缓解。曾治疗效果不明显。现偶有胸闷，气短，心烦易怒，饮食可，睡眠正常，大便不成形，日2~3行，小便正常。末次月经2个月前，月经量少，月经色正红。舌质紫有瘀斑，舌苔黄白厚，脉象两寸、关弦滑小数，尺弱。辅助检查：心电图检查结果供血不足。既往史：患高血压10年，高脂血症，脂肪肝史。

西医诊断：冠心病。

中医诊断：胸痹。

辨证：脾肾两虚，血虚肝郁。

治则：养血柔肝，健脾益肾，佐以调理冲任。

处方：

钩藤 15g	菊花 10g	天麻 12g	当归 12g
白芍 12g	郁金 10g	胆星 8g	僵蚕 8g
炒白术 12g	莲子肉 15g	黄连 6g	姜半夏 10g
豨莶草 18g	茯苓 20g	生龙骨 30g	生牡蛎 30g
香附 10g	金蝉花 12g		

9剂，水煎温服。

服药9剂后，心烦减轻，时有头晕，头痛，目眶痛，善太息，行路多则膝关节疼痛，鼻干，饮食可，睡眠不实，大便不成形，日3~4行。舌质紫，有瘀斑，舌体胖，舌苔白，脉两寸关弦滑小

数，尺弱。在上方基础上，去掉郁金，莲子肉，香附，金蝉花，加上淫羊藿、仙茅、黄柏、炒薏米，以增强效力。

服药14剂后，头晕减轻，膝关节疼痛减轻，时有胸闷，心烦，鼻干，双目易疲劳，饮食可，睡眠好转，大便时成形时溏，日2~3行。舌质淡紫，有瘀斑，舌体胖，舌苔中根黄，脉弦细。后继以益气养血，宽胸涤痰法调之。

服药28剂后，诸症得平。

【原按】

路老认为胸痛之病位在心，与肾关系密切，正如《景岳全书》中云"心本乎肾，所以上不宁者，未由不因乎下，心气虚者，未由不因乎精。"心居上焦，主气属阳，肾居下焦，属阴主水，二脏同居少阴，以经络相连，肾水上济于心，滋心阴以使水火不亢，心火下交于肾，温肾阳以使肾水不寒。心本于肾，肾为脉之根，气之根。心主血脉，血脉运行必须依靠肾阳的推动，心阳振奋，鼓动有力则血可畅行。老年人年老体虚，下元亏损，肾阳气虚弱无以温化，寒凝血瘀，脾胃运化力薄，水液精微运化失常停而留为痰浊水湿。肾气衰，则脏腑功能低下，血运无力易致气血瘀滞，阻于胸中，胸阳不展，发为胸痹，故临床治疗时应以养血柔肝，健脾益肾，并佐以调理冲任。

【编者按】

中医认为胸痹的主要病机为心脉痹阻，病位以心为主，与肝脾肾密切相关。肝主疏泄，主调畅气机，调畅情志，主藏血；心主血，血脉运行与心肝关系密切；脾主统血，脾胃为气血生化之源，脾胃有病，可累及诸脏，心主行血，脾主统血，心脾关系密切；肾为先天之本，心肾相关。心居上焦，主气属阳，肾居下焦，属阴主水，二脏同居少阴，以经络相连，肾水上济于心，滋心阴以使水火不亢，心火下交于肾，温肾阳以使肾水不寒。心本于肾，肾为脉之根，气之根。心主血脉，血脉运行必须依靠肾阳的推动，心阳振奋，鼓动有力则血可畅行。而肝脾肾三脏之间又彼此密切联系。路老在治疗胸痛时，即使没有肝肾亏虚症状，也适当配伍滋补肝肾药物，以温五脏、壮元阳、滋肾水、补精血、健脾胃。标本兼治，痰化瘀散，血脉畅通。

（五）温中健脾，散寒宣痹法治疗胸痛

1. 学术思想

寒为阴邪，易伤阳气，寒性凝滞、收引。寒气上逆可见突然胸痛如绞，形寒肢冷，甚至汗出，短气心悸或伴脘腹冷痛，大便稀溏，小便清长，舌淡苔白，脉沉迟等症状。路老认为此乃多发于脾胃阳虚复感外邪之人，因中阳虚衰，阴寒内盛，寒气上逆心胸，令胸阳不宣，鼓动血行无力，同时阴寒遏滞血脉瘀阻而为痛，即《金匮要略·胸痹心痛短气病脉证治》中所云"阳微阴弦"。路老善用附子理中汤加桂枝、高良姜、丁香、西茴以温散寒邪，降逆通络而止痛。

2. 验案举隅

患者某，男，54岁，主诉：胸闷、气短5年余。现病史：2001年出现胸闷，气短，心悸，左腋下连及左肩胛骨隐痛，畏寒，四肢不温，乏力，易感冒，晨起口苦，口干，肝区隐痛，食后胃胀，嗜睡，夜尿次数3~4次，大便日1行，质稀，小便淋沥。舌质淡，舌体中，舌苔薄白，脉象细。既往史：患脂肪肝10年，前列腺炎5年，慢性结肠炎20年。血压：130/100mmHg。

西医诊断：冠心病。

中医诊断：胸痹。

辨证：脾气亏虚，胸阳不展。

治则：益气健脾，通阳宣痹。

处方：

五爪龙 20g	西洋参 10g	生白术 15g	厚朴花 12g
瓜蒌 20g	薤白 8g	葶苈子 15g	茯苓 30g
石菖蒲 12g	郁金 12g	当归 12g	川芎 9g
炒山楂 12g	炒神曲 12g	炒麦芽 12g	炒枳实 15g
杏仁 9g	薏苡仁 20g	炙甘草 8g	生姜 2 片

14 剂，水煎温服。

服药 14 剂后，诸症减轻，以上方为基础，随证增损，经治 2 月，诸症日见减轻。

【原按】

叶天士指出："若夫胸痹者，但因胸中阳虚不运，久而成痹"。寒为阴邪，易伤阳气，寒性凝滞、收引。寒气上逆可见突然胸痛如绞，形寒肢冷，甚至汗出，短气心悸或伴脘腹冷痛，大便稀溏，小便清长，舌淡苔白，脉沉迟等症状。路老认为此乃多发于脾胃阳虚复感外邪之人，因中阳虚衰，阴寒内盛，寒气上逆心胸，令胸阳不宣，鼓动血行无力，同时阴寒遏滞血脉瘀阻而为痛，《金匮要略》云"阳微阴弦"是其病机之概括。并主张心阳虚衰时加制附子、干姜，佐之以调补脾胃，杜绝痰湿滋生之源，通经宣痹。

【编者按】

《素问·痹论》曰："痛者，寒气多也，有寒故痛也"，明确提出了痛证与寒邪的关系，《脉经》提出"厥心痛者，乃寒气客于心包络也"、进一步指出了寒邪与胸痹的发生密切相关。寒主收引，可使血脉挛缩，影响血运，而寒邪痹阻阳气，易留饮化痰，进一步导致气滞、血瘀、痰阻等相兼为病。《素问·调经论》篇曰："血气者，喜温而恶寒，寒则泣不能流，温则消而去之"，故活血化瘀法亦常寓于温阳治疗之中。现代医学研究认为，气虚血瘀"其微循环管襻短小、模糊，血管充盈不良……血色较淡等改变，导致血流缓慢，组织器官灌注不良而形成瘀血，低心泵，低心输出量是气虚血瘀症状的病理生理特性"。故路老喜在健脾的基础上，加用川芎、当归、炒山楂等活血化瘀，通脉行血，现代药理研究也表明此类药均能扩张冠脉，增加冠脉血流量，改善微循环，抑制血小板聚集和抗缺氧等。在临床中酌情应用，每获良效。

参考文献

[1] 张京春，谢元华，蒋跃绒，李立志．陈可冀辨治冠心病医案证法方药的频数分析[J]．中医杂志，2008.10.49(10)：901-902，913.

[2] 张京春，谢元华．陈可冀院士辨治冠心病医案的数据挖掘[J]．世界中西医结合杂志，2008.03(1)：4-5，7.

[3] 徐凤芹，陈可冀治疗自发型心绞痛经验[J]．中医杂志．2001.01.42(1)：16-17.

[4] 林晓忠，吴焕林，严夏．邓铁涛冠心方治疗冠心病心绞痛 80 例[J]．中医药学刊，2003.08.21(08)：1249-1250.

[5] 林晓忠，吴焕林，严夏，刘泽银，周文斌．邓铁涛教授论治冠心病规律探要[J]．中医药学刊，2001.10.19(05)：412-414.

[6] 赵益业，林晓忠，张敏州，邹旭，吴焕林，李健，潘光明．邓铁涛教授以心脾相关学说诊治冠心病经验介

绍[J]. 新中医,2007.04.39(4):4-5.
[7] 吴焕林,徐丹苹,罗文杰,王侠. 邓铁涛调脾护心法治疗冠心病心绞痛方案抗心肌缺血作用的临床队列研究[J]. 辽宁中医杂志 2012.39(03)385-387.
[8] 刘宗莲,路洁,王秋凤,尹倚艰. 国医大师路志正从湿辨治冠心病学术思想初探[J]. 中华中医药杂志,2010.03.25(03):379-381.
[9] 武飒,李平,高荣林,耿雪岩,朱建贵. 路志正从脾胃论治胸痹经验[J]. 中华中医药杂志,2010.03.24(03):340-343.
[10] 宋军. 路志正教授调理脾胃法治疗胸痹的经验[J]. 北京:中华中医药学刊,2008.08.26(08):1648-1650.

(山东中医药大学附属医院　孔 立)

第九章 昏迷

一、概述

昏迷是由于大脑皮质及皮质下网状结构发生高度抑制而造成最严重的意识障碍，即意识持续中断或完全丧失，是临床常见危急症状之一，其共同病理特点是脑水肿，共同的病理生理特点是脑缺氧。

昏迷的病因有：①颅内病变：如感染、颅脑损伤、脑占位病变及颅高压、癫痫等。②全身性疾病如急性重症感染如脓毒症、中毒性痢疾和大叶性肺炎等严重感染所致的中毒性脑病、恶性疟疾等。③内分泌代谢性疾病。

昏迷的处理要点：

1. 对症治疗 ①监测生命体征，在病情允许情况下，尽快获取能够即刻辅助病因诊断。②保持呼吸道通畅，注意体位、清除分泌物和必要时气管插管。③维持有效呼吸，给氧，必要时人工呼吸。④保证有效循环：补液、维持心功能。⑤降温、止惊和降颅内压。⑥对于所伴随的危急状态，如休克、高血压、脑疝和心律失常等进行相应急救处理。

2. 针对病因治疗

昏迷，中医又名“神昏”、“昏厥”、“昏蒙”等，是常见内科急症，中医历代所述之“昏迷”、“昏蒙”、“昏厥”、“谵昏”等，均属神昏范畴。无论外感病或内伤疾病皆可致清窍闭塞，神明失守，发为神昏。而外感热病神昏尤为常见。张仲景的《伤寒论》创立了神昏证治理论；吴鞠通之《温病条辨》在继承《伤寒论》神昏证治理论基础上，又从温病学角度赋予新义，并使之更加完善。

《伤寒论》中没有明确提及神昏，只言谵语。而谵语为神志不清状态下的胡言乱语，故也应理解此时已有神昏出现。主要有以下原因导致神昏：①阳明腑实与阳明经证。如《伤寒论》217条云：伤寒，若吐下后，不解，不大便五六日，上至十余日，日晡所发潮热，不恶寒，谵语如见鬼状。若剧者，发则不识人，循衣摸床，惕而不安，微喘直视，脉弦者生，涩者死；微者，但发谵语，大承气汤主之。”。《伤寒论》224条云：“三阳合病，腹满身重，难于转侧，口不仁面垢，谵语遗尿……若自汗出者，白虎汤主之。”此条虽云“三阳合病而以阳明热盛为主。阳明经热盛，上扰心神，故神昏，谵语遗尿。虽腹满身重，难于自转侧，但无疼痛拒按，亦非腑实。

少阳谵语与热入血室谵语：如147条所云："太阳与少阳并病……发汗则谵语脉弦，五日谵语不止，当刺期门。"妇人遥值经期，邪热乘虚入于血室，与血相结扰乱神明，故致谵语。误汗亡阳：仲景在216条中说：发汗后，若重发汗，亡其阳，谵语。脉短者死，脉自和者不死。"阐明了误汗亡阳谵语及预后的判断。吴瑭《温病条辨》的问世，标志着温病学说已经发展到比较成熟的时期，其中神昏治法在继承《伤寒论》有关理论基础上，确立了适合温病病因性质与传变规律的一系列治疗方法。如阳明腑实之神昏，治疗虽用通腑泻热之承气汤，但由于热邪有易化燥伤阴的特点，而减轻了枳、朴用量，充分体现了温病时时顾护阴液的指导思想。概括《温病条辨》所论神昏治法主要有；于温病邪伏心包之神昏。太阴温病本不可发汗，误以发汗，邪不外解，反逆传心包，故致神昏。如吴瑭在《上焦篇》16条中说："太阴温病，不可发汗，汗出过多者，必神昏谵语。"此神昏为"水不足而火有余，又有秽浊也"所谓秽浊指痰浊之类；热陷心包，炼液为痰，痰热互搏，郁闭心窍，神明内乱。故立清心开窍之法。②清营透热用于温病气分证不解，内传入营之证。营气与心相通，热入心营，心神被扰，而致神昏。此时神昏、谵语与逆传心包有别，逆传心包为时时谵语，且与精神不了了、舌謇肢厥互见。而营分证则时清时昧，时有谵语，并见"脉虚夜寐不安，烦渴舌赤，目常闭不开"（《上焦篇》30条）等证。方选清营汤，既可清营热养营阴，又可透热外出。③除湿通窍本法适用于湿浊蒙蔽清窍之神昏。吴瑭除强调热邪闭阻心窍或内传入营扰乱神明外，特别提出温病与伤寒的区别之一，就是"温多兼秽"。秽即痰湿之类。若温重于秽者可用清心开窍法，若以秽为主者宜用本法治之。从《温病条辨》有关条文中可以看出，据其湿浊轻重，停留部位，寒热性质之异，具体运用又可分为宣气化湿、淡渗利湿，宣清导浊等法。

昏迷是临床急危重症，由于导致昏迷的病因多端，近现代以来对其中医理论认识没有大的进展。对昏迷的中医治疗多遵从先贤的经验。如张仲景在《伤寒论》中创神昏治法，其实质在于泻热以醒神，其中清泻阳明法运用得最为出色，他如和解泻热法可据证而施。又因寒易伤阳，故在心肾阳衰之时，亦应考虑回阳固脱法之运用。吴瑭之《温病条辨》丰富和发展了(伤寒论》神昏证治理论，如清心开窍、清营透热、除湿通窍、养阴复脉等法，皆依据温病之病因性质、传变途径而设。但在具体运用时又有清心开窍与辛凉解表配合使用，或先用清心开窍继用淡渗利湿，或清心开窍与通腑泻热并用等灵活运用之例，其用意在于因势利导，消除邪气之干扰，神明自清。

随着中医急诊的发展，对危重病尤其是中风急性期的昏迷病人可在西医脏器功能支持的基础上可以辨证用药，同时对中药复方进行了剂型改革，研制了生脉针，醒脑静，清开灵，参附注射液等药物大大提高了昏迷病人的救治成功率。中西医结合治疗可以起到保护脑细胞，改善神经功能，缩短昏迷时间，保护脏器功能的作用。有多位国医大师对中风导致的昏迷有精彩的论述和丰富的治疗经验。

周仲瑛教授认为出血性中风昏迷的原因为瘀热为患。由于瘀热相搏，血气蒸腾；血之与气，并走于上；冲荡激越，损伤脑络；血不循经，溢于脉外，形成瘀血；清窍受阻，神机失用，神昏偏瘫，由是而成。另外，瘀热系由瘀血和火热两种病理因素相互搏结而成，因此兼有瘀血和火热各自的特征。其得火热阳热动越之性，故而能流窜上炎，直冲犯脑，灼伤脑络；其得瘀血凝滞黏着之性，故而能阻滞脑络，郁闭神机，蒙蔽清窍。因此基于出血性中风急性期病危势急，故当急挫病势，泻其实热，通其瘀滞。针对瘀热阻窍的基本病机，治予凉血化瘀治疗大法，以凉血清热，折其病势，通下瘀热，顺降气血，以"釜底抽薪"，达到上病下取，"以下为清"

的目的，平抑肝风痰火上逆之势，清解血分瘀热。本法不仅适用于“中腑”之证，对于“中血脉”证亦有预防阻断作用；对于“中脏”之阳闭证也有泄热通闭醒神作用。

邓铁涛教授认为“脑为元神之府”，主宰人的精神、意识、思维及一切生命活动。脑窍贵在清灵通利，一旦闭阻，则脑神失养，神机不运而变证丛生。如因痰火痹热闭阻清窍，火扰元神者，则可出现神识昏迷、烦躁、谵语、抽搐等症；因痰湿闭阻清窍，元神被困者，则可见神志模糊，语言不清，甚则昏不知人等症；或卒冒秽浊之气，浊邪害清，清窍闭塞，元神混乱，则可见卒然昏不知人，口噤或妄言，面青肢冷等症；对于昏迷患者急救由于患者意识丧失，邓老除了运用中药治疗外，尤精于用点舌法治疗昏迷病人。

石学敏教授首创的中风醒脑开窍针法在病机上强调“窍闭神匿、神不导气”，选穴上以阴经和督脉穴为主，并强调针刺手法的规范化，成为目前中风病外治法的典型代表。此外还有督脉取穴法、头体针配合治疗、十三鬼穴、头针耳针结合法等多种针刺方法，意识障碍患者意识恢复有明显促进作用。

清心开窍法是中医温病治疗神志异常的常用开窍法之一，具有清泻心包邪热，醒神利窍的作用，适用于温病邪入心包所引起的神志异常证候。张学文教授在诊治中风中观察到，大量中风患者，尤其是重症患者，虽非外感热邪，内陷心包，但在肝阳上亢，化风生热，痰热内陷心包这一病机作用下，出现身热躁扰，神昏不语等症状，与温病邪热内陷心包病机和临床表现有诸多相似之处，故治疗时可以互参，常用中药安宫牛黄丸等“三宝”口服，或以其静脉剂型醒脑静、清开灵针静滴，中药汤剂中酌加黄连、冰片、郁金、丹参等清热开窍之品，临床证明该疗法对于脑出血，大面积脑梗死，具有促醒，脑保护，加快肢体功能康复的作用，现已成为救治中风昏迷的常用方法之一。

二、周仲瑛治疗中风昏迷的学术经验

1. 学术思想

周老在前人有关理论认识的基础上，结合自己长期的临床实践探索，首次在国内提出“瘀热阻窍”是出血性中风急性期的基本病机。并认为瘀热阻窍是中风风、火、痰、虚等多种病理因素的基础，从而平内风、外风之争。统主火、主痰、主虚诸说于一炉。使千百年来中医对中风病因病机的理论认识更臻完善。在此基础上，周老提出凉血通瘀法是出血性中风急性期的基本治法。该法不仅能清血分之热、散血中之瘀、折冲逆之势，可止妄行之血、息内动之风，并寓有上病下取、釜底抽薪、顺降气血之意。善于使用凉血散瘀法治疗出血性中风昏迷，既不同于仅从局部病理变化着眼，迳予见血止血的治法；也有别于当前过分强调瘀血，主张单一活血化瘀甚或破血逐瘀的观点。并研制成凉血通瘀注射液及凉血通瘀口服液配套制剂，分别对该制剂进行了较为系统的动物实验研究及临床疗效观察。

2. 验案举隅

顾某，男，65岁，退休干部。住院号：32889。

患者以“反复头晕14年，左侧肢体乏力伴嗜睡9小时”，于1997年11月28日14:00入院。患者1983年发现高血压及冠心病，一直服用中、西药物；1997年8月曾因脑梗死住院治疗，基本恢复。11月28日晨6:00起床即感左侧肢体乏力并逐渐加重伴有麻木，中午发生恶心、呕吐，随即进入嗜睡状态。入院后查见血压较高，口角右歪，左侧颜面痛觉减退，左侧上下肢肌力Ⅱ～Ⅲ级,左侧病理征阳性并伴有踝阵挛。脑CT提示:"右丘脑、基底节部出血,出血量大于57ml,破入脑室,血肿周围有低密度水肿区,中线明显移位。即予甘露醇、速尿、地塞米松静滴脱水,巯甲丙脯酸等控制血压,先锋霉素等抗感染,病情仍继续进展,渐至昏迷、继发癫痫,患侧肌力0级,并出现发热(体温:37.5~38.5℃)。请脑外科会诊,认为血肿主要在丘脑部,位置深,血肿量大,手术风险性极大,只宜内科姑息治疗。遂于前药中再加入胞二磷胆碱等脑功能恢复剂进行综合性抢救,第12天患者病情仍无改善迹象,并出现黑便、尿蛋白阳性及血尿素氮、血钾升高,不得不减少甘露醇和激素用量。应家属要求,予以中西医结合救治。乃加用凉血通瘀口服液鼻饲,2d后患者神志即有改善,由昏迷转入嗜睡,可以喂食,大便隐血转阴;中药遂改口服,至病程第18天患者神志已完全清醒。住院月余,病情稳定,肢肌力恢复到Ⅱ级,出院。

【原按】

出血性中风是中风之重症,瘀热蒸腾,气血并逆,直冲犯脑,邪势嚣张。其病机有两大特点:一是气机郁闭难开,具体表现为清窍闭阻、热瘀血脉和腑实壅滞;一是气机升而不降,具体表现为瘀热升腾,气血并逆和浊气上壅。周老在反复的临床实践中总结提出"瘀热阻窍"为出血性中风急性期的病理关键和主要证型,所拟的凉血通瘀方(犀角地黄汤合桃核承气汤加冰片等组成)亦立足于通"。故而凉血通瘀治法以通降为要。通腑泄热可引浊气下降而直折病势,通脉化瘀可平消血气壅滞之势而缓解症状,以免瘀热再次动血,通络开窍可祛除脑中蓄血而醒神。

【编者按】

在临床实践中,对于出血性中风患者不用或不敢重用活血化瘀药。但是周老根据多年的临床实践经验提出了凉血散瘀法治疗出血性中风。周老认为瘀热升腾,直冲犯脑,络伤血溢,清窍闭阻是出血性中风急性期基本病机,瘀热阻窍是中心病理环节,风火痰虚皆因瘀热而起,发病急重,演变迅速瘀热之为病,既可以损伤阴血,又可以耗散元气,导致阴竭阳亡,产生厥脱之变。基于出血性中风急性期病危势急,故当急挫病势,泻其实热,通其瘀滞。针对瘀热阻窍的基本病机,治予凉血化瘀治疗大法。凉血散瘀大法熔凉血、散瘀、清热、通腑、通络、开窍诸法于一炉。其特点可概括为:见血不止血,而在化瘀血;消瘀不在破,而在通瘀热;治热不在清与解,而在顺与降。并以此区别于活血化瘀、破血逐瘀、清热泻火诸法。故与出血性中风急性期瘀热阻窍的中心病理环节极为合拍。凉血通瘀制剂由大黄、水牛角、生地、赤芍、三七、地龙等药组成。方以大黄、水牛角为君,大黄清热泻火、凉血祛瘀、通腑泄热,是历代治疗中风主药之一,河间"三化汤"中即有该品,《神农本草经》谓其能"下瘀血、血闭寒热……荡涤肠胃,推陈致新";水牛角功类犀角,有清热凉血之功。两药相合互补,更能加强凉血化瘀作用。生地为臣,滋阴清热,凉血宁血,更兼散瘀之功,是治疗营血热盛的代表药物;古方"清营汤"、"犀角地黄汤"等均含本品。《本草求真》说:"生地黄……凡吐血……蓄血,其证果因于热盛者,无不用此调治",可见其效之佳。佐以三七活血祛瘀止血,地龙清热通络。诸药配合,共奏凉血化瘀,通腑泄热之功。临床和实验证明,该制剂有促进脑内血肿吸收、减轻脑水肿、改善瘀热阻窍证症状和神经功能缺损等多种作用。临床研究表明凉血通瘀注射液和凉血通瘀口服液总有效率均明显优于对照组,且制剂稳定,使用方便,无明显的毒副反应,具有高效、速效的特点,适应抢救危重病人的需要,有广阔的开发前景。特别是注射液的研制,更能体现中医治疗急症的特色,填补了国内空白。

三、邓铁涛教授治疗昏迷的学术经验

1. 学术思想

邓铁涛教授认为“脑为元神之府”，主宰人的精神、意识、思维及一切生命活动。神机病变常见于中风、痉证、脑肿瘤、脑积水、颅脑外伤、中毒等病变过程中。在伴有神志异常的同时，还多伴有神机运行受阻，所主司的肢体、五官的感觉功能严重障碍。脑窍贵在清灵通利，一旦闭阻，则脑神失养，神机不运而变证丛生。如因痰火瘀热闭阻清窍，火扰元神者，则可出现神识昏迷、烦躁、谵语、抽搐等症；因痰湿闭阻清窍，元神被困者，则可见神志模糊，语言不清，甚则昏不知人等症；或卒冒秽浊之气，浊邪害清，清窍闭塞，元神混乱，则可见卒然昏不知人，口噤或妄言，面青肢冷等症；对于昏迷患者急救由于患者意识丧失，邓老除了运用中药治疗外，尤精于用点舌法治疗昏迷病人。

2. 验案举隅

(1) 吴某，男，26岁。初诊：1985年9月17日。

病史：1985年9月15日早晨6时半左右，患者入砖窑内进行清理工作，50分钟后被工友发现晕倒在窑内，昏迷不醒，急送来本院急诊室抢救。查体：颜面粉红，唇红，呼吸浅促，节律快慢不等（每分钟20~40次），脉搏120次/分，血压140/70mmHg（18.6/9.3kPa），心率120次/分，律齐。头颅躯干四肢均无创伤，双瞳孔等圆等大，对光反射迟钝，颈软。西医诊断一氧化碳中毒。按常规抢救1日1夜，未见转机。遂于9月17日上午邀邓老会诊。

诊查：患者昏迷不醒，呼之不应。面色瘀黯，面目浮肿，全身肿胀，肌肤灼热，呼吸喘促，痰涎壅盛，戴眼反折（瞳仁瞧下瞧内，仅见瞳仁边缘），口气臭秽难闻，二便闭塞不通。舌瘀黯，苔厚浊，脉洪大而数。邪毒犯肺，逆传心包，痰毒蒙心，闭塞清空，昏迷不醒。因患者喉头水肿，吞咽反射消失，无法插管鼻饲，故采用下述特殊服药法。处方：

① 安宫牛黄丸1个，用清水10ml化开不停地蘸点于患者舌上，干则加冷开水搅匀继续点舌。

② 生大黄30g、崩大碗30g、苏叶15g，煎水取汁200ml，再加紫金锭3片，溶化后作保留灌肠。1日2次。

二诊：9月20日。3天内经用安宫牛黄丸5个，6次灌肠后，病者体温降至37.5℃，痰涎明显减少，已停用吸痰机，解除心电监护，压迫眶上神经有痛苦表情，角膜反射及瞳孔对光反射恢复，患者由深昏迷转为浅昏迷。病有转机，治守前法，用牛黄粉每日1g溶水点舌以取代安宫牛黄丸；灌肠法同前。

三诊：9月21日。病者之尿液检验发现真菌，此乃湿毒之邪蕴留下焦，浊气上蒙心窍，药量尚轻，未能胜邪，腑气未通，毒未全祛。故加大牛黄粉之用量，每天2g溶水点舌；灌肠改用二方：上午用苇茎30g、桃仁12g、冬瓜仁30g，煎水取汁200ml保留灌肠；下午用生大黄30g、崩大碗30g、鲜车前草30g如法灌肠。

四诊：9月23日。患者已有吞咽反射。处方：

陈皮6g	法夏10g	胆星12g	竹茹10g
枳壳6g	菖蒲6g	远志6g	郁金10g

桃仁 12g　　　羚羊角骨先煎 25g

每天 1 剂，鼻饲。

灌肠用前方药。

五诊：9 月 25 日。患者体温降至正常，双肺啰音消失，呼吸平顺，已能睁开双眼，神志复苏，生理反射存在。小便常规及心电图恢复正常。病入坦途，遂转入病房继续调治，未再会诊。

【原按】

本案仅着重记录了抢救昏迷病人的中医治法。初次会诊时，因喉头水肿，吞咽反射消失，无法鼻饲，似已无法下手用药，但细分析，中医认为“心主神明”，“舌为心之苗”，况且五脏六腑都通过经脉直接或间接与舌相联，于是确定舌上给药法；又因患者是吸入煤气而中毒，煤气乃温毒之邪气，温邪上受，首先犯肺，再逆传心包，蒙闭心窍；肺与大肠相表里，若能打通腑气，使邪毒从下而解，有助于通窍，故选用中药灌肠之法。

【编者按】

患者面色瘀黯，全身肿胀，痰涎壅盛，高热、昏迷，这是毒盛病危之重候，急须清热解毒，祛痰通窍，牛黄丸实为首选。故令其用水化开点舌给药，这是邓老多年之经验。又因患者二便闭塞不通，全身肿胀，舌苔厚浊，这是湿毒之邪弥漫三焦，充斥脏腑内外之恶候，若不迅速排解，邪无出路，正亦难复，故重用大黄、崩大碗灌肠，意在去郁陈，通利三焦，清热解毒。加入苏叶一味，在于上应肺系，开发水之上源，疏利上下，使热毒痰湿从下而解。经过 3 天抢救，病者由深昏迷转为浅昏迷，痰涎壅盛之候消除，此时改用单味牛黄粉重用点舌，是因病已有转机，如再过用芳香走窜之药，有伤其正气之弊，一味牛黄，药重力专，足能解神明之困。与此同时，将重点转移到灌肠用药上，并加大淡渗利湿、活血通腑之药，意在通利下阴二窍，使湿邪热毒从下而出。当病者进一步苏醒、能鼻饲给药时，则用温胆汤以清化热痰，合菖蒲、远志、羚羊角骨以通心辟浊。证治相合，故效。

(2) 陈某，男，62 岁，中医师。1984 年 5 月 9 日初诊。

病史：患者于 1984 年 5 月 8 日晚洗头时突觉右侧上下肢活动无力，继而出现失语，右侧上下肢体偏瘫，神志昏迷，即请当地卫生所值班医师检查，体温 37.8℃，血压 21.3/14.7kPa，神志昏迷，被动体位，体胖，面赤身热，双瞳孔等圆等大，右鼻唇沟变浅，口角左歪，颈软，肺气肿征，双肺底可闻小湿啰音，心率 104 次 / 分，律不整，右侧上下肢体弛缓，巴宾斯基征阳性。既往史：有高血压病史 10 多年，平素嗜烟酒。起病后曾请附近医院神经科医师会诊，拟为“脑出血与脑血栓相鉴别，建议暂不宜搬动，应原地治疗，待病情稳定后再送医院作 CT 进一步确诊”，因所在地为工厂卫生所，鉴于设备及医疗条件所限，治疗上颇感棘手，遂请邓老会诊。诊查：症如上述，烦躁，间有抽筋，气粗口臭，喉间痰声漉漉，大小便闭，口唇红而干，舌红绛，苔黄厚干焦，脉弦滑数。

中医诊断：中风证。

辨证：直中脏腑，肝风内动，痰瘀阻塞清窍。

治则：平肝息风，豁痰化瘀开窍。

处方：

① 安宫牛黄丸每天一粒半，其中一粒内服，余半粒用冷开水 10ml 调匀，用棉枝频频点舌。

② 针泻太冲(双)。

③ 中药：

羚羊角骨先煎 30g	竹茹 12g	竺黄 5g	草决明 20g
田七片先煎 10g	地龙 10g	橘红 10g	胆南星 10g
连翘 12g	陈皮 5g	丹参 18g	

每天 1 剂，连服 4 天。

第 2 天由于患者合并肺部感染较明显，故加强抗感染，肌注青霉素 80 万 U、链霉素 1g，每天 2 次，连用 1 周。

二诊：5 月 13 日。患者神志转清，喉间痰鸣消失，呼吸平顺，口臭略减，失语及右侧上下肢偏瘫如前，大便自起病后闭结，舌红，苔黄厚干，脉弦滑。血压 18.7/12kPa。

处方：

① 安宫牛黄丸用法同前。

② 大黄 30g，煎水 200ml 低位保留灌肠(灌肠后约 1 小时排便 3 次，量约 1000g)。

③ 中药：

石决明先煎 30g	竹茹 12g	白芍 15g	枳实 10g
田七片先煎 10g	石菖蒲 10g	胆南星 10g	法半夏 10g
太子参 20g	橘络 10g	丹参 10g	

每天 1 剂，连服 4 天。

5 月 17 日外出到某医院作颅脑 CT 检查(CT 号为 2116)，意见为：大脑左半球底部和内囊部位血肿(大小约 5.5cm × 3.6 cm × 6cm)。因病情稳定，经家属要求于 5 月 17 日转某中医院住院。住院期间，中药用安宫牛黄丸、温胆汤，西药用能量合剂，醒脑净等。

三诊：6 月 6 日。神清，体倦神疲，语言不利，右侧肢体偏瘫，二便自调，舌质淡，苔薄白，脉细。证属气血两虚，脉络瘀阻。改用益气养血、祛瘀通络。拟方用补阳还五汤加味。处方：

黄芪 100g	赤芍 6g	川芎 6g	归尾 6g
桃仁 6g	红花 6g	地龙 10g	石菖蒲 6g
五爪龙 30g	鸡血藤 30g		

每天 1 剂。另加服猴枣散早晚各 1 支，用上方为基本方加减作善后调治近 1 年。1985 年 6 月 6 日颅脑 CT 复查意见为：大脑左半球血肿吸收后空洞形成。现患者仍健在。生活基本能自理。

【原按】

本例起病急，病情重，属西医急危重症，该病死亡率高，治疗上颇为棘手，且病发于基层，搬动对病者不利，遂请医就地治疗。邓老认为，脑出血，可按中医中风病辨证论治，而此类病人临床上往往有昏迷不醒，牙关紧闭等现象。给治疗用药带来一定的困难。在中西医结合治疗的情况下，可根据病情选择用点舌法以清心开窍。

【编者按】

中医治法素有内外治疗多种手段，尤适合于急重症之抢救治疗。如本例初起肝风内动明显，即针泻太冲以助药效。后见腑实便闭，运用釜底抽薪法，用大黄保留灌肠，使大便通畅，下通上清，诸症遂减。邓老用安宫牛黄丸点舌法，通过舌头吸收药物，开辟了抢救昏迷病人的给药新途径，经临床观察，点舌后昏迷患者痰涎分泌物明显减少，对促进患者复苏，争取治疗时间起着重要的作用，为抢救昏迷病人的一种简便有效的方法。该法是根据“心主神明”，“心开窍于舌”的中医理论，结合临床实际所创造的新方法，值得进一步推广。但是尚要注意对脑出血神志昏迷者倡导中西医结合治疗，借鉴现代医学技术如呼吸机，循环支持等技术，在保证患者生命安全及规避医疗风险的前提下，拓宽中医药的治疗范围，提高中医药对危重症患者的救治效果。

四、石学敏治疗昏迷的学术经验

1. 学术思想

基于中风病的基本病机为瘀血、肝风、痰浊等病理因素导致“窍闭神匿，神不导气”，石学敏院士确立中风病的治疗法则为醒脑开窍、滋补肝肾为主，疏通经络为辅，在选穴上以阴经和督脉穴为主，强调针刺手法量学。以内关、水沟、三阴交为主穴，辅以极泉、尺泽、委中疏通经络。配穴为吞咽困难加风池、翳风、完骨；语言不利加上廉泉、金津、玉液放血；足下垂、足内翻加丘墟透照海；手指握固或功能低下加合谷透三间、八邪；便秘加丰隆、左水道、左归来、左外水道、左外归来；肩周炎加肩周刺络拔罐；癃闭加上星透百会、中极、曲骨；视力障碍加睛明；听力障碍加耳门、听宫、听会；高血压加人迎、合谷、太冲；中枢性呼衰加气舍；颅压高、脑膜刺激征、头痛、呕吐加至阴刺络放血。观察 13 262 例中风病住院患者，治愈率达 49.37%，总有效率 96.95%；其中 1239 例合并假性球麻痹的中风病患者的假性球麻痹治愈率达 51.65%，总有效率 96.69%。

2. 验案举隅

刘某，女，54 岁，入院日期 1987 年 11 月 6 日住院号:6893

主诉:(代诉)左半身不遂伴头痛、头晕 7 天。

病史:患者原无高血压病史，1978 年 10 月 31 日晨在家中干家务，突然感觉右面部麻木，随之左半身无力，跌倒在地，遂送至医院救治。测血压 160/90mmHg，自服安宫牛黄丸一付，服用即吐，头痛剧烈，头晕不愿睁目，时恶心呕吐。11 时许送某医院脑系科就诊，此时患者嗜睡，途中呕吐 2 次，做腰穿为血性脑脊液，诊断脑出血，遂留急诊观察。予甘露醇、细胞色素丙、三磷酸腺苷等药物治疗。观察 7 天患者仍然处于嗜睡状态，呼之能应，左半身呈迟缓性瘫痪，右手不时抚摸头部，时烦躁，喂水无呛咳，1 周内大便一次，后由该院转我科治疗。查体:血压 180/90mmHg，脉率 90 次 / 分，昏睡，压眶反应迟钝，呼之能应，口中有声，瞳孔等大等圆，对光反射迟钝，眼球左右转动。视野检查不合作，右侧中枢性面瘫，咽反射迟钝，舌体可伸出唇外，舌体向右偏移。颈软，颈内动脉搏动对称。两肺呼吸清晰，心音有力整齐，心界不大，腹软，肝脾未触及，肠鸣音活跃。左侧肢体完全瘫痪，深浅感觉检查不满意，右侧肌腱反射存在，左侧肌腱反射均低下，左巴氏征阳性。舌红，苔腻，脉弦滑。

西医诊断:脑出血。

中医诊断:中风(中脏腑)。

病机辨证:患者七七已过，肾气已衰，兼操劳务，精血暗耗，阴亏于下，肝阳偏亢，劳累所伤，肝风四起，气血逆乱，并走于上，神匿窍闭，发为中风。

治则：醒脑开窍，滋补肝肾，疏通经络。

选穴：内关 人中 三阴交 极泉 尺泽 合谷 委中 水沟

操作：石学敏院士基于中风病“神窍匿闭”之病机学说和“启闭开窍”针刺法的确立，提出行针施术以“泻”法为主，并对每一俞穴的操作进行了严格的规定，即先刺双侧内关，直刺1~1.5寸，采用捻转提插相结合的泻法，施术1~3分钟。继刺水沟用雀啄泻法，至眼球湿润或流泪为度。三阴交沿胫骨后缘进针，针尖向后斜刺与皮肤成45°角，进针1~1.5寸采用提插补法，至患侧下肢连续抽动3次为度。极泉穴直刺进针1~1.5寸，用提插泻法以上肢抽动3次为度，尺泽穴同极泉穴，委中仰卧位直腿抬高取穴，进针1~1.5寸，采用提插泻法，以患侧下肢抽动3次为度。治疗经过：入院后患者病情不稳定，予支持疗法。3天后病势转危，神昏不语，烦躁不安。右手不时抚摸额头，面色无华，四肢厥冷，呼吸浅表，喉中无痰，二便失控。予降颅压，支持疗法等，配合关元、气海、足三里等穴，刺内关，人中以醒神。经一周抢救，患者转危为安，神清能语，自诉头痛，偶有眩晕，左颜面麻木。左侧肢体沉重酸痛，无自主运动，检查左侧视野缺省，左侧痛温触觉障碍，遂定位内囊出血。后用醒脑开窍针法继续治疗，3天后左下肢能屈伸，左上肢可见内收动作，入院两周后手指略见屈伸，左下肢屈伸自如，视野无缺省，左侧浅感觉有所恢复。三周后经人搀扶可行走，左上肢抬举至胸，共住院两月，下肢行路留有跛行步态，左上肢抬举过头，手指精细动作差，患者无不适感，出院回家休养，继续门诊治疗。

【原按】

传统观念认为脑出血早期不宜接受针灸治疗，根据石学敏院士团队的统计，不仅可以，而且必需，病程越短，疗效越高。203例发病在10天内的脑出血患者，临床治愈111例，治愈率达54.68%。“醒脑开窍”针刺法大胆的改变了多年的常规选择，取以开窍启闭、改善元神之府——大脑的生理功能为主的阴经腧穴，以内关、水沟、三阴交为主穴，辅以极泉、尺泽、委中疏通经络。水沟为督脉、手足阳明经之会，督脉起于胞中，上行入脑，取之可调督脉，开窍启闭以“醒脑”、“醒神”。内关为八脉交会穴之一，通于阴维，属厥阴心包之络穴，有养心宁神、疏通气血之功。三阴交为足太阴、足厥阴、足少阴三经之会，有益肾生髓之效。肾藏精，精生髓，脑为髓海，髓海有余可促进脑的生理功能的恢复，三穴相配可促进脑组织的代谢和修复，改善大脑的生理功能，收到“醒神开窍”之功，其余肢体穴为疏通经络之用。

【编者按】

《内经》称中风为“大厥”、“薄厥”，“血之于气并走于上，则为大厥”，对于中风的病因病机，中国传统医学历代各家认识及学说颇为不一，没有形成统一的认识。石学敏院士在继承古代各家之论的基础上，结合现代医学，针对中风病的两大症状——神志障碍和肢体运动障碍，其主要原因是脑血管的闭塞不通，脑功能异常，亦即“元神之府”失用，脑窍闭塞则神无所依，肢无所用，明确提出中风病的根本病因病机为“窍闭神匿，神不导气”，确立了以醒脑开窍、滋补肝肾为主，疏通经络为辅的治疗，创立了“醒脑开窍”针刺法。“醒脑开窍”针法其核心立足于中医整体观念，强调“神”的作用，在《灵枢经》中早有“粗守形，上守神”的学术思想。“神”是中医整体观念的重要内核，强调人体内在积极因素的调遣，激发生命潜能，协调脏腑功能，维持机体相对平衡，和调形体和精神健康。石学敏院士多年来对“神”的生理、病理、诊断、治疗进行研究，得出四点认识：神之所在，心藏神，脑为元神之府；神之所主，人体一切生命活动的外在表现；神之所病，百病之始，皆本于神；神之所治，凡刺之法，先醒其神，极大地丰富了中医学“神”的理论学说，用以指导临床，屡起沉疴。

在中风昏迷的治疗中，除了上述几位国医大师的宝贵经验，王永炎教授首倡中风急性期的痰热腑实病机。他认为中风发病，内风旋动，夹痰瘀阻滞脑窍。病人或素食肥甘厚味，形体肥胖，或体弱久病，脾胃虚弱，痰浊渐生，阻于中焦，郁而化热。痰热中阻，枢机不利，清阳不升，气血不能上承，脑窍失养；胃气不降，传化失常，浊邪不降，痰热不去，转而上逆，上扰脑窍，浊毒损及脑脉脑络，神机失用，发为中风。盖本病有本气之虚，再发中风，邪盛正虚，虚实夹杂。痰热腑实是发病的一个重要环节，且该证多出现在中风病急性期，多见于中经络阶段，病情多变若痰热壅盛，风动不止，救治不及时，痰热化风，风痰上扰，有中经之证可向中腑证转化；或中腑证风动不止，痰热化风，风火相煽，风火扰窍，证类由中腑进一步向中脏转化，病势凶险，病情危重。故在中风病急性期，只要出现痰热腑实，神志昏蒙，治疗要点即应重在通腑化痰，开窍醒神。痰热渐化，腑气得通，浊邪下行，无上逆扰闭清窍之虑。胃气得降，脾气得升，中焦转输顺畅，气机运化有度，有助于中风病人脏腑功能、经脉气血运行的恢复，使神志恢复。

参考文献

[1] 陈四清，郭立中，周仲瑛. 从瘀热阻窍论治出血性中风急性期经验[J]. 江苏中医药，2010，429(1)：6.

[2] 邓光中. 邓铁涛审定中医简便廉验治法[M]. 北京：人民卫生出版社，2009，10-13.

[3] 石学敏. 石学敏针灸临证集验[M]. 天津：天津科学技术出版社，1990，96-98.

[4] 任晋婷，孙立满，谢颖桢. 王永炎教授灵活应用通腑法治疗中风病验案举隅[J]. 北京中医药大学学报(中医临床版)，2009(1)：11-12.

（成都中医药大学附属医院　张晓云）

第十章

头　痛

一、概　述

头痛是指外眦、外耳道与枕外隆突连线以上部位的疼痛，一般发病2周以内的称为急性头痛。引起头痛的原因很多，大致可分为原发性和继发性两类。前者不能归因于某一确切病因，也可称为特发性头痛，常见的如偏头痛、紧张性头痛；后者病因可涉及各种颅内病变，如脑血管疾病、颅内感染、颅脑外伤、全身性疾病如发热、内环境紊乱以及滥用精神性药物等。临床上原发性头痛较为常见，但继发性头痛更为重要和严重，部分可危及生命。

头痛的机理极为复杂，主要是由于颅内、颅外痛敏结构内的痛觉感受器受到刺激，经痛觉传导通路传导到大脑皮质而引起。颅内痛敏结构包括静脉窦、脑膜前动脉及中动脉、颅底硬脑膜、三叉神经（Ⅴ）、舌咽神经（Ⅸ）和迷走神经（Ⅹ）、颈内动脉近端部分、脑干中脑导水管周围灰质和丘脑感觉中继核等；颅外痛敏结构包括颅骨骨膜、头部皮肤、皮下组织、头颈部肌肉和颅外动脉、第2和第3颈神经、眼、耳、牙齿、鼻窦、口咽部和鼻腔黏膜等。机械、化学、生物刺激和体内生化改变作用于颅内、颅外痛敏结构均可引起头痛。如颅脑病变（感染、血管病变、占位性病变、颅脑外伤）、颅外病变（颅骨疾病、颈椎病及其他颈部疾病、神经痛）、全身性疾病（急性感染、心血管疾病、中毒等）、生化因素及内分泌紊乱、神经功能紊乱。

头痛是临床常见自觉症状，可单独出现，亦可见于多种疾病的过程中。头痛一证首载于《内经》，《素问·风论》中称之为“脑风”、“首风”，并指出外感与内伤是导致头痛发生的主要病因。《内经》认为，六经病变皆可导致头痛。《伤寒论》中论及太阳、阳明、少阳、厥阴病头痛的见证，并列举了不同的方药，如“干呕，吐涎沫，头痛，吴茱萸汤主之”。李东垣将头痛分为外感头痛及内伤头痛，根据症状病机分为伤寒头痛、湿热头痛、偏头痛、真头疼、气虚头痛、血虚头痛等，并补充了太阴头痛和少阴头痛，提出了头痛如不愈加引经药。《医林改错·头痛》论述血府逐瘀汤证：“查患头痛者无表证，无里证，无气虚痰饮等证，忽犯忽好，百方不效，用此方一剂而愈。”至此，对头痛认识日趋丰富。整体上中医学将头痛分为外感头痛和内伤头痛。

外感头痛是指感受六淫之邪或温热疫毒之气侵袭，上犯巅顶，清阳之气受阻，气血凝滞而发为头痛。风为百病之长，故六淫之中以风邪为主要病因，常夹寒、湿、热邪。内伤头痛多与情志不遂、饮食劳倦、体虚久病、禀赋不足房劳过度等有关，脏腑功能失调，气血阴阳亏虚而致头痛。内伤头痛根据病机不同又分为肝阳头痛、血虚头痛、痰浊头痛、肾虚头痛、瘀血头痛。

中医对头痛的认识由来已久，积累了丰富的临床经验。头痛的中医病机可分为外感和内伤两大类。外感头痛以风邪为主，且多兼夹寒、湿、热等邪：风邪夹寒，凝滞血脉，络道不通，不通则痛；风邪夹热，风热炎上，清空被扰，而发头痛；风夹湿邪，阻遏阳气，蒙蔽清窍，可致头痛。内伤头痛则多与肝、脾、肾三脏相关：因于肝者，多为肝失疏泄，气郁化火，阳亢火升，或因肝肾阴虚，肝阳偏亢，上扰清窍而致头痛；因于肾者，多为房劳、先天不足，肾精久亏，髓海空虚，发为头痛；因于脾者，脾虚气血亏虚，清阳不升，头窍失养，或脾失健运，痰浊内生，阻塞气机，浊阴不降，清窍被蒙而致头痛。

中医药辨证论治治疗头痛的效果确切。治疗头痛，中医学强调首辨外感与内伤。中医认为外感头痛属实证，以风邪为主，故治疗主以疏风，兼以散寒、清热、祛湿。内伤头痛以虚证或虚实夹杂多见，虚证以滋阴养血、益肾填精为主，实证以平肝、化痰、行瘀，虚实夹杂者，消补兼顾并治。外感头痛，一般发病较急，痛势剧烈，多表现掣痛、跳痛、灼痛、胀痛、重痛，发无休止，多因外邪致病，多属实证，治法以祛风散邪为主；内伤头痛，一般起病缓慢，痛势较缓，多表现隐痛、空痛、昏痛、病势悠悠，疲劳则剧者，时作时止，多属虚证。治法以补虚为主。但也有虚中夹实者，如痰浊、瘀血所致头痛，当分别施治。

头为诸阳之会，手足三阳经均循头面，厥阴经亦上会于巅顶，故头痛可以根据发病部位之异，参照经络循行，加以判断，则对审因施治，均有所帮助。大抵太阳头痛，多在头后部，下连于项；阳明经头痛，多在前额部及眉棱等处；少阳头痛，多在头之两侧，并连及耳部；厥阴经头痛，则在巅顶部位，或连于目系。至于瘀血头痛，则头痛多见刺痛、钝痛、固定痛或有头部外伤史，痰浊头痛，常见恶心呕吐。临床辨证既应注意头痛的不同特点，同时还应结合整体情况，及其有关兼证全面分析，以明确诊断。

头痛是常见的急症之一，可以由于外感导致，也可以由于内伤导致的。有多位国医大师对头痛具有精彩论述和丰富的治疗经验。对于头痛的治疗，国医大师郭子光和周仲瑛明确提出头痛需辨别外感和内伤，这也是中医治疗头痛的基本原则；郭老指出，外感者，感受风邪，常兼夹为患，如风寒、风热、风湿上犯清空。其病机为邪壅经脉，气血不畅，经脉绌急。内伤者，病位虽在脑，但与肝脾肾关系密切。郭老认为，头痛之因，既要知常，又要达变，尤其病程长者，其病机多为久病入络，血瘀为患。对于头痛的治疗，郭老认为，头痛日久，必有血瘀，故治宜活血搜络止痛。国医大师路志正认为，脾肾阳虚也是头痛的重要病机。肾寓元阳，有温煦脏腑之能。肾阳不足，脾失温煦，以致脾肾阳虚，阳气不能上达清窍，常可引起头痛，且常常病程缠绵，经久不愈。路老认为，治疗脾肾阳虚型头痛，当以温补肾阳，通络止痛为大法。国医大师颜德馨认为，头痛多与风、瘀有关，头痛的主要病机为脉络瘀阻，风潜清窍。对于其治疗宜宗《证治汇补》："血相搏皆能为痛"、叶天士"久病入络"之说，从治风先治血入手，以活血化瘀，通络止痛为大法。

内伤头痛中医的辨证一般分为肝阳头痛、血虚头痛、痰浊头痛、肾虚头痛、瘀血头痛。国医大师刘祖贻辨治头痛的学术思想概言之即为提出以六辨七治为主体的脑病辨治体系：头痛之病因主要在于外邪、痰、瘀、气郁、内风、正虚等6个方面。头痛之辨证要从辨别外邪、痰、瘀、气郁、内风、正虚等6个方面的表现入手，分析其相互关系，以辨治头痛的证候类型。头痛之治疗，要以治外邪、治痰、治瘀、治肝、治肾、治脾、治心等7方面药物为基础，互相组合，构成头痛的各种治法和方药。临床上主张病证结合，辨同求异，重视从肝肾和血瘀辨证治疗头痛。国医大师张从文认为，“初病在经，久病入络”，“初病在气，久病入血”。头痛多责之以肝，认为头痛病机主要为肝热脑络瘀滞。盖“肝气应脑”，肝主疏泄，调气机，畅情志，藏血。若情志失调，或过食肥甘厚味，损伤脏腑经脉气机，肝气郁逆，气血不和，经气逆乱，升降失常，气郁化火，暗耗阴血，炼津为痰，瘀热互结，壅滞于脑，脑络瘀滞，从而头痛。临床治疗当以清肝通络为核心。周仲瑛教授认为治疗头痛亦如治疗其他疾病一样，重在审证求机。正如《内经·至真要大论》所论：“审察病机，无失气宜”和“谨守病机，各司其属”，就是要求临证必须谨慎审察和掌握病机，认清各种症状的所属关系，然后通过对临床现象的分析总结推演寻求病理本质。周老辨标尤重风邪，辨本多从肝论。周老治疗头痛主张“复合”，往往先汇总患者所述症状及四诊收集的资料然后归纳提炼为诸如“内风上扰、肾虚肝旺”，“风痰瘀阻、清阳失用”等核心病机。而对于疑难头痛的复杂性及错综复杂的病机，周老则主张立法采用“复合”治法，以治疗多病多症兼见的病证。周老认为头痛患者往往证候复杂，多种病因相兼。对于这一类疑难性头痛常法小方难以取效，必须用复法组方才能取得满意效果。如此治疗则可主次兼顾，因势利导，各个对应，亦如《素问·异法方宜论》所云：“杂合以治，各得其所宜，故治所以异，而病皆愈者，得病之情，知治之大体也。”

二、张学文治疗头痛的学术经验

（一）活血化瘀、通络止痛法治疗头痛

1. 学术思想

瘀血头痛为内伤头痛中常见的一型，“久病入络”，“久病入血”，头痛发作常常是多种病机兼夹出现，并以夹瘀居多。国医大师张学文认为瘀血头痛的病机为瘀血不去，新血难生，且瘀阻脉道，致清窍失养而引起头痛。张老认为见其有瘀则当“从瘀论治”，瘀血消除，气血畅通，清窍得养，头痛自解。张老特别重视活血化瘀法，认为“久病多瘀”，凡疑难病症久治不愈，应考虑应用活血化瘀之法。许多中老年患者头痛多年，久治反复不愈，均有血瘀表现。符合中医久病入络理论。即使一些患者临床上无瘀血征象，使用一些活血化瘀药，也可使疗效提高。张老善用丹参，认为丹参味苦，性微温，主要功用活血化瘀、养血安神，是一味重要的活血化瘀药物。前人便有“丹参一味，功同四物”之说。丹参之用量，要先从较小剂量开始，逐渐加量。

2. 验案举隅

程某，女，42岁。1979年5月12日来诊：

头痛十余年。痛处多在两太阳穴附近，发作无定时，多因情志不遂，或劳累过度诱发，痛时难以支持，常使用止痛镇静药或针刺缓解。平素伴有胸闷气短，时有胸痛，食欲不佳。心电图示：完全性右束支传导阻滞。面色青滞，口唇发紫，舌质红暗有瘀斑，脉沉细而涩。

中医诊断：头痛。

辨证：久病入络，气滞血瘀。

治则：活血化瘀，通络止痛。

处方：血府逐瘀汤加减。

生地 10g	赤芍 10g	川芎 12g	当归 10g
桃仁 10g	红花 10g	丹参 15g	白芷 10g
瓜蒌 15g	薤白 10g	僵蚕 10g	川牛膝 10g
三七粉 3g			

水煎服，25 剂后复诊时头痛胸闷锐减，睡眠好转，食欲较前改善。效不更方，于上方稍事加减，共服药约 45 剂，诸症消失。心电图检查正常。为巩固疗效，嘱服复方丹参片 3 片，3 次 / 天。随访一年，未复发。

【原按】

此例头痛经年不愈，反复发作即为头风，其痛势剧烈，痛有定处，当辨为瘀血头痛。正所谓“初病在经，久病入络”，“初病在气，久病入血”。舌暗唇紫，面青脉沉细涩亦与其症相合。根据“痛则不通”之理论，治以活血化瘀、通络止痛，不仅头痛除，胸闷气短等症亦随之减轻，此即古人所说的“通则不痛”之理，故《金匮翼》云：“治头风久痛，须加芎归、红花少许，非独治风，兼治血止痛也”。故以活血通络之法治之，诸症俱解。

【编者按】

血府逐瘀汤见于《医林改错·头痛》，“查患头痛者无表证，无里证，无气虚痰饮等证，忽犯忽好，百方不效，用此方一剂而愈”。此患者血瘀征象较明确，选用血府逐瘀汤，颇为对证。尤妙在针对“胸闷气短，时有胸痛”，仿金匮治疗胸痹基础方瓜蒌薤白白酒汤之意，加瓜蒌、薤白，瓜蒌不仅能清热化痰，而且有活血化瘀、通痹止痛作用，故可取得良好疗效。

（二）脏腑辨证治疗头痛

1. 学术思想

张老认为头痛病因方面多由情志、饮食所伤，以及失血、外伤、劳倦过度所致，病位在清窍，脏腑辨证方面多与肝脾肾三藏功能失常关系密切。张老认为，肝属风木之脏，体阴用阳，其性刚强，喜条达而无抑郁。故情志伤肝，则肝气郁结，肝阳上亢，风阳上扰，致发头痛。头痛以肝肾阴虚、气血不足为本，风、火、痰、瘀、水、湿为标，其治疗的原则为补虚而泻实，调整阴阳。

2. 验案举隅

王某，女性，31 岁，1977 年 12 月 10 日初诊。

主诉头痛 2 月余。患者诉两月前自感头痛头晕，而后渐重，自觉头内跳动感，甚则头痛如被拳、棒所击，乃至仆倒晕厥，并伴恶心、气短，胸闷，昏视，骨节烦痛，彻夜难眠，指、趾小关节肿胀，下颌淋巴结肿大(如核桃大)，触痛，经用镇痛、抗风湿等药效不显著。诊见面黄肌瘦，舌紫黯，脉沉涩。

中医诊断：头痛。

辨证：肝肾不足，瘀血内阻。

治则：滋补肝肾，活血化瘀。

处方：

菊花 15g	葛根 12g	薄荷 6g	女贞子 12g
磁石 30g	生地 12g	覆盆子 12g	丹参 15g
赤芍 9g	川芎 9g	山楂 15g	僵蚕 9g

6 剂，水煎服，日 1 剂。

服药 6 剂后复诊，诉头痛、头晕明显减轻，胸闷明显改善，睡眠好转，效不更方，上方稍事加减，共服药约 40 剂，症状完全消失。为巩固疗效，于初诊方炼蜜为丸，如鸡子黄大小，一次一丸，日两次。随访两年，未见复发。

【原按】

头为诸阳之会，又为髓海所在，三阳经脉均循头面，而厥阴肝经又与督脉会于巅顶，五脏六腑之阴精阳气，皆上奉于头，故经络脏腑病变，皆能导致头痛。而头痛之因，不外乎外感与内伤两端，临证须首辨分明，方能施治无误。本案发病两月，未见形寒身热之象，而现头痛如掣，胸闷昏视，舌紫黯，脉沉涩，属内伤头痛，系肝肾不足，髓海失养，由此而导致肝阳上亢，气机逆乱，血瘀络阻，继而头痛、胸闷、气短、晕厥诸症遂作。故治宜滋养肝肾以治本，潜阳化瘀以治标，标本兼治，终使头痛蠲除，余症消失。

【编者按】

内伤头痛病因病机较为复杂，常相兼为病，多因脏腑气血虚损或失调而致，治疗难度较大，临床疗效欠佳。《景岳全书·头痛》："凡诊头痛者，当先审久暂，次辨表里。盖暂痛者，必因邪气，久病者，必兼元气。以暂病言之，则有表邪者，此风寒外袭于经也，治宜疏散，最忌清降；有里邪者，此三阳之火炽于内也，治宜清降，最忌升散，此治邪之法也。其有久病者，则或发或愈，或以表虚者，微感则发。……所以暂病者，当重邪气，久病者，当重元气，此固其大纲也。然亦有暂病而虚者，久病而实者，又当因脉因证而详辨之，不可执也。"本案患者症状较多，虚实夹杂，张老首辨肝肾不足、髓海失养为本，阳亢血瘀为标，标本兼治，故收到了立竿见影的疗效。该案选药在滋补肝肾的基础上加用赤芍、川芎等活血药，体现出来张老治疗头痛重视瘀的观点，正所谓怪病多与瘀有关。内伤头痛病久存在"久病多虚"、"久病多瘀"、"久痛入络"的病机，根据病机加入一些活血药、虫类药物往往可以起到事半功倍的效果。

三、朱良春治疗头痛的学术经验

1. 学术思想

朱良春擅于治疗各种疑难杂症，对于头痛的治疗亦有着独到的见解。辨证论治是中医认识疾病和处理疾病的基本法则，据此立法用药，不论病情如何复杂、隐蔽，都可以通过观察致病因子刺激机体所引起的反应性变化来推测机体内在的状态，正所谓"有诸内，必形诸外"。朱良春教授临床善治各类疑难杂病，屡获奇效。其治病强调辨证，认为如能掌握好辨证论治的规律，世界上就没有绝对的"不治之症"，而只有"不知之症"。朱老在头痛的辨证中提出了"久病多虚，久病多瘀，久痛入络，久必及肾"的理论。指出难治性头痛病的治疗需扶正与逐邪并重。鉴于多数慢性病多会出现肾阳虚衰的征象，故扶正不仅要着眼于气血，更要考虑督脉与肾。

2. 验案举隅

患者，女，33岁，2012年9月7日初诊。

主诉：头痛反复10余年。刻诊：患者额顶部疼痛重压感持续不解，痛甚牵及双侧太阳穴。纳可，二便尚调，夜寐不佳，多梦。平素脾气较急，易焦虑，月经周期不准，经量少，色暗，经前有乳房胀痛及少腹隐痛。舌淡暗，舌底脉络迂曲，苔薄白，脉细小弦。实验室检查：头颅磁共振成像（MRI）未见明显异常。

中医诊断：头痛。

辨证：肝郁气滞，瘀血阻络。

治则：补益气血，疏肝解郁，通络止痛。

处方：痹通汤加减。

当归10g	鸡血藤30g	威灵仙30g	炙僵蚕10g
黄芪30g	乌梢蛇10g	醋柴胡15g	炙土鳖虫10g
地龙10g	炒赤芍20g	炒白芍20g	蜂房10g
川芎10g	夜交藤30g	淡豆豉15g	葛根20g
焦栀子6个	甘草6g		

30剂，水煎服，日1剂。

二诊：患者服药后，头痛发作次数较前减少，纳可便调，夜寐欠佳，舌淡暗，舌底脉络迂曲青紫，苔薄白，脉细小弦。原方加刺五加15g，生地黄、熟地黄各10g。患者经上方治疗1个月来诊，头痛发作已不显，嘱其放松情绪，调畅情志，坚持治疗半年，头痛未再发作。

【原按】

患者头痛日久，又平素脾气较急，易焦虑，根据“久病多虚，久病多瘀，久痛入络”之理论，考虑患者头痛为肝郁气滞，瘀血阻络，不通则痛所致，痹通汤用于此有调畅气机，活血化瘀，通络止痛之功。

【编者按】

《中藏经》曰：“痹者，闭也。五脏六腑，感于邪气，乱于真气，闭而不仁，故曰痹。”朱老认为，外邪入侵，闭阻经络，气血运行不畅，甚则不通而发病，如《景岳全书·风痹》云：“盖痹者闭也，以血气为邪所闭，不得通行而病也”；又云：“惟血气不足，故风寒得以入之，惟阴邪留滞，故经脉为之不利，此痛痹之大端也”。朱老师之所以将治疗此案的自拟方取名为痹通汤，正是以方名点出了痹证“正气不足，气血闭阻不通，不通则痛”之病机，又阐明了以通为用的治疗方法，即流通经络气血，开其闭阻。痹通汤全方由当归、鸡血藤、威灵仙、炙土鳖虫、炙僵蚕、乌梢蛇、地龙、蜂房、甘草等组成。诸药合用，共奏扶正祛邪、标本兼顾、补益气血、化瘀通络之功。总结痹通汤组方之特色有三点。首先，正邪兼顾，标本同治。朱老在疑难杂病的辨证中提出了“久病多虚，久病多瘀，久痛入络，久必及肾”的理论。指出疑难病的治疗需扶正与逐邪并重。方中扶正使用当归、鸡血藤补益气血，蜂房固本壮督，温煦肾阳；而逐邪则多用乌梢蛇、土鳖虫、僵蚕、地龙之类虫蚁搜剔之品，配合威灵仙软坚化瘀通络。整首方剂扶正与祛邪并重，标本同治，使正气充足，邪无容身之所，则阳得以运，气得以煦，血得以行，顽疾斯愈矣。其次，本方善用虫药，搜剔通络。虫类药为血肉之品，有情之物，性喜攻逐走窜，通经达络，搜剔疏利，且能深入经络、骨骱、脏腑气血痰瘀胶结处，以通闭解结，扫除病邪。

最后本方从现代药理学角度来看，功效全面，可兼顾多种疾病。现代研究显示，乌梢蛇、僵蚕、地龙、土鳖虫、蜂房、当归、鸡血藤均有增强机体免疫力之功效；而乌梢蛇、地龙、土鳖虫、蜂房、鸡血藤、当归、威灵仙又有镇静、消炎、止痛之能；同时地龙、土鳖虫、当归能抗凝、降低血黏度；鸡血藤、当归则可促进红细胞造血，以有效实现补血功能。可以说，通过对痹通汤的学习，使我们对中医临床诊治疑难杂症的基本思路有了更深的体会。只有学会把握“核心病机”，重视病证结合，才能更好地探索临床诊治规律，掌握中医治疗疾病的真谛，提高临床疗效。

四、路志正治疗头痛的学术经验

1. 学术思想

路志正教授认为头痛病因虽多，常见的有脾虚湿滞，痰蒙清窍；肝盛阴虚，肝阳上亢；脾肾阳虚，脉络瘀阻；肝郁脾虚，湿热内注等。路老认为，脾肾阳虚为头痛的重要病机，肾寓元阳，有温煦脏腑之能。肾阳不足，脾失温煦，以致脾肾阳虚，阳气不能上达清窍，常可引起头痛，且常常病程缠绵，经久不愈。但头痛经久入络，最终均合并瘀。故路老认为，治疗脾肾阳虚型头痛，当以温补肾阳，通络止痛为大法。路老认为，由于本病多为阳气虚弱，不能上注，浊阴翳蔽，阻滞脑络而致，治宜宗《临证指南》：“如阳虚浊邪阻塞，气血瘀痹而为头痛者，用虫蚁搜逐血络，宣通阳气。”并伍以善行走窜之品通滞活络，常喜用自拟温阳通络饮治疗。

2. 验案举隅

张某，男，43 岁。1977 年 5 月 20 日初诊。

头痛历时十三载，1973 年以来病情加重。每日晨起七时发作，自颈项上行过巅顶至前额发胀疼痛，颈项活动受限，至夜间九时虽不服药痛亦自止。平素喜静，视物不清，神疲体倦，纳差，少腹寒冷，腰酸背痛，夜寐多梦易醒。曾经多法治疗罔效，舌质淡，脉虚弱无力。

中医诊断：头痛。

辨证：脾肾阳虚。

治则：温阳通络止痛。

方用：温阳通络饮加减。

太子参 15g	炙黄芪 15g	熟地黄 15g	炒白术 12g
菟丝子 12g	怀山药 12g	当归 12g	川芎 9g
川附片先煎 6g	细辛 3g	蜈蚣 3 条	

每日 1 剂，水煎服。5 剂药后巅顶疼痛缓解，余症如故。上方加丹参 15g、僵蚕 9g，再进 5 剂。其后又经 4 次诊治，诸症减轻，疗效满意。宗上方略有加减，调治两月，头痛病疾得愈。

【原按】

《素问·五脏生成》篇曰：“头痛巅疾，上虚下实，过在足少阴，巨阳，甚则入肾。”综观脉症，本病当责之脾肾阳虚。观其脉证，不难看出，本验案主要病机为脾肾阳虚，寒凝血滞，脉络不通所致，治宜温阳通络，温肾健脾，活血化瘀，故路老在方中采用了健脾益气、温壮肾阳、阴中求阳、搜风通络诸法。方中在温补脾肾诸药之外加蜈蚣 3 条，搜风逐瘀通络，疗效显著。可以看出，路老调治此证，辨证诊察入微，立法缜密严谨，配伍精妙绝伦，组方浑然天成。温阳之中寓存阴之意，滋阴之际含求阳之功；静补之中有通经之能，走窜之中现动补之风。全方正邪兼顾，阴阳相济，动静结合，用药切中肯綮，力专效宏。药仅5剂，病势已衰减大半，效不更方，守方调理二月，使长达十三载之沉疴痼疾霍然而愈。路老妙手回春之术，令人叹为观止。尝为当归所使，非第治血有功，而治气亦神验也。

【编者按】

对于这位久病头痛患者，路老根据患者症状舌脉辨证为脾肾阳虚，足见中医功底极为老道。肾寓元阳，有温煦五脏六腑，四肢百骸之能。肾阳不足，脾失温煦，以致脾肾阳虚，阳气不能上达清窍，脑络气血不畅，因而头痛绵绵。《灵枢·卫气行》有："平旦阴尽，阳气处于目，目张则气上行于头。"由于脾肾阳虚，阳气虽能应时运行，而浊阴蒙蔽，上注无力，故晨起头痛。阳气白昼行于外而夜间入于阴，至夜阳入于阴，阳能制阴故至夜间九时虽不服药痛亦自止。

路老处方共十一味药，细细品味其用药，更值得玩味、学习。温肾壮阳，路老在方中配用了附片、菟丝子、细辛三味药物。附片味辛甘火热归经心、脾、肾，本品气味俱厚，其性善走，既可回阳退阴，彻内彻外，内温脏腑骨髓，外暖筋肉肌肤，上益心脾阳气，下补命门真火，能追复散失之亡阳，峻补不足之元阳；又可补命门益先天之火以暖脾土，壮元阳助五脏阳气以散寒凝，通阳散结，祛寒止痛。《本草正义》："附子，本是辛温大热，其性善走，故为通行十二经纯阳之要药，外则达皮毛而除表寒，里则达下元而温痼冷，彻内彻外，凡三焦经络，诸脏诸腑，果有真寒，无不可治。"菟丝子味甘辛微温归经肝、肾，本品能补肝肾、助阳道、益精髓，为平补肝肾之要药。《本草汇言》："菟丝子，补肾养肝，温脾助胃之药也。但补而不峻，温而不燥，故入肾经，虚可以补，实可以利，寒可以温，热可以凉，湿可以燥，燥可以润。"《本草正义》："菟丝子为养阳通络上品，其味微辛，则阴中有阳，守而能走，与其他滋阴诸药之偏于腻滞者绝异。"细辛味辛性温归经肺、肝、肾，本品辛香浓烈，可上行，亦可横走，善开通结气，宣散郁滞。既可祛风邪、泄肺气、散寒邪、通鼻窍，又可上透巅顶，旁达百骸，散风邪、祛寒凝无处不到，宣络脉、通百节无微不至。临证常为治头痛要药，如《普济方》细辛散（麻黄、川芎、附子、细辛），可治疗肾阳不足之偏正头痛；《圣济总录》至灵散，常与雄黄为末纳入鼻中以治疗偏头痛。《本草经百种类》："细辛，以气为治也。凡药香者，皆能疏散风邪，细辛气盛而味烈，其疏散之力更大。且风必夹寒以来，而又本热而标寒，细辛性温，又能驱逐寒气，故其疏散上下之风邪，能无微不入，无处不到也。"三味相伍，共奏温壮肾阳，煦脉散寒、通络止痛之功，肾阳复，寒邪去，络脉通，气血畅，其痛自消。

《内经》："气归精，精化为气。"根据精气互根理论，阳虚者阴液不足。阴血亏虚，脑络不能得以濡养，或血虚血滞，均可致阳气不宣，气血失和，脑络绌急而痛。故治宜活血养血，滋阴和营，阴中求阳。所以在方中又配伍了当归、熟地黄、山药这三味药物。当归味甘辛微苦性温归经肝、心、脾，本品气轻味浓，辛散通行，能走能守，可补可破、入心经可生阴化阳，养血活血；入脾经可布散精微，化生补血；入肝经可养血调肝、散瘀行滞、和血缓急，通络止痛。《本草正》："当归，其味甘而重，故专能补血，其气轻而辛，故又能行血，补中有动，行中有补，诚血中之气药，亦血中之圣药也。……阴中阳虚者，当归能养血，乃不可少。"熟地黄味甘微苦性微温，本品质润滋腻，其性缓和，守而不走，一则养五脏、化阴血、调肝气、养心血，为血中之血药，补血通脉之佳品；二则补肾生精，封填脑髓，为补胃健脑之要药。《本草正》："熟地黄性平，气味纯静，故能补五脏之真阴，而又于多血之脏为最要。……阴虚而刚急者，非熟地黄之甘，不足以缓之。”山药味甘性平归经肺、脾、肾，本品甘平和缓，不燥不腻，一可补中益气，健脾和胃；二可益气养阴，填精补髓；三可润肺生津，固精强阴。《药品化义》云：“山药，温补而不骤，微香而不燥，循循有润肺之功……又取其甘则补阳，以能补中益气，温养肌肉，为肺脾二脏要药”。《本草正》：“山药，能健脾补虚，滋精固肾，治诸虚百损，疗五劳七伤。”三药相伍，共奏健脾润肺，固肾填精，强阴益髓，滋阴化阳之功。阴虚阳复，气畅血和，脑络得濡，其痛自除。名医叶天士《临证指南》谓：“如阳虚浊邪阻塞，气血瘀闭而为头痛者，用虫蚁搜逐血络，宣通阳气。”故在方中又配伍了蜈蚣、川芎这两味药物，蜈蚣味辛性温归经入肝，本品辛温燥烈，走窜性猛，行表达里，无所不至，能搜风息风，散瘀行滞，开痰散结，为息风止痉，通络活络要药。《医学衷中参西录》：“蜈蚣，走窜之力最速，内而脏腑，外而经络，凡气血凝聚之处皆能开之。”川芎味辛性温归经肝胆，本品温通走窜，味清气雄，走而不守，上行头目，旁达肌肤，性最疏通，善行血中之气滞，通行十二经脉。一则可开郁结、行气血、疏肝郁、调气机；二则可散寒湿、祛风气、解头风、疗头痛；三则可破瘀蓄、通血脉、散结气、消瘀肿、止疼痛。《神农本草经》曰：“中风入脑，头痛，塞痹，痉挛缓急。”《本草汇言》：“芎藭，上行头目，下调经水，中开郁结，血中气药。……味辛性阳，气善走窜而无阴凝粘滞之弊，虽入血分，又能祛一切风，调一切气。”二味相伍，共奏活血逐瘀，通经活络，搜风止痛之功。瘀去络通，风息痉止，血脉和畅，脑络清利，其痛自愈。

五、颜德馨治疗头痛的学术经验

1. 学术思想

颜德馨教授认为头痛成因，总以风、痰、虚、瘀为主。对病程长者，宜宗叶天士“太凡经主气、络主血，久病血瘀”之论，从“瘀塞经络，与气相搏，脉满而痛”入手。颜老认为，头痛主要病机为脉络瘀阻，风潜清窍。对于头痛治疗，颜老宗《证治汇补》：“血相搏皆能为痛”、叶天士久病入络之说，从治风先治血入手，以活血化瘀，通络止痛为大法。

2. 验案举隅

刘某，女，42岁。1991年8月6日初诊。

患者主诉偏头痛18年，每于气候变化或劳累时诱发，月经前后加剧，做脑电图、脑血流图、X线摄片等检查均正常。就诊时适值经期，头痛剧作，右侧颞部跳痛，痛连目眶，患者精神萎顿，面色暗滞，经来不畅、色暗夹块、伴有腹痛，舌紫苔薄白，脉沉涩。

中医诊断：头痛病。

辨证：邪风入络，血瘀清窍。

治则：祛风活血。

药用：桃红四物汤加减。

羌活9g	川芎9g	生地黄15g	赤芍9g
桃仁9g	当归9g	红花9g	

5剂，每日1剂，水煎服。

5剂后经来见畅，色也较鲜，旋即腹痛减轻，头痛小安，唯脉沉涩未起，舌紫未退，宿瘀久伏之证，原方加石楠叶9g，露蜂房9g，乌梢蛇9g，全蝎粉15g，蜈蚣粉15g，研末和匀另吞。再服一周，头痛即止，脉沉涩也起，舌紫见淡。随访一年，病未再发。

【原按】

颜老调治此证，辨证精心，立法严谨，组方缜密，用药巧妙。全方邪正兼顾，活中有补，散中有养，抓住"风邪夹瘀，久病入络"这一关键病机，治法以搜风祛邪、活血逐瘀、通络止痛为首务，且用药轻灵通达，力专效宏，故效如桴鼓，药进5剂，即见显效。效不更方，守方加虫蚁搜剔之品，续服一周，长达18年之沉疴痼疾，霍然而愈。随访一年，病未再发。颜德馨大师妙手回春之术，令人叹为观止。

【编者按】

中医认为，新病多实，久病多虚。由于本验案的主要病机为邪风久羁入络，血瘀阻于清窍。病乃血虚血滞，瘀阻脑络，不通则痛，治宜活血养血，通络止痛。故在方中首先选用了《太平惠民和剂局方》补血活血名方四物汤（当归、川芎、白芍药、熟地黄），方中熟地黄甘温以滋阴养血，填精为君药；当归辛甘温补血养肝，和血调经为臣药；佐以白芍和营养肝，缓急止痛；使以川芎活血行滞。四药相合，则补中有通，补而不滞，可活血养血，通络止痛。《成方便读》曰："夫人之所赖以生者，血与气耳，而医家之所以补偏救弊者，亦惟血与气耳。故一切补气诸方，皆从四君化出；一切补血之方，又当从此四物而化也。补气者，当求之脾肺；补血者，当求之肝肾。地黄入肾，壮水补阴，白芍入肝，敛阴益血，二味为补血之正药。然血虚多滞，经脉隧道不能滑利通畅，又恐地、芍纯阴之性，无温养流动之机，故必加以当归、川芎、辛香温润，能养血而行血中之气者以流动之。总之，此方乃调理一切血证，是其所长，若纯属阴虚血少，宜静不宜动者。则归、芎之走窜行散，又非所宜也。"由于本验案病机重在瘀而偏虚，瘀滞又易生热，故颜老在用此方时以生地易熟地，以赤芍易白芍，如此变通，使熟四物汤变为生四物，由温养变为清养，从而使其功效更为轻灵通达，通络止痛之功更胜。瘀去络通，脑络得濡，其痛自除。

由于瘀阻脑络是其病机关键，故在方中又配用了桃仁、红花这两味药物，以取其桃红四物汤，《济阴纲目》之义以活血破瘀，通络止痛。桃仁味苦性平归经心、肝，本品善入血分，能散瘀血、攻蓄血、活死血、破癥积、通心窍、凉血热，散而不收，有泻无补，可破血祛瘀，通络止痛；红花味辛性温归经心肝，本品辛散温通，善入血分，通行血脉，一则能散瘀血、活死血、通经脉、破癥积，为行血破血之要药，二则能行血中之气，有破血、行血、活血、调血之妙，多用则行而破，少用则和而调，为通经活络，和血止痛之上品。《开宝本草》："性本温和，气亦辛散，凡瘀滞内积及经络不利诸证皆其专主。"《药品化义》："红花，善通利血脉，为血中气药，能泻又能补，各有妙义。"二药相伍，破血逐瘀，通络止痛，瘀祛络通，脑窍清利，其痛自止。

由于头风夹瘀是其重要病机。经曰："高巅之上，唯风可到；伤于风者，上先受之，故头痛之证，多责之于风。"所以在方中又配伍了羌活、川芎两味药物，羌活味辛苦性温归经膀胱、肝、肺、肾，本品体轻气浓，善行气分，能散能行，善发表邪，功彻上下，遍达肢体，既为发散风寒之要药，又为祛风止痛之上品，长于治头、项、脊背、上肢诸风痛。《本草汇言》："羌活功能条达肢体，通畅血脉，功彻邪气，发散风寒风湿。……盖其体轻而不重，气清而不浊，味辛而能散，性行而不止，故上行于头，下行于足，遍达肢体，以清气分之邪也。"川芎味辛性温归经肝、胆，本品辛散温通，味清气雄，走而不守，既可开郁结，行气血、疏肝郁、止疼痛；又可上行头目，旁达肌肤，能散寒湿、祛风气、解头风，解目疾。《本草汇言》："芎劳，上行头目，下调经水，中开郁结，血中气药……味辛性阳，气善走窜而无阴凝粘滞之弊，虽入血分，又能祛一切风、调一切气。"二者相伍，为治疗头痛、头风一组重要药对，故《本经逢原》谓羌活"与芎芍同用，治太阴、厥阴头痛。"且川芎之用，又取其"治风先治血，血行风自灭"之义。两味相合，相辅相成，力专效宏，瘀去风消，其痛自解。

另外，本案中复诊加用虫类药物逐瘀亦为特色之一。中医认为，久病入络，证见面色暗滞，经来不畅、色暗夹块、伴有腹痛，脉沉涩等瘀血内结之象，用桃红四物汤治疗后，虽诸症缓解，但仍见脉沉涩未起，舌紫未退，加之病长达年之久，此乃宿瘀内伏，久病入络之证。治宜用虫蚁搜剔之品以搜风祛邪，通络止痛，故在方中配用了石楠叶、露蜂房、乌梢蛇、全蝎、蜈蚣等。石楠叶味辛性平归经心、肝，本品辛散走窜，长于搜风通络；露蜂房味甘性平归经入胃，本品走表达里，通经入骨，可攻坚消滞，搜风止痛；乌梢蛇味甘性平归经入肝，本品味甘气厚，其性走窜，可搜风邪，透关节，通络止痛；全蝎味辛性平归经入肝，本品辛散走窜，其性峻烈，能穿筋透骨，逐湿祛风，通络止痛；蜈蚣味辛性温归经入肝，本品辛散温通，走窜性猛，行表达里，无所不至，可散瘀行滞，破坚开结，通络止痛。《医学衷中参西录》："蜈蚣，走窜之力最速，内而脏腑，外而经络，凡气血凝聚之处皆能解开之。"五味相伍，共奏搜风祛邪，通络止痛之功。风去络通，百脉畅利，脑络顺达，其痛自愈。

六、周仲瑛治疗头痛的学术经验

1. 学术思想

周仲瑛擅长于对辨证论治的灵活应用，总是能娴熟地驾驭理法方药于疗病的每一个环节，具有很高的临证思辨能力。周老强调把病机作为理论联系实际的纽带和通向论治的桥梁，提倡辨证应首重病机，并以脏腑病机为核心。在大量临床实践的基础上，创造性地提出"审证求机论"、"知常达变论"、"药随证转轮"、"复合施治论"等。周老治疗头痛辨证尤重风邪，因"风为百病之长"、"伤于风者，上先受之"、"高巅之上、惟风可到"，故而"风邪"病理因素是头痛疾病发生发展的重要环节，它决定头痛的主要病理性质、演变及转归。辨本多从肝论，并注意其化火、生风、夹痰、夹瘀及夹毒的情况，在疑难病证辨治中起到特殊的指导的作用。周老认为，五脏中肝性喜条达，主疏泄，体阴而用阳，不受遏郁，易动而难静。且风依于木，气郁易于化火，肝阳还易化风，为眩、为晕、为麻、为痉、为颤、为类中；若下夺于肾，则可出现耳鸣，视糊之症。另外，情志郁结，气滞久则络瘀，气不布津还可液聚为痰，故有"诸病多自肝来"之说。对于疑难头痛的复杂性剂错综复杂的病机，周老主张采用"复合"治法，融合多种治法于一体，根据各证的主次轻重、标本缓急，在同一张方子中祛风、化痰、行瘀、解毒、补虚等诸法并用，起到综合调治的作用。

2. 验案举隅

孙某，女，62岁，1999年10月20日初诊。

诉头痛月余，近来发作较频，多在午后或夜晚，痛在右侧头角，心烦耳鸣，平素喜荤食，舌苔薄、舌质暗，脉细弦。查血脂：TC 8.12mmol/L，TG1.81mmol/L，LDL-C 5.25mmol/L。

中医诊断：头痛。

辨证：肾虚肝旺，痰瘀阻络。

治则：滋肾养肝，息风化痰，活血化瘀。

处方：

天麻10g　　白蒺藜15g　　菊花10g　　枸杞子10g

制首乌 12g	制黄精 12g	炙僵蚕 10g	海藻 12g
桑寄生 15g	夏枯草 10g	山楂肉 15g	炙女贞子 10g
墨旱莲 10g			

14 剂，水煎服。

二诊：患者诉头痛缓解，发作次数亦减少，诸症皆有减轻。舌苔薄黄，舌质暗红，脉细弦。服药已效，守法继进。处方：原方另加泽泻 15g。7 剂，水煎服。

三诊：头痛偶作，疼痛不显，余无特殊不适，原方 7 剂巩固治疗。后随访未有再发。

【原按】

此患者年过六旬，头痛多在午后或夜晚，脉细弦，基本病理变化为肝肾阴阳失调而致“水不涵木，肾虚肝旺”，在脏腑阴阳失调的基础上，阳亢与阴虚互为因果，加之平素喜荤食，故更易导致动风，生痰，病程日久则瘀象亦显，风、痰、瘀三者之间相互兼杂。故治在滋养肝肾的基础上，针对各病理因素分而治之。药用枸杞子，制何首乌、制黄精、桑寄生、炙女贞子、墨旱莲滋补肝肾治其本，泽泻利水泄热，天麻、白蒺藜、菊花、夏枯草平肝息风，海藻、僵蚕化痰，再伍以山楂活血化瘀。诸药合用，紧扣病机，故而效验。

【编者按】

周老辨治头痛，往往先汇总患者所述症状及四诊收集的资料，然后归纳提炼为诸如“内风上扰，肾虚肝旺”、“风痰瘀阻，清阳失用”等核心病机。针对疑难头痛的复杂性及错综复杂的病机，周老则主张立法采用“复合”治法，以治疗多病多症兼见的病证。复法，是指 2 种以上治法的联合应用，它虽是治疗证候兼夹、病机错杂一类疾病的主要手段，但对单一的证有时也需通过复合立法，组方配药，使其相互为用，形成新的功用，进一步增强疗效。头痛复合治疗即融多种治法于一体，根据各证的主次轻重、标本缓急遣方用药，如在同一张治疗头痛的方剂中可祛风、化痰、行瘀、解毒、补虚等诸法并用，有针对主证的主方、主药、又有针对兼证或协助主方发挥治疗作用的辅方、辅药，同时伍以佐方、佐药，诸药合用，多点对应，起到综合调治的作用。

周老认为在当今生活条件下，外感六淫、内伤七情、饮食劳倦等多种病因，可同时或先后侵袭机体，致使气血失调，多脏受损，进而引致头痛。因此，患者往往证候复杂，多种病因相兼，对于这一类疑难性头痛，常法小方难以取效，必须用复法组方才能取得满意效果。如此治疗则可主次兼顾，因势利导，各个对应，亦如《素问·异法方宜论》所云：“杂合以治，各得其所宜，故治所以异，而病皆愈者，得病之情，知治之大体也！”周老在治疗头痛方中善用药对，曾言：“对药用之得当，临床疗效可显著提高。”如头痛为瘀血闭络者，用穿山甲、鬼箭羽活血开痹；头痛属肾亏肝旺者，用制何首乌、白蒺藜益肾平肝；头痛乃痰瘀痹阻者，用炙僵蚕、生山楂化痰行瘀；头痛系虚风内动者，用生牡蛎、珍珠母潜镇息风；头痛见内风窜络者，用明天麻、豨莶草祛风和络。如本方的炙僵蚕、生山楂，何首乌、白蒺藜。

七、郭子光治疗头痛的学术经验

1. 学术思想

郭子光认为头痛之因，无外乎外感内伤两类，外感多由风寒、风热、风湿所致，内伤多是由阴虚、血虚、痰浊、瘀血引起。对于头痛病因，既要知常，又要达变，尤其是病程长者，其病机多为久病入络，血瘀为患。对于头痛的治疗，郭老认为，头痛日久，必有瘀血，故宜活血搜络止痛。郭老针对风邪盘踞和瘀血阻络，施以疏风搜络，助于活血之剂。

2. 验案举隅

吴某，女，16岁。2005年4月24日来诊。

反复头痛2年，感冒或者学习紧张时加重。曾服用中西药治疗，疗效不显。刻诊：头痛，胀痛刺痛，痛而休止，前额、两太阳穴均痛，舌红，苔薄白，脉细涩。

诊断：头痛病。

辨证：风邪入络，脉络瘀阻。

治则：疏风搜络，活血化瘀。

方用：川芎茶调散合三虫汤加减。

地龙 10g	僵蚕 10g	川芎 10g	全蝎水洗去盐 10g
荆芥 10g	防风 10g	细辛 3g	白芷 15g
薄荷 15g	羌活 10g		

水煎服。3剂。

服用1剂头痛大减，3剂服完疼痛消失。随访至今，未见复发。

【原按】

郭老此验案，脉症合参，当属于风邪入络，脉络瘀阻。且临床特点有三：①病久顽固不愈；②痛处固定；③一般活血化瘀药治疗无效或者效果不显。按"久病入络"当从实论治，以通为补。故治宜搜风通络，逐瘀止痛。因此郭老在方中用荆芥、防风、细辛、白芷、羌活、薄荷味辛走散，以搜风邪为君药；全蝎，地龙、僵蚕味辛走散入血分，温行血脉，逐瘀通络为臣药；川芎味辛性温归经入肝，搜风通络、活血止痛为佐。诸药合用，共奏搜风通络，活血止痛之功。

【编者按】

郭老此案可以看出，郭老组方用药有三大特点；

(1) 辛散温通、搜风通络：中医认为，高巅之上，唯风可到；伤于风者，上先受之。而风为百病之长，大凡头痛之症，当责之于风。风寒者，辛温散之；风热者，辛凉解之；风湿者，辛而散之，苦而燥之。故郭老针对风邪盘踞，用大队辛温走散之品以搜风通络，尤其是羌活、细辛、白芷之味，用之尤妙。羌活，《本草汇言》云："羌活功能条达肢体，通畅血脉，攻御邪气，发散风寒风湿……盖其体轻而不重，气清而不浊，味辛而能散，性行而不止，故上行于头，下行于足，遍达肢体，以清气分之邪也。"《本草备要》也称其："泻肝气，搜肝风，治风湿相搏，木僵而痛，督脉痛，脊强而厥……"。而细辛这味药，《神农本草经百种录》："细辛，以气为治也。凡药香者，皆能疏散风邪，细辛气盛而味烈，其疏散之力更大。且风必夹寒以来而又本能而标寒，细辛性温，又能驱逐寒气，故其疏散上下之风邪，能无微不入，无处不到也。"方中配以白芷，主要用于搜风止痛。《本草求真》云："白芷，气温力厚，通窍行表，为足阳明经祛风散湿主药。故能治阳明一切头面诸疾，如头目昏痛，眉棱骨痛，暨牙龈骨痛……"。所以，方中搜风通络，力专效宏。

(2) 虫类逐瘀：头为"诸阳之会"，"清阳之府"，又为髓海所在，凡五脏精华之血，六腑清阳之气，皆上注于头。故凡外感内伤诸因，皆可致气血逆乱，瘀阻脉络，脑失所养，发为头痛。对此"久病入络"、"久痛入络"，非草木之品能起效，须用虫蚁搜逐才能开通其邪结。故郭老在方中用三虫汤（全蝎、地龙、僵蚕）辛咸通络，活血止痛。且三味各有侧重，全蝎味辛性平归经入肝，能穿筋透骨、逐湿除风、通络止痛；地龙善行走串，走血分、能通血脉利关节，消瘀滞，疗痹痛；僵蚕味咸辛性平归经肝肺，能祛风散寒，燥湿化痰，温行血脉。三要相伍，相得益彰。

(3) 活血治风：中医认为，治风先治血，血行风自灭。方中用川芎，寓意也在于此。《本草汇言》云："川芎，上行头目，下调经水，中开郁结，血中气药……味辛性阳，气善走窜而无阴凝粘滞之弊，虽入血分，又能祛一切风，调一切气。"所以，川芎在方中辛温走窜，走而不守，上行头目，旁达四肢，能散寒湿、祛风气、解头风，搜风通络，活血止痛，善行血中之气滞，通行十二经脉，破瘀血，通血脉，使风去络通，血行风灭，瘀去痛止。可见，郭老用此方虽只是川芎茶调散合三虫汤，然方证相符，配伍严谨，故疗效卓著。

参考文献

[1] 李军，周海哲 . 国医大师张学文教授治疗头痛医案分析[J]. 国际中医中药杂志，2010，09：475-476.

[2] 刘绪银 . 清脑通络止偏头痛——国医大师张学文治疗脑病经验之四[J]. 中医临床研究，2011，18：100.

[3] 潘峰，朱剑萍，郭建文，朱良春 . 朱良春应用痹通汤治疗疑难杂症经验[J]. 中医杂志，2013，16：1360-1362.

[4] 高尚社 . 国医大师路志正教授治疗头痛验案赏析[J]. 中国中医药现代远程教育，2013，18：10-13.

[5] 高尚社 . 国医大师颜德馨教授治疗头痛验案赏析[J]. 中国中医药现代远程教育，2013，16：3-5.

[6] 王志英，叶放，周学平，过伟峰，郭立中，王旭，顾勤，周仲瑛 . 周仲瑛教授临证思辨特点概要[J]. 南京中医药大学学报，2007，01：4-8.

[7] 石忠，朱垚，郭立中 . 周仲瑛教授辨治头痛经验浅析[J]. 福建中医药，2010，03：27-28.

[8] 高尚社 . 国医大师郭子光教授辨治头痛验案赏析[J]. 中国中医药现代远程教育，2011，10：9-10.

[9] 谢巧珍 . 运用郭子光"三虫汤"加味治验[J]. 四川中医，2006，08：39.

（中国中医科学院望京医院　刘祖发）

第十一章

晕　　厥

一、概　　述

晕厥(syncope)是由于大脑半球及脑干血液供应减少导致的伴有姿势张力丧失的发作性意识丧失。其病理机制是大脑及脑干的低灌注引起的短暂性意识丧失,特点为快速起始、持续时间短和自发完全恢复。虽然相当一部分晕厥患者预后良好,但发生晕厥的器质性心脏病患者则有高度的猝死危险性,因此,对晕厥评估的首要目标是评价其猝死危险性。

晕厥的临床表现有:①晕厥前期:晕厥发生前数分钟通常会有一些先兆症状,表现为乏力、头晕、恶心、面色苍白、大汗、视物不清、恍惚、心动过速等;②晕厥期:此期患者意识丧失,并伴有血压下降、脉弱及瞳孔散大,心动过速转变为心动过缓,有时可伴有尿失禁;③恢复期:晕厥患者得到及时处理很快恢复后,可留有头晕、头疼、恶心、面色苍白及乏力的症状。经休息后症状可完全消失。

晕厥是由不同的病理生理机制作用于血管阻力和(或)心输出量引起系统性低血压所致。根据不同的机制将晕厥分为三类:①反射性晕厥(神经介导晕厥):主要是掌控循环的神经系统对不恰当刺激因子的过度反应,引起血管扩张和(或)心动过缓,导致动脉血压和全脑灌注的降低。依据触发因素不同又可分为:血管迷走性晕厥,最常见的晕厥类型,情绪或直立位诱发,之前常伴随自主神经激活的表现(大汗、苍白、恶心);情境性晕厥,与一些特殊情境相关,如运动后晕厥等;颈动脉窦晕厥,颈动脉窦按摩可确诊:不典型晕厥,多数没有明确的触发因素,诊断主要基于除外已知晕厥的病因(无器质性心脏病)。②心源性晕厥:心律失常性晕厥,是最常见心源性晕厥的病因,心律失常诱发血流动力学不稳定,心排血量和脑血流量明显降低;心律失常类型包括病窦综合征(窦房结功能受损,产生窦停和窦房阻滞,以及慢-快综合征)和严重的获得性房室传导阻滞(莫氏Ⅱ型、高度和晚期房室传导阻滞);也可见于药物引起的缓慢性或快速性心律失常,如延长 QT 间期药物引起的尖端扭转性室速;研究表明,基因阴性的长 QT 间期综合征患者家族成员发生心源性猝死可能性小,以非致死性晕厥事件常见;间歇房室传导阻滞引起晕厥患者随访表明,并不进展至持续房室传导阻滞,起搏治疗可有效避免晕厥的发生;器质性心脏病,主要见于左室流出道梗阻性疾病。③脑原性晕厥:多见于老年患者。临床表现为晕厥同时伴发偏瘫、偏身感觉障碍等局灶性神经症状。本病由脑动脉或主要供应脑血液循环的动脉发生病变、功能紊乱或受压，导致一时性广泛的或局限的脑供血不足所引起。动脉压迫或发生扭曲可见于肿瘤、颈椎病等病变。另外血液成分异常也可导致晕，如低血糖、重度贫血、过度换气综合征等。晕厥处理的总体原则为延长生存期、减少外伤和预防复发。

晕厥是以突然昏倒，不省人事，四肢逆冷为主要表现的一种病证。《内经》已有详细论述，如《素问·大奇论》中"暴厥者，不知与人言"。《诸病源候论》描述了尸厥，元张子和《儒门事亲》将厥证分为尸厥、痰厥、酒厥、气厥、风厥等证，《景岳全书·厥逆》提出以虚实论治厥证。此后医家对厥证理论不断充实，提出了气、血、痰、食、暑、尸、酒、蛔等厥。引起厥证的病因主要为情志内伤、体虚劳倦、亡血失津、饮食不节等方面。其病机主要为气机逆乱，升降乖戾，气血阴阳不相顺接。由于体质及病机转化不同，病理性质有虚实之别。大凡气盛有余，气逆上冲，血随气逆，或夹痰浊壅滞于上以致清窍闭塞，不知人事，为厥之实证；气虚不足，清阳不升，气陷于下，或大量失血，气随血脱，血不上达，气血一时不能顺接，神明失养，不知人事，为厥之虚证。厥证的辨证要点为辨病因、辨虚实、分气血。厥证的重症为厥脱。厥与脱既有区别，又有联系。《证治汇补》指出："世以卒然昏冒为厥，方书以手足逆冷为厥。"脱，为多种疾病病情突变时的危重衰竭证候，如面色苍白，肢冷，气短息微，汗出如油如珠，神情萎靡甚或昏昧等。厥为脱之轻症，脱为厥之变证，部分厥证可以由轻转重而致脱，脱证早期，多有四肢逆冷，神情烦躁或淡漠，故两者常易合并出现，而医书每多以厥概脱，或以脱概厥，及至明清乃有合而并称者，如《景岳全书杂证谟·厥逆》云："若素纵情欲，以致精气之原伤败于此，则厥脱昏仆等病亦因于此。"《温病条辨》说："春温内陷，下利最易厥脱。"其临床特征为手足厥冷，脉微欲绝，大汗淋漓，气息微弱或浅促，神志烦躁，淡漠，甚至昏昧，血压下降等，与西医所称之休克极为类似。

中医对厥证的认识由来已久，积累了丰富的临床经验。厥证乃危急之候，当及时救治为要，醒神回厥是治疗厥证的原则，所谓急则治其标是也。但具体治法又当辨其虚实。实证以开窍、化痰、辟秽醒神为则，开窍法适用于邪实窍闭之厥证，以辛香走窜的药物为主，具有通关开窍的作用。主要是通过开泄痰浊闭阻，温通辟秽化浊，宣窍通利气机而达到苏醒神志的目的。剂型上选择丸、散、气雾、含化之类药物。本法系急救治标之法，苏醒后应按病情辨证治疗。虚证以益气、回阳、救逆而醒神为则，适用于元气亏虚、气随血脱、津竭气脱之厥证。主要是通过补益元气，回阳救逆而防脱。对于失血、失津过急过多者。由于气血亏虚，故不可妄用辛香开窍之品。临床常见之厥证主要有三：气厥、血厥、痰厥。气厥当分虚实。《景岳全书》："气厥之证有二，以气虚气实者皆能厥也。"血厥首辨脱逆。痰厥多为虚实夹杂，急则治其标，发作时当以行气豁痰为要。

厥证为临床最常见危急重症之一，也是中医治疗具有特色的疾病之一，有多位国医大师对厥证具有精彩论述和丰富的治疗经验。

郭子光认为晕厥病属于危急重证中的一种，西医学中多种疾病均能导致厥证，如癔症、高血压脑病、脑血管痉挛、低血糖、出血性或心源性休克。厥证的发生常有明显的病因可寻，如气厥虚证，多发生于平素体质虚弱者，厥前常有过度疲劳、睡眠不足、饥饿受寒、突受惊恐等因素；血厥虚证，则与失血有关，常继发于大出血之证；气厥实证及血厥实证，多发作于形体壮实者，而发作多于急躁恼怒、情志过极密切相关；痰厥好发于恣食肥甘，体风湿盛之人，而恼怒及剧烈咳嗽常为其诱因。厥证见症虽多，但概括而言，不外虚实二证，这是厥证辨证之关键所在。病变所属脏腑主要在心、肝而涉及脾肾。基本病机为气血阴阳不相顺接。病理性质有虚实之分。大凡气盛有余，气血上逆，或夹痰浊壅滞于上，以致清窍闭塞，不知人事，为厥之实证；气虚不足，清阳不升，或大量出血，气随血脱，血不上达，气血一时不相顺接，以致神明失养，发为厥之虚证。其辨证要点为辨病因，分虚实，辨气血。考虑厥证病机当以少阴心肾为中心，因而主张从少阴病论治。治疗中又当以振奋少阴气阳为本，标本兼顾。国医大师颜德馨认为厥逆系气血乖乱、阴阳失衡引起的危急重症。先生认为，面对颓局，不在收拾，而急当重振，拨乱反正必须具备两手，剿不嫌狠、抚不嫌稳。急用卧龙丹吹鼻，或武侯行军散滚服，确能挽救性命于顷刻。苏醒后，太无神术散可用，此方善解四时不正之气。

朱良春认为厥证以气厥、血厥为多见，其中尤以气厥、血厥之实证两者易于混淆，应当注意鉴别。气厥实者，乃肝气升发太过所致，体质壮实之人，肝气上逆，由惊恐而发，表现为突然昏仆，呼吸气粗，口噤握拳，头晕头痛，舌红苔黄，脉沉而弦；血厥实者，乃肝阳上亢，阳气暴张，血随气升，气血并走于上，表现为突然昏仆，牙关紧闭，四肢厥冷，面赤唇紫，或鼻衄，舌质暗红，脉弦有力。各型之厥，特点不同，但也有其内在的联系，这种联系主要是由生理上的关联和病因病机的共性所决定。例如气厥与血厥，气为血之帅，血为气之母而互相影响；又如痰厥与气厥由于痰随气动而互相联系。至于情志过极以致气血逆乱而发厥，则与气厥、血厥、痰厥均有密切关系。因此，临床上既要注意厥证不同类型的特点，又要把握厥证的共性，全面兼顾，方能提高疗效。

中西医对厥证的认识既有差异，又有者相通之处。临床上中西医诊治厥证各有所长，具有一定的互补性。本章节选取国医大师治疗厥证的精彩案例进一步分析国医大师治疗厥证的学术思想和特色。

二、郭子光治疗厥证的学术经验

1. 学术思想

郭老认为晕厥病属于危急重证中的一种，西医学中多种疾病均能导致厥证，如癔症、高血压脑病、脑血管痉挛、低血糖、出血性或心源性休克。厥证的发生常有明显的病因可寻，如气厥虚证，多发生于平素体质虚弱者，厥前常有过度疲劳、睡眠不足、饥饿受寒、突受惊恐等因素；血厥虚证，则与失血有关，常继发于大出血之证；气厥实证及血厥实证，多发作于形体壮实者，而发作多于急躁恼怒、情志过极密切相关；痰厥好发于恣食肥甘，体风湿盛之人，而恼怒及剧烈咳嗽常为其诱因。厥证见症虽多，但概括而言，不外虚实二证，这是厥证辨证之关键所在。实证者表现为突然昏仆，面红气粗，声高息促，口噤握拳，或夹痰涎壅盛，或身热谵妄，舌红苔黄腻，脉洪大有力。虚证者表现眩晕昏厥，面色苍白，声低息微，口开手撒，或汗出肢冷，舌胖或淡，脉细弱无力。厥证乃危急之候，当及时救治为要，醒神回厥是主要的治疗原则，待缓解后再审证求因，标本兼治。

2. 验案举隅

杨某某，男，61岁，1995年2月30日诊。

高血压多年，心悸、水肿半年，1月前昏倒2次，诊为“全心衰竭”。目前全身水肿，下肢尤甚，腹中胀满，咳逆喘息，气短头晕。时值早春，颇有凉意，病人却睡不盖被，摇扇不休，不恶寒而反恶热。舌淡紫、苔白滑，脉沉微涩，参伍不调。察前医之方，通脉四逆、真武苓桂等已服不少。

中医诊断：厥证。

辨证：阴盛阳虚，格阳于外，水停血瘀。

治则：通利小便，佐以温阳、益气、活血。

处方：五苓散加减。

黄芪 90g	防己 15g	桂枝 15g	泽泻 20g
茯苓 20g	白术 20g	猪苓 15g	制附片[先煎] 20g
红参 20g	五味子 15g	麦冬 20g	丹参 20g
当归 15g			

连服 12 剂，小便增多，水肿消，格阳除。又加减共服 60 余剂而精力充沛，胃口佳，上 4 楼不觉喘息。虽诸症解，脉仍不调，病根未除，嘱其常服生脉饮，勿劳累，慎风寒。随访 3 个月余，病情稳定。

【原按】

郭老认为慢性心功能不全从中医辨证看所涉及病证范围广，但病本属虚，包括心、肾、肺脾等脏的虚损；由于气化无力，气机阻滞，则瘀血、痰浊、水饮内生，标实之象常又非常突出。考其病机当以少阴心肾为中心，因而主张从少阴病论治。治疗中又当以振奋少阴气阳为本，标本兼顾。需注意的是在慢性心功能不全的过程中，所形成的少阴格阳证，无论寒化或是热化都以严重的浊水停聚为共同特点。郭老根据叶天士“通阳不在温，而在利小便”的精神，以利小便为主，佐以辛温通阳或益气滋阴，收效卓然。

【编者按】

此案为心源性晕厥，是由于严重心功能衰竭所致，极易出现心源性猝死，为临床重症险症，属于中医“厥证”范畴。郭老辨证准确，其病机当以少阴心肾为中心，因而主张从少阴病论治。然“察前医之方，通脉四逆、真武苓桂等已服不少”，郭老选方用药，出人意表。脏病腑治，以五苓散为底方加减。患者全身水肿，予五苓散通阳利水，既有急则治其标之意，又避免重踏前医覆辙。尤妙在重用黄芪，本案患者属气厥中气虚较甚者，气损及阳，阳气虚无以运化水液，故见水肿，久病损及肾阳，温煦无力，则见小便不下。《本草思辨录》谓黄芪“三焦为水道，膀胱为水府，黄芪从三焦直升至肺，鼓其阳气，疏其壅滞。肺得以通调水道，阴气大利，此实黄芪之长技。”然这样的重症，黄芪非重用则不能建功。在温阳益气利水的基础上加用丹参、当归等活血药，体现了“久病入络”的思想。全方标本兼顾，攻补兼施，方收桴鼓之效。

三、颜德馨治疗厥证的学术经验

1. 学术思想

颜德馨教授认为，晕厥常由七情悖逆，内扰脏气，致使痰、气、风、火、瘀等病理因素所起。然气机不遂为病机总括，故曰气厥。由于肝阳素旺，以致血随气逆，气血上壅，清窍不利，昏倒无知。此即《素问·生气通天论》所云：“大怒则形气厥，而血苑于上，使人薄厥。”另外，久病血虚及产后或其他疾病导致失血过多，气随血脱，亦可发生晕厥。对于此类晕厥，颜老常以治肝为主，从气从血而治，而多有良效。

2. 验案举隅

(1) 疏肝降气、活血化瘀法治疗厥证

钱某，女，53岁。七月前曾因情志刺激出现头晕耳鸣，继之四肢麻木，进而发生短暂性晕厥，每月发作1~2次不等，发作后倍感疲乏、头晕。曾在当地医院用中西医治疗无效。专程来沪诊治。

初诊：短暂性晕厥时作，精神抑郁，头晕耳鸣，夜分少寐，乱梦纷纭，胸宇不畅，右肩疼痛，眼睑及眶周黧黑，唇爪青紫，舌红苔薄腻，脉细弦。

中医诊断：晕厥。

辨证：肝气郁滞，兼有血瘀。

治则：和畅气机，疏肝活血。

处方：厥证方加减。

姜汁炒川连2.4g	代赭石30g	吴茱萸1.5g	当归9g
姜半夏9g	川芎9g	赤芍9g	红花9g
桃仁9g	柴胡9g	枳壳6g	桔梗6g
牛膝6g	甘草3g		

水煎煮，日1剂，分2次。共14剂。

二诊：晕厥未见，唯头晕耳鸣之象不能骤去。舌红苔薄腻，脉细弦。

上方加灵磁石30g、葛根9g、青葱3支。14剂后患者精神日渐复原，随访半年，未再发作。

【原按】

本案属癔症性昏厥。女子以肝为先天之本，七七之后，天癸已绝，肝气将衰，加之气机失和，情思郁结，血不畅达，神明不用，气之不到则昏蒙不知人，气还则苏。治疗务在和畅气机，疏肝活血。血为百病之胎，由瘀而郁，郁久来痰涎上扰清窍，神志失寄，难以自持。五脏之气之偏，唯以平衡气血为首务。

【编者按】

本案为精神刺激所致气厥实证，常规治疗是顺气开郁，予五磨饮子、逍遥散之类，但久治乏效。细绎此方，内含左金丸、旋覆代赭汤、血府逐瘀汤诸方，此患者既有肝郁气滞，又有肝气冲逆，既有气火内郁，又有血瘀络阻，全方熔疏肝、清肝、制肝、镇肝、活血化瘀于一炉，故收效甚捷。

(2) 活血化瘀法治疗厥证

某女，40岁，记者。患者经常性、阵发性晕厥已六载，发时不能自主，精神恍惚，有濒死感，血压升高，就诊于各大医院，原因不明，遍用镇静药及补益之品罔效。诊见框周色素沉着，口唇青紫，脉细，舌紫。

中医诊断：肝厥。

辨证：气滞血瘀。

治则：条达肝气，活血化瘀。

处方：血府逐瘀汤加减。

柴胡9g	郁金9g	川芎9g	当归9g

桃仁 9g	红花 9g	赤芍 9g	蒲黄 4.5g
五灵脂 4.5g	枳壳 6g	桔梗 4.5g	生地 12g
甘草 3g			

水煎煮,日一剂,日 2 次。共 14 剂。

二诊:药后肝厥未在发作,精神好转,唯感夜寐欠安,多梦,治宗前法加味,即上法加葛根 9g,紫贝齿 20g,14 剂,六年顽疾竟得痊愈。

【原按】

本案患者之晕厥因瘀血内阻,清阳不能上升于脑,脑络失养而致反复发作晕厥,框周色素沉着,口唇青紫,脉细,舌紫皆为瘀血内阻之象,故治疗从理气活血化瘀立法,气行瘀祛,清阳得升,则晕厥得除。

【编者按】

此病例为血厥实证,《素问·方盛衰论》篇说:"逆皆为厥"。大凡气厥、血厥大多与情绪有关,由于暴怒,气逆上冲,血随气逆,或夹痰夹食,壅滞于上,以致清窍暂闭,发生厥证。然气厥、血厥,有偏气分、偏血分不同,治疗方案则大异。颜老根据望诊"眶周色素沉着,口唇青紫,脉细,舌紫",辨证为血厥实证,治以疏肝理气、活血化瘀,疗效堪佳。

四、张学文治疗厥证的学术经验

1. 学术思想

国医大师张学文教授认为,中气衰竭或气机怫郁上逆皆能致厥。《景岳全书·杂证谟》中指出:"气虚气实,皆能致厥。气虚卒倒者,必形气索然,色清白、身微冷,脉微弱,为气脱之证,宜参、芪、归、术、地黄、枸杞大补元煎之属,甚者治以回阳饮、独参汤。气实而厥者,形气愤然勃然,脉沉弦而滑,胸膈喘满,为气逆之证,治宜排气饮,或四磨饮,或八味顺气散、苏合香丸之类,先顺其气,然后随其虚实而调理之。气厥亦称中气。"张老治疗气厥宗景岳之法,虚则补之,实则泻之,因势利导,屡收奇效。

2. 验案举隅

翁某,男性,42 岁。因劳累过度,加之情志怫郁,突觉头晕眼花,心中难受,身冒大汗,随即失去知觉,并四肢厥逆,不时抽搐,经卫生所针灸及其他急救苏醒后仍觉眩晕,不时瘈疭。诊见:面色青黄,口唇发紫,两目直视,烦躁易怒,善太息,饮食明显减少,舌淡黯有深裂纹(系生理现象),脉弦数,二便正常。

中医诊断:厥证。

辨证:气郁不解,血瘀痰凝。

治则:疏肝解郁,行气活血,化痰息风。

处方:气厥痰动方加减

丹参 30g	檀香 6g	砂仁 6g	羚羊角(代,另煎) 6g
郁金 12g	赤芍 10g	僵蚕 10g	钩藤(后下) 12g
川芎 10g	川贝母(冲服) 10g		

清水煎服，日夜各服一剂，并用丹参注射液，每日 4ml，分两次肌内注射。上药仅服四剂，则抽搐诸症渐除而愈。

【原按】

“勇者气行则已，怯者着而为病”，劳累过度，正气已衰，七情怫郁，尤易伤肝，肝失疏泄而郁结不解，气机不行而阳郁不达，进而血瘀不行，痰湿阻滞，心脑失养，窍闭不宣，故肢冷厥逆而发；肝为风木之脏而主筋，阳郁血瘀痰凝，筋脉闭郁失养，虚风随之内动，故抽搐瘈疭即作。针对该患者病机，治以疏肝解郁，活血通络，化痰止痉，平肝息风。肝性喜条达，抓住病由气生的特点，重视做好思想工作，配合精神疗法，相得益彰。

【编者按】

气厥痰动方为张老暂拟名。其主要组成为丹参 30g，檀香 6g，砂仁 6g，羚羊角(代)6g(另煎)，郁金 12g，赤芍 10g，僵蚕 10g，钩藤 12g(后下)，川芎 10g，川贝母 10g(冲服)，清水煎服。本方主要功用为疏肝解郁，行气活血，化痰息风。适用于情志怫郁，突头晕眼花，失去知觉，厥逆抽搐等辨证属于肝气郁结、血瘀痰凝证者。气厥之为病，多由强烈精神刺激使气暴逆于上，而致猝然仆倒，不省人事。为常见急症之一。本案例患者为气厥暴怒伤肝，导致肝气不舒，气机逆乱，上逆之气阻塞清窍。从而使经气厥逆，阴阳失调而发病。气厥实证在治气的同时，注重活血化瘀，重用丹参，深具特色。

参考文献

[1] 刘杨．郭子光辨治心血管疾病的临证思想与经验[J]．四川中医，2006，24(6)：1-3.

[2] 吴大真，李剑颖．国医大师验案精粹·内科篇[M]．北京：化学工业出版社，2011：56-58.

[3] 刘杨．郭子光教授对窦性心动过缓的三步辨治经验[J]．四川中医，2005，23(9)：3-4.

[4] 颜乾麟．颜德馨运用经方治疗心血管病的经验[J]．国医论坛，1991，(4)：19-20.

[5] 卢祥之．国医大师颜德馨经验良方赏析[M]．北京：人民军医出版社，2013：100-102.

[6] 唐先平．眩晕古今名家验案全析[M]．北京：科学技术文献出版社，2014：432-443.

[7] 卢祥之．国医大师张学文经验良方赏析[M]．北京：人民军医出版社，2013：74-75.

（中国中医科学院望京医院　刘祖发）

第十二章

抽　搐

一、概　述

抽搐是指全身或局部肌肉不自主快速阵发性收缩，包括痫性发作和非痫性发作。反复痫性发作是癫痫的表现。

抽搐是急诊常见症状，因抽搐就诊占急诊科患者的约1%~2%，人群中约2%~5%发生过非发热性抽搐。大部分病人首次抽搐发作在25岁以前，第一次发作抽搐的病人中58%是男性。

根据引起肌肉异常收缩的电兴奋信号的来源不同将抽搐分为两种情况：一种是大脑功能的短暂性障碍，这种是脑内神经元过度同步化放电传至肌肉时引起广泛肌群的强烈收缩；另一种情况是非大脑功能异常，这种是脊髓的运动神经元和周围神经元的异常电兴奋信号导致肌群的异常收缩。根据是否伴意识障碍可分为伴意识障碍性抽搐和不伴意识障碍性抽搐。

临床中多种原因可以导致抽搐的发作，其中新发癫痫是首次抽搐的最常见原因。其中颅脑损伤、脑血管病、脑肿瘤、饮酒或成瘾是抽搐的常见原因；此外中枢系统感染、造影剂使用、发热（儿童）、违禁药物使用或滥用、药物因素和代谢性疾病也是抽搐发生的原因。

《素问·至真要大论》曰："诸暴强直，皆属于风"，"诸风掉眩，皆属于肝"。张景岳曰："肝主筋，其化风，风气有余，如木郁之发，善暴僵仆，肝邪实也。"外感六淫之邪易致火热燔灼人体肝经，筋脉拘急而抽搐；内伤病因致脏腑功能失调导致肝失条达疏泄，郁久化风，升发太过而致肝脉拘急，出现抽搐。无论外感与内伤，从治肝立法，恢复肝主筋功能，抽搐之症可愈。肝藏血，肾藏精，精血充足，则肌肉筋脉得养，肢体活动自如。若火热之邪伤阴或内伤疾病导致肝肾阴精不足，水不涵木、肝失潜藏，可出现抽搐病变。因此，在治疗抽搐时，宜用滋阴养液之品，阴液充足则筋脉自柔。心主神明，主明则下安，心动则五脏六腑皆摇。患者痉厥抽搐时，往往也易出现烦躁不安，或神志不清等症。若及时施以安神之法，可缓解抽搐之势。肝风内动之时，由于气机逆乱，人体津液运行输布障碍，极易引发痰浊之患，或喉中痰声漉漉，或口吐白沫等。这些继发的痰浊病理因素可阻塞气道，导致患者窒息。或痰浊上蒙心窍，致神志不清，或流窜肢体经络，使抽搐更重。因此治疗抽搐时，应及时加入祛痰之品，即使未出现明显的痰浊之症，也应提前使用祛痰之药，防止痰浊的生成。外感六淫之邪导致的抽搐一症，因邪由外来，故治疗时重在散、透之法。

抽搐一症，是临床较为常见疑难病症，所辖范围甚广，既可见于外感疾病，又可见于内伤疾病，治疗极为棘手。有多位国医大师对抽搐具有精彩论述和丰富的治疗经验。

张学文教授认为脑病常伴有抽搐症状，这是由于脑为“诸阳之会”，阳者炎热，火性炎上，阳气易亢，阳亢则易扰动内风，另阳易灼伤津液，炼液为痰，内风夹痰上扰清窍，导致癫痫、抽搐等症；虽抽搐为风，中医常将之归于肝，但是抽搐与心亦有着密切的联系。故张老在治疗抽搐的时候，在治肝治痰之余，亦常从心而治。

国医大师张镜人教授强调中医辨证的重要性，做到“谨守病机，各司其属”，才能达到“疏其气血，令其条达，而致和平”的治疗目的。张老认为，抽搐虽为风象，但临床是亦不能盲目从肝论治，应在辨证的基础上灵活用药。

王绵之教授认为：颤抖、抽搐常责之阴虚血少，筋脉失养，肝风内动，取吴鞠通的三甲复脉汤或大定风珠加减治疗，临床有较好疗效。小儿抽动症状表现多端，或眼睑、面肌、鼻子、口唇抽动，也有腹部自觉有气窜，肛门抽动等。“诸风掉眩，皆属于肝”，“风气通于肝”，故抽动症多从肝治，涉及心脾肾；急则治标，重在重镇安神，息风化痰通络；缓则治本，治宜补益心肝阴血，补益中气，兼治其痰。王绵之通过长期医疗实践发现，疾病的发生发展，实质上正邪交争的过程，而疾病预后转归，则取决于邪正双方的消长进退。抽搐等脑病疑难重症多属病机复杂，病情易反复，病程缠绵难愈，其病机可以“正虚邪恋”概括其要。

抽搐是常见的急症之一，可以由于外感导致，也可以由于内伤导致，本章节选取国医大师治疗抽搐的精彩案例进一步分析国医大师治疗抽搐的学术思想和特色。

二、张学文治疗抽搐的学术经验

（一）豁痰开窍、柔肝息风法治疗抽搐

1. 学术思想

张学文教授认为，脑病常伴有抽搐症状，这是由于脑为“诸阳之会”，阳者炎热，火性炎上，阳气易亢，阳亢则易扰动内风，另阳易灼伤津液，炼液为痰，内风夹痰上扰清窍，导致癫痫、抽搐等症；虽抽搐为风，中医常将之归于肝，但是抽搐与心亦有着密切的联系。“心为君主之官”，《素问·宣明五气》篇云：“心藏神。”《灵枢·邪客》云：“心者，五脏六腑之大主也，精神之所舍也。”《内经》认为心与神的关系非常密切，神出于心，神藏于心，神舍于心。或心神失养、或痰蒙神窍，均会引起各种神志的异常。故张老在治疗抽搐的时候，在治肝治痰之余，亦常从心而治。对于温病后期热入下焦，耗伤真阴，至肝木失养，虚风内动证候，临床可见手足蠕动，甚则瘛疭，肢体强硬，此为肝肾阴虚，虚风内动所致，常以三甲复脉汤或大定风珠加减。对于颤证除肢体震颤外，肢体僵硬、强直亦是主要症状，何秀山《重订通俗伤寒论》说“血虚生风者，非真风也，实因血不养筋，筋脉拘挛，伸缩不能自如，故手足瘛疭”。治疗此类病症处方常由三类药物组成，一是酸甘养阴、滋补肝肾、滋阴息风之品，如白芍、熟地黄、何首乌、山茱萸等，二是介类之重镇潜阳之品，如珍珠母、石决明、生龙骨、生牡蛎等，三是平肝息风止痉之品，如天麻、钩藤、僵蚕等。

2. 验案举隅

刘某，男，12岁，学生，2009年11月16日初诊：

患者主诉为不自主眨眼、摇头2年余。患者2年前无明显诱因出现不自主眨眼、摇头，行为怪异，多动等症，即由家长带到西安市儿童医院诊治，做头颅CT、磁共振等检查结果均无异常发现，诊断为"儿童抽动症"，给予西药口服（具体药名不详），服药1月无效，遂又到当地一家私人诊所服中药数十剂，症状仍无明显改善，即使上课期间亦难以控制，注意力不集中，学习成绩下降。诸症在每学期初尤为明显，为求进一步中医治疗，故求治于张老。症见不自主眨眼、上下摇动头部，行为怪异，自控力差，多动，注意力不集中，频频做收腹等动作，纳食一般，夜休好，无惊醒、肢体抽搐等症，二便正常。查患者神清，发育正常，营养良好，应答切题，舌边尖红，苔白腻，脉细滑。

中医诊断：抽搐。

辨证：痰气郁阻，心神不宁。

治则：豁痰开窍、柔肝息风、安神定志。

处方：

天麻 10g	钩藤后下 10g	茯神 10g	菊花 10g
桑寄生 10g	川贝母 6g	竹茹 6g	白芍 10g
生地黄 10g	生龙骨先煎 10g	僵蚕 6g	炒三仙各 10g
全蝎 5g	生甘草 6g		

15剂，水煎服，日一剂，早晚分服。嘱每日用药渣加水煎煮后泡脚1~2次。

二诊（2010年3月2日）：家长述上方15剂后，诸症完全缓解，行为举止正常，注意力较前集中，自控力良好。仅在考试前会出现轻微的眨眼或摇头症，即与上方煎服，3~5剂即可缓解，故再未复诊。现又值开学初，昨日发现患儿头部有轻微上下摇动，且昨晚难以入睡，故于今日复诊。观其舌尖红，苔白，脉细。证属肝郁血虚，心神不宁，治以疏肝和血，清心安神，方药如下：

天麻 10g	钩藤后下 10g	茯神 10g	菊花 10g
桑寄生 10g	川贝母 6g	郁金 10g	白芍 10g
生地黄 10g	生龙骨先煎 10g	僵蚕 6g	炒三仙各 10g
全蝎 5g	生甘草 6g	丹参 10g	

6剂，水煎服，日一剂，早晚分服。嘱其按时作息，睡前避免剧烈运动或玩游戏等。一周后电话随访诸症已愈。

【原按】

患儿本为纯阳之体，因情志不舒致肝郁脾虚，痰湿内阻，上蒙清窍则见行为怪异，自控力差，多动，注意力不集中；肝郁血虚，心神不宁则失眠，中医辨证当属痰气郁阻，心神不宁，法当立息风通络，豁痰开窍，安神定志为治法。方中天麻、钩藤息风止痉，祛风通络；僵蚕、全蝎辅助天麻、钩藤息风止痉；贝母清热化痰，配以竹茹清火化痰，开郁除烦；茯神、生龙骨安神定志；生地入心肝血分，与郁金、丹参配伍可清心除烦；桑寄生滋补肝肾，养血镇静。共奏息风化痰，安神定志之效。

【编者按】

本案为临床常见的儿童抽动症，中西医治疗均极为困难。张老针对内风夹痰上扰清窍，导致抽搐发作，采用豁痰开窍、柔肝息风法治疗，同时配以竹茹清火化痰，开郁除烦；茯神、生龙骨安神定志，充分体现了张老在治肝治痰之余，亦常从心而治的学术特点。且张老采用内服加中药浴足联合治疗，使药性通过足底涌泉等穴沿经络上输，内外合治，更好地发挥疗效。

（二）益气活血、祛痰通络法治疗抽搐

1. 学术思想

张老认为抽搐虽然是内风夹痰、上扰清窍所致，但于四肢筋骨肌肉的关系密切，其病机离不开经络受阻，瘀血阻滞，或为气虚血瘀、或为痰瘀互结，治疗均以活血通络为先，瘀血去才能使新血生，四肢筋骨得以濡养，方能运动自如。

2. 验案举隅

应某某，男，21 岁，学生。2010 年 1 月 16 日初诊：

主诉为右侧肢体痉挛半年余。患者半年前不明原因突发头晕，行走不稳，饮水呛咳，即到第四军医大学住院诊治，经磁共振等检查后确诊为“多发性硬化症”，经西药治疗后症状缓解而出院。但半年后无明显诱因出现“视野缺失”，再次到西京医院诊治，考虑“多发性硬化症”复发，给予“大剂量激素”冲击治疗，症状减轻而出院。出院后并且尚平稳，但间断出现右侧肢体痉挛，每次出现持续数秒钟，可自行缓解，在一家医院经针灸及中药汤剂治疗效不显，且肢体痉挛发作越来越频繁，伴头晕，全身乏力，耳鸣，纳可，大便干，欲中医进一步治疗，故求治于张老。刻下症见：右侧肢体痉挛，每日数次，每次发作数秒钟可自行缓解，伴头晕，全身乏力，耳鸣，纳可，大便干。面如满月，颜面、颈部、胸背部多分痤疮，肢体活动尚可，舌质淡暗，苔白厚腻，脉滑数。

中医诊断：抽搐。

辨证：气虚痰瘀内阻。

治则：益气活血、祛痰通络。

方药：补阳还五汤加减。

生黄芪 30g	当归 10g	川芎 10g	桃仁 10g
红花 6g	赤芍 10g	地龙 10g	僵蚕 10g
全蝎 5g	菊花 12g	丹参 15g	天麻 12g
钩藤后下 10g	白芍 15g	桑寄生 15g	杜仲 12g
川贝母 10g			

15 剂，水煎服，日 1 剂，早晚分服。每日用药渣加水煎煮后泡脚 1~2 次。

二诊(2010 年 2 月 1 日)：服用上方后症状明显减轻，右侧肢体痉挛次数减为每日 1~2 次，仍感头昏乏力，耳鸣。观其舌淡暗、苔白腻，脉细弦。次乃治疗有效，但肝肾阴虚犹存，故治疗当效不更方，原方加川牛膝 15g 合桑寄生、杜仲滋补肝肾。15 剂，水煎服，日一剂，早晚分服。嘱其避风寒，适劳逸，畅情志。

三诊(2010 年 2 月 26 日)：服用上方后肢体痉挛已缓解，但感右下肢乏力，易疲劳，哈欠连连，有时言语欠流利。观舌红、苔白腻，脉细弦。此乃气血亏虚、痰浊中阻，法当益气活血，

化痰通窍,原方加竹茹10g,胆南星10g,生甘草10g。15及,水煎服,日一剂,早晚分服。

四诊(2010年3月10日):服上方后诸症基本缓解,肢体活动正常,无痉挛、无力等症,纳可,二便调。观其舌淡红、苔白腻,脉细弦。此仍当益气活血,扶正固本以巩固疗效,原方去竹茹、胆南星,加鸡血藤30g,路路通15g。15剂,水煎服,日一剂,早晚分服。

1月后电话随访,病情稳定,偶感乏力,余无明显不适。

【原按】

患者肢体痉挛频繁发作,伴肢体无力,全身乏力,头昏,耳鸣等症,舌质淡暗,苔厚腻,脉滑,当属气虚痰瘀内阻,法当益气活血,化痰通络,方选补阳还五汤加减:生黄芪大补元气,使气旺则血行,瘀消而不伤正;当归活血和血,化瘀而不伤血;川芎、赤芍、桃仁、红花助当归活血祛瘀;地龙、僵蚕、全虫祛风痛经活络;天麻、钩藤息风止痉;杜仲、桑寄生、川牛膝滋补肝肾;菊花清利头目;贝母清热化痰,共奏益气活血,化痰通络之效。

【编者按】

本案属于虚风内动、气虚血瘀致使脉络失养之病。中医历来重视经络。经脉与络脉犹如江河与溪流。经脉像大江大河,贯通绵延全身,络脉则如小河溪流,虽然细小,但纵横交错,网络周身。二者沟通连接,内联脏腑,外络肢节,通行气血,灌溉全身。叶天士《临证指南医案》提出了"久病入络"的说法。近年来,许多医家从文献和临床实践中逐渐认识到络病研究的价值,为防治多种难治性疾病提供了新思路和新方法。许多学者应用中医络病理论治疗疑难病,尤其是心脑血管疾病,取得了显著的临床疗效。

三、张镜人治疗抽搐的学术经验

1. 学术思想

张镜人教授强调对于病因病机的了解分析,认为应该"审查病机,无失气宜",做到"谨守病机,各司其属",才能达到"疏其气血,令其条达,而致和平"的治疗目的。张老认为,抽搐虽为风象,但临床是亦不能盲目从肝论治,应在辨证的基础上灵活用药,勿拘泥于理论。

2. 验案举隅

陈某某,女,47岁,1980年3月25日初诊:

外伤后头痛,伴手足抽搐月余。患者1个月前不慎从三楼高处坠落,外伤头部。X线示右枕骨、颅底骨骨折。神经系统检查,眼底乳头边缘模糊。经医院救治脱离险境,但后遗阵发性头痛,且有沉重感,痛甚则如锥如刺,泛恶频频,时或手足抽搐,左侧肢体麻木。舌苔白腻,脉细而涩。

西医诊断:颅骨外伤,脑海震动。

中医诊断:抽搐。

辨证:气血瘀痹,兼以痰湿内盛,阻遏清阳。

治则:活血祛痰,涤痰除湿。

处方:

丹参15g　炒川芎6g　炒赤芍12g　桃仁6g

红花 3g	生白术 10g	泽泻 15g	制半夏 5g
陈胆星 3g	炒陈皮 6g	炒竹茹 6g	景天三七 15g
蔓荆子 9g	白蒺藜 9g	钩藤[后下] 9g	

5 剂,水煎服。

二诊:投上处方后,头痛减其大半,泛恶抽搐均平,唯感头目沉重,左侧肢体麻木,脉细而涩,舌苔白腻化而未净。再宗前法,参以和中芳化。处方:

丹参 15g	炒川芎 6g	炒赤芍 12g	桃仁 6g
红花 3g	生白 9g	泽泻 15g	制半夏 5g
陈胆星 3g	景天三七 15g	钩藤[后下] 9g	佩兰梗 9g
生米仁 12g	炒桑枝 15g	茺蔚子 12g	白蔻仁[后下] 1.5g

10 剂,水煎服。服药 15 剂后,头痛已平,泛恶亦止,抽搐未作。眼底检查:乳头边缘清。连续服药月余,诸症痊愈,随访 1 年病情稳定。

【原按】

头为诸阳之会,精明之府,坠楼损伤颅脑,蓄瘀未消,络气阻滞,复因湿盛痰凝,清阳失展,是以头部疼痛且兼泛恶,肢体麻木而兼抽搐。《灵枢·厥病》云:"头痛,不可取于腧者,有所击堕,恶血在于内。"《医宗金鉴·杂病心法》亦说:"因痰而痛晕者,则呕吐痰涎"。临床亟需活血调营,祛瘀通络。川芎辛香善升,巅顶之瘀,尤为适应。景天三七功能散瘀治伤,止头痛颇著灵验。然痰湿内盛,则化痰降逆,必不可少。张景岳曾谓:"但以头痛而兼痰者有之,未必因痰而头痛也。故兼痰者,必兼呕恶、胸满胁胀,或咳嗽、气粗多痰,此则不得不兼痰治之"。旨哉斯言。

【编者按】

患者为脑外伤综合征,病因明确。外伤血瘀,根据"治风先治血、血行风自灭"、"风胜则动"理论,对于瘀血阻窍所致抽搐者,当治以活血化瘀、通窍止痉。血为百病之胎,五脏脏气之偏,唯以平衡气血为要务。本案患者除有明确有外伤史,还有头重、苔腻等痰湿见症,为痰湿、瘀血阻于脑络,清窍失养,故发头痛、抽搐。张老辨证准确,用药灵活,以治血为主,使经络通而元神得养,气血平和而诸症消。

四、王绵之治疗抽搐的学术经验

1. 学术思想

王绵之教授治疗脑病具有丰富经验,一般认为,脑为"诸阳之会",阳者炎热,火性炎上,阳气易亢,阳亢则易扰动内风,另阳易灼伤津液,炼液为痰,内风夹痰上扰清窍,导致抽搐发生。风、痰是抽搐发生的核心环节,息风化痰是治疗重要法宝。王老通过长期医疗实践发现,疾病的发生发展,实质上正邪交争的过程,而疾病预后转归,则取决于邪正双方的消长进退。抽搐等脑病疑难重症多属病机复杂,病情易反复,病程缠绵难愈,其病机可以"正虚邪恋"概括其要。正气虚弱是导致疾病缠绵难愈的内在因素。所谓"至虚之处,便是留邪之地",治疗宜扶正祛邪。在诸多扶正法中,王老尤其注重扶助脾胃之气。脾胃功能盛衰直接关系到疾病预后和转归。

2. 验案举隅

王某,女,36岁,1987年12月23日初诊。

听神经鞘瘤术后,语言謇涩,步履蹒跚,眼睑抽动不止,同侧面肌亦时有抽搐。患者于1983年4月因患脑瘤(听神经鞘瘤)前来诊治。颅内肿瘤,多为痰湿之邪凝聚于脑,致使脑部气滞血瘀,痰瘀互结所致。治疗从此着手。经鞘瘤在北京某医院手术治疗,1985年病情复发,于1987年11月12日再次手术。观其人形体丰腴,面色萎黄无华,口眼歪斜,右耳失聪,右眼睑抽动不止,同侧面肌亦时有抽搐,语言謇涩,步履蹒跚,舌向右歪且颤抖不已,舌胖质暗边有瘀点,舌苔薄白,根部微腻,脉细滑少力,不耐重按。

西医诊断:颅内肿瘤。

中医诊断:抽搐。

辨证:气血两虚,不能上奉清窍,且有痰瘀互阻,肝风内动。

治则:益气和血,化痰散结,开窍息风。

处方:补阳还五汤加减,药物如下:生黄芪、川芎、怀牛膝、生地黄、丹参、红花、桃仁、炙远志、白僵蚕、地龙、石菖蒲、生龙齿、生石决明等。14剂。水煎服,每日1剂。

二诊:药后舌已正,面肌抽搐止,但右眼睑仍瞤动,语言、步履稍有好转,唯夜寐欠安。此肝风趋平,而心血不足之象。遂以上方加枣仁、茯苓、夜交藤、赤芍、白芍等养血安神之品。14剂。水煎服,每日1剂。

三诊:诸症继续好转。唯自觉目睛仍时有胀痛。目为肝之窍,遂于原方加白僵蚕、地龙、青葙子等加强养肝通络之功。再服14剂。水煎服,每日1剂。

四诊:药后目胀痛已除。眼睑仍有瞤动,语言、步履继续好转。舌质渐转红润,脉象渐起。均为正复邪却向愈之征。因患者不能久留北京,遂以原方随证稍事加减后嘱其继续服。半年后病人来信,言其各种症状基本消失,自觉一切正常,生活已能自理。嘱效不更方,可以再服。随访5年,其间曾嘱患者做CT检查,证实病未复发。

【原按】

本病例中王氏为使药物直达病所,气血上奉清窍,选用生黄芪与川芎相配,用其补气而升阳的特点,解决了气血、药物上行的问题。同时配伍化痰和血,以及重镇息风之品,使症状得以缓解。继以活血化瘀,化痰散结法治疗,而使病人日趋康复。

【编者按】

此例患者为颅内肿瘤,两次手术后,中医一般认为属髓海病变。究其成因,多为痰湿之邪凝聚于脑,致使脑部气滞血瘀,痰瘀互结所致。由于痰瘀互结,脑络痹阻,日久化热伤阴,终致肝肾亏损,水不涵木,肝风内动。此病缠绵难愈,日久必致气血匮乏,不能上奉清窍。因此在治疗上,以益气和血、化痰消瘀、软坚散结、平肝息风、滋补肝肾为基本治法。王老不仅注重其实,更注意其虚,以补为主,攻补兼施,充分体现王老治疗疑难病注重扶助脾胃之气学术特点。

参考文献

[1] 卢祥之. 国医大师张学文经验良方赏析[M]. 北京:人民军医出版社,2013:70-76.

[2] 张镜人. 中医治疗疑难杂病秘要[M]. 上海:文汇出版社,1994.
[3] 张镜人. 中华名中医治病囊秘张镜人卷[M]. 上海:文汇出版社,1998.
[4] 樊永平,王煦,张庆. 王绵之临床医案存真[M]. 北京:中国中医药出版社,2014:35-39.
[5] 王晓君. 抽搐治疗思路刍议[J]. 山东中医杂志,2006,10:712.

(中国中医科学院望京医院　刘祖发)

下篇

疾病篇

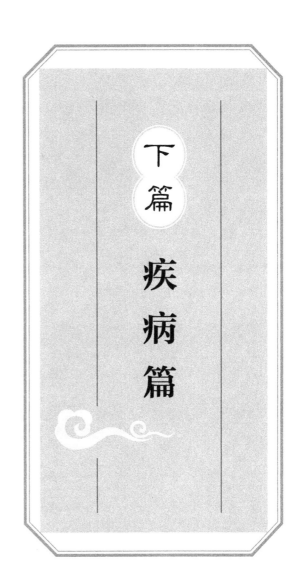

第十三章

多脏器功能不全综合征

一、概　述

多脏器功能不全综合征(multiple organ dysfunction syndrome, MODS)是指严重感染、休克、创伤或中毒等因素导致全身炎症反应(systemic inflammatory response syndrome ,SIRS),继而造成急性多系统或器官功能损害,出现2个或以上器官功能障碍,包括肺、肾、胃肠道、凝血、心、中枢神经系统功能和代谢衰竭。MODS可因感染和非感染两大类疾病引发,其机制涉及多种细胞因素、炎性介质参与导致SIRS、组织氧代谢障碍、能量营养物质代谢紊乱三个基本环节,临床表现多样,但MODS总体呈现病死率极高,其中四个以上器官受损死亡率几乎达到100%,是目前医学研究的热点,也是危重症医学面临的最具挑战的难题。

目前尚无统一的MODS诊断标准及预后评估系统,临床常用北京友谊医院牵头拟定的诊断标准草案,MODS患者都有多个脏器受累,但各脏器并且严重程度不一,早期诊断时需通过病情严重程度评分判断病情严重程度,能够帮助在治疗原发病及对多个脏器功能支持治疗的基础上提高抢救成功率。病因治疗及早期支持治疗是MODS治疗重点,包含早期脏器功能支持、早期通气支持、早期循环支持及代谢支持治疗。早期识别、早期干预是MODS抢救成功的最根本及最关键因素。

中医学中不乏关于脏腑功能损害或衰竭的疾病记载,例如“厥脱”、“喘证、水肿”、“关格”、“急黄”、“腹胀满、呕血、便血”、“昏迷、昏厥”、“消渴、虚证、虚劳”等分别涉及了外周循环系统、心、肺、肾、肝、胃肠道、凝血、中枢神经及内分泌系统等多系统功能障碍范畴。有关上述病名的症状描述与西医相关各器官或系统功能不全的临床表现有许多相似之处。有一个病名包含多个器官或系统功能不全表现的,如“喘证”的症状描述类似于心肺功能不全;也有某一个器官或系统功能不全的表现,分散在多个病名之中的,如代谢功能不全属于中医“消渴、虚证、虚劳”范畴。MODS包含2个或以上器官系统功能障碍,无对应中医病名,有学者提出“脏竭证”及“脏衰证”的新病名,指机体感受外邪及意外损伤等,致脏间乘侮,一个或几个脏腑序贯引致脏器耗伤、阴阳失衡的一组临床表现。根据脏腑兼病辨证的不同可分为:心肾阳虚、心肺气虚、心脾两虚、心肝血虚、肝肾阴虚、肝胃不和、脾肾阳虚、脾肺气虚、肺肾阴虚”等。中医经典专著《伤寒论》有“阳复太过,脏病还腑”。在外伤或感染等情况下,机体可出现津血耗散、脏腑受损，通过机体自身调节或药物调整后，可以使阳气来复，若阳气来复适度则疾病向愈，若阳复太过，则阴阳逆乱，脏腑衰竭，导致阳明腑实证。而"阴阳气不相顺接"，则揭示了MODS脏腑、气血等多方面损伤、紊乱的病变规律，可充分说明其多种复杂临床表现。

MODS总的病机是邪盛脏衰，以肺脾衰为主。《脾胃论·脾胃虚实传变论》谓"脾胃之气既伤，而元气亦不能充，此诸病之所由生也"。脾失健运，出现腹胀、便溏、食欲不振、倦怠消瘦等症，并导致水液停滞，产生湿、痰、饮等邪。所以脏衰，尤其肺脾俱衰，是导致并进一步加重邪（痰、热、毒）盛的关键，并贯穿MODS的病程始终，是其病机之本。MODS患者存在器官衰竭的发展与传变，这与中医学五脏相关理论有着内在联系。在藏象学说中，五脏是一个相互联系，相互促进，相互制约的协调统一体，一旦一脏发生了异常肯定会影响到其他的脏器，早在《难经·十四难》说："损脉从上下也"。在中医五行学说中，五脏分属五行，五脏在生理上相互联系，在病理上相互影响，通过五行之间生克乘侮，本脏之病可以传至他脏，他脏之病也可以传到本脏。研究发现不同原因引起的MODS有不同的脏器受损顺序，重度感染引发的MODS病人的器官受损顺序为肺、心、肾、肝、脑、消化道、血液系统而急性脑血管病导致的MODS发现，其衰竭器官依次为：脑、肺、胃、心、肾、肝。

根据其总的病机，MODS的治疗原则以祛邪固脏，肺脾同治为要。在临证时可划分为三个阶段进行辨证论治。第一阶段即起病，患者表现为急性虚证，治疗要点是增液益气、敛阴固脱、回阳救逆，可采用扶正固本法。现代医学研究显示，此类方剂可提高机体对缺氧的耐受力、增强机体免疫功能和单核巨噬细胞的吞噬功能、对抗内毒素等，并可明显缩短血压回升时间，增加血压回升的稳定性。第二阶段即SIRS阶段，临床表现为毒热证，治疗用清热解毒法。研究显示，清热解毒方剂可降低血浆内毒素水平，具有保护肝微粒体、钙稳态和抗自由基的作用；可降低血液中炎性介质水平，从而减轻血管内皮细胞和组织器官损伤，防止凝血系统活化。第三阶段即脏腑功能障碍阶段，内陷营血。患者内皮细胞受损，脏器灌注不足，此时患者均有瘀血证的表现，可使用活血化瘀法。上述中医治疗方法贯穿MODS病程始终，在现代医学单纯的对症治疗同时提供了有效的协同治疗。

针对SIRS阶段的内毒素机制，中医的解毒法提供了针对性治疗。中医"毒"有广泛含义，"毒者，害人之气也。毒由邪生，邪盛极而为毒。"许多实验研究从整体、器官、组织、细胞、亚细胞和分子水平上阐述了"热毒"的深刻内涵，尤其明确提出了"内毒素"是祖国医学中所说的"毒"的重要组成部分之一。我国危重病急救医学新学科的开拓者和奠基人王今达认为毒热证、瘀血证、虚证贯穿于MODS的病程始终，尤其强调内毒素对细胞毒害作用是引发SIRS和MODS常见的始动病因；提出了MODS治疗的"菌毒并治"理论体系，并开展了大承气汤、凉膈散、黄连解毒汤、血府逐瘀汤等治疗MODS的实验研究。中西医结合治疗能够有效降低MODS的致死率，有助于缩短病程、提高西药的疗效，在西医病因诊断不明时，中医辨证治疗能够早期干预、早期治疗。

1973年MODS首次被描述，随着研究的不断深入1991年正式命名，所以在中医理论中并无对应病名，尚没有国医大师及其继承人明确就MODS提出论述及临证总结。但根据受损器官不同，MODS可见于喘证、水肿、关格等多种病证，多位国医大师在治疗危重症时积累了宝贵的经验，其中不乏一脏疾病致多脏器功能不全的论治。

国医大师何任十分重视扶正祛邪的临证思想，他认为扶正祛邪的本质，就是既看到邪气的一面，又看到正气的一面；既看到局部的病理变化，又看到整个机体的状态。他强调应遵循“不断扶正，适时祛邪，随证治之”的12字法则。MODS常并存多脏器功能衰竭，其错综复杂的病机中必以五脏并损为本，扶正祛邪正符合其总的治疗原则。何任教授特别强调扶正祛邪两者不可分割，扶正既能调动人体本身的抗病能力，也可抗邪外出，即“养正则邪自安”；而祛邪亦有利于扶正，如“瘀血去而新血生”。

国医大师路志正教授在治疗喘病兼水肿时主张多脏同调、标本同治，常效如桴鼓。路教授认为喘而兼肿的患者长因寒水内停、凌心射肺，而寒水则因肾阳衰微、脾阳不足不能温化水饮、通利水道所致。故治疗此类病症需心肺脾肾同调、温补泻利同治，这一思想与何任教授的扶正祛邪有异曲同工之妙。

国医大师邓铁涛教授在1988年正式提出“五脏相关理论”，其内涵是五脏之间在生理功能上有着相互依赖、相互制约的关系，必须相互协调才能保证人体的健康状态，否则就会出现各种病证。其依据脏腑在生理功能上彼此相连相通，在病理演变上互相传变的原理，融中医脏腑学说、五行学说和病机学说三者为一体，体现了脏腑同病病机和整体观念。因为这一理论论述了人体内脏腑系统内部、之间及其与自然及社会的联系，可被用来指导MODS论治，对每一脏腑疾病引发的MODS可通过这一理论找到对应的论治方法，如以肺功能不全为主的多脏器功能不全，以脾胃为中心，从肺论治，五脏相关。治疗上以脾胃为中心，补脾益肺、兼顾心肾，常用方有陈夏六君子汤、炙甘草汤加减及苓桂术甘汤加减等。如以心功能不全为主的多脏器功能不全，以脾胃为中心，从心论治，五脏相关。治疗上应以脾胃为中心，健脾养心，兼顾宣肺疏肝利水，代表方有邓铁涛教授创制的暖心胶囊、养心胶囊等。如以肝功能不全为主的多脏器功能不全，以脾胃为中心，从肝论治，五脏相关。其治疗应以脾胃为中心，健脾疏肝，兼顾益肾，代表方有邓铁涛教授自拟的慢肝六味饮、肝舒胶囊及软肝煎等。

国医大师朱良春教授在危重疑难病方面有自己的独到见解，如“久病多虚，久病多瘀，久痛入络，久必及肾”，其中在慢性疑难病方面认为患者多有肾阳虚衰的征象，治疗应采用培补肾阳。尤其在MODS后期的治疗时加用温肾壮阳、培补命门之法，助以他法可使诸虚百损得以康复。朱良春教授非常重视辨证与辨病相结合，他认为“证”和“病”不可分割，在结合辨病的基础上提出专方专药，将解毒消炎成药“六神丸”用于内科急症的治疗，认为其对肺心病、肺炎引起的呼吸、循环衰竭有一定的治疗效果。

MODS是危重症中后期发病率高、致死率高的一类综合征，临床表现及病理机制复杂多变，临证需早期识别、灵活处方，本章节选取国医大师治疗2个或以上脏腑系统功能不全的精彩案例进一步分析国医大师治疗MODS的学术思想和特色。

二、路志正治疗MODS的学术经验

1. 学术思想

喘病可见于肺系、心系及肾系疾病中，是临床常见的一类病症，以呼吸困难为主要症状。喘病调摄不当极易发展至喘脱，出现下虚上实，阴阳离绝。喘脱提示呼吸、循环功能极度衰竭，常伴有急性肝脏、肾脏功能不全，属MODS范畴。国医大师路志正认为治疗喘脱之证属标本俱急，治宜标本同治，多脏同调法治疗喘脱病。治本需追本溯源辨明诸脏虚实关系，如肾阳衰微则脾阳必虚，温补时需注意脾肾同补，方药可选真武汤加减，附子温壮肾阳配伍茯苓、白术健脾。治标可与扶本同行，喘脱一病见极度呼吸困难、不能平卧，肺失宣降则水道不同，常见咳吐泡沫痰，可伴无尿、周身水肿及腹胀大。此时应在温补同时泻肺行水、下气平喘，方药可选葶苈大枣泻肺汤，葶苈子辛开苦降、开肺利窍专治肺气上逆。

2. 验案举隅

黄某，女性，51岁。2003年12月6日初诊。

咳喘5年，加重1个月。患者近5年每遇冬季寒冷天气发作咳喘气促，不能平卧，动则喘甚，伴全身水肿，每年需住院治疗以缓解病情。1月前因受寒病情再次加重，现存在严重呼吸困难，咳吐大量泡沫稀痰，不能平卧，肢体重度水肿，大便3日未行。查体：语声低微、断续，全身重度水肿，大腿及以下俱肿，腹大如鼓，两颧暗红晦滞（二尖瓣面容），唇甲紫绀，舌淡紫，苔白滑，脉沉细欲绝、至数难明。

西医诊断：风湿性心脏病，重度难治性心力衰竭，心房纤颤，瘀血性肝硬化，肾功能不全。

中医诊断：喘脱。肾阳虚衰，寒水射肺。

治则：温肾利水，泻肺平喘。

处方：真武汤合葶苈大枣泻肺汤加减：

制附子先煎 10g	茯苓 20g	生白术 15g	白芍 12g
干姜 10g	炒葶苈子包 15g	杏仁 10g	人参 15g
桂枝 10g	五味子 3g	炙甘草 10g	大枣 5 枚

3剂，每日1剂，水煎分2次温服。

服药后小便量渐增，水肿稍减，手足较前温暖，额上汗出即止。既见效机，仍以上法为宗。

制附子先煎 10g	茯苓 20g	生白术 15g	白芍 12g
麦冬 10g	炒葶苈子 15g包	杏仁 10g	人参 15g
桂枝 10g	五味子 3g	炙甘草 10g	大枣 5 枚
益母草 20g	生姜 10g		

5剂，水煎服。

服药后诸症悉减，休息时咳喘基本消失，仍动则喘甚，小便量多，大便日1行。上方据症略增减，共服30余剂，仅下肢微肿，而腹水尽清，已能平卧，带上方药，出院回家调养。

【原按】

本案例起病为喘证，日久肾阳衰微为喘脱之证，其病机为肾阳衰微，脾阳不足，寒水内停，凌心射肺，导致气阴虚脱，阴阳欲绝。病症既危重又复杂，属标本俱急，治宜标本同治。故路老以温肾利水，泻肺平喘为大法，且药随证转，随证加减，法圆机活。肾为主水之脏，脾主运化水湿，肾阳衰微，脾阳必虚，水湿不化，则寒水内停，上凌心肺。方取真武汤，真武可行不足之水，脾肾双亏、阴水无制泛溢妄行需温补行水，单用利水之品难以取效。患者寒水内停、凌心射肺，肺失清肃，肺气上逆则极度呼吸困难，张口抬肩，不能平卧；肺失宣降，水道不调，膀胱不利，水湿不化。溢于肺则咳吐大量泡沫样清稀痰；溢于肌肤则全身水肿，下肢尤甚，腹大如鼓。路老方内寓葶苈大枣泻肺汤，葶苈子主攻，大枣、杏仁辅佐，共成泻肺行水，下气平喘之剂。路老认为久病多虚，该患者病程15年，病邪久羁，耗气损阳，伤血败阴，最终导致心气阴两虚，使心不主血，脉道失充。症见语声低微、断续不接、冷汗外溢、四肢厥冷，脉沉细欲绝。方中取生脉饮意回阳救脱、滋阴复脉,使心阳振、脉道充、诸症消。

【编者按】

喘脱作为喘病变证是临床常见的危重症之一,具有变化迅速、预后极差的特点。因肾主纳气喘脱一证多以温补肾阳为法,路老在温肾同时不忘补益脾阳,丰富了喘脱扶正之法。脾肾分别为后天与先天之本,本身存在相互充养之意,肾阳衰微、脾失温养中阳必虚。脾主一身水液运化,脾虚失运则寒水内停,或上凌心肺,或泛溢肌肤,或悬停胸胁而致各种病症。路老在本例方药中取理中丸之意,初治选人参、干姜、甘草、白术共成温中祛寒、健脾补气之剂。方中用人参甘温入脾,补中益气,强壮脾胃为主;干姜辛热,温中而扶阳气为辅;脾虚则生湿,以甘苦温之白术为佐,燥湿健脾;三药一补一温一燥,配伍甚当。扶正祛邪的根本目的是恢复阴平阳秘,本例患者病程日久,阳损及阴,阴损及阳,使阴阳不和,而致变证从生。治疗时应注意滋阴和阳、调和营卫,方中亦取桂枝汤方意(桂枝、白芍、甘草、生姜、大枣)。桂枝既可温通经脉,和营达卫,畅利血脉,又能温阳止痛,化气行水;辅白芍敛阴和营,使桂枝辛散而不伤阴,二药同用,一散一收,协理阴阳;生姜助桂枝,大枣助白芍共为佐药;炙甘草调和诸药为使。柯琴在《名医方论》中赞桂枝汤:"此方乃仲景群方之冠,乃滋阴和阳,解肌发汗,调和营卫之第一方也"。路老在温补与泻利基础上用此方主要是为了调和阴阳,以取其"谨察阴阳所在而调之,以平为期"之目的。

三、邓铁涛治疗MODS的学术经验

1. 学术思想

邓铁涛教授于1988年提出"五脏相关理论",他基于脏象理论,结合临床联系五脏,提出弘扬中医学五行科学内核,舍弃五行循环机械模式,解决中医学五行名实不符及内容与形式不统一的矛盾,回答了什么是五脏相关:指在人体系统中,心、肝、脾、肺、肾及其相应的组织器官,分别组成5个脏腑系统,在本脏腑系统内部、脏腑系统之间、脏腑系统与自然界和社会之间,存在着多维联系,即五脏相关。"五脏相关学说"不仅在理论上有其创新性,在实践中更有其指导性。邓老及其学术继承人在"五脏相关学说"的指导下对慢阻肺、冠心病、重症肌无力、慢性肝炎、肝硬化进行治疗,取得了良好疗效。这一理论因涉及人体所有脏腑系统且重视其内外在联系与MODS的发病及器官功能衰竭发展有很多相似之处,故临床可以"五脏相关学说"予以指导。

临床常见难治性心力衰竭患者最终合并肝功能不全或肾功能不全,即以心功能不全为主的多脏器功能不全,患者可表现为心悸、喘证、水肿等不同病证,邓铁涛教授认为此类患者论治需以脾胃为中心,从心论治,五脏相关。心与肺者主要是心主行血与肺主呼吸之间的关系,"载气者,血也!",血不行则气无以附而表现为咳嗽、气促;心与肝则为心行血与肝藏血之间的关系,心不行血,血藏于肝,肝郁失于疏泄则发为胸胁胀满疼痛;心与肾表现为心肾相交,水火既济,若肾阳虚水泛,上凌于心则发为水肿、惊悸;心与脾的关系除表现为脾为心脏正常功能活动提供营养外,还表现为脾化生血液以供心行血之用。故治疗上应以脾胃为中心,健脾养心,兼顾宣肺疏肝利水。代表方有:邓教授创制暖心胶囊、养心胶囊等。暖心胶囊中人参、附子入心温阳益气治本;薏苡仁、橘红入脾、肺二经健脾理肺利水。养心胶囊中人参、麦冬入心益气养阴治本;茯苓、法半夏入脾、肺二经健脾理肺化湿。

2. 验案举隅

梁某，女，65岁，于2003年9月27日入院。

3月前患者自觉小便少，腹胀，气促心悸，胸闷肢肿逐渐加重服利尿剂等症状无明显改善来诊。现心悸、气促，口干不欲饮，腹胀，双下肢及腰骶部重度水肿，纳差，尿少，大便尚可，无咳嗽、咳痰，舌质暗红、苔黄干，脉结。入院查体：颈静脉怒张，肝颈静脉回流征阳性。双肺呼吸音粗，两下肺闻及湿性啰音。心界向左右扩大，房颤征，心尖部可闻及3/6收缩期杂音。腹膨隆，上腹轻压痛，肝肋下3cm，质软、触痛，腹水征阳性。双下肢及腰骶部凹陷性水肿。

西医诊断：①冠心病，全心扩大，心房纤颤，慢性心功能不全（心功能Ⅲ级）；②老年性退行性联合瓣膜病，二尖瓣中重度关闭不全，三尖瓣中重度关闭不全；③肝大。

中医诊断：心悸。

辨证：气阴两虚，水停瘀阻。

治则：益气养阴，活血利水。

处方：养心方加减。

黄芪 25g	茯苓皮 30g	葶苈子 12g	白术 12g
党参 15g	大枣 15g	麦冬 15g	石斛 20g
桃仁 10g	红花 6g	炙甘草 6g	砂仁后下 6g

每天1剂，水煎温服。

服药1周后患者心悸、气促均有好转，然10月15日患者突然病情变化，烦躁不安，气促加重，张口抬肩，伴多汗、头晕、胸闷、口唇苍白，颈静脉怒张，心率150次/分，房颤律，并随即出现心跳骤停，经心肺复苏成功。需维持血管活性药物泵入，生化检查示肾功能不全。诊时患者气促心悸，腹胀满，纳差，舌淡、苔白，脉促。邓教授二诊以益气温阳、活血利水为法。拟真武汤加减：

黄芪 25g	茯苓皮 30g	桃仁 10g	党参 15g
泽泻 15g	葶苈子 12g	白术 12g	附子先煎 12g
红花 6g	炙甘草 6g	木香后下 15g	

每天1剂，水煎温服。

服药后患者精神略好转，仍腹胀，大量腹水，气促、咳嗽，痰多，皮肤巩膜黄染，舌淡、苔少，脉促。邓教授三诊：患者已阴损及阳，湿热蕴结，治以益气温阳、利水消肿，佐以清热利湿为主。方以中满分消丸合真武汤加减。

黄芪 30g	益母草 30g	泽泻 30g	制川乌先煎 8g
蒲黄包 9g	茯苓 15g	党参 15g	法半夏 12g
厚朴 12g	升麻 12g	木香后下 10g	柴胡 10g
干姜 10g	吴茱萸 10g	黄连 6g	炙麻黄 6g
附子先煎 6g			

服上药后患者尿量增多，气促心悸明显减轻，纳食增加，双下肢水肿明显减轻。渐能自行下地缓慢行走，纳可，无腹胀，二便调，舌淡、苔薄白，脉结。各项生化指标均基本正常，病

情好转并稳定，于 12 月 12 日出院。

【原按】

根据邓教授五脏相关理论，心衰的总病机是心气虚、心阳虚，以心之阳气（或兼心阴）亏虚为本，瘀血水停为标。心主血脉，血脉运行全赖心中阳气的推动，诚如《医学入门》所说："血随气行，气行则行，气止则止，气温则滑，气寒则凝"。心之阳气亏虚，鼓动无力，血行滞缓，血脉瘀阻，从而出现心衰急性期阴阳分治，温补阳气为主。邓老认为，心衰主要可分为两大类型，即心阳虚型与心阴虚型，故立温心阳和养心阴为治疗心衰的基本原则，代表方为暖心方（红参、附子、薏苡仁、橘红等）与养心方（生晒参、麦冬、法半夏、茯苓、三七等）。邓教授治疗本例患者后期变证用中满分消丸清热利湿、攻下逐水，可使湿热浊水从脾胃分消，使热清、水去、气行，中满得除。这里即体现了从脾胃论治心系疾病的五脏相关理论。

【编者按】

邓老这一则验案充分体现了"五脏相关"，患者从单纯难治心衰最终发展为涉及心、肝、肾三脏的 MODS 仅在一瞬之间，提示我们在临证时需明确疾病发展变化常常十分迅速。患者首诊时以气阴两虚为主，根据五脏相关理论，邓老选用了养心方进行加减，全方从脾论治，健脾益气、活血利水。当患者由心悸转为喘脱危证时，邓老辨证改为阴阳两虚，方选真武汤加减，但比较两方，可看出邓老仍以健运中焦为本，加用附子温补肾阳、泽泻通调水道。遵循了心系疾病从脾胃论治的理论基础。究其原因可为五脏之中，心属火，脾属土，心脾乃母子关系，故在心衰的病理演变中，脾与心的关系最为密切。脾为后天之本，主运化、升清降浊，发挥中焦枢机功能，枢机开，则四脏气机通达，气血调和，真气内存，病去正安。相反，脾之功能失司，则周身气血运行不畅，生化无源，必然会诱发和加重心衰的发生。邓老在后期患者出现阴阳两虚、湿热蕴结时则选用中满分消丸加减利湿逐水，该方出自《兰室秘藏》，重用厚朴、枳实，苦寒开泄，行气平胃；黄芩、黄连、干姜、半夏同用，取泻心汤方义，辛开苦降、分利湿热；知母治阳明独胜之火，润胃滋阴；泽泻、猪苓、茯苓、白术理脾渗湿，少佐橘皮、砂仁、红参、白术、甘草以扶正，寓补脾胃之法于分消解散之中。综合整个辨证论治过程无不以"五脏相关理论"为指导，调脾为主、兼理五脏贯穿于治疗始末。

四、何任治疗 MODS 的学术经验

1. 学术思想

何任教授认为扶正祛邪的本质，就是既看到邪气的一面，又看到正气的一面；既看到局部的病理变化，又看到整个机体的状态。这种强调整体观念，是中医学的精粹所在，是中医学的基本特征之一。扶正，即扶助机体的正气，以增强体质，提高机体抗邪、抗病能力；祛邪，即祛除邪气，排除或削弱病邪侵袭和损害。扶正有益气、滋阴、养血、温阳以及脏腑补法等多种方法，祛邪则可发汗、涌吐、攻下、清热、利湿、消导、祛痰、活血化瘀等。但临证时单纯绝对的虚证和实证并不多见，甚至不存在，多数患者都是虚实夹杂，或虚多实少，或实多虚少，这就需要拓宽扶正祛邪思想的临床运用。何任教授强调扶正祛邪两者不可分割，不可偏废。在具体的运用当中以扶正为主还是以祛邪为主则需要有相当的思量，何老的一个总的原则就是遵从《黄帝内经》"谨察阴阳之所在而调之，以平为期"的治疗原则，虚多实少，扶正为主，祛邪相辅，随证治之，实多虚少，攻补并施，祛邪不忘扶正。善于运用扶正祛邪治疗肾衰

致五脏并损。

2. 验案举隅

患者,男,66岁。2008年1月7日初诊。

患者近2月下肢水肿、少尿,1月前上述症状加重伴晨间恶心,就诊时双下肢水肿,面色憔悴,胃纳不馨,时有胸口闷胀感,并有恶心。夜尿频,夜寐不安,舌质红苔白脉弦。查体:双肺可及细湿啰音,双下肢凹陷性水肿。2008年1月4日检查肌酐706μmol/L。

西医诊断:尿毒症,心力衰竭。

中医诊断:关格。

辨证:肾阴不足,运化失司。

治则:益肾化浊。

处方:六味地黄加减。

干地黄 30g	茯苓 30g	炒牡丹皮 10g	山萸肉 10g
山药 30g	泽泻 10g	姜半夏 10g	姜竹茹 12g
北秫米 30g	积雪草 30g	金樱子 30g	杜仲 10g
丹参 30g	川芎 15g	白茅根 30g	生大黄 6g
车前子 10g			

14剂,水煎服。

2008年1月21日复诊:服上药后患者自觉症状改善,夜寐转安,夜尿渐少。复查肌酐508μmol/L,胃纳较前明显增加。仍时有乏力,夜寐安,大便尚调。

干地黄 30g	茯苓 30g	炒牡丹皮 10g	山萸肉 10g
山药 30g	泽泻 10g	黄芪 30g	积雪草 30g
金樱子 30g	川芎 15g	白茅根 30g	生大黄 6g
丹参 30g	车前子 10g	白花蛇舌草 30g	

21剂,水煎服。

2008年2月25日复诊:复查肌酐455μmol/L偶有神疲力乏。面色较前明显好转,苔白脉弦,仍益肾阴,排浊毒。前方改白花蛇舌草30g为蒲公英30g,继进21剂。患者情况进一步好转,肌酐再降至387μmol/L。其后患者上方微调服用,除面色偏黑,余无所苦。

2008年12月6日复查肌酐397μmol/L,病情稳定。

【原按】

何老认为,尿毒症的主要病位在肾,肾主水为气化之源。肾虚为本病的主要机制,肾虚则水泛。水湿之邪反困中土,浸渍脾胃,而致脾不能分清,终致水湿浊毒留置体内而发病。病机错综复杂,常呈现虚实互见、五脏并损之局面,但仍以肾脏虚衰为根本之所在。所以治疗还是着眼根本,以补益肾阴为先,同时辅以泻浊。案中患者表现为肾阴不足,邪浊稽滞,故治疗以六味地黄丸为主,同时加用黄芪、丹参、积雪草等。六味地黄丸出自宋·钱乙《小儿药证直诀》,由肾气丸减肉桂、附子而成,方由熟地黄、泽泻、山茱萸、牡丹皮、山药、茯苓组成,是滋阴补肾的祖方。方中熟地黄甘柔补血,滋肾填精为主;辅以山茱萸滋养肝肾而固肾气,山药健脾益胃以助运化;泽泻淡泄肾浊,茯苓渗利脾湿,两味合用,以引浊邪下行,起"推陈出新”之用。现代研究表明，黄芪补气升阳，利水消肿，可提高机体免疫力，降低尿蛋白，改善肾功能，起到抗肾纤维化的作用，从而延缓肾病的进展；丹参可以活血祛瘀，扩张血管，能通过改善毛细血管内外渗透压差而改善血流动力，降低血压，从而改善肾素—血管紧张素—醛固酮系统等来改善肾功能。积雪草能减少 24 h 尿蛋白排出，降低血脂，提高肌酐清除率。大黄通腑泻浊，使毒邪由肠道而走。全方以补为先，补中兼泻，切中病机而病得愈。

【编者按】

扶正祛邪是中医辨证论治的根本大法，盖因一切疾病均由正虚邪扰所致。该患者在肾功能衰竭基础上出现心功能不全症状，何老在临床辨证时仍谨守病机，以肾脏虚衰为根本，治疗以补益肾阴为先。方选补益肾阴名方六味地黄丸加减，补泻同施；佐入杜仲微补肾阳，使阴阳互生；金樱子酸涩收敛，何老在方中以其助杜仲温阳，佐地黄、山药补肾阴。祛邪方面则以半夏、竹茹化痰泻浊为主，佐丹参、川芎活血利水，车前子、白茅根渗湿利尿，生大黄逐瘀泻毒。其中生大黄在肾功能不全患者的应用已得到临床共识，实验研究证明，大黄能够降低肾功能不全患者血肌酐、尿蛋白水平。观整个治疗过程补肾泻浊贯穿始终，扶正祛邪并举，根据各期疾病的正邪特点更改扶正与祛邪治疗的轻重。

参考文献

[1] 北京市科委重大项目“MODS 中西医结合诊治 / 降低病死率研究”课题组 . 多器官功能障碍综合征诊断标准、病情严重度评分及预后评估系统和中西医结合证型诊断[J]. 中国危重病急救医学，2008，20(1)：1-3.

[2] 周江，吕海，鲁俊，等 . 浅论多器官功能障碍综合征中医治疗的临床法则[J]. 中国中医急症，2012，21(10)：1577-1578.

[3] 盛志勇，胡森 . 多器官功能障碍综合征[M]. 北京：科学出版社，2000：172-174.

[4] 曹书华，王今达，李银平 . 从“菌毒并治”到“四证四法”——关于中西医结合治疗多器官功能障碍综合征辨证思路的深入与完善[J]. 中国危重病急救医学，2005，17(11)：641-643.

[5] 何健卓，张敏州，郭力恒 . 五脏相关学说论治多器官功能障碍综合征[J]. 新中医，2015，47(1)：5-7.

[6] 李剑颖，赵丹丹，杨建宇 . 国医大师验案良方[M]. 北京：学苑出版社，2010：217.

[7] 李松，邹旭，刘泽银，卢富华，谢海珍 . 邓铁涛教授治疗顽固性心衰验案 1 则[J]. 新中医，2004，36(5)：16-17.

[8] 何若苹，徐光星，顾锡冬 . 何任教授扶正祛邪思想研究[J]. 天津中医药，2009，26(4)：268-270.

（中国中医科学院西苑医院　杨志旭）

第十四章 脓毒症

一、概 述

脓毒症(sepsis)是由感染失控引起的宿主反应导致的危及生命的器官功能障碍。脓毒症并不依赖致病菌和毒素的存在而进展变化,病情严重程度取决于机体的反应性,其反应机制一旦启动就遵循自身规律发展。随着人口的老龄化、肿瘤发生率的不断增加、器官移植不断增多、免疫抑制剂的广泛使用等,脓毒症的发生率不断上升,全球每年新增数百万,其中超过 1/4 的人死亡。

(一) 诊断标准

2014 年 1 月,ESICM 和 SCCM 共同对脓毒症和感染性休克制定了新的定义和诊断标准,即 Sepsis 3.0。新定义认为,脓毒症是宿主对感染的反应失调,产生危及生命的器官功能损害。该定义强调了感染导致宿主产生内稳态失衡、存在潜在致命性风险、需要紧急识别和干预。脓毒症新定义强调感染导致的器官功能障碍,反映了比普通感染患者更复杂的病理生理状态。因感染而导致序贯性器官功能衰竭评估(sequential organ failure assessment,SOFA)评分变化≥2,则可诊断为脓毒症,其 SOFA 评分表如下:

全身性感染相关性器官功能衰竭评分标准(SOFA)

SOFA 评分	1	2	3	4
呼吸系统				
PaO_2/FiO_2(mmHg)	<400	<300	<200(机械通气)	<100(机械通气)
凝血系统				
血小板(10^9/L)	<150	<100	<50	<20
肝脏				
胆红素(μmol/L)	21~32	34~101	103~209	>210

续表

全身性感染相关性器官功能衰竭评分标准(SOFA)				
循环系统				
低血压	MAP<70mmHg	多巴胺≤5(μg/kg·min)或多巴酚丁胺(无论剂量)	多巴胺>5(μg/kg·min)或肾上腺素≤0.1(μg/kg·min)或去甲肾上腺素≤0.1(μg/kg·min)	多巴胺>15(μg/kg·min)或肾上腺素>0.1(μg/kg·min)或去甲肾上腺素>0.1(μg/kg·min)
中枢神经系统				
格拉斯哥昏迷评分	13~14	10~12	6~9	<6
肾脏				
肌酐(μmol/L)或尿量(ml/d)	106~168	177~301	309~433或<500	<442或<200

(二)中医对脓毒症的认识和治疗特色

脓毒症属于祖国医学“外感热病”、“脱证”、“血证”、“暴喘”、“神昏”、“脏竭症”等范畴。其发生主要由于素体正气不足,外邪入侵,入里化热,耗气伤阴;正气虚弱,毒邪内陷,络脉气血运行不畅,导致毒热、瘀血、痰浊内阻,瘀阻脉络,进而令各脏器受邪而损伤,引发本病。

脓毒症治疗的要旨是在脓毒症初期阶段即截断其病势,防止向重度脓毒症方向发展,这与《黄帝内经》提出的“治未病”理论不谋而合。目前临床多分为“四证四法”:毒热证与清热解毒法、腑气不通证与通里攻下法、血瘀证与活血化瘀法、急性虚证与扶正固本法。其中热证又分热邪之轻重、病位之浅深、病势之缓急,并结合具体脏腑进行分型治疗;瘀证分病情轻重、虚证分阴虚阳虚分别予以不同治疗。

1. 辨证施治

早在20世纪70年代王今达教授就提出了治疗急性危重病的中医治则,清热解毒法治疗毒热证,活血化瘀法治疗血瘀证,扶正固本法治疗急性虚证,即“三证三法”,并成为治疗脓毒症的基本大法。

重症医学会在2014年的严重脓毒症/脓毒症休克指南中将其完善总结为“四证四法”:即毒热证与清热解毒法、腑气不通证与通里攻下法、血瘀证与活血化瘀法、急性虚证与扶正固本法。其中热证又分热邪之轻重、病位之浅深、病势之缓急,并结具体脏腑进行分型治疗;瘀证分病情轻重、虚证分阴虚阳虚分别予以不同治疗。

(1)清热解毒法症见高热持续不退,烦躁,神昏,恶心呕吐,舌质红绛,脉数等。临床常用清热解毒中药有热毒清、热毒平、清瘟败毒饮、清气凉营汤、黄连解毒汤、凉膈散等。中成药有醒脑静、痰热清、喜炎平注射液等。

(2)通腑泻下法症见腹胀,呕吐,无排便排气,肠鸣音减弱或消失,舌苔黄腻,脉弦等。代表方大承气汤、大黄牡丹汤等。对于存在应激性溃疡出血不能鼻饲或进食的患者还可以采用灌肠的方式给药。

(3)活血化瘀法症见高热,或神昏,或疼痛状如针刺刀割,痛处固定不移,常于夜间加重,肿块,出血,舌质紫暗或有瘀斑,脉沉迟或沉弦等。代表方剂为血府逐瘀汤。常用中成药有血必净、丹参酮、舒血宁注射液。

(4) 扶正固脱法。阴脱症临床常用生脉注射液，或参麦注射液以益气养阴固脱；阳脱症临床常用参附注射液、黄芪注射液以益气温阳固脱。阴阳俱脱症可联用生脉注射液、参麦注射液及参附注射液。

2. 单味药研究

(1) 大黄。大黄是临床常用药物，大黄粉主要成分是大黄素、大黄酸等，具有清热解毒、活血化瘀、通里攻下，泻实热、下积滞、行瘀结，还能够改善微循环。清除胃肠内细菌和内毒素，促进新陈代谢，能够保护胃肠黏膜和防治细菌移位，促进肠道黏膜损伤的修复。临床应用大黄粉可以明显降低脓毒症患者炎症反应。降低抗生素使用时间及缩短 ICU 住院时间，有效降低 PCT，有显著抗炎作用，提高临床疗效。

(2) 连翘。连翘提取物能调控脓毒症模型大鼠部分异常表达基因发生回归，尤其是部分免疫炎症相关基因及代谢相关基因，能够调节机体免疫平衡紊乱，避免过度炎症反应，纠正 Th1/Th2 比例失衡，改善 T 细胞对特异性抗原刺激的低反应性，避免出现免疫麻痹；改善高胰岛素血症及胰岛素抵抗状态。

(3) 丹参。丹参药理作用广泛，对心血管系统、消化系统、中枢系统有影响，并有抗菌消炎、抗肿瘤的作用。体外实验发现丹参可降低机体的 TNF-α 水平，调节自由基代谢，对脓毒症发病过程中脾组织起保护性作用，预防脾淋巴细胞过度凋亡引起的免疫抑制。

(4) 人参。实验证明茎叶人参皂苷可能是通过抑制血浆肿瘤坏死因子(TNF-α)、白介素 -1(IL-1)和血小板活化因子(PAF)水平减轻脓毒血症引起的肺损伤。人参皂苷通过降低血浆细胞因子水平、增加腹腔中性粒细胞数目、改善脓毒症免疫细胞数目下降趋势及凋亡率，从而降低脓毒症小鼠机体的细菌负荷，减轻脓毒症小鼠重要脏器(肝脏、肺脏)的损伤程度，最终提高脓毒症小鼠生存率，达到治疗脓毒症的目的。

(5) 黄芪。中药黄芪在革兰阳性菌脓毒症炎症反应中从细胞水平可抑制促炎因子基因及蛋白的表达，同时可促进细胞水平抗炎因子基因及蛋白的表达，并可使抗炎因子的释放高峰提前。

(6) 近年来许多报道，在动物模型中证明许多单味中药及提取物如银杏叶制剂、雷公藤提取物、三七总皂苷、黄芩提取物等，抑制促炎症因子的表达，从而与调控急性炎症反应的进程有关。

3. 针灸治疗

电针足三里、关元穴可减轻脓毒症患者的炎症反应，从而达到提高脓毒症疗效的目的。电针干预能增加患者肠鸣音，尽快恢复肠道功能，早期实现目标喂养．但针灸并不影响患者入住 ICU 时间、疾病严重程度、机械通气时间，并不降低 28d 病死率。

二、朱良春治疗脓毒症的学术经验

(一) 大黄单药治疗脓毒症的经验

学术思想

朱老推崇刘河间对热病治疗创新，打破卫气营血的传变规律，提出“先发制病，发于机先”,热病初起即采用表里两解法,不拘泥於先表后里、温病三禁的常规。朱老认为,肺炎可运用下法,主要是在辨证论治的处方中加用大黄,“肺与大肠相表里”。古人有:病在脏,治其腑”之说,肠腑疏通,使上焦壅遏之邪热、痰浊自有出路。大黄是重要的泻下药、清热药和止血药。它功效迅速,常用于危急重症。张仲景的《伤寒论》与《金匮要略》中有32首处方中使用了大黄,其中的大小承气汤、大柴胡汤、三黄泻心汤、桃核承气汤等,至今依然在临床上被广泛使用着。临床中将大黄用于小儿、成人肺炎均可,小儿也可外用敷贴等方法。我们与他人研究结果表明大黄在缓解气促、促进肺部啰音吸收、改善缺氧及缩短病程等方面有显著疗效。

现代药理学实验研究证明大黄不但用以缓下、健胃、利胆,而且具有较强的抗菌作用,如对甲乙型链球菌、肺炎球菌、金葡菌及伤寒、副伤寒、痢疾、白喉、炭疽杆菌等有较强的抑菌作用,对流感病毒亦有抑菌作用。大黄治疗麻疹肺炎、病毒性肺炎具有一定的疗效。这充分证明了通利疗法的卓越效能。通过实践,朱老有同样的体会:大黄的清热消火、解毒抗菌的作用,殊为显著,只要用之得当,没有任何副作用。临床以生大黄粉口服或鼻饲,一次可达50g。

【编者按】

脓毒症常常发生在创伤和有严重感染等疾病的患者中,严重时还伴有器官功能障碍,甚至多器官功能衰竭。中药大黄可清除肠内毒素和腐败物,促进肠蠕动,促进肠道营养的恢复和胃肠道新陈代谢,从而保护胃肠黏膜、减轻胃肠功能障碍的恶性发展,改善预后。小儿和老年人肺炎在没有得到及时救治的情况下,更多可发展为脓毒症和或脓毒症休克。出于小儿脾胃不足、年老者肠燥津伤的生理特点,故在肺卫受邪、热毒下迫时每每出现高热、腹胀、便秘等症,甚则腑气不通热结旁流。国医大师朱良春教授针对肺炎和脓毒症早期阳明腑实证,给予大黄单药服用既能通腑泄热改善胃肠功能障碍,同时采用脏病治腑之法取得标本同治的疗效。

(二)温阳利水法治疗脓毒症的经验

1. 学术思想

中医治疗急症,有其独特的辨证体系,区别于现代医学的思维模式,也有别于慢性疾病的辨证方法。急症的特点是起病急骤,变化迅速、或慢性病积渐突变、病势危重。方邦江教授师从国医大师朱良春,总结危急重症的本质为正气亏虚,在此基础上形成的三大特点为其危急重症的特殊发病规律:其一是逆传内陷,大都是因为邪气乖张,正气极虚,或误治,或叠加诱因等情形下,使病情急剧恶化形成危急重症,如张仲景所称的火逆、结胸、奔豚气及阳明、少阴三急下症及叶天士所说的“温邪上受,首先犯肺,逆传心包”之类。其二是五脏精气的耗伤,《灵枢·本神》篇说:“五脏藏精者也,不可伤,伤则失守而阴虚,阴虚则无气,无气则死也。”临床上任何疾病都有一个从量变到质变的过程,其最终的恶变都是耗伤五脏精气。如以热邪为例,热为温之渐,火为热之盛,毒为火之极;温与热之邪多半令其脏腑阴阳气血功能紊乱,而火毒之邪则消灼脏腑、腐败气血、耗竭脏真、危及生命。其三,在危急重症的整个病程演进中,最突出的发病学特点莫过于邪正交争的恶变,形成因实致虚、因虚致实、虚虚实实的恶性因果转换,自始至终主导着危急重症的发生、发展、转归及预后。

2. 验案举隅

许某,女,89岁。2008年6月7日来院急诊。

主诉：发热3天伴咳嗽。现病史：患者3天前因受凉后出现发热咳嗽，自服感冒药物后不见缓解，今上午咳嗽加剧，自测体温38.5℃，遂来院急诊。刻下：发热，咳嗽气急，痰白量多质黏稠，舌质暗红，苔薄白而干，脉细数。既往史：患者既往有高血压，冠心病，心律失常、房颤，糖尿病，脑梗死病史。查体：体温38.2℃、脉搏：92次/分，呼吸：21次/分，血压130/80mmHg。神清，心率92次/分，房颤律，杂音未及，双肺呼吸音粗，可及痰鸣音，腹平软无压痛及反跳痛，双下肢压迹(-)，神经系统检查正常。实验室检查：血常规：白细胞8.4×10^9/L，中性76.7%，CRP62.3mg/L。胸片示：左下肺斑片状影，左下肺炎。入院后予以利君他啶，加替沙星控制感染，喘定、兰苏、琥珀氢考祛痰平喘抗炎，痰热清清热化痰，同时予以降压控制血糖治疗。5天后患者咳嗽咳痰症状未见缓解，两肺仍满布湿啰音，同时出现呼吸困难，不能平卧，双下肢浮肿等心衰症状。6月11日复查血常规示：白细胞10.7×10^9/L，中性粒细胞74.5%，CRP23mg/L。患者感染症状未得到有效控制，并且出现了右心衰。调整抗生素为拜复乐联合利君他啶，并加大激素用量，并加用强心扩血管药物，并以葶苈大枣泻肺汤和栝楼薤白半夏汤为主泻肺平喘、辛温通阳，豁痰下气。6月16日患者肺部感染症状仍未得到有效控制，心衰症状进行性加重，痰培养结果示：白色念珠菌感染。血常规示：白细胞11.9×10^9/L，中性77.1%。加用康忻和爱益以抗真菌感染。6月19日患者咳嗽气急症状加重，端坐呼吸，不能平卧，并出现神志改变，双下肢浮肿加重，并出现呼吸困难呼吸频率25次/分，紫绀，血压进行性下降(80/50mmHg)，心率加快，95次/分，少尿，体温降低，最低36.2℃。患者应用广谱抗生素后出现院内感染，目前为脓毒症休克阶段，病情危重。结合本院院内感染情况考虑为MRSA，ESBLs。抗生素改为海正美特联合斯沃、康忻。并转入重症监护病房，面罩吸氧，采用升压，纠正水、电解质紊乱，维持酸碱平衡，强心扩管，营养支持。同时中药注射剂以参附注射液1000ml静脉滴注，每8小时一次，中药汤剂采用温阳利水法，以真武汤合五皮饮加减。患者从20日起病情逐渐好转，升压药物剂量逐步减少至停用，神志转清，呼吸困难，紫绀逐渐好转，体温回降，咳嗽咳痰症状好转，逐步停用抗生素，7月1日患者痊愈出院。

【原按】

严重脓毒症(继发于感染的急性器官功能障碍)和脓毒症休克(严重脓毒症伴经液体复苏仍难以逆转的低血压)，为临床危急重症，死亡率超过25%。本病属于中医"脓毒流注"、"疔疮走黄"、"热毒内陷"等病症范围。主要由于火毒炽盛、正气内虚，加之治疗不当或治疗失时，以致正不胜邪，客与营血，内犯脏腑而成。根据其临床表现可分为虚实两类：病变的初期以实证为主，表现为"正盛邪亦盛"的病理变化；随着病情的不断深入发展病变表现为"虚实夹杂"的复杂证候；极期突出在"正衰邪盛"及"正衰邪衰"的状态，由脏器的功能失调最终发生"脏器衰竭"的局面；恢复期多表现为正虚邪恋的状态。患者在社区获得性肺炎的基础上，应用广谱抗生素，合并院内感染，感染不能得到控制，最后发展为脓毒症休克。现代医学治疗采取抗感染、液体复苏、应用血管活性药物、正性肌力药物及激素并采取机械通气、控制血糖及肾脏替代治疗等。中医根据不同的阶段及不同的证候类型采取不同的疗法。本案患者后期神昏，喘急，四肢厥冷，脉微欲绝，证属阳气暴脱，并出现阳虚水泛，全身浮肿。应用大剂量参附益气温阳固脱，并采用真武汤合五皮饮加减温阳利水。患者为高龄患者，并且既往有高血压、糖尿病，冠心病、心律失常、房颤等多种内科疾病，病情危重，稍有不慎即可危及生命。采用中西医结合疗法后，病情得到缓解，痊愈出院。

【编者按】

《素问》云“年四十，阳气衰，而起居乏；五十体重，耳目不聪明矣；六十阳气大衰，阴痿，九窍不利，上实下虚，涕泣皆出矣”。《内经》云“正气存内，邪不可干”，“邪之所凑，其气必虚”，“阴平阳秘，精神乃治。阴阳离决，精气乃绝”。本案病例为老年女性，本是久病、多劳的慢性虚证状态，复感外邪后正邪交争损耗阳气，久之则出现正衰邪恋。阳虚不能温煦，阴阳气不相顺接，则有阳气不能达于四末而见肢厥。而后期相当于厥脱证的少阴病阶段，其病机为肾阳衰微、阴寒内盛，故而出现水肿、小便不利，四肢厥冷等表现。阳虚水邪上泛故见神昏、喘急和脉微欲绝。方教授师从国医大师朱良春，有着三十多年的急诊诊疗经验，根据病人的疾病发展，针对由实至虚、虚实夹杂的不同阶段和病机，在晚期通过温阳利水、益气固脱的治则治法，以速回阳气，破散阴寒，在危急时刻达到温补元阳，振奋五脏之阳气，使阳气畅达，恢复络脉出入自由；并有利于抗邪而出，防止内生毒邪的进一步损害，推动各种生理活动恢复正常，使气在外以固表抗邪，气在内以维持脏腑气血活动。《素问·生气通天论》曰“阴阳之要，阳密乃固”，“阳气者，若天与日，失其所，则折寿而不彰”，“阳精所降其人夭”。可见维护机体的阳气，对保证脏腑功能、预防和治疗疾病均具有非常重要的意义。

三、周仲瑛治疗脓毒症的学术经验

1. 学术思想

周仲瑛教授认为温病是由温邪引起的以发热为主症，热象偏重、易化燥伤阴的一类急性外感热病。温病并不是一个具体的病种，而是包括了许多外感热病在内，即是多种外感热病的总称。温病一般发病急、病情重，严重者每可危及生命或留下终身残疾，其中多数又有传染性、流行性。温邪上犯，由表入里，邪热闭肺则可引起温病暴喘。临床表现为呼吸困难，呼吸的频率、深度、节律失常，呼吸急促深快，或变慢变浅，或出现潮式、间歇性不规则呼吸，鼻翼煽动，张口抬肩，摇身撷肚，不能平卧，甚则面青唇紫，汗多，心慌，烦躁不安，神情萎靡，昏昧，痉厥，甚至由喘致脱。还提出温病暴喘主要从热毒闭肺、腑实热结、痰瘀阻肺、水凌心肺等几方面进行辨证。

周老还认为风和火是危急难症中常见的病理表现，虽有外因、内因的不同，但都具有发病暴急、变化迅速，病势猛烈的特点。治疗上周老认为重视个体，以人为本，具体情况，具体分析，具体治疗，这是中医治疗疑难杂症治疗的重要指导思想。其次，临床对多种病理因素错杂同病者，必须注意抓住主要矛盾方面，治有主次。同时在根据证候主流，确定处方大法后，以主方为基础，辨证配合相应的辅助治疗处方，复合立法，解决病机的兼夹复合情况，在疑难杂症的治疗中也显得格外重要。再其次还应注意投石问路、用药特点、防传杜变、久病治胃及综合治疗的应用。

2. 验案举隅

患者张某，男，70岁。

病史摘要：患者因上腹痛，发热1日，于1999年11月10日收住鼓楼医院，经舒普深、甲硝唑、泰能抗感染及解痉等治疗后，症状一度好转，但又再次发热，白细胞升高，于11月17日行胆囊次全切除术，术后诊断为急性化脓性胆囊炎、胆石症、胆道感染，予抗炎、止痉、对症支持，11月19日出现少尿、肝肾功能减退、肺部感染、呼吸急促、心率加快，于11月20日出现呼吸衰竭，行呼吸机、血滤加血透等治疗至今，因腹胀予胃肠减压，现患者呈嗜睡状态，生命体征尚平稳，血气分析基本正常。乃请中医会诊。

初诊（1999年11月28日）：刻诊神识基本昏愦。但呼吸略有反应，呼吸节律尚匀，面色暗黄，腹部膨满，大便术后7日未行，尿闭，舌苔中部黄腻质暗，口齿干燥少津，脉小滑。热毒内陷，湿浊上蒙，腑实气闭、气阴两伤。邪实正虚，姑予兼顾，勉拟一方，泻实补虚，祛邪存正。

生、熟大黄后下，各6g	绵茵陈12g	黑山栀10g	炒枳实10g
西洋参另煎10g	厚朴5g	广郁金10g	石菖蒲10g
猪茯苓各20g	大麦冬12g	泽泻15g	车前草12g
玄参10g	全瓜蒌15g	黄连4g	丹参12g

另：安宫牛黄丸4粒，日饲1粒。4剂。

二诊（1999年12月7日）：神志转清，询查能示意表达，大便排泄稀粪多次，腹胀随减，但停药3日，又见腹部膨满，叩之如鼓，尿闭不通，日尿100ml左右，夜晚身热，呼吸气粗，舌苔黄浊腻，边红，脉弦滑，湿热浊瘀中阻，肾衰气化失司，邪实正虚，以实为急，病情尚未脱险入夷。宜清导浊，前后分消，不可置疑。予下方4剂。

制大黄3g	槟榔12g	猪茯苓各20g	炒莱菔子10g
沉香后5g	晚蚕沙包10g	炒枳实10g	泽泻15g
大腹皮15g	虎杖5g		

三诊（1999年12月14日）：神志清楚，但呼吸急促，面部呈痛苦表情，喉中有痰鸣声，腹部膨满隆起，大便2日未行，尿闭，身热不净，上肢稍有抖动，苔浊腻，舌体稍胖，舌质淡紫，脉弦滑不静。正虚邪实，湿浊内闭，腑气不通，膀胱气化不利，虑其闭脱，前法增其制。

熟大黄5g	槟榔15g	炒莱菔子15g	晚蚕沙包10g
沉香后6g	泽泻20g	炒枳实15g	猪茯苓各20g
厚朴10g	乌药10g	广郁金10g	石菖蒲10g
通草5g	大腹皮5g	车前子包15g	全瓜蒌15g
鸭跖草20g			

另：竹沥水20ml，每次1支，1日2次兑入药中服；西洋参10g，大麦冬12g，煎水代茶。4剂。

四诊（1999年12月20日）：药后大便通利，日行2次，质溏烂色褐，腹胀减轻，小便增多，昨行1600ml，但今日稍减，身热平阵，呼吸急促，微有痰声，咳嗽喉中痰鸣，咳痰色黄质稠，口干欲饮，舌苔黄薄腻、中部浊腻已化，质暗红，脉弦滑，痰热壅肺，湿浊中阻，腑气不利，膀胱气化失司，气阴两伤，慎防多变。

熟大黄5g	葶苈子12g	炒莱菔子15g	全瓜蒌20g
天花粉15g	知母10g	炒苏子10g	炙桑白皮15g
晚蚕沙包10g	大腹皮15g	沉香后6g	泽泻20g
猪茯苓各20g	广郁金10g	石菖蒲10g	炒枳实15g
车前子包15g	槟榔15g	通草5g	苦参12g
丹参12g			

4剂，另：竹沥水20ml，每次1支，1日2次，兑入药中服。西洋参10g，大麦冬12g，煎水代茶。

五诊（1999年12月27日）：病情由险转夷，心衰控制改善，呼吸趋向平稳，活动后气喘，稍有咳嗽，痰稠色黄，腹胀减而未尽，大便日行1次，色黄质溏，小便尿量增多，但不稳定，神爽，舌苔薄黄、质暗，脉弦滑转缓，但尚未静。气阴耗伤，痰热郁肺，腑浊未尽，肾气司化未复，仍需防变。

熟大黄 6g	葶苈子 12g	炒枳实 15g	全瓜蒌 20g
槟榔 15g	炙桑白皮 15g	炒苏子 10g	炒莱菔子 15g
大腹皮 15g	天花粉 15g	知母 10g	广郁金 10g
石菖蒲 10g	炙远志 5g	猪茯苓[各] 20g	丹参 12g
泽泻 20g	车前子[包] 15g	沉香[后] 6g	通草 5g
大麦冬 12g	炒谷麦芽[各] 10g		

4剂。另：猴枣散2合，1日2次，1次1支；竹沥水2合，1日2次，1次1支调上药服。

六诊（2000年1月2日）：病情虽能逐步改善，但仍咳嗽痰稠，且由黄转为血性褐色痰液，气急，呼吸尚欠平静，时有憋气，昨日又觉脘痞嘈杂，厌食，大便日行2次，腹胀近平，小便黄，昨行1500ml，神倦欲寐，间发心慌，心电监护反复室上心动过速、有时房颤，舌苔黄薄腻、质暗红，脉小滑数。痰热郁肺，气阴耗伤，热毒不净，腑气不调，慎防枝节。前方去槟榔、大腹皮、猪、茯苓、泽泻、通草，加炒黄芩10g、黄连4g、陈皮6g、法半夏10g、南、北沙参（各）12g、鱼腥草15g、白茅根15g，4剂。另：猴枣散20支，1日2次，1次1支；参三七粉5g，1日2次分服；竹沥水2合，1日2次，1次1支调上药服。

七诊（2000年1月7日）：药后咳减，咯痰黏白，但无血色，呼吸能平，稍有气急，尿量日1300~2000ml，血透已停5日，肾功能复常，大便日行1.2次，色黄溏烂、腹软、胃部稍有气胀，纳差，近日出现血小板明显减少，白细胞、红细胞减少，苔黄薄腻，脉小弦滑数。痰热蕴肺、湿热中阻、腑气不调，胃气未复，久病正虚。前方去广郁金、炙远志、石菖蒲、鱼腥草、沉香，加砂仁4g（后下）、大腹皮15g、浮小麦15g，4剂。另：竹沥水每次1支，1日2次，兑入药中。

八诊（2000年1月11日）：大病初复，神气虚怯，气阴两伤，肺经痰热不清，精神萎靡欲寐，咳嗽气粗，痰黏微黄，大便日行色黄质烂，尿量尚可，食纳有所改善，易汗，苔黄薄腻质暗，脉弦滑稍静。再予养阴清肺，化湿清中，健脾助运。前方去熟大黄、知母、炒苏子、丹参、车前子、白茅根、砂仁、大腹皮、浮小麦，加知母10g、炒谷、麦芽各10g、煅牡蛎25g、车前子15g、太子参10g。另：竹沥水40ml分冲。5剂。

九诊（2000年1月21日）：病情逐步稳定，整体情况良好，处于康复阶段，稍有呛咳，时有心慌，口干，大便日2~3次，溏烂，尿量正常，食纳改善，肌肤瘙痒，有时出现痒疹，苔中后部黄腻，脉细数，湿热内蕴不净，气阴亏耗未复。与下方7剂。

南、北沙参[各] 12g	大麦冬 10g	太子参 12g	丹参 12g
法半夏 10g	炒黄芩 10g	全瓜蒌 15g	苦参 10g
广郁金 10g	白鲜皮 15g	炙桑白皮 12g	天花粉 12g
知母 10g	川黄连 3g	陈皮 6g	炒六曲 10g

车前子^{包}10g

【原按】

本病例表现肝、胆、肺、胃、心、肾多脏同病，属现今所称之“重症脓毒症”，但从中医辨证而言，仍以邪实为其主要方面，病理因素为热毒、湿浊、痰瘀交互杂呈，而致腑实气闭，二便秘塞，虽曰气阴两伤，然总属因实致虚，故治当泻实补虚，祛邪以存正，药入得效，便通胀减，惜患家畏忌通利，停药3日，二便复秘，虽力主宜清导浊，前后分消，不可置疑，但减量以投难效，复增其制方得便通尿畅，肝肾功能好转，心肾衰竭渐复，病情由险趋夷，守法继清余邪，兼以益气养阴，终致邪祛正复，清养收功。体现以下为清和“下中有补”的思路，因壅结的湿浊瘀热得疏泄，腑气通畅，则肾的气化功能也可获得相应的改善，故大便通利后，小便亦随之增多。取得通大便利小便的效果。综观全部治疗过程，病情危、重、多变，由于坚持以辨证论治为准则，法随证转，故能步步取效，显示出中医药在急症治疗中的优势和作用，也显示出在危重病症的抢救中中西医学的互补是十分重要的。

【编者按】

脓毒症多起病急骤病势凶险，重症者更是经常累及多个脏器和系统。本案病例是临床常见的重症脓毒症典型病例。周老对急症和脓毒症的基本病机特点有较完善的总结，他认为，急症的特点为大实大虚，邪正消长多变；多脏同病，但有主次先后；多病同证，但又同中有异；病机要点则在于内外合邪，多因果夹杂；病理因素责之风火（热）痰瘀，且常可转化并见。本案也体现了上述特点，患者初诊即见邪毒过盛正气不支，虽有腑气不通的阳明腑实证，但同时也可以看出热毒过盛，劫夺津液，耗伤正气，而致气阴两伤的表现。治疗上给予泻实补虚，在祛邪的同时给予诸参、麦冬等益气养阴，既是扶助正气有力抗邪，又防止抗邪泻实进一步耗伤气血。纵观全程治疗，首诊后气血阴阳恢复的基础上，在二诊、三诊上积极抗邪驱毒。后期治疗更加注重益气养阴的扶正治疗。可见祛邪兼顾扶正是本案治疗成功的关键。

祛邪扶正是中医学的基本治疗原则之一。祛邪，意在消除致病因素，保护正气；扶正，旨在扶助正气，以利祛邪。正邪消长是判断急症病势发展的重要标志，脓毒症往往表现为邪气愈盛，正气愈损，虚实极端错杂。在治疗上须详审邪正的主次，虚实的多少，针对病机的动态变化，注意把握祛邪与扶正的关系，采取相应的治疗措施。邪实标急者，以祛邪为主，邪去则正复；正虚欲脱者，宜扶正为主，匡正以祛邪。在邪正交争激烈，正气衰竭尚未成为主要矛盾之时，救治应重在祛邪，祛邪就是扶正，只有及时祛除标邪，才能防止正气的进一步耗伤，决不可姑息养奸；即使正虚欲脱，扶正之中亦应不忘祛邪，才是积极的治疗策略。

参考文献

[1] 中华医学会重症医学分会．中国严重脓毒症/脓毒性休克治疗指南(2014)[J]. 中华内科杂志 2015,54(6):557-581.

[2] 王今达，李志军，李银平．从“三证三法”辨证论治脓毒症[J]. 中国危重病急救医学，2006,18(11):643-644.

[3] 王今达．中西医结合治疗急性危重病的诊治思路与实践历程[J]. 天津中医，1998,15(6):241-242.

[4] 谢卫星，时競．大黄在危重病医学领域内的研究与应用[J]. 中国中医急症，2001,18(2):273-274.

[5] 陈德昌，杨兴易．大黄对器官功能障碍综合治疗作用的临床研究明[J]. 中国中西医结合医疗杂志，

2002,1(9):6-7.
[6] 李多磊,孙立东,赵子瑜,等.生大黄粉在脓毒症患者治疗中的应用[J].实用医药杂志,2013,30(5):410.
[7] 杨睿.连翘提取物对脓毒症大鼠肝基因表达的影响[D].天津医科大学.硕士论文.2014.
[8] 丰成相.丹参的化学成分及药理作用概况[J].中国民族民间医药,2012,21(02):25-26.
[9] 任勇刚.脓毒症脾细胞损伤机制的探讨及丹参保护作用的实验研究[D].兰州大学,硕士论文,2007.
[10] 梁新,郭悦鹏.茎叶人参皂苷对脓毒血症大鼠肺的保护作用[J].临床肺科杂志.2015,04:641-643.
[11] 邹云.人参皂苷Rg1对脓毒症小鼠的治疗作用及机制研究[D].第二军医大学,硕士论文.2013.
[12] 路玲,王勇强,高红梅.对黄芪调节革兰阳性菌脓毒症炎症反应部分机制的探讨[J].中国急救医学.2015,35(01):9-14.
[13] 杨广,胡瑞英,陈明,等.电针足三里、关元穴对脓毒症患者炎症反应的影响[J].广州中医药大学学报.2015,03:430-433.
[14] 蔡莉娟,丁学军,刘文兵,等.电针对脓毒症患者胃肠功能障碍的干预作用[J].中国中医急症,2014,23(02):268-270.
[15] 方邦江.国医大师朱良春教授治疗急危重症经验举隅[J].世界中医药学会联合会急症专业委员会成立大会暨第一届学术会议.论文汇编.552-556.
[16] 秦文波,黄寨.大黄甘草汤灌肠治疗脓毒症并发肠功能障碍30例[J].陕西中医.2014,09:1129-1131.
[17] 陈宝瑾.方邦江教授中医药治疗危急重症经验举要[D].2014年中华中医药学会急诊分会年会.
[18] 陈明祺,鲁俊,蒋华,等.中医"阳气"理论与温阳思想在脓毒症治疗中的意义[J].中国中医急症.2013,22(02):216-217.
[19] 吴敏,顾刘宝.温病防治中值得注意的几个问题[J].南京中医药大学学报(自然科学版),2003,19(04):193-196.
[20] 郭立中,吴勉华,周学平,等.周仲瑛教授学术思想简介(二)[J].南京中医药大学学报,2009,25(01):1-5.
[21] 周仲瑛.急症验案一束(2)[J].南京中医药大学学报(自然科学版).2004,20(02):68-71.
[22] 周仲瑛,王志英,过伟峰.中医内科急症概论(上)[J].南京中医药大学学报(自然科学版),2000,16(05):263-266.
[23] 周仲瑛,周学平,顾勤.中医内科急症概论(下)[J].南京中医药大学学报(自然科学版).2000,16(06):329-332.

(中国中医科学院西苑医院　陈 姝　杨志旭
上海中医药大学附属龙华医院　方邦江
第二军医大学长海医院　周 爽)

第十五章 急性支气管炎

一、概　　述

急性支气管炎是由生物、理化刺激或过敏等因素引起的急性支气管黏膜炎症。大多起病较急，多散发，无流行性倾向。现代医学认为急性支气管炎的病因多由上呼吸道感染细菌或病毒向下蔓延所致，也可因某些理化刺激，如冷空气、刺激性气体等引起，对细菌蛋白质、花粉等过敏，或钩虫、蛔虫的幼虫在肺内移动时，也可引发本病。此外，受凉、劳累、吸烟及年老体弱者，上呼吸道黏膜防御功能减低，易罹患本病。

临床表现为：全身症状较轻，可有发热。初起为干咳或少量黏液痰；随后痰量增加，咳嗽加剧，偶伴痰中带血。伴支气管痉挛时，可出现程度不等的胸闷气促。如出现脓痰时，则为细菌感染征象。多伴有胸骨后发闷或钝痛感。咳嗽、咳痰可持续两三周，如迁延不愈，可演变成慢性支气管炎。如感染不及时控制，可发展为支气管肺炎。依据典型的临床表现及体征，加上血常规、X线胸片等，一般不难诊断。现代医学对本病的治疗主要以对症治疗和防治感染为主。

中医并无“急性支气管炎”的名称，根据其临床表现多归属于中医学“咳嗽”的范畴，并常涉及“痰饮”、“喘证”等病症，急性支气管炎多属“新咳”、“暴咳”。咳嗽病名始见于《素问·咳论》：“五脏六腑皆令人咳，非独肺也……皮毛者，肺之合也，皮毛先受邪气，邪气以从其合也。其寒饮食入胃，从肺脉上至于肺，则肺寒，肺寒则外内合邪，因而客之，则为肺咳”，阐述了肺咳的成因有二，为外感寒邪及内有寒饮停聚。此外，还提出了咳嗽与全身脏腑都有密切的联系。明代张介宾在《景岳全书·十九卷·咳嗽篇》中指出：“以余观之，则咳嗽之要，止惟二证。何为二证？一曰外感，一曰内伤而尽之矣。”将咳嗽分为外感、内伤两大类。

急性支气管炎应属于中医外感咳嗽的范畴，多由外感风邪，夹寒、夹热，夹燥，束于卫表，使肺气不宣，出现以新起咳嗽为主症的肺脏急性非特异性疾病。发病无年龄、季节之限，但以气候突变之时为多见。以咳嗽为主症，并可伴咳痰、气喘、胸闷。起病较急，初起常有恶寒、发热、鼻塞流涕等外感表证症状。病程一般不超过1个月。治疗多以祛邪为主。但临床治疗上，对于小儿、年老体弱、有严重基础病者要尤为注意其内伤因素，把握好攻邪的剂量和时机。且外感咳嗽与内伤咳嗽可以相互为病。外感咳嗽如迁延失治，邪伤肺气，更易反复感邪，而致咳嗽频发，肺脏益伤，逐渐转为内伤咳嗽。内伤咳嗽，肺脏有病，卫外不强，易受外邪引发或加重，在气候转冷时尤为明显。于此可知，咳嗽虽有外感、内伤之分，但两者又可互为因果。

中医药学对急性支气管炎的治疗，临床上参照外感咳嗽辨证施治，取得了较好的疗效。治疗急性支气管炎，中医学强调宣肺祛邪，明辨寒热风燥，注重化痰降气。明辨外邪的性质，临床上以祛风为要，根据咳嗽性质、痰的量色及其他全身表现，确定寒热燥湿。注重痰气同治，气降则痰消，痰消则咳止。强调祛邪的同时，并不是说忽略了内伤因素，临床治疗应充分考虑体质因素、基础疾病等，做到祛邪不伤正。此外，中医还注重穴位贴敷、针灸推拿等外治法的应用。

中西医对急性支气管炎的治疗思路的大同小异，皆以攻邪为主，注重饮食起居的调理。对于体质较好的患者，无论是中医的宣肺祛邪，还是现代医学的对症治疗和防止感染皆可取得确切的疗效，但对于年老体弱等有内伤因素的患者，中医的治疗尤为关键，有助于提高疗效、减少细菌耐药、减轻某些西药的副作用，这是中医的优势所在。

急性支气管炎是临床常见疾病，也是中医治疗具有特色的疾病之一，国医大师对急性支气管炎做了精彩论述并且提供了丰富的治疗经验。

国医大师朱良春应用甘温除大热法有独到之处，对于急性支气管炎，证属上实中虚。原本中焦脾胃素亏，健运失职而停湿成痰者亦可用之。朱老指出：甘温除大热法，应拓宽用方范围，尤对上实中虚，痰饮内伏，高热痰嗽之治，不宜用升清有余而降浊不足之补中益气汤加减。临证中朱老常用六君子汤为主，选加桔梗、麦冬、怀牛膝、桑白皮、薏苡仁、泽泻等，疗效确切。李东垣创立之甘温除大热法，是中医治疗内伤发热的重要治法，亦是《脾胃论》一书的核心论题，数百年来一直指导中医临床实践，李东垣谓："火与元气势不两立"，《内经》曰："壮火食气，气食少火；少火生气，壮火散气"。朱良春老师总结前人经验，结合自己的临床实践，应用甘温除大热之法颇多灵变，甘温除热不仅用于急性热病，亦可用于慢性杂病，因气虚发热、阳虚发热、气血虚发热等，同样会出现于杂病和久病之中。

国医大师洪广祥教授，提出"治肺不远温"理论。正如张景岳《景岳全书》中所说："六气皆令人咳，风寒为主。"急性支气管炎风寒咳嗽证为外感咳嗽中常见病证，发病率高。外感咳嗽以感受风寒者居多。风寒外侵是肺系疾病最常见的病因或诱因，这与其致病特点和肺系疾病反复发生的内在因素所决定的。"风为百病之长"，因而风邪致病最为常见；冬季气温较低、气温骤降、夏天贪凉饮冷等均易感受寒邪，淋雨涉水、汗出当风也常为感受寒邪的重要原因，因此感受寒邪机会甚多。根据脏腑相关理论，肺系疾病反复发作，首先损伤肺脏，继则累及脾、肾；首先导致气虚，继则气阳不足，进而阴阳两虚，因而气阳虚弱是慢性肺系疾病最常见的内因。洪广祥在验方温肺煎基础上改制的"冬菀止咳颗粒"由麻黄、生姜、细辛、法半夏、紫菀、款冬花、辛夷花、苍耳子等药组成。全方具有祛风散寒，宣肺止咳功效。用于急性支气管炎风寒袭肺，肺失宣畅所引起的咳嗽。冬菀止咳颗粒具有祛风散寒，宣肺止咳，肺鼻同治的显著功效，实验及临床效果较好。

急性支气管炎是常见的急症之一，本章节选取国医大师治疗急性支气管炎的精彩案例，进一步分析国医大师治疗急性支气管炎的学术思想和诊疗特色。

二、朱良春治疗急性支气管炎的学术经验

1. 学术思想

朱良春应用甘温除大热法有独到之处，朱老指出：甘温除大热法，应拓宽用方范围，尤对上实中虚，痰饮内伏，高热痰嗽之治，不宜用升清有余而降浊不足之补中益气汤加减。临证中朱老常用六君子汤为主，选加桔梗、麦冬、怀牛膝、桑白皮、薏苡仁、泽泻等，疗效确切。对于急性支气管炎，证属上实中虚。原本中焦脾胃素亏，健运失职而停湿成痰者亦可用之，邱志济师朱良春之法治疗了一例患者，发热、咳嗽、减食是中虚上实之候，治宜补土清金，而不离甘温除大热之法，方用六君子汤加味，疗效满意。

李东垣创立之甘温除大热法，是中医治疗内伤发热的重要治法，亦是《脾胃论》一书的核心论题，数百年来一直指导中医临床实践，李东垣谓："火与元气势不两立"，《内经》曰："壮火食气，气食少火；少火生气，壮火散气"。张锡纯理冲汤以甘温补脾为主，活血去瘀调理冲脉为辅，盖补脾升阳，脾气健运，清气上升，气机通畅，枢机运转，则阴火下潜，发热自退。气血调和，脉络通畅，瘀血去，新血生，则妇科癥瘕、下肢红斑随之消失。朱良春老师总结前人经验，结合自己的临床实践，应用甘温除大热之法颇多灵变，如所谓功能性发热，自主神经功能失调发热，血液病发热（如白血病、败血病），病毒性心肌炎，各种结核病、癌肿发热，肝胆病发热，泌尿系以及手术后发热，产后发热或所谓原因不明发热及发热待查等，并用中医治疗内伤发热的优势，论证中医的科学性和先进性。甘温除大热，历代所研究的内容，既有急性高热病证，也有慢性低热病证，它是中医内伤发热的主要治法，涉及临床各科，现代医学所不能解决的内伤发热诸症，如所谓的不明原因发热、发热待查、功能性发热、自主神经功能失调发热、泌尿系及手术后发热、产后发热、癌肿发热、肝胆病发热、血液病发热、各种结核病发热等等，中医多可应用甘温除大热之法，灵活变化，短期治愈，那种认为中医不能治急性热病的看法，显然是错误的。但业中医者必须深究临床应用之技巧，否则即招致中医不能治急性热病的冤说。甘温除热不仅用于急性热病，亦可用于慢性杂病，因气虚发热、阳虚发热、气血虚发热等，同样会出现于杂病和久病之中。

2. 验案举隅

郑某，男，58岁，1999年仲夏初诊。

2个月前因外感未能及时治疗，迁延旬日，突发恶寒，高热不退而住某医院治疗（体温上午39.5℃，下午38.7℃）。咳嗽痰多稀薄，喷嚏频频，清涕奇多，头痛，怠惰嗜卧，上楼喘乏，四肢困倦，小便短而不黄不赤，大便不畅，食量大减，夜间盗汗，言语声低，四肢末端发凉较甚，虽发高热而恶寒盖被，口不渴，舌淡苔薄白，脉象虚大而数，因长期大热不退，形体日趋瘦弱，2个月体重减轻5kg，住院后实验室检查各项指标正常。入院诊断：①急性支气管炎。②慢性鼻窦炎急性发作。③发热待查。2月来迭用各种抗生素、激素症状不见缓解，急请院内中医会诊，先后用过参苏饮、葱豉汤、麻黄汤加味、小青龙汤加减、荆防败毒散、柴葛解肌汤及补中益气汤加羌活、防风、薄荷、连翘等方，高热、恶寒、喷嚏、咳嗽、头痛、不思纳食、盗汗等诸症不减，反致晚间咳嗽加剧不能平卧，患者对医院治疗失去信心，执意出院由亲戚陪同就诊于笔者。

笔者据四诊合参，证属上实中虚。原本中焦脾胃素亏，健运失职而停湿成痰，今发热、咳

嗽、减食是中虚上实之候，治宜补土清金，而不离甘温除大热之法。

方用六君子汤加味，处方：

党参 20g	茯苓 12g	炒白术 12g	炙甘草 3g
半夏 10g	麦冬 10g	生姜 15g	桑白皮 15g
怀牛膝 30g	桔梗 6g	陈皮 6g	

每日 1~2 剂水煎服。

药服 3 剂，诸症大减，体温降至 37.5℃，咳嗽偶发，晚间已能平卧，再服 5 剂，热退咳止，诸症基本消失，原方出入，嘱再服 10 剂以巩固疗效。

翌年仲冬，因劳倦过甚，复感风寒失治，旧病复发，体温升至 40℃，且恶寒咳嗽甚剧，因笔者外出 2 旬未回，遂就诊他医，遍用甘寒退热、养阴清热、解肌退热、温阳退热及西药抗生素、激素等，高热依旧不退，反致咳嗽加剧，其间一医亦用过补中益气汤加味罔效。笔者返回家中后，病家即至索方，问明病情后，复授去年原方，投剂即效，守服 10 剂诸症均平，热退咳止，嘱守服香砂六君丸一段时间，以善其后。

【原按】

患者高热痰嗽，形似伤寒，证属上实中虚，用六君加味退大热，因宗李东垣甘温除大热法。国医大师朱良春拓宽用方范围，对上实中虚，痰饮内伏，高热痰嗽之治，不用升清有余而降浊不足之补中益气汤加减，而改用六君子汤为主，选加桔梗、麦冬、怀牛膝、桑白皮、薏苡仁、泽泻等，疗效确切。

甘温除大热乃属热因热用之反治法。疾病的本质是虚寒，但现象和本质不同而出现假热，甘温除大热是针对真寒假热证。如谓甘温除大热专指气虚发热证，这和临床实践中所见之证有同中存异之议，本案因外感未能及时祛邪外出，致邪恋正虚，正不敌邪，真阳外越。虽见大热，实属假象，急宜甘温扶正，此同名老中医江育仁先生用甘温药治温热病中之变证和坏证理同，如江老治迁延性肺炎，高热长达 3~6 个月，其病例和本案共同见症是：身热不为汗解，汗出欠温，四肢趾端发凉较甚，小溲虽少但不黄不赤，舌苔多薄白，脉虽数而无力，精神萎倦或有虚烦，和本案同属病起外感，却表现为内伤发热症状。所谓“不在邪多，而在正虚”，此之谓也。本案尤其明显的是上实中虚，真寒假热，虽发高热，而膝以下不温，清涕奇多，咳痰稀薄，不饥恶食，时值仲夏炎热之时，却恶寒盖被，诸象均证之假热真寒，发热乃属正气内匮，真阳外越也。李东垣《内外伤辨惑论·饮食劳倦论》云：“脾胃之虚……则气高而喘，身烦热，为头痛为渴而脉洪大……然而与外感风寒所得之证颇同而理异。内伤脾胃乃伤其气，外感风寒乃伤其形。”盖伤外为有余，伤内为不足，治有补泻之别。李东垣又提示我们“大热”非表伤寒邪，皮毛间发热也，乃肾间受脾胃下流之湿气，湿浊闭塞其下，致阴火上冲，作蒸蒸而燥热，上彻头顶，旁彻皮毛，浑身燥热作。当代临床家邓铁涛先生指出：“对于虚实夹杂之证，除了可采用李东垣主张的补中益气汤为基本方外，还应根据中气虚弱之重轻，累及脏腑之多寡，兼夹证之有无等等而辨证加减，灵活运用……甘温除大热法，其用方并不拘泥于补中益气汤”。朱师应用甘温除大热法治疗劳倦内伤（包括情志、饮食、劳倦、房事不节等），及治疗气虚，或气血两虚或气血两虚兼夹外邪发热，兼夹瘀血发热等，均不拘于补中益气汤加味。本案上实中虚，朱师用六君子汤加麦冬、怀牛膝、桑白皮、桔梗乃不离甘温除大热之法，且无补中益气汤的升清有余、而降浊不足之弊。六君子汤为甘温平调脾胃之剂，乃补中稳妥之方，治气虚痰饮结聚、脾胃不和变生诸症者均宜，经云："壮者气行则愈，怯者著而为病，"人以胃气为本，劳倦伤脾，脾胃气虚，一息不运，便有积聚，或胀满不食，或生痰留饮，因而肌肉消瘦，喘咳呕哕，诸症蜂起，而神机化绝矣。六君子汤用四君子汤加味而成，考四君子汤乃从经方理中汤去干姜加茯苓而成，四君子汤亦是补气之代表方也，人参甘温益胃致冲和之气，白术微苦甘温培补中宫，茯苓清治节，甘草调五脏。"六君"乃加陈皮辅以行气，则补品不至泥而不行，更利肺金之逆气，加半夏疏脾土之湿浊，而痰饮可除也；更妙在茯苓甘淡渗利，能助参术之健运，且茯而下济，兼可通阳。东垣之补中益气汤亦由四君子汤化出。方中加麦冬配半夏，乃取仲景竹叶石膏汤及麦门冬汤二方中半夏伍麦冬之意，张锡纯最喜二药相伍，盖半夏性温辛通，燥湿化痰，麦冬甘寒，性阴而柔，虽润肺之要品，但有咳嗽忌用之说，二药润燥相伍，刚柔相济，治咳化痰相须而益彰矣。加怀牛膝味甘能补，带涩能敛，兼苦直下，用之入肾，盖肾主闭藏，涩精敛血，引诸药下行。张锡纯云："重用牛膝引其气血下行，并能引其浮越之火下行"。本案大热咳嗽责其"阴火上冲"真寒假热，其发热正是浮越之火，牛膝下行为顺，则气火自潜。桑白皮甘寒入肺脾，"七方十剂"云："燥可去湿，桑白皮、赤小豆之属是矣。"罗天益言其泻肺中伏火而补正气，泻邪所以补正也。李东垣云："桑白皮甘以固元气之不足而补虚，辛以泻肺气之有余而止咳。"桔梗苦辛散寒，甘平除热，能引诸药上行，脾清气既得上升，则浊气自行下降。六君子汤得麦冬、牛膝、桑白皮、桔梗 4 味药辅佐，裨补虚退热之中，兼寓泻实之妙，且补脾之力益增。全方组成辛甘温为主，辅以甘寒之品，正合东垣之说："惟当辛甘温之剂，补其中而升其阳，甘寒以泻其火则愈矣。"更值一提的是医者临床或撰文往往未提饮食宜忌，当是疏忽和失误，中医学中之药食同源，乃谓饮食菜果同是药，以咳嗽为例，不论内伤、外感、新咳、久咳，或寒、热、虚、实诸证，包括本案高热咳嗽均不例外，要严嘱忌食海鲜、虾蟹、酒醋、葱蒜、咸菜、甜食、生冷、油腻等，这和疗效相关密切，不讲究饮食宜忌，即使是千锤百炼的神方，亦效失过半。笔者借此文以作补遗，望能抛砖引玉矣。

【编者按】

本案为邱志济成功应用国医大师朱良春甘温除热法治疗急性支气管炎的典型案例。患者于医院先后用过参苏饮、葱豉汤、麻黄汤加味、小青龙汤加减、荆防败毒散、柴葛解肌汤及补中益气汤加减，但病情始终未得到改善，此乃国医大师朱良春所言上实中虚，痰饮内伏者，对于此种病机的急性支气管炎，不宜清热，宣肺等，即使是建中补虚，也不宜用升清有余而降浊不足之补中益气汤加减。邱志济宗朱良春甘温除热之法，选朱良春常用之方，以六君子汤为主，选加桔梗、麦冬、怀牛膝、桑白皮、薏苡仁、泽泻等，最终治愈这例疑难病症。

中医在治疗感染性疾病方面有较大优势，能明显加大抗菌范围，提高临床疗效。对某些特定感染的治疗能达到标本兼治的目的，治疗效果甚佳。而西医侧重于以局部、客观、分析的观点来认识和治疗疾病，其治疗偏重于针对疾病局部病理改变，而忽视全身机能的调节，不能起到"标本"兼治的作用。长期以来，由于抗生素的不合理应用导致耐药菌株增多，且不良反应发生率较高、老年人基础情况差不能耐受等不良因素逐年增多，使本病的治疗受到很大限制，而且对于病原未明确者，盲目应用抗生素会导致耐药菌的产生、二重感染等严重后果。但目前中医的研究还很不足，也存在许多缺陷。比如：在辨证论治原则的基础上，简化证型，优化处方组合方面还不够，不便于临床应用和推广；对于急性支气管炎的研究大多局限于其病因的某一方面；对多种病因并存所致的咳嗽目前国内中医界尚无相关文献报道。因此还需反复实践，不断深化认识，从而进一步提高临床疗效。中药制剂的抗感染作用具有广泛的应用前景，然而，由于使用中药剂型的患者对中药治疗的依从性较低，缺乏大规模的临床对比研究，中药的综合治疗优势没有显示出来。因此对中药治疗急性支气管炎进一步研究与开发的前景美好，意义重大。

三、洪广祥治疗急性支气管炎的学术经验

1. 学术思想

急性支气管炎临床常表现为咳嗽、咳痰为主要特征，属中医学“咳嗽”范畴。本病常继发于上呼吸道感染之后，以冬春季节为多见。国医大师洪广祥教授，长期从事肺系疾病的诊治和科研工作，积累了丰富的临床经验。曾提出“治肺不远温”理论。急性支气管炎风寒咳嗽证为外感咳嗽中常见病证，发病率高。查阅近十余年外感咳嗽中医药治疗的文献报告，进行分析、整理，发现外感咳嗽中，风寒证或寒郁化热证占74.7%。由此可见，外感咳嗽以感受风寒者居多。正如张景岳《景岳全书》中所说：“六气皆令人咳，风寒为主。”程钟龄《医学心悟》强调指出：“咳嗽之因，属风寒者，十居其九。”尤其随着现代生活消费水平的提高，夏季冷气的广泛使用和冷饮食品的供应增多，外感咳嗽由于寒（风）邪致病者所占比例将会进一步攀升，这应引起临床和新药研制者的高度重视。验方温肺煎基础上改制的“冬菀止咳颗粒”由麻黄、生姜、细辛、法半夏、紫菀、款冬花、辛夷花、苍耳子等药组成。全方具有祛风散寒，宣肺止咳功效。用于急性支气管炎风寒袭肺，肺失宣畅所引起的咳嗽。尤其值得指出，在处方择药时根据“肺开窍于鼻”和“鼻为肺之门户”的理论，加用了既治鼻又宣肺的辛夷花、苍耳子，从而达到肺鼻同治，双向调节，相得益彰的止咳功效，填补了我国止咳中成药的设计空白。

洪广祥教授根据长期的临床实践及经验认为：风寒外侵是肺系疾病最常见的病因或诱因，这与其致病特点和肺系疾病反复发生的内在因素所决定的。“风为百病之长”，因而风邪致病最为常见；冬季气温较低、气温骤降、夏天贪凉饮冷等均易感受寒邪，淋雨涉水、汗出当风也常为感受寒邪的重要原因，因此感受寒邪机会甚多。根据脏腑相关理论，肺系疾病反复发作，首先损伤肺脏，继则累及脾、肾；首先导致气虚，继则气阳不足，进而阴阳两虚，因而气阳虚弱是慢性肺系疾病最常见的内因。一方面，肺系疾病患者确实普遍存在气阳不足。另一方面，肺脾肾脏的受损，必然导致机体气血津液的运行失常，致痰瘀内生，成为咳喘病最重要的病理因素。根据肺系疾病的上述特点及《内经》“寒者热之”，“客者除之”，“结者散之”，“劳者温之”，“损者温之”等治则，洪广祥提出“治肺不远温”，即肺系疾病常常通过温宣、温散、温化、温通、温补等温法，可以达到散寒解表、化痰祛瘀、止咳平喘、扶正固本等目的，从而使肺病患者减轻症状、缓解病情、减少复发或疾病治愈。

洪广祥认为不仅冬春季节易致风寒外侵，夏秋炎热时候由于空调、饮冷等而致寒邪犯肺的机会也不少。风寒犯肺致咳嗽，治宜温散、温宣，风去寒除，肺气上逆之症自可迎刃而解，不止咳而咳自止。但此时如用寒凉遏肺之品，如：抗生素、清热解毒中药、润喉片等药；或贪凉饮冷、反复受凉；或静滴输液，将会使肺气更加郁闭，非但不能止咳，反会使咳嗽迁延，客邪留恋，遂成“久咳”、“顽咳”。温肺煎为洪师专为寒邪滞肺型咳嗽而设，由生麻黄、法半夏、细辛、紫菀、款冬花、矮地茶、天浆壳、生姜组成，具有很强的温宣、温散作用，临床疗效确切。本病例稍夹湿浊，故加二陈汤燥湿化痰；兼见郁热，少加黄芩治标。临证时兼见鼻塞流涕明显

者，可加辛夷花、苍耳子、白芷宣通鼻窍；兼见咽痒、鼻痒、对刺激性气味反应敏感者，加枳实、地肤子、白鲜皮、乌梅、苏叶等抗敏止痒。

2. 验案举隅

杨某，男，26岁，2002年2月18日初诊。

患者一周前下乡访友外感风寒，头痛鼻塞，流清涕，微恶风寒，咳嗽声重，痰稀白不畅，胸闷咽痒，口不渴。自服维C银翘片、枇杷止咳露、感冒咳嗽冲剂等，症状未减，咳嗽仍频，遂来门诊治疗。主诉症状如前述，舌质淡红，舌苔白微腻，脉浮弦滑。

中医诊断：咳嗽。

辨证：外感风寒，肺失宣畅。

治则：疏散风寒，宣肺止咳。

方药：冬菀止咳汤（经验方）加减：

生麻黄 10g	生姜 10g	细辛 3g	紫菀 10g
款冬花 10g	法半夏 10g	苍耳子 10g	辛夷花 10g

5剂，水煎服。每日1剂，嘱按时前来复诊。

二诊：患者诉服药1剂后则咳嗽顿减，诸症明显减轻，服完5剂咳嗽已愈，感冒症状诸失。要求续服5剂，以巩固疗效。

【原按】

本案为风寒袭肺证，西医诊断为急性支气管炎，由病毒感染所致。患者服用维C银翘片、枇杷露、感冒咳嗽冲剂不效，分析其处方组成，药性以辛凉清润为主。但本案证候表现为典型风寒袭肺证，只宜辛温疏散，宣肺止咳，不宜辛凉清润，遏敛肺气。这是本案用药不效和取效的关键所在。冬菀止咳汤为国医大师洪广祥多年治疗急性支气管炎风寒袭肺症的经验方。临床用于风寒咳嗽证疗效显著。该方的主要特点是根据风寒咳嗽的病机为风寒袭肺，肺失宣肃，以及“肺开窍于鼻”、“鼻为肺之门户”的理论组建处方，以达“肺鼻同治”，双向调节，相得益彰的止咳功效，填补了我国止咳中成药的设计空白。冬菀止咳汤已开发成为国家三类新中成药——冬菀止咳颗粒。经Ⅱ，Ⅲ期临床试验研究，显效以上率为72.1%，总有效率为95.1%药效试验结果表明，冬菀止咳颗粒具有较强的镇咳、祛痰、抗炎、抗病毒、解热作用和一定的抗菌作用。冬菀止咳颗粒具有祛风散寒，宣肺止咳，肺鼻同治的显著功效。用于急性支气管炎的风寒咳嗽证。本案为外感风寒，肺失宣畅而引发的风寒咳嗽证。风寒郁肺、肺失宣肃为其基本病机。治疗用药均以宣散为主要治法，故取效甚速。证之临床，外感咳嗽以感受风寒居多。正如张景岳在《景岳全书》中所说：“六气皆令人咳，风寒为主”。程钟龄《医学心悟》强调指出：“咳嗽之因，属风寒者，十居其九”。尤其随着现代生活消费水平的提高，夏季冷气的广泛使用，和冷饮食品的供应增多，因而外感咳嗽由于寒（风）邪所致的比例将进一步加大。外感咳嗽以病毒感染引起者为多数。从临床辨证看，西医所称的病毒感染，又以风寒的证候表现为主，治疗应重在辛温解表，温散肺寒，宣畅肺气以祛邪外出。切忌大队清热解毒，凉润遏肺的方药闭门留寇，迁延病情，由急性转为慢性。

【编者按】

本案中洪广祥教授应用经验方冬菀止咳汤，治愈急性支气管炎一例。患者外感风寒，头痛鼻塞，流清涕，微恶风寒，咳嗽声重，痰稀白不畅，胸闷咽痒，口不渴。舌质淡红，舌苔白微腻，脉浮弦滑。证属外感风寒，肺失宣畅。国医大师洪广祥宗“治肺不远温”思想，拟疏散风寒，宣肺止咳为治。方用冬菀止咳汤。原按语分析较为透彻。因临床中急性支气管炎以小儿更为多见，在此介绍一些小儿支气管炎的现代中西医治疗经验。小儿急性支气管炎是支气管黏膜的急性炎症，常继发于上呼吸道感染，常由各种病毒、细菌感染，或合并感染引起以咳嗽为主要症状，先为干咳，以后伴有痰。婴幼儿症状较重，常有发热、呕吐、腹泻等。中医学称之为“咳嗽”，本病一年四季均可发生，以冬春二季多见，任何年龄小儿均可发病，以婴幼儿多见。隋代《诸病源候论》认识到小儿咳嗽多由外感风寒之邪引起，位主要在肺。小儿脏腑娇嫩，形气未充，肺脏尤娇，小儿肺气宣发功能尚不健全，腠理不密，固表抗邪功能较弱，小儿肺气肃降、治节功能尚未完善。因此，六淫之邪无论从口鼻而入，还是皮毛入侵，均先犯肺，肺脏病证多且易传变，又小儿乃稚阴稚阳之体，脾常不足，脾肺为母子之脏，胃小且弱，故临床上常见咳嗽的患儿，同时伴腹胀、不思饮食。加上小儿常受生活起居、冷暖、饮食调理的影响，真可谓是易伤难调。《小儿卫生总微论方·咳嗽论》“治嗽大法，盛则下之，久则补之，风则下之，更量大小虚实，意以施治……又有停饮作痰者，由儿乳饮失宜，致脾胃不和，停滞其饮不散，留结成痰，随气上于肺而嗽者，此为痰嗽”。故有经验方止嗽护肺汤解表宣肺，止咳平喘，降气化痰，兼清里热，辅以消导和中。方中荆芥祛风解表，以祛在表之余邪，抗菌、抗炎；苏子止咳平喘，降气化痰；莱菔子消食除胀，降气化痰；杏仁止咳平喘，黄芩为清热泻火药，清热燥湿，善清肺火，小儿为纯阳之体感邪后易从热化，黄芩含有黄芩素、贝加因及黄宁等，具有解热、抗菌、抗病毒作用；百部润肺止咳、祛痰、抗病原微生物、松弛支气管平滑肌；陈皮行气燥湿化痰，善理脾、肺气滞，健脾调中，可促进消化液的分泌，排出肠管内积气。综上，治疗小儿急性支气管炎采用止嗽护肺汤加减内服，配合西药利巴韦林静脉滴注，辅助检查白细胞升高或怀疑有细菌感染时加头孢噻肟静脉滴注，有痰时加盐酸氨溴索静脉滴注，中西药联合应用，可明显改善患儿的症状，缩短治疗时间，减少毒副作用，获得了良好的临床疗效，取得了明显的协同治疗作用。

参考文献

[1] 邱志济，朱建平．朱良春应用甘温除大热临床经验选析——著名老中医学家朱良春临床经验(26)[J]. 辽宁中医杂志，2002，29(2)：70-71.

[2] 覃骊兰，熊尤龙．急性支气管炎的中医药治疗进展[J]. 广西中医学院学报，2010，13(4)：63-64.

[3] 洪广祥．咳嗽医案剖析[J]. 中医药通报，2009，8(4)：5-6.

[4] 邱福勇．中西医结合治疗小儿急性支气管炎 85 例疗效观察[J]. 中国实用医药 2015，10(21)，194-195.

（北京中医药大学东直门医院　李　雁）

第十六章

肺炎

一、概述

肺炎是指终末气道、肺泡和肺间质的炎症,可由病原微生物、理化因素、免疫损伤、过敏及药物所致。按解剖可分为大叶性肺炎、小叶性肺炎和间质性肺炎;按病因可分为细菌性肺炎、病毒性肺炎、非典型病原菌所致肺炎等;按患病环境可分为社区获得性肺炎和医院获得性肺炎。细菌性肺炎是最常见的肺炎。传染性非典型肺炎和高致病性人禽流感病毒性肺炎是对人类危害极大的急性呼吸道传染病。

现代医学认为病原体和宿主是发生肺炎与否的两个决定性因素。如果病原体数量多、毒力强和(或)宿主呼吸道局部和全身免疫防御系统损害,即可发生肺炎。病原体与宿主的状态,决定了肺炎症状的轻重。常见咳嗽、咳痰,或原有呼吸道症状加重,并出现脓性痰或血痰,伴或不伴胸痛。病变范围大者可有呼吸困难,呼吸窘迫。大多患者有发热。早期无明显体征,重症者可有呼吸频率加快,鼻翼煽动,发绀及肺实变体征。抗感染治疗是肺炎治疗的关键环节,包括经验性治疗和抗病原体治疗。近年来,尽管应用强有力的抗生素和有效的疫苗,肺炎的死亡率没有降低,甚至有所上升。

根据肺炎的临床表现特点,目前医家多将其归为中医学中的"风温"、"咳嗽"、"风温肺热病"等病范畴,严重者归为"暴喘"病范畴。"风温"之名首见于张仲景的《伤寒论》:"风温为病,脉阴阳俱浮,自汗出,身重,多眠睡,鼻息必鼾,语言难出。"肺炎临床表现类似于太阳病变证中的热证:"发汗后,不可更行桂枝汤,汗出而喘,无大热者,可与,麻黄杏仁甘草石膏汤。"温病学派中,肺炎多归属于"风温"、"春温"范畴。治疗根据卫气营血之传变、表里寒热之转化辨证用药。目前一般医家认为肺炎多因外邪侵袭,伴或不伴正气不足,脏腑虚弱而发病。病变部位在肺,传变规律及辨证治疗多遵循温病的卫气营血理论或伤寒论的六经传变理论。基本病机是痰热蕴肺、肺失宣肃。

中医对肺炎主要是分期辨证治疗。典型风温肺热病的辨证论治 1994 年国家发布的《中华人民共和国中医药行业标准》中指出"风温肺热病是由风热病邪犯肺,热壅肺气,肺失清肃所致,以发热咳嗽,胸痛等为主要临床表现,相当于急性肺部炎性病变。

根据卫气营血辨证治疗原则,结合风温肺热病病机特点分为三期:①初期,(邪犯肺卫)

以表证为主，伴有咳嗽、咳痰，治以解表散邪。②中期（邪热由卫入气，或入营血），以痰热之邪壅肺为主要病机，治以清热宣肺化痰。③末期恢复期，余热未净、气阴两虚表现，治以养阴清肺、益气健脾。辨证论治主要有风热蕴肺证，痰热结胸证，热盛腑实证，肺胃阴伤证等。此外，因“肺为娇脏”，“治上焦如羽，非轻不举”，肺脏用药多轻灵，药量轻，注重宣降并用，寒温并施，无大热者可用少量麻黄，清热之中不闭肺。外治法中穴位贴敷，痰热清雾化吸入等也有不错的疗效。

西医学认为，抗感染治疗是肺炎治疗的关键环节，根据病情轻重及有无基础病分类选用不同的抗生素治疗。但是在耐药菌及非典型肺炎上，治疗方法略显单薄，中医药在对抗病原体，抵抗传染性肺部疾病发挥着至关重要的作用。

肺炎是临床常见疾病，也是中医治疗具有特色的疾病之一，多位国医大师对发热具有精彩论述和丰富的治疗经验。间质性肺炎属中医学“咳喘”、“肺胀”等范畴，朱良春认为其具有病程长、咳嗽反复发作、痰黏难咯或活动气短等临床特征，认为咳嗽虽不止于肺，但不离于肺，总归于邪客于肺所致。尽管病情虚实夹杂，但始终从痰瘀论治。朱良春先生善用穿山龙治疗本病，他认为，穿山龙既能化痰又能通络，既有肾上腺皮质激素样的作用，却无激素样的副反应。同时在治疗这类疾病的处方中，僵蚕、水蛭、地龙以及全蝎、蜈蚣、蜂房等虫类药使用的频率也较多，他认为，这些药物既是祛邪药，可以祛风化瘀、钻透剔邪、开瘀散结，也是具有一定增强体质的补药，其还含有蛋白质、微量元素等丰富的营养物质，起到了寓攻、寓补、攻补兼施的作用。

颜德馨认为肺炎多属中医温热病范畴，为感受温热之邪，以发热、恶寒等为主要表现，但临床多用寒凉之品，但血遇寒则凝，常有留瓣之弊。叶天士谓：“温病用凉药，需佐以活血化瘀之品，始不致于有冰伏之虞”。颜老治疗热性病深得真旨，认为“久病必有瘀，怪病必有瘀”，每于清热方药中加丹参、丹皮、桃仁、赤芍等化瘀之品。

郭子光认为，肺炎多由外感邪气所致，所谓“邪”者，此指六淫外感，而临床以风寒、风热、风燥多见，亦有暑湿咳嗽。此外，根据人的体制禀赋之异，感邪后易生痰化火致虚，其中痰又要辨痰湿和痰热，火以肝火、阴虚火旺多见，虚分肺肾，而有阴阳之别。临证之时，要衡量四者之有无轻重，抓住关键，适当兼顾次要矛盾，则咳嗽之机要，已然在握。在治疗咳嗽中，国医大师郭子光总结出如下几个关键之处：①治咳先治感。②治咳要宣肺。③治咳要治痰。④久咳兼治络。小儿肺炎以热证居多，但其中不乏有营虚卫弱者，另外小儿机体柔嫩，气血未充，经脉未盛，神气怯弱，内藏精气未足，卫外功能未固的生理特点。若按常法治疗，实难奏效，可用桂枝汤调和营卫，加厚朴、杏仁降气平喘，标本同治，故收效满意。

任继学治疗肺炎反对滥用抗生素、激素等损伤人体之肝肾，甚至五脏六腑。再则有些医生跟不上时代发展，信息不灵，学习不够，或误治或用药错误，使患者病情不仅不好转，反而病情加重，甚则恶化。因此任老认为：除传统中医病因，如内因，外因，不内外因外还应强调“药害”和“医害”这两个现代病因。如感冒一病，原本只犯皮毛一病，由于用药不当，如大量用抗生素、病毒灵之类药，一是外邪未解，邪气留恋，毒伤于卫，邪犯太阳，闭太阳之开，邪气不得出，进而闭伤于营，营卫失和，邪侵少阳，成太少合病，既成药害，也是医害。严格说药害是医害造成的，医害包括药害，应称医药害。很多疾病因医药害往往形成坏病，任老宗仲景坏病的治疗原则：“观其脉证，知犯何逆，随证治之”，收效满意。

肺炎是急诊常见病症之一，本章节选取国医大师治疗肺炎的精彩案例进一步分析国医大师治疗各种肺炎的学术思想和特色。

二、颜德馨治疗肺炎的学术经验

1. 学术思想

温热病多为感受温热之邪，以发热、恶寒等为主要表现，临床多用寒凉之品，但血遇寒则凝，常有留癖之弊。王孟英云："瘟毒烧炼"，易使气血凝集"。叶天士谓："温病用凉药，需佐以活血化瘀之品，始不致于有冰伏之虞"。"素有瘀血之人，感受温热之邪，尤可导致热瘀血结之证"宜凉血散血。颜老治疗热性病深得真旨，认为"久病必有瘀，怪病必有瘀"，每于清热方药中加丹参、丹皮、桃仁、赤芍等化瘀之品，以提高温病的治疗效果。此外，对于温热病的治疗，颜老认为应该把握四点：①卫表先汗，变通有四，辨夹瘀，夹食，夹痰及夹郁。②重剂石膏，择方而从。③气血燔灼，釜底抽薪。④清营泻热，旨在保阴。

2. 验案举隅

尚某，男，57岁。1983年10月12日初诊：

患者两天前因受凉而发热、畏寒，咳嗽、胸痛。今日来院检查：血白细胞 14.6×10^9/L，中性粒百分比为78%。胸部X线片示胸：左上肺炎。刻下症见：形体瘦弱，面赤，精神萎靡，发热畏寒，体温39.2℃，无汗，口干欲饮，咳嗽频作，少痰，左侧胸痛，大便5天未解，舌红苔黄腻少津，脉滑数。

西医诊断：右上肺炎。

中医诊断：温热病，风温夹湿，肺胃热盛证。

治则：清热解毒逐瘀。

处方：

鱼腥草 30g	鸭跖草 50g	开金锁 30g	百部 9g
虎杖 15g	瓦楞子 12g	大黄后下 9g	

丹参注射液静脉滴注，一日一次。

二诊（10月13日）：腑气已通，体温渐降，但午后回升，体温38.5℃，发热无汗，咳嗽减轻，胸痛如故。舌红苔薄黄，脉滑数，大腑虽通。但风热未解，加麻杏石甘草表里双解。处方：原方去大黄，加麻黄6g，杏仁9g，石膏30g（先煎），草茄子9g，鸡苏散9g（包煎），橘络3g，每日一剂。

五天后退热，胸痛咳嗽大减，精神爽利，胃纳增。舌淡红苔薄白，脉小数。胸透复查，肺部炎症吸收。

【原按】

颜德馨医师讲究活血化瘀疗法，总结前贤经验，结合临床实践。对瘀血学说的病因、病理及诊断治疗多了系统的概括和总结，积累了丰富的经验。在理论上提出"久病必有瘀，怪病必有瘀"的观点，同时主张预防为主。对疾病机体运用活血化瘀的药物防治疾病，起到了积极的作用。清热逐瘀法为化瘀十法之一，即为活血化瘀药与清热泻火药同用，起到清热化瘀的作用。常用于外感发热、温病入营、瘀血化热、瘀热互结所致的多种疾病。

【编者按】

颜德馨教授强调活血化瘀疗法，在前贤的经验基础上，结合自己的临床实践。提出“久病必有瘀，怪病必有瘀”的理论。初诊颜老在清肺化痰的基础上应用虎杖、大黄等，既可以清热活血，有可以泄热于大肠，体现了热瘀同治和肺与大肠相表里的中医理论。对于瘀血病症的治疗，唐宗海的《血证论》和王清任的《医林改错》中有较为详尽的记载，现今的临床中应用也十分广泛，但应注意的是，活血药大多为攻伐之品，年老体弱及基础病较严重者，应慎重使用。

三、朱良春治疗肺炎的学术经验

1. 学术思想

间质性肺炎是主要累及肺间质、肺泡和（或）细支气管的肺部弥漫性疾病，其具有呼吸病理生理学和胸部X线片特征，表现为渐进性、劳力性气促，限制性通气功能障碍伴弥散功能降低，低氧血症和影像学上的双肺弥漫性病变，病程多缓慢进展，逐渐丧失肺泡一毛细血管功能单位，最终发展为弥漫性肺纤维化和蜂窝肺，导致呼吸功能衰竭。其病顽固，治疗棘手。朱老治疗数例这类疾病临床疗效满意，以穿山龙、蝉蜕、蜂房、蜈蚣、全蝎等化痰通络，对于虫类药的使用，朱老有其独特的心得。

2. 验案举隅

张某，女，56岁，2003年7月21日初诊：

反复咳嗽1年多，痰少，难咯出，胸闷，活动后气短。曾在某医院做肺部CT检查示：双中下肺背段见片状密度增高阴影（间质性肺炎）；肺功能测定：严重混合性通气功能障碍，低氧血症。曾先后用青霉素、先锋霉素、罗红霉素、左氧氟沙星、糖皮质激素、环磷酰胺、硫唑嘌呤等治疗均不见好转，目前仍以强的松（15mg/d）、肿节风及穿山甲等药物治疗。刻诊：干咳、气短，面色少华，神疲，唇绀，口干，便溏每日2~3次，舌苔厚腻，脉细弦。从论治。

西医诊断：间质性肺炎。

中医诊断：咳嗽。

辨证：痰浊蕴肺，络脉瘀滞，肺失肃降。

治则：降肺化痰，活血化瘀。

处方：

穿山龙40g	生黄芪30g	炒白术20g	蜂房10g
红花10g	炙款冬花15g	金荞麦30g	僵蚕10g
土鳖虫10g	甘草6g		

14剂水煎服。

扶正蠲痹胶囊Ⅰ号，每次4丸，1日3次。

8月4日二诊：患者咳嗽痰白，活动后气短，大便溏烂，便次增多，胃纳不振，舌苔白腻，脉细小数，仍从痰瘀阻肺、肃降失司、中运不健论治。

处方：

穿山龙 50g	金荞麦 30g	藿香梗 10g	杏仁 15g
薏苡仁 15g	红花 10g	冬瓜子 20g	炒苍术 10g
白术 10g	丹参 15g	炒白芥子 10g	蜂房 12g
甘草 4g			

14 剂水煎服。

8 月 18 日三诊：夜间咳嗽较剧，动则气短，痰白，胃脘不适，有恶心及嘈杂感，二便正常，舌苔薄腻，脉细小数，为正虚痰恋肺胃之证，前法续进。处方：

穿山龙 50g	金荞麦 30g	生黄芪 30g	桃仁 10g
红花 10g	蜂房 10g	徐长卿 15g	姜半夏 10g
胆南星 15g	穿山甲 10g	天竺子 15g	炒白芥子 15g
甘草 6g			

28 剂水煎服。

9 月 22 日四诊：患者低热已除，咳呛入暮为甚，痰咳出后较舒，胸闷较前略有改善，苔白腻，脉细弦。强的松减为 12.5mg/d。

处方：

穿山龙 50g	金荞麦 30g	姜半夏 10g	胆南星 15g
炮穿山甲 10g	僵蚕 10g	蜂房 10g	葶苈子 15g
桃仁 15g	红花 15g	甘草 6g	生白术 20g

30 剂。

10 月 28 日五诊：咳嗽气喘、胸闷、口干等症逐渐好转，近来面部微浮，纳食尚可，舌质微红，伴有紫点，苔薄白腻，脉细弦。强的松减为 10mg/d。仍从痰瘀阻滞，肺失肃降论治。处方：

穿山龙 40g	金荞麦 30g	丹参 15g	桃仁 10g
生黄芪 30g	三七粉分冲 3g	炮穿山甲 8g	蜂房 10g
淫羊藿 15g	生地黄 15g	熟地黄 15g	甘草 6g

30 剂。

以后守法续进，共服药近百剂，康复。

【原按】

间质性肺炎属中医学“咳喘”、“肺胀”等范畴，发病原因颇多，有外感病毒感染所致，也有因风湿免疫性疾病及呼吸系统等，尤以后者间质性肺炎，一旦发生，很难完全缓解。根据其病程长、咳嗽反复发作、痰黏难咯或活动气短等临床特征，朱老认为，咳嗽虽不止于肺，而不离于肺，总归于邪客于肺所致。尽管病情虚实夹杂，但始终从痰瘀论治。“咳嗽总有痰作祟”，“久病必瘀”，痰浊恋肺，气机失调，瘀血阻络，肺络失和，痰瘀搏结，肺失清肃，故治疗上以肃肺祛痰、活血通络为主。朱用药特色有二：①每方必用穿山龙。他认为，穿山龙既能化痰又能通络，既有肾上腺皮质激素样的作用，却无激素样的副反应。配合鬼箭羽的活血化瘀，对咳痰、气短等症状能明显得到缓解。②擅用虫类药。在治疗这类疾病的处方中，蝉蜕、僵蚕、水蛭、地龙以及全蝎、蜈蚣、蜂房、土鳖虫等使用的频率较多。他认为，这些药物既是祛邪药，又是具有一定增强体质的补药，其祛风化瘀、钻透剔邪、开瘀散结的作用，不仅能松弛气道，舒展肺络，改善循环，促进炎症的吸收，而且还含有蛋白质、微量元素等丰富的营养物质，起到了寓攻、寓补、攻补兼施的作用，非一般植物药物所能及。

【编者按】

此案为间质性肺炎病情较重者，朱老紧抓痰瘀，以独特的理论和用药经验辨证施治百余剂令患者康复，实属不易。纵观本医案，朱老以大剂量穿山龙化痰通络贯穿始终，同时蝉蜕、全蝎、地龙等虫类药，在朱老看来不尽可以活血化瘀，同时还可以起到补虚的作用，既有以通为补，又有血肉有情的补益之用，见解可谓独到。西药治疗间质性肺炎主要以糖皮质激素及免疫抑制剂为主。但是治疗方法比较单一，药物的成分比较固定所有的患者几乎都是采用一种治疗方法，没有实现个体化治疗且药物的毒副作用较大，长期服用会产生依赖性，甚至会诱发糖尿病、高血压、白内障、骨质疏松等疾病加上高额的治疗费用并非所有患者都有负担能力。因此从整体上来看西医治疗间质性肺炎无论从患者角度还是从临床疗效方面考虑都并不理想。

中医学在治疗间质性肺炎方面有很多可以参考借鉴的优势资源。间质性肺疾病归属于中医的“肺痹”，而肺为邪痹，气血不通络脉痹阻长久下去肺叶痿弱不用，气血不充络虚不荣，则可属“肺痿”，因此间质性肺炎在中医里存在着由肺痹到肺痿的临床演变过程。治疗间质性肺炎，中医讲求正确处理“肺痹’、‘肺痿”二者之间的关系，分清虚实主次、轻重缓急着眼于整体调整，个体中药治疗间质性肺炎有独特的优势，能够有效减轻患者肺部纤维化且治疗费用较低无明显毒副作用，可以长期反复治疗。中医药方中黄芪补益肺气，太子参健脾补气，川芎、丹参、苏木、当归补血活血，杏仁润肺平喘川贝母滋阴润肺等疗效相辅相成，能够改善患者机体状态，减轻病人痛苦。

四、任继学治疗肺炎的学术经验

1. 学术思想

任老在50年的临床过程中，越来越感受到时代发展，科技进步，技术先进，药品丰富，然而为什么常见、多发、疑难病证越来越多呢？其因何在？一是滥用抗生素、激素，新的化合物损伤人体之肝肾等五脏六腑，发生他变，环境污染，化学药品广泛使用如农药、虫剂等，对大自然的大面积污染，使人体发生病变，人类患药物性疾患，这是“药害”的关键。再则有些医生跟不上时代发展，信息不灵，学习不够，或误治或用药错误，使患者病情不仅不好转，反而病情加重，甚则恶化，这是“医害”。故任老认为：除传统中医病因，如内因，外因，不内外因外还应强调“药害”和“医害”这两个现代病因。而且这两个病因是当今致病之主要病因之一，是不可不重视的新病因。

关于药害问题，任老从“药”开始说起：任老认为，“药”是“瀹”也，“养”也，“疏导”也，“药”则“毒”也，“攻邪”也。在《药验》一文中任老认为：药验有三：①药到病除。②服药别生他病。③服药后所病反剧，引申为提出“药害”，进而提出“医害”。此说丰富了现代病因学说，从而拓宽了现代治病、防病之新路子，如滥用抗生素、激素、胰岛素而导致的“怪病”、“坏病”，任老提出系统完整的治病防病措施，特别是对治疗SARS病过程中大量用激素后遗症，提出了创新防止措施，受到有关部门重视。

再如感冒一病，原本只犯皮毛一病，由于用药不当，如大量用抗生素、病毒灵之类药，一是外邪未解，邪气留恋，毒伤于卫，邪犯太阳，闭太阳之开，邪气不得出，进而闭伤于营，营卫失和，邪侵少阳，成太少合病，即成药害，也是医害。严格说药害是医害造成的，医害包括药害，应称医药害。

2. 验案举隅

患者，女，89岁。初诊于2003年1月17日。主诉：发热4个月。

4个月前因感冒而发热，当时在某医院门诊静滴抗生素，几天后热退，遂停用。停药约3天后出现高热，再予静脉点滴及口服多种药物均无效。于2个月前住某医院治疗，现已住院50余天，发热未能控制而来院就诊。现症见恶寒发热，多于午后发热，高热时手足凉，发热不超过37.5℃时热可自退，伴无汗，咳嗽，恶心，呃逆，心烦，口干，口苦，口中黏，纳呆，小便黄赤，大便秘结，舌淡红，苔淡黄粗糙有裂纹，左脉沉数无力，右脉沉弦而滑数。体温：37.2℃，血压：100/70mmHg，咽部充血。理化检查：白细胞总数7.0×10^{9}/L，中性粒细胞比例为0.833。胸片印诊：右下肺炎。该患年老，五脏衰，督脉不足，阳气不通，营卫不和，复感秋燥疫疠之气，燥邪客于咽喉、皮毛，正邪相争而发热，此时应解表而未解表，应清上而未清上，见热攻热，而致表邪未解，病情迁延，邪气内闭，邪客太阳、少阳、阳明，侵于膜原，膜原气化不通，水津代谢失常，气虚津亏，故见往来寒热，恶心，口苦，小便黄赤，大便秘结，舌苔燥裂，脉数等复杂的证候群。

西医诊断：肺炎。

中医诊断：太阳、少阳、阳明合病。

治则：调和营卫，和解少阳，理气润燥。

处方：

柴胡 3g	升麻 3g	白芍 3g	酒芩 3g
厚朴花 5g	枳壳 5g	酒军 2g	蛤粉 3g
青黛 5g	金荞麦 10g	挂金灯 5g	

4剂水煎服。

二诊于2003年1月24日，述药后发热已愈，唯觉纳呆，时有恶心，大便略干，舌淡红，苔淡黄燥袭，脉沉弱无力。此时表邪已去，气阴不足，脾胃失于健运，当治以益气益阴，健脾和胃之法。处方：

沙参 5g	石斛 10g	寸冬 10g	炒谷芽 15g
砂仁 10g	生麦芽 15g	当归 5g	生地 5g
神曲 10g	内金 15g	陈皮 15g	

服药4剂而痊愈。

【原按】

感冒一病，邪在肺卫，《素问·阴阳应象大论》云："其在皮者，汗而发之。"《素问·生气通天论》云："体若燔炭，汗出而散。"故发汗解表而热自清。然而时下许多医者见热即攻热，不辨阴阳、表里、虚实，而一味投以抗生素，致坏病者实不在少数，临床医家不可不慎。仲景设坏病专篇，目的亦在于警戒医者以辨证论治为先，而勿妄投毒药。仲景言坏病之治曰："观其脉证，知犯何逆，随证治之。"张仲岩《医学阶梯》曰："病有相似，证有不同。"又曰："识病不的，愈治愈深。"李中梓亦曰："病不辨则无以治，治不辨则无以痊。"可见"随证治之"实为治疗疾病之关键所在。

【编者按】

此案即为任老所言的医药害，患者发热4个月，几经抗生素治疗，病情反复。原因既有患者年老体弱，正气不足，又有医者辨证不明，错用滥用抗生素。总之，患者经此治疗已成坏病，任老宗仲景坏病的治疗原则："观其脉证，随证治之"，审天时之气，查患者之体。诊断为外感秋燥疫疠之邪，病情迁延误治，邪气入内，客于太阳、阳明、少阳，侵于膜原。故应用大柴胡汤加减，四剂后患者热退身凉。因其邪热久居体内，伤阴耗气，故患者呈现气阴不足之象。予益气养营之品，兼理脾健胃，四剂痊愈。可见任老勤求古训，钻研经典，对伤寒论的六经传变有着较深刻的认识和体会。

参考文献

[1] 朱子华．清热逐瘀法的临床运用——随诊老中医颜德馨主任医师纪实[J]．铁道医学，1985，(1):39-40.

[2] 薛梅红．朱良春治疗间质性肺炎经验[J]．中医杂志，2006，47(7):493.

[3] 李铁云，任喜洁．任继学教授治疗坏病验案举隅[J]．社区中医药，2004，20，(4):36.

[4] 张永军，任继学．药害胜如病害[J]．吉林中医药，2006，26(4):8.

（北京中医药大学东直门医院　李　雁）

第十七章 支气管哮喘

一、概述

支气管哮喘(bronchial asthma)简称哮喘,是由多种细胞(如嗜酸性粒细胞、肥大细胞、T淋巴细胞、中性粒细胞、平滑肌细胞、气道上皮细胞等)和细胞组分参与的气道慢性炎症性疾病。主要特征包括气道慢性炎症,气道对多种刺激因素呈现的高反应性,广泛多变的可逆性气流受限以及随病程延长而导致的一系列气道结构的改变,即气道重构。临床表现为反复发作的喘息、气急、胸闷或咳嗽等症状,常在夜间及凌晨发作或加重,多数患者可自行缓解或经治疗后缓解。

哮喘是一种复杂的、具有多基因遗传倾向的疾病,其发病具有家族集聚现象,亲缘关系越近,患病率越高。环境因素包括变应原性因素,如室内变应原(尘螨、家养宠物、蟑螂)、室外变应原(花粉、草粉)、职业性变应原(油漆、饲料、活性染料)、食物(鱼、虾、蛋类、牛奶)、药物(阿司匹林、抗生素)和非变应原性因素,如大气污染、吸烟、运动、肥胖等。哮喘的发病机制尚未完全阐明,目前可概括为气道免疫-炎症机制、神经调节机制及其相互作用。

西医治疗包括:①确定并减少危险因素接触:部分能找到引起哮喘发作的变应原或其他非特异刺激因素,使患者脱离并长期避免接触这些危险因素是防治哮喘最有效的方法。②药物治疗:哮喘治疗药物分为控制性药物和缓解性药物。前者指需要长期使用的药物,主要用于治疗气道慢性炎症,使哮喘维持临床控制,亦称抗炎药。后者是指按需使用的药物,通过解除支气管痉挛从而缓解哮喘症状,亦称解痉平喘药。

支气管哮喘属于中医"哮病"范畴。中医认为哮病是由于宿痰伏肺,遇诱因引触,导致痰阻气道,痰气搏结,气道挛急,肺失宣肃,肺气出入不利所致的发作性痰鸣气喘疾患。发时喉中哮鸣有声,呼吸气促困难,甚则喘息不能平卧。哮病是内科临床常见病证之一。中医治疗本病疗效显著,可以缓解发作时的症状,且通过缓解期的调治,能达到扶正固本、减少复发的目的。《内经》已经认识到哮病病变部位主要在肺,同时也与其他脏腑有密切关系。论其病因病机,则有虚邪贼风、肺气壅实、情志劳倦、经气上逆、脉络瘀阻、阴阳格拒等。《内经》以后,众多医家对哮病病因病机的认识见仁见智,纷纷提出了自己的观点和见解,丰富和发展了中医学对本病的认识水平。如隋·巢元方、清·叶天士等医家力主哮病主要是由于邪气乘肺，肺气上逆所致；张仲景、巢元方、许叔微、朱丹溪、王肯堂、秦景明等许多医家都认为，哮病反复发作的主要病理因素是"痰"；薛己、赵献可等认为情志内伤可导致哮病发作；王肯堂、唐宗海等认为瘀血内阻可导致哮病；巢元方、孙一奎、沈金鳌等认为饮食不节可引动哮病；许叔微、叶天士等认为本病与先天禀赋有关。清·李用粹把哮病病因病机高度概括为"因内有壅塞之气，外有非时之感，膈有胶固之痰，三者相合，闭拒气道，搏击有声，发为哮病"（《证治汇补·哮病》）。此说更接近于哮病的实质。总之哮病的病机为宿痰伏肺，发病与外感、饮食、情志、劳倦等因素有关，以致痰阻气道，肺失肃降，气道挛急。

中医临证必须辨清发作与未发、证候之虚实以及痰之性状而施治。发作时痰阻气道，肺失肃降，为邪实之证，有寒哮、热哮、郁哮、风哮之别；缓解期反复久发，气阴耗损，为正虚之证，有肺虚、脾虚、肾虚之偏以及气虚、阳虚、阴虚之殊。大发作时可见正虚与邪实相互错杂，如累及心阳，则有喘脱之变。辨治原则根据已发、未发，分清虚实施治。发时以邪实为主，当攻邪治标。寒哮则温肺散寒，化痰平喘；热哮则清热宣肺，化痰定喘；气郁哮则疏肝解郁，降逆平喘；风哮则祛风化痰，降气平喘；虚实夹杂者则当兼顾。平时以正虚为主，当扶正固本，应区别肺、脾、肾之主次，予以补肺、健脾、益肾之法。其中以补肾最为重要，因肾为先天之本，五脏之根，精气充足则根本得固。补肺可加强卫外功能，防止外邪入侵。健脾可杜绝生痰之源。因此，治本可以减轻、减少或控制哮喘发作。

哮喘是中医内科及急诊科常见的疑难急症，有多位国医大师对哮喘具有精彩论述和丰富的治疗经验。

对于哮喘的治疗，国医大师王琦提出针对哮喘患者总结出了"辨体—辨病—辨证"诊疗方法。王琦教授根据临床观察发现哮喘病人发作时多与食用鱼虾等过敏药物，吸入冷空气、花粉、烟尘、异味气体有关，而且多数病人还兼有其他过敏性疾病；结合现代医学认为哮喘是由 IgE 介导的 1 型变态反应的认识，因此认为过敏体质是哮喘发作的内因之一，而且认为宿痰伏肺是哮喘发作的又一内因，而感受外邪、情志失调是哮喘发作的诱因。通常将哮喘发作分为寒哮和热哮，虽然如此，但王琦教授认为临床上病人以热哮居多。根据以上哮喘病因病机的认识，结合临床用药的反复实践，形成了以脱敏定喘汤为基础方，根据兼夹症状或疾病及病人体质进行加减用药的临床思路。

周仲瑛教授对于哮喘病擅长从风痰论治，独具匠心，在诊治过程中，不断思考总结。对哮喘的治疗周老不拘泥于"发时治标，平时治本"的通则，提出哮喘"发时未必皆实，故不尽攻邪，当治标顾本；平时未必皆虚，亦非全恃扶正，当治本兼标"的辨治思想。并且认为风痰阻肺之病机贯穿于哮喘病的全过程，祛风化痰是哮喘各期的基本治法。

针灸治疗哮喘是中医的特色之一。国医大师贺普仁和程莘农在针灸治疗哮喘方面有深刻的体会。国医大师贺普仁擅长火针温通法治疗哮喘，疗效显著。国医大师程莘农擅长使用独创的程氏三才针法治疗哮喘，疗效亦著。

二、王琦治疗哮喘的学术经验

1. 学术思想

王琦教授在疑难杂病的诊治等方面积累了丰富的临床经验，并总结出了"辨体—辨病—辨证"诊疗方法。王琦教授认为过敏体质，宿痰伏肺为哮喘的内因；感受外邪，情志失调为哮喘的外因。特禀体质,肺气郁闭为哮喘的主导病机。结合临床用药的反复实践,形成了以脱敏定喘汤为基础方,根据兼夹症状或疾病及病人体质进行加减用药的临床思路。

(1) 病因

1) 内因——过敏体质,宿痰伏肺:哮喘病人发作时多与食用鱼虾等过敏药物,吸入冷空气、花粉、烟尘、异味气体有关,而且多数病人还兼有其他过敏性疾病;结合现代医学认为哮喘是由 IgE 介导的 1 型变态反应的认识,因此过敏体质是哮喘发作的内因之一。病人哮喘发作时以喉中哮鸣有声、喘息气急、胸闷咳痰为主要表现,缓解期也表现为痰多、咳痰等症状,可见哮喘患者无论在发作期还是缓解期都有痰湿蕴肺,即中医的"宿痰",当宿痰遇到外邪(致敏原)激发即引发哮喘,痰气相击则喉中痰鸣。因此宿痰伏肺是哮喘发作的又一内因。

2) 外因——感受外邪,情志失调:哮喘病人发作时多由于使用鱼虾等过敏食物,吸入花粉、冷热空气、烟尘、异味气体,或者心情抑郁、急躁易怒而诱发。因此感受外邪、情志失调是哮喘发作的诱因。

(2) 病机——特禀体质,肺气郁闭。

通常将哮喘发作分为寒哮和热哮,虽然如此,但临床上病人以热哮居多,即使病人因寒邪诱发而发病,也多表现为口苦、口干、口渴、苔黄、脉数等肺热内蕴之象。盖因哮喘病人宣肺开表的能力减弱,感受风寒之邪后容易郁而化热,壅遏于肺,导致肺中热盛,气逆津伤而引发哮喘。病人发作时胸膈满闷、呼吸急促,甚至喘息不能平卧等表现,也是肺气郁闭失于宣发肃降的表现,因此认为肺热内蕴、肺气郁闭是哮喘发作期的主要病机。根据以上哮喘病因病机的认识,结合临床用药的反复实践,形成了以脱敏定喘汤为基础方,根据兼夹症状或疾病及病人体质进行加减用药的临床思路。

(3) 脱敏定喘汤药物组成及分析

药物组成:炙麻黄 6g,杏仁 10g,生石膏(先煎)30g,炙甘草 6g,乌梅 15g,蝉蜕 10g,金荞麦 15g,黄芩 10g,百合 20g。水煎服,一日 2 次。

功效主治:清热化痰,宣肺平喘,抗过敏。主要治疗肺热内蕴、肺气郁闭所致的支气管哮喘。

1) 组方思路:本方是以麻杏石甘汤为主方加味而成。麻杏甘石汤清肺平喘:麻杏甘石汤出自伤寒论,是治疗肺热咳喘的基础方。哮喘发作期以喘逆气急,甚至鼻翼煽动、口干口渴、苔薄黄、脉数等肺热内蕴证为主证。因此选用麻杏甘石汤辛凉宣泄、清肺平喘。麻黄辛温宣肺开表使里热外达以平喘,兼散表邪;石膏辛寒清泄肺热,兼透热生津;杏仁肃降肺气以助麻黄平喘逆;炙甘草调和药性兼止咳。乌梅、蝉蜕抗过敏:过敏体质是哮喘发病的内因,因此在治疗哮喘时一定要兼顾过敏体质。现代药理研究发现,乌梅、蝉蜕具有抗过敏的作用。另外乌梅还可以敛肺平喘,生津止渴;蝉蜕祛风止痒,宣肺利咽,缓解咽痒、咽干等不适症状。金荞麦清肺化痰,百合养阴润肺:金荞麦辛凉,归肺经,既可清热解毒,又能清肺化痰、排脓祛瘀。百合甘寒,归心肺经,能够养阴润肺、清心安神。支气管哮喘患者由于肺热壅盛,极容易耗伤肺阴,因此用百合清养肺阴,缓解病人的咽干口渴症状。

2) 辨症加减:兼有痰多色白者,加苏子 10g,莱菔子 10g,白芥子 6g;痰黄黏稠者,加黄芩 10g,浙贝 10g;咳喘剧烈,呼吸急促困难者,加射干 10g,地龙 10g;病久入络,舌下静脉怒张、口唇紫暗者,加当归 15g,桃仁 10g;呼多吸少、肾不纳气者,加沉香 3g;兼有口干口渴者,加麦冬 10g,玄参 10g,生地 10g。

3）辨病加减：兼有变应性鼻炎者，加辛夷10g，细辛3g，苍耳子6g，鹅不食草6g；兼有变异性咳嗽者，加杏仁10g，桔梗10g，青黛6g，百部10g；兼有荨麻疹者，加茜草15g，紫草10g，旱莲草15g，白鲜皮15g，地骨皮15g，冬瓜皮15g。

4）辨体质加减：气虚体质，经常气短、恶风、容易感冒者，加黄芪30g，白术15g，防风10g益气固表；过敏体质，加无柄灵芝10g，制首乌10g改善过敏体质。

2. 验案举隅

⑴ 成年人支气管哮喘

李某，女，33岁。2010年11月8日初诊。

主诉：过敏性哮喘5年。患者5年前闻油烟味后出现哮喘，住院治疗后缓解。后每遇冷热刺激、油烟味而发作，常于夜间2~5点发作，需喷万托林2~3次方能缓解。中西医治疗无效，仍反复发作。查致敏原对风尘螨、尘土螨、室内空气螨四级过敏。咳黄痰，口干；纳可，二便调。舌质淡红，苔薄黄，脉滑数。既往史：变应性鼻炎、荨麻疹。家族史：大伯及奶奶有过敏史，卒于肺气肿。

西医诊断：支气管哮喘。

中医诊断：喘证。

治则：清热化痰，宣肺平喘，抗过敏。

处方：

炙麻黄 6g	杏仁 10g	生石膏[先煎] 30g	炙甘草 6g
乌梅 15g	蝉蜕 10g	金荞麦 15g	黄芩 10g
百合 20g	无柄灵芝 6g	浙贝 10g	射干 10g
地龙 10g			

21剂，水煎服，一日1剂，一日分2次服用。

2010年12月20日：服药第二天喘息渐平，以后哮喘一直未作。服药期间停用任何西药。

炙麻黄 6g	杏仁 10g	生石膏[先煎] 30g	炙甘草 6g
乌梅 15g	蝉蜕 10g	金荞麦 15g	黄芩 10g
百合 20g	无柄灵芝 6g	浙贝 10g	木蝴蝶 10g
地龙 10g	当归 10g	莱菔子 20g	

21剂，水煎服，隔日1剂，一日分2次服用。

2011年1月24日三诊：哮喘再次发作，症状较前减轻，推测与隔日服用一剂有关。

百合 30g	玄参 10g	浙贝 10g	桔梗 10g
麦冬 10g	当归 10g	杭白芍 20g	甘草 10g
炙麻黄 10g	杏仁 10g	生石膏[先煎] 50g	金荞麦 20g
地龙 10g	乌梅 20g	蝉蜕 10g	川椒目 10g
青黛[布包] 10g	珍珠母[先煎] 30g		

21剂，水煎服，一日1剂，一日分2次服用。

2012年3月份对病人进行随访，病人哮喘一年未发。

【原按】

病人就诊时处于哮喘重度持续状态，舌质淡红，苔薄黄，脉弦数，为肺热之征，故用麻杏甘石汤清泄肺热；病人咳嗽色黄，用浙贝、金荞麦清热化痰；病人对油烟、粉尘过敏，加乌梅、蝉蜕散邪敛肺止咳，同时抗过敏改善体质；病人口干，用百合滋阴润肺；病人处于哮喘重度持续状态，哮喘发作时呼吸困难，气息急促，因此加射干、地龙增强降气平喘、清热化痰的功效。

病人服用第一剂后即感喘息减轻，呼吸逐渐平稳，并且停用了所有西药，此间哮喘一直没有发作。二诊时，继续守方用药，又加上木蝴蝶清利咽喉，当归化瘀平喘，莱菔子降气化痰平喘。复诊时病人十分高兴和喜悦，询问是否需要每天服药，当时观察病人病情控制得很好，就告诉病人隔日服用一剂，不必每日服用。

病人因为哮喘复发第三次复诊，推测与隔日服一剂有关，大概药力没有持久所致，病人在服用第一个方子时病情基本控制，需要继续巩固治疗，隔日服用一剂导致药力没有接续，故而再次引发哮喘，但是从发作时的症状来看，程度减轻，说明以前用药有一定的疗效。本病例提示：治疗慢性病要坚持有方有守，不可被病情的表面控制而改变守方的原则。

(2) 老年人支气管哮喘伴咳嗽及荨麻疹案

牛某，女，66岁。2011年6月29日初诊。

主诉：咳嗽、哮喘10余年。患者近10年来咳嗽、哮喘，咳吐大量、白色泡沫痰。平时有荨麻疹发作。血压、血糖有时升高，中西医治疗效不佳。纳少，睡眠在服用抗过敏药后上可，心情郁闷，健忘，大便时干时稀。舌质暗，苔白。

西医诊断：支气管哮喘、变异性咳嗽、荨麻疹。

中医诊断：喘证。

治则：清热化痰，止咳化痰，抗过敏。

处方：

炙麻黄 6g	杏仁 10g	石膏先煎 30g	炙甘草 6g
当归 20g	桃仁 10g	乌梅 20g	蝉蜕 6g
百合 20g	苏子 10g	莱菔子 10g	白芥子 10g
玉蝴蝶 6g			

21剂，水煎服，一日1剂分2次服用。

2011年7月20日二诊：咳喘已减1/3，体瘦、脉弱，现胸闷脘痞。

炙麻黄 9g	杏仁 10g	生石膏先煎 30g	炙甘草 6g
百合 30g	玄参 10g	浙贝 10g	太子参 15g
当归 10g	桃仁 10g	紫草 10g	白芥子 10g
莱菔子 10g	苏子 10g	枳壳 10g	

21剂，水煎服，一日1剂，分2次服用。

2011年8月10日三诊：咳喘减其2/3，10年来不能下楼去户外，现可以下楼活动，可以散步30分钟，荨麻疹发作次数减少。现痰多而黄，苔薄。

麻黄 6g	杏仁 10g	生石膏先煎 30g	生甘草 6g

浙贝 10g	莱菔子 20g	当归 20g	桃仁 10g
百合 30g	紫草 10g	乌梅 20g	蝉蜕 10g
徐长卿 20g			

21 剂，水煎服，一日 1 剂，分 2 次服用。

2011 年 8 月 31 日四诊：本次有轻微咳喘，憋气，精神佳。

炙麻黄 9g	杏仁 10g	生石膏先煎 30g	炙甘草 6g
乌梅 20g	蝉蜕 10g	百合 30g	徐长卿 20g
地龙 10g	僵蚕 10g	当归 20g	浙贝 10g

21 剂，水煎服，一日 1 剂，分 2 次服用。

【原按】

本患者为 66 岁老年人，患有 10 余年的咳嗽、哮喘和荨麻疹，属于严重的过敏体质。一诊时，患者咳吐大量白色泡沫痰，苔白，看似肺寒的表现，但是考虑到支气管哮喘的主要病机是肺热所致，因此仍然坚持清肺泄热。平喘止咳的治法。用麻杏甘石汤泻肺平喘；用莱菔子、苏子、白芥子降气化痰；乌梅、蝉蜕抗过敏，百合养阴润肺；考虑久病入络，老年人多为血瘀体质，又加当归、桃仁活血化瘀，止咳平喘。病人服用 21 剂药后，咳喘已减轻 1/3，证明按照肺热论治的思路正确。此点也提示我们临床诊病时不要被假象迷惑，在纷繁的症状中要善于抓住主要症状，辨清主要病机。效不更方，在原方的基础上加大太子参补气养阴，提高患者的正气；加浙贝增强化痰清热的作用；又增加一味紫草凉血止血，兼治荨麻疹。

三诊时，病人咳喘已减轻 2/3，更可喜的是患者已经 10 余年不能下楼活动，经过治疗后可以下楼活动 30 分钟，大大改善了患者的生活质量。另外患者的荨麻疹发作次数也有减少，观上方并未加过多的凉血祛风止痒药，推测其取效的原因可能与方中的乌梅、蝉蜕、紫草能改善过敏体质的作用有关，此点发现提示，改善过敏体质比单纯改善过敏症状更重要。效不更方，续用前方，再加一味徐长卿改善过敏体质。四诊时，病人仅有轻微的咳喘憋气，精神面貌大为改观，效不更方，再加地龙、僵蚕清热化痰，通络定喘巩固疗效。

【编者按】

王琦教授临证思路以主病主方为特色，融中医体质研究于临床诊疗，注重借鉴疑难病的现代医学认识和中药药理研究成果，形成了"辨体—辨病—辨证"的诊疗模式。上述三个病例俱以脱敏定喘汤为基本方，以辨病为主，紧紧抓住哮喘急性发作期肺热内蕴的主导病机，以麻杏甘石汤为基础方，兼顾辨体、辨证，以现代药理研究抗过敏为特色，以乌梅、蝉蜕改善哮喘患者过敏体质，同时辨证施治，案一在脱敏定喘汤基础上加清热化痰平喘药物，案二在脱敏定喘汤基础上加玉屏风散及辛夷以固表、通鼻窍，案三在脱敏定喘汤基础上加三子养亲汤及当归、桃仁等以降气化痰、活血化瘀。辨体、辨病与辨证完美结合，故疗效显著。

三、周仲瑛治疗哮喘的学术经验

周仲瑛教授对于哮喘病擅长从分痰论治，独具匠心，在诊治过程中，不断思考总结，形成了以"发时未必全从标治，当治标固本；平时亦未必全恃扶正，当治本兼顾标"为核心的辨治思想,用以指导临床取得了显著的疗效,使大部分患者病情得以控制,减轻、减少复发、甚至不复发。

1. 学术思想

(1) 风痰阻肺是哮喘发作期的主要病机:哮喘是一种发作性的痰鸣喘咳疾患,其发作突然,起病多快、病情多变,常表现倏忽来去,时发时止,且多发作于秋春气候突变和花粉、尘螨较多的风气偏盛季节,发作前常有鼻痒、眼痒、鼻塞、喷嚏、流涕等先兆症状,或见肌肤风团疹块,具有风邪"善行数变"的特性,发作时喉中如吹哨笛,或痰涎壅盛,声如拽锯,辨证属风盛痰阻、风动痰升之征,风痰阻肺是哮喘发作期的主要病机。

风邪致病者,有外风和内风之异,外风与肺有关,称为肺风,为外风上受,触动伏痰,如感受寒凉,或吸入花粉、烟尘、异味气体、真菌、尘螨、动物毛屑等,表现有上呼吸道过敏症状。内风责之于肝和脾,肝风者由于肾虚肝旺,复加情志刺激,肝气郁结,化火生风,炼液为痰,上犯于肺。脾风为痰生于脾,饮食不当触动,上逆于肺,多由进食鸡蛋、鱼虾、海鲜等发物引起,如《证治要诀·发丹》说:"有人一生不可食鸡肉及獐鱼动风等物,才食则丹随发,以此见得是脾风。"饮食过敏所致的脾风既可引发瘾疹,亦可引发哮喘,临床常见到因过敏所致的皮肤湿疹引发哮喘者。如见喘急痰涌、胸满不能平卧、咳痰黏腻、舌苔厚浊者,又属以痰为主。风邪袭肺,肺失宣发肃降,津液停聚为痰,如《临证指南医案》所言:"宿哮……寒入背俞,内合肺系,宿邪阻气生痰";若因忧思、恼怒等情志刺激,以致肝气郁结,气郁化火,亦可炼液为痰,上犯肺脏。如痰多黏稠,咯吐不爽,则可见声高息涌,张口抬肩,目胀睛突,难以平卧,烦躁不安,此时若能将痰液畅利咳出,则胸闷渐减,呼吸困难渐平,喘促痰鸣亦可随之逐渐消失,病情亦可逐渐缓解。因此,痰是哮喘发作的重要病理因素。

(2) 风痰内伏是哮喘反复发作的根本原因:哮喘反复发作难以根治,根本原因在于宿痰的长期存在,通过大量的临床实践,周仲瑛教授深入探讨了哮喘病因"专主于痰"的夙根特点,哮喘病因多为宿痰伏肺,遇诱因或感邪引触,以致痰阻气道,肺失肃降,气道挛急而致哮喘发作。《症因脉治·哮病》说:"哮病之因,痰饮留伏,结成窠臼,潜伏于内,偶有七情之犯,饮食之伤,或外有时令之风寒,束其肌表,则哮喘之症作矣。"认为宿痰是哮喘发病的基本病理因素,而痰本身也是机体的病理产物。痰的产生与脏腑功能失调密切相关,其实质主要是指脏腑阴阳失调,素体偏盛偏虚,肺脾肾对津液的运化失常,水湿停聚,津液代谢障碍,则凝聚成痰。若痰伏藏于肺,则成为哮喘的潜在病因。因此,周老提出了"第二病因"之说。并且认为伏痰的性质主要为风痰,基于此,周老首倡哮喘"风痰夙根论",提出哮喘夙根为"风痰内伏",认为哮喘缓解期症状虽不显,但其"风痰内伏"之夙根仍然存在,或因先天禀赋不足,或因外感内伤,或因久病致虚,导致肺肾两虚,肺虚不能主气,气不化津,津液停聚,易生痰浊,如感受六淫外邪,进一步损伤肺气,气不化津而成痰;肾虚者,主水之气难行,每遇劳累,更伤肾气,肾不主水,水停亦为痰饮。此"胶固之痰",伏而待发,即为"夙根"。现代医学研究亦发现,虽然多数非急性发作期患者没有明显的临床症状,几乎所有患者依然存在慢性气道变应性炎症和气道高反应性,炎症是引发和加重气道高反应性的重要因素。所以慢性气道变应性炎症对于哮喘发作时一种"沃土",一旦遭到适宜的刺激,包括有机过敏原或病毒感染等,就会引发或加重原有的气道高反应性,从而出现哮喘急性发作。因此,认为哮喘缓解期的基本病理环节是风痰伏肺,这一认识与现代医学关于哮喘缓解期仍存在气道慢性变应性炎症及气道高反应性是相一致的。

(3) 肺肾两虚，风痰内伏是缓解期的主要病机 哮喘患者若长期反复发作，痰从寒化则可伤及脾肾之阳，痰从热化则可耗伤肺肾之阴，可进一步出现由实转虚或虚实夹杂的病理变化，在缓解期多见肺、脾、肾诸脏亏虚的征象。因哮喘的病位在肺，首先表现为肺脏的亏虚，如陈无择有“五脏皆有上气喘，但肺为五脏华盖，百脉取气于肺，喘即动气，故以肺为主”的论述。肺在体合皮毛，主一身之表，肺卫具有“温分肉”、“充皮肤”、“司开合”等功能，肺气充盛则肌肤得以煦泽和腠理得以固密，能起到抵御外邪的作用；若肺气亏虚则导致卫外不固、腠理疏松，外邪易趁机袭侵而入，故在哮喘缓解期，患者常常出现喷嚏、流涕、鼻塞、气短自汗、易于感冒等肺气虚弱、卫外不固的表现。现代医学表明，肺气虚弱者往往存在呼吸道防御功能的降低和结构的损伤，如纤毛运动功能的减弱及纤毛柱状上皮细胞的脱落变性，并可降低呼吸道局部的特异性或非特异性免疫功能。故临床可见许多哮喘患者因外感而诱发，尤其是在季节转换、气候变化之时更容易因感冒而诱发本病。

脾胃属中土为“后天之本”、“气血生化之源”，为肺金之母。清代医家何梦瑶在《医碥》中有“饮食入于胃，脾为胃运行精英之气……肺先受其益，是为脾土生肺金，肺受脾之益，则气愈旺化水下降，泽其百脉”的论述，说明了肺脏的生理功能正常运转，有赖于后天脾胃的滋养。若脾胃不健，运化功能失职，水谷精微无以化生，肺脏失于滋养，则可导致肺气虚弱，卫外功能失司，极易感受外邪的侵袭而发病；脾虚水谷精微不能正常运化，反而聚湿生痰，上储于肺，又进一步影响到肺气的宣肃功能。

肾主纳气，人体的呼吸功能，虽由肺所主，但必须依赖于肾的摄纳作用，《东医宝鉴》有“夫肾虚为病，不能纳诸气以归元，故气逆而上”的论述。肾的纳气功能正常，则呼吸均匀调和，若哮喘发作日久，耗伤肾气，导致摄纳无权，气不归元，则临床上可出现呼多吸少，动辄气喘等症状，严重者可出现喘脱危象。

由此可见，哮喘缓解期症虽不显著，但“风痰内伏”之夙根并未解除，且由于肺、脾、肾三脏亏虚的病理本质仍然存在，仍易生痰而引发夙根。如肺虚致使气不化津，则痰壅气道，肃降无权，又可因腠理不固，更易感受外邪的侵袭；由于脾虚则不能运化水谷精微，上输养肺，反而湿滞成痰，上储于肺，加重肺气升降的失常；由于肾虚精气亏乏，清气失于摄纳，水液失于蒸化，泛而成痰，导致哮喘反复发作，迁延难愈。

(4) 祛风化痰治法贯穿于哮喘治疗全过程

1) 发作期的治疗当以祛风化痰为主：哮喘的急性发作，皆是因风痰内伏于肺，风邪引动伏痰，风痰搏结，风盛痰阻，导致气道壅塞，肺管狭窄，通畅不利，宣肃失常，以致痰鸣如吼，气粗息涌，发为哮喘。因此发作期的治疗当以祛风化痰为主，通过祛风，可使风邪外达，肺气的以宣发，清肃之令得行，气道通利，则哮喘缓解。常用的祛风药，有麻黄、苏叶、防风、苍耳草等，尤其是麻黄既善于宣发肺气，又长于降逆平喘，故为宣肺平喘的首选药物。苏叶，《滇南本草》记载：“消痰利肺，和血理中，止痛定喘。”现代有关研究发现，苏叶能平喘，抗过敏，抑制Ⅳ型变态反应，调节免疫功能，并且能促进干扰素产生和促进吞噬细胞的吞噬作用，对多种细菌和病毒均有抑制和杀灭作用。苏叶尚能解鱼虾蟹毒，对饮食过敏者尤为适宜。若以痰为重者，则宜化痰，祛痰。治疗时根据痰的性质分别采用温化寒痰、清化热痰、燥湿化痰、涤除顽痰等法。若属寒痰者症见喉中哮鸣如水鸡声，喘憋气逆，胸膈满闷如塞，咳不甚，痰涎稀薄而色白多沫，咯出不爽，伴有形寒肢冷，舌苔白滑、脉弦紧或浮紧，可选用杏仁、白前、细辛、干姜等以温化寒痰；若属热痰者，症见喉中痰鸣如吼，胸高胁胀，气粗息涌，痰液色黄，胶黏稠厚成块，或如脓状，不易咯出，身热面赤，腹胀便秘，舌苔黄厚，质红，脉弦滑，可选用金荞麦、鱼腥草、天竺黄、竹沥、化橘红、浙贝母、瓜蒌皮、黄芩以清热化痰；若痰湿壅滞所致喘息胸闷，痰多色白如藕粉，稠浊成块，量多，滑而易出，每在早晨或食后咯出，并伴有脾虚湿盛之候，苔腻、脉滑者可选用法半夏、陈皮、苍术、厚朴、紫菀、款冬以燥湿化痰；若无明显寒热倾向之痰浊壅盛，则用三子养亲汤加前胡、浙贝母、半夏等。哮喘久发的病例，一方面由于病程较久，痰邪愈益深伏，另一方面哮喘病反复发作，极易耗气伤津，遂使痰液更加黏稠，胶固难出，即所谓“胶固之痰”，此时，用一般的化痰之药，往往无济于事，周老加用厚朴、杏仁、葶苈子、猪牙皂等，每能收到良效。甚者用礞石滚痰丸。

2）缓解期治以补益肺肾、祛风化痰，标本兼治：传统中医认为，哮喘发时以邪实为主，平时以正虚为本。对于哮喘缓解期的治疗，以往采取定的方法大多重在治本，以扶正补虚为本。早在金元时期，朱丹溪即提出哮喘“未发宜扶正气为主，既发以攻邪气为急”的治疗原则，“发时治标，平时治本”为中医治疗哮喘的准则，一直沿用至今。哮喘由于反复发作，正气耗伤，在缓解期主要表现为肺、脾、肾亏虚的证候，以往治疗根据脏腑病变的不同，重在治肺，或肺脾同治，或肺肾同治，或肺肝同治，或肺肠同治，或肺脾肾同治等，这些治本的方法虽有一定的效果，但尚不理想。

如上所述，哮喘缓解期虽以正虚为主，但可兼有标实之象，风痰留伏之夙根依然存在，一遇外感风邪（过敏性抗原颗粒）即可诱发，补益肺脾肾的方法虽能补益正气，以制生痰之源，但证之临床，往往收效甚微，胶固之夙痰，难以祛除。故治疗当标本兼顾，在扶正固本的同时，应参入祛风化痰之品，以清除内伏之顽痰，方能减少复发。据现代实验所见，缓解期患者依然存在气道高反应性，而气道反应性的轻重与发作频度、程度呈正相关，提示平时适当兼顾祛邪有其重要性。

治疗一方面通过调补肺、脾、肾三脏，恢复脏腑功能，正气强盛，则邪不易侵，气机升降归于正常，同时亦可达治痰的作用。治肺者，通过补肺益气养阴，肺旺则津液归于正常；在脾者，补脾以杜生痰之源；在肾者，补肾以导其归藏，元气强而痰自不生。在此基础上，再配合化痰祛痰之品。根据患者体质之差异，临床有寒痰、热痰、风痰、湿痰之分，临证可以温化、清化、疏风、燥湿等法治之。

因夙根的性质属风痰为患，故在涤痰的同时配用祛风药，周老常在补益肺脾肾的基础上加僵蚕、蝉衣、地龙、露蜂房等虫类祛风药，此类药善走窜入络，搜剔逐邪，可祛肺经伏邪，增强平喘降逆之功，且能祛风解痉，活血化瘀，疏通气道壅塞和血脉瘀痹，经药理研究证实，大多具有抗过敏，调节免疫功能作用，对缓解支气管痉挛，改善缺氧有显著疗效。

根据以上认识，对哮喘的治疗周老不拘泥于“发时治标，平时治本”的通则，提出哮喘“发时未必皆实，故不尽攻邪，当治标顾本；平时未必皆虚，亦非全恃扶正，当治本兼标”的辨治思想。并且认为风痰阻肺之病机贯穿于哮喘病的全过程，祛风化痰是哮喘各期的基本治法。

2. 验案举隅

(1) 曹某，女，32岁，工人。1988年9月17日初诊。

5年前剖腹产后发生哮喘，迁延经年不愈。近来每日夜晚均发。发时胸闷气塞，气逆作喘，喉中痰鸣，不得安枕，吸气尤难。伴有烦热多汗，口干，痰稠色黄味咸。脉来沉细滑数，苔淡黄腻中灰，舌质黯红。素有“过敏性鼻炎”病史。

西医诊断：过敏性哮喘

中医诊断：喘证。

辨证：肾元下虚，痰热蕴肺，肺气上逆，升降失司。

治则：补肾纳气，清肺化痰。

处方：

南北沙参各 10g	当归 10g	生地 10g	知母 10g
天花粉 10g	桑白皮 10g	竹沥半夏 10g	炒苏子 10g
炙僵蚕 10g	诃子肉 3g	沉香后下 3g	坎脐 2 条

二诊：1988 年 9 月 24 日，药后哮喘旋即控制，唯咳频痰稠，汗出量多。苔淡黄灰腻，脉细滑。证属肺实肾虚，治守原意观察。原方去诃子肉，加五味子 3g，山萸肉 6g。续服 7 剂，诸症悉平。观察半年，未见发作。

【原按】

患者哮喘起于产后，妊娠时精血聚以养胎，肝肾相对不足，复有"过敏性鼻炎"病史，当属体虚哮喘。近来发作频繁，喉中痰鸣，吸气尤难，可知病位在于肺肾两脏，肺为气之主，肾为气之根也。结合痰、脉、苔，为痰热壅肺证，虚实夹杂，当肺肾同调。方拟沙参甘寒养阴，清肺化痰；生地、坎脐滋养肝肾，肺肾双补，清养兼施。知母、竹沥半夏、天花粉清肺化痰。桑白皮、沉香纳气定喘，诃子肉收涩定喘，一走肺，一走肾。佐以僵蚕祛风通络化痰，当归补血活血散瘀。药后诸症缓解，去诃子肉，"气虚人忌多服"（《品汇精要》），加五味子、山萸肉增强补肺肾、止汗之功。

诊疗过程中，金水之脏并举，温清并用，时刻不忘祛风化痰，以断夙根。

(2) 刘某，女，32 岁。2000 年 6 月 21 日初诊。

哮喘起于幼年，虽迭进治疗，但难以全部控制，发时喘哮痰鸣，咳嗽，喷嚏，多涕，胸闷，口干，恶心，时有烦热，面部痤疮密集，常有脓头，皮肤瘙痒时作，二便正常，苔黄质红，脉细滑。

西医诊断：支气管哮喘。

中医诊断：哮病。

辨证：风痰伏肺，肺热内蕴。

治则：清热宣肺，化痰平喘。

处方：定喘汤加减。

蜜炙麻黄 5g	杏仁 10g	炙射干 10g	桑白皮 10g
炒芩 10g	炙僵蚕 10g	蝉衣 5g	广地龙 10g
苍耳草 10g	法夏 10g	知母 10g	南沙参 12g
苦参 10g			

服药 7 剂，哮喘发作减轻，但未绝对稳定控制，遇空气混浊环境则胸闷，面部痤疮有所消退，痰白，口干，舌红苔薄黄，脉细滑。风痰伏肺，肺热内蕴，兼有肺热阴伤之象，在原方基础上加炒苏子 10g、天花粉 10g 进治。

继服 7 剂后哮喘基本控制，胸闷不著，痰黏色白量少，夜晚偶有感冒症状，鼻塞流涕，苔黄薄腻质红，脉细滑，治守前法巩固。

炙麻黄 5g	杏仁 10g	炙草 3g	南北沙参各12g
桑白皮 10g	苍耳子 10g	射干 10g	炒苏子 10g
僵蚕 10g	蝉衣 5g	知母 10g	炒芩 10g

【原按】

本案患者哮喘起于幼年，虽经治疗，但仍反复发作，究其因为有"痰浊伏肺"之夙根，此次因风邪引触，痰随气升，肺气壅实，升降失司，而致哮喘发作，痰从热化，痰热蕴肺，肺失清肃，固见喘哮痰鸣，咳嗽，胸闷，苔黄质红，脉细滑；口干，烦热表明已有化热阴伤之趋；鼻塞，喷嚏，多涕，遇空气混浊环境则胸闷，夜晚常有感冒症状，皮肤瘙痒时作则风邪(过敏)症状明显。此乃风痰伏肺，遇感引触之征。方取定喘汤之清热宣肺，化痰平喘，配射干清热肃肺，伍苦参清热利湿止痒；知母、天花粉清热化痰滋阴；南北沙参清肺火而益肺阴；同时运用炙僵蚕、蝉衣、广地龙、苍耳草等一派祛风化痰药。因药证相合，故病势得以缓解。

【编者按】

现代中医一般认为哮喘发作时有寒哮、热哮、郁哮、风哮之别；缓解期有肺虚、脾虚、肾虚之偏以及气虚、阳虚、阴虚之殊。发时以邪实为主，当攻邪治标。寒哮则温肺散寒，化痰平喘；热哮则清热宣肺，化痰定喘；气郁哮则疏肝解郁，降逆平喘；风哮则祛风化痰，降气平喘；虚实夹杂者则当兼顾。平时以正虚为主，当扶正固本，应区别肺、脾、肾之主次，予以补肺、健脾、益肾之法。而国医大师周仲瑛认为风痰既是哮喘发作期的主要病机，又是哮喘反复发作的根本原因，肺肾两虚，风痰内伏是缓解期的主要病机，治疗时紧紧抓住风痰的主要病机，以祛风化痰法贯穿始终，灵活加减，疗效显著。

四、贺普仁治疗哮喘的学术经验

1. 学术思想

贺普仁善用火针温通法治疗哮喘。温通法是以火针和艾灸施于腧穴或一定部位，借火力和温热刺激，激发经气，疏通气血，以治疗疾病的一种治疗方法。温通法包括火针和艾灸两种方法，临床以火针应用范围更广。火针具有针和灸的双重作用。其一、针刺腧穴，本身有调整作用；其二、温热属阳，阳为用，人体如果阳气充盛，则阴寒之气可以祛除，即火针有驱寒助阳的作用。国医大师贺普仁认为火针温通法具有疏通经络，宣肺定喘之功效。临床上过敏性哮喘、慢性支气管炎、肺气肿等都属于顽固性疾患，中药治疗效果较慢，火针疗法则有特殊的效果。以上疾病多以咳喘症状为主，而咳喘多由风寒外来，邪气闭肺，肺失宣降，肺气上逆而成。火针可通过温热作用刺激大杼、风门、肺俞、定喘等穴，温化肺之寒邪，疏通肺之经气，经气宣通则可驱除邪气，邪气出则肺气得以宣发、肃降，而喘息止。

2. 验案举隅

(1) 武某，女，38岁。

主诉：哮喘28年。现病史：年幼时即患气管炎，10岁以后开始哮喘，经肌注或静点氨茶碱后才能控制，夏季较重。近10年来，一年四季都要发作，咳喘难忍。食欲尚可，大便不畅，月经量少，经期不准。望诊：面黄，消瘦。舌质红，苔薄白。切诊：脉滑数。

西医诊断：过敏性哮喘。

中医诊断：喘证。

辨证：先天不足，脾失健运，肺气虚弱。

治则：扶正定喘。

取穴：大杼、风门、肺俞。

刺法：火针点刺。

治疗当日明显减轻，隔日治疗一次，10次治疗后，哮喘未再发作。

(2) 宋某，男，43岁。

主诉：哮喘2年。

现病史：2年前出现哮喘，经查与螨虫及花粉过敏有关。反复发作，每次发作时喉中痰鸣，需肌注氨茶碱才能控制。刻下：胸闷发憋，气短乏力，尿短少，大便正常。望诊：面色㿠白，舌苔薄白。切诊：脉沉细。

西医诊断：过敏性哮喘。

中医诊断：喘证。

辨证：肺气不足，气机不利。

治则：补肺定喘，疏调气机。

取穴：肺俞。

刺法：以火针点刺。每日治疗1次。

2诊后，患者主诉哮喘减轻，自觉气憋开始好转，喉中清利。5诊后诸症明显好转，活动自如。8诊后，患者精神好，各种症状均消失。再针数次以巩固疗效。

(3) 陈某，女，41岁。

主诉：哮喘20余年。现病史：约20岁时，春季出现喘憋气短，经治未愈。以后每逢春季及秋季冷热变化时喘憋加重，且喉中有声，痰多。发作前有胸闷，鼻塞流涕等先兆。哮喘终日不休，需用氨茶碱药物注射方能缓解。待夏季气候变热时哮喘方止。刻下：喘憋而哮，喉中痰鸣，痰不多，时有白沫吐出。口干，纳尚可，二便调。望诊：痛苦面容，呼吸急促，张口抬肩，汗多，舌苔薄白。切诊：脉沉细。

西医诊断：过敏性哮喘。

中医诊断：喘证。

辨证：肺气不足，气机失调。

治则：补肺定喘，疏调气机。

取穴：肺俞。

刺法：以中粗火针，施用速刺法，每日1次。

3诊后患者自感喘憋好转，喉中痰鸣好转。7诊后喘憋基本消失，听诊哮鸣音减轻。约10诊后喘憋哮鸣基本消失。巩固疗效数次。

【原按】

中医学认为，哮与喘是两个病证。哮为喉中有鸣响；喘为气促喘憋，呼吸困难。如《医学正传》云："大抵哮以声响名，喘以气息言。夫喘促喉间如水鸡声者谓之哮。气促而连续不能以息者谓之喘。"由此可见喘可无哮，哮必有喘。两者常同时举发，病因病机治法大致相同，故合兼叙述。

哮喘是临床常见病，亦为较难治愈之病。传统认识本病的产生多与痰、湿、饮、寒等因素有关,并有寒热虚实之分。强调要从肺脾肾三脏认识等,其治疗方法也各有异。针灸治疗绝大部分取穴为肺俞、列缺、尺泽、膻中、膏肓、气海、太溪、太渊、足三里等。或针或灸或针灸并用。

贺老治疗哮喘病,首先强调辨其病,以过敏性哮喘为主要病种,兼有喘息型支气管炎等。因心脏等原因引起的喘憋不在此列。哮喘的辨证有多种变化,如肺虚、肾虚、风寒、痰热等。虽然证型很多,而这些因素均会导致气血瘀滞,气机失调,肺气不足而痰阻于内。若肺气充盛,气血调畅则病可愈。方法以温通法为主。其首选腧穴为肺俞,其次为定喘、大椎、曲垣、秉风等穴。就温通而言,火针治疗具有效力强,生效迅速,用穴少等特点,虚实证均可使用。肺俞为手太阴之背俞穴,为太阴经气输注之处,火针施于肺俞可使火针的特点与肺俞的特点结合起来而使肺气充盛,气机调畅,瘀滞之气血经气通散,达到痰消喘定之目的。故肺俞是治疗哮喘的首选腧穴。其他腧穴如大椎、定喘均作为辅助用穴,临证可酌情化裁使用。原则是少用穴,用穴精。部分患者有惧火针心理,可酌情采用定喘、肺俞、风门、大杼、曲垣等穴,配以列缺行毫针针刺。待出针后再予后背上述腧穴行拔罐疗法。只要坚持治疗,亦可取得较好疗效。

【编者按】

贺普仁善用火针微通法治疗哮喘,选穴少而精。哮喘属疑难顽疾,一般病程较长,缠绵难愈,不易除根。火针效力强,生效迅速,善治顽疾。《内经》中首次提到"燔针","焠针"。《伤寒论》中称火针为"烧针"和"温针"。明代高武的《针灸聚英》对火针疗法进行了全面的论述。贺普仁教授尊古而不泥古,丰富了火针疗法的病机学说,突破热病不用火针的禁忌,使火针疗法的病种大有突破,提出火针疗法具有宣肺定喘之功效,对哮喘顽疾取得了很好的疗效。

五、程莘农治疗哮喘的学术经验

1. 学术思想

程莘农在针刺手法方面颇具特色,创造出了程氏三才针法。运用程氏三才针法治疗哮喘取得了显著疗效。程老强调,针灸治疗时,进针手法的好坏关系到针灸的治疗效果。程老坚持强调持针要有"手如握虎"之力,方能"伏如横弓,起如发机",进针时指力和腕力必须配合好,悬腕,悬肘,切循经络,针随手入。程老补充了古人对于进针手法的不足,首提腕力要虚,拿针时手指用力,手腕不用力,便于灵活施针,提出了极特色的"指实腕虚运针法",并成为程氏三才针法的动作基础。

程老对古代三才法进行了改进和简化,形成了"三才进针法"。三才,取意天、人、地三才,即是浅、中、深,进针时分皮肤、浅部和深部三个层次操作,先针 1~2 分深,通过皮肤的浅部,为天才,再刺 5~6 分,到达肌肉为人才,三刺 3~4 分深,进入筋肉之间为地才,然后稍向外提,使针柄与皮肤之间留有一定间距。如此进针,轻窍迅速简捷,由浅入深,逐层深入,得气迅速,一则减少患者的疼痛,而则可以调引气机之升降。进针讲究指实腕虚,专心致志,气随人意,方使针达病所,气血调和,正胜邪去。这一刺法吸取了中国传统针法与管针进针法的长处,仅进针这一操作,将点穴、押指、穿皮、送针等动作揉和在一起,在 1~2 秒钟内完成,得气(感觉)极为迅速而效果良好,具有快速无痛、沉稳准确的优点,临床深受患者好评,吸引了不少国内外的学者前来学习。"三才进针法"的练习主要是对指力和手法的锻炼。由于毫针针身细软，如果没有一定的指力，就很难力贯针尖，减少刺痛，对各种手法的操作，也不能运用自如，影响治疗效果，因此针刺练习，必须进行指力练习（纸垫练针法）、手法练习（棉团练针法）和自身练针，才能掌握基本技能。施针者采用指实腕虚运针法持针、运针，采用三才进针法针至穴位的相应部位，同时施以辅助行气催气手法。程老在常用的循、捏、按、弹、刮、摇、颤等多种辅助行气手法中，选择了震颤法，即进针至天、人、地部后，手不离针，施以快速震颤手法，针体可直立，亦可顺经或逆经，以明补泻或催气速达病所，这种“震颤催气法”使一次得气率达到了 80% 以上。得气后，如需进一步施以补泻手法，则手指在离开针柄的一瞬间，施以飞旋动作，拇指向前为补，拇指向后为泻，称为“飞旋补泻法”。指实腕虚运针法、三才进针法、震颤催气法和飞旋补泻法，看似一个动作，实为四部连贯操作，一气呵成，快速有效，也成就了程老在临床上“快针”的美名，形成了程老独特的“程氏三才进针法”。程老认为导致哮喘的病因甚多，可由外感内伤等各种疾病所引起，但总不外邪实、正虚两途，有邪者为实，无邪者为虚。

（1）实证

1）风寒证

症状：喘咳痰稀，气急，初起多兼恶寒发热，头痛，无汗等症，口不渴，舌苔白，脉浮而紧。

理：肺主呼吸，外合皮毛，清代赵彦辉曾说：“人知息道从口鼻出入，不知遍身毛窍，俱暗随呼吸之气以为鼓伏”，且皮毛处于肌表，是机体抗邪的第一道屏障，因而风寒之邪先犯皮毛，内合于肺，邪实气壅，肺气不宣，故喘咳痰稀、气急；邪气外束，毛窍鼻塞，故恶寒发热、头痛、无汗；风寒尚未化热，故口不渴。舌苔白，脉浮而紧，为邪在肺卫，风寒外束之征。

法：疏风散寒平喘。取手太阴、阳明经穴为主，毫针用泻法，并可酌用灸法。

肺主一身之表，风从外来，首先犯肺，故风寒证皆以肺经为首选经脉；手阳明大肠经和肺相表里，气血通于肺经，两经合用共奏疏风解表、散寒平喘之功。

方：肺腧、风门、大椎、列缺、合谷。肺腧、风门为足太阳经穴而位近肺脏，有宣肺祛风之效，大椎、列缺、合谷可疏风散寒，宣肺平喘。

穴：肺俞：咳嗽与哮喘病位皆在肺，因此治疗上均可用肺之背俞穴肺俞，热证用针，寒证可灸，以达到宣肺平喘、解表之目的。风门：太阳主一身之表，取风门以疏调太阳经气，散风寒解表以治恶寒发热。大椎：督脉穴，为手三阳经和督脉交会穴。督脉乃阳脉之海，穴居颈部居上属阳，有向上向外之性，能散寒解表、疏风散热，用于哮喘之风寒证，能够疏风散寒、解表平喘。列缺：手太阴肺经络穴，八脉交会穴通任脉。列缺是手太阴肺经“脉气所发”和“神气之所游行出入”的通道，《四总穴歌》有“头项寻列缺”之说，风寒哮者，为风寒夹痰，闭阻肺窍，故列缺可疏风散寒、宣肺止咳平喘。合谷：手阳明大肠经的原穴，大肠经与肺经相表里，肺主皮毛，故本穴疏散风寒、解表散邪作用，是治疗表证的要穴，可散风寒哮之表证。

术：肺俞、风门：斜刺（0.5~1 寸），平补平泻，可针上加灸。大椎：向上斜刺（0.5~1 寸），平补平泻，可针上加灸。列缺：向上斜刺（0.3~0.5 寸），飞旋泻法。合谷：程氏三才法直刺天才（0.3~0.5 寸），振颤催气，飞旋泻法。

2）痰热证

症状：呼吸急促，声高气粗，咳痰黄稠，胸闷，烦热口干，舌苔黄厚或腻，脉滑数。

理：丹溪心法哮喘中说：“哮喘必用薄滋味，专主于痰，宜大吐。”可见“痰”是引起哮喘的主要病理，它的形成主要责之于肺、脾、肾三脏。湿痰化热，或痰火素盛，内壅于肺，阻塞气道，肺气升降不利，故呼吸急促，声重气粗，咳痰黄稠；痰气交阻于肺，胸为肺府，故胸闷；火热熏蒸，故烦热口干。舌苔黄厚腻，脉滑数，皆为痰热之征。

法：化痰降逆，清肺平喘。取手太阴、足阳明经穴为主。毫针泻法。

方：肺俞、天突、尺泽、丰隆、定喘（奇）。

尺泽为手太阴合穴，能清痰热以定喘，丰隆为足阳明经穴，能健脾化痰；肺俞肃肺理气，天突降气化痰；奇穴定喘，为平喘效穴。

穴：肺俞、天突　肺俞、天突二穴都位于肺脏附近，一前一后，共同发挥降气化痰、宣肺平喘的作用。

尺泽、丰隆　如果说哮喘之风寒证的病机核心在"寒"，治以宣肺、散寒，则哮喘之痰热证的病机关键在"痰"，而非"热"，治以化痰、清肺，故选丰隆以化痰，尺泽以清肺。

定喘　经外奇穴。位置在背部，当第7颈椎棘突下，旁开0.5寸。

术：肺俞：斜刺（0.5~0.7寸），飞旋泻法。天突：先直刺（0.2寸），然后将针尖转向下方，紧靠胸骨后面刺入（0.5~1.0寸）。尺泽：程氏三才法直刺地才（0.8~1.2寸），振颤催气，飞旋泻法。或找穴旁静脉，点刺出血。丰隆：程氏三才法直刺地才(1.5~2寸)，振颤催气，飞旋泻法。定喘：程氏三才法直刺人才（0.5~0.8寸），飞旋泻法。

⑵ 虚证

1）肺虚证

症状：喘促短气，语言无力，咳声低弱，动则汗出，舌质淡，脉虚弱。

理：肺主气，肺虚则气无所主，故短气而喘，语言无力，咳声低弱；肺气虚弱，外卫不固，故动则汗出。舌质淡，脉虚弱，为肺气虚弱之征。

法：补益肺气。取手太阴、足阳明经穴为主，毫针补法，酌用灸法。

脾为后天之本，"脾气散精，上归于肺"，脾所运化的水谷精微，首先上输于肺，濡养肺和维持肺的功能；脾为湿土，肺属燥金，土能生金，故脾为肺之母，脾气健运则肺气旺，水谷津液代谢才能正常。因此，肺气根于脾气，所以此时宜通过脾气来补肺气，脾气旺盛则肺气盛，水湿得化，气喘自消。

方：肺俞、太渊、足三里、太白。肺经原穴太渊，能补肺气；肺俞用灸，可培益肺气；足三里为足阳明胃经合穴，太白为脾经原穴，肺属金，脾胃属土，土能生金，"虚则补其母"故取足三里、太白以培土生金。

穴：肺俞、太渊　脏腑之气输注的背俞穴配以脏腑原气经过和流止的原穴，共收补益肺气之功。肺俞：灸肺俞，可温肺散寒、补肺平喘。太渊：手太阴肺经输穴、原穴，八会穴之脉会。太渊是肺经原穴，最能反映肺经奇穴盛衰和肺本脏原气的变化，肺主气，故气虚则喘，刺激太渊有大补肺气的作用。太渊亦肺经五输穴之输穴，五行属土，肺金虚损，需补其母，土为金母，故宜补土穴太渊，这是补母泻子法中取本经母穴的补虚之法。足三里：为足阳明胃经穴，属于五输穴中的合穴，也是胃的下合穴，是足阳明脉气所入之处，五行属土。太白：足太阴脾经输穴、原穴。

术：肺俞：中艾炷灸法，3~5壮。太渊：避开桡动脉，直刺（0.2~0.3寸）。

足三里：程氏三才法直刺人才（1~1.2寸），振颤催气，飞旋补法。太白：程氏三才法直刺人才（0.3~0.5寸），振颤催气，飞旋补法。

2）肾虚证

症状：喘促日久，动则即喘，张口抬肩，气短不续，形疲神惫，汗出，形寒肢冷，舌质淡，脉沉细。

法：补肾纳气。取足少阴、任脉经穴为主。毫针补法，用灸法。任脉统诸阴经，为阴经之海，总司全身精、血、津液等属阴物质。肾为藏精之所，在肾气主导下，任脉将肾藏的阴精向五脏六腑输注，以濡养脏腑。任脉和肾气息息相关，肾虚致病，除了直接调节肾经气血，还能通过补任脉来间接补肾。

方：太溪、肾俞、膻中、肺俞、气海。久喘加身柱、膏肓。脾虚加中脘、脾俞。太溪为肾经原穴，配肾俞可补肾中真元之气，膻中为八会穴中的气会穴，肺俞为肺的背俞穴，用之可以益气定喘，气海为补气之要穴，能调补下焦气机，补肾虚，益元气，振阳固精。诸穴合用，具补肾纳气，理气定喘的作用。身柱、膏肓用灸，是治疗久喘的效穴；灸中脘、脾俞，能健脾益气，以资生化之源。

穴：肾俞：足太阳膀胱经穴，属脏腑背俞穴，为肾之脏腑之气输注的特定穴位。《经穴命名浅解》谓"穴近肾脏，为肾脏经气转输之处，主治肾脏疾患"。《针灸穴名解》云："凡病之涉及于肾者……均可取此"。《仁斋直指》说："肺为气之主，肾为气之本"，意思是说呼吸虽是肺所主，但肾气为之摄纳，对人体的呼吸有重要意义。只有肺气充沛，摄纳正常，才能使肺的气道通畅，呼吸均匀。太溪：足少阴肾经穴，原穴、五输穴中输穴。"五脏有疾，当取十二原穴"，故本穴行补法有补肾气、益肾阴、健脑髓、强腰膝之能，肾气充足，则肺气摄纳正常，气道通畅。膻中：膻中穴居胸部，八会之气会，宗气之所聚，是理气要穴，具有宽胸理气、通阳化浊、宣肺化痰、止咳平喘、开郁散结作用，主治胸痹心痛、咳嗽、气喘、噎膈等。《甲乙经》："咳逆上气，唾喘短气，不得息，口不能言，膻中主之"。《行针指要歌》："或针气，膻中一穴分明记"。肺俞：补养肺气，助肺行呼吸。气海：穴居脐下，该处为先天元气之海，故名。为人体强壮要穴，具有大补元气，补血填精，益气固脱作用。

3）久喘加身柱、膏肓：

身柱：督脉穴。身柱出自《素问·刺热论》，取名身柱，"言骨柱于上，横接两膊，为一身之柱干也。"（《医经理解》）《经穴命名浅解》则说："支持为柱，穴在肺俞正中，适当两肩胛的中央，为肩胛荷重的撑柱，因名身柱。观本穴所治……因中气不足而喘息……均属正气先虚，则督经之气升举无力。"

膏肓：足太阳膀胱经穴。膏肓出自《备急千金要方》，也称膏肓俞，《医经理解》谓其"在四椎下五椎上，是膏脂肓膜之气所输也。"《经穴命名浅解》则说"考膏生于脾，肓生于肾，二者皆发于四椎之旁，穴当其处，因名膏肓。"膏肓最能扶助正气，《备急千金要方》《外台秘要》等书皆言本穴"无所不治，主羸瘦虚损，梦中失精，上气咳逆，狂惑忘误……"对于五劳七伤、诸虚百损，膏肓穴"灸之无疾不愈。"

4）脾虚加中脘、脾俞

中脘：为任脉穴，胃之募穴，八会穴中的腑会。穴居胃体中部，功善调理中焦脾胃，又为六腑精气会聚之所，《素问·五脏别论》言："胃者水谷之海，六腑之大源也"，故补之有健脾益气养血的作用。

脾俞：脾俞，足太阳膀胱经穴，脾之背俞穴。本穴为脾气输注的地方，有益气养血、健脾和胃、祛湿利水的功能，是治疗脾胃虚弱、气血不足的要穴，可达到培土制水、补土生金之效。

术：太溪：程氏三才法直刺人才（0.5~0.8 寸）振颤催气，飞旋补法。肾俞：程氏三才法直刺人才(0.8~1.2 寸)振颤催气,飞旋补法。膻中:平刺(0.3~0.5 寸)。肺俞:斜刺(0.5~0.7 寸),飞旋补法。气海:程氏三才法直刺人才(1~1.2 寸),振颤催气,飞旋补法。身柱、膏肓、中脘、脾俞:中艾炷灸法,各 3~5 壮。

2. 验案举隅

李某,男,79 岁,退休。

主诉:哮喘 30 余年,加重 1 月。

现病史:患者于 30 年前因外感风寒患"支气管哮喘",今年发作频繁,每逢冬春季必发作一次,发作时胸闷气促,呼吸困难,张口抬肩,不能平卧,冬天寒冷时病情加重,本次发作后采用西医静滴消炎平喘解痉药物治疗,症状有所缓解,但仍动则即喘,张口抬肩,气短不足以吸,有痰难以咯出,动则汗出,形寒肢冷,懒言乏力,面色㿠白,舌淡红苔白,脉沉细。

西医诊断:过敏性哮喘。

中医诊断:喘证。

辨证:肺肾两虚。

治则:补益肺肾,培土生金,纳气平喘。

取穴:肺俞、脾俞、肾俞、太渊、太溪、太白、定喘、天突。

治则:背俞穴与原穴均补法,背俞穴针上加灸,定喘与天突用平补平泻法。针灸 3 次后,症状即缓,两疗程共 1 个月后,虽天气渐冷,但诸症未犯。

【原按】

理:临床中很多哮喘病人多反复发作,发作期内不论病程长短,均以邪实辨证,治以疏风散寒平喘或清肺化痰平喘,缓解期内多辨为虚证,但病程长者一般很少单脏虚损,常见为多脏同病,本患者就是一个典型的例子,既有动则汗出、喘促短气的肺气不足之症,又有形寒肢冷、懒言乏力、面色㿠白、肾不纳气的肾气虚损之症,故辨证为肺肾两虚。

法:既为肺肾两虚之证,治则当以补肺益肾、纳气平喘为法,但考虑肺为贮痰之器,脾为生痰之源,若患者脾虚湿痰素盛,恐痰火内壅于肺而致哮喘复发,所以取脾经原穴和脾之背俞穴以健脾化痰,防病由正虚转为邪实而加重,同时取"培土生金"之义。

方:在本案中程老制定如下处方:肺俞、脾俞、肾俞、太渊、太溪、太白、定喘、天突。

穴、术:肺俞、脾俞、肾俞,为三脏的背俞穴,用灸以补益脏腑之气。太渊、太溪、太白,为三经之原穴,针用补法可培补原气。定喘、天突为平喘效穴,针用平补平泻。以上各穴共用,实为虚喘之经典处方。

【编者按】

三才法源于《针灸大成·金针赋》"且夫下针之法,先须爪按,重而切之,次令咳嗽一声,随咳下针。凡补者呼气,初针刺至皮内乃曰天才,少停进之针,针至肉内,是曰人才。又停进针,刺至筋骨之间,名曰地才。此为极处,就当补之。再停良久,却须退至人之分,待气沉紧,倒针朝病。进退往来,飞经走气,尽在其中矣。凡泻者吸气,初针至天,少停进针,直至于地,得气之泻。再停良久,却须退针,复至于人,待气沉紧,倒针朝病,法同前矣。"针灸治疗时进针手法的好坏关系到针灸的治疗效果。程老独创的程氏三才针法进针迅速,得气率高。

参 考 文 献

[1] 王琦 . 王琦治疗 62 种疑难病[M]. 北京:中国中医药出版社,2012.
[2] 陈四清 . 国医大师周仲瑛辨治疑难病证方略[M]. 北京:人民卫生出版社,2014.
[3] 谢新才,王桂玲 . 国医大师贺普仁[M]. 北京:中国医药科技出版社,2011.
[4] 扬金生 . 国医大师程莘农[M]. 北京:中国医药科技出版社,2012.

(黑龙江中医药大学附属第一医院　梁 群)

第十八章

慢性阻塞性肺疾病急性加重

一、概　述

慢性阻塞性肺疾病(chronic obstructive pulmonary disease,COPD)是一种以持续气流受限为特征的可以预防和治疗的疾病,其气流受限多呈进行性发展,与气道和肺组织对烟草烟雾等有害气体或有害颗粒的慢性炎性反应增强有关。慢阻肺主要累及肺脏但也可引起全身(或称肺外)的不良效应。慢阻肺可存在多种并发症。急性加重和并发症影响患者整体疾病的严重程度。肺功能检查对确定气流受限有重要意义。在吸入支气管舒张剂后,$FEV_1/FVC<70\%$表明存在持续气流受限。慢性咳嗽、咳痰常早于气流受限许多年存在,但非所有具有咳嗽、咳痰症状的患者均会发展为慢阻肺,部分患者可仅有持续气流受限改变,而无慢性咳嗽、咳痰症状。

慢阻肺的发病机制尚未完全明了,吸入有害颗粒或气体可引起肺内氧化应激、蛋白酶和抗蛋白酶失衡及肺部炎性反应。自主神经系统功能紊乱(如胆碱能神经受体分布异常)等也在慢阻肺的发病中起重要作用。

引起慢阻肺的危险因素包括个体易感因素和环境因素,两者相互影响。①个体因素:某些遗传因素可增加慢阻肺发病的危险性,即慢阻肺有遗传易感性。已知的遗传因素为α1-抗胰蛋白酶缺乏,重度α1-抗胰蛋白酶缺乏与非吸烟者的肺气肿形成有关,迄今我国尚未见α1-抗胰蛋白酶缺乏引起的肺气肿正式报道。哮喘和气道高反应性是慢阻肺的危险因素,气道高反应性可能与机体某些基因和环境因素有关。②环境因素包括吸烟、空气污染、职业性粉尘和化学物质、生物燃料烟雾、感染、社会经济地位。低体重指数也与慢阻肺的发病有关,体重指数越低,慢阻肺的患病率越高。吸烟和体重指数对慢阻肺存在交互作用。

临床表现:慢阻肺的特征性症状是慢性和进行性加重的呼吸困难,咳嗽和咳痰。慢性咳嗽和咳痰常先于气流受限多年而存在,然而有些患者也可以无慢性咳嗽和咳痰的症状。其他症状:在慢阻肺的临床过程中,特别是程度较重的患者可能会发生全身性症状,如体重下降、食欲减退、外周肌肉萎缩和功能障碍、精神抑郁和(或)焦虑等,长时间的剧烈咳嗽可导致咳嗽性晕厥,合并感染时可咯血痰。

急性加重期:急性加重是指患者出现超越日常状况的持续恶化,并需改变基础用药。通常在疾病过程中，短期内患者咳嗽、咳痰、气短和(或)喘息加重，痰量增多，呈脓性或黏液脓性，可伴发热等炎症明显加重的表现。

COPD急性加重期的现代医学治疗主要包括：氧疗，抗菌药物，支气管扩张剂，激素，维持液体和电解质平衡，营养支持，机械通气等。

COPD多属于中医学的“咳嗽”、“喘病”、“肺胀”等范畴。中医认为，肺脏感邪，迁延失治，痰瘀稽留，损伤正气，肺、脾、肾虚损，正虚卫外不固，外邪易反复侵袭，诱使本病发作，其病理变化为本虚标实。急性加重期以实为主，稳定期以虚为主。COPD急性加重期病机为痰(痰热、痰浊)阻或痰瘀互阻，常兼气虚或气阴两虚，虚实相互影响，以痰瘀互阻为关键。痰热日久损伤气阴，气虚则气化津液无力，津液不得正化反酿成痰浊而使阴津生化不足。痰壅肺系气机，损及肺朝百脉，可致血瘀，气虚帅血无力也可致瘀；瘀血内阻而使津液运行不畅，促使痰饮内生，终成痰瘀互阻。痰壅肺系重者，可蒙扰神明，表现为痰热、痰浊之分，多为急性加重的重者。发作缓解，病情稳定，痰瘀危害减轻，但稽留难除，正虚显露而多表现为气(阳)、阴虚损，集中于肺脾肾，气(阳)、阴虚损中以气(阳)为主，肺脾肾虚损以肾为基。故稳定期病机以气(阳)虚、气阴两虚为主，常兼痰瘀。

本病急性加重期常见风寒袭肺、外寒内饮、痰热壅肺、痰湿阻肺、痰蒙神窍等证，稳定期常见肺气虚、肺脾气虚、肺肾气虚、肺肾气阴两虚等证。血瘀既是COPD的主要病机环节，也是常见兼证，常兼于其他证候中，如兼于痰湿阻肺证则为痰湿瘀肺证。治疗应遵“急则治其标”、“缓则治其本”原则，急性加重期以清热、涤痰、活血、宣肺降气、开窍而立法，兼顾气阴。稳定期以益气(阳)、养阴为主，兼祛痰活血。研究表明，在西医常规治疗基础上应用中药治疗COPD急性加重期，可以显著提高疗效、明显缩短病程、减少并发症、改善肺通气功能、降低致残率等。

二、洪广祥治疗慢阻肺急性加重期的学术经验

1. 学术思想

洪广祥教授特别强调宗气与慢阻肺的关系，指出慢阻肺反复发作和急性加重与宗气虚弱、卫气不固、调节和防御能力下降存在着密切关系，提倡在慢阻肺治疗中应全程使用黄芪。洪广祥教授指出，呼吸肌疲劳是引起慢阻肺病人呼吸急促、表浅和“动则气喘”的重要原因之一。并认为中医角度“动则气喘”不应从肾虚补肾纳气治疗，而是宗气虚衰的结果，提出“见肺之病，当先实脾”，通过“补土生金”和“补益宗气”，延缓和控制呼吸肌疲劳的发生和发展。大大改善了“动则气喘”的症状。关于慢阻肺患者抗生素耐药和营养障碍，洪广祥教授认为与患者脾胃气衰、宗气不足、气血阴阳逆乱有关，呈现正不胜邪的严峻局面。提出治疗应用培补脾胃中的元气不足入手，在慢阻肺过程中，要特别注意保护脾胃的生机，大忌肆用苦寒药损伤脾胃的元气，要把补脾胃、护胃气贯穿治疗的全过程，发挥中医药治疗慢阻肺营养障碍的优势。洪广祥教授指出，痰瘀标实证贯穿慢阻肺全程，并指出治痰不仅要治寒痰、热痰，还要杜绝脾之生痰之源，并提出苓桂术甘汤中茯苓基础量应在30g。

(1) 影响因素

1) 宗气与肺及慢阻肺的关系：宗气(也可称为大气)，是积于胸中之气。张锡纯说：“胸中所积之气，名为大气”。宗气由肺吸入之清气和脾胃运化之水谷精气相结合而成。肺和脾胃

在宗气形成的过程中发挥着重要作用。其中，肺又是宗气形成和聚集的场所，所以宗气的旺衰，与肺、脾胃有关，尤与肺关系密切。宗气聚集于胸中，经肺的宣发作用，出咽喉，贯心脉；经肺的肃降作用蓄于丹田。宗气的主要功能表现在两个方面，一是行呼吸，上出咽喉(息道)，以促进肺的呼吸运动，并与语言、声音的强弱有关；二是行气血，贯通心脉，将气血布散全身，以温养脏腑组织和维持其正常功能活动、寒温调节。由此可见，肺是通过生成宗气而起主一身之气的作用。肺主一身之气的功能失常，则会影响呼吸功能和宗气的生成以及全身之气升降出入运动。临床可表现为咳嗽喘促，少气不足以息，声低气怯，肢倦乏力等症状。宗气为病，虚多实少。故《读医随笔》说："宗气者，动气也。"临床上见咳喘日久患者，易引起肺气虚弱之证。肺气虚，必宗气生成不足，宗气虚则一身之气也虚。卫气与肺气密切相关，故又称肺卫之气。卫气为具有防御功能之气，对维持人体内环境与外环境的平衡以及抵御外邪入侵，尤其对肺系疾病的防御有着重要作用。卫气的强弱与宗气的旺衰关系密切。因为卫气的生成，依赖于脾胃化生的水谷精微，上输于肺，在肺气的作用下水谷精微中慓疾滑利的部分被敷布到经脉之外称为卫气(又称卫阳)以发挥防御、温煦和调节作用。

慢阻肺患者普遍存在抗御外邪能力低下，免疫调节能力下降，对寒冷和气温变化极为敏感，常易感冒和继发感染，而引发病情的反复和急性加重。大量临床研究证实，慢阻肺急性加重者约50%以上是由反复呼吸道感染所致。这显然与宗气不足，卫气不固存在着密切关系。所谓"邪之所凑，其气必虚"。这就提示我们，在慢阻肺急性加重期和稳定期都应注意提高患者全身和局部的防御功能，"扶正以祛邪"，以减少反复发作，提高防治效果。贯心脉而行气血，是宗气的重要功能，它与肺主气和"主治节"功能密切相关。气为血之帅，气行则血行，气滞则血滞。慢阻肺患者肺气虚弱，宗气生成不足，既可导致气虚血瘀，也可因气机不利，血滞为瘀。故慢阻肺患者多数见口唇、舌质和舌下静脉存在不同程度的血瘀征象。故有学者提出"肺病多瘀"和"治肺须活血"的见解，有其一定的临床和理论依据。也有人研究肺血流图与肺气虚的关系，结果表明，肺气虚病人的肺血流图的上升角小于对照组，波幅高度低于对照组，流入容积速度慢于对照组，统计学处理有显著性差异。肺血流图主要反映肺动脉容积的变化，特别是波幅的降低和流入容积速度减慢，均提示肺气虚病人肺血管弹性较差，肺动脉血流减少或肺循环阻力增加。这可能是肺气虚病人表现咳喘无力的病理生理基础之一。从肺毛细血管有效血流量的变化，观察肺循环状态，测定结果表明，肺气虚组流速明显降低，每次心搏量的变化，肺气虚组全部低于正常，其肺通气功能也相应下降。肺毛细血管有效血流量是反映肺循环状态的主要指标之一，和气体交换关系密切。肺气助心行血，宗气贯心脉而行气血，肺气虚损，宗气不足，必然影响到推动心血的功能。

从上述宗气与慢阻肺的粗浅分析，可以看出，宗气对慢阻肺的直接影响。经验认为，慢阻肺的发生发展与肺脾肾的关系十分密切，本虚标实是其基本病理特征。但本虚的特征标志还需进一步探讨。目前对本虚的认识，基本上把肺脾肾虚视为本虚的基础，并没有形成规律和特征性的定位。慢阻肺是气道疾病，有关"气"和"气机"理论是中医学理论的特色和优势，应运用"气"和"气机"理论来探讨慢阻肺的发生和发展、证候规律及治则治法，并应用现代实验手段建立具有中医特色的实验动物模型，创新慢阻肺的新理念和新思路，为提高慢阻肺的防治效果开拓新的局面。这里附带探讨一下慢阻肺"补肾"和"纳气平喘"的问题。中医理论认为，人体的呼吸运动，虽为肺所主，但吸入之气必须下归于肾，由肾气为之摄纳，呼吸才能通畅调匀。说明肾主纳气，对人体的呼吸运动具有重要意义。正如《类证治裁》指出：

"肺为气之主,肾为气之根,肺主出气,肾主纳气,阴阳相交,呼吸乃和。"如果肾的纳气功能减退,摄纳无权,吸入之气不能归纳于肾,就会出现呼多吸少,吸气困难,动则喘甚等肾不纳气的病理变化。这就是大家所熟知的喘证中的虚喘证,这亦是慢阻肺的标志性症状。

基于上述论点,临床上将喘证中的"动则喘甚",认为是"肾不纳气"或"肾失摄纳"的结果。因此,在治疗方法上强调"补肾"而达到"纳气平喘"的目的。实践经验证明,这种治疗思路见效甚微。

洪广祥教授认为,"肾主纳气",可以理解为人体元气(又名"原气"、"真气")的生理功能之一。元气根源于肾,由先天之精所化生,并赖后天之精以充养而成。但元气之盛衰,并非完全取决于先天禀赋,与脾胃运化水谷精微的功能密切相关。根据有关资料披露,慢阻肺患病率随着年龄增长呈上升趋势,35~55岁年龄阶段上升明显,55~66岁达高峰。这个年龄段从生理规律来说,人的元气渐衰,再加上慢阻肺病理的复杂性,试图直接通过补肾来提升元气,以达到"纳气平喘",改善肺功能和提高生活质量是非常困难的。因此,我们应该从实际出发,认真思考既往的临床思路,可否转换一下思维观念,从"补肾纳气",置换到"补益宗气"和"益气举陷"的思路上来,以期提高"动则气喘"的临床疗效。基于肾与元气和宗气的关系,在强调"补益宗气"和"益气举陷"的前提下,注意配合补肾药物的使用是必要的。这种认识,张锡纯在《医学衷中参西录》中的治疗大气下陷方——升陷汤的组方思路及其药物配伍已充分体现了上述观点。升陷汤主治胸中大气下陷,气短不足以息,或努力呼吸,有似乎喘,或气息将停,危在顷刻的病证,与慢阻肺肾失摄纳的喘证极相类似,值得学习和借鉴。

2)呼吸肌疲劳与慢阻肺:呼吸肌疲劳是慢阻肺患者呼吸急促、表浅和"动则喘剧"的重要原因之一。西医认为,呼吸肌是呼吸运动的动力泵。人的呼吸肌由膈肌、肋间肌和腹肌三个部分组成。另外还有,辅助呼吸肌在吸气过程中膈肌起的作用占呼吸肌的60%~80%。呼吸肌疲劳的出现可明显早于呼吸功能衰竭,或称为泵衰竭,是慢阻肺患者呼吸衰竭发生的重要因素。从某种意义上来说,呼吸肌疲劳参与了原发病的进展与恶化之关键环节。因此,针对呼吸肌疲劳的问题,如何减缓呼吸肌疲劳的进程,控制和阻断呼吸肌的萎缩,对慢阻肺的治疗具有重要临床意义。呼吸肌疲劳的产生,通常是多种因素相互作用的结果。在慢阻肺中,同时存在肌肉萎缩,能量供应不足,负荷过重和相对性中枢驱动不足等因素。疲劳是一种持续过程。洪广祥教授认为,从中医角度分析,呼吸肌疲劳与肺脾气虚关系密切,是宗气虚衰的结果。根据"脾主肌肉"和"肺主治节"的理论,在治疗过程中及早介入,见肺之病当先实脾,通过"补土生金"和"补益宗气",延缓和控制呼吸肌疲劳的发生和发展。

3)营养障碍与慢阻肺:营养障碍也是慢阻肺的一个棘手问题。据资料介绍,约23%~60%(平均40%)的慢阻肺患者体重低于标准体重的10%,并伴有营养障碍的各种指标,如体态、生物化学以及免疫学的改变。临床资料表明,慢阻肺患者体质差,常伴有食欲不振、营养不良、能量代谢低下,随病情发展,一旦出现呼吸衰竭,尤其需用人工通气者,则营养不良进一步加重。营养不良可降低肺通气功能及机体免疫功能,使患者易于发生二重感染及全身衰竭,称为呼吸衰竭死亡的重要原因。正确评估呼吸衰竭患者的营养状态,并给予恰当的营养支持,已成为提高此类病人存活质量的重要课题。

从中医角度分析,西医讲的营养障碍不能单纯理解为脾胃虚弱,而是已经涉及元气和宗气的虚衰,甚至呈现脾胃衰败的局面。脾胃为后天之本,"安谷则昌","绝谷则亡"。"有一分胃气,就有一线生机",人"以胃气为本",这已是从理论到实践,都已证实的客观规律。慢阻肺的营养障碍已直接关系到病者的预后和生存。相当一部分慢阻肺患者出现反复感染，甚至对抗生素出现抵抗，副反应增多，造成医生面对感染无法控制陷入被动的局面。这种情况的出现，虽然原因很多，但与患者的营养障碍，脾胃气衰，宗气不足，气血阴阳的逆乱有关，呈现正不盛邪的严峻局面。李东垣指出："脾胃不足之源乃阳气不足，阴气有余。当从元气不足……随证用药治之。"意思是说，脾胃不足的根源，是阳气不足，阴火有余，治疗方法，应该以培补脾胃中气为主。因此，在治疗慢阻肺过程中，要时时注意保护脾胃生机，大忌用苦寒药损伤脾胃的元气，或因攻邪而克伐脾胃之气。所谓"脾胃一虚，肺气先绝生化之源"。洪广祥教授认为，要将补脾胃、保胃气贯穿治疗全过程，以发挥中医药治疗慢阻肺患者营养障碍的优势，为提高患者生存质量和控制病情发展提供有效支持。

(2) 病机

1) 气阳虚为慢阻肺本虚：根据全国防治慢性支气管炎的基础研究披露，认为慢性支气管炎的病理基础主要为阳虚。慢阻肺多见于气虚体衰者，这部分病人常显现整体生理功能衰退，气阳亏虚证候突出，如形寒肢冷，自汗畏风，不耐风寒，易伤风感冒，鼻流清涕；神疲懒言，语声低弱，咳痰无力，气短喘促，或气短不足以息；小便清长，或尿后淋沥，或咳则尿出，性功能明显低弱，或阳痿等。

从临床现象分析，慢阻肺的气阳虚衰程度，是随着病程的迁延、病情的加重而循序渐进的。因为慢阻肺与慢性支气管炎和肺气肿密切相关。这就决定了慢阻肺患者久病体衰，病程迁延，反复发作，元气耗伤是必然的结果。人以阳气为本。阳衰必致阴盛，形成恶性循环。这就是由肺及心和呼衰、心衰的最后终结。另一方面，临床也发现，慢阻肺患者对益气温阳方药有较强的适应性和耐受力，即使有化热或伤阴的患者，在正确处理正虚邪实和阴阳寒热的前提下，根据"阴阳互根"的理论，在处方中继续保持益气温阳的适当力度，对稳定病情，改善症状，调节机体免疫力，控制病势的发展等，都有十分重要的作用。

由此可见，确定慢阻肺气阳虚为本虚的观点是符合临床实际的。因此，补益气阳，或益气温阳是慢阻肺补虚的基本治法。至于由阳及阴，或阴阳两虚，那是一个权变和分寸问题，不影响基本治则的确定。

2) 痰瘀伏肺为慢阻肺标实：从临床角度分析，大多数慢阻肺患者痰的症状突出，可有如下不同表现，如痰多稀白、泡沫痰、黄黏痰、痰黏稠不爽、痰多黏腻色白、痰稠厚成块、喉中痰鸣，舌苔厚腻，脉弦滑，右寸(肺)脉滑和左关(脾)脉弦滑突出，正好说明"脾为生痰之源"、"肺为贮痰之器"理论的正确性。痰是引发咳嗽、喘憋(息)的主要原因，尤其在慢阻肺合并感染的急性加重期，由于气道黏液分泌亢进，痰量明显增多。且多数患者排痰不畅，出现痰郁化热，热伤气阴(津)的证候，致使痰液更加稠厚胶黏，甚至形成黏液栓子(痰栓)，进一步加重气道的阻塞。致使"咳逆上气"的症状难以缓解，且有可能出现痰壅气闭的危险。

另一方面，痰可酿瘀，痰为瘀的基础。这与气道阻塞，肺失肃降密切相关。因为肺主气而朝百脉，有敷布津液，通调水道，助心行血的功能。慢阻肺反复发作，肺气痹阻加剧，宣降和主治节的功能进一步削弱，直接影响肺的布津行血，以致津停成痰，血滞为瘀，造成痰瘀相互为患。痰夹瘀血，结成窠臼，伏藏于肺，致使气道阻塞，肃降功能严重失常，气机逆乱症状难以缓解。临床所见，慢阻肺患者不仅痰的症状突出，且瘀血见症亦很明显。如面色晦滞，唇、舌暗或紫暗，舌下青筋显露，指甲暗红等瘀血征象。由于慢阻肺患者长期过度使用辅助呼吸肌，导致颈、肩、上背部肌肉长期坚硬、酸痛、胀满等症，也应视为瘀滞肌筋的表现，属于瘀症范畴。又如慢阻肺伴随胃肠道功能紊乱，所引起的脘腹饱胀，是因膈肌下降使胃容量减少、微循环障碍，导致缺氧及高碳酸血症等，造成胃肠瘀血。

在慢阻肺治疗过程中，常根据气虚血瘀和气壅血滞的理论，在处方中酌加活血化瘀宣络药，可明显提高综合疗效，并有利于缺氧发绀症状的改善。

从西医角度看肺与血瘀的关系，肺脏是唯一接受心脏排血的器官，也是唯一含体循环和肺循环的器官，肺脏毛细血管床的面积达 $70m^2$，为体表面积的 40 多倍，占人体毛细血管床的 60% 以上。如果因气道阻塞，而导致“治节”失常，肺血管堵塞 15%~20%，即可出现低氧血症，发生率为 88%。慢性阻塞性肺疾病病情较重者，可出现不同程度的缺氧状态，加上酸中毒和感染，使血液呈“黏”、“稠”、“聚”的高凝状态。有人曾对一组慢阻肺患者于活血化瘀前后做多部位微循环观察，并与正常对照组比较，结果发现，观察组患者整个病变过程均存在不同程度的微循环障碍，并随病情加重而递增，经活血化瘀等治疗后，随着临床病情的好转，微循环障碍各项指标也得到改善。由此可见，慢阻肺的血瘀现象是客观存在的事实。

临床经验也证实，痰瘀标实证不仅在慢阻肺的急性加重期，即使在病情稳定期，都存在痰瘀现象。由此可见，痰瘀伏肺是形成气道阻塞的病理基础，为慢阻肺的标实证。因此，建立痰瘀为标实的概念，并积极探索治痰治标的新思路和新经验，对提高慢阻肺的防治效果有着重要意义。

(3) 补虚泻实为治疗慢阻肺的全程治则：从临床角度看，绝大多数慢阻肺患者呈现两类证候，即虚证与实证。本虚标实，虚实夹杂是慢阻肺证候的基本特点。无论在急性加重期或稳定期，虚中夹实，或实中夹虚的证候表现全程都可兼见，有时实证为主要矛盾，但虚证又常左右实证的治疗效果；当虚证为主要矛盾时，如处理不当，或疏忽对实证的兼顾，又常是引发病情反复的重要诱因。因此在治疗慢阻肺过程中，应该重视虚实夹杂的问题，将补虚泻实的治则贯穿慢阻肺治疗的全过程。这对提高临床疗效，有效地稳定和控制病情，甚至对支持抗生素的抗感染效应，减少有效疗程和剂量，降低副作用等，都将发挥重要作用。补虚泻实治则，实际体现了“以人为本”和“治人与治病”相结合的科学原则，是中医基础理论与临床实际紧密结合的应用过程，是中医特色和优势的实际体现。洪广祥教授认为，如何看待慢阻肺的虚实及其具体定位，是一个很具体又非常重要的问题。鉴于慢阻肺病机的复杂性，虚实症状的相互兼夹，其病位虽在肺，但涉及脾肾心肝的阴阳气血。从慢阻肺“虚”的规律来看，很难定位在某一脏，或某个方面。洪广祥教授认为，正气虚衰是慢阻肺本虚的综合反映。中医所讲的正气，实际包括了人的元气、宗气和卫气等。气有阴阳之分，从慢阻肺的发生发展及其病机特点来看，气阳虚是其本虚关键。气阳虚实际涵盖了元气、宗气和卫气之虚，比肺虚、脾虚、肾虚，或称肺脾肾虚有更宽更广的包容性，有利于提高补虚的实效性和灵活性。

(4) 辨证施治与用药经验：慢阻肺与中医“肺胀”证治既有联系，又有区别。“肺胀”包含了西医慢阻肺、肺心病、肺性脑病等方面诊治内容。但慢阻肺是仅指以慢性支气管炎和慢性阻塞性肺气肿为基础内容的一组疾患。因此“肺胀”的诊治思路和方法，不完全适合于慢阻肺的临床应用。临床应根据慢阻肺的临床特点，重新设计其辨证施治方案。

本虚标实、虚实夹杂是慢阻肺证候的基本特点。急性加重期或症状稳定期，虚中夹实或实中夹虚的证候表现全程都可兼见。

急性加重期

西医认为，引起急性加重最常见原因是气管 - 支气管感染，主要是病毒、细菌感染。急性加重的主要症状是气促加重，常伴有喘息、胸闷、咳嗽加剧、痰量增多、痰液颜色和(或)黏度改变以及发热等。此外，亦可出现全身不适、失眠、嗜睡、疲乏、抑郁等症状。痰量增加及出现脓性常提示细菌感染。

从中医辨证角度看慢阻肺急性加重期的证候表现，多为外感风寒引动痰瘀宿根，呈现外寒内饮为主的证候，如咳逆喘满不得卧，气短气急，咳痰白稀，呈泡沫状，胸部膨满，或恶风寒，发热，口干不欲饮，周身酸楚，面色青黯，舌体胖大，舌质暗淡，舌苔白滑，脉浮紧或浮弦滑。此时主要表现为病毒感染。

痰热郁肺亦为急性加重期证候表现，多因外寒内饮未能及时解除，致邪郁化热。如咳逆喘息气粗，胸满烦躁，目睛胀突，痰黄或白，黏稠难咯，或发热微恶寒，溲黄便干，口渴欲饮，舌质红暗，苔黄，白黄相兼厚腻，脉象弦滑数，或兼浮象。此时主要表现为细菌感染，或病毒、细菌感染。

患者在急性加重期阶段，主要矛盾是邪实，标证突出，但始终伴随虚象，如神疲体倦，气短汗出，怯寒肢冷，食欲不振，加重期间极易反复感冒，虚弱脉与邪实脉并存等。

急性加重期，应根据“急则治其标”和“邪去以安正”的治则，辨证论治，合理择方选药，尽快地控制病情，以最短时间内促使患者进入稳定期。笔者认为，此时用药要更加严格辨证，不宜单纯套用西医抗感染而大肆应用苦寒清热、清化痰热方药，以免“闭门留寇”和气阳受伤，病情加重，变证丛生。临床经验证明，急性加重期如能正确运用辨证论治方药，或根据病情合理应用中西医结合的方法，大多治疗效果显著，且可避免一些并发症的发生，从而为患者进入稳定期的治疗赢得主动权。

慢阻肺急性加重期和稳定期以外寒内饮、痰热郁肺和气阳虚弱、痰瘀伏肺为基本中医证候。其治法应突出温散肺寒、宣肺泄热、益气温阳、祛痰行瘀。

1) 温散肺寒：此法主要针对慢阻肺患者因外感风寒，肺失宣肃，而引发急性加重。为外寒内饮证的主要治法。小青龙汤为其代表方。笔者常用剂量：生麻黄 10g，桂枝 10g，干姜 10g，法半夏 10g，白芍 10g，北细辛 3~5g，五味子 10g。痰壅喘急较甚者，可加葶苈子 15g，青皮 15g，牡荆子 15g。功善泻肺除壅，降逆平喘。兼夹郁热者，可加生石膏 30g，黄芩 10g，以清泄郁热，其与小青龙汤为伍，可达温清并用，既散肺寒，又清郁热，是临床常用的一种治疗方法，它对加重期以病毒感染为主，又有细菌感染趋势者，有显著的治疗效果。但应注意，在使用小青龙汤温散肺寒时，如无明显郁热见证，不宜加清泄肺热药，以免闭门留寇，敛邪遏肺，使肺气更加郁闭，而加重喘满症状。

2) 宣泄肺热：此法主要针对急性加重期痰热郁肺证的治法。慢阻肺出现痰热郁肺证多因风寒之邪未能及时和彻底宣散，以致内陷化热，也可称为继发感染。另一方面，由于痰液黏稠，排痰不畅，或过用寒凉药，使肺气郁闭，而出现痰郁化热。临床上还可见到慢阻肺患者因宗气不足，气虚下陷，无力使痰液咯出，以致痰液滞留，郁而化热。宣肺泄热为痰热郁肺证的主要治法。宣肺是泄热的基础。肺得宣肃，痰热易清；肺气郁闭，则痰热不易化解，痰液更加黏稠难出，从而使感染进一步加重。临床把握好宣肺与泄热的关系，才能发挥中医药的真正优势。

宣肺泄热的代表方为《金匮要略》治“肺胀”的越婢加半夏汤(麻黄、石膏、生姜、半夏、甘草、大枣)，功能宣肺泄热，降逆平喘。宣肺泄热是本方的立方宗旨。常用剂量为生麻黄 10g，生石膏 30~50g，生姜 10g，法半夏 10g，生甘草 10g，大枣 6 枚。方中麻黄、石膏，辛凉配伍，辛能宣肺散邪，凉能清泄内热；生姜、半夏散饮化痰以降逆；甘草、大枣安内攘外，以扶正祛邪。这里要说明的是，石膏虽属寒凉类药，但与其他苦寒清热药不同，因石膏味辛甘性寒，辛能散，甘能养，寒能清。临床实践证明，石膏为清解肺胃气分实热之要药。邪在卫分即外感风热表证亦不忌石膏；对肺卫邪盛高热者，非但不忌，反为必用之品。盖其味辛能散，邪热可由表外解。对此张锡纯论述甚为透彻："盖诸药之退热，以寒胜热也，而石膏之退热，逐热外出也……"其与麻黄相配具有较强的宣肺泄热作用。麻黄与石膏用量比例，对疗效有很大影响。麻黄与石膏原方用量为 1∶2~3，大量的石膏，一则制麻黄的辛温，使本方变为辛凉，二则功效专一，使本方专于清宣肺热。洪广祥教授临床用量多掌握在 1∶3~5 之间，若石膏用量过大，又会遏制麻黄辛温宣散之力，反而导致邪热郁闭，咳喘加重。石膏用量的多少，应视肺热轻重而定，如热重者石膏宜重用；麻黄与甘草比例，也宜恰当，一般取等量为宜。因为甘草量大则牵制麻黄宣散之力，量小则恐麻黄宣散太过，都会直接影响疗效。临床也发现，有些患者对麻黄很敏感，容易出现兴奋现象而影响睡眠。解决办法是适当加大生甘草用量以"甘以缓之"，可有效抑制麻黄兴奋之性。

若痰热症状较重，如痰黄黏稠，痰鸣喘息，躁烦便结者，加金荞麦根 30g，白毛夏枯草 20g，黄芩 10~15g，葶苈子 20~30g，生大黄 10g，以加强清化痰热、泻肺通腑作用。必要时可配合礞石滚痰丸。热伤气津，口舌干燥，苔黄少津者加麦门冬 20~30g，玉竹 10~15g，北沙参 30g 以养阴生津。

3）益气温阳：此法主要针对慢阻肺稳定期气阳虚弱证而设的治法。气阳虚弱既是慢阻肺的病机重心，也是慢阻肺本虚的中心证候，它直接关系着病情的稳定和发展。因此，益气温阳法的正确运用，对慢阻肺预期治疗目标的实现有着举足轻重的影响。气阳虚以元气虚和宗气虚为主。益气温阳我常选用补中益气汤、补元汤（经验方）、芪附汤加减：生黄芪 30g，西党参 30g，炒白术 10~15g，炙甘草 10g，当归 10g，升麻 10g，北柴胡 10g，陈皮 10g，山萸肉 10~15g，锁阳 10~15g，熟附子 10g。阳虚较甚者，可酌情选用补骨脂、胡芦巴；兼夹气阴两虚者，可配合生脉散或麦门冬汤以阴阳两补。由于慢阻肺病程长，症状迁延，又易反复，故应鼓励患者树立信心，不可操之过急。益气温阳法和益气温阳方药，对慢阻肺稳定期患者体质的改善和生活质量的提高，免疫调节和抗邪能力的加强，减少病情反复和急性加重，保护和改善肺功能等方面均有较好效果。临床发现，慢阻肺常年坚持治疗者，尤其在稳定期阶段重视持续治疗者，疗效更为显著。

这里有必要指出，不少患者由于年迈体衰，出现急性加重时，虚象突出，虚实并见。此时治疗必须虚实兼顾，扶正与祛邪并举，补中益气汤与祛邪方药结合应用，可明显提高疗效。也未见因补益而出现"敛邪"或"壅塞"之象，关键在于处理好扶正补益与祛邪泻实、补益宗气与调畅气机的关系。

4）祛痰行瘀：痰瘀伏肺，气道壅塞为慢阻肺基本病机之一，因此祛痰行瘀是慢阻肺泻实的主要治法。痰瘀导致气道阻塞，影响肺气肃降，是引发喘息憋闷的重要原因，也是急性加重的病理基础，痰瘀为阴邪，非温不化。因此用药宜温，切忌寒凉郁遏，出现痰瘀胶固，加重气道壅塞。洪广祥教授常选用千缗汤、苓桂术甘汤、桂枝茯苓丸加减。药用：小牙皂 6g，法半夏 10g，生姜 10g，茯苓 30g，桂枝 10g，炒白术 10g，桃仁 10g，丹皮 10g，赤芍 20g，青皮 15g，陈皮 10g，葶苈子 15~30g。

若痰瘀化热，出现痰黄黏稠，口渴便结，舌质红暗，苔黄厚腻，脉滑数等痰热瘀阻证候时，可改用清化痰热、散瘀泄热方药。药用：金荞麦根 30g，黄芩 10g，白毛夏枯草 15g，生石膏 30g，浙贝母 10g，海蛤壳 20g，桃仁 10g，丹皮 10g，赤芍 20g，生大黄 10g，葶苈子 20g，桔梗 30g。兼有表邪遏肺，喘满症状较甚者，可合用麻杏甘石汤，以宣肺泄热。待痰热证候顿挫后，及时改用"温化"方药以图缓治。

祛痰行瘀法为慢阻肺基本治法。无论在急性加重期还是在稳定期均可配合其他治法综合运用。

2. 验案举隅

(1) 万某，男，61 岁，1998 年 10 月 6 日初诊。

患咳嗽气喘 20 余年。每遇气候转凉、劳累易发作，冬季发作尤甚。西医诊断慢性支气管炎、阻塞性肺气肿。发作时多用抗感染为主治疗，但病情仍反复发作，且症状逐渐加重。近又犯病已迁缠月余，遂要求中医治疗。

证见咳嗽痰多，痰白质稀多泡沫，日咳痰量约 100ml 以上；胸闷气憋，动则气喘加重，甚则喘息不能平卧，伴怯寒背冷，神疲乏力，纳差便软，脘腹作胀，口唇及舌质暗红而润，舌苔厚腻白黄相兼，脉虚而滑，右关弦滑甚，右寸浮细滑，左寸脉弱。

西医诊断：慢性支气管炎、阻塞性肺气肿。

中医诊断：哮病。

辨证：寒饮伏肺，阳气虚弱，兼夹风寒。

治则：解表化饮，温经散寒。

处方：小青龙汤和苓桂术甘汤加减。

生麻黄 10g	桂枝 10g	干姜 10g	细辛 3g
法半夏 10g	五味子 10g	白芍 10g	生姜 10g
红枣 6 枚	胡芦巴 10g	补骨脂 15g	

7 剂，每日 1 剂，水煎服。

二诊：服药 7 剂，患者咳嗽、喘憋明显改善，痰量已减过半，全身症状亦有减轻，厚腻苔已减 2/3，原方再服 7 剂。

三诊：喘咳基本缓解，痰量日有十余口，以白黏痰为主，脉浮已除。说明标实证已获控制，拟改用补益肺脾，温阳护卫法。方用补中益气汤合温阳护卫汤（经验方）加减治本虚。

生黄芪 30g	西党参 30g	炒白术 10g	当归 10g
升麻 10g	北柴胡 10g	炙甘草 10g	陈皮 10g
桂枝 10g	白芍 10g	生姜 10g	红枣 6 枚
胡芦巴 10g	补骨脂 15g		

7 剂，每日 1 剂。

四诊：患者服上方后自觉舒适，病情处于稳定期，体力明显改善，动则气喘亦见减轻，效不更方，嘱其坚持服用，以提高机体免疫调节能力，减少反复发作，控制病势发展。

(2) 谭某，58 岁，男，2001 年 2 月 28 日初诊。

患者反复咳嗽咳痰 16 年，动则气喘 5 年。每年冬季因病情较重常需入院接受治疗。由于反复发作，病情逐渐加重，近又犯病多天，西医治疗效果不显，遂要求中医治疗。证见咳嗽频作，咳痰不畅，痰黏稠如胶，胸部憋闷，喉间吼鸣，倚息不能平卧，动则气喘加重，痰出后咳嗽及喘憋均减轻，大便不畅，口干口黏，脘腹饱胀，汗出烦热，舌质红暗，舌苔白黄厚腻，脉弦滑近数，重按无力，右关弦滑特甚，口唇暗紫。证属痰浊壅肺，气壅血瘀，郁久化热，肃降失常。治拟涤痰除壅，利气平喘。方以皂荚丸、蠲哮汤（经验方）、千缗汤加减：

小牙皂 6g	法半夏 10g	生姜 10g	葶苈子 30g
牡荆子 15g	海浮石 20g	小青皮 15g	广陈皮 15g
生大黄 10g	黄芩 10g	桃仁 10g	礞石 20g

7剂，每日1剂，水煎服。

二诊：服药后咯出大量浊痰，大便通畅，咳喘憋闷症状显著改善，烦热汗出已除，能平卧入睡。原方再加桔梗30g以加大排痰力度。7剂，水煎服。

三诊：患者痰浊壅肺证候已趋缓解，唯动则气喘仍见明显，略有咳嗽咳痰，体倦乏力，气短难续，脘腹饱胀，胃纳差，怯寒肢冷，面色无华，唇暗舌暗，苔微腻，脉虚弦滑，右关弦滑明显，右寸细滑。此乃气阳亏虚，痰瘀伏肺，脾虚失运。方用补元汤（经验方）合苓桂术甘汤、香砂六君子汤调理。

生黄芪 30g	西党参 30g	白术 15g	炙甘草 10g
全当归 10g	广陈皮 15g	升麻 10g	胡芦巴 10g
补骨脂 15g	桂枝 10g	茯苓 30g	广木香 10g
西砂仁 6g	法半夏 10g	川芎 10g	

7剂，每日1剂，水煎服。

四诊：服药后阳虚气弱证候改善，脾虚失运之证显著减轻，继续进原方加减调理，以稳定病情，阻断发展。

(3) 王某，男，66岁，1993年11月26日初诊。

患者在5年前经某医院诊断为慢性支气管炎、阻塞性肺气肿。常反复发作，受寒或冬季发作频繁，病情日见加重，近年来有心悸心慌症状，严重时伴下肢浮肿，三个月前因病情反复发作而入某西医院诊治，住院月余症状改善，出院诊断为慢性阻塞性肺病、肺心病。出院半个月病情又见反复，遂来门诊要求中医治疗。

证见咳嗽甚，咳痰黄稠，不易咯出，喉间痰鸣，喘息憋闷，动则气喘加重，夜难平卧，口干便结，脘腹作胀，矢气或便后则舒，伴心悸心慌，躁烦汗出，口唇红暗，舌质暗夹紫，舌苔黄厚腻，前1/3苔少，脉虚弦滑数，右关弦滑甚。由于病情严重，嘱其再次住院治疗。因患者多次住院治疗效果欠佳，又加上经济困难，故拒绝入院，要求门诊中医治疗。

西医诊断：慢性阻塞性肺病、肺心病。

中医诊断：哮病。

辨证：痰热遏肺，气壅血滞，腑气郁闭，肺失肃降，标实证候突出。

治则：清泄肺热，泻肺平喘。

处方：麻杏甘石汤合礞石滚痰丸加减。

生麻黄 10g	南杏仁 10g	生石膏 30g	生甘草 10g

青礞石 20g	黄芩 10g	沉香木入煎 10g	生大黄 10g
金荞麦根 30g	白毛夏枯草 20g	干地龙 15g	青陈皮 15g
葶苈子 30g			

7剂，每日1剂，水煎服，并嘱如病情加重，必须立即入院治疗。

二诊：患者病情大有改观，症状明显改善，并反复称赞“中医真了不起”、“真乃大名医也”。复诊时证见咳嗽喘憋已减3/5，痰易咯出，黄痰明显减少，大便已通畅，厚腻苔已去2/3，余症亦随之改善。上方再合生脉散以益气养阴，再服7剂。

三诊：急性加重期症状已基本控制，痰热证候已消除，但气短疲惫，口干少津，舌质红暗，舌苔前1/3薄少，已显现痰热伤津，气阴亏虚之证。舌苔中后部仍见黄腻，脉虚弦滑，痰瘀宿根明显。继续从补虚泻实论治，方用麦门冬汤、桂枝茯苓丸、千缗汤加减。

麦门冬 30g	太子参 30g	法半夏 10g	淮小麦 10g
炙甘草 10g	红枣 10 枚	桂枝 10g	茯苓 15g
丹皮 10g	桃仁 10g	赤芍 20g	薤白 10g
小青皮 15g	枳实 15g		

7剂，每日1剂，水煎服。

四诊：服上方7剂后，病情更趋稳定，动则气喘之症亦有减轻，毕竟年近70，久病体衰，元气亏损，痰瘀宿根不易清除，拟重在补虚，兼顾痰瘀，缓图调治。

【原按】

3例均为慢性阻塞性肺疾病急性加重期。全部单纯使用中医药治疗，疗效甚为满意。说明坚持以中医药理论为指导，正确地辨证施治，是取得较高临床疗效的关键。

例一是急性加重期，为寒饮伏肺，气阳虚弱，外感风寒而引发，故以小青龙汤解表化饮，苓桂术甘汤温阳化饮，再加芪附汤以益气温阳，从而达到祛邪以扶正，祛邪不伤正，较好地贯彻了治疗慢阻肺应坚持实施补虚泻实的原则，故取效甚速。

例二为急性加重期痰浊阻肺证。治疗重在涤痰除壅，方用皂荚丸、蠲哮汤、千缗汤加减而获卓效。《金匮要略》云：“咳逆上气，时时吐浊，但坐不得眠，皂荚丸主之。”临床应用应定为在“浊”痰这个关键症状上，“浊”痰是引起“咳逆上气”的主要矛盾。故仲景选用宣壅导滞，利窍涤痰，药力峻猛的皂荚为主药。《经方实验录》也强调指出：“夫甘遂之破水饮，葶苈之泻肺胀，与皂荚之消胶痰，可称鼎足而三。唯近人不察，恒视若鸩毒，弃良药而不用，伊谁之过矣？”再次肯定皂荚清涤胶痰的重要作用。皂荚始载于《神农本草经》，为豆科植物皂荚的果实或不育果实，前者称皂荚，后者称猪牙皂。以肥厚、色紫褐为佳。该药味辛、咸，性温，有毒。能开壅塞之肺气，软化稠厚之顽痰，用于顽痰壅塞，喘咳气急之症。尤其对喘咳痰多、胸闷气急、难以平卧之肺实证有很好的效果。临床汤剂用量以6g为宜。千缗汤由皂荚、半夏、甘草、生姜组成，为《妇人良方》所载。该方是从《金匮要略》皂荚丸演化而来，有继承创新之意。主治“痰喘不能卧”和“风痰壅盛喘急，日夜不得卧，人扶而坐者”。认为方中“甘草能益脾，皂荚能去垢，半夏能破逆。曰千缗者，重其效也。”同时，生姜和甘草具有“解毒”、“和中”的作用，更能体现《金匮要略》皂荚丸方除痰而不伤正的特点。临床用于浊痰壅肺证有较好疗效。

蠲哮汤为本人经验方，由葶苈子、青皮、陈皮、牡荆子、生姜、大黄等药组成，重在泻肺除壅，利气平喘，符合《神农本草经》"肺苦气上逆，急食苦以泻之"，和洪广祥教授提出的"治痰治瘀以治气为先"的配方原则。该方用于哮病及慢阻肺痰浊壅肺证有较好效果。

方中还加了海蛤壳、礞石软化痰栓，以加速顽痰化解。复诊时又在原方基础上重用桔梗30g以加大排痰力度，从而达到显著疗效。

例三为急性加重期痰热壅肺证。治疗重在清肺泄热，涤痰除壅，方用麻杏甘石汤清泄肺热，肃肺平喘；礞石滚痰丸源于《丹溪心法》，由大黄、黄芩、青礞石、沉香组成。临床应用贵在抓住实热老痰，顽痰胶结，咳逆喘急之症。全方共奏泻火逐痰、顺气通便之功。两方合用，对于热痰壅肺，腑气郁闭，肺失肃降之实喘，有良好的泄热除壅，逐瘀通腑功效，对于痰热壅肺证甚为适宜。白毛夏枯草，《本草拾遗》又名筋骨草、散血草、破血丹，为唇形科多年生草本植物金疮小草的全株。味苦性寒。归肺、肝、心经。有清热解毒、消肿利咽、清肺祛痰止咳的功效。在肺系病证中，我常用其治疗肺热咳嗽、痰稠色黄的痰热证候。药理研究证明，本品所含黄酮苷、总生物碱有止咳、平喘、祛痰作用，煎剂有抑菌作用。其与金荞麦根相配具有较强的清热化痰作用。临床煎剂用量为15~30g。三诊已见痰热标实证候明显顿挫，气阴亏虚，痰瘀伏肺显现，故应用麦门冬汤、桂枝茯苓丸加减，以补养气阴，行瘀消痰调理。因痰瘀为阴邪，非温不化，故取桂枝茯苓丸温通行瘀。方中应用薤白、青皮、枳实是基于"治痰治瘀以治气为先"的观点，以达到"气行血活"、"气顺痰消"的目的，体现了见痰休治痰和见瘀休治瘀的整体观念。

【编者按】

洪广祥教授以临床经验结合现代基础研究认为气阳虚弱是慢阻肺的主要病理基础之一，并提出"治肺不远温"的学术观点。例一中以小青龙汤温散寒邪，温化寒饮，胡芦巴、补骨脂温补阳气，是其学术思想的典型体现。例二患者初起以痰浊阻肺为主证，治疗以祛痰为主，祛痰药药力峻猛，用药特色鲜明，疗效显著。待急性期缓解后以补元汤以补益宗气，苓桂术甘汤以杜绝生痰之源，其中重用茯苓至30g，是获得良效的关键，香砂六君子汤体现了其顾护脾胃的学术思想。例三为慢阻肺急性加重期痰热郁肺证。宣肺是泄热的基础。肺得宣肃，痰热易清；肺气郁闭，则痰热不易化解，痰液更加黏稠难出，从而使感染进一步加重。临床把握好宣肺与泄热的关系，才能发挥中医药的真正优势。例三中麻黄与石膏的比例也是疗效的关键，麻黄与石膏用量比例为1∶3，若石膏用量过大，会遏制麻黄辛温宣散之力，反而导致邪热郁闭，咳喘加重。另外，肺之热轻时宜用清法，肺热重时必须重视下法的应用。对于肺热重症，大黄通腑泻下亦是取得良好疗效的关键。

(4) 李某，男，67岁，1983年10月6日初诊。

既往有慢性阻塞性肺病、肺心病病史。1周前因沐浴受寒，遂引发宿疾。服用中西药未见效果，且病情日益加重，而急诊入院。证见咳嗽频作，咳痰白黏，日咳痰约20余口，咳痰不畅；喘息抬肩，不能平卧，心慌憋闷，神识昏糊，呼之可醒；形寒肢冷，神疲乏力，脘腹胀满，大便不畅；下肢浮肿，小便短少，口干不欲饮；面唇紫黯，爪甲微绀，舌质暗而略紫，舌苔厚腻白黄相兼，脉象弦滑虚数。

西医诊断：慢性阻塞性肺病、肺源性心脏病并心衰、肺性脑病。

中医诊断：肺胀。

辨证：证属痰浊阻肺，瘀阻脉络，上蒙清窍，气阳虚衰，气不化水，水瘀互结，气机升降失常。

治则：涤痰除壅，温阳宣痹，活血行瘀，化气利水。

处方：

小牙皂 6g	法半夏 10g	葶苈子 30g	青皮 15g
陈皮 15g	椒目 10g	川芎 10g	鹅管石 20g
桃仁 10g	熟附子 10g	桂枝 10g	石菖蒲 15g
广郁金 15g	白术 15g	茯苓 30g	益母草 30g
生黄芪 30g	制大黄 10g		

3 剂，每日 1 剂。

二诊：服药 3 剂，神识昏糊已除，大便日 3 次，喘憋减轻，厚腻苔减少，原方续服 5 剂。

三诊：咳减痰易出，尿量增多，下肢浮肿见效，大便日 3 次，呈黏糊状，脘腹胀满明显改善，神识清晰，精神好转，舌质暗，苔腻白黄相兼，脉弦滑虚数，紫绀消退。拟温阳益气，涤痰行瘀，宣畅气机为治。

生黄芪 30g	熟附子 10g	茯苓 30g	桂枝 10g
白术 15g	炙甘草 10g	葶苈子 15g	椒目 10g
制大黄 10g	陈皮 15g	桃仁 10g	益母草 30g

7 剂，每日 1 剂。

四诊：患者病情已趋稳定，咳嗽咳痰显少，饮食增加，大便日二次，呈稀软便，动则气喘显现，但可平卧，舌质暗红，舌苔腻白黄相兼，脉虚细弦滑，右寸弦滑明显。证属气阳亏虚，痰瘀伏肺，本虚标实。拟益气助阳，固护卫气，消痰行瘀，宣畅气机，虚实并治。

生黄芪 30g	西党参 30g	白术 15g	炙甘草 10g
升麻 10g	北柴胡 10g	广陈皮 10g	补骨脂 15g
巴戟天 10g	法半夏 10g	牡荆子 15g	桃仁 10g
川芎 10g			

7 剂，每日 1 剂。

五诊：服药后自觉精神明显改善，怯寒肢冷减轻，抗风寒能力增强，病情稳定，继续按上方加减扶正固本。

【原按】

本案痰瘀壅塞气道，肺失肃降，"治节"和"助心行血"功能衰减，以致血行不利，瘀阻脉络，气机窒息，痰瘀蒙蔽清窍，故见神识昏糊，而成肺性脑病。痰瘀壅塞脉络为其主要矛盾。故用小牙皂、法半夏、椒目、葶苈子、川芎、桃仁等以涤痰行瘀，宣通脉络，开其郁闭。肺主治节，助心行血的功能须依赖气阳的温煦，故方中配合黄芪、桂枝、熟附子等以益气助阳。其与白术、茯苓相伍，有利于温阳化气利水。"血不利则为水"，血滞水停，水邪上渍于肺则加重喘憋，水停下焦则小便不利，肌肤水肿。方中重用益母草活血利水，以促水肿消退。"肺与大肠相表里"，加大黄通腑肃肺，俾腑气通则肺气自降。同时，大黄与桃仁、桂枝、川芎相伍，活血行瘀之力明显加强，促使心肺和脑循环的血行改善，从而使肺性脑病迅速解除。处方中重用菖蒲、郁金以祛痰醒脑开闭，改善脑缺氧，有助于神识苏醒，是治疗肺性脑病的必用药。

患者标实证候基本控制后，及时治以益气温阳、涤痰行瘀以标本同治，进一步促使病情稳定，减少反复，阻断病势发展。

【编者按】

本患者为肺性脑病，肺性脑病是慢阻肺最严重的并发症，主要为二氧化碳潴留所致，西医机械通气、控制感染是最有效的措施。而温阳益气，通腑泻下则是中医治疗的优势。病情稳定后用苓桂术甘汤以杜绝生痰之源，补中益气汤以补益宗气，减少反复。

(5) 陈某，男，66 岁，1989 年 12 月 28 日初诊。

患咳喘症 20 余年，遇寒或劳累则发作频繁，多次住院或门诊中西医治疗，病情未能控制。某西医院确诊为慢性阻塞性肺病、肺源性心脏病。前一周又因感受风寒而引发急性加重，经西药抗感染及对症治疗效果不显，并拒绝住院治疗。经友人介绍来门诊接受中医药治疗。证见咳嗽频作，咳吐白色泡沫稀痰，日达数十口，喉间痰鸣，喘憋甚难以平卧，颜面及下肢微浮肿，形寒肢冷，面色黯，舌质暗红带紫，舌苔白厚腻，脉象浮弦滑，左寸虚细，右寸弦滑细，左关弦滑。

西医诊断：慢性阻塞性肺病、肺源性心脏病。

中医诊断：肺胀。

辨证：阳虚瘀滞，寒饮伏肺，外感风寒引发。

治则：治宜温经扶阳，解表化饮。

处方：麻黄附子细辛汤合苓桂术甘汤加减。

生麻黄 10g	炮附子 10g	北细辛 5g	炙甘草 10g
嫩桂枝 10g	炒白术 15g	白茯苓 30g	葶苈子 15g
桃仁 10g	益母草 30g	广陈皮 15g	小青皮 15g

7 付，每日 1 剂，水煎服。

二诊：服药后诸症悉减，患者高度赞许中医药的神奇疗效。原方加生黄芪 30g 以补益肺脾。7 剂，每日 1 剂。

三诊：患者已能生活自理，痰量已减 5/6，浮肿消除，饮食增加，精神明显好转，唯动则气短，不耐烦劳，舌质暗红，苔白淡黄腻，脉虚弦滑，已进入稳定期。改用补中益气汤合苓桂术甘汤、桂枝茯苓丸加减调理。

【原按】

本案辨证为阳虚瘀滞，寒饮伏肺，外感风寒引发，故用麻黄附子细辛汤合苓桂术甘汤加减温经扶阳，解表发饮。方中用麻桂以散表寒；苓桂术甘以温阳化饮；患者心肺阳衰，阴寒内盛，血脉瘀滞，脉道不通，故用附子温经扶阳，合细辛以散内寒，于扶阳中搜表里之寒，驱寒中不致伤阳。血得温则行，得寒则凝，故取桂枝温通，合桃仁、益母草之活血通经，以疏通瘀滞；痰瘀阻塞气道，肺气肃降失常，根据“治痰治瘀以治气为先”和“气顺痰消”，“气行血活”的理论，用葶苈子、青皮、陈皮以疏利气机，泻肺除壅，从而有效改善“肺主治节”和“助心行血”功能，有助于缓解症状，稳定病情。三诊患者病情已进入稳定期，故用补中益气汤以补宗气，强肺气；苓桂术甘汤继续温阳化饮，其与补中益气汤合用，有助于“杜绝生痰之源”；桂枝茯苓丸温经活血，以除痰瘀夙根，减少发作。

洪广祥教授应用葶苈子的体会：葶苈子辛苦大寒，辛开苦降，气味俱厚，一是能宣肺降气，破滞开结，泻肺消痰，清热平喘，为除肺中水气膹闷喘急之要药；二是行水消肿。洪广祥教授在临床上常用其治疗支气管哮喘、慢性阻塞性肺疾病及肺源性心脏病痰阻气壅的肺实证。现代药理研究证明，葶苈子有强心作用。洪广祥教授认为葶苈子之强心，是通过治肺而达到强心之目的。实际上是"肺主治节"和"助心行血"功能的体现。明朝李时珍对葶苈子泻肺祛痰极为推崇，其云"肺中水气膹郁满急，非此不能除"。洪广祥教授在临床中喜用本品治疗痰喘气壅证。常用量为15~30g(布包)。根据辨证，配伍不同方药，不论风寒、风热、痰热、痰湿，均可用之，堪称肺中痰证之主药。

【编者按】

此例患者为外感风寒引动痰瘀宿根，呈现外寒内饮之证候。以病毒感染为主。此患者寒象较重，且素有阳虚，故未用小青龙汤，而是以麻黄附子细辛汤合苓桂术甘汤温经扶阳，解表发饮。洪广祥教授特别推崇在慢阻肺急性加重期重用葶苈子泻肺消痰，并认为葶苈子是肺中痰证之主药。

三、晁恩祥治疗肺心病急性期的学术经验

1. 学术思想

慢性肺源性心脏病的临床表现与中医的肺胀有一定的联系，肺胀相当于现代医学肺气肿早期，肺气肿晚期、肺心病均为肺胀的变证。中医治病的关键在于识证，识证是临床治疗的前提。肺心病在急性期变化多端，证候变化复杂，而中药治疗就应跟随证候而变。在肺心病急性期，临床表现变化多端，可以表现为喘息加重、咳痰量增多、发热、心悸、紫绀、浮肿、神昏、呕血等。在急性期以控制感染为主，可以联合应用抗生素，有呼吸功能衰竭者可应用呼吸兴奋剂，必要时可行呼吸机辅助呼吸。中医治疗当辨证论治，可以从喘证、肺胀、水肿、血证、心悸等病进行论治。临床应当抓主症进行论治。

(1) 宣肺散寒，祛痰平喘：本法主要针对呼吸功能不全合并感染初起偏寒证候。主要见有咳嗽，或喘，白痰清稀，或咳吐泡沫痰，或恶寒，周身不适，脉浮弦，苔白薄。属内有寒饮，复又感受寒邪侵袭而致。方用小青龙汤加减，药有麻黄、桂枝、细辛、干姜、半夏、五味子、白芍、前胡、百部。咳痰多咳加白芥子、苏子、莱菔子以顺气化痰；若恶寒发热，周身疼痛可加羌活、独活、白芷以散风止痛。此类患者大都为感染初期，或寒邪未化热者，若处理得当，病情可迅速缓解。

(2) 清肺化痰，止咳平喘：本法是针对肺部感染较重者，痰热阻肺证候。其症状见咳嗽，喘促，痰黄黏稠，痰不爽，伴口干或发热，便秘，尿赤，口唇紫绀，舌红或紫暗，舌苔黄或腻，脉弦滑数。方选麻杏石甘汤合千金苇茎汤加减。药有麻黄、杏仁、生石膏、生甘草、桃仁、薏苡仁、芦根、黄芩、桑白皮、冬瓜子、桔梗、鱼腥草等。咳痰重而黏稠者加浙贝母、海浮石、黛蛤散等；若胸憋气短加苏子、葶苈子、全瓜蒌；大便秘结加大黄；小便不利者加白茅根等。此类患者病位在肺，其性为肺热，属肺心病合并肺部感染较重者。以肺部感染为主者，大部分可以在7~15天内好转，必要时可配合应用抗生素，也有少部分患者病情加重而出现心衰、呼衰，以致发生肺性脑病。

(3) 清热解毒，涤痰平喘：此法系针对热毒为主，见咳嗽，喘急，发热，咳痰黄稠或黄绿，带

有腥臭味,胸闷,口唇紫绀,舌质紫绛,舌苔黄微腻,脉滑数等。方可用五味消毒饮加涤痰清热药物。药有银花、蒲公英、地丁、野菊花、生地、黄芩、栀子、鱼腥草,还可以加入海浮石、蛤粉等药物。若胸憋气短重者加用瓜蒌、葶苈子、苏子等宽胸降气;口干舌燥者加用芦根、花粉、知母生津润肺。此类肺心病患者,感染较重,处理不当多有转化,呼衰、心衰、肺脑者多矣,必须加以重视。此种类型亦可配合应用抗生素、吸氧等。

(4) 温阳利水,益气健脾:本法主要针对反复发作的肺心病心衰患者而设。此类患者无发热,而以下肢浮肿为主,心悸气短,不能平卧,口唇紫绀,肝大,四肢不温,有的大便稀溏,脉见沉缓或结或代。方多用真武汤合苓桂术甘汤加减,药有白术、白芍、干姜、茯苓、制附子、泽泻、车前子、薏苡仁、党参。若痰多加半夏、川贝;若脉结代者可加炙甘草、桂枝、苦参等。这类患者若浮肿消退则可随着浮肿好转而心衰好转。此类患者大多可在2周左右好转,重症者加用西药如利尿药、抗生素及吸氧等,并注意血气分析与电解质变化情况。

(5) 清肺利水活血:本法系清肺与利水、活血相结合的联合治法。中医治法中常常有几个治法的联合应用,这主要是基于肺心病的临床表现有肺热和水肿,既有肺部感染,而且又有心衰水肿者,故仍是针对证候表现而设。所说活血行瘀者,是由于肺心病患者有口唇指甲紫绀等血瘀表现,因而常常又重视将活血化瘀贯穿于各个阶段的治法。方用清肺化痰的麻杏石甘汤加健脾利水之五皮饮及活血药。药有麻黄、杏仁、生石膏、甘草、大腹皮、桑白皮、茯苓皮、丹参、川芎、赤芍等。若有胸闷不能平卧,加葶苈子、苏子;若发热痰黄,加黄芩、鱼腥草、山栀子等。此方法是临床中的一种灵活运用,为根据病情变化而立的治法与方药。此类证候患者以水肿突出,其中大多数在2周左右可好转,但也有一些患者转为阴阳欲绝的休克者,需继续抢救,此阶段还要注意血气变化。

(6) 益气养阴,化痰祛瘀利水消肿:该法适用于既有气阴两虚证候又有痰浊瘀血在内,且出现水肿的肺心病患者。根据法随证变的原则,可以将益气养阴法与化痰祛瘀法及利水消肿法结合起来使用。在临床上,该类患者病程较长,大多反复使用多种抗生素和利尿剂,多由于不恰当的生活调理而出现此类证候。如喘息无力,咳痰色白质黏,活动后喘息尤甚,口唇紫绀,面色晦暗,尿少,浮肿以双下肢或身体低垂部位为主,舌质暗红,舌下静脉迂曲,无苔或少苔,脉细滑等。主要以生脉饮益气养阴,合用桃仁、地龙、丹参活血化瘀;白果、苏子、莱菔子、黄芩、知母化痰坚阴;车前子、茅根、冬瓜皮、茯苓皮、桑白皮利水消肿。

(7) 清肺涤痰,醒脑开窍:本法主要针对痰浊阻肺,蒙蔽心窍。症见神昏谵语,甚至昏迷,呼吸急促,喉中痰声漉漉,汗出如油,口唇青紫,舌下静脉曲张严重,脉弦数。口服方用涤痰汤加减。药用胆南星、竹沥、郁金、黄芩、半夏、茯苓、菖蒲、远志、葶苈子等。成药可服安宫牛黄丸;静脉点滴可用清开灵注射液。

(8) 清热通腑,化痰开窍:此法主要针对肺心病肺性脑病患者,表现为神志时有模糊,呼吸急促,有黄痰不易咯出,口唇紫绀,发热汗出,目赤口绀,大便秘结,舌苔黄腻,舌下瘀筋曲张粗乱,脉滑数。方用承气汤加减。药用黄芩、栀子、鱼腥草、竹沥水、金银花、芒硝、大黄、厚朴、赤芍、丹参等。静脉可给丹参注射液。

(9) 益气复脉,回阳救逆:本法针对休克型患者,即肺心病患者,表现为四肢厥冷,气微喘促,冷汗淋漓,或汗出如油,神昏欲寐,或循衣摸床,血压下降,呈休克状态,舌质紫暗,舌苔薄或少苔,脉微欲绝,或沉细而数,或结,或代,舌下筋瘀曲张扭曲严重。这一阶段患者病情危重,死亡率较高,在西医抢救的基础上加用中药可以提高抢救成功率。方多用益气复脉与回阳救逆之剂参附汤合生脉散加味。药有人参(或西洋参)、制附子、炙甘草、干姜、麦冬、五味子，或生脉、参附注射液点滴。

(10) 清热凉血，活血止血：本法适用于有出血倾向的患者，是属于比较严重的一类患者，一般患者表情淡漠，喘息，皮肤有瘀斑，痰中带血，咯血或呕血、便血。舌质紫暗或绛紫，少苔或无苔，舌下瘀筋明显粗乱、曲张，脉多细数或沉弱。方多选用生脉散、犀角地黄汤加减。药有西洋参、麦冬、五味子、生地、丹皮、赤白芍、荷叶、茜草、大黄炭、三七粉、白及粉(装胶囊服)。静脉给药可用生麦注射液，或用具有清热开窍作用的清开灵、醒脑静注射液。

2. 验案举隅

(1) 患者冯某，女，53岁。

主因咳喘反复发作20年，加重7天收住院。诱因为受凉，在我院急诊查血常规提示白细胞 12.8×10^9/L，中性粒细胞分类90.8%。胸片提示双下肺感染、肺气肿、肺动脉高压。血气分析提示缺氧、高碳酸血症，电解质正常。给予抗感染、平喘治疗症状无明显减轻。现症：喘息不能平卧，乏力，咳嗽，咯白色泡沫痰，恶寒，紫绀，纳差，心下痞满，双下肢不肿，舌质暗，舌下脉络迂曲，苔白腻，脉滑。

中医诊断：肺胀。

辨证：风寒束肺，痰浊内阻。

治则：宣肺散寒，祛痰平喘。

处方：

炙麻黄 10g	杏仁(后下) 10g	浙贝 10g	苏子 10g
白芥子 10g	莱菔子 10g	橘红 10g	细辛 3g
法半夏 10g	干姜 10g	黄连 5g	白术 10g
苍术 10g			

3剂。

二诊：患者在应用抗感染、平喘药物的基础上，服用上方后，咳喘减轻，可以平卧，痰色由白色泡沫转为黄白相间，痰量减少，恶寒消失，心下痞满减轻，舌苔渐化，仍为白色，舌质暗，脉滑。辨证：痰热内蕴。治法：清热化痰，宣肺平喘。处方：

炙麻黄 10g	杏仁(后下) 10g	川贝 10g	黄芩 10g
鱼腥草 30g	金荞麦 25g	干姜 6g	苏子 10g
莱菔子 10g	五味子 10g	焦三仙 30g	

7剂。

【原按】

患者咳喘反复发作，病史较长，肺气已虚，容易导致外邪侵袭。肺病及脾，出现乏力、纳差，心下痞满。急则治其标，因于受寒，且出现恶寒，此表证未解，急当解表，白痰呈泡沫状、苔白腻，有痰浊在内；仲景有"病痰饮者当以温药和之"之训，《内经》有"中满者泻之于内"原则，因此在宣肺散寒的基础上，加泻心汤而成本方。临床喜欢用炙麻黄是取其宣肺平喘的作用，对于合并高血压的肺心病患者应当慎用或改用桑白皮。

肺病辨痰色有很重要的参考价值，痰色由白变黄，此由寒变热之象，法随证变，因此该用清肺化痰平喘之法，脾胃为肺之母，为防止苦寒败胃，少加干姜以固中州。药后患者病情平稳，临床好转出院，转入稳定期，调理脾肾以减少反复发作的次数以及每次发作的严重程度。

(2) 患者崔某，女，65岁。

主因咳、痰、喘反复发作10年，加重伴发热3天由门诊收住院。患者3天前因受凉，出现发热，体温可高达38.9℃，咳嗽加重，喘息不能平卧，咳痰色黄质黏，不易咯出，大便干燥，5日未行，舌质红，苔黄腻而干，脉滑数。胸片提示肺气肿，肺动脉高压，滴状心，双上肺陈旧性肺结核，已钙化。血常规示 15.3×10^9/L，中性粒细胞分类95.8%。动脉血气分析提示呼酸代碱，pH7.522，$PaCO_2$59.9mmHg，$PaO_2$101.5mmHg(吸氧2L/min)。给予头孢二代抗生素抗感染治疗，加用茶碱类药物平喘，效果不明显。

中医诊断：肺胀。

辨证：痰热阻肺，腑实气逆。

治则：清肺化痰，通腑泄热，降气平喘止咳。

处方：

炙麻黄10g	杏仁后下10g	黄芩10g	鱼腥草30g
金荞麦25g	生石膏30g	知母10g	苏子10g
莱菔子10g	青蒿15g	川贝10g	大黄5g
芒硝3g			

3剂。

患者服用1剂后，便出燥屎数枚，而停用大黄、芒硝，体温降至37.5℃，喘息、咳嗽明显减轻，痰色仍黄，舌脉无明显改变。肺与大肠相表里，腑气一通，肺气得降，喘息可缓，肺热得清。因此更方为：

炙麻黄10g	杏仁10g	黄芩10g	鱼腥草30g
金荞麦25g	川贝10g	桑白皮10g	紫菀15g
款冬花15g	寒水石20g		

4剂。

服药后，体温正常，咳痰色白，易于咯出，喘息以活动后明显，二便如常，纳差，餐后腹胀，舌质淡红，苔白腻，脉滑。后经调理肺肾，兼顾脾胃，5年内未曾住院治疗。

【原按】

肺与大肠相表里，在临床应用相当广泛，在肺系病急症治疗的过程中有着重要的意义。但应中病即止，以防矫枉过正，徒伤正气。证变法随之而变，病情处理得当，症状缓解迅速，就显露出患者肺脾肾三脏虚的内伤基础，可根据临床表现而采取相应的补益措施。

(3) 患者金某，男，70岁。

主因咳痰、喘息反复发作30年，寒战高热2天由门诊收入院。患者2天前，由于受凉而出现寒战高热，体温高达40℃，咳嗽，喘息，咯黄绿痰，口唇紫绀，来我院急诊，查血常规提示白细胞总数 18.63×10^9/L，中性粒细胞分类96.1%。胸片提示肺气肿，肺动脉高压，双下肺感染。血气分析结果提示：pH：7.222，$PaCO_2$79.9mmHg，$PaO_2$71.5mmHg(吸氧2L/min)。入院后，给予吸氧，抗感染、平喘治疗。目前症状：高热寒战，喘息不能平卧，咯黄绿色痰，纳差，腹胀，二便调，口唇紫绀，舌质红绛而干，苔黄腻，脉滑数。

中医诊断：肺胀。

辨证：热毒内蕴，痰瘀气逆。

治则：清肺解毒，涤痰祛瘀，降逆平喘。

处方：

银花 30g	蒲公英 10g	地丁 10g	黄芩 10g
栀子 12g	鱼腥草 30g	茅根 30g	海浮石 10g
厚朴 10g	杏仁 10g	川贝 10g	生地 10g
苏木 10g	桃仁 10g	红花 10g	羚羊角分冲 3g

3 剂，水煎服。

二诊：3 剂药后，患者寒战消失，体温降至 37.5℃，无汗，喘息略好转，黄痰变白，可以咯出，口唇仍紫绀，仍纳差，腹胀缓解。痰瘀阻肺，余热未清。

治则：祛痰化瘀，兼清余热。处方：

炙麻黄 10g	杏仁 10g	黄芩 10g	苍术 10g
橘红 10g	苏子 10g	莱菔子 10g	青蒿 10g
银柴胡 10g	紫菀 15g	款冬花 15g	桃仁 10g
红花 10g	赤芍 10g	地鳖虫 10g	水蛭 10g
鸡内金 10g	焦三仙各 10g		

【原按】

肺属金，脾属土，脾为肺之母，脾为生痰之源，肺为贮痰之器，补母令子实，健脾即可化痰，肺心病多有肺脾肾三脏亏虚的情况，急性期以祛邪为主，缓解期以扶正为主，但临床上急性期和缓解期没有非常严格的界限，因此在临床表现不十分突出时，应该权衡正虚和邪实的轻重缓急，而斟酌应用。

肺心病合并感染是肺心病病情加重发展的重要环节，而以心衰为主的临床表现也是十分重要，这一阶段尤其以水肿突出者更应注意。此阶段常见证候有心肾阳虚、脾虚水泛或肺热水蓄等，因此治法则有健脾利水、清肺活血利水。

(4) 患者温某，男，74 岁。

主因咳痰喘反复发作 40 余年，下肢浮肿 5 天由门诊收入院。患者在 5 天前无明确诱因出现下肢浮肿，尿量减少，纳差，浮肿，查腹部 B 超无腹水发现。胸部 X 线片提示肺气肿、滴状心、肺动脉高压，血常规示白细胞计中性粒细胞分类均正常，电解质正常，双下肢静脉超声无静脉血栓形成。目前咳嗽、咯白痰少量、喘息动甚，不能平卧，纳差乏力，怕冷肢重，双下肢按之没指，白天尿少，夜尿频，口唇紫绀，杵状指，舌质暗苔白滑，脉结。

中医诊断：肺胀。

辨证：脾肾阳虚水泛。

治则：温阳健脾利水。

处方：

制附子 10g	白术 10g	干姜 10g	泽泻 10g
太子参 15g	茯苓皮 10g	桑白皮 10g	五加皮 10g
生姜皮 10g	陈皮 10g	桂枝 10g	白芍 10g
赤芍 10g	车前草 10g	猪苓 10g	

5 剂，水煎服。

【原按】

本病患者脾阳虚可见纳差乏力、怕冷肢重，湿性下趋故双下肢浮肿，肾司二便，肾阳虚失于蒸腾气化则小便不利，肾阳虚，阳虚当以温补以绝生水之源，利水可消除即已形成的水湿。该患者服用 5 剂后，浮肿明显消退，怕冷渐退，肢体困重消失，纳差好转，喘息减轻，可以平卧，继续服用药物 7 剂而出院。

(5) 患者杜某，女，58 岁。

主因喘息咳嗽咳痰反复发作 20 年，发热、双下肢浮肿 3 天由急诊收住院。急诊血常规提示白细胞 $16 \times 10^9/L$，中性粒细胞分类 81.1%，胸片提示肺气肿，肺动脉高压，双下肺感染。血气分析结果提示 pH：7.29，$PaCO_2$69.9mmHg，$PaO_2$57.5mmHg（吸氧 2L/min），腹部 B 超无腹腔积液。入院后，给予吸氧，抗感染、平喘治疗。目前症状：发热，体温 38.2℃，喘息汗出，不能平卧，咯黄痰，纳差，腹胀，双下肢浮肿，尿少，口唇紫绀，舌质红绛而干，苔黄腻，脉滑数。

中医诊断：肺胀，水肿。

辨证：肺热气逆，水瘀互阻。

治则：清肺利水活血。

处方：

炙麻黄 10g	杏仁后下 10g	生石膏 30g	知母 10g
大腹皮 10g	桑白皮 10g	茯苓皮 10g	生姜皮 10g
五加皮 10g	丹参 30g	川芎 10g	赤芍 10g
水蛭 10g	旋覆花 10g	枇杷叶 10g	

5 剂，水煎服。

【原按】

肺为水之上源，肺气不利则不能下输膀胱，聚水而从其类，则双下肢浮肿；致水之由，也可因于瘀血内阻而成，血不利则为水，因此活血化瘀也同样起到利水的作用。5 剂后患者体温正常，喘息减轻，双下肢浮肿减轻，尿量增多，口唇仍紫绀，舌质暗红，苔白，脉滑数。在肺心病急性发作期患者中呼吸衰竭及肺性脑病的发生率也是很高的，这部分患者不但缺氧，二氧化碳潴留，而且酸碱失衡严重，若处理不当死亡率较高，若抢救处理得当也能收到较好的效果。这类患者大体多见两种证候，即痰浊阻肺，蒙蔽心窍及热瘀痰阻，神昏窍闭。

(6) 患者罗某，女，71 岁。

主因“咳嗽、咳痰、喘息，反复发作 50 余年，加重伴浮肿 5 天”而由急诊收住我科。急诊出现意识不清，查血气分析 pH：7.203，$PaCO_2$107mmHg，$PaO_2$97.5（吸氧 1L/min），给予呼吸机辅助呼吸，一天后神志转清，成功脱机而收住病房。患者入院时查血气分析 pH7.362，$PaCO_2$81.4mmHg，$PaO_2$97.5mmHg（吸氧 1L/min），神清，言语无力，喘息，活动后喘息尤甚，咳痰色白质黏，口唇紫绀，面色晦暗，纳差，腹胀，尿少，双下肢指凹性浮肿，舌质暗红，舌下静脉迂曲，无苔，脉细。

中医诊断：肺胀。

治则：益气养阴，化痰祛瘀，利水消肿。

处方：

沙参 30g	麦冬 30g	五味子 10g	桃仁 10g
地龙 10g	丹参 30g	白果 10g	苏子 10g
莱菔子 10g	黄芩 12g	知母 10g	车前子 10g
茅根 30g	冬瓜皮 30g	茯苓皮 10g	大腹皮 10g
山萸肉 10g	焦三仙各 10g		

3 剂，水煎服。

二诊：患者服药后，双下肢浮肿、尿少、腹胀消失，仍然喘息，言语无力，痰量减少，纳差，舌质暗红，舌下静脉迂曲，无苔，脉细。证候：气阴双亏，痰瘀内阻。治则：益气养阴，化痰祛瘀。处方：

沙参 30g	麦冬 30g	五味子 10g	桃仁 10g
地龙 10g	丹参 30g	白果 10g	苏子 10g
莱菔子 10g	黄芩 12g	知母 10g	山萸肉 10g
焦三仙各 10g	浙贝母 10g	鱼腥草 25g	

水肿消失，余证未变故可改变治法为益气养阴，化痰祛瘀法治疗。

(7) 患者刘某，女，80 岁。

主因咳喘反复发作 35 年，神志不清 2 小时收住急诊抢救室。血气分析提示 pH7.19，$PaCO_2$89.7mmHg，$PaO_2$57.5mmHg。血常规：白细胞 15.2×10^9/L，中性粒细胞分类 78.1%，胸片提示肺气肿，肺动脉高压，双下肺感染。电解质在正常范围。患者家属拒绝呼吸机辅助呼吸，而收住院。患者神志不清，喘息汗出，口唇紫绀，耳轮青紫，双下肢浮肿，痰声辘辘，小便量少，大便 2 日未解。脉数，舌苔舌质无法观察。给予抗生素抗感染，静脉应用呼吸兴奋剂、利尿剂减轻心脏负荷，静脉应用醒脑静注射液 20ml。

中医诊断：肺胀喘昏。

辨证：痰瘀闭窍。

治则：清肺涤痰，醒脑开窍。

处方：

1) 中成药：静脉应用醒脑静 20ml，每日一次。

2) 鼻饲中药：

胆星 10g	竹茹 10g	郁金 10g	法半夏 10g
茯苓 10g	菖蒲 10g	远志 10g	葶苈子 10g
厚朴 10g			

3 剂。水煎服。

二诊：经过 3 天抢救，患者苏醒，可以咯出白色黏痰，呼吸困难有所缓解，口唇紫绀减轻，乏力纳差，舌质暗苔白腻，脉滑数，法随证变。更法为健脾化痰活血化瘀。处方：

太子参 10g	麦冬 30g	五味子 10g	苍术 10g
白术 10g	橘红 10g	鱼腥草 25g	金荞麦 25g
丹参 30g	川芎 10g	赤芍 10g	鸡内金 10g
焦三仙各 10g			

患者服用上方 10 剂后，乏力减轻，吸氧后紫绀缓解，活动后喘息，改用扶正固本胶囊而 5 年没有住院治疗。

【原按】

肺心病患者并发肺性脑病，证候变化迅速，死亡率高，应该进行呼吸机辅助呼吸，可以在短时间内排出潴留的二氧化碳，改善神志异常状况。静脉运用醒脑静或鼻饲安宫牛黄丸、苏合香丸以醒脑开窍。中药可辨证用药，法随证变，药以法统，在缓解期可坚持用药，以提高生存质量，减少急性期发作次数、减轻每次急性发作的严重程度。

(8) 患者陈某，男，69 岁。

主因咳喘反复发作 25 年，神志模糊 2 小时收住急诊抢救室，血气分析示：pH：7.25，$PaCO_2$81.7mmHg，$PaO_2$67.5mmHg。血常规：白细胞 12.2×10^9/L，中性粒细胞分类 76.1%。胸片提示肺气肿，肺动脉高压、右下肺感染。电解质钠、氯在正常范围，K^+：3.3mmol/L。患者家属拒绝呼吸机辅助呼吸，而收住院。患者神志不清，喘息汗出，口唇紫绀，耳轮青紫，双下肢不肿，发热汗出、痰声辘辘。小便量少，大便秘结。脉数，舌质舌苔无法观察。给予抗生素抗感染，静脉应用醒脑静注射液 20ml。

中医诊断：肺胀，喘昏。

辨证：痰热腑实，神昏窍闭。

处方：

1）静脉运用醒脑静 20ml，每日一次。

2）鼻饲中药：

炙麻黄 10g	黄芩 10g	栀子 10g	大黄后下 3g
厚朴 10g	枳实 10g	赤芍 10g	丹参 30g
鱼腥草 30g	杏仁 10g	生石膏 30g	全瓜蒌 30g
芒硝 5g			

3 剂，水煎服。

【原按】

下法，是中医的基本治法之一，它是运用泻下通便药为主组成的一类方剂，以达到泻下通便进而使病邪排出体外的一种治疗方法。下法不仅可以直接祛除病邪，而且可以间接地祛邪以扶正，能去菀陈莝，推陈致新，疏利肠胃，通调升降，荡涤邪热以及攻泻水饮。下法早为历代医家所重视，并广泛运用于中医临床，对中医急证的治疗则更有着重要的意义。《内经》云及"实者泻之"，"中满者，泻之于内"等等均寓下法之意，汉·张仲景在《伤寒杂病论》中，把下法的运用置于重要的地位，无论从临床还是理论阐述方面都做了比较详尽的总结，为后世之楷模;其后金元时期的刘完素、张子和,以及清代一些温病学家,对于下法的运用更有许多创新和发挥。由于下法治疗急证具有径直、迅捷、畅达之长,故至今为人们所常用,因而认真研究、总结下法于急证治疗中的运用经验,仍然是今天开展中医急证治疗时必不可少的方法之一。如肺心病患者在急性发作期可因肺气壅塞而出现痰浊窍之证,治疗以急则治标,根据肺与大肠相表里的理论,运用攻下通里之剂,使大肠通、肺气宣、神志转清。这与有人应用通里攻下,或用凉膈散治疗该病的报道相一致。然大黄亦可取效后下的方法,取其清热活血的治疗作用;燥屎一下,芒硝软坚散结作用已失去应用之证,中病即止,谨遵圣训。

此阶段病情严重,应抓紧时机给药,而且大都以中西医结合方法治疗。如抗感染,能够改善心肺功能,纠正酸碱电解质紊乱等。

(9) 患者耿某,男,72 岁。

主因咳喘反复发作 20 余年,加重伴昏睡 1 天,由急诊收入院。患者在我院急诊查血气分析提示 pH7.345,$PaCO_2$71.7mmHg,$PaO_2$68.4mmHg。血常规:白细胞 13.4×10^9/L,中性粒细胞分类 76.1%。胸片提示肺气肿,肺动脉高压,双下肺感染。电解质:Na^+124mmol/L,Cl^- 在正常范围内,K^+3.1mmol/L。血压 78/40mmHg,心率 43 次 / 分。患者家属拒绝呼吸机辅助呼吸,而收住院。患者神志不清,喘息汗出,口唇紫绀,耳轮青紫,四肢逆冷,痰声辘辘。小便量少,大便素秘,3 日未解。脉沉细数,舌苔舌质无法观察。给予抗生素控制感染,静脉应用呼吸兴奋剂、纠正电解质紊乱、抗休克治疗,静脉应用醒脑静注射液 20ml、参附注射液 20ml。

中医诊断:肺胀,喘脱。

辨证:阳虚窍闭,痰瘀腑实。

治则:回阳固脱,化痰通腑开窍。

处方:

1) 参附注射液 20ml+ 醒脑静 20ml 静脉滴注。

2) 中药汤药鼻饲:

红参 20g	制附子 10g	麦冬 30g	葶苈子 10g
山萸肉 10g	大黄 5g	干姜 10g	

经用药 2 剂后,患者肢体厥冷好转,四肢转温,汗出减少,大便已通,痰声消失,血压 100/60mmHg,Na^+134mmol/L,K^+3.3mmol/L,神志转清。患者仍喘息,可以半卧位,紫绀明显,吸氧后有所好转,痰色白质黏,舌质暗,苔厚而剥,脉细数。该患者后以益气养阴,化痰活血,纳气平喘治疗,出院后用扶正固本的方法坚持应用中药调理,3 年未曾住院治疗。

【原按】

中医强调"急则治其标,缓则治其本",在急性发作期以抗感染为主,畅通呼吸道,为二氧化碳的排出提供有力的条件;肺与大肠相表里,同属庚金,其气主降,通腑有助于肺气的肃降,降气有助于大便的排出;另外要区分昏迷的原因如脑血管意外、肺性脑病、电解质紊乱,分其原因而治之;对于休克的治疗,中药益气回阳、益气养阴、回阳固脱等均具有非常显著的临床意义,可以减少升压药的应用剂量,与西药的升压药有积极的协同作用。缓解期的治疗调理非常重要,可以减少急性发作的次数,减轻急性发作的严重程度,具有较好的社会效益和经济效益。

(10) 患者朱某，男，61 岁。

主因喘息反复发作 15 年，加重伴便血 1 天由急诊收住院。患者在我院急诊科查血气分析示：pH7.332，$PaCO_2$77.6mmHg，$PaO_2$88.4mmHg（吸氧 2L/min）。血常规：白细胞 13.4×10^9/L，中性粒细胞分类 76.1%，血红蛋白 89g/L。胸片提示肺气肿，肺动脉高压，双下肺感染。Na^+134mmol/L，Cl^- 在正常范围，K^+3.4mmol/L。大便呈柏油样，潜血实验阳性，量约 300ml。血压 110/60mmHg，心率 113 次 / 分。患者家属拒绝呼吸机辅助呼吸，而收住院。患者表情淡漠，下肢皮下有瘀斑，喘息汗出，口唇紫绀，耳轮青紫，痰声辘辘。小便量少。脉沉细数，舌质舌苔无法观察。给予抗生素控制感染，静脉应用呼吸兴奋剂，纠正电解质紊乱，止血，保护胃黏膜治疗，静脉应用醒脑静注射液 20ml/ 天。

中医诊断：肺胀，血证。

辨证：痰瘀窍闭。

治则：醒脑开窍，化瘀祛痰。

处方：

1）静脉点滴醒脑静 20ml/d。

2）中药以凉血止血、化瘀祛痰佐以益气养阴固脱为法：

西洋参 20g	麦冬 30g	五味子 10g	赤白芍各 10g
三七粉分冲 5g	大黄炭 10g	血余炭 10g	茜草 10g

该患者经中西医药抢救 3 天后，大便颜色正常，潜血试验阴性，皮下瘀斑颜色变为青黄色，神志清楚，仍然以动则气喘为主要表现，痰量减少，电解质正常，复查血红蛋白 10g，舌质暗少苔，脉细，后以益气养阴调理肺肾而出院。

【原按】

肺心病患者有一定的内伤基础，血瘀证贯穿病程的始终，瘀血内阻新血不生，阻碍脉络则血溢脉外而为血证；阴虚则脉道不充、气虚则行血无力，血行瘀滞也是产生瘀血的基础；瘀血消散需一定的时间，先见青黄色而后慢慢消退；大黄可以用炭，也可生用，生用有清热化瘀之功，兼有一定的通下作用。

【编者按】

肺心病是一种发作性、迁延难愈的疾病，而且常发作期与缓解期交替发生，尤其是冬重夏轻，急性发作期常较严重，表现复杂，甚则多脏器、多系统受累，不仅症状、体征变化较大，而且在心肺功能、血气分析、酸碱代谢等方面多有较大的变化，故晁恩祥教授将慢阻肺急性加重期分型较细。肺心病急性加重多病情复杂且危重，应中西医结合治疗，故以上病例都是在西医抗感染、吸氧、平喘等治疗的基础之上结合中医辨证论治治疗。例一和例二患者俱为感染诱发肺心病急性发作，西医以抗生素为主治疗效果不佳，而合用中药辨证施治之后疗效显著，说明中药不但在改善症状方面有一定优势，而且有明显协助抗感染的效果。例三患者感染较重，在西医抗感染等治疗的基础上中医重用清热解毒而使感染迅速得到控制。例四患者为肺心病心衰，急性感染症状不明显，故以温阳利水益气为主。例五中医治疗以活血利水治疗心衰水肿为主，兼顾清肺热。例六中患者病程长达 50 余年，可以推测病程中反复应用抗生素和利尿剂，导致出现阴虚证候，故治疗在化痰祛瘀利水消肿的基础上重视益气养阴。例七患者为肺性脑病，未行机械通气，在西医呼吸兴奋剂、抗感染等基础上重用葶苈子、菖蒲等化痰开窍,3 天后患者苏醒,抢救成功。例八患者同是肺性脑病,中医治疗静点醒脑静以清热醒脑开窍,而鼻饲中药则以清热通腑为主。本病为呼吸病之急危重症,根据肺与大肠相表里的理论,使大肠通、肺气宣、神志转清。例九为感染性休克患者,中医回阳固脱,化痰通腑开窍,有协助西医抗休克、抗感染等作用。例十患者应为 DIC,抢救成功十分不易,在西医抗凝、补充血小板等综合治疗的基础上,中医辅以活血化瘀治疗,可能有一定效果。

四、晁恩祥治疗肺衰(Ⅱ型慢性呼吸功能衰竭)的学术经验

1. 学术思想

Ⅱ型慢性呼吸功能衰竭多继发于慢性肺源性心脏病,古代医家对此并无专篇论述,但有许多相关的文献记载,它可以散见于短气、咳喘、哮证、水肿、昏迷等病的文献之中。根据古代文献资料的论述,结合现代医学知识,我们认为呼吸衰竭属于中医"肺衰"的范畴。

(1) 肺肾气衰,痰瘀闭窍是肺衰的主要病机:中医学认为"肺主气,司呼吸","肾主纳气,为呼吸之根","久病伤肾",而Ⅱ型慢性呼吸功能衰竭为多种肺病的终末阶段,以通气和换气功能衰退为主要病理基础,临床上以呼吸困难、汗出等症状为主,这与《内经》中"喘息汗出,此为肺绝"的论断相一致。因此我们认为此病当属肺衰;且以肺肾气衰为其内伤基础。此类患者常常出现四肢末梢、口唇、耳轮紫绀;舌下静脉迂曲、舌质紫黯等体征,均为瘀血内阻的表现。现代医学对此类病人血液流变血的检测结果也佐证了这一点。Ⅱ型慢性呼吸功能衰竭患者常在急性感染期加重,表现为咳痰难出或痰量增加,消化机能减退,这与中医学"脾为生痰之源、肺为贮痰之器"的观点相吻合。另外,此类患者的肠道传导功能减退,常出现大便不畅或干结现象,这与肺气不能敛降、肾虚不能司二便有一定的联系。置于患者因缺氧和二氧化碳潴留而导致神志或智力障碍,从中医角度考虑可以认为是浊气上逆、痰瘀闭窍所致。因此肺肾气衰、痰瘀闭窍是肺衰的主要病理机制。

(2) 泻浊纳气醒神是治疗肺衰的重要治法:对于Ⅱ型慢性呼吸功能衰竭患者的治疗,历代医家一般遵从"急则治其标、缓则治其本"的原则。泻浊纳气醒神法是针对患者出现肺肾气衰、痰瘀闭窍病机而设立的治疗方法,属于标本兼治之法。泻浊就是祛除其标,对本病祛其标有三,一为祛痰,畅通气道;二为活血化瘀祛其陈莝;三是根据肺与大肠相表里的理论,通利大便有助于肺内壅滞之气的排出。纳气就是针对肺肾气衰,虚气上逆的病理机制,采取补益肺肾的方法,使虚逆之气得以下纳,从而缓解虚喘的证候。醒神就是运用开窍的方法,改善患者神志或智力的状况。因此三种方法相互协同,标本兼治,可以改善肺肾气衰、痰瘀闭窍的病理机制。

(3) 泻浊纳气醒神汤的方药分析:该方由葶苈子、大黄、石菖蒲、山萸肉等组成。方中葶苈子,味辛苦,性大寒,入肺与膀胱经。能下气行水,善治肺壅喘急,痰饮咳嗽,水肿胀满等症。李杲在《医学发明》中论述"葶苈子大降气,与辛酸同用以导肿气,本草十剂云:泻可去闭,葶苈、大黄之属。此二味皆大苦寒,一泻血闭,一泻气闭。"现代药理学研究证明,葶苈子中含有强心样物质,对心衰心脏有增加心肌收缩力、降低静脉压、减慢心率和心脏传导的功能,对慢性呼吸功能衰竭的治疗十分有利。大黄,性寒味苦,归胃、大肠、肝经。有泄热解毒、荡涤积滞、行血破瘀、推陈致新的功能。可以用于实热便秘,水肿等证。《本草正义》言其"大黄,迅速善走,直达下焦,深入血分,无坚不破,荡涤积垢,有犁庭扫穴之功。生用其力全,迅如走丸,

一过不留，除邪不伤正。”现代药理研究证实大黄有泻下，抗菌之作用，对于慢性呼吸功能衰竭患者有大便不畅或干结者用之很为恰切。《普济方·咳嗽门》中关于治疗久咳运用泻下的方法，可以排出肠源性内毒素，消除肺部充血、水肿等病变。大黄、葶苈子同用可以起到通腑泻下、清热化痰之用。山萸肉，微温，味酸，入肝、肾二经。有补益肝肾、敛精固虚之功能。山萸肉在急证中的应用，首推张锡纯。他在《医学衷中参西录》中说“山茱萸，大能收敛元气，振奋精神，固涩滑脱，收涩之中兼有调畅之性，故又通利九窍，流通血脉……且敛正气而不敛邪气，与其他酸涩药不同。”在其验案中多次应用山萸肉治疗元气欲脱之证。现代药理研究证实山萸肉有抑菌、免疫抑制、强心等作用，因此用于慢性呼吸功能衰竭患者正切病机。石菖蒲，辛、苦，性温，归心、胃、肝经。具有除痰开窍、聪耳明目、化湿和胃、散寒除痹的功能。在《神农本草经》中列为上品，入心经可以开窍、宁神志，是治疗慢性呼吸功能衰竭患者胃肠道瘀血引起的消化不良有益。现代药理学研究证实石菖蒲含有细辛醚，有镇静、促进消化液的分泌的作用。山萸肉与石菖蒲相互配伍可以起到纳气开窍的作用。诸药相和，具有泻浊纳气，醒神开窍的作用，可以使痰瘀得消、气逆得平、肾气得纳，喘汗自止，血脉畅利。

2. 验案举隅

患者孟某，男，72 岁。

主因咳喘反复发作 30 余年，加重 2 天由急诊抢救收入院。患者 30 余年来反复出现咳嗽、咳痰、喘息，多于冬春受凉而加重致急性发作。每年发作 2~3 次，每次持续 3 个月左右。曾多次住院治疗。2 天前因受凉咳痰再次加重、喘息不能平卧，伴神志时清时寐，于昨日来我院急诊，查胸片提示慢性支气管炎、肺气肿、双肺感染，肺动脉高压可能。血气分析显示 pH7.401，$PaO_2$69.3mmHg，$PaCO_2$68.6mmHg，电解质 K^+3.2mmol/L，Na^+138mmol/L，Cl^-83mmol/L。诊断为慢性阻塞性肺疾病急性发作，Ⅱ型慢性呼吸功能衰竭，慢性肺源性心脏病。查见面色黧黑，大肉陷下，喘息汗出，双下肢指凹性浮肿，神志时清时寐，纳差，大便 4 日未行，舌质紫暗，苔白黄腻而干，脉滑，重按则无。

西医诊断：慢性阻塞性肺疾病急性发作，Ⅱ型慢性呼吸功能衰竭，慢性肺源性心脏病

中医诊断：肺衰。肺肾气衰，痰瘀内阻。

治则：标本兼顾，补益肺肾，化痰活血。

处方：

(1) 吸氧、给予无创呼吸机辅助呼吸，抗感染、平喘、化痰、利尿，监测生命体征。

(2) 中药：

生黄芪 30g	太子参 30g	麦冬 30g	山萸肉 20g
葶苈子 30g	大黄 6g	莱菔子 10g	浙贝母 10g
水蛭 10g	土鳖虫 10g	白果 10g	石菖蒲 10g

3 剂，水煎服。

服用 2 剂时患者大便已通，质地不干，神志变清，但痰量及喘息汗出无明显改善，紫绀仍然，胃纳渐开，舌苔为白腻苔，不甚干燥，脉象仍滑，舌下静脉迂曲。

二诊：基本病机未变，仍然标本兼顾，补益肺肾，纳气平喘敛汗，佐以活血化瘀降气化痰为法，肺与大肠相表里，胃主收纳，肺胃通降，胃气因降而活，津液得布故舌苔干燥得以缓解，浊气得排则元神自清。更方如下：

生黄芪 30g	太子参 30g	麦冬 30g	山萸肉 15g
石菖蒲 10g	白果 10g	苏子 10g	莱菔子 10g
葶苈子 15g	丹参 30g	地龙 10g	浙贝 10g

7剂。

患者服用药物后喘息明显缓解、汗出消失、痰量明显减少，食量逐渐恢复到急性发病以前的水平。后改用蛤蚧定喘丸加百令胶囊调理同时配合无创呼吸机辅助呼吸3个月。3年未曾住院治疗。

【原按】

肺衰患者为病之后期，证情危重，在急性期要分秒必争，适当使用呼吸机辅助呼吸为抢救患者赢得宝贵的抢救时机十分重要。但中医在改善患者症状、提高患者的生存质量、减少急性发作次数方面有十分重要的意义。中医的精髓在于辨证论治，法随证变，药从法出，努力做到理法方药一线贯通。

参考文献

[1] 洪广祥. 中国现代百名中医临床家丛书·洪广祥[M]. 北京：中国中医药出版社，2007.
[2] 晁恩祥. 中国现代百名中医临床家丛书·晁恩祥[M]. 北京：中国中医药出版社，2011.

（黑龙江中医药大学附属第一医院 梁 群）

第十九章

冠心病 / 不稳定心绞痛

一、概　述

冠心病 / 不稳定心绞痛指介于稳定型心绞痛和急性心肌梗死之间的临床状态，包括除稳定型劳力性心绞痛以外的初发型、恶化型劳力性心绞痛和各型自发性心绞痛。它是急性冠脉综合征中的常见类型。

冠心病 / 不稳定心绞痛病理生理学表现首先是冠脉粥样硬化，主要表现为局部平滑肌细胞、巨噬细胞及 T 淋巴细胞的聚集；其次是包括胶原、弹力纤维及蛋白多糖等结缔组织基质和平滑肌细胞的增生；再者是脂质积聚，其中主要含胆固醇结晶及游离胆固醇和结缔组织。粥样硬化斑块中脂质及结缔组织的含量决定斑块的稳定性以及是否易导致急性缺血事件的发生。在冠状动脉粥样硬化的基础上，发生斑块破裂或糜烂、溃疡，并发血栓形成、血管收缩、微血管栓塞等导致急性或亚急性的心肌供氧减少。冠状动脉病理检查可发现斑块破裂、糜烂、溃疡和继发血栓等表现，不同于非 ST 段抬高性心肌梗死患者，冠心病 / 不稳定心绞痛患者的冠状动脉管腔往往未完全闭塞，附壁血栓多为白血栓，管腔完全闭塞者也往往已有良好的侧支循环形成。病变血管供应的心肌是否有坏死，取决于冠状动脉阻塞程度和持续时间，以及侧支循环的开放程度。如果冠状动脉阻塞时间短、累计心肌缺血 <20 分钟、组织学上既无心肌坏死也无心肌标志物的释出，ECG 呈一过性心肌缺血改变，临床上就表现为不稳定心绞痛（UA）；如果冠状动脉严重阻塞时间较长、累计心肌缺血 >20 分钟、组织学上有心肌坏死、血清心肌标志物异常升高、ECG 呈持续性心肌缺血改变而无 ST 段抬高和病理性 Q 波出现，临床上即可诊断为非 ST 段抬高型心肌梗死（NSTEMI）或非 Q 波型 MI。

冠心病 / 不稳定心绞痛患者临床表现一般具有以下 3 个特征之一：①静息时或夜间发生心绞痛，常持续 20 分钟以上；②新近发生的心绞痛（病程在 2 个月内）且程度严重；③近期心绞痛逐渐加重（包括发作的频度、持续时间、严重程度和疼痛放射到新的部位）。发作时可有出汗、恶心、呕吐、心悸或呼吸困难等表现；而原来可以缓解心绞痛的措施此时变得无效或不完全有效。老年、女性、糖尿病患者症状可不典型。胸痛发作时患者可出现脸色苍白、皮肤湿冷；体检可发现一过性的第三心音或第四心音，以及由二尖瓣反流引起的一过性收缩期杂音，为乳头肌功能不全所致；少见低血压休克等表现。详细的体格检查可以发现潜在的加重心肌缺血的因素，并能为判断预后提供非常重要的线索。

发作时的心电图有重要诊断意义，如有以往心电图作比较，可提高诊断准确率。应在症状出现10分钟内记录心电图。大多患者胸痛发作时心电图有一过性ST段偏移和(或)T波倒置，个别表现为U波倒置；除变异型心绞痛患者症状发作时心电图表现为一过性ST段抬高外，冠心病/不稳定心绞痛患者症状发作时主要表现为ST段压低。心肌标志物检查心肌血清标志物是鉴别冠心病/不稳定心绞痛和非ST段抬高性心肌梗死的主要标准。经积极药物治疗症状控制不佳或高危患者，应尽早行冠状动脉造影明确病变情况以帮助评价预后和指导治疗。

冠心病/不稳定心绞痛是内科常见急症，治疗结局主要受是否迅速诊断和治疗的影响。因此应及早发现、及早住院，并加强住院前的就地处理；应连续监测心电图，以发现缺血和心律失常；多次测定血清心肌标志物。治疗目标是稳定斑块、治疗残余心肌缺血、进行长期的二级预防。

中医本无冠心病/不稳定心绞痛病名，现一般认为冠心病、心绞痛可归属于中医“胸痹心痛”范畴。根据不稳定心绞痛临床特点颇似古代医家对“厥心痛”、“久心痛”的描述。如《灵枢》厥病曰：“厥心痛，痛如以锥针刺其心”。隋·巢元方《诸病源候论》论及之“久心痛”，所谓“发作有时，经久不瘥”。但总的来说，古人从外在症状观察病情，给予命名的方法，还很难从本质上把不稳定心绞痛与一般的心绞痛区分开来，目前按标准诊断，仍统称为胸痹心痛。

“胸痹”为病名，最早见于《内经》，胸为病位，痹为病机。“痹”是痞塞不通，胸痹是指胸部闷痛、甚则胸痛彻背，喘息不得卧，为主要表现的疾病，轻者感觉胸闷，呼吸欠畅；重者则有胸痛；严重者心痛彻背，背痛彻心。《金匮要略·胸痹心痛短气病脉证治》关于胸痹病因病机的论述对后世的影响深远，认为胸痹病机是“阳微阴弦”，即所谓“本虚标实”，说明胸痹的发生在于心气或心阳不足，导致寒凝、气滞、痰阻于胸而发病。

历代医家对胸痹心痛病机的认识皆以阳虚寒凝为主，所谓阳微阴弦，但对痰浊、瘀血、外邪等亦均有论述。在治则方面，每一朝代时期，均有所不同：汉唐时期非常注重寒凝气滞为病机之温阳散寒法，处方以温里、行气、补益之药为多；其治疗观点认为是温阳散寒及行气化痰。宋元时期则注重阳虚的病机，着重在内寒而非外寒，处方以温里、活血、行气之药为多，其治疗观点认为肺气的宣降以通调气机，化痰祛湿。在温阳扶正的立基上，以行气活血化痰，标本兼治，攻补并行。明清时期对血瘀气滞导致胸痹心痛已有相当认识，处方以活血、行气、化痰之药为多，其治疗观点认为是行气防止气滞才是重点，故以行气活血化痰为主，一改汉唐宋元时期之温里药而以清热药为多。此系经济及饮食相对改善，百姓体质多为实、热、痰等证。加之当时医家多在江南，其地多湿多热，因此用药多以清热。

痰瘀不但是本病的致病因素，而且是发病过程中重要的病理产物，痰、瘀一经形成，往往缠绵难愈，贯穿疾病的始终，且常相互转化进而对疾病的变化和预后产生重大的影响，故治疗应以化痰祛瘀为大法。冠心病/不稳定心绞痛的发病率逐渐增高，中医治疗具有自己的特色，有多位国医大师对冠心病/不稳定心绞痛具有精彩论述和丰富的治疗经验。国医大师各家对其病因病机均认为属本虚标实之证，本虚指脏腑气血阴阳亏虚；标实为痰浊、瘀血、气滞、寒凝等痹阻心脉。扶正祛邪是中医治疗冠心病/不稳定心绞痛的原则。但鉴于本病心绞痛往往呈频发、加重的趋势。故一般“急则治其标”是其重点。

国医大师刘志明认为胸痹有虚实之别，补泻之异，一味活血化瘀只会徒伤正气，而于病无益。刘老提出随着年龄增长肾精渐亏、肾气渐衰，肾阴亏虚，则不能滋养五脏之阴，心阴内耗，心火偏旺，灼津成痰，痰瘀交结，痹阻心脉，发为胸痹。下元虚衰是老年人的基本生理特点，也是诸病病理基础。胸痹心痛大多发生于老年人，老年人肾气衰弱，阴阳俱不足。阴为阳基，无阴精之形，则阳无以载，若肾阴亏损，心肾不交，心火独亢，营阴暗耗，脉道空虚，血流滞涩，心脉不通，胸阳失展，发为胸痹。故补肾应强调补肾阴之不足。刘老认为老年冠心病病因病机与其精血亏虚、肾气虚弱有着密切的关系。肾阴匮乏为病之根，五脏之阳非此不能温，五脏之阴非此不能滋，采用补肾通阳活血的治法使肾阴得复，心阳得通。

国医大师路志正认为胸中阳气虚衰、邪气乘虚入侵阳位、痹阻气机是胸痹心痛共同的发病机理。而胸中阳气，即宗气的强弱，与脾胃的健运与否有直接关系，若脾胃一衰，则百脉失养，诸病丛生。故路老提出“调中央以达四旁”之说，即脾胃一调，则周身气机皆调；脾胃一健，则五脏六腑俱健。路教授总结出了调理脾胃治胸痹五法：建运中气法、调脾养血法、温阳理中法、健脾涤痰法、醒脾化湿法，另加活血化瘀法为治法，辨证分型施治，时时注意培育胸阳，调畅气机，一般均可以迅速达到缓解胸痹的治疗目标。路教授认为人参汤与橘枳姜汤均从中焦论治，“前者温中益气，后者和胃降逆，以达到振奋中阳、驱除胸中寒邪，或调理气机，而收到胸痹痊愈之目的”。此二方即奠定了调、治脾胃为核心的论治准则。

国医大师张学文总结自己的经验为审证求因，重视舌脉；辨证论治，兼顾阴阳；分期论治，标本异治。以活血化瘀为治疗大法，紧扣气虚、血瘀两大病理因素，用药标本、虚实兼顾。张老还在临床中观察到患者病情与情绪密切相关，且不少患者有心情抑郁表现，故认为在治疗过程中可酌加滋阴养血安神之品以助调理情志。

国医大师邓铁涛在胸痹心痛的论治上提出“心脾相关”、“痰瘀相关”学说，灵活运用调脾护心，益气化痰祛瘀法，积累了丰富的经验。

国医大师阮士怡认为此病以脏腑亏虚为主，其根本在于脾肾虚损。提出治宜益肾健脾与软坚散结并重，调畅气机与滋阴养血同行。对于支架植入或搭桥手术术后的患者，阮士怡教授认为虽然通过手术清除了部分的“标”，但形成“标”的病理机制仍然存在，如果不积极地干预，改善人体的内部形境，未放支架的其他冠脉也免不了再发生狭窄，在治则上，急性期及介入治疗前以治标为先，兼顾其本；介入治疗后以扶正为主，兼顾其标，以防其标再度形成，治法仍以“益肾健脾，涤痰散结”为根。

国医大师郭子光则认为气虚血瘀为根本病因，并强调“杂合以治”，冠心病/心绞痛的发生、发展和预后受多种因素的影响，所以郭教授总结出了冠心病/心绞痛治疗的七个宜忌：①绝对禁止吸烟。②心情放松，避免紧张激动。③饮食宜清淡。④坚持适度运动。⑤血压、血脂要保持在正常范围内。⑥保持血黏度在正常范围内。⑦中药汤剂结合中成药治疗不稳定型冠心病心绞痛。在心绞痛缓解期积极运用上述“杂合以治”可达到治愈的目的。

二、陈可冀治疗冠心病/不稳定心绞痛的学术经验

1. 学术思想

在继承传统学术思想的基础上，陈可冀院士认为冠心病心绞痛患者血小板黏附聚集，血栓形成，微循环障碍，动脉内膜增厚，脂质沉积，血管狭窄等病理改变，皆可影响血液的正常运行，导致血行不畅，滞而不行，因此可将其归属于中医"血瘀"的范畴冠心病患者胸痛"舌色紫暗"、"瘀点瘀斑"、"舌下静脉曲张"、"口唇紫绀"等，皆为瘀血的临床表征。陈院士将宏观表征与微观病理改变有机结合，认为冠心病心绞痛主要中医病机为血脉瘀滞，活血化瘀治法可作为中医治疗冠心病基本治法，并根据病人体质及兼夹证之不同加减变通，派生出理气活血、化痰活血、祛浊活血、养阴活血、益气活血、温阳活血、息风活血、解毒活血等诸多不同治法。

2. 验案举隅

(1) 化痰活血法治疗冠心病/不稳定心绞痛

李某，男性，65岁，国家干部，于2004年4月1日来诊。

主诉为阵作胸闷疼痛1年余。病人1年前在国外开会时自觉胸闷憋气持续40min后缓解，当时未引起重视，半年前查体发现陈旧性前壁、下壁心肌梗死，予行冠状动脉造影示：冠状动脉病变累及左主干、前降支。左冠状动脉前降支行经皮冠状动脉成形术（PTCA），并安装支架2枚。后一直服用波立维、舒降之、倍他乐克、悦宁定、鲁南欣康等。现活动后气喘，偶有心悸、心跳间歇感，夜眠差，余食纳可，二便调，长期服用舒乐安定维持睡眠。既往有高血压病史多年，糖尿病病史多年。查体：舌暗、苔薄黄腻、脉弦；形体肥胖；血压140/90mmHg，心率62次/分。

西医诊断：冠状动脉粥样硬化性心脏病，不稳定型心绞痛，PTCA加支架术后，陈旧性心肌梗死，心功能Ⅱ级，高血压，糖尿病。

中医诊断：胸痹，喘症。

治则：化痰宣痹，理气活血，兼以益气。

处方：小陷胸汤与冠心Ⅱ号方加减。

全瓜蒌 30g	川黄连 12g	薤白 30g	藿香 30g
佩兰 15g	丹参 20g	赤芍 12g	红花 10g
川芎 10g	桃仁 12g	元胡 12g	太子参 15g

三七粉1.5g，每日2次冲服。

5月9日二诊，病人诉服前方后已无明显不适。效不更方，继以前方调理使用。

【原按】

陈老师不仅擅长运用活血化瘀的方法治疗心血管病，特别是冠心病，而且提倡运用痰瘀同治的方法治疗冠心病，认为痰瘀同治明显优于单纯运用祛痰或活血化瘀的方法，且符合中医治疗疾病中的多途径、多方位、多靶点的作用于疾病的优势特点。本案病人形体肥胖，阵作胸闷疼、舌暗、苔薄黄腻、脉弦，正为一派痰瘀互阻之象，小陷胸汤与冠心Ⅱ号方加减化痰活血，亦为陈老师临床上痰瘀并治常用方剂。冠心Ⅱ号为理气活血复方，为20世纪70

年代陈老师与郭士魁老中医等科室其他同志与阜外医院及协和医院合作研究的治疗冠心病有效的复方,并一直沿用至今。由川芎、赤芍、红花、丹参、绛香比例为1:1:1:2:1组成,以其活血化瘀、理气定痛用于治疗气滞血瘀之心绞痛。多项药理学研究显示:冠心Ⅱ号具有抑制血小板聚集和血栓形成,改善血液流变性及微循环障碍,多途径抗心肌缺血,降低血脂,抗动脉粥样硬化,稳定动脉斑块,并能提高人体之耐缺氧能力。为目前中西医结合共同研制的以活血化瘀为治则治疗冠心病的最早中成药。小陷胸汤出自《伤寒论》,用于治疗痰热互结之证见:心下痞闷、心胸烦闷之结胸证。方中瓜蒌清热化痰,宽胸散结,通胸膈之痹;黄连清热除痞,半夏辛温化痰散结,诸药和用苦降辛开,润燥相得,以达清热化痰、宽胸散结之效。心胸胀闷、胁肋疼痛为主,加用柴胡、郁金、桔梗、赤芍等;痰热明显者加用葶苈子、杏仁等。

【编者按】

患者年老、久病体虚、胸阳不振、气虚血瘀,活动后气喘,时有心悸、心跳有间歇感乃至夜卧不安,舌脉则提示了痰瘀互结,微有热象。方中太子参扶正益气,固本培元;全瓜蒌、薤白理气宽胸,豁痰泄浊,振奋胸阳;丹参、赤芍、红花、桃仁、三七粉化瘀定悸,加以血中之气药川芎、元胡以增推动之效、消除体内有形、无形之瘀;藿香、佩兰以促脾运,芳香燥湿除痰;患者夜寐不安,微有热象,佐以黄连,清心除烦,宁心安神。结胸一证,出自《伤寒论》,泛指邪气滞于胸胁、脘腹之病证,为湿热互结而成。本案中为痰瘀互阻于胸中,同时兼有气虚,故用小陷胸汤与冠心Ⅱ号方加减化痰活血。胸痹主要的中医病机为血脉瘀滞,所以活血化瘀治法是中医治疗胸痹的基本治法,冠心Ⅱ号现代药理学研究已经证实具有抑制血小板聚集和血栓形成等作用,其临床实践价值较高,突显出中医药在治疗冠心病中的重要地位。

⑵ 补肾活血治疗中老年冠心病/不稳定性心绞痛

史某,男性,41岁,已婚,个体。主诉"阵发性心前区隐痛2年"于2003年2月18日来诊。

病人2年前始间断发作活动时心前区隐痛,未引起重视。1年前一次类似症状发作后,在安贞医院查心电图示"心肌缺血",诊断为冠状动脉粥样硬化性心脏病,口服通心络、速效救心丸后症状好转。10余天后于行走时心前区隐痛再次发作,持续30min不缓解,在安贞医院查心电图提示"急性前壁心肌梗死",溶栓未成功,行冠状动脉造影示:左主干病变累及前降支狭窄90%,行冠状动脉搭桥术。出院后一直服用京必舒新20mg,每晚,阿司匹林75mg,1次/日。现仍有心前区隐痛阵作,心烦急躁,伴腰酸、足跟痛,食纳二便尚可。既往有吸烟史多年。查体舌红、苔白、脉沉弦滑;血压130/90mmHg,心率76次/分。

西医诊断:冠状动脉粥样硬化性心脏病,冠状动脉搭桥术后,不稳定型心绞痛

中医诊断:胸痹。

辨证:心肾气虚夹血瘀。

治则:益肾活血,标本兼治。

处方:血府逐瘀汤加减。

柴胡12g　　赤芍10g　　白芍10g　　枳壳10g

桔梗 10g	川芎 10g	桃仁 10g	红花 10g
当归 10g	生地黄 12g	川牛膝 10g	补骨脂 12g
玄胡 10g			

7剂,日1付,水煎服。

服用7剂后于2003年2月25日复诊,自觉无明显心前区症状发作,足跟痛明显,查舌红,苔薄,脉滑。以血瘀标实征象明显改善,当侧重治本,于前方基础上生地加至30g,补骨脂加至15g,并另加怀牛膝15g、巴戟天30g、炒杜仲30g以强腰固肾,巩固效果。1月后电话垂询已无明显不适主诉。

【原按】

本例一诊在常用活血化瘀方剂血府逐瘀汤中加用辛苦温、归肾脾二经具有补肾壮阳、温脾止泻、纳气平喘之补骨脂,其要点在于不仅补益先天之本肾阳,而且可以兼顾后天之本脾阳。现代药理学研究表明:补骨脂具有对实验性小鼠急性心肌缺血的显著保护作用;对组胺引起的气管收缩也有明显扩张作用;同时还有调节神经 - 内分泌 - 免疫功能,对平滑肌舒缩亦有一定影响。为本品用于治疗冠心病心肌缺血提供科学依据。二诊时为了加强补益肾阳之功,加用巴戟天、炒杜仲和怀牛膝。因怀牛膝较川牛膝滋补肝肾作用方面效用更强,故而加用。其选用补肾药物多具有相应的心血管作用,从这个侧面亦反映了陈老师临证选药时的与众不同。

【编者按】

本例中患者病程长,瘀血痹阻心脉,不通则痛,日久不愈,以致胸阳不振、肾气亏虚,心阳虚衰,鼓动无力,故心前区隐痛阵作;温运无力,血行不畅,故脉沉弦滑。肾阳虚衰,形体失于温养,脏腑功能衰退,故神疲乏力、腰酸。所以本病病机为虚实夹杂,需标本兼治。陈老诊断明确,纵观全方亦重视到本病本虚标实之象,处方灵活,切中病机,贴近临床。以血府逐瘀汤为本方主方,方中桃红四物汤活血化瘀,逐瘀止痛;柴胡、枳壳、玄胡调畅气机,以增助化瘀之品之力,以达逐瘀定痛之效;桔梗载药上行,川牛膝活血逐瘀引血下行,药达病所且上下并行,寓意逐内、外、上、下有形无形之瘀。方中妙用补骨脂补肾壮阳,结合本方诸药起到止痛、补肾坚骨、强壮腰膝之效。二诊患者诸症缓解,足跟痛明显;舌红、苔薄;脉滑。陈老仍以上方为基础加大生地黄剂量至30g取其清热凉血、活血通利作用;补骨脂增加至15g以增温阳补肾之功且防止生地黄大剂量清利太过,加以怀牛膝、巴戟天、炒杜仲补肝肾、强腰膝、壮筋骨。陈老处方体现出中医药辨证论治之精髓,有是证则用是方,有是证则用是药。

(3) 温通活血法治疗冠心病 / 不稳定心绞痛

哈某,男性,43岁,内蒙古呼和浩特人,主诉"阵作胸闷痛一年余"于2003年10月28日来诊。

病人一年前因阵作胸闷痛在安贞医院行冠状动脉造影示:左冠状动脉前降支、回旋支狭窄90%以上,PTCA并安装支架3枚。两个月后再次出现心绞痛于北京另外一大医院就诊考虑支架内再狭窄,再次行冠状动脉造影证实此结果,予球囊扩张并再次安装支架3枚。以后经常出现腹胀、久坐明显、得矢气好转,平时口服单硝酸异山梨酯(鲁南欣康)、阿司匹林、波立维、比索洛尔(康可)、京必舒新等,病情好转不明显。现仍有胸闷痛,食纳可,二便调。

既往有高脂血症史 10 年，吸烟 30 余年。查体：舌暗、边有齿痕、苔根部白厚腻，脉沉细；血压 120/70mmHg，心率 62 次 / 分。

西医诊断：冠状动脉粥样硬化性心脏病，不稳定型心绞痛，PTCA+2 次支架术后，心功能Ⅱ级，高脂血症。

中医诊断：胸痹。

辨证：阳虚血瘀痰阻。

治则：温阳化痰活血。

处方：血府逐瘀汤加减。

桃仁 10g	赤芍 10g	白芍 10g	金铃子 10g
红花 12g	当归 12g	川芎 10g	柴胡 10g
枳壳 10g	桔梗 10g	藿香 5g	佩兰 15g
乌药 10g	生甘草 10g		

水煎分服，每日 2 次。

2004 年 4 月 8 日二诊病人胸背及肩胛部闷痛不适、畏寒喜暖、胸胁胀满、嗳气、二便调。查体：舌暗、苔黄腻、脉沉弦。以良附丸与逍遥散加减。

荜茇 10g	良姜 10g	元胡 12g	檀香 10g
白芍 12g	柴胡 12g	红花 12g	丹参 30g
生黄芪 30g			

4 月 28 日三诊，背痛缓解、胃脘堵胀、嗳气好转、背仍畏寒，查舌紫暗、苔腻不明显、脉沉弦。上方荜茇、良姜加至 12g，另加赤芍 15g、玫瑰花 12g 以加强温通行气活血之功。半年后其妻因乏力更年期月经紊乱请陈老师诊治，问及其夫目前状况，诉一直坚持服用陈老师的处方，维持病情稳定。

【原按】

本例患者即是众多冠状动脉术后再狭窄病人中的典型代表。首诊选用已被现代药理学所证实的活血化瘀之常用验方血府逐瘀汤加味治疗。效果不甚理想，二诊考虑此病人年纪较轻，短短几个月内安装的 3 枚支架均已堵塞，其肝郁气滞的症情较重。观其脉症见胸背及肩胛部闷痛不适、胸胁胀满、嗳气，舌暗、脉沉弦，均为一派肝郁气滞之象，其畏寒喜暖虽有舌苔黄象，但仍辨以气滞寒凝，方选良附丸与逍遥散加减。4 月 28 日三诊诸症大减，效果显著。本例患者证属阳虚寒凝气滞，荜茇、良姜、檀香、元胡温通活血切中病机，终获佳效。其中冰片辛香，开窍醒神功似麝香，但其性偏凉用于清热止痛，麝香偏温开窍之力更著，活血散结止痛之力更强。二者均入丸散，小剂量 0.01~0.3g。细辛辛温通窍止痛有小毒，具有明确的正性肌力、正性频率的作用，改善冠状动脉血流作用，久用多用增加心肌耗氧量，心绞痛者用之则少。冠心病心率缓慢者用之为多，古有“细辛不过钱”的说法，然陈老师临证时用量较大，曾加到 9g 之多。本例病人证属阳虚寒凝气滞，选用选用荜茇、良姜、檀香、元胡温通活血切中病机，因预防再狭窄需要长期用药的过程，故未选用细辛、冰片，终获佳效。赤芍凉血活血防其温燥太过。玫瑰花甘温微苦，行气解郁，散瘀止痛，《本草正义》云：“玫瑰花，香气最浓，清而不浊，和而不猛，柔肝醒脾，行气活血，宣能窒滞而绝无辛温刚燥之弊，断推气分药之中，最有捷效而最为驯良者，芳香之品，殆无其匹。”陈老师临证解郁活血常喜用之。

【编者按】

纵观上方，编者认为温通活血法，为治疗胸痹心痛的治疗大法，但此法涉及如何变通以及如何应用，则是临床上一大难题；温通何处？何药温通？更是许多临床大夫所困之势。陈老一诊效果不显，二诊果断变通处方，治疗大法则不变，仍以温通活血为基础，着重疏肝理气，行气解郁，暖中健脾，以复脾胃升降之机，实则妙矣。

三、郭子光治疗冠心病/不稳定心绞痛的学术经验

1. 学术思想

中老年冠心病患者，其脏器渐衰，气血渐亏，加之情绪不畅、或劳逸失度、或饮食不节、或不良嗜好等致心气耗伤。心主血脉，气为血帅，心气亏虚运血无力，血行不畅，心脉瘀滞，不通则痛，故心绞痛发作，痛有定处；心气不足，心脉痹阻，心失所养，故气短、心累、心悸、失眠；气虚是冠心病心绞痛发生的基本病理改变，血瘀因气虚而成，是继发病理产物；气虚为本，血瘀为标。冠心病心绞痛患者整个病程中心悸、气短、疼痛始终存在，故气虚血瘀是冠心病心绞痛的基本病机，并贯穿冠心病心绞痛全过程。但由于素禀强弱、体质差异，故其气虚有偏阴虚、阳虚，血瘀有夹痰湿、气郁等不同，更因不同的患者有不同的兼夹症等，故在基本的病机之上又有不同证型，当分别论治。故郭老总结出5个基本证型：单纯型（气虚血瘀）、胃心不和型、胆心不和型、肝心同病型以及肺心同病型以期更切临床实际，针对性更强。针对冠心病气虚血瘀的基本病机，郭老总结出了治疗冠心病比较成熟的芪葛基本方。方中黄芪为君，用大剂量益气行血；制首乌养血，使生气有源；丹参、川芎活血化瘀，与黄芪相伍行血活血；葛根辛甘和散，升散灵动，以解心脉阴血凝聚，达到活血化瘀目的。该方大补已虚之气，使气旺而血行，化瘀阻之血，使瘀去而脉通，通则不痛，血行通畅，心脉自然无恙。诸药合用，共呈益气补虚，活血化瘀之功。

2. 验案举隅

患某，男性，65岁，四川阆中人，于2009年7月26日因“胸痛、心悸反复发作10余年，前后安支架4根，疼痛复发1年半，加重3个月”来诊。

患者诉2001年5月某日下午在工作时突发左胸及胸骨后压榨样闷痛，进行性加重，放射至左肩、左手臂，伴心悸、心累，出冷汗有濒死感，且觉上腹胀痛不适，经当地医院检查后诊断为“急性前壁心肌梗死”，经住院治疗缓解。但出院后胸痛又反复发作，遂于2002年行冠脉造影提示左冠状动脉前降支多处狭窄达70%~80%，后行经皮冠状动脉腔内成形术并置入支架1根”。出院后的3年半间病情轻微，日常生活影响小。但随后的半年胸闷、胸痛频发，遂于2005年再次入院，再次置入支架3根，同时服用西药、中成药等，病情基本控制。2009年又出现胸痛、心累，冠脉造影提示“左冠状动脉重度狭窄，支架内完全闭塞”拟行搭桥手术，进一步诊断后认为“前降支已无冠状动脉移植位点，无法行外科手术”。2009年6月患者病情逐渐加重，动则心累、气短，以至无法行动，长期卧床。时见：患者形体清瘦，面色㿠白，口唇紫黯，精神疲乏。自觉心累心慌，短气不续。上楼困难，动则汗出，每日需吸氧4~6次。胸前区闷痛频发，含服硝酸甘油可暂时缓解。其四肢不温，食欲尚可，大便正常。舌质灰黯，

苔白润，根部略黄，脉细涩。

西医诊断：冠心病，冠脉支架植入术后再狭窄，陈旧性广泛前壁心肌梗死，不稳定心绞痛。

中医诊断：胸痹。

辨证：心气大虚，瘀血入络，兼有痰湿。

处方：芪葛基本方加减。

黄芪 50g	丹参 30g	葛根 30g	制首乌 30g
川芎 15g	薤白 20g	法半夏 15g	全瓜蒌 15g
红花 10g	血竭 5g	延胡索 20g	当归尾 15g
降香 10g	炙甘草 6g	黄连 5g	

10 剂。另加服复方丹参滴丸嘱其胸闷心痛时立即含服 10 粒。

患者复诊时诉服药后诸症有所减轻，尤其胸痛明显缓解，舌根部黄苔已去，继续以前方去黄连、血竭，加桃仁、水蛭。服至 2009 年 9 月 6 日，患者病情明显改善，吸氧基本停止，已不觉心累、气短，胸痛由频发变成偶发，一般 10 天左右发作 1 次，多因劳累诱发，仍以前方，加黄芪至 60g，水蛭至 7g，继续服用。后一直以芪葛基础方加减治疗 3 年，共服药 270 剂。至 2012 年 1 月 11 日复诊，患者情况良好，无心慌、心累等症状，可从事家务。

【原按】

郭老始终抓住患者气虚血瘀这一核心病机。采取益气通脉、化痰逐瘀的治疗思路。用大剂量黄芪以益气行血，制首乌、丹参、川芎等以养血、活血，葛根升阳发散，助心行血，另用瓜蒌、法半夏等以化痰散结，患者瘀滞太盛，再加水蛭等搜剔络脉，诸药合用，以益气补虚、活血化瘀终使瘀血去而新血生。如此重症竟渐获愈，实中医药之功不可没也。

【编者按】

本案中患者年老体衰，加之多次支架植入手术，损伤脏腑，心气耗伤，心主血脉，心气亏虚则运血无力，血行不畅则瘀滞心脉，血瘀既是病因，同时也是继发病理产物，气虚为本，血瘀为标，气虚血瘀是冠心病心绞痛的基本病机，并贯穿其全过程。按照郭老传承思维属于气虚偏阳虚，血瘀夹有痰湿，郭老以芪葛基本方为基础进行加减，方中亦可见两大仲景经方，一则《伤寒论》小陷胸汤，另一则《金匮要略》瓜蒌薤白半夏汤，二者相用取其理气除痞，宽胸豁痰，通阳散结，妙哉矣！

四、路志正治疗冠心病/不稳定心绞痛的学术经验

1. 学术思想

路教授认为心肺虽居上焦，实赖脾胃之健运，脾胃为宗气之源。若肥甘无度，饥饱不调，情志过极，劳逸过度，致使脾胃损伤，气虚无以上奉，则宗气匮乏，久则心阳虚衰，血亏无以灌注，则血脉不充，脉道滞涩，久则脉络不通。脾主运化，脾虚不运则湿浊中阻，积久生痰，湿浊上蕴胸中，则胸阳不展；痰浊上逆，阻滞血脉，则痹而不通。中阳虚弱则寒自内生，外寒可致内外合邪，寒邪猖獗，上犯心君，则胸阳闭阻，心脉不通。于是本虚标实之胸痹生焉。

2. 验案举隅

患者某,女,62岁,主诉:左胸阵发疼痛1年余。

现病史:于去年春节前突然发病,在本院诊为冠心病心绞痛,曾用冠心苏合丸、复方丹参片、消心痛、中药汤剂治疗,未见显效。现仍觉心前区隐痛、胸闷,劳累后加重,每日发作3~4次,每次2min左右,含服硝酸甘油可缓解。兼见心悸、气短、倦怠乏力、失眠多梦、脘痞腹胀、纳呆食少、大便溏、面色萎黄。舌胖淡有齿痕、苔薄白,脉沉细小弦,重取无力。心电图示ST-T改变,24h动态心电图见T波改变。

西医诊断:冠心病心绞痛。

中医诊断:胸痹。

辨证:中气不足,心脉痹阻。

治则:健运中气。

处方:

党参 10g	炒白术 10g	云茯苓 12g	陈皮 9g
砂仁 6g	广木香 3g	枳实 10g	桂枝 6g
白芍 10g	丹参 12g	炙甘草 6g	炒枣仁 12g

服药7剂后胸痛减少,饮食增加,便溏消失;服药10剂后,停服硝酸甘油片;服药至21剂后,胸痛消失,劳作后胸痛未发;服药至28剂后,诸症消失,胸痛未作,心电图大致正常。遂以原方改配丸剂,调理善后。

【编者按】

本例中患者心气虚,中气不足,胸中气机不畅,血行瘀滞于心脉,不通则痛,故心前区隐痛、胸闷,心气不足,鼓动无力,故见心悸气短、倦怠乏力,气血不得上荣,故面色淡白,脾气不足,运化失职则脘痞腹胀、纳呆食少、大便溏,故应当健运中气,方中党参健脾益气,与白术相伍,白术苦燥健脾,与人参相协,茯苓渗湿助运,甘草甘温益气,兼调和诸药,陈皮、木香、枳实调理气机,砂仁化湿醒脾、行气和胃,桂枝温通经脉,丹参、白芍活血化瘀、缓中止痛。《灵枢,刺节真邪》云"宗气不下,脉中之血,凝而留止",所以宗气不足,不能助心行血,就会引起血行瘀滞,痹阻心脉,而宗气由脾胃消化吸收的水谷精微,上输于肺,与清气相结合而成,故全方体现了路教授健运脾胃以养中气的思想。

五、张学文治疗冠心病/不稳定心绞痛的学术经验

1. 学术思想

张学文教授认为冠心病的中医病机主要是正虚痰瘀阻滞心脉,治疗以益心宽胸通痹为原则。益心要辨阴阳气血之偏颇,心气不足者常劳累后发作,多短气、心慌心悸、脉细弱,常用人参、黄芪;心阳不振、阳气虚弱者常受寒易发作,多畏寒、手足厥冷、唇甲青紫,常用附子、桂枝;心阴不足者多与吸烟有关,常心烦、口干咽燥、失眠、多梦、舌红少津、脉细数,常用西洋参、麦冬、五味子;心血不足者多心悸心慌、面色无华、唇舌淡白、脉细或涩或结代,常用鸡血藤、当归、地黄;宽胸主要是理气散滞,常用芳香类之薤白、香附、降香、檀香、柴胡、郁金;通痹要分别痰和瘀,痰阻者多与过食肥厚、咸味有关,常胸闷、时有眩晕,常用半夏、菖蒲、瓜蒌、胆

南星，同时要注意通过健脾和胃以化痰；瘀阻者常疼痛剧烈或刺痛、唇甲青紫、舌有瘀斑或瘀点、脉细涩，常用丹参、葛根、延胡索、三七、桃仁、赤芍、川芎。

2. 验案举隅

患者，男，66 岁，陕西咸阳人，以“胸痛、气短 15 年，加重 3 月”为主诉。

初诊症见：胸部刺痛，疼痛部位固定，夜间多发，面色晦暗，口唇青紫晦暗，爪甲青紫或枯槁不荣，气短乏力，神疲，自汗，活动后加重，舌质紫暗紫斑伴舌下脉络迂曲，脉涩。查心电图：房性心律，Ⅰ度房室传导阻滞，ST-T 段压低；总胆固醇 4.91mmol/L，肝功能、肾功能、电解质正常。

西医诊断：冠心病 心绞痛。

中医诊断：胸痹。

辨证：胸阳不振，血行不畅。

治则：益气活血，通阳宣痹。

方用：

炙黄芪 30g	地龙 10g	桃仁 10g	红花 6g
当归 12g	川芎 10g	赤芍 10g	丹参 15g
檀香 6g	砂仁 6g	全瓜蒌 15g	薤白 10g
酸枣仁 15g			

15 剂，一日一剂，分 2 次服。

二诊时，患者胸闷、气短、自汗、乏力等气虚症状明显减轻，继续上方 30 剂。三诊时，初诊症状全部消失，后多次随访，未见明显不适。

【原按】

张老认为老年患者素体多阳气虚衰，阳虚则血失温煦，气虚则行血无力，致血行不畅，瘀滞脉道，痹阻心脉发为胸痹，此型治疗以益气活血、通阳宣痹药并用，以活血、通阳宣痹药治其标，解标实致命之危；以益气药治其本，救素体阳气虚衰运血无力之弊，二者结合可谓标本兼治。

【编者按】

瘀血既为病理产物又是致病因素，是胸痹最为常见的病因，其病证繁多，临床中需鉴别瘀血形成的原因，标本兼治。

参考文献

[1] 高学敏．中药学[M]．北京：人民卫生出版社，2003：1698-1699.

[2] 张京春．陈可冀院士治疗冠心病心绞痛学术思想与经验[J]．中西医结合心脑血管病杂志，2005，3(7)：634-636.

[3] 陈凤芹．陈可冀治疗自发型心绞痛经验[J]．中医杂志，2001，42(1)：16-18.

[4] 史大卓．陈可冀院士冠心病病证结合治疗方法学的创新和发展[J]．中国中西医结合杂志，2011，31(8)：1017-1020.

[5] 刘杨．郭子光辨治心血管疾病的临证思想与经验[J]．四川中医，2006，24(6)：1-3.

[6] 江望，张少波．郭子光教授“杂合以治”冠心病心绞痛[J]．河南中医，2006，26(7)：27.

[7] 王辉．郭子光教授应用芪葛基本方治疗冠心病经验[J]. 中国中医急症，2012，25(8)：1240-1241.
[8] 武飒，李平．路志正从脾胃论治胸痹经验[J]. 中华中医药杂志，2009，(3)：340-343.
[9] 尤金枝．张学文教授治疗冠心病的临床经验[J]. 陕西中医学院院报，2012：12-14.
[10] 李小可，国医大师路志正调理脾胃法治疗胸痹经验发挥[J]. 中华中医药杂志，2012，35(2)：123-125.
[11] 宋军．路志正教授调理脾胃法治疗胸痹的经验[J]. 中华中医药学刊，2008，26(8)：1648-1650.
[12] 高政涛．国医大师张学文治疗胸痹的临床经验[J]. 中医药导报，2015，13：6-8.
[13] 刘旭银．益心宽胸通痹治疗冠心病 - 国医大师治疗心系疾病经验[J]. 中医药导报，2011，17(8)：13.

（成都中医药大学附属医院　高培阳）

第二十章

心律失常

一、概　述

心律失常是指心脏冲动的频率、节律、起源部位、传导速度与激动秩序的异常。现代医学认为按心律失常发生原理可分为冲动起源异常和冲动传导异常，按其发生的机制可分为自律性异常、折返形成、后除极触发、传导异常以及上述异常的联合。按其起源部位可分为窦性、房性、房室交界区性和室性心律失常。按心律失常时心率的快慢，可分为快速型和缓慢型心律失常。

心律失常的病因可分为遗传性和后天获得性。遗传性心律失常多为基因突变导致的离子通道异常，如长 QT 综合征、短 QT 综合征、Brugada 综合征等。后天获得性病因常见心脏疾病因素、全身性因素及其他器官障碍因素。心脏疾病多见于各种器质性心脏病，其中以冠心病、高血压、心肌病、心肌炎、风湿性心脏瓣膜病等多见，发生恶性心律失常导致心脏猝死的病因中 90% 是冠心病。全身性因素包括各种感染、电解质紊乱、酸碱平衡失调、内分泌紊乱、药物、焦虑等。其他器官在发生功能性或结构性改变时也可发生心律失常。其他常见原因还有麻醉、低温、胸腔或心脏手术等。

心律失常临床表现主要取决于心律失常的性质、类型、心功能及其对血流动力学的影响程度，如轻度的窦性心动过缓，窦性心律不齐、偶发的房性期前收缩、一度房室传导阻滞等对血流动力学影响较小，故无明显临床表现。较严重的心律失常，如病态窦房结综合征、快速心房颤动、阵发性室上性心动过速、持续性室性心动过速等，可以引起心悸、胸闷、头晕、低血压，严重者可以出现晕厥、阿斯综合征等。

心律失常的诊断大多要靠心电图或心脏电生理检查，但相当一部分病人可根据病史和体征作出初步诊断。详细询问发作时心率、节律（规则与否、漏搏感等），发作起止与持续时间。发作时有无低血压、昏厥或近乎昏厥、抽搐、心绞痛或心力衰竭等表现，以及既往发作的诱因、频率和治疗经过，有助于判断心律失常的性质。

心律失常的治疗有病因治疗、药物治疗和非药物治疗。病因治疗包括纠正心脏病理改变、调整异常病理生理功能（如冠脉动态狭窄、泵功能不全、自主神经张力改变等），以及去除导致心律失常发作的其他诱因（如电解质失调、药物不良副作用等）。根据药物对心脏的不同作用原理将抗心律失常药物分为钠通道阻滞剂（Ⅰ类）、β 肾上腺素受体阻滞剂（Ⅱ类）、钾通道阻滞剂（Ⅲ类）、钙通道阻滞剂（Ⅳ类）。非药物治疗包括起搏器植入、射频消融术、ICD、外科手术等。如何合理使用抗心律失常药物一直是人们关注和研究的热点，心律失常抑制性试验（CAST）的结果改变了人们注重心律失常治疗疗效的传统观念，而转为更重视心律失常药物治疗对心血管事件发生率、病死率和总死亡率的影响。随着心脏电生理诊疗技术的不断发展，由传统的应用抗心律失常药物终止和预防心律失常发作已逐渐过渡到对心律失常的根治性治疗，如射频消融术治疗室上性心动过速，但对慢性持久性房颤的导管消融的效果和安全性仍有待进一步评价。

中医认为，西医学中各种原因引起的心律失常，或部分客观检查无任何异常的心脏神经症，可归属心悸范畴。心悸是以患者自觉心跳心慌，不能自主，或脉律不齐为主要临床表现的一种病证。

《内经》中虽未正式提出“心悸”病名，但《素问·至真要大论》中心澹澹大动的描述和现代心律失常的临床表现相吻合。至汉代张仲景在《金匮要略》及《伤寒论》中正式提出“心悸”之名。《金匮要略·惊悸吐衄血胸满瘀血病》曰：“寸口脉动而弱，动即为惊，弱则为悸”对惊和悸进行了明确的区别。巢元方在《诸病源候论》风惊悸候中曰：“风惊悸者，由体虚，心气不足，心之府为风邪所称；或恐惧忧迫，令心气虚，亦受于风邪。风邪搏于心，则惊不安。惊不已，则悸动不定。其状，目精不转，而不能呼。”阐述了惊悸的病因由风邪引起。宋代严用和《济生方》中首次提出怔忡的病名，“夫怔忡者，此心血不足也”。提出怔忡是由心血不足引起。《济生方》对惊悸也有描述，如“夫惊悸者，心虚胆怯之所致也”。认为心虚胆怯是导致惊悸的主要因素。张介宾在《景岳全书·怔忡惊恐》中曰“怔忡之病，心胸筑筑振动，惶惶惕惕，无时得宁者是也”，“凡治怔忡惊恐者，虽有心脾肝肾之分，然阳统乎阴，心本于肾，所以上不宁者未有不由乎下，心气虚者未有不因乎精”等，立专篇描述本病并提出了治则。

总结各家观点，心悸的病机不外乎气血阴阳亏虚，心失所养，邪扰心神，心神不宁。其病理性质主要是虚实两方面，虚者为气、血、阴、阳亏损，使心失所养，而致心悸；实者痰火扰心，水饮上凌或心血瘀阻，气血运行不畅。并且虚实之间可以转化。近年来一些中医学者对心悸的认识又有了更深的认识，如吴以岭应用络病学说，认为心悸的病机为络虚不荣，络脉瘀阻心络，并且该理论得到了一系列研究的证明。

心律失常常见证型为心虚胆怯、心脾两虚、阴虚火旺、心阳不振、心脉瘀阻、水饮凌心、热邪伤心、痰浊痹阻等。治疗方法主要有益气养血、健脾养心、疏肝理气、滋阴益肾、化痰逐瘀、清热解毒等。还有一些临床医学研究者总结了其他治疗方法：有温经散寒法、疏肝理气法、通腑泻热法、清热解毒法、活血化瘀法、涤痰通络法、益气养阴法、温阳复脉法、健脾养血法、育阴潜阳法等。近年有研究者则通过络病学原理应用活血通络法治疗，收到良好的疗效。

大多西医抗心律失常药作用靶点都是针对特定的离子通道，然而，心律失常的发生极其复杂，大多并非单一离子通道的作用。因此，理想的抗心律失常药应对最佳靶点有作用，且至少对 2 种或 2 种以上的离子通道有作用即多离子通道阻滞作用；又能针对病因治疗，改善病理基础即非离子通道调节作用；并且，其抗心律失常作用强而广谱，致心律失常作用及心外不良反应小。研究发现，中药及其组合确已具有多离子通道阻滞及非离子通道调节作用，可以使失调的最佳靶点功能恢复平衡，具有较好的远期疗效和较低的致心律失常毒副作用。如稳心颗粒主要成分是党参、黄精、三七、甘松、琥珀，具有益气养阴、活血化瘀、定悸安神的功效，研究表明，稳心颗粒具有Ⅰ，Ⅱ，Ⅲ，Ⅳ类抗心律失常药的综合作用；增加乌头碱、哇巴因致豚鼠室性心律失常所需的诱发剂量，可延迟缺血再灌注致心律失常出现的时间，缩短室速持续时间，减低室颤发生率。临床上适用于早搏、房颤及快速型心律失常等症。相似的中成药还有参松养心胶囊。中医药的多离子通道阻滞＋非离子通道调节作用以及针对病因或诱因，治病求本的特点，符合理想的抗心律失常药物要求。

心律失常是中医治疗具有特色的疾病之一，有多位国医大师对心律失常具有独特的理论和丰富的治疗经验。

张学文认为心律失常发病原因不外乎虚、滞、寒、热四个方面。在心律失常的病理演变过程中，虚、滞、寒、热还可以相互影响，互为因果。心虚鼓动无力则血脉瘀滞，瘀久则化热。寒性收涩，寒则血脉瘀滞。热可伤津熬血成瘀。气行血，血载气，气滞则血瘀，血瘀则气滞，气滞日久则化热。心血不行，血脉瘀滞，则机体失养，功能减退而为虚。因此，心律失常的中医病机总以虚实夹杂为主要特征，快速型以滞，热为主，缓慢型以虚，滞，寒为主，不齐型多虚，滞。张老认为由于本病是虚实夹杂之证，故治疗当补虚祛实，补虚贵在益心，视阴阳气血的不同，或益气补心，或补血养心，或温壮心阳，或养阴滋心。祛实要视痰，瘀的不同，或祛痰散滞，或化瘀通脉。由于心律失常以心悸怔忡不安为主要临床特征，心又藏神，神影响气血的运行，故在补虚祛实的基础上，要酌情予以安神宁心或镇心。在临床治疗上，还要结合心电图的检查，病证结合，重视使用对心律失常有纠正作用的药物。一般说来，传导阻滞类的心律失常用桂枝，丹参，鹿衔草，青皮，延胡索，心动缓慢者用冬虫夏草，人参，葛根，鹿衔草，心动过速者用苦参，黄连，心律不齐者用葛根，丹参，炙甘草。临证尤善用经验方四参汤（由西洋参、丹参、玄参、苦参组成）。西洋参甘微苦寒，主补气养阴、清火生津；玄参苦甘咸寒，可清热滋阴解毒；苦参苦寒，可清热燥湿；合用丹参以活血祛癖生新。四药合用，功可清热养阴解毒、活血通脉，张师喜用于心肌炎并心律失常患者。由于心律失常可因多种疾病引起，临床还需注意原发病的治疗。冠心病引起者病机要注意宽胸通痹，风湿性心脏病引起者要注意活血化痰利水，高血压引起者要注意滋阴潜阳。

朱良春临床善用药对治疗风湿性心脏瓣膜病之心律失常。朱老认为，风湿性心脏瓣膜病之心律失常先以脉象分清阴阳。阳虚者，脉濡细迟缓或结代，治以补而兼温，方选参附汤合桂枝加龙骨牡蛎汤。常以人参、附子为对，以温而兼润，补而能固，人参得附子则补益之力更厚，附子得人参则温煦之力更宏；鹿角片、桂枝为对，以补虚兴阳，益气填髓，且刚而不燥，和而不烈；白芍、甘草为对，龙骨、牡蛎为对，以敛精镇逆，调和阴阳，和营敛汗。阴虚者，脉象细数或促，治以补而兼清，且注重通脉之品，朱老喜用生脉散加味，人参、五味子为对，乃取酸甘化阴，滋液扶正；又重用柏子仁、麦冬为对，以透心肾，益脾胃，除风湿，柏子仁质虽润而性却燥，与麦冬为伍，可谓一润一燥。阴阳两虚者，脉多微细结代，朱师喜以炙甘草汤化裁。常以太子参、合欢皮为对，以调畅心脉，益气和阴；黄芪、丹参为对以益气通脉；茯苓、甘草为对，以健脾和中且重用甘草以通脉；玉竹、麦冬为对，以益气和阴，补而兼清，且大剂玉竹能缓解心悸怔忡，对风心心衰有特效。

李振华提出“脾本虚证无实证，胃多实证；脾虚是气虚，甚则阳虚，脾无阴虚而胃有阴虚；肝宜疏、脾宜健、胃宜和”等学术观点。在临证中深得“和”字一诀，他运用和法治疗功能性室性早搏不但能够较好的改善患者的症状，而且能明显减少室性早搏的发生，避免反复发作，取得较好疗效。

裘沛然教授认为，病毒性心肌炎所致的心动悸多是以脾虚气血生化乏源为主要病机，延及于心，致心气虚，正气不足，卫外力衰，邪气乘虚而入，遂致本病。故治宜健脾养心，安神定悸为法。

周仲瑛教授认为，心律失常的病机有虚有实，常为虚实夹杂，本虚标实。临床善于从脾入手治疗心悸，疗效显著。

邓铁涛教授根据五脏相关理论，认为心脾互为影响，善用调脾护心、补气除痰法治疗心律失常。对于本病的选方用药，邓铁涛教授常用生脉散加减。

二、邓铁涛治疗心律失常的学术经验

1. 学术思想

邓老认为人体五脏互为联系，每一种疾病都是五脏相关的局部体现。心律失常虽然病位在心，但与其他四脏生理病理及病证密切相关，其中脾胃与心悸的发病、病证及治疗的关系尤其密切。脾胃经脉和心脏直接相联系，经脉上通于心。脾之支脉注心中，胃之大络出于左乳下，足阳明之正上通于心，足太阴之筋散于胸中，手太阳小肠经络抵胃属小肠，经络的连属是脾胃与心息息相关的基础。在此基础上脾胃转输水谷精微，化生气血，升清降浊，与心相联系。心主血脉，血行脉中，虽由心气推动，但究其动力则在于宗气所为。“荣气不能自动，心藉宗气之力以运之。”宗气的充沛则赖于脾胃的功能正常。心血的充盈是维持正常血液循环的基础，但心血又靠脾胃的供给。《明医指掌》曰：“血者，水谷之精也，生化于脾，总统于心。”唐容川也说：“食气入胃，脾经化汁上奉心火，心火得之，变化而赤，是之谓血。”正常情况下，胃约脾运，心血充盈，在宗气的推动下运行全身，若脾胃功能失职，化源不足，血不养心，必致心脉不利，从而出现惊悸、怔忡以致胸痹、心痛等病证。脾胃失调除直接影响心脏之外，多是涉及肝、肾两脏。“木赖土而荣”，脾胃气机不利，可致肝之疏泄失职，加重影响气血紊乱，临床上多见于心悸的早期；“土能制水”，肾精又靠后天之精的不断补充，故脾胃不健，运化无权，久之可波及肾，不但加重了原来的病情，又可产生新的病变，临床上多见于心悸的后期。总之，在脾胃失调的基础上继发的脏腑功能失常，更加重了整体气血阴阳的失衡，均可直接或间接地对心悸造成影响。脾胃损伤，一方面使气血津液生化乏源，中气衰弱则心气亦因之不足，心气不足则无力推动血运，致脉道迟滞不畅，气虚不能自护则心悸动而不宁。气虚日久，可致心阳虚弱，阳虚则寒邪易乘；津血不足则不能上奉心脉，使心血虚少，久则脉络瘀阻。另一方面，脾主运化，脾胃损伤则运化迟滞，蕴而生湿，湿浊弥漫，上蒙胸阳致胸阳不展，心悸胸闷、气短乃作，湿浊凝聚为痰，痰浊上犯，阻滞胸阳，闭涩心脉则心悸胸痹疼痛乃生。可见“心痛者，脉不通”不单是血瘀为患，而痰浊闭塞，也是其主要的病理机制。故此，邓老提出“痰瘀相关”论，认为痰是瘀的初期阶段，瘀是痰的进一步发展。此外，邓老还认为气滞可导致血瘀，气虚亦可致瘀。现代血流动力学认为血液的推动力对流速流量的影响是一个重要因素，与中医所说的气的作用很相似。这就从另一角度提示我们，治瘀可通过益气行血之法加以解决，寓通瘀于补气之中。由此可见，心律失常是标实而本虚之证，其内因是心阴心阳亏损内虚（为本），病理基础是痰与瘀，左右心律失常的继续发展（为标）。一般来说心律失常以气虚（阳虚）而兼痰浊者为多见，当疾病到了中后期，或心肌梗死的患者，则以心阳（阴）虚兼血瘀或兼痰为多见。痰瘀相关是心律失常的重要病因病机及辨证分型的依据。

治疗时着重调脾护心、益气除痰。

2. 验案举隅

患者庚某某，女，56 岁，因反复心悸 6 年，加重 3 天于 2009 年 4 月 15 日至我院心脏科门诊就诊。

患者于 6 年前开始出现心悸，时有气促、胸闷反复发作。于当地医院就诊，行动态心电图提示：频发室性早搏（3562 次 /24h），诊断为心律失常，予可达龙 0.2g，每日 1 次口服维持，症状可缓解。服用 1 年后，心悸仍反复发作，遂于广东省人民医院就诊，予停可达龙，后心悸症状较前加重，遂先后予盐酸莫雷西嗪、悦复隆控制，但服用上述抗心律失常药后效果不佳。近 3 天自觉心慌心悸明显，劳累及精神紧张时加重，遂于我院门诊治疗。诊见：神清精神疲倦，心悸，无胸闷痛，头晕，口干不欲饮水，纳可，眠差，便调。舌淡红，苔白浊，脉滑。既往高血压病史 5 年，服用波依定、倍他乐克治疗，自诉血压控制可。查体：心率：68 次 / 分，早搏 3~5 次 / 分，血压：135/85mmHg。辅助检查：2007 年心电图活动平板试验阴性，甲状腺功能未见异常。2008 年复查动态心电图示：频发室性早搏（5686 次 /24h），心脏彩超示左室舒张功能减退。

西医诊断：心律失常（频发室性早搏）。

中医诊断：心悸 气虚痰瘀。

治则：益气涤痰活血。

处方：温胆汤加减。

党参 20g	五爪龙 15g	白术 15g	茯苓 15g
竹茹 10g	法半夏 15g	枳壳 10g	橘红 10g
薄荷 10g	柴胡 10g	田七末 3g	龙牡[各,先煎] 30g
制远志 10g	石菖蒲 10g	甘草 5g。	

1 周后患者门诊复诊，服用中药 7 剂后，自觉精神较前好转，心慌心悸较前减少，但仍有发作，时有头晕头胀，睡眠情况较前改善，舌淡红，苔微浊，脉滑。邓铁涛教授认为中医重视辨证，亦应重视辨病，患者仍有失眠，头晕，遂调整方药，酌加珍珠母 30g 以重镇安神，夜交藤 30g、合欢皮 15g 以宁心助眠，薏苡仁 30g 加强祛湿化浊之功，余味同前，补而不滞。并建议患者结合腹针治疗，整体调理，改善心脏功能，帮助睡眠。现该患者已坚持门诊治疗 1 年，病情稳定，心悸症状较前明显减轻，睡眠情况大为改善，2010 年 10 月再次复查动态心电图提示：频发室性早搏（562 次 / 分）。

【原按】

患者病程 6 年，迭用西药治疗，久则耗伤心脾气血；并且平素工作压力较大，精神紧张，劳逸不当，忧思伤脾，使正气虚耗脾胃运化失司，聚湿成痰，痰浊阻滞有碍血液运行，此外气为血之帅，气行则血行，故气虚亦可致血瘀痰瘀痹阻脉络，心脉失养可发为心悸之患。兼有头晕为脾虚不能运化，痰浊上蒙清窍所致，失眠为心神失养之征。方中用党参补气扶正，半夏降逆化痰为君，龙骨牡蛎重镇定悸，竹茹化痰除烦宁心为臣；橘红理气化痰、降逆消痞；茯苓渗湿健脾，枳壳宽中又不破气伤正，柴胡、薄荷行气疏肝解郁共为佐。全方以益气安心，化痰行瘀。在心悸的治疗上，邓铁涛教授主张治病求本，辨病与辨证相结合，喜用调脾护心、益气除痰法治疗心悸取得良好的疗效。同时腹针治疗心系疾患的机理也是通过调理先后天经络来使心脏得以濡养心气足心血得充则“精神乃居”。

【编者按】

邓老常用五脏相关理论指导临床治疗。心律失常虽病位在心,但与脾关系密切。心律失常以本虚居多,本虚中尤以气虚多见。心气虚有赖于气与血对心的濡养。脾为后天之本,气血生化之源。脾主升运,能升腾清阳,从根本上起到益气养心之效,故邓老强调补益心气重在健脾。且广东地处南方潮湿之地,体质易受湿气影响,脾受湿所困,易影响运化功能,聚湿成痰。临证上,除痰则易于心气恢复,此乃寓补于通。而心气的恢复,又有利于脾之功能的健运。临证具体使用先通后补,或先补后通,通多补少,或补多通少,或一通一补,通补兼施,均应根据心律失常具体情况权衡而定。

三、李振华治疗心律失常的学术经验

1. 学术思想

和法是中医学中汗、吐、下、和、温、清、消、补治疗八法之一,临床运用十分广泛,疗效确切。李老结合传统医家的认识,并根据自己多年的临证经验,对和法有了进一步的认识,提出和法是一种既能祛除病邪,又能调整脏腑功能的治则,无明显寒热补泻之偏,性质平和,全面兼顾,适用于邪犯少阳、肝脾不和、肠寒胃热、气血营卫失和等病机较为复杂的病证。对于心律失常的治疗,李老认为,心律失常多因气血失调,脏腑阴阳失衡,最终导致心神不宁而心悸不休。单纯运用活血化瘀、补气养血、滋阴温阳之剂往往效果不明显,若从和法入手,在补不足、泻有余、扶正祛邪中,始终有调和之意,进而辨证组方用药,可收独特疗效。在证治分类方面,李老根据数十年的临证体会,将本病分为气阴亏虚、痰浊扰心、肝郁伤神 3 种证型论治。其治疗特色在于对气阴亏虚型之心律失常,在养阴补气药中加入少量桂枝以助人参、甘草益气通阳,且调和阴阳,但用量不宜过多,否则阳盛而阴愈虚;痰湿阻滞可使气血运行紊乱而致心悸,治以健脾豁痰为主,佐以理气安神之品以“和”之;肝郁伤神可致气血失和而心悸,于疏肝理气以调和气血为主,佐以安神宁心之品以“和”之。李老认为:无论气阴亏虚、痰浊扰心,或肝郁伤神各型,均加丹参活血养血,通行血脉,体现了以“和”为期的学术思想。至于兼有心血瘀阻证候者,则将其作为兼证治疗,加用川芎、红花等活血通脉之品。临证运用时不仅患者的心悸症状有明显改善,患者的失眠、乏力、忧思郁怒等伴随症状也烟消云散,整体状况明显好转。

2. 验案举隅

患者,女,52 岁,2009 年 6 月 28 日初诊。

主诉:间断心慌不适 3 年余,加重 1 周。

现病史:患者于 2006 年 5 月因饱食后出现心慌不适,此后间断性发作,诱因多为饱食或劳累,心电图及动态心电图等检查示频发室性早搏,服西药效果不佳。2009 年 6 月前来就诊。症见:形体肥胖,心悸,胸闷,气短,脘腹不适,下肢沉困,头晕,便溏,舌质淡暗体胖大,边有齿痕,脉弦滑。体格检查:体温正常,血压 140/90mmHg(1mmHg= 0.133kPa),心率 78 次 / 分,律不齐,心界无扩大;血常规、血生化、心脏彩超、冠脉双源 CT 等均正常。24h 动态心电图诊断为频发室性早搏,4248 次 /24h。

西医诊断:心律失常,频发室性早搏。

中医诊断：心悸，痰浊扰心型。

治则：健脾益气，豁痰化瘀。

处方：李氏豁痰宁心汤加减。

橘红 10g	半夏 10g	茯神 15g	石菖蒲 10g
枣仁 15g	枳壳 10g	龙齿 15g	丹参 15g
全瓜蒌 15g	薤白 10g	白术 10g	炙甘草 3g

7 剂，每天 1 剂。

服药 7 剂后，患者胸闷痛、心悸、气短头晕、下肢沉困等症状均减轻，早搏减少。守方继服 7d，自觉症状及早搏消失，24h 动态心电图检查示窦性心律，室性早搏 48 次 /24h。随访 3 个月，无心慌不适等症状。

【原按】

方中白术、炙甘草健脾益气，渗利水湿，使脾气健运以绝生痰之源；全瓜蒌、橘红、半夏、枳壳燥湿化痰，理气降逆，使痰湿得以运化，气机得以调畅；薤白温阳通脉，使血气流通，则脉始复常；当归、丹参通行血脉，养血安神，使血生有源，血运通畅，心血得养；菖蒲、茯神、炒枣仁、龙齿化湿透窍，安神定悸；木香理气醒脾，使补而不滞。全方共奏健脾益气、养心安神、温阳通络、燥湿化痰、疏调气血之效。

【编者按】

因为病证不同，和法的具体运用也不同，主要有和解少阳、调和肝脾、疏肝和胃、分消上下、调和肠胃等。《伤寒明理论》："伤寒邪在表者，必渍形以汗；邪气在里者，必荡涤以为利；其于不外不内，半表半里，即非发汗之所宜，又非吐下之所对，是当和解则可矣"。《医学心悟》："有清而和者，有温而和者，有消而和者，有补而和者，有燥而和者，有润而和者，有兼表而和者，有兼攻而和者，和之义则一，而和之法变化无穷焉。"李老抓住心律失常为"气血失调，脏腑阴阳"失衡这一主要病机，巧用和法治疗，阅之令人拍案。此例辨为痰浊扰心，颜老以白术、炙甘草、全瓜蒌、橘红、半夏、枳壳健脾燥湿化痰，以当归、丹参、木香、茯神、炒枣仁行气养血安神。在健脾豁痰中佐以理气安神之品以"和"之，补不足、泻有余、扶正祛邪中，始终有调和之意。

四、颜正华治疗心律失常的学术经验

1. 学术思想

颜老认为，心律失常病位主要在心，但也与脾、肾、肺、肝功能失调有关。如脾失健运，气血化生无源，或劳心过度，血液耗损过多，可致心脾两虚，而出现心悸；若肾水不足，不能上济心阴以涵养心阳，可使心火独亢，而出现心悸；若肺气虚损或肺的宣降失常，气机阻滞不畅，会影响到心主血脉之功能，导致血液运行不畅而出现心悸；若阴血不足，可牵及心血亏虚而出现心悸。颜老认为，本证的基本病因病机是气滞血瘀。基本治疗原则可概括为两个方面。

(1) 益气养阴：心律失常多见于中年以后人体生理功能的衰退期。年老体衰，肾精亏损，化血无源；或饮食不节、脾胃受损、化生不足，均可导致气血虚弱，心脉不充，失于荣养。故治宜益气养阴、安神定志，方选生脉散加减。方中西洋参益气养阴清热；五味子敛阴宁心安神；

麦冬养阴清心除烦；再佐以黄芪补气升阳；炒酸枣仁、远志养心安神；龙骨、牡蛎镇定安神；丹参活血养血、通心络。诸药介用，使心神养而神志定。若心阴不足较甚者，可酌加南沙参、北沙参等补阴之品；兼痰浊阻滞心络者，可酌加郁金、石菖蒲化痰通络之品；而兼瘀血阻络者，酌加红花、降香活血通络之品。

(2) 活血化瘀：心脉是营养心脏气血津液运行输布的通路，气滞血行滞涩，或寒凝血脉，或血热互结等均可影响络中气血运行，使心络瘀血阻滞。故治宜温阳活血、化瘀通络。颜老活血常用药包括红花、降香、丹参；化瘀常用药包括郁金、全瓜蒌、石菖蒲、薤白；伴气滞者，酌情配伍陈皮、枳壳、香附、川芎、白芍理气通络定惊；兼寒凝则加全瓜蒌、薤白温阳通络之品。

2. 验案举隅

患者，男，63岁，退休干部。2000年8月21日初诊。

患者10年前体检查出房性期前收缩，后偶感心悸，因不影响生活而未加重视，近因外感而致心悸频发，现外感已好，而心悸仍作。刻诊：心悸怔忡，疲乏无力，汗出，烦躁，眠差，气短，眩晕，劳累后上述症状加重，咽干，口渴不欲饮，纳可，二便调，舌黯、舌下青紫，苔黄腻，脉结代不匀。既往有糖尿病、浅表性萎缩性胃炎病史。

西医诊断：心律不齐。

中医诊断：心悸。

辨证：气阴两虚。

治则：益气养阴、安神定志。

处方：生脉散加味。

西洋参[另煎]6g	黄芪30g	麦冬10g	五味子6g
炒酸枣仁[打碎]18g	远志10g	丹参15g	龙牡[碎、先煎各]20g
薏苡仁30g	茯苓30g	夜交藤30g	莲子心3g

7剂，水煎服，每日1剂。

2000年8月28日二诊：心悸怔忡减轻，但眩晕、烦躁、心悸等症状时作，劳累后加重，纳差，便干、日一行，眠差，舌质淡黯、舌下青紫，苔白腻，脉结代不匀。守方改炒酸枣仁30g，龙骨、牡蛎各30g，加香附10g、郁金12g，合欢皮15g。继服10剂。

2000年9月7日三诊：原有症状皆大减，劳累后加重，纳可，眠可，二便调，舌质黯淡、舌下青紫，苔白腻，脉结代不匀。上方继服10剂后，心悸感消失，随访3个月未复发。

【原按】

本案患者心气心阴俱虚，遂致上述诸症。心位于胸中，心气不足，胸中宗气运转无力，故气短；心为神舍，心气不足，易致神浮不敛，心神动摇而眠差；气虚卫外不固则汗出；劳累耗气，心气亦虚，故劳累后加重；心阴虚，故出现目干、咽干等津液不足之象。颜老治疗本案以益气养阴、安神定志为基本原则，以生脉散加味为基本方加减。方中西洋参补益气阴为君药；黄芪补气，麦冬、五味子养阴，三药合用加强西洋参补益气阴的作用，为臣药；炒酸枣仁、远志、龙骨、牡蛎、丹参、夜交藤均有养心安神的作用，而茯苓、薏苡仁补益心脾，均为佐使药。诸药合用，证症结合，获药到病除之效。该患者首诊服7剂后，症状明显改善，但仍有劳累后诸症加重的临床表现，故之后在守方基础上随症加减，患者继服20剂后临床症状基本消失。

【编者按】

颜老认为，心律失常的基本病机是气滞血瘀。因此，治疗大法总不离行气活血。此例首诊舌黯、舌下青紫，苔黄腻，脉结代不匀，似乎有痰热之象。然其症状心悸怔忡，疲乏无力，汗出，气短，劳累后上述症状加重，气虚明显，舍脉从证，颜老坚持以益气养阴、安神定志为法，然益气养阴中不忘活血，方中丹参活血化瘀。二诊心悸劳累后加重，纳差，便干、日一行，气滞明显，方中加入香附、郁金行气化瘀而奏效。

五、任继学治疗心律失常的学术经验

1. 学术思想

在心律失常的成因上，任老认为心胆气通，肝气郁结，肝胆不和或肝火内炽，胆热上扰也可引发本症；任老认为，治疗本病宜审证求因，治病求本，对因肝胆而引起心悸者，治宜上病治下，以疏肝利胆为法；常用黄连温胆汤治疗。

2. 验案举隅

崔某，女，55岁，长春市人。1989年12月21日就诊。

于1个月前因恼怒而致心悸动，失眠。经某医院诊断为"心律失常"，服乙胺碘呋酮，复方丹参片，琥珀安神丸等药物疗效不显，既往曾患胆囊炎。慕名求治于任老，其症见：心动悸，胆怯，口苦，咽干，脘腹胀满，舌质红，苔微黄，脉现虾游。任老谓："心胆气通，此乃由肝胆而引起心悸也，宜上病治下，以疏肝利胆为法。"方用温胆汤加减，具体药物如下：

黄连 10g	枳实 10g	半夏 15g	陈皮 15g
茯苓 15g	竹茹 10g	甘草 10g	

每日1剂，水煎服。

服药3剂后心悸胆怯、口苦、脘腹胀满均减，病人喜形于色，服9剂后，证消，脉平而告痊愈。

【原按】

任老治疗心律失常有如下心法：

(1) 曲径通幽 调治肝胆：从任老调治此验案脉证可知，其病位在心，其病变脏腑涉及心、肝、胆。心主血，肝藏血，按五行相生关系而言，心属火，肝属木，木能生火。心血有赖于肝血的充盈，而肝与胆相表里，肝胆有病必然会影响到心。由于肝胆有热，相火内炽，灼伤心阴，心神失养，扰动心神，病发心悸；胆经有热，阴津被灼，胆胃不和，则见胆怯、口苦、咽干。故任老审证求因，治病求本，心脏有病，调治肝胆。治宜上病下取，参温胆汤意，以疏利肝胆，清降胆热，化痰祛湿。也即任老所谓："心胆气通，此乃与肝胆而引起之心悸也，宜上病治下，以疏肝利胆为法。"本方虽名温胆汤，但方中无温补之品，盖"胆为清虚之腑，无用热补之理"（《古方新解》第7卷9页）。其所以名温胆者，全在于"热除痰清而胆自宁和即温也，温之者，实凉之也"（《时方歌括》卷下136页）。

(2) 重用黄连 直折其火：肝为刚脏，相火内居其中，故易动而致肝气亢奋。气有余便是火，肝胆火旺而致相火妄动，上扰于心，君火不宁，心神被扰则心动悸。因此，任老在方中配以黄连，本品苦寒归经心、肝、胆、胃、大肠，苦以降阳，寒以胜热，气味俱厚，清上泻下，直折火势。能泻心火，清胆热，凉胃腑。本品不仅是清心泻火之上品，而且使定悸安神之良药。《丹溪心法》之安神丸；《伤寒论》之黄连阿胶鸡子黄汤；《四科简教方》之交泰丸等均以此为主药。故《本草正义》曰："黄连大苦大寒，苦燥湿，寒胜热，能泄降一切有余之实火，而心、脾、肝、肾之热，胆、胃、大小肠之火，无不治之。上以清风火之目病，中以平肝胃之呕吐，下以通腹痛之滞下，皆清热燥湿之效也。"

(3) 清热化痰，和胃畅中：由于肝胆有热，不仅可使肝胆枢机不利，疏泄通降失常，化郁为火，气血运行不利，而且可致热邪灼津为痰，痰热中阻，胃气上逆，扰乱心神。治宜清热化痰，和胃畅中。因此，任老在组方用药时用了《千金方》之温胆汤。方中二陈汤（陈皮、半夏、茯苓、甘草）祛湿化痰，和胃降逆；枳实、竹茹宽中行气，利气豁痰。尤其是枳实、竹茹，用之尤妙。枳实味苦辛微寒经归脾胃，本品气香味厚，辛散苦泄，走而不守，性烈而速，善泻胃实以开坚结，行瘀滞以调气机，破气滞以行痰湿，消积滞以通痞塞；竹茹味甘微寒经归肺、胃、胆，本品苦寒性滑、润而降泄，清胃泻胆而不上中，开郁降气而不伐脾，去实邪而不伤正，清邪热不化燥。故《药品化义》曰：竹茹，轻可去实，凉能去热，

苦以降下，专清热痰，为宁神开郁佳品。主治胃热噎膈，胃虚干呕……惊悸怔忡，心烦躁乱，睡卧不宁，此皆胆胃热痰之症，悉能奏效。"如此相伍，则肝胆清利，胃气和降，痰热得除，诸症自愈。

【编者按】

任老从肝胆论治心律失常，获得较好效果。《黄帝内经》云："凡十一脏取决于胆"从胆主决断，强调了在情志调节的层面对其他脏腑功能的作用；李杲从"天人相应"观点着眼，认为"胆者，少阳春升之气，春气升则万化安，故胆气春升，则余脏从之"；张志聪在《素问·集注》中说："胆主甲子，为五运六气之首，胆气升则十一脏腑之气皆升，故取决于胆也"；滑寿在《读素问钞》中注："胆为中正之官，而其经为少阳。少阳相火也，风寒在下，燥热在上，湿气居中，火独游于其间，故曰取决于胆云。可见胆在人体的重要地位，胆的功能异常会影响"心藏神"主神志的功能，临床上从心论治心律失常不佳时，可以根据辨证，从胆论治。

六、郭子光治疗心律失常的学术经验

1. 学术思想

心律失常可以表现为晕厥。现代医学认为晕厥是由不同的病理生理机制作用于血管阻力和（或）心输出量引起系统性低血压所致。其中最常见的机制之一即为心源性晕厥。郭老认为厥证的根本病机为气血阴阳不相顺接。《素问·灵兰秘典论》说"心者，君主之官也。"《医学源流论》说"心为一身之主，脏腑百骸皆听命于心，故为君主，心藏神，故为神明之用。"《灵枢·邪客》篇也说"心者，五脏六腑之大主也，精神之所舍也"。"心主血脉"、"心藏神"，郭老认为，心阳不足亦是厥证的重要病机，治疗此类厥证当以温补心阳为大法。

2. 验案举隅

邹某某，女，55岁。2000年6月13日初诊。

主诉：心悸、气短、头晕1月余，伴晕仆。病史：1个月前，因心悸、气短、时时头晕并晕倒1次而在某医大附院做心电图、超声心动图等检查，诊断为"病态窦房结综合征，室性早搏"，

给予阿托品等提高心率，并一再嘱其准备安装人工起搏器。患者因不愿安装而来求治。现证：头晕，畏寒，气短，心悸，胸中闷塞，说话多则有短气不续之感，心率每分钟40~50次，血压90/60mmHg。察其体质瘦弱，面色萎黄少华，精神欠佳，说话语言断续而清晰，四肢欠温，舌质淡嫩、苔白润，诊其脉迟缓而结代频繁。

西医诊断：病态窦房结综合征，室性早搏。

中医诊断：心阳不振，气弱血寒。

治则：温补心阳，益气活血。

处方：麻黄附子细辛汤加味。

麻黄12g	制附片20g	细辛8g	当归15g
黄芪40g	红参15g	五味子12g	麦冬20g
桂枝15g	羌活15g	丹参20g	

浓煎，1日1剂，停服一切西药。

7月27日复诊：此前每周诊治1次，均以上方为基本方，症状很快改善，心率迅速提高，其间因早搏频繁，加入苦参30g后很快被控制，心率一直保持在每分钟60~70次，自觉一切良好。治疗期间还随身携药上青城山游览，1日上下山步行4~5公里，未发生任何不良感觉。察其精神佳，舌质红活苔薄白润，脉息调匀，表明其阳气通达，寒气已去，气血和畅，似平人也。毕竟是患者未曾停药的表现，若骤然停药或更方，其病当反复。

当转入益气养血活血稳搏为主的第二步治疗。仍以上方去麻黄、羌活，减制附片、细辛量，加玉竹15g防其辛温燥热伤津，加淫羊藿20g、菟丝子15g以温补肾阳：

红参15g	五味子12g	麦冬20g	黄芪40g
丹参20g	当归15g	桂枝15g	制附片先煎15g
细辛6g	淫羊藿20g	菟丝子15g	玉竹15g。

浓煎，1日1剂。

至9月29日复诊，心率一直维持在每分钟62~78次，治疗再以前方去制附片加入巴戟天20g。又服10余剂后减细辛为5g，病情仍稳定。其间发生早搏1次，加苦参30g则被控制。乃以右归丸用巴戟天易制附片，加细辛5g通阳气。此为体现益气复脉、培元固本第三步治疗。嘱其逐步由3日2剂，减至2日1剂、3日1剂。

未更方观察至半年后，病情仍稳定，嘱其逐步撤药。至今，病人情况一切良好。

【原按】

患者具有明显的脉迟结代以及气短、晕眩诸症，当属少阴病范围，乃心阳不振，肾阳不足，气弱血寒，致使气血不相接续而引起。治疗上首先温通心肾，益气活血，使阳气通达而提高心率以治标；待证情稳定，再大力补肾阳以图治本，巩固疗效。郭老认定窦性心动过缓的基本病机为少阴心肾阳气虚甚，阴寒凝结。因阳气虚而无力温动血脉，阴寒凝结又必致血脉瘀滞而阳气不能通达，从而产生上述诸症。然而，本病形成病机却较为复杂，既可由先天禀赋不足，又可由后天的多病变和多因素导致阳虚寒凝、脉气不畅而致。虽临床病机是围绕少阴心肾虚损为基础，但气虚气滞、阳虚寒凝、血虚精亏等病机常相互兼见。

【编者按】

由心动过缓导致的晕厥在心源性晕厥较为常见，治疗极为棘手。郭老认为本病的病机既有气虚阳损，又有阴虚血弱，终致阳虚不运，血虚失养，复因寒凝、痰阻、瘀滞等，治疗始终要以益气温通为基础。但临床又要根据病变之标本缓急，循序渐进。郭老在益气温通的基础上分三步治疗：

(1) 益气温通提速法：本法常用于治疗的第一阶段，本阶段以病人的心率每分钟在50次以下为标志。脉可呈迟、缓、涩、结、代等象，常有心慌、气短、心悸、胸闷或痛、头晕目眩、甚或晕仆、面白无华、神疲乏力、畏寒肢冷、舌淡苔白等表现。治疗首当提高心跳速率。提速的关键在于辛通阳气，温化寒凝。处方常重用麻附细辛汤加味。振奋少阴阳气非大辛大热之附子莫属，细辛温散少阴之寒，配麻黄更具辛热透散寒凝之功。再加入黄芪、红参、羌活、桂枝等以增强益气温心、化瘀通脉之力，使临床收到更好疗效。

(2) 益气养血稳率法：本法常用于治疗的第二阶段，本阶段以病人的心率每分钟在55~70次或以上为标志。往往是第一阶段治疗有效，心率回升已2~3周临床症状亦明显缓解，故治疗当转向以稳率为主。治疗以益气温阳为基础，加上养阴益血活血之法。益气使气不虚而运血有力，而血为气之母，养血亦可益气，气血调和，阴阳相贯，运行有序，心搏自然稳定而病情方不易反复。临床用方可仍以前方合生脉饮加玉竹、黄精、丹参、当归等，适当减轻和减少辛热之品。

(3) 益气培元固本法：本法常用于治疗的第三阶段，本阶段以病人的心率已提升稳定在每分钟65~70次或以上为标志。治疗必须重视固本，固本之法当培补肾中元阳为主，方药可考虑应用右归丸加淫羊藿（仙灵脾）、黄芪、丹参之类。

七、朱良春治疗心律失常的学术经验

1. 学术思想

朱良春认为，中医之厥证常与西医心血管系统疾病相对应。厥证的特点为急骤性、突发性和一时性。急骤发病，突然昏倒，移时苏醒。往往在发病前有明显诱发因素，最多见的是情志过极，如暴怒、紧张、恐惧、惊吓等。发作前有头晕、恶心、面色苍白、出汗等先期症状。发作时昏仆，不知人事，或伴有四肢逆冷。对于重症患者，应采取中西医结合，中成药、针灸等综合应急措施，及时救治。朱老亦认为厥证多与心阳虚衰有关，久病累及肾阳，出现心肾两虚，更甚者阳损及阴，导致阴阳两虚。故对于本病治疗，多从温阳益气着手，往往能够收到良效。

2. 验案举隅

李某某，女，49岁，干部。1980年7月20日初诊。

自1971年起患心动过缓，心率一般在60次/分钟左右，多方求治，收效不著。今年6月间，突然头晕目眩，心悸心慌，昏仆于地。往某医院就诊，经心电图检查：心室率41~43次/分钟，阿托品试验，即刻心率56次/分钟，8分钟后心率遂降至43次/分钟。诊为病态窦房结综合征，使用复方丹参片及益气活血、温阳通脉的中药无效。临诊面浮肢肿胸闷心悸，神疲乏力，心率43次/分钟，血压148/90mmHg，苔白腻、质稍紫，脉匀缓无力。

西医诊断：病态窦房结综合征。

中医诊断:厥证。

辨证:心阳不振,瘀阻水停。

治则:温阳通脉。

处方:

太子参 20g	川桂枝 10g	降香 8g	炙黄芪 20g
川芎 10g	炒白术 15g	当归 10g	炙甘草 5g

8剂,水煎服。

二诊:药后证情如故,此非矢不中的,乃力不及彀也,重其制进治之。上方川桂枝改为12g,加丹参15g,娑罗子12g,续服8剂。

三诊:进温阳通脉之品,心阳略振,心动过缓之象稍有改善,心率上升至45~47次/分钟,苔薄质淡,脉细缓,前法既合,当进治之。上方川桂枝改为15g,续服8剂。

服此方后,心率上升至50~54次/分钟,面浮肢肿消退,又将川桂枝加至18g以上方再服8剂,活动后心率64次/分钟,静息仍在50~54次/分钟。

续予温阳通脉,佐以养阴和络,毋使过之。处方:

太子参 30g	川桂枝 20g	川芎 10g	丹参 15g
炙黄芪 15g	降香 10g	玉竹 10g	麦冬 8g
炙甘草 5g			

连进20余剂后,心率维持在61次/分钟,精神振作,更以上方20剂量,配合蜂蜜1000g,熬制成膏,以巩固之。

【原按】

桂枝善于温通心阳,与甘草同用,治阳虚心悸有良效,适用于心阳不振、心脉痹闭之证。朱师经验,凡冠心病、病态窦房结综合征引起之心动过缓,引用之有提高心率的作用,常以桂枝、黄芪、丹参、炙甘草为基本方,随证佐药。盖心阳虚者心气必虚,故用黄芪以补气;心阳虚则营运不畅,故用丹参以养血活血;阳以阴为基,心阳虚者必兼见心血虚,故用甘草以柔养。此四味共奏益心气、复心阳、通心脉之功。而其中关键,桂枝的用量须打破常规。朱师用桂枝,一般从10g开始,逐步递增,最多加至30g,服至口干舌燥时,则将已用剂量略减2~3g,续服以资巩固。若同于常法,虽药已对证,但量小力弱,焉能收效。

【编者按】

对于病态窦房结综合征所致心源性晕厥,朱老提出"气血失衡是心血管病的基本病机"。治疗重视温阳与活血这两个环节。①温阳每佐益气:心为阳脏,主血与脉;主血谓全身血液依赖心气而流畅,主脉谓全身血脉依赖心气而充盈通利,阳气衰竭为本病的根本病机,温阳注重温通心阳,习重用桂枝。桂枝既能温阳,又可通阳。同时常选用了太子参、炙黄芪、白术等益气健脾药物。盖胸中乃阳气游行之所,而气虚乃阳衰之渐,桂枝温阳有余,但补气不足。太子参味甘苦性平归经脾肺,可补脾益肺,生津养阴;炙黄芪味甘性温归经脾肺,本品味轻气浮,能益脾补肺,振奋元阳,健中州,升清阳,补肺气,行血脉,布精微,养脏腑,通血液,为补气升阳之良品。《本草正义》:"黄芪,补益脾土,温养脾胃,凡中气不振,脾土虚弱,清气下陷者最宜。"白术味甘苦性温归经脾胃,《本草求真》:"白术缘何专补脾气?盖以脾苦湿,急食苦以燥之，脾欲缓，急食甘以缓之；白术味苦而甘，既能燥湿实脾，复能缓脾生津。且其性最温，服则能以健食消谷，为脾脏补气第一要药也。”脾气健，中阳足，则心阳振，气血畅。②温阳活血：心为阳脏，主血与脉，阳气虚弱不能有效推动血液运行，必会产生血瘀，故治疗用药除温阳外，必参以活血化瘀法。临床常用川芎、丹参等活血之品，可收相得益彰之功。

八、颜德馨治疗心律失常的学术经验

1. 学术思想

颜德馨认为，厥证《内经》有“清气在阴，浊气在阳，营气顺脉，卫气逆行，清浊相干，乱于胸中，是为大悗”的记载，症见气乱于心、乱于肺、乱于肠胃、乱于头，这些乱大凡来自秽恶之气，使阴阳两气不相顺接，变生厥逆。急用卧龙丹吹鼻，或武侯行军散滚服，确能挽救性命于顷刻。苏醒后，太无神术散可用，此方善解四时不正之气。发病前有明显的情志变动、精神刺激的因素，或有大失血病史，或有暴饮暴食史，或有素体痰盛宿疾。厥逆系气血乖乱、阴阳失衡引起的危急重症。先生认为，面对颓局，不在收拾，而急当重振，拨乱反正必须具备两手，剿不嫌狠、抚不嫌稳。阳虚者，宜助阳配阴，祛寒通脉。血瘀者，宜疏肝理气，活血化瘀。由于厥证气机逆乱，气血运行失常，治疗应注重从血论治，活血化瘀。

2. 验案举隅

傅某，女，52岁。胸闷心悸多年，多次发生晕厥。经心功能检查确诊为病态窦房结综合征，经中西医治疗，心率仍在40次/分左右，患者面色萎黄少华，胸闷作痛，神疲乏力，四肢发冷，口干少寐，舌苔薄白而干，脉沉迟时见结代。

西医诊断：病态窦房结综合征。

中医诊断：厥证。

辨证：心阴阳两虚。

治则：助阳配阴，祛寒通脉法。

处方：通脉四逆汤加减。

淡附片先煎 9g	桂枝 9g	麦冬 9g	黄芪 15g
党参 15g	生地黄 15g	干姜 6g	五味子 6g
菖蒲 6g	青葱 1.5g	炙甘草 3g	

服药半月，胸闷作痛得减，脉沉迟已起。结代脉消失，心率维持在54~62次/分，晕厥也未再发作。随访出院服药3年，疗效巩固。

【原按】

通脉四逆汤为治疗少阴虚寒重证的方剂，方中干姜较四逆汤中所用增一倍，附子也选大者，温阳散阴力宏，配以甘草甘缓益气，药简力令，诚为回阳通脉之良方。《伤寒论》谓：“少阴病，阴盛格阳证。下利清谷，里寒外热，手足厥逆，脉微欲绝，身反不恶寒，其人面色赤，或腹痛，或干呕，或咽痛，或利止，脉不出者，通脉四逆汤主之”，并指出药后若“其脉即出者愈”，表明本方对脉微欲绝或脉不出者有良好效果，故仲景以通脉名之。颜老认为病态窦房结综合征所表现的脉象如沉、迟、涩、结、代等当属通脉四逆汤证，病机则为阳气衰惫，寒凝血脉，立法务必峻补阳气，逐寒通脉，方用通脉四逆汤大辛大热之剂，意在离照当空，阴霾自去，则脉复出。临症时，又需加减化裁。如神疲短气者当加党参、黄芪以补气，舌红口干者可加麦冬、五味子以养阴，胸闷不舒者需加郁金、石菖蒲以开郁等。

【编者按】

颜老赞赏张景岳称道的“药中四维”：人参、熟地治世之良相，大黄、附子乱世之良将。对于厥证属阳虚者，认为附子大辛大热，通行十二经脉，专主振奋阳气、祛逐阴寒。应用于心血管疾病，破阴凝布阳和，能力转危局。如附子汤治冠心病之心绞痛，痛厥；通脉四逆汤治病态窦房结综合征，都有良好药效。用这些方剂时，可加丹参、川芎、葛根、三七、血竭等化瘀药物，流通血脉能改善微循环、促苏醒、抗休克。至于厥回之后，先生使用附子则比较审慎，常有监制之品并行，他总结出六法：①调之以甘，与甘草、白蜜同用；②阴阳兼顾，与生脉散同用；③阴以济阳，配熟地、龟板；④镇潜抑阳，配龙骨、牡蛎、磁石；⑤温阳泻火，伍知母、黄柏、大黄；⑥阳中配阴，伍元参、麦冬。通过不同配伍，不但抑制了附子的燥性，扩大施用范围，还可取得理想的协同效果。

参考文献

[1] 吴大真，李剑颖. 国医大师验案精粹[M]. 北京：化学工业出版社，2011：56-58.

[2] 刘杨. 郭子光教授对窦性心动过缓的三步辨治经验[J]. 四川中医，2005，23(9)：3-4.

[3] 颜乾麟. 颜德馨运用经方治疗心血管病的经验[J]. 国医论坛，1991，(4)：19-20.

[4] 卢祥之. 国医大师颜德馨经验良方赏析[M]. 北京：人民军医出版社，2013：100-102.

[5] 朱良春，朱步先. 方药拾贝(五)[J]. 上海中医药杂志，1982，12：32.

[6] 徐贵成. 心律失常治疗的中医优势[J]. 中国医院用药评价与分析，2011，11(9)：770.

[7] 刘绪银. 补虚祛痰化痰宁心治疗心律失常——国医大师张学文治疗心系疾病经验之四[J]. 中国中西医肿瘤杂志，2011，1(1)：113-115.

[8] 邱志济，朱建平，马璇卿. 朱良春治疗心病巧用对药的经验与特色[J]. 中医杂志，2000.27(7)：295-296.

[9] 吴焕林，周文斌. 邓铁涛教授治疗心悸(心律失常)临床经验[J]. 中医药信息，2005，22(5)：60-61.

[10] 党晓晶，吴焕林. 运用邓铁涛教授调脾护心法治疗心悸医案1则[J]. 内蒙古中医药，2014，(1)：50.

[11] 韩景辉. 国医大师李振华教授运用和法治疗功性室性早搏经验[J]. 中医研究，2014，27(2)：42.

[12] 吴嘉瑞，张冰. 颜正华诊疗心悸经验总结[J]. 中国中医药信息杂志，2012，19(11)：89-90.

[13] 高尚社. 国医大师任继学教授辨治心律失常验案赏析[J]. 中国中医药现代远程教育，2012，10(8)：18-19.

[14] 吴大真，杨建宇. 国医大师验案良方心脑卷[M]. 北京：学苑出版社，2010：141-142.

（广西中医药大学第一附属医院　王庆高　卢健棋）

第二十一章

心力衰竭

一、概 述

心力衰竭(简称心衰)是由于任何心脏结构或功能异常导致心室充盈或射血能力受损的一组复杂临床综合征,其主要临床表现为呼吸困难和乏力(活动耐量受限),以及液体潴留(肺淤血和外周水肿)。心衰是一种进展性疾病,表现为渐进性心肌重构。全球约有3800万人罹患此病,且该数量随着人口的老龄化而增加。约2/3收缩性心衰的病因为冠心病,虽然高血压和糖尿病可能是很多病例的影响因素。此外,存在很多其他收缩性心衰的原因,包括既往病毒感染(已识别或未识别的)、酗酒、化疗(即阿霉素或曲妥珠单抗)和"特发性"扩张性心肌病(虽然原因未明,但其中有些病例可能有遗传基础)。

依据左室射血分数(LVEF),心衰可分为LVEF降低的心衰(HF-REF)和LVEF保留的心衰(HF-PEF)。一般来说,HF-REF指传统概念上的收缩性心衰,而HF-PEF指舒张性心衰。LVEF保留或正常的情况下收缩功能仍可能是异常的,部分心衰患者收缩功能异常和舒张功能异常可以共存。HF-PEF指EF≥50%,分为两种亚型:临界心力衰竭(a):EF ≥41%~49%;改善了的心力衰竭(b):EF>40%。HF-REF指EF≤40%。根据心衰发生的时间、速度、严重程度可分为慢性心衰和急性心衰。在原有慢性心脏疾病基础上逐渐出现心衰症状、体征的为慢性心衰。慢性心衰症状、体征稳定1个月以上称为稳定性心衰。慢性稳定性心衰恶化称为失代偿性心衰,如失代偿突然发生则称为急性心衰。急性心衰的另一种形式为心脏急性病变导致的新发心衰。

心衰的临床症状可能是由于心包、心肌、心内膜、心瓣膜、或大血管、或由于某种代谢异常所致,但大多数HF患者具有由于左室心肌功能受损引起的症状。心力衰竭的发病机制包括:

1. 心肌初始损伤因素包括:心肌缺血;血流动力学负荷过重;心肌疾病;遗传缺陷。

2. 继发心肌损伤因素神经内分泌过度激活,包括:肾素—血管紧张素—醛固酮系统;交感神经儿茶酚胺系统;利尿及抗利尿激素系统;多种细胞因子;其他器官系统,例如肾脏等亦参加心力衰竭的代偿过程。

3. 心力衰竭的促发因素凡是能够增加心脏负担、抑制心脏泵血和(或)充盈功能障碍的因素，都可作为心力衰竭的促发因素，这些往往是心力衰竭发展过程中附加的、而且是可以消除的因素。包括：药物治疗缺乏依从性；容量超负荷；感染；严重脑损伤；大手术后；肾功能减退；支气管哮喘；吸毒；酗酒；嗜铬细胞瘤；高输出综合征；急性心律失常；负性肌力药物；非甾体类抗炎药；心肌缺血（通常无症状）包括心肌梗死；老年心脏急性舒张功能减退。

心衰的主要诊断依据是：心衰的典型症状：休息或活动时呼吸困难、劳累、水肿；心衰的典型体征：心动过速、呼吸急促、肺部啰音、颈静脉充盈、周围性水肿、肝大；静息时心脏结构和功能的客观证据：心脏扩大、心脏超声检查心功能异常、脑钠肽升高。如证实心衰，则应该明确病因和启动适宜治疗。

ACCF/AHAHF 分阶段和 NYHA 心功能分级，都提供了关于 HF 存在和严重程度的有用而互补的信息。NYHA 分级强调了患者的主观症状、运动耐量和整体状态，是独立的死亡预测因素。但该方法主观性强、变化快是其缺点。ACCF/AHAHF 分阶段强调了心力衰竭从无到有，由轻到重、由可逆到不可逆，由量变到质变的发展过程，强调了早期治疗、上游治疗的可逆性和重要性，也强调了不同时期心力衰竭治疗策略的差异性。

对确诊的心衰患者的治疗目的是缓解症状和体征，预防住院和改善生存率。心衰的治疗策略包括：短期应用改善血流动力学的治疗，改善心衰症状；长期应用延缓心室重构药物治疗，改善衰竭心脏的生物学功能，提高生活质量、减少住院率和降低死亡率。

慢性 HF-REF 治疗包括：①一般治疗：去除诱因、监测体质量、调整生活方式、心理和精神治疗、氧疗；②药物治疗：利尿剂、ACEI、β 受体阻滞剂、醛固酮受体拮抗剂、ARB、地高辛、伊伐布雷定以及神经内分泌抑制剂的联合应用。③非药物治疗：心脏再同步化治疗、ICD。

慢性 HF-PEF 治疗包括：①积极控制血压；②利用利尿剂；③控制和治疗其他基础病和合并症；④血运重建治疗；⑤如同时存在有 HF-REF，以治疗后者为主。

急性心力衰竭治疗目标为改善急性心衰症状，稳定血流动力学状态，维护重要脏器功能，避免急性心衰复发，改善远期预后。治疗包括：①临床评估和处理流程；②一般处理：体位、吸氧、出入量管理；③药物治疗：阿片类药物、利尿剂、血管扩张剂、正性肌力药、血管收缩药物、抗凝治疗、改善预后的药物；④非药物治疗：主动脉内球囊反搏（IABP）、机械通气、血液净化治疗、心室机械辅助装置。

难治性终末期心衰的治疗应注意：①控制液体潴留；②神经内分泌抑制剂的应用；③静脉应用正性肌力药或血管扩张剂；④心脏机械辅助和外科治疗。此外还应注意心衰病因和合并症的处理。

国外指南治疗方案强调由 A-D 分阶段治疗。最近关于心衰治疗的研究包括钙循环、基因治疗、微小 RNA、细胞治疗以及左室辅助装置领域取得显著进展，并将进一步指导心衰治疗。

心力衰竭的流行是一个全球性的健康问题，其数量还在增长，特别是在低收入国家和中等收入国家，为了解决这个问题首先预防心力衰竭，除了常见的导致心力衰竭的原因预防和治疗还需要个人、机构和政府的合作；此外补救性措施是改善心力衰竭的治疗。加强对心力衰竭病理学机制的理解、开发新的预防和改善心力衰竭的治疗方法非常重要。

心衰是临床常见的危重病症之一。传统中医无心力衰竭的病名，大量有关心衰的证治散见于惊悸怔忡、喘证、心咳、水肿、心痹、心水等范畴。中医对心衰的最早描述见于《内经》。如《素问·痹论》说："脉痹不已，复感于邪，内舍于心……心痹者。脉不通，烦则心下鼓，暴上气而喘，噫干善噫，厥气上则恐。”（张琦注：“心主脉而贯肺，以行呼吸，心下跳动上气而喘，心乘肺也。”）指出由脉痹发展而成心痹病，常有心烦心悸、脉涩等症，并且病情可能猝然加重，出现暴上气而喘。除心痹外，《黄帝内经》中所论心胀、心咳与现代心衰密切相关。至于心衰病机，《素问·逆调论》曰：“夫不得卧，卧则喘者，是水气之客也。”认为除血脉不通外，还与水气内停有关，《素问·标本病传论》中则提到了心衰由其他心病发展而来的传变过程。可见《内经》时期，中医对心衰的临床特点、病因病机及传变规律已有了初步认识。两汉时期，张仲景提出支饮、心水，并形成了较完备的理、法、方、药体系。其中，对于心水的阐发被后世认为是中医古籍中最接近于心衰的论述。《金匮要略》提出的“腰以下肿，当利小便”成为后世治疗该病的指导大法。此外，他还提出了补益心阳、温阳利水等治法。唐宋时期继承发扬了张仲景“心水”学说，并有“心衰”一词出现。金元至明代，中医对心衰的描述和认识多囿于前人学说，少有完整的理论，有关的内容只是散见于心悸、怔忡、水肿、喘证等病门下。《丹溪心法》指出以逐水消饮法治疗心衰，《景岳全书》对水肿病机的认识比较精详，其对于心衰的水肿同样适用，心衰之水肿，亦涉及肺、脾、肾三脏，其治需从此三脏着手。清代王清任发展了“瘀血”理论，在《医林改错》中开创活血化瘀法治疗心衰的先河，竭力主张补气活血化瘀，并创制血府逐瘀汤、膈下逐瘀汤等方剂。近几十年来，有些医家主张根据心衰的主要症状另立新名，如悸—喘—水肿联证。此病名的形成显然受到中医证候内科学的影响，但这种命名方法既不符合中医的传统习惯，也与西医病名相左，因此，难以为大家所接受。

目前多采用《中医内科疾病名称规范研究》中心衰正名：“心衰是指心体受损、脏真受伤、心脉‘气力衰竭’所致的危重病证。以心悸、喘促、水肿、肝大为主证，急性期多表现为心悸，喘咳不能平卧，口唇、爪甲青紫，甚则烦躁，咯粉红色泡沫痰，大汗淋漓，四肢厥冷，舌紫，脉细数或促；慢性期多见跗肿，尿少，腹痛痞满，恶心食少，甚则腹部膨胀，胁下痞块，脉虚数或结代。多见于各种原因引起的心功能不全。”心衰在病机上为本虚标实之证，本虚多见气虚、阴虚、阳虚，标实多见血瘀、水湿、痰饮的病理特点。

心衰多由于心脏病变日久伤气，或他脏病久累及于心所致，气虚是心衰的最基本病机。阴虚或阳虚多由于患者体质、病情、治疗、环境等因素的影响，或心气亏虚日久，耗伤心阴或损及心阳而致。瘀血之成，多因气虚、阳虚行血无力，温化失司，瘀留脉中，或气阴两虚，阴津亏耗，血行迟滞，久而为瘀。痰浊水饮之成，则多为气阳亏虚，不能运化水湿，停而为饮成痰。心气虚、阴虚、阳虚是心衰发生的根本原因，血瘀、痰饮是心衰继发的病理改变，而且可以发现气（阴、阳）虚、血瘀、痰饮的进展是其基本的病机演变规律。

按病变部位而言，心衰病位在心，却不局限于心，往往有气短、喘息、水肿、腹胀、纳呆、呕恶等表现，与肺、脾、肾功能继发失调密切相关。

心力衰竭住院率及病死率仍居高不下，如何在现代医学治疗的基础上进一步降低心衰的病死率及再住院率，提高患者的生存质量，改善远期预后是防治和研究的难点和热点。中医药治疗心衰在临床实践中应用广泛，并且在辨证、治疗等方面有了相当的规范，疗效评价显示了良好的前景。辨证是中医治疗疾病的立足点，心衰的基本中医证候特征为本虚标实、虚实夹杂。本虚以气虚为主，常兼有阴虚、阳虚；标实以血瘀为主，常兼痰、饮等，每因外感、劳累等加重。本虚是心衰的基本要素，决定了心衰的发展趋势；标实是心衰的变动因素，影响着心衰的病情变化，本虚和标实的消长决定了心衰发展演变。心衰中医基本证候特征可用气虚血瘀统驭，在此基础上可有阴虚、阳虚的转化，常兼见痰、饮。心衰中医证型可概括为气虚血瘀、气阴两虚血瘀、阳气亏虚血瘀 3 种基本证型，均可兼见痰饮证。

心衰失代偿的急性加重期多表现为本虚不支，标实邪盛，甚至阴竭阳脱，常需住院治疗，既要积极固护气阴或气阳以治本，更需加强活血、利水、化痰、解表、清热以治标，必要时需急救回阳固脱；代偿阶段的慢性稳定期多表现为本虚明显，标实不甚，应以益气、养阴或温阳固本调养，酌情兼以活血化瘀、化痰利水治标。根据辨证选择益气活血，益气养阴活血，益气温阳活血兼以化痰利水等治疗。

中西医建立在不同理论体系之上，所以在很多方面存在很大不同，西医在治疗引起心衰的某些病因及病理生理方面有不可替代的作用。中医药对改善临床症状，提高生活质量；发挥治未病思想进行整体调节，预防心衰复发；减少西药用量、降低西药不良反应等方面有优势。

中医药治疗心衰历史悠久，在对心衰患者稳定病情、改善心功能、增加活动耐量、提高生存质量等方面具有可信的疗效和安全性。有多位国医大师对发热具有精彩论述和丰富的治疗经验。

邓铁涛认为对心衰的辨证论治，应该首先辨明病位，详审病机，同时宜与西医的辨病结合起来，从而找出新的规律，以提高辨证论治的水平。认为心衰病机为本虚标实，以心之阳气虚衰为本，血瘀水停为标。心阳虚为心衰病机的关键点，强调“五脏皆致心衰，非独心也”，并提出“心从脾论治”的著名学术观点。

陈可冀认为认识心衰病机必须紧紧围绕以下两个方面：①以心为中心的内虚观。陈可冀老师认为诊治心衰，如偏离了以心为中心的内虚观，就可能犯下“虚虚实实”之误，临证不仅会错失最佳治疗时机，还有可能造成严重后果。②气血辨证观。陈可冀老师认为久病、频发之病当从瘀认识。例如在心肌梗死后或缺血性心肌病引起的心衰中，瘀血已经成为非常突出的病理产物，其在心衰的发生发展中起到了“催化剂”和“接力棒”作用。因此，在气血辨治观基础上，陈可冀老师认为活血化瘀是治疗心衰的重要方法之一。在应用活血化瘀治疗心衰时，强调以气血为纲，从整体上把握心衰的病机特点，方能辨证精当，施治合理，收到佳效。此外陈老还强调病症结合全方位，衷中参西同提高。临床上若能充分利用现代医学的研究成果，在深入了解心力衰竭的病因病理及其发病机制的基础上，从中西医两方面的理论入手进行分析探讨，寻求互补或结合点，并指导用药，将能取得更好的疗效。

郭子光认为气虚阳微为本病的基本病机，基本证候为少阴格阳证，并提出益气通阳基本治法。

阮士怡认为心脏病心力衰竭常因机体衰弱，气血耗伤，机体功能低下。治则必须回阳滋补心肾，兼顾肺、脾、肝使之阴阳平调。

颜德馨认为心衰是本虚标实之证，病机关键点是心气阳虚，心血瘀阻，提出“有一分阳气，便有一分生机”、“瘀血乃一身之大敌”的观点。在临床上将心衰分为心气阳虚、心血瘀阻即可基本把握心衰的辨治规律。心气阳虚为主者，以温运阳气为重要法则。心血瘀阻为主者，行气活血是关键。据此制定温运阳气方、行气活血方。

周仲瑛认为心衰属于本虚标实，气（阳）虚而瘀，水饮上犯心肺。由于气（阳）虚血滞，脏腑气化功能障碍，水液输布失常，使体内水湿痰饮潴留，以致本虚与标实互为因果。且尤以血瘀为其主要病理因素。确立以“益阴助阳、活血通脉”为治法，温养心肾以治本，注意阴中求阳；活血通脉以治标，血行则痰化、饮祛、水行。

张琪认为心衰病机以心肾阳虚为本，血瘀水停为标。心阳鼓动无力，心气不能正常推动血液运行为之本；瘀血、水饮等病理产物阻滞为病之标。心阳虚衰、血络瘀阻证治以益气温阳、活血通络，方予调心饮子加减。

二、邓铁涛治疗心力衰竭的学术经验

1. 学术思想

（1）五脏相关，以心为本，他脏为标：辨证首先要辨明病位，不明病位则不知病之所处，治疗不能有的放矢，自然难以收效。邓老认为心衰病位在心但不局限于心，五脏是一个相互关联的整体，在心衰发生发展过程中，肺、脾、肾、肝都起着一定的作用。如久病患肺病，失于肃降治节之功，通调水道不利，水津不布，痰水内结，则可遏伤心阳，阻塞心气；久患肾病，肾精亏损，命门火衰，精亏不能生血以上奉于心，心衰则气化不利而水饮内停，以致心体失养，水气凌心；脾病不能为胃行津液，气日益衰，脉道不利。反过来心衰又可以引起多脏腑的功能衰竭。辨证必须分清标本主次。《素问》言"知标本者，万举万当，不知标本，是谓妄行。"就脏腑病位而言，也有标本之别。心衰以心病为本，他脏为标，治疗应当重点调理心脏气血阴阳。

（2）本虚标实，以心阳亏虚为本，瘀血水停为标：病位确定，则应详审病机。心衰虽然病情复杂，表现不一，但病机可以概括为本虚标实，以心之阳气（或兼心阴）亏虚为本，瘀血水停为标。心主血，血脉运行全赖心中阳气的推动，如《医学入门》所说："血随气行，气行则行，气止则止，气温则滑，气寒则凝。"心之阳气亏虚，鼓动无力，血行滞缓，血脉瘀阻，从而出现心衰。故心之阳气（兼阴血）亏虚是心衰之内因，标实则由本虚发展而来。阳气亏虚可以导致血瘀，也可以导致水饮停积。邓老在《耕耘集》中论述了心衰水饮形成的机理："就水饮停积而论，火不生土，脾必亏损，穷必及肾，致肾气渐衰，肾阳不足，温煦无权；加之肺气衰弱，血瘀阻肺，不能通调水道，于是水湿不能运化排泄，浸渍脏腑经脉，泛滥为肿。"就心衰而言，水饮停积的根本原因还是心阳不足。另外，水饮亦与血瘀有关，所谓"血不利则为水"。瘀血水饮虽继发于阳气亏虚，但一旦形成又可进一步损伤阳气，形成由虚致实、由实致更虚的恶性病理循环。因此，截断这一恶性循环的关键在于补虚固本，在补虚的基础上兼以活血化瘀，利水祛痰消肿，绝不可标本倒置，专事攻逐，愈伤其正。

（3）阴阳分治，以温补阳气为上：心衰治疗重点在调补心脏的气血阴阳。而气属于阳，温阳即所以补气；血属于阴，滋阴即所以养血。因此，辨治心衰主要可分为两大类型，即心阳虚型与心阴虚型，故温心阳，养心阴为治疗心衰的基本原则，代表方为暖心方（红参、熟附子、薏苡仁、橘红等）与养心方（生晒参、麦冬、法半夏、茯苓、田三七等），前者偏重温心阳，后者偏重养心阴，分别用于阳气虚和气阴两虚的心衰患者。临证在辨明阴阳的基础上，可视脏腑虚实的具体情况，灵活变通，随症加减。脾为气血生化之源，也是生痰之源，补益心气离不开健脾，除痰必先理脾，临证常用四君子汤加黄芩或五爪龙，补益心脾，少佐桂枝，生少火，通心阳。肾为水脏，内寄命火。心衰日久，穷必及肾。阳虚水泛，或亡阳欲脱，都是常见的心肾两虚之证，治疗必须心肾同治，前者用真武汤，后者用参附汤或四逆汤加人参。若心肾阴虚，则用生脉散合六味地黄汤加减。对于阴虚阳亢者，则在益气养阴的基础上加用平肝潜阳之品，如草决明、代赭石、钩藤等。在此基础上，血瘀者加用桃红饮（桃仁、红花、当归尾、川芎、威灵仙）

或失笑散，或选用丹参、三七，鸡血藤等；水肿甚者加用五苓散、五皮饮；兼外感咳嗽者加豨莶草、北杏仁、紫菀、百部；喘咳痰多者加苏子、白芥子、莱菔子、胆南星、海浮石；湿重苔厚者加苡仁。喘咳欲脱之危症则用高丽参合真武汤浓煎频服，配合静脉注射丽参针、参附针或参麦针，以补气固脱。

(4) 病证结合，灵活变通：对于心衰的辨治，虽然强调辨证论治，但也不能忽视西医辨病对治疗的参考意义。必须病证结合，灵活变通。根据心衰的不同病因，适当调整治疗方案。病因为冠心病者，多见气虚夹痰，痰瘀互结，可用温胆汤加人参、白术、豨莶草、田三七等，益气祛痰，温阳通脉。若属阴虚，则多用温胆汤合生脉散加减。病因为风湿性心脏病者，每有风寒湿邪伏留，反复发作，治疗则在原基础上加用威灵仙、桑寄生、豨莶草、防己、鸡血藤、桃仁、红花以祛风除湿，并嘱患者注意防寒避湿，预防感冒，防止风寒湿邪再次侵入为害。病因为肺源性心脏病者，可配合三子养亲汤、猴枣散，以及鹅管石、海浮石等温肾纳气，降气平喘。病因为高血压性心脏病者，大多数肝阳偏亢，则需配合平肝潜阳法，常用物有草决明、石决明、代赭石、龟板、牡蛎、钩藤、牛膝等。若心衰尚不严重时，可先按高血压辨证论治，常常也可同时收到改善心衰的效果。原有糖尿病或甲亢的患者，证候多属气阴两虚，治疗一般以生脉散加味。糖尿病患者可加山萸肉、桑螵蛸、玉米须、仙鹤草、怀山药等，怀山药用量要大，一般用 60~90g。甲亢者则加用浙贝母、生牡蛎、山慈姑、玄参等，以化痰软坚、散结。

2. 验案举隅

(1) 阴阳分治

某女，40 岁。1983 年 3 月 7 日入我院急诊室。

病史：患者少年时患风湿性关节炎，20 岁时发现有风湿性心脏病。30 岁怀孕，生产时出现心衰，10 年来心悸、气促、水肿反复发作，经中西医诊治不能完全缓解。此次复发急重，于 1983 年 3 月 7 日入我院急诊室留观治疗。入院时患者自觉心悸不宁，胸闷，喘促短气难续，咳咯白色泡沫痰，小便量少，下半身水肿。神情倦怠，急重病容，喘促声怯，强迫半坐卧位。面色苍白，暗晦，口唇、肢端轻度紫绀。右下胸肋间饱满，叩诊呈实音，呼吸音消失；其余肺野可闻少量干湿啰音。心尖搏动弥散，心前区可扪及不规则搏动，有猫喘；心界向左下扩大，可闻及四级收缩期杂音、三级舒张期杂音，心律不规则，心串 120 次 / 分。腹软，肝上界叩诊音不清，下界于右肋下 4 厘米可叩及，质中边钝，有压痛，肝颈静脉回流征阳性。脾于左肋下仅可触及。臀部以下凹陷性水肿。肝功能：除血清谷丙转氨酶 160U 外，其余均正常。X 线：心脏向两侧扩大，搏动不规则，右胸腔中等量积液。心电图：快速房颤伴室内差异传导，左右心室肥大、心肌劳损。超声心动图：二尖瓣狭窄加二尖瓣关闭不全，全心各房室均扩大。

入院后，中药曾用真武汤加丹参，每日 1 剂。西药先后用过西地兰、地高辛、心得安、多巴胺、双氢克尿噻、氯化钾、肌苷、维生素 B1、氨茶碱、青霉素等。心悸、气促稍减轻，但水肿未消，仍房颤，心室率 120 次 / 分。遂请会诊。诊查：除上述见症外，舌淡胖黯，苔薄白，脉促，沉细无力。

西医诊断：心衰。

中医诊断：心悸、水肿、喘证，兼病癥瘕、悬饮。

辨证：五脏俱病，标证实而本大虚，概括起来为痰、瘀、毒、虚。

治则：治疗上应从这四方面去扶正祛邪，随变随应，方能救治患者渡过难关。

处方：

①高丽参注射液 2ml 加 50%葡萄糖 40ml，静注，每日 1~2 次；或每日炖服红参 10g。

②熟附子 15g	白术 20g	茯苓 15g	生姜 3 片
白芍 12g	桂枝 12g	炙甘草 9g	黄芪 30g
防己 15g	丹参 30g		

每日 1 剂，上午水煎服，下午复渣再煎服。并暂停西药。

二诊：病者经用上方药 7 天（西药迈步停用，单用中药，3 天后住院医生加用复方丹参注射液 4ml，肌注，每日 2 次）后，小便量每天增至 2000ml 以上，水肿逐渐消退，手足转暖，精神较佳，每餐能进食一小碗饭，心悸、气促、肝区痛等也明显减轻，可在病房内走动。但下肢仍有轻度水肿，夜晚失眠、梦多，觉心烦，心率 90 次 / 分，心律不整，右胸腔还有少量积液，舌淡红仍暗，苔少，脉仍细数促、较前有力。此为胃气渐复，阳气能抵达四末，温化膀胱，病有转机，预后有望，但因利水过偏，渐现心阴不足、心神不宁之象。遂按上方减少温阳利水药，加入益气养阴安神药。处方：

党参 30g	麦冬 12g	五味子 9g	白术 15g
茯苓 20g	白芍 15g	桂枝 6g	枣仁 20g
黄精 20g	丹参 30g		

每日 1 剂。另参须 15g，每周炖服 2~3 次。

在调理上，教导病人思想乐观，避免六淫、七情所伤，注意饮食宜忌，劳逸适中。可行力所能及的活动和锻炼，如散步、做气功、打太极拳等，促使气血流畅，增强抗病能力。病人离院后遵上方加减服药，并按法调理。1 个月后随访心率减慢至 80 次左右 / 分，仍房颤，水肿全消退。病情较稳定，从事较轻的家务劳动。

【原按】

本案患者正气内虚，腠理空疏，致使风寒湿气杂至侵犯而成痹，“脉痹不已，复感于邪，内舍于心”，心系受病，血脉失主，五脏失养，虚之更虚，致使水湿内停，水气凌心射肺，引起心悸、气促、水肿。今又受精神刺激，导致气滞血阻，升降失常，使病情急转直下，若处理不当，随时有阴阳离决的危象发生。且又见唇面暗晦，肢端紫绀，胁下癥瘕，胸胀支饮，舌暗紫，脉促等，此为痰瘀交结之征象。故本案之心悸，实由心阳衰弱、水饮上扰、痰瘀阻络所致；水肿（痰饮），为脾肾阳虚、土不制水、肾虚水泛而成；咳喘，是与正气虚弱，寒水射肺，肾不纳气有关；至于癥瘕，乃属心脾阳气不足、无力推动血脉运行，加之水湿不运，浸渍其中，水瘀停积而成。概括起来，本案为本大虚而标实盛。本虚，从五脏病变来看，以心脾肾为重点，从阴阳来看是以阳虚为主，而且达到心脾肾阳气欲脱的危重阶段。标实，为邪毒不解，成瘀成痰，血瘀、痰饮交结难解，外阻经脉，内迫脏腑。治疗必须权衡标本的轻重程度而有所侧重，适当兼顾其他相关脏腑；痰血、水饮不可不除，但攻邪不能过急。宜时刻照顾正气，在补虚的基础上祛邪；补虚不能纯用呆补，否则会使瘀痰难消，变生他证，延误病情。故此，首先用高丽参固其欲脱之阳气。继而用真武汤为基础，加桂枝、炙甘草、防己、黄芪、丹参等。实践证明，这是治疗心衰水肿的有效方剂。与《伤寒论》的桂枝甘草场（桂枝、炙甘草）合用，以增强温壮心阳之力，且寓苓桂术甘汤之意，为张仲景治痰饮的主要方剂。加黄芪、防己益心脾之气而利尿，祛经络之水湿，且与白术、生姜、甘草组成益气健脾、利水消肿的防己黄芪汤。这样，共治数方于一炉；更重用丹参以活血祛瘀，因丹参有扩张冠状动脉以强心、扩张肾血管以利尿和减低血液黏稠度、疏通微循环等作用。经第一阶段治疗，心阳振奋，血脉温通，故心悸减轻，手足转暖，肝区痛减；肾阳渐复，膀胱气化，故尿量增多，水肿渐退，寒水得去，痰饮遂消，咳喘亦平；脾阳升发，胃气恢复，故胃纳改善。但由于利水过快，未注意“中病即止”的原则，致使心阴更显不足，而出现失眠、梦多、心烦、舌淡红，苔少、脉细等证候。由于病机已变．心阴不足已成为矛盾的主要方面，故第二阶段用药减少温阳利水药，加入益气养阴安神之品，意在调平阴阳，气血兼顾，标本同治。药证相合，使病者脱离险境而出院。

【编者按】

患者自觉心悸不宁，胸闷，喘促短气难续，咳咯白色泡沫痰，强迫半坐卧位是由于心气不足、心阳不振温化不足而水饮痰浊内生，甚而水饮凌心射肺；小便量少，下半身水肿是由于心阳虚衰，膀胱气化失司、水饮泛滥；面色苍白，暗晦，口唇、肢端轻度紫绀，舌淡胖黯，苔薄白，是由于心阳不足，心主血脉不利，血滞而为瘀；脉促，沉细无力是为虚。本病心阳不足是为本，水饮、瘀血是为标，首诊以真武汤加高丽参温阳益气、化气行水以治本，黄芪、防己以利水、丹参活血行滞而治标。是方标本兼施取效甚速。之后患者夜晚失眠、梦多，觉心烦，舌淡红仍暗，苔少，脉仍细数促、较前有力是由于心阳得增而阴显不足，且大病、重病多会耗伤心血，但毕竟心阳得生，故去附子、高丽参，加酸枣仁大补心血，生脉散、黄精、白芍酸甘化阴，心之阴血得补，阴阳平衡则失眠多梦、心烦不安得治，至于茯苓、桂枝、白术、丹参乃是化饮、活血守首诊意。

⑵ 标本兼治，益气化浊行瘀，从脾治心衰

患者吴某，男性，52岁，广东省惠东籍，退休人员。因“反复心悸气促2年余，加重伴头晕2天”于2001年1月10日入院。

患者2年前开始出现心慌，劳累后气急，2个月前开始症状加重伴恶心、乏力，无尿，于广东省某医院诊为“扩张型心肌病，心功能3级”、“急性肾功能衰竭”，行抗心衰、血透等治疗，心衰、肾衰缓解，但恶心、乏力、纳差一直未愈，2天前症状再次加重，伴头晕、血压低(6.6/2.7kPa)入我院。查体：神清，精神极差，慢性面容，发育正常，营养较差，半卧位，唇稍紫绀，颈静脉稍充盈，双肺呼吸音稍粗，双肺底少许湿啰音。心尖搏动无弥散，叩诊心界向左下扩大，心率140次/分，闻及早搏3次/分，心尖区可闻及SM4/6级吹风样杂音，向左腋下传导。腹稍膨隆，腹软，肝右肋下2指，腹部叩诊移动性浊音(±)，双下肢无浮肿。血生化检测示：肌酐249μmol/L，尿素氮23.7mmol/L；心电图示：心房扑动，频发室性早搏，心肌劳损。西医诊断：①扩张型心肌病，心功能3级 ②急性肾功能不全。邓老诊：患者气促心悸，神萎困倦，气短息微，头晕，呕恶，纳食即吐，尿少，阙庭暗淡，准头晦滞，口渴欲饮，大便3日未行，肢体尚温。舌嫩，色暗，苔浊。尺脉弱，余脉虚。

西医诊断：①扩张型心肌病，心功能3级；②急性肾功能不全。

中医诊断：心悸。

辨证：气阴两虚，痰瘀互结。

治则：益气养阴，化浊行瘀。

处方：

橘红6g　　法半夏12g　　茯苓15g　　枳壳6g

竹茹 10g	党参 30g	北黄芪 12g	田七末冲服 3g
麦冬 10g	五味子 6g	白术 5g	生姜 2 片
益母草 30g	甘草 5g		

二诊：患者药后头晕、呕恶已愈，气促心悸大减，小便频数量多，口干饮多，双下肢始现浮肿，按之凹陷，腹稍膨隆，血压恢复正常，脉虚，尺脉弱，舌质嫩、暗，准头、阙庭转亮。检查肾功能示：血清肌酐 156μmol/L，尿素氮 8mmol/L。心电图示：阵发性室上性心动过速。治宜围绕中焦脾胃、痰瘀阻络的病机关键，治疗继予原方案，现口干，尿多，慎防伤津，原方加石斛 12g，另以生晒参 10g 炖服，进服 7 剂。结果：患者药后小便量多，次数减少，肢肿腹胀尽退，无气促，纳食如常，口稍干，稍觉疲劳，大便正常。查体：血压 17.3/12.0kPa（129/90mmHg），心率 84 次 / 分，血清肌酐 125μmol/L，尿素氮 8mmol/L，恢复正常；心电图示：肢体导联低电压。临床症状痊愈出院，继以二诊方调理。

【原按】

首诊邓老分析：按八纲辨证，属里证，阴阳俱病，虚实夹杂，病位与心脾肾有关，病理因素涉及痰瘀；按气血辨证，主要为“气”病，综合起来，属于气阴两虚，痰瘀互结，闭阻于脉，枢机不利，治宜益气养阴，化浊行瘀。方中法半夏、橘红化痰燥湿，入脾、胃、肺经，为君药，党参、白术、北黄芪益气培正，脾气旺则痰浊自化，竹茹降逆化痰泄浊，共为臣药，田七活血化瘀，麦冬、五味子养阴，为佐药，再以甘草调和诸药，生姜降逆，益母草化浊，共奏益气养阴，化浊行瘀，调理枢机之功。二诊邓老分析：胃气来复之象，中焦脾胃功能渐复，枢机一转，故诸症皆减轻，但为何反见肢肿，盖胃气来复，患者引水自救，但中焦运化功能、肾主水功能及心化气行水功能仍未及恢复，加以痰瘀未去，阻碍水液的正常运化，故入水不化，津液泛于肢体，治法仍宜围绕中焦脾胃、痰瘀阻络的病机关键，治疗继予原方案，是谓不治水而治水。现口干，尿多，慎防伤津。

【编者按】

本例主要表现为痰浊、水饮内停，阻滞气机，故表现为头晕、呕恶、纳食即吐，尿少，阙庭暗淡，准头晦滞，口渴欲饮，舌暗，苔浊，故以二陈汤加竹茹、生姜、益母草化痰利水治其标，毕竟心衰之本在于气与阴，故与党参、黄芪、五味子、麦冬、白术、甘草、石斛益气养阴治其本，用三七益气活血以行滞。细思本患者治疗的枢机在于益母草之利水消肿。

(3) 益气养阴，活血利水

梁某，女，65 岁，于 2003 年 9 月 27 日入院，住院号：0091844。

反复气促、心悸、肢肿 7 年，加重 3 月。今年 6 月患者自觉小便少(具体量不详)，气促心悸，胸闷肢肿逐渐加重，服药（具体不详）症状无改善来我院求治。急诊予静脉推注速尿 20mg，西地兰 0.4mg，并静脉滴注生脉注射液后，收入本病区。入院体查：体温：36.5℃，P：88 次 / 分，R：22 次 / 分，血压：13/8.5kPa（97/63mmHg）。神清，消瘦，口唇轻度紫绀，气促胸闷，心悸，不能平卧（以夜间为甚），颈软，颈静脉怒张，肝颈静脉回流征阳性。双肺呼吸音粗，两下肺闻及湿性啰音。心前区无隆起，心尖搏动弥漫，3~4cm^2，心界向左右扩大，心率 90 次 / 分，房颤征，心尖部可闻及 3/6 收缩期杂音，吹风样，向左腋下及左肩胛下传导。腹膨隆，未见静脉显露，上腹轻压痛，无反跳痛，肝肋下 3cm，质软、触痛，腹水征阳性。双下肢及腰骶部凹陷性水肿。口干不欲饮，腹胀，双下肢及腰骶部重度水肿，纳差，尿少，大便尚可，无咳嗽、咳痰，舌质暗红、苔黄干，脉结。未发现药物过敏史。患者曾经3次行多发性甲状腺瘤部分切除术，末次在1985年，否认高血压、糖尿病病史。血常规：白细胞：6.4×10^9/L，N%：0.71，L%：0.23，红细胞：3.66×10^{12}/L，血红蛋白：107×10^9/L，BPC：199×10^9/L。心电图示：心房颤动，电轴右偏，频发室早（多源性），短暂阵发性室速，肢导联低电压，高侧壁异常q波，前壁等位性q波，ST-T改变，心脏顺钟向转位。急诊生化检查：Cr（肌酐）73μmol/L，Na^+（钠）138mmol/L，K^+（钾）3.3nmorl/L，Cl^-（氯）103mmol/L，TCO_2（总二氧化碳）22mmol/L，Glu（血糖）9.8mmol/L，尿酸7.7mmol/L。8月1日行肝脏B超示：肝脏多发性血管瘤、肝大、肝淤血、少量腹水。心脏彩超：全心增大，主动脉瓣退行性变并轻度关闭不全，二尖瓣病变并中重度关闭不全，三尖瓣增厚并中重度关闭不全，肺动脉瓣轻度关闭不全。EF（射血分数）33%。

西医诊断：①冠心病，全心扩大，心律失常，心房纤颤，频发室早，慢性心功不全心功能3级；②老年性退行性联合瓣膜病，主动脉瓣轻度关闭不全，二尖瓣中重度关闭不全，三尖瓣中重度关闭不全，肺动脉瓣轻度关闭不全；③多发性甲状腺腺瘤部分切除术后；④肝脏多发性血管瘤。

中医诊断：心悸：气阴两虚、水停瘀阻。

中西医治疗：

1）入院后发病重通知，低盐饮食，给予心电、血压监护，持续低流量吸氧，西药予速尿、安体舒通利尿，鲁南欣康扩冠，蒙诺合倍他乐克抗心衰。同时给予肠溶阿司匹林抗血小板聚集，加强补钾等，因患者长期服用地高辛、速尿，见多源性频发室早，为防止洋地黄过量，暂不用地高辛。

2）邓教授初诊以益气养阴，活血利水为法。处方：

黄芪 25g	茯苓皮 30g	葶苈子 12g	白术 12g
泽泻 15g	党参 15g	大枣 15g	麦冬 15g
石斛 20g	桃仁 10g	红花 6g	炙甘草 6g
砂仁（后下）6g			

每天1剂，水煎温服。

次日复查洋地黄浓度正常，给予地高辛0.125mg，每天1次，口服。1周后患者心悸、气促略好转，但复查洋地黄浓度2.53gn/L，即停用地高辛。10月15日患者突然病情变化，烦躁不安，气促加重，张口抬肩，伴多汗、头晕、胸闷、口唇苍白稍紫绀，颈静脉怒张，心率150次/分，房颤律，并随即出现心跳骤停，经心肺复苏成功，但血压10/6kPa（75/45mmHg），尿少，予维持可达龙、多巴胺、多巴酚丁胺泵入，复查生化：Cr286μmol/L，Na^+135mmol/L，K^+7.3mmol/L，Cl^-93mmol/L，TCO_2：14mmol/L，Glu5.7mmol/L，Urea28.7mmol/L，血气分析示严重代谢性酸中毒。请肾脏内科会诊考虑患者血压低，存在严重的心衰，全身状态差，故暂时不行床边CRRT（透析）治疗，给予深静脉插管，予血流动力学监测，并静脉滴注利尿合剂，补碱，以及纠正水电解质平衡等措施，同时静脉滴注参附注射液益气回阳。患者小便增加，但仍气促心悸，腹胀满，大便可，纳差，舌淡、苔白，脉促。

邓教授二诊：以益气温阳，活血利水为法。方拟真武汤加减。处方：

黄芪 25g	茯苓皮 30g	桃仁 10g	党参 15g

泽泻 15g	葶苈子 12g	白术 12g	红花 6g
炙甘草 6g	木香后下 15g	附子先煎 12g	

每天 1 剂，水煎温服

患者精神略好转，仍腹胀，大量腹水，气促，咳嗽，痰多，皮肤巩膜黄染，舌淡、苔少，脉促。考虑患者肝功能异常系由于心力衰竭致肝淤血所致，予以腹穿抽腹水，静脉滴注古拉定护肝。

邓教授三诊：患者已阴损及阳，湿热蕴结，治以益气温阳，利水消肿，佐以清热利湿为主。方以中满分消丸合真武汤加减。处方：

黄芪 30g	益母草 30g	泽泻各 30g	制川乌先煎 8g
蒲黄布包 9g	茯苓 15g	党参 15g	法半夏 12g
厚朴 12g	升麻 12g	木香后下 10g	柴胡 10g
干姜 10g	吴茱萸 10g	黄连 6g	炙麻黄 6g
附子先煎 6g			

每天 1 剂，水煎服。

患者尿量增多，气促心悸明显减轻，纳食增加，无咳嗽，双下肢水肿明显减轻（仅踝关节附近浮肿），血压波动在 10~13/7~8kPa 之间，心率：80~115 次 / 分之间，继续用多巴胺、多巴酚丁胺维持，并静脉滴注速尿利尿、西地兰减慢心率，蒙诺和倍他乐克每 2 周根据病情变化，调整增加剂量分别至 10mg 和 18.75mg，适当补镁。经治疗患者明显好转，无心慌气促，能自行下地缓慢行走，纳可，无腹胀，二便调，舌淡、苔薄白，脉结。血压 13/8.4kPa（97.5/63mmHg），心率 82 次 / 分，房纤律。复查心脏彩超 EF46%；胸片示：双肺纹理及肺门结构较前清晰，心影较前缩小，心衰好转，血气分析和各项生化指标均基本正常，病情好转并稳定，于 12 月 12 日出院。

【原按】

难治性或顽固性心力衰竭一般指经过常规杭心衰治疗但疗效不佳或心衰的临床表现继续恶化者。临床上常有显著水肿、甚至各浆膜腔积液，用利尿剂效果不明显或无效，对洋地黄类药物耐受性差，极易出现中毒表现。心衰虽病情复杂，但根据邓教授五脏相关理论，心衰的总病机是心气虚、心阳虚，以心之阳气（或兼心阴）亏虚为本，瘀血水停为标。心主血脉，血脉运行全赖心中阳气的推动，诚如《医学入门》所说："血随气行，气行则行，气止则止，气温则滑，气寒则凝"。心之阳气亏虚，鼓动无力，血行滞缓，血脉瘀阻，从而出现心衰。急性期阴阳分治，温补阳气为主。邓老认为，辨治心衰主要可分为两大类型，即心阳虚型与心阴虚型，故立温心阳和养心阴为治疗心衰的基本原则，代表方为暖心方（红参、附子、薏苡仁、橘红等）与养心方（生晒参、麦冬、法半夏、茯苓、三七等）。邓教授治疗本例，用中满分消丸主要是清热利湿，攻下逐水，该方出自《兰室秘藏》，方中重用厚朴、枳实，合姜黄，苦寒开泄，行气平胃；黄芩、黄连、干姜、半夏同用，取泻心之意，辛开苦降，分理湿热；又以知母治阳明独胜之火，润胃滋阴；泽泻、猪苓、茯苓、白术理脾渗湿，少佐橘皮、砂仁、红参、白术、茯苓、甘草以扶正，寓补脾胃之法于分消解散之中。诸药相合，可使湿热浊水从脾胃分消，使热清，水去，气行，中满得除治疗心衰虽强调辨证论治，但不能忽视西医辨病对治疗的重要意义。严格控制水盐摄入，改善睡眠，严格按照目前西医心衰的国际治疗指南规范进行治疗，如包括利尿剂、β 受体阻断剂、洋地黄、转换酶抑制剂（ACEI）。在治疗过程中，患者虽然多次出现急性左心衰，并数次心跳骤停，但治疗仍然坚持根据病情变化和国际指南的要求增加蒙诺和倍他乐克进行抗心衰治疗，坚持中西医结合治疗本病是取效的关键。

【编者按】

严重心衰在规范的现代医学治疗基础上，应用中药施与某些症状，如本例患者严重腹胀和腹水应用中满分消丸、益母草逐水消胀起到了事半功倍的作用。

⑷ 补气实脾，脾运痰化

唐某，男，25 岁，2004 年 7 月 6 日入院。

患者反复发热，伴咳嗽痰多 20 天，病情加重伴呼吸困难 10 天。患者有静脉注射毒品史 10 年，呈贫血貌，神清，胸壁可见散在红色斑疹，双上肢有多处片状瘀紫，咽充血，扁桃体Ⅰ度肿大，呼吸急促，双肺呼吸音粗，双下肺可闻及中量湿啰音及少量痰鸣音，心界不大，心率 113 次 / 分，律齐，心尖部闻及舒张期高调海鸥样杂音，肝脾肋下可触及约一横指、触痛，肝区叩击痛（+），双下肢浮肿。体温：38.5℃，心率 113 次 / 分，呼吸 36 次 / 分，血压 20/13kPa（148/99mmHg），血常规：白细胞 20.7×10^9/L，中性粒细胞比例：0.775。摄 X 线胸片示：左下肺炎，左侧胸水待排。心电图检查：窦性心动过速，不完全性右束支传导阻滞。腹部 B 超检查示：肝脾肿大，胆囊息肉。肝功能检查示：谷丙转氨酶（ALT）37U/L，谷草转氨酶（AST）63U/L，总蛋白（TP）63g/L，白蛋白（Alb）28g/L。心脏彩超检查示：感染性心内膜炎，三尖瓣脱垂并中度关闭不全，二尖瓣轻度关闭不全。血培养示：金黄色葡萄球菌。西医诊断：急性左心功能不全；Ⅰ型呼吸衰竭；感染性心内膜炎；肺部感染；中毒性肝炎。中医诊断：心痹；喘咳，证属心气虚衰，痰湿蕴肺。予以抗生素联合抗感染，控制心衰，保肝降酶，营养支持等综合治疗。中医治以标本兼顾，静脉滴注鱼腥草注射液，方以参苓白术散加减，水煎服。治疗 2 天患者病情未改善，呼吸困难加重，端坐呼吸，咯粉红色泡沫痰。血气分析检查示：低氧血症。考虑为左心功能不全加重，给予 BIPAP 辅助通气，硝普钠持续静脉滴注，吗啡间断静脉推注以控制心衰。7 月 9 日 BIPAP 辅助通气时血气显示二氧化碳（CO_2）潴留，患者出现意识不清，遂气管插管后呼吸机辅助通气。7 月 10 日痰培养发现真菌，在应用抗生素联合用药基础上加用大扶康，静脉滴注以抗真菌。7 月 12 日患者仍高热，体温：39.2℃，呼吸机给氧浓度 80% 时，氧分压波动在 50~60mmHg。请邓教授会诊：患者面色无华，呼吸机辅助通气，气促，半高卧位，自主呼吸、频率 35~45 次 / 分，自汗，心悸，不欲食，舌淡、苔白而润，脉疾而涩。邓教授认为，患者有长期吸毒史，毒邪由外入里，耗伤正气，以发热为主症、且已月余，伴面色无华、色白，舌淡、苔白润，脉左弦带涩，右弦兼滑。辨证：表邪入里，且入气分，正虚邪实；治则：补气实脾，脾运痰化；处方：补中益气汤加减，药物：

西洋参另炖 5g	吉林参另炖 5g	陈皮 5g	生甘草 5g
黄芪 40g	土茯苓 30g	党参 30g	柴胡 10g
升麻 10g	当归 10g	白术各 10g	薏苡仁 25g

每天 1 剂，水煎服。服 5 剂。

患者热退，汗出减少，病情好转。

【原按】

邓教授诊治心血管危重症强调胃气，治以健脾补气为主，认为心脾相关，脾为后天之本，中焦脾气不足，则心气无以为充。正气溃败则病情进展迅速，故无论心源性休克还是各种原因所致的左心功能不全，顾护脾胃之气甚为重要。拟四君子汤为基础方加减，重用党参，并根据病情轻重、伤阴损阳之不同，选用参类以大补肺脾之气。阳损选用吉林参，阴伤选用西洋参，阴阳俱伤则两者皆用。邓教授倡导治疗危重症以中西医结合，强调在辨证基础上应用中医药，借助现代医学检测手段和方法，并强调在应用西药同时仍应以中医理论为指导。如邓教授还强调，诊治疾病要注重观察细节。如诊察患者准头(鼻尖)色泽变化与病势相关，色泽转暗示病情加重，色泽转明亮则病势减轻；脉诊亦注意脉象的细微变化，还需注意地域差异。心血管疾病在北方，以寒凝血瘀多见；岭南地区气候湿热，湿易生痰，故多见痰证。用药也应注意其气味归经及各药之特点。如均为补气药，不同患者则选用党参、黄芪或人参之不同。邓教授善用参类药，生晒参、吉林红参、高丽参其温阳作用逐渐加强，根据阳虚之轻重择用，心阴虚用党参，心为阳中之阳，治心之阴病要固心阳，以党参补脾气固心阳，因其性守而不走；心气虚则选用人参；脑病患者选用黄芪，取其性走而不守。心血管重症，虽无血瘀之象，亦配合应用活血药，因心气不足则必见血瘀，常选加三七。邓教授治疗心绞痛常用经验方邓氏“五灵止痛散”，方由失笑散加冰片组成，使用时需将药放在舌上(面)，不可吞服或放舌下。

【编者按】

患者为长期静脉注射毒品人员，正气耗损，外邪感受，迁延不愈。经云“因其衰而彰之”，故以补中益气汤甘温益气以除大热，热病伤阴，故以西洋参养阴生津，并清虚热，心衰者必有水湿停聚，又加用薏苡仁淡渗利湿。邪去正安，心衰得治。

三、陈可冀治疗心力衰竭的学术经验

1. 学术思想

陈可冀参照传统中医思辨特点，以“虚”、“瘀”、“水”统领充血性心力衰竭中医病机，病证结合，方中寓法，法中有方，治疗时常中达变，将充血性心力衰竭分为3型：

(1) 气虚血瘀，加味保元汤　保元汤出自明代魏桂岩所著的《博爱心鉴》，此方只人参、黄芪、甘草、肉桂四味，是临床常用补气方剂之一。该方剂主在温阳，温而不燥，补而不滞，但其活血之力稍弱。治疗气虚血瘀型心衰原方基础上添加丹参、川芎、赤芍，名为加味保元汤，再结合引起心衰之原发病的不同及兼症之区别加减应用。

(2) 中阳亏虚，水饮内停，苓桂术甘汤加味　此型心衰由气虚血瘀型心衰进展而来，由较单纯的心气(阳)虚兼血瘀演变为心脾阳虚兼水饮，心功能由NYHA Ⅰ级Ⅱ级进展到Ⅱ级～Ⅲ级。陈老师认为CHF病至此期，心气虚已进展为心阳、脾阳虚，无形或轻症之癖已变化为有形之痰饮水气夹癖，如不阻断则会迅速质变为阳虚水泛甚至阳脱证。故处于此阶段的心衰病人，本虚标实并存。苓桂术甘汤源自《伤寒论》，具温阳健脾利水降逆之功，是脾虚兼水饮的主治方剂。取此方之意一是突出脾虚湿盛在病机演变中的重要性；二是强调温补而不留邪，化饮活血而不伤正，即张仲景治疗痰饮以“温药和之”的思想。临证当在判断正邪消长的基础上灵活变通。

(3) 肾阳虚衰，水饮泛滥，真武汤化裁　本型本虚标实皆甚，属危急重症，抢救不力可迅致死亡。心衰进一步发展至重度心力衰竭，NYHA心功能分级为Ⅳ级或终末期心衰多属此证，相当于重度全心衰或心源性休克阶段，病变脏腑波及心、脾、肾、肺，形成数脏同病，气血水交互为患。真武汤亦出自《伤寒论》，是温阳利水方剂，其心动悸，四肢沉重，身瞤动，小便不利及水肿等症状与右心衰竭或全心衰竭，非常吻合。对风湿性心脏病心力衰竭，陈老归纳为：左心衰竭，以宣肺平喘、泄热利水法为宜；右心衰竭，以健脾利水，化气行水法为宜；全心衰竭，以温阳利水、滋阴补肾法为宜。久病体弱者，可用攻补兼施，或先攻后补，或先补后攻。

陈老认为心衰是以肾阳衰为主证，而常兼有血瘀、气滞、阴虚、痰浊，应配伍活血化瘀、益气养阴、理气化痰等标本兼治。陈老以传统古方为基础，结合中药现代药理学研究成果进行辨证施治，取得理想疗效。

2. 验案举隅

某，男，57岁，初诊，反复咳喘11年，近3周咳喘气短，尿少水肿不能平卧。既往数次住院诊断为肺源性心脏病心力衰竭。3周前感冒诱发咳喘，痰多黏稠难咳，咳痰时痰中带血，血色鲜红，尿少，肢肿，心慌心悸，心下痞满，腹胀，不欲饮食。曾在通州接受静脉输注林可霉素及口服呋塞米、氨茶碱等治疗，症状无明显改善。检查：重病容，唇发绀，呼吸急促不能平卧，喉中痰鸣，心界向双侧扩大，心率120/分，律不齐，心音强弱不等，两肺闻及广泛湿啰音及哮鸣音，肝右肋下3cm，剑突下6cm，肝区叩击痛(+)，轻触痛，腹部膨隆，移动性浊音(+)，双下肢可凹性水肿，舌体胖大，边有齿痕，苔白腻，根部黄腻，脉结代而数，沉取无力。心电图：Af，肺型P波；X线胸部摄片：右心室段显著延长膨隆，两肺广泛性索状及斑片状模糊阴影，双侧少量胸腔积液。动脉血气分析：pH 7.31，$PaCO_2$ 71mmHg，PaO_2 51mmHg。

西医诊断：①慢性肺源性心脏病急性发作，心力衰竭Ⅲ度；②阻塞性肺气肿；③慢性支气管炎合并感染。

中医诊断：心衰病：脾肾阳虚，水饮泛滥，兼夹瘀血痰热。

治则：温阳利水，蠲饮活血。痰黄难咳，痰中带血，舌根部黄腻，属痰热蕴肺所致，故先佐以清化。

处方：真武汤加味。

黑附片10g	桂枝6g	茯苓30g	赤芍10g
白芍15g	白术10g	生石膏15g	知母10g
黄芪10g	鱼腥草15g	丹参15g	杏仁10g
生姜6g			

上方浓煎取汁150ml，频服。三七粉1.5g，冲服每日3次。

继续应用林可霉素静脉输注，口服呋塞米20mg，每日1次，氨茶碱片0.1g，每日2次。服药4剂，尿量显著增多，每日超过2000ml，水肿消退明显，咳喘减轻，痰转稀易咳，痰中带血消失，心悸改善。前方去生石膏、知母，加入党参15g，麦冬10g，五味子10g，猪苓15g，琥珀末1.5g冲服，呋塞米改为20mg，隔日一次，林可霉素治疗第8天停用。再进7剂，基本不喘，偶咳白痰，能平卧，水肿消失，食欲改善，腹围减小，体重由69kg降至58kg。动脉血气指标正常，表明心衰临床基本控制。

【原按】

本例为慢性肺源性心脏病急性发作，虽脾肾阳虚，与瘀血水饮并存，然肺之痰热亦盛，故陈老师在真武汤的基础上，重用生石膏、知母、黄芩、鱼腥草清热化痰，痰化热清，肺气宣发肃降有序，通调水道功能复常，水饮才可能有其出路。真武汤，无论其单味药还是复方研究，均证实其抗心衰作用是多方位的，如强心，利尿，增加心排血量，降低心脏前后负荷，抑制心脏重塑及心肌细胞凋亡，清除氧自由基，提高血浆谷胱甘肽过氧化物酶(GSH-Px)水平，增强红细胞超氧化物歧化酶(SOD)活性，降低血清脂质水平，降低血栓素Ⅱ活性等。临床上多用以肺心病引起的右心衰竭或全心衰竭的治疗。但该病人伴发急性肺部感染，已有轻度二氧化碳潴留，如不加强抗感染措施以改善通气，恐会产生肺性脑病致呼吸衰竭。故继续应用抗生素静脉输注，配合解痉药物。心衰重症，须中西并用，优势互补，方能体现中西医结合的最大效应。

【编者按】

本案因脾肾阳气渐衰，津液失布，内停生痰成饮所致。痰湿上犯心肺发为咳喘气短，不得平卧；肾阳虚，膀胱气化不利，则少尿；泛溢于四肢发为肢肿；上凌心肺则喘满气短，心慌心悸；流于肠间则见腹胀，不欲饮食。痰湿内蕴，日久化热，表现为痰黄难咳，舌根部黄腻。舌体胖大，边有齿痕，苔白腻，根部黄腻，脉结代而数，沉取无力，亦为阳虚水停兼有内热之征。故先投以真武汤加味温阳利水，加用生石膏、知母、鱼腥草清热化痰，痰化热清。待蕴热渐除，去生石膏、知母，加入党参、麦冬、五味子等益气生津之品，平调阴阳。

四、郭子光治疗心力衰竭的学术经验

1. 学术思想

郭子光教授辨治本病始终抓住三个基本环节，即基本病机、基本证候、基本治法。郭老认为本病本虚标实，气虚阳微为本，血瘀水停为标。气不仅为血帅，气乃全身一切阴质之帅，气行则津液运行，气虚无力则津液运行停滞，而阳微则血凝，津液不化。故气虚阳微必致瘀血积滞，浊水停聚。同时瘀血和浊水可以相互影响，交阻为患。反过来瘀血和浊水又进一步耗气伤阳，如此恶性往复，导致心衰不断加重，每况愈下。其基本证候为少阴格阳证，可分为少阴寒化证、少阴热化证、格阳于上、格阳于下、格阳于外证。气不仅为血帅，气乃全身一切阴质之帅，气行则津液运行，气虚无力则津液运行停滞，而阳微则血凝，津液不化。故气虚阳微必致瘀血积滞，浊水停聚。同时瘀血和浊水可以相互影响，交阻为患。反过来瘀血和浊水又进一步耗气伤阳，如此恶性往复导致心衰不断加重，每况愈下。郭老提出益气通阳的基本治法，通阳则综合辛温通阳和利小便通阳二法，自拟出一个治疗本病的基本方。由黄芪、制附子、人参、桂枝、茯苓、猪苓、白术、泽泻、汉防己、益母草、丹参、黄精、麦冬等组成。

2. 验案举隅

杨某某，男，61岁。1995年2月28日来诊。

高血压多年，心悸、浮肿半年，1 月前昏倒 2 次，诊为“全心衰竭”。目前全身浮肿，下肢尤甚，腹中胀满，咳逆喘息，气短头晕。时值早春，颇有凉意，病人却睡不盖被，摇扇不休，不恶寒而反恶热。舌淡紫。苔白滑，脉沉微涩，叁伍不调。察前医之方，通脉四逆、真武苓桂等已服不少。

西医诊断：全心衰。

中医诊断：水肿，喘证。

辨证：阴盛阳虚，格阳于外，水停血瘀。

治则：通利小便，佐以温阳、益气、活血为治。

拟方：

黄芪 90g	防己 15g	桂枝 15g	泽泻 20g
茯苓 20g	白术 20g	猪苓 15g	制附片先煎 20g
红人参 20g	五味子 15g	麦门冬 20g	丹参 20g
当归 15g			

每日 1 剂，水煎服。

连服 12 剂，小便增多，浮肿消，格阳除。又加减共服 60 余剂而精力充沛，胃口佳良，上四楼不觉喘息。随诸症解，脉仍不调，病根未除，嘱其常服生脉饮，勿劳累，慎风寒。随访 3 日余，病情稳定。

【原按】

综观此验案，按八纲辨证，本患者患高血压多年，心悸、浮肿半年。新病多实，久病多虚，故本方证为虚证；舌淡紫，苔白滑，脉沉微涩，叁伍不调。舌脉相参，滑脉主寒湿，沉脉主阴寒，涩脉主瘀，故此乃虚寒瘀夹杂。因此，从八纲辨证来讲，本病为虚寒证。按脏腑辨证，病在心、肺、脾、肾四脏。因肾阳衰败，寒水不化，上凌心肺，水气凌心则心悸；寒水射肺，肺气上逆则咳逆喘息；肾阳虚不能温煦脾阳，健运失职，则腹中胀满；肾与膀胱为表里，肾阳虚弱、膀胱气化不利，水湿内停，泛溢肌肤则全身水肿，因湿性重浊，湿性下注，故水肿下肢尤甚。阳虚阴寒内盛，往往出现格阳之象。格阳证，实质上也即真寒假热证，临床常见有三种：一是阴寒内盛，格阳于上证，也即下真寒上假热；二是阴寒内盛，格阳于下证，也即上真寒而下假热；三是阴寒内盛，格阳于外证，也即里真寒外假热。本病即属第三种情况，里有阴寒极盛，格阳于外，而见里有寒水内停，逼阳于外而出现时在早春二月，都睡不盖被，摇扇不休，不恶寒反恶热这种假热证。由此可见，本病的治疗宜从虚寒入手，针对心、肺、脾、肾阳虚而出现的阴盛阳虚、格阳于外、水停血瘀为里，而以温阳、益气、活血为治。可见这个病例的病机关键是阴盛格阳、阴阳不能交通相融，故治宜温阳通阳为主，祛瘀利水为辅。郭老深谙其中玄机，故他在组方时采取了以下三法通阳，并在通阳的同时温中有养，攻不伤正。

【编者按】

该病案为阳虚阴盛，格阳于外之证。前医予“通脉四逆汤”等回阳通脉，未能药到病除，乃正虚邪实，需扶正祛邪。本方中投以大剂黄芪补益正气，泽泻、茯苓、白术、猪苓通利小便，使阴寒之邪从小便而解。里有阴寒极盛，格阳于外，故有时值早春，病人却睡不盖被，摇扇不休，不恶寒而反恶热的假热之证，方中最妙是“热因热用”，用热性药物附片治疗其真寒，真寒去，阴阳格拒消除。“久病多瘀”，合以活血化瘀之品，从而使浮肿消，格阳除，诸病愈。

五、阮士怡治疗心力衰竭的学术经验

1. 学术思想

阮士怡认为心脏病心力衰竭常因机体衰弱，气血耗伤，机体功能低下。其病位在心，但与肝、脾、肺、肾四脏经脉有紧密联系。心衰临症特点，归属仲景伤寒论少阴篇、少阴病寒化症的范畴居多。心力衰竭主为心肾阳气欲脱，其症形寒，手足厥冷，汗出悸动，气短喘息不得卧，肢肿。各脏经脉相互贯通，相互滋生，相互制约。故治疗常强调温补心肾，益气养阴生脉，兼顾肺、脾、肝使之阴阳平调。古人曰：“先天之生化则精生气，气生神，心主藏神，肾藏精，精藏于肾，而主于心。心安则肾精不动，心肾两亏易坎离失济，心虚易动”。这些理论都说明了心肾相互为用的关系。在治法上提出欲补心者必先实肾，欲补肾者必先宁心，坎离既济，阴阳始能平调。用药以温补心肾，益气养阴为主。临床常用参附汤加减，回阳救逆、回阳利水、回阳行郁、回阳益气、回阳益气固表通卫、回阳填髓治疗心衰。

2. 验案举隅

男，37 岁，病例号 1632360。

诉三年前劳累时心慌气短，伴四肢关节疼痛，经某医院诊为“风湿性心脏病”。近一年症状逐渐加重，下肢浮肿，行动呼吸困难。经某医院给服洋地黄类药物，病情缓解。两周前，因劳累感寒，咳喘不能平卧，汗出不止，脉象细数少力，舌肿质淡苔白腻。查体：端坐呼吸，苍白，紫绀、心脏向左扩大，心尖搏动弥散，心律不齐，心率 120 次 / 分，心尖部可闻明显收缩期吹风样及舒张期隆隆样杂音。两肺底可闻湿啰音。肝在右肋下 4cm，脾不大，腰骶部及两下肢明显指凹性水肿。

西医诊断：风湿性心脏病，二尖瓣闭锁不全及狭窄，心脏扩大，心律失常，心力衰竭Ⅲ度。

中医诊断：喘证。

病机、辨证：心肾阳气衰微，肾不纳气，阴寒内盛，阳气欲绝，病属危象。

治则：拟回阳救逆法。

处方：红参五钱 淡附片五钱 菖蒲三钱 黑锡丹五分（送或入煎）

进药后喘息略平，汗出亦减，小便量增，继服 3 付，气短明显好转，手足已温，5 天后身肿消失，能平卧，面色转润。原方减黑锡丹，加琥珀粉五分（冲）、丹参五钱、沉香二钱，服 20 剂，肝脏明显缩小，心率减。以养心复脉活血化痰法善后。

【原按】

患者为心肾阳气衰微，肾不纳气，阴寒内盛，阳气欲绝，病属危象。方选参附汤加减，参附汤系由人参、附子组成、有回阳益气救脱作用，为阳气外越，病至危急时的常用急救方药。人参其性温，补元气益血生律、宁心安神。故景岳有独参汤主治元气大虚，昏厥脉微欲绝。对心肾虚损之危症，确有挽回生命之效。附子辛甘大热能通行十二经，为回阳救逆必用之品，主治大汗之阳，四肢厥逆，阳虚畏寒及肾阳不足，水肿等症。与人参相互为用，可挽回生命之阳气。加味用药除取其协同参附以助阳之力外，兼用活血行瘀之红花、丹参、琥珀，以使阳气得回，血脉得通，郁滞自祛，兼用防己、胡芦、桑皮、五加皮，肃肺健脾利水，葫芦、桑皮、五加皮,使阳回水道通调,小溲利而水消,凡阴阳俱虚,以回阳益气方中加麦冬、五味子,以达气阴双补。回阳填髓法以阿胶、龟板胶之类,补其真阴真阳,使阴阳协调,心肾虚损得以恢复,肺、脾、肝阴阳失调之恶性循环得以解除。

【编者按】

阳气暴脱,肺气不足,则咳喘不能平卧;阳气外脱,腠理不固,阴液外溢,则汗出不止;无以鼓动血行,故见脉象细数少力。阳气失于温化,则水饮内停生痰成饮,故见舌肿质淡苔白腻;治疗以红参、附片,益气固脱与回阳救逆相须为用;久病生痰,痰饮既是病理产物又为继发病因,合用菖蒲、黑锡丹化痰,去除病理产物。药证相合,患者转危为安。

六、颜德馨治疗心力衰竭的学术经验

1. 学术思想

颜德馨认为心衰是本虚标实之证,与气血失常关系密切,"气为百病之长,血为百病之胎",心衰的病机观点是心气阳虚,心血瘀阻。在临床上将心衰分为心气阳虚、心血瘀阻。心气阳虚为主者,温运阳气是重要法则;心血瘀阻为主者,行气活血是关键。治疗以麻黄附子细辛汤加减,佐活血化瘀,行气益气等药味为主,畅利气机,净化血液,具扶正祛邪、固本清源的作用,具备多方面的双向调节功能的作用。

2. 验案举隅

患者男性,75岁,有冠心病,肺心病史10年,反复胸闷、咳喘10年,加重伴肢肿1周入院。症见胸闷,咳喘气急,难以平卧,神萎,面色苍灰,唇甲青紫,四肢不温,下肢浮肿,舌质淡紫而胖,苔薄腻,脉沉而无力。

中医诊断:喘证。

病机辨证:心肺同病,咳喘日久,水饮内蓄,阻于心阳,阳气耗损,血脉失畅,致痰、湿、瘀交结不化。

治则:温阳利水。

处方:麻黄附子细辛汤合苓桂术甘汤。药用:

炙麻黄 9g	熟附子 6g	细辛 4.5g	茯苓 15g
桂枝 4.5g	白术 30g	橘红 6g	生半夏(先煎) 9g
益母草 30g	车前草 12g	泽泻 15g	生蒲黄(包煎) 9g

7剂,水煎服。

二诊:咳喘大减,渐能平卧,下肢浮肿消退,四肢见温,阳气初复,痰湿渐化,当以益气化瘀善后:药用:

党参 30g	白术 9g	黄芪 30g	茯苓 12g
益母草 30g	泽泻 15g	法夏 9g	生蒲黄(包煎) 9g
陈皮 6g	薏苡仁 30g	降香 2.4g	

【原按】

多项研究主张,治疗心衰以"扶正培本"为主,其中为主温运阳气是治疗心血管疾病的重要法则，尤其对危重的心血管病。麻黄附子细辛汤原治少阴感寒证，历代医家称其为温经散寒之神剂，麻黄解寒，附子补阳，细辛温经，三者组方，补散兼施，故依此治疗虚寒证的心衰，确有疗效。方中附子辛热，有大毒，其性走而不守，功能助阳补火，散寒除温。附子为百药之长，为通十二经纯阳要药。专能振奋阳气，可突破正邪相峙的局面，有退阴回阳之力，起死回生之功。麻黄作用在肺，其效甚短，必与附子配伍，肺肾同治，内外咸调，振奋已衰之肾阳。细辛入肺、肾二经，功能温饮定喘，其辛散有余，但合以附子，攻补兼顾，有相得益彰之功。佐以蒲黄、丹参活血化瘀，葛根升发清阳，共奏温运阳气之功，诸药合用，中病即止，以平为期。

【编者按】

本案患者胸闷咳喘，难以平卧，伴有神萎，面色苍灰，四肢不温，脉沉而无力，此为少阴阳虚征象。“阳化气”，阳虚日久，津血失于温煦推动，运行不畅，表现为肢肿，舌质淡紫而胖。治疗当“益火之源以消阴翳”，扶脾阳以运水，又温肾阳、逐寒邪、助膀胱气化而行水湿之邪，佐以祛瘀化痰。肺为水之上源，肾为主水之脏，麻黄、附子相配，共调水道。

七、张琪治疗心力衰竭的学术经验

1. 学术思想

张琪认为心衰属本虚标实，本虚有心肾阳虚，气阴两虚之不同，临床以心肾阳虚为多见；实多为痰水瘀结。治疗大法为益气养阴，化瘀通络。由于心肾之间在病理上相互影响，心阳亏虚则血行无力，停而为瘀；肾阳亏虚则开阖作用失调，水液潴留而成肿，治以温通心肾阳气，方剂首推《伤寒论》之真武汤。水为阴邪，水肿既成，则遏伤阳气运行，治以温通阳气，化气利水，方剂首选《伤寒论》之真武汤、五苓散二方合用，则温通心肾阳气、化气利水之功陡增。心衰血瘀之成，乃气虚阳微血行无力所致，治法当补气温阳，振奋心阳以运血，且血“得温则行，得寒则凝”，治法总以温通阳气为要，以助血行。血瘀既成，治当活血化瘀，方选《时方歌括》之丹参饮。心衰病机复杂，变化多端，但总体说来，无外乎虚实两端，以气血阴阳亏虚、气滞、痰饮、血瘀标实为辅，而大多数慢性心衰患者都是虚中夹实，故治疗时更应当分清缓急主次，同时标本兼顾，切忌照本宣科，应详细辨证，灵活运用，随症加减。

2. 验案举隅

李某某，女，52岁，普通工人。2007年3月15日初诊。

反复胸闷气急伴下肢肿3年余，动则加重，加重1周。患者3年余来，反复出现胸闷气急伴下肢肿，活动后明显，且症状逐渐加重，稍动则心悸气喘胸闷，曾在本市外院就诊，诊断为原发性高血压3级（很高危）、房颤，心功能Ⅲ级（NYHA分级），长期口服安博维、地高辛、华法林、速尿、安体舒通等药，症状时有反复，近1周来心悸明显，气急难以平卧，纳呆，腹胀少尿下肢肿，遂由家人送来门诊。查体：神志清，呼吸稍急促，口唇轻度紫绀，颈静脉轻度充盈，两肺底闻及少许细湿啰音，心率86次/分，律不齐，房颤律，心尖部闻及轻度收缩期杂音，肝肋下约二指，质软，腹水征(–)，双下肢轻度肿。拒绝住院及检查，要求门诊中药治疗。刻诊：胸闷气喘明显，偶咳少痰，动则气喘，乏力自汗，两颧泛红，口干，夜寐欠安，尿少，足肿，舌红少苔、边有瘀点，脉细数结代。

西医诊断：心功能Ⅲ级（NYHA 分级），原发性高血压 3 级（很高危）、房颤。

中医诊断：喘证。

辨证：气阴两虚，瘀血阻络。

治则：益气养阴，化瘀通络。

处方：

太子参另煎 10g	麦冬 15g	五味子 12g	玉竹 10g
黄芪 15g	黄精 15g	桃仁 10g	红花 6g
当归 15g	川芎 10g	赤芍 15g	猪苓 30g
茯苓各 30g	泽泻 10g	葶苈子包煎 15g	酸枣仁 30g

3 剂，并嘱西药利尿剂适当加量口服。

3 天后复诊，诉尿量较前增，下肢肿稍退，胸闷气喘较前减，效不更方，原方继服。先后调理 3 周余，症状始得缓解，其中定期监测电解质，调整利尿剂，曾用党参易太子参，喘不甚而去葶苈子。

【原按】

本例患者老年，胸闷气喘等症状反复，西药暂加量利尿剂，考虑到患者精神状态较差，尿量少，同时投以中药，方用生脉散合血府逐瘀汤加减，以益气养阴，化瘀通络之法，方中太子参，麦冬，五味子以益气养阴，合桃仁，丹参，红花以运血化瘀，加葶苈大枣泻肺汤泻肺利水，以治水邪犯肺之势。

【编者按】

心衰属本虚标实，临床以心肾阳虚为多见；本案患者反复胸闷气喘，动则尤甚，乏力自汗，两颧泛红，口干，夜寐欠安，结合舌脉，为气阴两虚夹瘀之象。反复发作心力衰竭，需结合现代医学规范化治疗，基石用药不可少。

八、周仲瑛治疗心力衰竭的学术经验

1. 学术思想

周仲瑛认为心衰发病机理始多因心气虚弱、气不运血，心阴亏耗，阴虚血涩，表现为气阴两虚，心营失畅，进而气虚阳衰或阴损及阳，而改为阴阳两虚，心脉瘀滞，成为心衰的病理生理基础。张老认为血瘀之源在于本虚，心衰一般轻证多见气阴两虚，重症则阴阳俱损，终致心阳虚衰。标实则为血瘀气滞，痰饮水停。因血瘀气必滞，血不利则为水，气不布津则痰饮内生。故治当以“活血通脉”为基础，痰瘀同治，包括行气活血、化痰利水。血行则气顺，瘀化则津液自能输布。强调脏腑整体观。心衰不仅要治“心”，还要兼顾心与其他脏腑的密切联系，尤以心肾为重点。并确立了以“益阴助阳、活血通脉”为治法，温养心肾以治本，注意阴中求阳；活血通脉以治标，血行则痰化饮祛水行。

2. 验案举隅

患者张某，男，66 岁，退休工人。

病史摘要：反复咳嗽、咳痰、气喘 30 余年，加重 1 月。曾在上海某医院诊断为“慢性支气管炎、肺心病”，经中西医多种药物治疗仍难阻止病情发展。本次因天寒受凉感冒而诱发咳嗽、气喘、胸闷加重，入住当地医院诊断为"慢性支气管炎合并感染，慢性肺源性心脏病合并心衰Ⅱ度，呼吸衰竭型"，给予抗感染、吸氧、强心、利尿等对症处理，呼吸衰竭得以改善，但慢性肺源性心脏病合并心衰Ⅱ度的治疗效果不甚满意，来门诊转求中医治疗。初诊：喘咳不能平卧，痰多不能咯出，胸闷气憋，呼吸困难，精神萎顿，语声低微，怕冷，无汗，大便偏干，尿少色黄。体检：体温 36℃，呼吸 25 次 / 分，脉搏 103 次 / 分，血压 14.9/9.33kPa，面色青紫如漆柴，唇甲紫黑，颈静脉怒张，胸廓呈桶状，双肺满布湿性啰音，手指呈杵状，双下肢浮肿，按之凹陷如泥，舌苔中部黄腻，舌质紫暗。舌下青筋显露，脉细滑无力。血白细胞 6.8×10^9/L，动脉血气分析：PO_2 29.8kPa，PCO_2 37.2kPa。

西医诊断：慢性肺源性心脏病合并心衰Ⅱ度。

中医诊断：喘证。

辨证：痰瘀阻肺，气不化水，水饮凌心，肺心同病。

治则：温阳化饮，涤痰祛瘀，益气活血。

方药：

蜜炙麻黄 5g	制附片 6g	淡干姜 5g	葶苈子 15g
苏木 10g	炒苏子 10g	木防己 12g	生黄芪 20g
桃仁 10g	五加皮 10g	潞党参 15g	法半夏 10g
泽兰 10g	泽泻 15g	万年青叶 1 片	绿茶一小撮

病重投药，不宜日多，暂予 3 剂，每日 1 剂，分 2~3 次煎服。另嘱注意病情变化。

二诊：药服 3 日，症状明显好转，精神状态改善，面色、口唇、爪甲紫绀减轻，语声稍能有力，尿量增多（1500ml/d），但仍咳嗽少痰、胸闷气急、畏寒怕冷，大便日行 2 次，质软，两肺湿啰音较前局限，双下肢踝部轻度浮肿，舌苔中部浮黄薄腻，舌质紫黑转为暗红，脉细。药已中綮，效不更法，继守原意。原方改熟附片 10g，木防己 15g，生黄芪 25g，加石菖蒲 10g，法半夏 10g，以增强化痰作用。续服 10 剂，症状改善显著，面部紫黑转黄，口唇爪甲紫绀消退，稍有胸闷，喘息不著，食纳知味，大便日行，小便量多，体检：肺部闻及散在细小水泡音，余无特殊，舌苔薄腻，舌质紫，脉细，血白细胞 4.8×10^9/L，动脉血气分析：$PO_2$31.6kPa，$PCO_2$34kPa。药证相合，故收效甚佳，然此病由来已久，难以根拔，还当继续调治。治守原法，上方加沉香 3g、陈皮 10g，续服。

【原按】

阳虚气弱，痰瘀阻肺是肺心病的主要病理基础，急性发作期以肺肾阳虚为本，痰瘀阻肺，水气凌心，心脉瘀阻为标。因此，治疗当以温阳化饮，涤痰化瘀，益气活血为基本大法，尽管部分学者借用西医学肺心病合并感染在纠正心衰的同时，首先要控制感染的观点，倡用清热解毒，活血化瘀治疗，但本病病程久延，痰饮郁伏于肺，多数患者平时常表现为肺肾阳虚，痰瘀痹阻心肺的证候特点，每易外感寒邪，邪从寒化，故仍应审证求机论治，治疗当重在"温"字，通过温通、温化、温补使阳复、饮消、气顺、血行，不宜滥用寒凉，以免使寒邪内闭，阳气更伤，脉络更滞，促使病情加重，当然若见有痰饮郁久化热之象，亦可适当配伍清化痰热之品，必以辨证为要。方中麻黄一药，既取其发太阳之汗，以解在表之寒邪，更重要的在于与温少阴之里寒、补命门真阳之附子相配以发越凝寒，通达阳气，改善患者"缺氧"状态；苏木、桃仁、泽兰、五加皮、木防己、泽泻活血化瘀，利水消肿；苏子、葶苈子降气涤痰平喘；党参、黄芪配苏木等益气活血，利水消肿。现代药理证明方中麻黄、附子、泽兰、苏木、五加皮、党参、黄芪均有不同程度的增加心肌收缩力、强心利尿、抗缺氧等作用，辨证之中寓以辨病选药，使之融为一体，颇为独具匠心。

【编者按】

"肺为气之主，肾乃气之根。肾虚气不归原，肺损气无依附，孤阳浮泛作喘"。咳喘日久，伤及肺肾之气，肺肾阳气亏虚，津血输布失常，内停成痰生瘀。治疗当分标本缓急，先"去菀陈莝"，祛除郁结日久的痰瘀之邪，佐以温阳益气。

参考文献

[1] 邓铁涛．邓铁涛临床经验辑要[M]．北京：中国医药科技出版社，1998.

[2] 李南夷．邓铁涛教授治疗心衰的思路与方法[J]．新中医，1995，10：6-8.

[3] 李南夷，邓铁涛，文旺秀．心衰证治研究概述[J]．中医药信息，1995，5：6-10.

[4] 葛洪庆，赵梁，郝李敏．邓铁涛教授从脾论治慢性充血性心力衰竭之经验[J]．上海中医药杂志，2002，4：9-10.

[5] 邹旭，吴焕林．邓铁涛教授治疗充血性心力衰竭经验选粹[J]．中医药学刊，2004，22(4)：583，590.

[6] 李松，邹旭，刘泽银，等．邓铁涛教授治疗顽固性心衰验案1则[J]．新中医，2004，36(5)，16-17.

[7] 丁邦晗，林晓忠，严夏，等．邓铁涛教授治疗心血管病重症验案2则[J]．新中医，2006，38(11)：16-17.

[8] 邹旭，潘光明，刘泽银，等．邓铁涛暖心胶囊治疗气虚血瘀型心衰疗效观察[J]．辽宁中医杂志，2006，33(7)：814-815.

[9] 尹克春，吴焕林．邓铁涛治疗心力衰竭经验介绍[J]．江苏中医药，2002，23(7)：9-10.

[10] 李立志．陈可冀治疗充血性心力衰竭经验[J]．中西医结合心脑血管病杂志，2006，4(2)：136-138.

[11] 陈可冀，董泉珍．传统医药治疗心力衰竭的评述[J]．天津中医，1985，5：31-37.

[12] 张问渠，王丽华，陈可冀，等．慢性风湿性心脏病心力衰竭46例临床疗效观察[J]．湖北中医杂志，1986，2：14-16.

[13] 郭子光．少阴病格阳证得治疗探讨[J]．新中医，1997，29(8)：10-12.

[14] 宋帮丽，傅春华，方芸芸，等．郭子光治疗顽固性心力衰竭经验[J]．山东中医杂志，2008，27(9)：630-631.

[15] 郭子光．阴盛格阳证的经验治疗[J]．成都中医学院学报，1994，17(4)：18-20.

[16] 张伯礼．阮士怡教授学术思想研究[J]．北京：中国中医药出版社，2012.

[17] 阮士怡，原希偃，马连珍，等．中医药治疗风湿性心脏病并发慢性心衰36例疗效观察[J]．天津医药，1982，3：173-175.

[18] 阮士怡，张翰清，马建真，等．参附汤加味治疗心力衰竭[J]．天津医药，1977，(6)：14.

[19] 严夏，周文斌，杨志敏．颜德馨教授治疗心衰经验摭拾[J]．实用中医内科杂志，2003，17(6)：447.

[20] 刘泽银，王大伟，严夏，等．心衰1号方治疗慢性心衰30例观察[J]．山东中医杂志，2007，26(8)：520-522.

[21] 赵惠，李七一，张琪，等．心衰Ⅰ号对慢性收缩性心力衰竭得临床研究[J]．南京中医药大学学报，2013，29(2)：117-120.

[22] 陈建明，张琪．益气温阳、化瘀利水法治疗心力衰竭的体会[J]．四川中医，2008，26(1)：23-24.

[23] 智瑜，张琪，李小龙．益气养阴，化瘀通络法治疗心力衰竭的体会[J]．江西中医药，2015，5：30-31.

[24] 周仲瑛．读经典，谈感悟[J]．南京中医药大学学报，2007，23(5)：273-277.

[25] 周仲瑛,金妙文,吴勉华,等.益阴助阳,活血通脉法治疗充血性心力衰竭得临床研究[J].南京中医药大学学报,2000,16(1):13-16.
[26] 金妙文,方泰惠,周仲瑛,等.从阴阳两虚心脉瘀滞证辨治充血性心力衰竭得研究[J].中国中西医结合急救杂志,2002,9(5):258-262.

(成都中医药大学附属医院　高培阳)

第二十二章

病毒性心肌炎

一、概　　述

病毒性心肌炎是指病毒侵犯心脏，以心肌炎性病变为主要表现的疾病，有时病变可累及心包或心内膜。多种病毒可引起心肌炎，其中以引起肠道和上呼吸道感染的病毒感染最多见。柯萨奇病毒A组、柯萨奇病毒B组、艾可（ECHO）病毒、脊髓灰质炎病毒为常见致心肌炎病毒，其中柯萨奇病毒B组病毒是最主要的病毒。其他如腺病毒、流感、副流感病毒、麻疹病毒、腮腺炎病毒、乙型脑炎病毒、肝炎病毒、带状疱疹病毒、巨细胞病毒和艾滋病病毒等。

病毒性心肌炎患者临床表现取决于病变的广泛程度和部位，患者常在发病前1~3周有上呼吸道或肠道感染史，表现为发热、全身酸痛、咽痛、倦怠、恶心、呕吐、腹泻等症状，心脏受累轻者可无症状或有心悸、胸闷、胸痛、乏力，活动受限等症状，少数重症可发生心力衰竭并严重心律失常、心源性休克，猝死。查体常有心律失常，以房性与室性期前收缩及房室传导阻滞最多见。可见与发热不平行的心动过速。听诊可闻及第三、第四心音或奔马律，部分患者心尖部可闻及收缩期吹风样杂音。心衰患者可有颈静脉怒张、肺部湿啰音、肝大等体征。重症可出现血压降低、四肢湿冷等心源性休克体征。

病毒性心肌炎的诊断主要为临床诊断。根据发病前有肠道感染或呼吸道感染病史、心脏损害的临床表现、心肌损伤标志物阳性、其他辅助检查显示心肌损伤。确诊有赖于病原学诊断。注意排除甲状腺功能亢进、二尖瓣脱垂综合征以及影响心功能的其他疾患如结缔组织病、血管炎、药物及毒物等引起的心肌炎。

病毒性心肌炎尚无特异性治疗，应该以针对左心功能不全的支持治疗为主。患者应避免劳累，适当休息。出现心力衰竭时可使用利尿剂、血管扩张剂、ACEI等。出现快速心律失常者可采用抗心律失常药物。高度房室传导阻滞或窦房结功能损害而出现晕厥或明显低血压时可考虑使用临时心脏起搏器。糖皮质激素的疗效并不肯定，不主张常规使用。但对其他治疗效果不佳者，仍可考虑在发病10天至1个月使用。此外，临床还可应用促进心肌代谢的药物如三磷酸腺苷、辅酶A、环磷腺苷等。

病毒性心肌炎是现代医学的病名，多数医家依据临床特点将其归为“心悸”、“怔忡”、

"胸痹"、"温毒"等范畴。当代中医各家对病毒性心肌炎的病因病机和演变过程认识都比较统一，认为本病属温病范畴，由感受风热或湿热邪毒所致，属本虚标实之病。《素问·痹论》篇云："脉痹不已，复感于邪，内舍于心。"《诸病源候论》则谓"心藏神而主血脉，虚劳损伤血脉，致令心气不足，因为邪之所乘，则使惊而悸动不安"，故正气不足，尤以心肺阴虚为主，温热邪毒侵心是本病发生的病因病机。

叶天士云"温邪上受，首先犯肺，逆传心包"。外感热毒从口鼻而入，首先伤及肺之气阴，故急性期表现为发热、咳嗽、咽痛口干、舌红脉数等风热犯肺证。心肺同属上焦，共司全身之气血运行，若由于素体气阴不足或外感热毒较重，导致风热毒邪羁留不去，内舍于心，耗损气血造成心气不足，血不养心，心脉不利，出现心神不宁，心脉不整，心络不通，甚至神脱脉代而亡。此期若得到合理治疗，可邪去病愈；若失治误治，则气阴更虚，气行不畅，血脉瘀滞，水液代谢失常，津聚为痰或热毒炼液成痰而成变证，阴阳失衡，疾病迁延难愈。瘀血、痰浊为病变过程的病理产物，也是后期的主要病理因素，而气阴两虚为贯穿整个疾病过程的主要病理变化。故病机关键可总结为"虚"、"瘀"、"毒"3个字。治疗益气养阴当贯穿始终，急性期以清热解毒、祛邪外出为主，中后期重在解毒，后遗期以活血通络为要。同时，"治心不止于心，调理他脏以治心"。心肺关系最密切，亦与肝脾肾有关，故治疗可从他脏入手以调心。

近年来大量研究表明，多种中药对病毒性心肌炎有良好的治疗作用，对其作用机制的研究也较为全面，中医从祛除病邪与调节机体阴阳气血入手治疗已成为治疗病毒性心肌炎的重要手段。病毒性心肌炎急性期应当祛邪为首，分清外感湿热，治疗以清热解毒为基本法则，兼顾滋养心阴。临床用药多以金银花、大青叶、板蓝根等清热解毒药为主。急性期治疗不应以肺卫表证的消除而过早弃用解毒祛邪之品，应注意诊察有无余邪稽留，彻底清除隐患。益气养阴法当贯穿治疗的始终，活血化瘀不容忽视。恢复期阴阳两伤并有邪毒滞留，应重在调节阴阳，祛除余毒，扶正祛邪。治疗以益气养阴，养心安神为其大法。多选益气养阴药物，如黄芪、西洋参、五味子、麦冬等，而不主张用大苦大寒之品。后遗症期正气不足且痰瘀阻络，虚实夹杂，应调补气血阴阳，化痰通络。此期用药较宽泛，多选人参、苦参、丹皮、麦冬、莱菔子等。若出现气短、咽中拘急、胸中闷胀，脉叁伍不调，心电图多表现为期前收缩，治法当以益气升陷为主，兼以解毒、化痰、健脾、养阴、温阳等法。

多位国医大师对病毒性心肌炎具有独特的理论和丰富的治疗经验。

张学文教授认为病毒性心肌炎的病因主要责之于邪毒壅盛、正气不足、痰瘀互结三方面。病机可总结认为：①因外感风温毒邪，有口鼻或胃肠入侵体内，表现为卫气营血的不同病理阶段；②因先天禀赋不足或后天失调以致机体正气亏虚，邪毒乘虚侵袭机体而感染发病；③机体气血阴阳失衡，而至痰、瘀等病理产物相互作用，而痹阻心脉，使心肌受损，形成本虚而标实，疾病迁延至后期，则会形成虚—毒—痰—瘀，四者相互影响，加重病情。临床分为邪在卫表、湿毒内侵、痰瘀互结、水湿化热进行辨治。

裘沛然教授认为，病毒性心肌炎所致的心动悸多是以脾虚气血生化乏源为主要病机，延及于心，致心气虚，正气不足，卫外力衰，邪气乘虚而入，遂致本病。故治宜健脾养心，安神定悸为法。

病毒性心肌炎以心悸为主诉者多见，亦有国医大师从心悸论治，辨虚实寒热，随证治之。

路志正教授认为,导致心悸的原因很多,病机各异,但从整体角度看,与中焦失调关系最为紧密。因此倡调理中焦治疗心悸之法,根据心悸辨证的不同,采用健脾益气、补血养心,健脾和胃、温胆宁心,清热化痰、降浊清心,疏肝解郁、化瘀通心,清泻阳明、和胃安心等5法治疗,临床疗效甚佳。

周仲瑛教授认为,本病以虚实错杂为多,治疗当细审病证虚实主次、缓急。临床虚证者以气阴两虚为多,治以益气养阴,常以炙甘草汤、生脉散为主方加减,补益心肺之气血阴阳以复脉。配合使用桂枝甘草龙骨牡蛎汤。桂枝甘草龙骨牡蛎汤出自《伤寒论》,用于治疗误用火疗而复下之所致心阳虚弱烦躁,周师亦常用此方治疗心悸。原方甘草用量倍于桂枝,意在中土运则阴阳交,而周老在遣方时常以桂枝为主药,温通心阳,以达启阴气上交于阳之效。方中炙甘草的用量较常规稍大,但不及桂枝,取其补气止心悸、滋养血脉之功,使阴津充则阳有所附。此为调和阴阳治本之法,二药辛甘合化,心阳得复。锻龙骨、锻牡蛎育阴重镇潜阳、宁心安神定悸,两药相须为用,"抑亢阳以下交于阴",阴精得敛则可固,阳气得潜而不浮越。诸药合用,标本兼顾,阴平阳秘。心悸以心神不宁为病理特点,故常配重镇安神、宁心安神之品;在此基础上,兼顾祛邪,如化痰祛瘀、清心泄火等。周老临证注重四诊,强调脏腑整体辨证,不局限于心悸即属心之为病,指出肝、脾胃、肺、肾功能失调皆可累及于心而致心慌动悸,故当明辨脏腑病机,重视脏腑之间的病理关系,掌握各自特点分而治之。

邓铁涛教授根据五脏相关理论,认为心脾互为影响,善用调脾护心、补气除痰法治疗心律失常。对于本病的选方用药,邓老常用炙甘草汤加减。

本章节选取国医大师治疗高热的精彩案例进一步分析国医大师治疗发热的学术思想和特色。

二、张学文治疗病毒性心肌炎的学术经验

1. 学术思想

张老指出本病多发于正虚体弱之人,患者机体正气不足,毒邪,或者是风温、湿热之邪趁虚而入,由口鼻或皮毛、胃肠侵袭人体,表现为鼻塞、咳嗽、咽痛,腹胀、腹泻等表现;而心气不足,气不行血,血行不通而痹阻,则心悸、怔忡,如《证治准绳·惊悸恐》所说:"人之所主者心,心之所养着血,心血一虚,神气失守,失守则舍空……此惊悸之所由发也"。本病辨证应分虚实,虚者责之于正气不足,气血阴阳亏虚,实者多指痰饮,瘀血。体内津液水湿因热毒灼烁,而炼成为痰,津液黏着,致使气机不行,则血亦为之凝滞,且心为火脏,火热之气通于心,故痰火易结于心胸包络,使气血运行不畅,不能充养于心,而成心悸、怔忡、胸痛之证。《丹溪手镜·悸》曰:"有痰饮者,饮水多必心下悸,心火恶水,心不安也。"痰饮、水湿内停心包,上凌心肺,内阻于心,气机阻滞,则可见气短。痰浊瘀血互结,胶着黏腻,阻滞血管,血行不通,气血运行不畅,不能充养于心,而发为诸症。病机与虚—毒—痰—瘀密切相关。故而临床应分为四型,分别为邪在卫表、湿毒内侵、痰瘀互结、水湿化热。

邪在肺卫证,治疗以清热解毒、透邪解表为主,方药选用清解七味饮药用:生石膏30~60g,葛根10g,薄荷10g,柴胡10g,金银花10g,黄芩10g。湿毒内侵方选三味宁心汤(自

拟方):西洋参、苦参、丹参、黄芪、白术、麦冬、远志、五味子、板蓝根、贯众、瓜蒌、炙甘草。痰瘀互结证治疗应以化痰理气、宽胸散结为大法,选方:瓜蒌薤白半夏汤合丹参饮加减。水湿化热方选张师自拟方四味宁心汤:西洋参、丹参、玄参、苦参、炙甘草、炒枣仁、麦冬、生山楂、桂枝。

2. 验案举隅

张某,女,17岁,2011年9月17日初诊。

主诉:心慌,气短1年余,加重伴胸前区疼痛1个月。患者于1年前感冒缠绵月余未愈后出现心慌,气短,活动后加重,常自觉心跳有漏跳感,偶有胸前区刺痛感。外院以"病毒性心肌炎"收住院西药治疗,口服谷维素、辅酶Q10、曲美他嗪等营养心肌药物,静脉输液不详。效果不佳,近一个月再次感冒,心慌、气短等症状较前有所加重。为求中医治疗遂求诊于张师。现症见:心慌,气短,运动后偶觉胸前区憋闷疼痛,常有心搏漏跳感,易疲乏,食纳可,二便调,夜寐差。舌红,舌体胖大,舌边有齿痕,苔黄腻,脉促。查体:心率109次/分,心音低钝,律不齐,可闻及早搏5次/分,各瓣膜听诊区未闻及病理性杂音。

西医诊断:病毒性心肌炎。

中医诊断:心悸。

辨证:水湿化热。

治则:化湿祛瘀,益气扶正。

处方:四味宁心汤加减。

丹参 10g	西洋参另煎 10g	玄参 10g	苦参 6g
麦冬 12g	桂枝 10g	炒枣仁 15g	生山楂 10g
炙甘草 15g			

7剂,水煎服,1剂/天,分早晚两次饭前温服。

7日后复诊,自觉胸闷、气短、心慌症状有所好转,仍偶有胸前区刺痛感,于原方中加入桃仁6g,红花6g,余药不变,守方7剂。

三诊:患者诉气短较前明显好转,仍心慌,于上方中加入五味子15g,坚持服药15余剂,后诸症皆消,复查心电图为窦性心律,心率83次/分,继服以养心之剂以善后。

【原按】

张老根据本病临床表现分析认为,本病总的病机特点是本虚标实,其中以正虚为本,以湿热邪毒,痰浊、瘀血为标。由于阴阳偏盛偏衰,气血运行不畅而产生的瘀血、痰浊等病理产物,相兼致病,相互影响,形成了虚中有实,实中有虚的虚实夹杂之证。本案证属水湿化热证,患者因失治误治后病情迁延,表现为正虚水湿内生,气阴两伤、痰瘀互结为主要病机,所以治疗应该兼顾正邪两方面,扶正祛邪。方选四味宁心汤。张老认为丹参可祛瘀生新,行而不破。张老治疗心脑血管疾病时常常重用丹参以活血而不伤正。西洋参益气养阴,麦冬养阴、清热、生津,二药同用效同生脉饮,与炙甘草共达复脉、益气、养心之效。生山楂不仅可消食化滞,又可活血散瘀,常被张老用治心系疾病;张老指出心主神明的功能为心主血脉提供基础。故常于方中加用酸枣仁、柏子仁等宁心安神之药,心神共治,以增疗效。二诊时患者偶觉胸前区刺痛,为瘀血阻滞心脉,不通则痛,故而为加强活血化瘀之效,加入桃仁、红花活血化瘀之品。三诊时患者胸痛症状好转，仍觉心慌，加入五味子，与人参、麦冬共组生脉饮，以达益气养阴，稳心安神之效。张师总结多年治疗经验认为对于病毒性心肌炎患者在具体治疗用药时，除掌握分期治疗的基本规律外，还应该知常达变，灵活辨证运用，更需时时注重顾护正气，养心安神。

【编者按】

此例患者感冒缠绵，无发热，毒热已减，余热未净，而气阴两虚，血脉不畅症状突出。生脉饮虽然有很好的补益气阴作用，然无散余热、化瘀血等作用。四味宁心汤中苦参清热解毒，且能纠正心律失常；桂枝振奋心阳，阳气足则水湿化，与玄参、麦冬相伍又可防养阴药助湿生痰。若病毒性心肌炎早期热毒炽盛者，应重用清热解毒之品，不可早用此方。

三、张琪治疗病毒性心肌炎的学术经验

1. 学术思想

张老认为外感之邪为本病的直接致病原因，外感病邪中又以柯萨奇病毒导致的上呼吸道感染为最常见，正所谓“温邪上受，首先犯肺，逆传心包”。故其病机主要为湿热毒邪入侵，正气虚弱，正邪交争，正不胜邪，邪毒直入于里，蕴藉于心所致。本病求治于中医的病人，多为西医常规治疗无效者，基本上急性期已过，处于病程中后期，故治疗应以益气养阴法为主，同时配合大剂量清热解毒药物，使毒邪去，正气复。心气虚，心阴不足，气阴两虚，一方面无力推动营血之运行，一方面又不能达到营养濡润功能，因而产生心悸、胸痹等症。叶天士云：“营血不足，症见胸隐时痛时止，不饥，脉弦，治宜养营和胃。”又云：“风火内燃，营阴受劫，症见心痛彻背，胸胁皆胀，牙宣，遗精色苍，脉小数，治宜柔解熄风缓急，用生地阿胶方”。叶天士所谓之炽热伤阴之胸痛，除冠心病外，尤多见于心肌炎一类病，皆可参照益气养阴治之。

2. 验案举隅

李某，男，21 岁。病毒性心肌炎病史 15 年，本次因过劳而发作，心率 40~190 次 / 分，夜间常有“憋醒”现象，心率低于 55 次 / 分，或高于 120 次 / 分，则自觉心悸、气短、胸闷难以忍受，伴有濒死感。西医诊断为病毒性心肌炎，心肌损伤。心动超声显示：心脏轻度扩大；心肌抗体(+)，心肌酶升高明显。主要表现为心悸、气短、头晕乏力、活动后则各种症状明显加重，舌质淡红、苔白而干，脉沉而无力。心电图示广泛心肌缺血，心率 62 次 / 分。辨证为气阴两虚，余邪不尽。处方：生晒参 15g，黄芪 50g，白芍 35g，当归 25g，牡丹皮 35g，石菖蒲 25g，五味子 15g，板蓝根 25g，土茯苓 50g，鱼腥草 50g，蒲公英 50g，紫花地丁 25g，远志 20g，生龙骨、牡蛎各 3g，甘草 10g。水煎服，日 1 剂，早晚温服。服药 21 剂，心悸气短明显减轻，夜间憋醒现象未再发作。又服 35 剂，心悸气短基本消失，体力明显增加，心率 55~110 次 / 分，舌质红紫，苔薄白，脉沉迟。病人共服药近 160 剂，心率 60 ~110 次 / 分，一切如常人，心肌抗体(–)，心肌酶(–)。

【原按】

该患者已患病 15 年，久病多虚。从张老辨治此案脉证可以看出，本病仍属虚实夹杂之证。心肝气阴虚损为本，邪毒内积于里为标，本虚标实。故治宜益气养阴，清热解毒。方中

用生晒参、黄芪、甘草益气健中，补益心脾；白芍、当归、五味子酸甘化阴以治其本。牡丹皮、土茯苓、鱼腥草、蒲公英、紫花地丁清热解毒以治其标。龙骨、牡蛎、石菖蒲、远志滋阴潜阳，宁心安神。诸药合用，共奏益气养阴，清热解毒，宁心安神之功。观张老治疗本病，此方有三大特点：

(1) 益气养阴，药去效宏。由于该患者病程较长，邪正相争，正气消残，故脉证见气短，乏力，活动后加重，舌质淡红、苔白而干，脉沉无力等气阴亏损之征。当此之时，非峻补气阴则无以收功。因此张老重用生晒参、黄芪、白芍、当归、五味子、甘草以甘温益气，酸甘化阴。如此相伍，既可益气健脾，使气血生化有源；又可益气养阴，以固正气之木。气阴得补，阴阳互生，正气自复。

(2) 清热解毒，药重力猛。由于邪毒炽盛于里，伤阴耗气，热毒不去则正气难复。当此之时，非大剂量清热解毒不能祛其邪。故张老一反常规，重用板蓝根、土茯苓、鱼腥草、蒲公英、地丁等以清热解毒，邪毒去则正气自复。

(3) 清中有收，泻不伤正。毒邪久羁，耗伤气阴，复用大剂量清热解毒，为防逐邪过猛，气阴耗散，故张老在方中配以龙骨、牡蛎，寓意尤深。《本草述》："龙骨可以疗阴阳乖膏之病。如阴不能守其阳……如阳不能固其阴。"《本草经百种录》："龙骨最粘涩，能收敛正气，凡心神耗散，肠胃滑脱之疾，皆能已之。且敛正气而不敛邪气，所以仲景于伤寒之邪气未尽者亦用之。"而牡蛎咸寒归经心肝，能去烦热，敛精气。《本经逢原》也称其"其性收阳中之阴，去走足厥阴经，兼入手足少阴……益肾镇心，为收敛精气要药"。同时，二药与菖蒲、远志合用，乃《千金方》孔圣枕中丹，为滋阴潜阳，宁心安神良方。如此相伍，则祛邪而不伤正，去者自去，来者自来。

【编者按】

病毒性心肌炎恢复期病机复杂，病性多虚实夹杂，正虚邪恋，患者多见体虚，易于感冒，劳则心悸、胸闷、气短，若不及时治疗，或失治误治，迁延不愈，多发展至扩张型心肌病，出现气喘，不能平卧，肢冷，下肢浮肿等阳虚水泛之证。故治疗应抓住主要矛盾，既要扶正，又不忘祛邪。观张老用药，清中有收，泻不伤正。板蓝根、土茯苓、鱼腥草、蒲公英、地丁等苦寒之品不可久用，中病即可。重用生晒参、黄芪、白芍、当归、五味子、甘草以甘温益气，酸甘化阴。气阴得补，阴阳互生，正气自复。

四、裘沛然治疗病毒性心肌炎的学术经验

1. 学术思想

裘老治病善用八法，临床验证，效果卓著：

(1) 养正徐图法。采用补气、温阳、滋阴、养血法以扶助正气，使人体正气充实而主动祛邪的一种方法。适用于正气偏虚，制邪无力，病程迁延难愈的某些疾患。无论外感内伤杂病均可采用本法。养正亦有利于祛邪。疾病的形成离不开邪气的侵袭，运用养正徐图法，通过扶助正气，调动机体内在的积极因素达到消积、散结、除痹、利水、化痛、解毒、行痰等祛邪的目的。

(2) 反激逆从法。本法是用性味、功效或作用趋势相反的药物相配伍，从而激发出新的治疗效应。在运用一般寒、热、攻、补药无效的情况下，采用本法往往能收到意外之效。例如

在治疗热盛火炎病症的大剂寒凉方剂中加入一些温通之品，在治疗寒盛阳微病症的温热重剂中加入少量苦寒之药，在治疗气血阴阳虚衰病症的补益方剂中略加消导药物，在治疗寒热气血亢实病症的攻泻方剂中加入适当补益之品等，体现了相反相成的道理。它与反佐法的不同点在于：一是不局限于寒热药的使用范围；二是不局限于疾病出现假象的范畴，广泛应用于各种疑难病症。临床常用的配伍方法有：敛散同用、润燥互用、寒热并投、升降并用、动静结合。

⑶ 大方复治法。本法是广集寒热温凉气血攻补之药于一方的治法。适用于危急重症。本法看似药味庞杂，治法凌乱，但用药决非乌合之众，而具丝丝入扣、多多益善之长，一些危疾重症用之常收良效。《素问·至真要大论》说："奇之不去则偶之，是谓重方。偶之不去，则反佐以取之，所谓寒热温凉，反从气病也。"经文提示：对复杂病证，单用奇方或偶方不能奏效时，应采用重方或反佐法治疗。大方复治法就是"重方"和"反佐法"的综合疗法。

⑷ 内外贯通法。本法指将内、外科卓有成效的名方相互沟通，灵活运用的方法，即"外为内用"、"内为外用"，有拾遗补缺、取长补短之意。适用于单用内、外科方剂效果欠佳的病症。

⑸ 培补脾肾法。根据"肾为先天之根，脾为后天之本"的理论，对某些缠绵难愈的病症，采用培补脾肾的方法治本，往往收到意想不到的疗效。本法与养正徐图法有一致性，也有其特点。疾病之所以缠绵难愈，其中很大的因素是由于正不胜邪。养正是多方面的，而本法则着重于脾肾，良以脾为后天之本，肾为先天之根。许多疑难病、慢性病证，类多脾肾亏损之证出现，培补脾肾法正契合此类病机。适用于迁延难愈的宿恙痼疾，如胀满、呕吐、泄泻、痢疾、痰饮、水肿、癌肿等疾患。

⑹ 斩关夺隘法。本法运用峻厉祛邪的方药，力捣其中坚，主要治疗中医急症及久延不愈的疑难病症。适用于邪气盛实，正气未衰的病症。

⑺ 随机巧用法。本法是医者运用巧妙构思、投药紧合病机以取捷效的一种治法。适用于病邪峻厉、顽固，运用一般方药不能奏效的疑难病症。

⑻ 医患相得法。本法要求医生具有高度责任感，关心、体贴、疏导病人。采取身心同治，配合思想工作，"告之以其败，语之以其善，导之以其所便，开之以其所苦"。想方设法解除病人的疑虑、顾虑、愤怒和恐惧等不良思想影响，使其心神安定，抗病能力增强，从而配合药物起到更好的治疗效果。适用于单纯药物治疗效果不佳的某些疾病。

2. 验案举隅

⑴ 姚某，女，42岁。就诊日期：1991年10月30日。

主诉：神疲乏力1年，伴心慌胸闷。现病史：患者在去年8月因心悸、胸闷、气急而入住某医院，拟诊为病毒性心肌炎。24小时心电监护见频发房性早搏达388次，室性早搏74次。服用心律平3个月后好转，早搏消失。1991年2月检查心电图示：T波变化。有慢性胃炎史。诊见：神疲乏力，胸闷心悸，夜眠欠安，胃纳欠佳，口淡黏腻，面色稍苍白，心率84次/分，律齐，A2>P2，无杂音。舌黄腻，脉滑。

西医诊断：病毒性心肌炎。

中医诊断：心悸。

辨证：心脉不畅，失于营运，湿滞中焦。

治则：化瘀理气通脉，兼以化湿和中。

处方：

丹参 20g	桂枝 20g	炙甘草 20g	白檀香 4.5g
砂仁 4.5g	川连 10g	干地黄 30g	牡蛎 30g
磁石 30g	焦山楂 12g	焦神曲 12g	广郁金 15g
党参 24g			

7 剂，每日 1 剂，水煎服。

11 月 13 日复诊：药后胸闷心悸好转，纳可，但夜眠欠安，大便干。舌红、苔薄黄腻，脉细弦。11 月 6 日曾行 EKG 复查示：窦性心动过速，QRS 波低电压趋势；心率 88 次 / 分，早搏 2 次 / 分。治以丹参饮合炙甘草汤法加减，药物如下：

丹参 24g	党参 24g	白檀香 9g	阿胶 9g
川连 9g	砂仁 4.5g	桂枝 20g	炙甘草 20g
生地 30g	麦冬 15g	火麻仁 15g	大枣 5 枚
生姜 3g			

1992 年 6 月 24 日三诊：今年 2 月 27 日发现肝功能异常，丙氨酸氨基转移酶（ALT）1000U/L，总胆红素（CSB）13.6mg/L。诊为急性黄疸型肝炎。经某院治疗 3 个月后肝功能正常出院。目前患者觉神疲乏力，失眠，大便日行 2 次。舌质黯红、苔薄白腻，脉弦。投归脾汤加味：

党参 20g	炒白术 18g	当归 18g	黄芪 30g
酸枣仁 15g	茵陈 15g	甘草 15g	远志 6g
茯神 12g	制半夏 12g	木香 10g	龙眼肉 9g
龙胆草 9g	大枣 5 枚	生姜 3g	

7 月 15 日四诊：患者近觉胃脘作胀，肝区隐痛，或作胀，嗳气频作，矢气多，胃纳少馨，夜眠好转。舌淡黏腻、苔薄腻，脉弦。证属肝胃失和、湿浊内生。治宜和调肝胃、化湿和中。处方：

高良姜 12g	制半夏 12g	制香附 15g	海螵蛸 15g
党参 24g	延胡索 20g	生甘草 20g	牡蛎 30g
川连 10g			

14 剂，水煎服，日 1 剂。

【原按】

裘老治疗各种心律紊乱采用不同的方法，其中主要用方有丹参饮及炙甘草汤，其中对炙甘草汤尤为心折，且多有心得。先生认为此方阴阳兼顾，气血并治，补中寓通，疗效确切，且无副作用。裘老用炙甘草汤常全方悉备，只在剂量上根据证情而有所加减进退，如心阳虚甚者，桂枝重用；心阴虚甚者，生地重用。此外，常加用丹参、黄连两味。《妇人明理论》云"丹参一味功同四物"。丹参补血活血和血兼备；黄连入心胃二经，能清心火，制心阳之浮动，现代研究证明其有抗心律紊乱之功。心率快者加苦参，《备急千金要方》载其可治心悸，药理研究表明，苦参能减慢心率及抗心律紊乱作用。诸药同用，而收佳效。

【编者按】

此例患者病程长，既有神疲乏力，胸闷心悸，胃纳欠佳等心脾气虚之症，又有口淡黏腻，舌黄腻，脉滑等湿滞中焦之象。裘老宗养正徐图法、反激逆从法，投大剂量甘草、党参，以补心脾之气，既益气振阳，又塞因塞用；配桂枝、生姜、丹参，通心阳，复心脉；又以阿胶、生地、麦冬、火麻仁滋阴养血；牡蛎安神宁心；檀香、砂仁，理气和中。全方扶正祛邪，调整阴阳，寒温并用，疗效显著。

(2) 郁某，男，33 岁。就诊时间：2003 年 7 月 2 日。

主诉：心悸腿软 1 周，伴有膝酸乏力，形容消瘦，口淡无味，胃纳欠佳，大便艰涩不畅，夜寐梦扰。舌质淡红、苔微腻，脉弦。患者有病毒性心肌炎病史。证属心血阻滞，心阳不展，神气为之不宁。治拟养血活血、通阳宁神，以炙甘草汤加减：

炙甘草 15g	生地 15g	熟地 15g	桂枝 18g
党参 18g	丹参 20g	珍珠母 30g	麻仁^各 30g
麦冬 12g	大红枣 9g		

每日 1 剂，水煎服。

14剂后患者心悸较前好转，但仍觉腰腿无力，胸闷欠畅，大便日行 1 ~2次，不实。苔白腻，脉弦涩。故去麻仁，加白檀香、降香各 12g，以行气宽胸、活血止痛；改珍珠母为锻龙骨、锻牡蛎以加强镇惊安神的效果；炙甘草用量增至 18g，桂枝增至 20g。经上方加减调治 2 月，患者自觉心悸胸闷明显好转。裘老认为此时患者心悸症状缓解，故而应重点针对“本虚”这一病因调治。而患者又常口淡无味，不思饮食，大便不实，精神欠振，故其病机为心脾两虚，治以健脾养心、补益气血之法，以归脾汤合炙甘草汤加减。方中党参、黄芪、白术、炙甘草益气健脾，以资气血生化之源；当归、龙眼肉补血养心；酸枣仁、茯神、远志养心安神；生地养阴；附子温振心阳；木香、枳壳、厚朴、佛手行气止痛，交替使用三七、鬼箭羽、西红花、丹参、川芎、郁金活血化瘀；针对颈项板滞感加用秦艽、羌活、葛根以祛风止痛；酌加瓜蒌、建白、石菖蒲通阳散结、下气豁痰；以天麻钩藤饮加减缓解患者头晕耳鸣之症。经调治 3 年，病情大有好转，胸闷心悸偶见。

【原按】

现代医学认为，心悸是一种常见症状，多见于各种心脏疾病，也可见于贫血、甲亢等非心脏疾病，还可因生理性因素而引起。裘老认为，西医的冠心病、病毒性心肌炎、风湿性心脏病、高血压性心脏病、心力衰竭、甲亢、贫血、自主神经功能紊乱等都可以出现心悸，但疾病不同，病因不同，临床表现不尽相同，治疗亦有所侧重。仲景提出了治悸名方炙甘草汤。其方阴阳气血同调、益气复脉、滋阴养血，至今仍被作为心悸主方。先生认为，辨证与辨病相结合，方能执其机要，有的放矢，取得较好的效果。

【编者按】

此例患者 33 岁，正值当年。然感受病毒性心肌炎，心阳不振，神气不宁。治当振奋心阳，当用益气温阳之品。然病毒性心肌炎气阴两虚为其主要病理变化，治又当顾护心阴。炙甘草汤调阴阳气血，兼顾心阴心阳，乃滋阴养血、益气复脉之良方。然邪已去，又当扶正补虚为主，以归脾汤合炙甘草汤加减，酌加行气温阳、活血安神之品而收功。

五、邓铁涛治疗病毒性心肌炎的学术经验

1. 学术思想

邓老对五行学说及其与脏腑的关系进行了持续的探讨，提出"五脏相关学说"。他把人体功能归纳为五大脏腑系统，并将内外环境与这五大系统联系起来，生理、病理、诊断、治疗、预防等具概括于五者之中。心律失常虽然病位在心，但与其他四脏生理病理及病证密切相关，其中脾胃与心悸的发病、病证及治疗的关系尤其密切。此外，气虚痰瘀在疾病发病中的作用不可忽视。气为血帅，血为气母，血在脉中运行，有赖于气的统率和推动，维持气机的正常功能又要靠血的滋润和濡养。若两者功能失调，则可产生痰瘀。如气虚无力化津，水湿运行阻滞，则结成痰浊。气机郁滞或气虚无力运血，血行受阻，停而为瘀。反之，痰瘀的形成又会阻碍气机的运行，故气血痰瘀之间互相影响，互相联系。具体的学术思想可参见"第二十章 国医大师治疗心律失常的学术经验"。

2. 验案举隅

雷某，女，40岁。1997年7月1日入院。

心慌、心悸、胸前区憋闷半月。患者于5月1日受凉感冒，头痛鼻塞，自服康泰克等药，症状消失，仍有咽部不适。半月前因过劳后出现心慌、心悸，胸前区憋闷不适，查心电图示：偶发室性早搏。服心血康、肌苷等，症状未见缓解。3天后医院行动态心电图示；频发单纯性早搏。诊为病毒性心肌炎，予抗病毒口服液、抗生素及慢心律等药治疗，疗效不明显收入我院。自述胸闷，心慌心悸，时作时止，疲倦乏力，睡眠差，纳一般，二便调，舌淡黯边有齿印，苔少，脉结代。检查：神清，疲倦，双肺未闻及干湿性啰音，心界不大，心率66次/分，律欠齐，可闻早搏2~3次/分，未闻及病理性杂音。实验室检查；血常规、类风湿因子、血沉均正常。心脏彩超：各房室腔均不大，各瓣膜形态及活动尚可，左室心肌、心尖部内膜增厚，回声增强，有瘢痕形成，运动减弱。超声诊断：心肌炎改变。ECT：静态心肌显像示心肌前壁病变。既往有风湿性关节炎史20年，经治疗病情稳定，有慢性咽炎史20多年，且常复发，有青霉素、链霉素、海鲜等过敏史。

西医诊断：心肌炎，心律失常，频发室性早搏。

中医诊断：心悸。

辨证：气阴两虚，痰瘀内阻。

治则：扶正祛邪，补益气阴，养心安神为主，佐以祛瘀通脉。

处方：炙甘草汤加减。

炙甘草 30g	党参 30g	生地 20g	火麻仁打 20g
麦冬 15g	阿胶烊 10g	桂枝 12g	大枣 6 枚
生姜 9g			

5剂，每日1剂，水煎服。配合中成药宁心宝、生脉液、滋心阴口服液、灯盏花素片治疗。

二诊：7月5日。精神好转，偶有心慌、心悸、胸闷，胃纳睡眠均可，无口干，二便调，舌淡黯边有齿印，苔薄白，脉涩。查体：心率81次/分，律欠齐，可闻早搏1~2次/分，心电图大致正常。气阴已复，痰瘀渐显，治以益气养阴，豁痰祛瘀通脉。处方：

炙甘草 30g	党参 30g	茯苓 30g	生地 20g
丹参 20g	火麻仁^打 20g	麦冬 15g	阿胶^烊 10g
桂枝 12g	桃仁 12g	法夏 12g	大枣 6枚

4剂，每日1剂，水煎服。

三诊：7月9日。精神好，心慌、心悸、胸闷偶作，胃纳、睡眠尚可，二便调，舌淡黯，苔稍腻，脉细涩。心率78次/分，律欠齐，可闻及早搏1~2次/分，此为养阴太过，痰瘀明显，改益气健脾，涤痰祛瘀通脉为治。处方：

枳壳 6g	橘红 6g	白术 15g	茯苓 15g
竹茹 10g	炙甘草 10g	法夏 10g	太子参 30g
五爪龙^各 30g	三七末^冲 3g	火麻仁^打 24g	丹参 20g

每日1剂，水煎服。

守方服20天，诸症消失，胃纳、睡眠尚可，二便调，舌淡红苔薄，脉细。心率80次/分，律齐，24小时动态心电图示：窦性心律，偶发性室性早搏，仅原发室早4个，出院。

【原按】

心肌炎、心律失常、室性早搏表现为心慌、心悸、胸闷，属于中医学心悸范畴，辨证属于心气虚为主的心悸、心慌，邓老常用炙甘草汤治疗。炙甘草汤原用治气血不足，心阴阳虚之脉结代，心动悸证，与本例辨证相符。方中重用炙甘草甘温补脾益气，通经脉，利血气为主药；人参、大枣补益中气，化生气血；桂枝、生姜辛甘，通阳复脉；又以阿胶、生地、麦冬、火麻仁滋阴养血，诸药合用使阴阳得平，脉复而悸止。三诊时邓老认为除气阴虚外，兼见痰瘀之实邪，若一味滋阴，恐有生痰助邪之嫌，故阴复后，则将治法易为益气涤痰祛瘀为主。以温胆汤加减，意在益气健脾，涤痰祛瘀，邪去则胸中清阳得以正位，心神得养而神安，从而获得良好疗效。但仍留有炙甘草汤之太子参、火麻仁、炙甘草以助脉复，且防伤阴。

【编者按】

邓老认为，五脏是一个整体，治脾胃可以安四脏，调四脏亦可以安脾胃。因此，治疗病毒性心肌炎要注意时时顾护脾胃。邓老临床善用炙甘草汤治疗病毒性心肌炎症见心悸者。炙甘草汤方中炙甘草、人参、大枣顾护胃气，补脾益气复脉。而气阴两虚为贯穿整个病毒性心肌炎发病过程的主要病理变化。因此，益气养阴法当贯穿治疗的始终。炙甘草汤方中有阿胶、生地、麦冬、火麻仁，滋阴养血。全方调阴阳，益气养阴复脉，针对病毒性心肌炎气阴两虚症见心悸者。

参考文献

[1] 王丽慧. 病毒性心肌炎的中医药治疗进展[J]. 云南中医中药杂志，2012，33(9)：76-79.

[2] 李欣，王永刚，郑刚．张学文诊治病毒性心肌炎的临床经验[J]. 辽宁中医杂志，2015，42(12)：2306-2307.
[3] 高尚社．国医大师张琪教授辨治心律失常验案赏析[J]. 中国中医药现代远程教育，2011，9(5)：10-11.
[4] 章进．裘沛然教授治疗疑难病症八法应用举隅[J]. 江苏中医药，2003，24(10)：6-8.
[5] 王庆其，李孝刚，邹纯朴，等．国医大师裘沛然之诊籍(八)[J]. 浙江中医药，2011，46(9)：631-632.
[6] 邱仕君．邓铁涛医案与研究[M]. 北京：人民卫生出版社，2004.

（广西中医药大学第一附属医院　王庆高　卢健棋）

第二十三章

脑梗死

一、概 述

脑梗死系指脑供应血管由于各种原因引起相应血管的闭塞，并由此产生血管供应区脑功能损害和神经症状的一群临床综合征。脑梗死具有起病急、病死率高、致残率高、病情进展快等特点。临床以头痛、呕吐、肢体瘫痪、昏迷为主要表现。

脑的血液由颈动脉系统和椎基底动脉系统供应。颈动脉系统主要通过颈内动脉，以及它的分支眼动脉、后交通动脉、前脉络膜动脉、大脑前动脉及大脑中动脉供应眼球及大脑半球前 3/5 部分的血液。椎基底动脉系统主要通过两侧椎动脉、基底动脉、小脑上动脉、小脑前下、后下动脉和大脑后动脉供应大脑半球后 2/5 部分(枕叶和颞叶底部)、丘脑后半部、脑干、小脑的血供。

维持脑代谢的最低脑血流量（CBF）为 20ml/100g/min，低于此水平就会引起脑缺血，最终造成脑梗死。动物实验证明，缺血后存在一个“时间窗”，若实验动物脑血流阻断后在 3~4 小时内，人类脑在 6 小时内恢复正常脑血流者，受损脑组织有逆转可能，实际上“时间窗”就是“治疗窗”，临床上应用溶栓药物应尽可能在 6 小时之内给予，使脑组织能及时得到血流，神经功能得到恢复，临床上“时间窗”的治疗不是一成不变的，而是以每个人的具体情况不同而变的，糖尿病患者“时间窗”短于无糖尿病者。临床治疗中应具体化、个体化，但是脑梗死 12 小时后做溶栓治疗使血流再通者，将造成明显的再灌注损伤，加重症状。

脑梗死可归为祖国医学“中风病”的范畴。“中风”最早见于《黄帝内经》，但其含义与现代“中风病”的概念不同。如《素问·风论》：“风中五藏之府之俞，亦为五藏之风，各入其门户所中，则为偏风……饮酒中风，则为漏风；入房汗出中风，则为内风；新沐中风，则为首风。”《内经》以后，历代对中风病称谓繁多。隋·巢元方在《诸病源候论》中将中风分为“中风、风癔、风口㖞、风痱、风偏枯”等五种证候名称；唐·孙思邈基本因袭了巢元方的分类名称，认为“一曰偏枯，二曰风痱，三曰风懿，四曰风痹”；元·王履在《医经溯回集·中风篇》将中风分为真中风和类中风，“因于风者，真中风也，因于火与气与湿者，类中风而非中风也。”明·张景岳在《景岳全书》中从病因出发命其为“非风”，曰：“非风一症，即时人所谓中风症也……原非外感风寒所致”，提出“中风非风”的观点；明·楼英在《医学纲目》中首次提出“卒中”之名，认为："中风，世俗之称也，其证卒然仆倒，口眼㖞斜，半身不遂，或舌强不言，唇吻不收是也。然名各有不同，其卒然仆倒者，《经》称为'击仆'，世又称'卒中'。"至20世纪西学东渐，医学家普遍受到西医学知识的影响，对中风病的认识更深入了一步。张锡纯在《医学衷中参西录·三册·脑充血门》中指出："脑充血之病名，倡自西人，实即《内经》所谓诸厥证，亦即后世方书所谓内中风证。"

脑梗死是我国的常见病、多发病，具有高患病率、高病死率、高致残率、高复发率等"四高"特点，其致病因素多，病情复杂。脑梗死是生物、心理、社会等多因素综合作用的结果，治疗上应发挥中医辨证论治和整体观的优势，融辨病、辨证、审因论治于一体，全方位的采取各种治疗手段，规范化与个体化相结合，取中西医之长，发挥中医药整体治疗的优势，加强脑梗死的综合救治。

脑梗死是中医内科临床上常见的四大证之一，亦称"卒中"，多位国医大师对卒中具有独特的论述和丰富的治疗经验。对于脑梗死的治疗，国医大师任继学教授、颜德馨教授、张学文教授均明确提出活血化瘀法，这也是脑梗死治疗的基本原则。石学敏教授在用针灸治疗脑梗死方面亦取得了卓越的成绩。

二、任继学治疗脑梗死的学术经验

1. 学术思想

任继学教授，博极医源，精勤不倦，治疗严谨，辨证精心，尊经而不拘泥，守方而善变通，临证法圆机活，组方缜密有度。任老认为本病多为平素嗜食肥甘太过，致使形体丰盛，腠理致密，脂膏堆积于内，为瘀为滞，久则转化为脂液，渗透于营血，附着于脉络，气血难于同理，积损为病；又因嗜食肥甘，滋生湿热，蕴积为痰，热亦煎津为痰，痰热瘀互结，循经上犯于脑，窍络失利，脑脉绌急，而发为本病。

任继学教授认为，脑梗死的病机有二。一是脑之气街为患。气街为机体内气血上下沟通运行之路，今气街因气血逆乱而受阻，气机亦不同，气化欲不达，引起气不顺为风，风动生热，久而不解，风热伤及脑髓大经、小络、孙脉；二是脑中血海因体内气血逆乱而失去正常的气血上输之供养，其血脉、络脉、毛脉受损，造成血络、血道循环障碍，则血失气煦，血因而凝，凝则为瘀，血瘀则痰生、热结、毒生，瘀塞脑之络脉，损伤脑之神机，神机失治而致脑梗死。此病机的提出是任继学教授将《内经》以降的诸家理论与民国医家提出的"脑腑"理论的有机结合，在六经为基本框架的前提下确立了以脑为病位论治。所谓"气街"就是六经体系的"卫气"，"血海"则为"营血"，而前文阐述的病因是引起二者的逆乱的根本，二者的逆乱则直接导致"脑气大损，营卫失守，伤及元神"。治宜逐瘀化痰泻热并举，任老建立五法以祛其疾："清热化痰、通经活络；活血祛瘀、通经活络；凉血活血、清中寓养；祛风除湿、通经活络；润通腑气、泄热排瘀"。

2. 验案举隅

蒋某某，男，62岁。病历号56445。1990年5月18日来诊。

主诉：左半身不遂，言语謇涩12天。5月7日洗澡时突感头晕头痛，遂返家中，翌日左半身不遂，口角右偏，求治于吉林市中西医结合医院，经颅脑CT确诊为"腔隙性脑梗死"，住院10天，经用"维脑路通"、"胞二磷胆碱"治疗，病人症状不见好转，且出现左半身痉挛，遂转入长春中医学院附属医院内一科。入院时查：意识清楚，颜面红赤，左半身不遂，肌张力增高，左侧病理反射阳性。症状：左侧肢体麻木，时有拘急感，言语謇涩，口角右偏，小便黄，大便4日未行，喉中痰鸣。请任老先生会诊，见舌质红，苔黑褐色而厚，脉弦滑有力。任老会诊后，法以通腑泄热，传以破瘀。投三化汤：

大黄 10g	枳实 10g	厚朴 20g	羌活 5g
水蛭 5g			

水煎服。

二诊（5月19日）：腑气已通，泄下臭秽稀便，喉中痰鸣减，自述口干不欲饮水，舌质红，苔黑而干，脉弦数有力，病人喜笑不休。肝主语，心主言，肝风夹痰，心阳暴亢，神失守位，治以平肝潜阳，化瘀通络。方用：

羚羊角 3g	玳瑁 15g	玄参 15g	黄连 10g
阿胶另烊 15g	石菖蒲 15g	郁金 20g	蒲黄 15g
知母 50g	水蛭 5g		

水煎服。同时配合静点清开灵。

三诊（5月23日）：左侧肢体已不拘挛，肌力明显恢复，可下地行走，喜笑稍止，语言欠流利，自述咽喉发紧感，大便2日1行，偶有返呛。颜面红赤、舌深红，苔黄厚，脉沉弦而滑，遂拟清热化痰、活络导滞法。处方：

胆星 5g	黑芝麻 40g	豨莶草 50g	羚羊角 5g
玳瑁 15g	生地黄 20g	蒲黄 15g	郁金 20g
石菖蒲 15g	黄连 5g	天竺黄 15g	

水煎服。

四诊（6月21日）：上方增减治疗1个月，诸症均减，左侧肢体活动自觉笨拙，余无明显不适。查：舌质红，舌尖部溃疡、苔剥脱，脉弦滑，拟育阴潜阳、养血通络，方用：

龟板 40g	生牡蛎 30g	鳖甲 15g	阿胶 15g另烊
钩藤 15g	豨莶草 50g	赤芍 15g	鸡血藤 20g
藏红花 5g	天竺黄 10g		

水煎服。上方调理2个月，肢体活动自如，语言流利而出院。

【原按】

经言"生命之根于中者，命曰神机，根于外者命曰气立"，出入废则神机化灭，升降息则气立孤危，是以升降出入，无器不有"。中风之疾，风火痰瘀虚互结，上冲脑脉，神机欲熄，气立孤危，通腑一般总在首务。三化之用，开达阳关，可直折风火之势，以气机升降。破瘀之味，可开通闭塞，以利神机出入。再以平肝潜阳、化痰通络、育阴养血等法调理之，则层次分明，师心可见。观本案，当知病有缓急，治分先后。临症如对敌。胸无定见，何以决胜千里。

【编者按】

"疗病先查病机"，而病机之原委是来源于论病，有病则有证，有证必有论，论清则明。医者要明病，明证，察其病机，必从望、闻、问、切四诊之中，由表及里，由经及络，由腑及脏，去伪存真，分析归纳。此例中风患者，来诊时有“大便4日未行”等腑实之证，病机中有瘀热在里，治宜顺通腑气、清泻热结。故任老投以“三化汤”，大黄大苦大寒、能通积滞，攻下热结，为常用的泄热通便药。《本草正义》：“大黄，迅速善走，直达下焦，深入血分，无坚不破。”《药品化义》：“大黄气味重浊，直降下行，走而不守，有斩关夺门之力，故号为将军……则能速通肠胃，制熟以酒，性味俱减，仅能缓以润肠。”此例患者虽有大便秘结腑实之征，但并非是“痞、满、燥、实、坚”五象俱现，故任老在方中未选用生大黄而用了酒大黄，且只用到10g，其用药之精，取量之细，足资借鉴。瘀血阻络，脑脉绌急是病机关键。任老在二诊的方中配伍水蛭。水蛭味咸苦性平归肝、膀胱经。水蛭性缓善入，可破瘀血、通经络、攻癥积。《本草经百种录》：“水蛭最喜食人之血，而性迟缓善入，迟缓则生血不伤，善入则攻积易破，借其力以攻积久之滞，自有利而无害也。”破瘀之味，可开通闭塞，以利神机出入。病中风者，主要是脑髓的经络、血脉，已为痰涎死血壅塞，气机已滞，血脉不通，形成气滞血凝而为瘀证。病中风者，多因虚风内起，鼓舞营气上逆。虚风者，肝肾之阳不能潜纳于下，症见声色俱厉，气粗息高，烦躁，目胀头痛等，若治以发散之品，燥热之剂，则外在真气耗散，内在阴亏津竭，肝阳失敛，邪气横逆，病转多危。肝阳上亢，痰气引邪，邪正相争，产生气冲，逼迫气逆血升，热动痰浮，沿其经络传导之力，上犯于脑，引起窍络失利，犯于经络者，导致脉络绌急，血脉不畅，气血循行受阻，血液壅滞，转化为瘀，瘀塞经脉，营津不行，外渗于经络，为痰为饮，可见“舌质红，脉弦滑”。因而肝阳一动，浮火四起，不能安于下，当用介石类以使阳气潜藏于下，则阳定风息热消。此患者在四诊时，任老采用育阴潜阳，养血通络，使窍络通利，阴阳调和。

任老先生调制此病，辨证入微，层次分明、立法严谨，用药精当，故疗效显著。本病一旦发生，贵在及时治疗，能否及时有效地治疗直接关系到疾病的转归、向愈及预后。诚如《中风诠》指出：“活血通络以疗瘫痪，亦仅可施之于旬月之间，或有效力。若其不遂已久，则机械固已锈蚀，虽有神丹，亦难强起矣！”

三、颜德馨治疗脑梗死的学术经验

1. 学术思想

颜德馨认为脑具有“喜静谧”的生理特点，脑病具有“脑髓纯者灵，杂者钝”的基本病机。由于“诸髓者皆属于脑”，脑藏精髓，精髓属液属阴，至清至纯，以清灵为其性，以清净和谐为贵，故脑为中清之脏。生理状态下，静谧内持则头脑敏捷，清明聪达，如果脏腑失常，气机逆乱，常可上扰于脑神，出现精神意识方面的病变。诚如《奇效良方》谓“脑喜静谧而恶动扰，静谧则清明内持，动扰则掉摇散乱”。脑为清阳之会，脑髓纯者灵，杂者钝，清净则纯，秽浊则杂。《素问·生气通天论》云：“苍天之气清净，则志意治”，故脑当以清净为要，才能主乎神志之清。颜老据此提出“脑病宜清”的学术思想。

颜老认为中风之人，因积损正衰、内伤七情，劳倦所伤等所致，经络气血阻滞，运行不畅，当升不升，当降不降，致脏腑功能失调，气血逆乱。而到中风后遗症期乃病久脏受伐，气血运行涩滞，多表现为本虚标实之证，其病例特点以正虚为主，兼夹痰、瘀。正虚多指肝肾不足与气虚，痰、瘀多为气血逆乱的产物。因此颜老在治疗中风后遗症时，重视从补益肝肾、运脾化痰、气血双调三方面进行论治，并注重祛瘀化浊，通气活血。颜老临证60余年，深感“气为百病之长，血为百病之胎”具有重要的临床意义，提出了“久病必有瘀，怪病必有瘀”的辨证观点和以调气活血为主的“衡法”治则，颜老认为气与血是维持人体生命活动最基本的物质基础和功能动力，而气血以流畅为贵，若气血失和，百病乃变化而生。中风后遗症患者或气虚无力，血涩成瘀；或情志抑郁，气滞致瘀；或阳气衰弱，寒凝血瘀；或阴虚火旺，炼血成瘀。尤其是年老者气血由盛转衰，运行由通畅转为涩滞，形成瘀血内潜的状态。若一旦患病，瘀血即与其他致病因素结合，互为影响，导致疾病虚实错杂，缠绵难愈。颜老指出，中风后遗症患者在临床上除有肢体活动障碍，语言不利等症外，多表现为面色黧黑不华、唇暗手紫、头晕头痛、胸闷胸痛、智力减退、小便淋沥等，也均为瘀血作祟所致。

2. 验案举隅

郑某，男，75岁。丙午年冬至前订膏。患者脑梗死、糖尿病病史，平素倦怠乏力，头胀呆滞，行缓思卧，叠经中药治疗后，诸症有所缓解，仍胸闷头胀，呆钝，腰膝酸软，便溏溲频，舌淡胖，苔白微腻，脉滑。时值冬令，制造膏缓缓图治，谋延年益寿之大计。吉林人参90g(另煎冲)，西洋参60g(另煎冲)，北芪300g，五爪龙300g，熟附子60g，羊藿叶150g，茯苓150g，苍白术各90g，潼白蒺藜各90g，当归150g，赤芍90g，党参150g，炙甘草60g，葛根150g，川芎150g，石菖蒲90g，远志60g，益智仁150g，怀山药300g，乌药60g，小茴香45g，姜制砂仁60g，生熟地各150g，肉苁蓉150g，桃仁90g，金狗脊90g，杜仲90g，陈皮60g，法夏90g，山楂150g，丹参200g，怀牛膝150g，补骨脂150g，鹿衔草150g，金樱子90g，干姜90g，郁金90g，仙茅90g。

上味浓煎去渣取汁，文火熬糊，入鹿角胶90g，龟板胶60g，甜蜜素5g，烊化收膏，每晨以沸水冲服一匙。

【原按】

本案患者初诊时年过七旬，精气渐衰，肝肾同源，肾水不足以涵木，则肝阴亦亏，故治疗上以补肝肾为法，整个膏方合八珍汤、龟鹿二仙膏、二仙汤方义，以调摄阴阳、正平气血为宗，深得阴阳双补之妙。然恐味厚碍胃，遂以苍术、白术健运中州，以乌药、郁金、陈皮疏散气机。痰郁实邪是中风后遗症的重要病理因素，故仍需佐以活血、化痰之品，遂以丹参、川芎、桃仁、怀牛膝活血化瘀，法夏、山楂以清化痰浊，再配石菖蒲、远志、益智仁通窍益智。该方符合“通补相兼，动静结合”的原则，颜老认为补品为“静药”，必须配以辛香走窜之“动药”，动静结合，才能补而不滞。此患者腰膝酸软，便溏溲频，属下元亏损、阳虚气化失职之象，故可选用熟附子、干姜等“动药”以振奋阳气，与补药相配，相使相成，而起到固本清源之效。

【编者按】

膏方是中药重要传统剂型之一，能滋补强身、抗衰延年、治病纠偏，用于防病治病和养生保健，民间有“冬令进补，来年打虎”之说。膏方具有涵盖补虚和疗疾两方面作用，对慢性病的适应性相对优越，对中风后遗症的调制亦甚是贴切。膏方之优点在于药物的有效成分能充分利用，上海名医秦伯未曰：“膏方者，盖煎熬药汁成脂溢而所以营养五脏六腑之枯燥虚弱者，故俗亦称膏滋药。”

中风后遗症患者大多病程长，久病耗损，气血阴阳有所不足，非一针一药能短时调治，此时选择膏方甚为适宜。中风之辨治，首当调其气血，化痰祛瘀而通络通脉，慎补防壅。肾为先天之本，脾胃为后天之本。脾有阴阳，肾有水火，脾为生血之本，肾为气化气源，培脾土之气，养脾土之阴，益肾中之阳，则阳壮阴布，阳生阴长，生化自如。

颜德馨教授在学术上推崇气血学说，认为气血以流畅、平衡为贵，自创“衡法”，处方用药多从“通”字着眼，以达到“疏其气血，令其条达而致和平”的治疗目的。衡法既不同于汗、吐、下等“攻法”和单事补益之“补法”，也有异于表里双解、寒热并用、升降及敛散并用等“和法”，乃临床中无论千因百结，均法贯气血“一元论”治病求源的统一治疗大法。究病之源为一，其治病之大法亦为一。利用调气活血的方法，注重阳气运动，疏通气血，调节气机升降，平衡气血阴阳，改善机体内在环境，使瘀血去，血脉通，改善局部以至全身的血液循环，促进气血流畅，使人体阴阳在新的基础上得以平衡，从而达到扶正祛邪、固本强身的目的。本法的治疗要点有二：一曰温运阳气（注重气机升降的枢纽：脾胃）；二曰活血化瘀。颜老结合膏方的特点和对中风后遗症的认识，将“衡法”治则运用于冬令膏滋药，使其膏方别具新义。中风后遗症的膏方用药，既要考虑“形不足者，温之以气，精不足者，补之以味”，还应根据患者的症状，针对邪实的病理状态，适当加以祛邪之品，或祛痰化浊，或理气解郁，或活血化瘀，补中寓泻，泻中寓补，以求固本清源，气血流畅，而致阴阳平衡，气血冲和。

四、张学文治疗脑梗死的学术经验

1. 学术思想

张学文教授认为脑为“奇恒之府”，有主管人的精神、意识思维或运动感觉的功能，但又将其生理功能与病理变化统归于心。张学文教授在精研中医经典理论的基础上，结合长期临证精研，力倡脑当为脏论，主张建立中医学的脑脏系统，将脑病证治特点归纳以下五点：①脑为“诸阳之会”，阳易亢；②脑为“元神之府”，神易伤；③脑为“清灵之窍”，窍易闭；④脑为“诸髓之海”，髓易虚；⑤脑为“诸脉之聚”，脉易损。

张学文教授认为脑病辨证应以脑的生理病理特点为基础，以气血津液为目，脏腑辨证合参。脑梗死的关键病机是脑脉痹阻。长期过食肥甘醇酒，积燥生热，灼液为痰，或脏腑受损，气化不利而聚湿生痰，痰壅经脉。素体虚弱，劳倦耗伤，气血不足，血行无力，因虚致瘀。七情内伤，气机郁滞，气不行血，或五志过极化火灼液熬血；或操劳过度，阴血暗耗，阳亢化火灼液熬血，皆可导致瘀血。痰瘀互结，上壅脑络，从而发病。治疗上应当以通脉舒络为核心。张老根据历代医家和自己的经验，在祖传经验方的基础上，精选药味，制订了清肝通络汤、清脑通络汤、通脉舒络汤。

2. 验案举隅

刘某，男，47岁，陕西乾县人。

2005年11月3日初诊。患者两月来无明显诱因出现上肢无力，后又逐渐出现左上肢无力，并伴有麻木感，血压正常，头颅CT示脑梗死。症见：左侧肢体无力，左上肢麻木，舌质暗红，苔白腻，脉沉细略弦。神经系统检查示：左侧上下肢浅感觉减退，左下肢肌力Ⅳ级，双跟腱反射减弱，左霍夫曼征(+)，左巴氏征(+)。诊为中风。拟清肝活血为法，方选脑清通汤化裁：

天麻 10g	决明子 15g	菊花 12g	豨莶草 15g
川芎 10g	地龙 10g	桂枝 6g	赤芍 10g
红花 6g	桑寄生 15g	路路通 15g	生山楂 15g
伸筋草 15g			

每日 1 剂，水煎服。

服 10 剂后，左下肢无力较前明显好转，行走有力。唯站立较久后左膝发软，偶于颠簸时觉头痛。舌质暗红、苔薄白水滑，脉沉细。药已获效，治法不变。在前方基础上加黄芪 30g，僵蚕 10g，再服 10 剂，诸症消失。

【原按】

(1) 平肝潜阳，清火息风：《内经》云："年四十而阴气自半，起居衰矣。"该患者年过四旬，阴气日衰，肾精不足，肾水不能涵养肝木，一则阴不敛阳，肝阳上亢，阳化风动，内风夹痰上蒙元神；二则阴虚生内热，热灼津为痰，痰热内炽。最终导致风、火、痰、瘀等毒邪阻止脑络，郁闭神机，蒙闭清窍，神机失用，并发本证。治宜平肝潜阳，滋补肝肾，清火息风。故张老在方中配用天麻、决明子、菊花者三味药。天麻味甘性平归经入肝，本品厚重坚实，明净光润，走肝经气分，能养肝血、育肝阴、抑胆气，息内风，为养阴滋液息风之药，且能抑肝阳、平肝木，为平肝息风之上品。故《本草纲目》曰"天麻，乃肝经气分之药。《素问》："诸风掉眩，皆属于肝。天麻入厥阴肝经而治诸风。罗天益云：眼黑头眩，风虚内作，非天麻不能治。天麻乃定风"神草"，是为定风之神药。决明子味甘苦咸微寒归经入肝，本品气凛清扬，疏外泄里，能清肝火、疏风热、去瘀滞、益肾水、开目窍。菊花归经入肝，本品辛凉苦甘，可升可降，宣扬疏窍、泄而达于颠顶，收摄虚阳而归于肝肾，能清肝火，息内风，抑木气之横逆，摄虚阳之上浮，为清肝明目之要药。故《本草纲目》云："菊花，昔人谓其能除风热，益肝补阴。盖不知其尤多能益金、水二脏也，补水所以之火，益金所以平木，木平则风息，火降则热除，用治诸风头目，其旨深微。"如此相伍，则养肝阴，润肺金，益肾水，清肝火，平风木，息内风，诸症自愈。

(2) 祛瘀通络，活血息风：肾精不足，水不生木，精不化血，肝血乏源，脉道失充，血缓成瘀；同时阴虚生燥热，"血受热则煎熬成块"，血行不利为瘀，终致肢体失濡而见麻木无力等证。治宜宗"治风先治血，血行风自灭"之旨，用祛瘀通络，活血息风之法治之。故张老在方中配用了赤芍、红花、川芎、地龙、生山楂这五味药物。赤芍味苦微寒归经入肝，本品气性禀寒，苦主降泄，能泻肝火，解炽热、凉血热、且善下气，入血分，能散恶血、破坚洁、行血滞、通血脉；红花活血通经，和血止痛；川芎行气开郁，性最疏通，善行血中之气滞、通行十二经脉，能破瘀蓄、通血脉、消瘀肿、止疼痛；地龙味咸寒归经肝肾，本品大寒，其性下行，能去热邪、泄肝火、解火郁，为凉血清热佳品。且善行走窜，走血分能通血脉、利关节、消瘀滞。生山楂本品酸温，走血分，善化瘀而不伤新血，开郁气而不伤正气，能消血块、行瘀滞、化痞气，通脉络。如此相伍，则瘀去络通，血和风息，诸症自愈。

(3) 通经活络、畅利关节：由于内风夹痰横窜经络，滞留不去，痹阻气血，使筋脉关节屈伸不利。因此张老在方中又配用了豨莶草、路路通、伸筋草。豨莶草味辛苦性寒归经肝肾，本品走窜开泄，其性猛烈，能祛风湿、通经络、利关节。为治中风之上品，故《滇南本草》云："治诸风，风湿症，内无六经形症，外见半身不遂、口眼歪斜、痰气壅盛，手足麻木，痿痹不仁，筋骨疼痛，湿气流痰，瘫痪萎软，风湿痰火。"路路通祛风通络，本品善于通行，能祛风湿、活血脉、通经络、止疼痛。伸筋草味苦辛性温归经肝脾肾，本品辛温善行，走而不守，能祛风湿，疏筋骨，通经络，除痹痛。如此配伍，能通经活络，舒筋止痛。经络通则气血和，气血和则百脉通，百脉畅则诸症愈。

(4) 滋补肝肾，温和气血：由于肾精不足，肝肾阴亏为起病之本，肝血乏源，气血不和，脉道失充实病变之标。因此张老在方中又配用了桑寄生、桂枝这两味药物。桑寄生味苦性平归肝肾，本品苦甘平和，不寒不热，能补肝肾、通经络、强筋骨、益血脉、利关节，为平补肝肾，通经活络之上品。故《本草求真》曰："桑寄生，号为补肾补血要剂。源肾主骨，发生血，苦入肾，肾得补则筋骨有力，不致痿痹而酸痛矣。"桂枝味辛甘性温，本品善于通心阳、暖脾胃、煦肝血、行气血、通经络。故《本草思辨录》曰："桂枝所优，为在温经通脉，内外证咸宜，不得认桂枝为汗药也。"《用药心得十讲》："桂枝有横通肢节的特点，能引诸药横行至肩、臂、手指，故又为上肢病的引经药。"如此相伍，则肝肾得补，精足血旺，气血温和，脉络畅利，此奏"气血冲和，百病不生，一有怫郁，诸病生焉"之意。

【编者按】

自然辨证法认为，矛盾是事物发展的源泉和动力，对人体疾病而言，也是一种矛盾的运动和发展。中风之发生，病因复杂、相关因素多，且又病机多变。然在众多矛盾中，必有一主要矛盾起决定作用，它决定中风病之发生及演变规律。中风病以中老年者居多，因其平素内伤积损易致肝肾阴虚或气虚，但这仅是其病理的一个方面。盖精血不足，脉道不冲血涩不行可成血瘀；气虚无力帅血亦可致血流瘀滞；或因中老年恣食肥甘、嗜食烟酒，或养尊少动，致使脾失健运，痰湿内生，痰浊壅滞，血涩不行而遂成瘀血；甚而日久痰浊瘀血相合为患，愈致使宗气不行，精血难奔，肝肾阴亏日甚，肝阳亢张愈烈，或化风作眩、或阻窍音喑，此即中风先兆发作之谓。故七情内伤，天气寒冷，偏嗜醇酒厚味，肥胖，劳累，腑气不通等因素作用于机体后，均可产生气血失调这一共同的病理变化，因气血失调—血瘀为其病理关键，"瘀血"贯穿病变的始终，乃其发病之关键；肝脏体阴而用阳，喜条达，主升，主动，肝热血瘀为中风之常见证型。在临床运用时须详辨"肝热"之虚实：一为肝之实火，如肝火素旺或暴怒郁怒，伤肝化火；"阳气烦劳则张"，工作繁忙，加之恣食烟酒辛辣肥甘化火，也可致肝火渐旺，肝经郁热；二为肝之虚火，"年四十，而阴气自半也"中老年人肝肾之阴常不足，水不涵木，虚热内生。

因虚致瘀，只有瘀阻脑络，外有所激，才能卒中。病位在脑，《内经》早有论述，如"血之与气，并走于上，则为大厥，厥则暴死"等论，所谓"上"即为脑，脑为人体至高之颠，元神之府，髓之海。脑又与肝肾密切相关，生理上肾主骨生髓，肾气通于脑，肾精充则髓海满溢。肾又通过"足太阳膀胱经"与脑直接相通。肝为气机之枢纽并主藏血，而脑为神明之脏，主管人之精神活动，与肝共主情志变化。因血为情志活动之物质基础，由气者人之神，只有血脉和利，才能精神乃居，肝又通过足厥阴肝经与脑直接联系。

由于肝肾与脑在生理方面的密切关系，因此病理上当肝肾因虚致瘀时，必然会影响于脑，使脑之脉络瘀阻，清气难入，浊气难出，"清浊相干……乱于投，则为厥逆，头重眩仆"（《灵枢·五乱》）。脑络瘀阻之轻者，头乏清阳之助，津液之濡，脑神失用而为缺血性中风。

张学文教授认为，因虚致瘀，瘀阻脑络至中风的发生，实质上瘀血这一主要矛盾由量变到质变的过程。张老根据自己的临床实践经验，总结了中风整个病变过程的发展规律，将其概括为六大证候（肝热血瘀、气虚血瘀、痰瘀阻窍、痰热腑实、颅脑水瘀、肾虚血瘀）。

该患者年过四旬，阴气日衰，肾精不足，故肝血乏源，脉道失充，血缓为瘀；同时阴虚生燥热，"血受热则煎熬成块"，血行不利为瘀，终致肢体失用。又肝肾阴亏日甚，水不涵木，渐致肝阳化热冲脑，炼血成瘀阻络而肢麻无力。张学文教授以清肝活血，佐以滋阴，应手取效。

五、石学敏治疗脑梗死的学术经验

1. 学术思想

石学敏在继承古代各家之论的基础上，结合现代医学，针对中风病的两大症状——神志障碍和肢体运动障碍，明确提出中风病的根本病因病机为“窍痹神匿，神不导气”，确立了以醒脑开窍，滋补肝肾为主，疏通经络为辅的治疗大法，创立了“醒脑开窍”针法，此针法不仅用于治疗中风急性期，而且应用于中风后遗症期及兼并症。“醒脑开窍”针法在选穴配方上大胆改变了多年的常规选择，取以开窍启闭，改善元神之府——大脑的生理功能为主的阴经腧穴，以内关、人中、三阴交为主穴，辅以极泉、尺泽、委中疏通经络，并配合规范的手法量化标准，是一套系统针法。

2. 验案举隅

张某，男，67 岁。入院日期 1980 年 9 月 23 日。

主诉：左半身不遂伴语言欠流利 13 天。病史：患者于 9 月 11 日夜间感受风寒，翌日晨出现左半身不遂。神清，肢麻言謇，足不能行，遂送某医院观察室观察。腰穿报告脑脊液无色透明，糖五管(+)，诊为“脑意外”，予脉通、抗感染治疗。12 天后病情稳定，当时神清，口㖞，患肢无自主运动，语音欠流利，无头痛、眩晕，二便可控。既往否认高血压病史。9 月 23 日收我科治疗。查体：血压 240/120mmHg，脉率 60 次 / 分，神清体瘦，左侧中枢性面瘫，语言欠流利，双侧颈内动脉搏动对称，心音低钝，$A_2>P_2$，律齐，左肺呼吸音粗；腹软，肠鸣音低；左上、下弛缓性瘫，生理反射均(+)，右掌颌反射(+)，左巴氏征(+)；舌苔红，苔黄腻而干，脉弦细。

西医：脑血栓，高血压，动脉硬化

中医诊断：中风(中经络)；

病机：患者年过八八，正气不足，肝肾已虚，肝阳偏亢，值感风寒，引动内风，神不得气，故见口㖞不遂。风邪引动痰湿，流窜舌络，则舌强语涩；

治则：醒脑开窍，滋补肝肾，疏通经络；

选穴：内关、水沟、三阴交、极泉、尺泽、委中、风池、上星透百会。

【原按】

“醒脑开窍”针刺方法，是国医大师石学敏教授对祖国医学“脑神”理论的深刻认识为基础，吸收相关的现代科学知识，于长期的医疗实践中建立起来的，在临床中行之有效的治疗大法。醒法充分体现出“脑主神明”的指导思想，“醒法”重视补脑益脑，认为脑的营养来自于五脏的精气，正如《张氏医通·诸痛门》所说：“头者，天之象，阳之分也。六腑清阳之气，五脏精华之血，皆朝会于高颠。”所以醒法主穴以阴经穴位为主：选取心包经络穴内关作为主穴，取其养心健脑、疏通气血之功。脾主运化水谷精微，为人体气血生化之源，脑神充足还依靠水谷精微的充盛；另外，脑神的生成和滋养与肾精的充足密切相关，“脑为髓海”，髓是脑神的重要物质基础，脑髓的生成直接来源于神经，正如《灵枢·经脉》论述的：“人始生，先成精，精成而脑髓生”；肝主疏泄，有藏血功能，肝对人体气血运行有重要的调节作用，所以肝功能正常也是脑得到足够营养的保障之一。基于此，“醒法”用脾肝肾三经的交会穴三阴交作为主穴，具有补脾、滋肾、调肝功能，从而达到养神生髓益脑的作用。“醒法”同时还从“脑主阳气”的理论根据出发，选用有总督诸阳功能的“阳脉之海”——督脉中最敏感、最易得气、效应最强烈的人中穴作为主穴之一,使开窍启闭的作用得到展现。

【编者按】

中医对中风认识的第一阶段为唐宋以前的“外风”学说为主,多以“内虚邪中”立论。《灵枢·刺节真邪》曰:“虚邪偏客于半身,其入深,内居营卫,营卫稍衰,则真气去,邪气独留,发为偏枯。”《金匮要略·中风历节篇》曰:“脉络空虚,贼邪不泄,或左或右,邪气反缓,正气既急,正气引邪,㖞辟不遂……”。治则上以疏风祛邪,扶助正气为主。第二阶段以唐宋以后的“内风”学说为主,突出以“内风”立论。不论是刘河间的“心火暴甚”,或是李东垣的“正气自虚”,还是朱丹溪的“湿痰生热”最终都是引起了“内风”,正如清代叶天士总结的“精血衰耗,水不涵木……肝阳偏亢,内风时起”。治则上以滋阴息风,补阴泻阳为主。石学敏院士结合现代医学“脑为神之所主”这一科学认识,并依据中医基本理论,“主不明,则十二官危”,“血菀于上,使人薄厥”,“血之与气,并走于上”,剖析了中风病的病位在脑,大胆地提出了中风病“窍闭神匿,神不导气”的病机心说。从中医治疗中风历史发展来看,如果说“风”、“痰”学说是第一、二阶段的主流,那么立足于“醒神”、“调神”的醒脑开窍针法则开创了中医治疗中风的第三阶段。传统治疗中风多受外风致病说及“治痿独取阳明”之说的影响,选穴时以阳经穴为主,特别是多气多血之阳明经。这样就忽略了患者病变部位在脑,而脑为元神之府这一重要方面,没有从整体观的角度对中风病进行全面的分析研究。针对中风病的病机特点,国医大师石学敏提出了“醒脑开窍、滋补肝肾”为主,疏通经络为辅的治疗大法,创立了“醒脑开窍”针法。《灵枢·本神》云:“凡刺之法,先必本于神”,“醒脑开窍”针法就是立足于“醒脑”、“醒神”、“调神”,以改善元神之府——大脑的生理功能为目的,大胆改变了多年的常规选择,取阴经腧穴,以内关、人中、三阴交为主穴,辅以极泉、尺泽、委中疏通经络。其中,“人中”正居督脉,为醒神急救之要穴,取人中为君穴,施以泻法,既可开窍启闭以“醒脑”、“醒神”,还可振奋督脉之阳,借督脉与足太阳经及冲、任脉以及心肾等脏腑的联系,发挥其调理脏腑气血的作用;“内关”为手厥阴心包之络穴,又通阴维,系八脉交会穴之一,有养心宁神,疏通气血之供;“三阴交”为足太阴、足厥阴、足少阴三经之会,有益肾生髓之效。肾藏精,精生髓,脑为髓海,髓海有余可促进脑的生理功能的恢复,三穴相配既可宁心调血直接改善心脏功能,增加脑血氧供求需要,又可调整肝、脾、肾三脏,使气机和顺,脑髓生化有源,全身机能改善,进而加速大脑生理功能的恢复,收到“醒脑开窍”之功;而极泉、尺泽、委中等副穴为方中佐使,与君臣诸穴协调一致,使经络疏通,窍道通畅,元神明达,阴阳平衡,气血冲合,疗效更佳。

参考文献

[1] 高尚社. 国医大师任继学教授治疗脑梗死验案赏析[J]. 中国中医药现代远程教育,2013,5(10):8-10.

[2] 南征. 全国名老中医白求恩奖章获得者长春中医药大学终身教授任继学名医名论名术(续三)[J]. 长春中医药大学学报,2007,23(4):5-6.

[3] 任继学. 国医大师任继学医学全书[M]. 北京:中国医药科技出版社,2014:149-156,339-348.

[4] 刘艳华,王健,任喜洁. 任继学教授治疗脑卒中 8 法[J]. 长春中医药大学学报,2013,29(1):164-165.

[5] 杨志敏. 师从颜德馨教授膏方治疗中风后遗症的经验体会[C].2009 中国首届中医膏方高峰论坛第四届金陵名医高层论坛,2009,79-81.

[6] 高尚社. 国医大师颜德馨教授辨治疗脑梗死验案赏析[J]. 中国中医药现代远程教育,2012,10(6):5-7.

[7] 潘新，韩天雄，李青卿，等."颜氏清脑2号方"治疗急性脑梗死临床观察[J]. 中国中医急症，2013，22(5)：705-707.
[8] 严夏，陈洁真，王大伟等. 颜德馨运用"衡法"调气活血治疗心脑血管疾病的经验[J]. 上海中医药杂志，2008，42(12)：1-3.
[9] 王倩，范文涛，闫咏梅，张学文. 国医大师张学文教授脑病证治经验[J]. 新中医，2012，44(11)：148-149.
[10] 高尚社. 国医大师张学文教授辨治疗脑梗死验案赏析[J]. 中国中医药现代远程教育，2012，10(13)：5-7.
[11] 刘绪银. 通脉舒络治脑梗死——国医大师张学文治疗脑病经验之六[J]. 中国临床研究，2011，3(20)：79.
[12] 申锦林. 张学文教授治疗中风病的思路与方法[J]. 陕西中医学院学报，1994，17(3)：6-9.
[13] 李镕源. "醒脑开窍"对局灶性脑缺血模型大鼠基底节蛋白质组学影响的研究[D]. 天津中医学院，2002.
[14] 申鹏飞."醒脑开窍"针刺方法治疗卒中后抑郁症基础与临床疗效及治疗机制研究[D]. 天津中医学院，2004.
[15] 刘健，樊小农，王舒. 石学敏院士学术思想对中风病治疗的贡献[J]. 中国针灸，2014，34(1)：80-82.
[16] 张曦，王世娟，王恩龙. 运用石学敏"醒脑开窍"针法治疗中风的研究[J]. 实用中医内科杂志，2012，26(4)：22-23.

（成都中医药大学附属医院　于晓敏　张晓云）

第二十四章 脑出血

一、概述

急性脑出血是指非外伤性原发于脑实质的出血,也称自发性脑出血。占全部脑卒中的20%~30%。急性期病死率约为30%~40%,是急性脑血管病中病死率最高的;目前头颅CT可明确诊断。急性脑出血以突然出现头痛、呕吐、肢体瘫痪、意识障碍、脑膜刺激征、痫性发作等为主要症状;无明显前驱症状于活动或情绪激动时突然起病,短期内血压明显升高,以突然起病、短时间内症状达到高峰。

本病发病率为60~80/10万人口/年,我国脑出血的患病率约为112/10万,且近年来发病率有上升的趋势。常于冬、春二季起病。可发生于各种年龄阶段,中老年发病率较高,脑出血发病年龄在50~70岁。流行病学调查显示男女患病率在1.5∶1。在脑出血中,大脑半球出血约占80%,脑干和小脑出血约占20%。

本病最常见的病因是高血压合并细、小动脉硬化,出血灶以大脑深部为主;其他病因包括先天性的脑动静脉畸形、动脉瘤、血液系统疾病(白血病、血友病、再生障碍性贫血、血小板减少症、凝血异常及淋巴瘤)、脑淀粉样血管病(CAA)、脑动脉炎、梗死后出血、抗凝或溶栓治疗、脑肿瘤及毒品及滥用药物等。

脑出血患者其脑内动脉壁薄弱,中层肌细胞和外膜结缔组织较少,而且缺乏外弹力层。在长期的高血压等病因的促使下,使脑内细、小动脉发生玻璃样变及纤维素性坏死,管壁弹性减弱,同时易形成微动脉夹层动脉瘤;当血压波动剧烈时,血管及微动脉瘤破裂而导致脑出血发生。高血压脑出血的发病部位以基底节区最常见,主要是因为此处的豆纹动脉从大脑中动脉呈垂直发出,同时该处容易形成密集的微动脉瘤,在基础病的促使下,剧烈的血压骤然升高后可引起血流剪切力的异常,从而导致血管破裂发病。

脑出血根据其病因的不同,可以出现不同病理表现;高血压、脑动脉瘤及脑动静脉畸形等引起血管破裂出血,量大,病情重;血液病及梗死后出血脑表现为环状、点状出血,量少,症状相对较轻。出血常见部位在壳核,系由壳核等处微动脉瘤形成密集,容易诱发破裂。

脑室内的大量出血可出现脑室铸形,阻塞脑脊液的循环通路,特别是中脑导水管堵塞,引起梗阻性脑积水,使颅内压骤然升高,患者迅速出现昏迷死亡;少量出血可分散吸收。脑组织中出血，迅速形成血肿，巨大的血肿引起颅内压升高，造成脑疝，抑制心搏、呼吸。急性期出血周围的脑组织水肿明显，脑水肿一般维持数天，水肿持续的过程中会加重脑组织缺血、坏死、液化、血红蛋白析出。典型病理表现是一个大的血液融合区，其内的血液凝块数周后会逐渐被吞噬细胞吞噬吸收，原出血灶成为一个塌陷的腔，内可含有少量黄色的透明黏液，腔壁内衬以含有含铁血黄素的巨噬细胞。出血可以破坏周围的脑组织，血液溶解吸收后，腔的周围脑组织形成一个软化带。

此外，脑淀粉样血管病也是脑出血的病因之一，近年有逐渐增加的趋势。不伴高血压的老年人，脑皮质及脑膜小血管的中层和外膜内有嗜伊红淀粉样蛋白沉积，形成脑淀粉样血管病变，多见于非高血压性的脑叶内出血。

目前脑出血的发病机制并不完全清楚，仍有很多问题需进一步研究。

祖国医学虽并无急性脑出血的病名，按照祖国医学对其症状的归纳，急性脑出血可归属于祖国医学的“中风病”的范畴。《内经》中论述之“仆击”、“大厥”、“薄厥”、“偏枯”等与中风之昏迷及后遗症期之表现相似。就病因学说之发展，在唐宋以前多以“内虚邪中”立论。如《灵枢》所述“真气去，邪气独留”；医圣张仲景认为“络脉空虚”，风邪入中是本病发生的主因，并以邪中深浅、病情轻重而分为中经中络、中脏中腑。金元以后则以内风立论。刘完素认为病因是热，刘河间则主“心火暴盛”。李东垣提出了中风的正气自虚学说。朱丹溪则提出了湿痰生热生风之说。元·王履以病因分“真中”、“类中”。明·缪希雍在前人的基础上提出了“内虚暗风”说。明·张景岳创立“非风”学说，认为非风主要是由真阴亏损，元气虚脱所致。清·叶天士进一步阐明“肝阳偏亢，内风时起”的病机。近现代医家提出中风多见于中老年人，其成因与虚、瘀、痰、火、风有关，即元气虚为本，瘀、痰、火、风为标，归纳中风的基本病机为元气亏虚，痰瘀互结，痰热生风，由此，中风的病因病机可概括为阴虚、阳亢、动风（ 肝风、外风）、痰（风痰、湿痰）。

脑出血属于中医中风病的范畴，西医治疗除手术之外，内科保守治疗主要是降低颅内压，对症治疗外没有特殊的。正对脑出血疾病本身的治疗，那么在中医就大有可为。目前脑出血的中医治疗，临床上关于中风的分型存在多种观点：一种按传统的中医辨证方法，承袭《金匮要略》中经络、中脏腑作为纲领，四诊八纲、脏腑阴阳、气血津液辨证。可分为中经络(风痰瘀血，痹阻脉络、肝阳暴亢，风火上扰、痰热腑实，风痰上扰、气虚血瘀、肝阳上亢)，中脏腑(阳闭：痰热内闭清窍、阴闭：痰湿蒙蔽心神、脱证：元气败脱神明散乱)。一种是各个医家根据自己的临床经验进行辨证分型，如杨光福提出中络（证属风阳上扰、瘀痹于络）、中经（证属风阳上扰、瘀痹于经）、中经络（证属风阳上扰、瘀痹经络）、中腑（证属风阳上扰、痰热腑实）、中脏（证属阳亢阴亏、脏气衰退）、中脏腑（证属脏衰阴竭）的观点，主张分期分时段辨证治疗急性脑出血。

脑出血是临床常见疾病，也是中医治疗具有特色的疾病之一，有多位国医大师对脑出血具有精彩论述和丰富的治疗经验。

对于脑出血的治疗，任继学和石学敏等人都做出过精辟的论述，任继学教授：出血性中风是受各种外界因素下，体内气血逆乱，上逆于脑，变乱于下，六淫之邪侵扰机体，邪气不能被制约，火、热、毒邪窜扰血脉，积聚在脉络之内，受外鼓之力，推动血液膜破外溢，形成瘀肿，毒害脑髓，元气必伤，神机失用而发病，并提出破血逐瘀法。石学敏立足“治神”学术思想，创立了“醒脑开窍”针刺法，在中风病的针灸治疗中发挥了重要作用；同时重视中风病的整体治疗，开发了丹芪偏瘫胶囊，建立中风单元。近年来，又将研究重点转移到中风病的危险因素高血压的治疗，创立了以人迎为主穴、有规范手法量学标准的针刺方法。

张学文认为：为气血逆乱、瘀阻脑络是中风病发病的关键。瘀血证候贯穿中风病变的始终。总结中风病发生发展规律可概括为四期六证，即中风先兆期、急性发作期、恢复期、后遗症期，而六证则为：肝热血瘀、痰瘀阻窍、瘀热腑实、气虚血瘀、颅脑水瘀、肾虚血瘀。活血化瘀法是针对瘀血内停，脉络瘀阻，血行失度而采取的以改善血液循环，化除体内瘀滞为基点的一种有效治法，但应用必须有的放矢，适可而止，以免过用伤正，产生流弊。

脑出血是常见的急症之一，属于中风病的范畴，本章节选取国医大师治疗脑出血的精彩案例进一步分析国医大师治疗发热的学术思想和特色。

二、任继学治疗脑出血的学术经验

（一）破血化瘀，泄热醒神，豁痰开窍法治疗脑出血

1. 学术思想

任老认为：气血逆乱，脑之元神为瘀、痰、热、风、浊毒，五邪所伤。“阴在内阳之守也，阳在外阴之使也”，人年四时，阴气自半，该患由于久患风头旋，气血已失常度，气血逆乱而风生，风热、火毒性炎上，上窜脑之络脉，血脉、毛脉，脉络之血受风热鼓动，痰瘀、浊毒随之相加损伤脉络之体，导致“脑中血海”失于正常，固守失职，血溢于外。离经之血化而为瘀血、浊毒，损及脑髓，清窍失养，神机失于元神之统摄，不能灌注周身脏腑经络、四肢百骸。出血性中风的急性期应以通为主，新暴之病，必宜“猛峻之药急去之”，邪去则通，故治法必以“破血化瘀、泄热醒神、豁痰开窍，”为指导临床急救用药准绳。

2. 验案举隅

任某，女，52岁。2005年3月20日初诊。

患者于2小时前去卫生间时，突然觉头晕目眩，仆倒，瞬间头痛如破，并伴左侧肢体强直不可屈伸，随后出现神志不清，遂由家属送至吉林大学第一医院，经门诊急检头颅CT扫描(基底节区高密度灶，并破入侧脑室、四脑室，出血量约80ml)，诊断为“脑出血”，鉴于出血量较大，建议手术治疗，且向家属交待：患者病情较重，即使手术治疗，亦不能排除死亡的危险。遂转往吉林省中医院救治。既往高血压病史5年，最高血压达160/100mmHg，未规律服用降压药物治疗，血压维持在110~150/85~95mmHg；甲状腺结节病史2年。否认肺结核、乙肝等传染病史；否认药物及食物过敏史。初诊时症见：头痛如破，躁动不安，谵语，2小时内已呕吐3次，均为胃内容物，左侧肢体活动不利，不能翻身及转侧，言语不能，颜面潮红而青，呼吸气粗，不能进食水，嗜睡，大便秘结，小便失禁，舌质红，有瘀斑，苔厚腻，脉沉弦而滑。查：血压240/140mmHg。神经系统查体：嗜睡，言语不能，大概测定其智能不能配合，项强2横指。肌力查体不能配合，左侧肢体肌张力降低，左巴氏征阳性。

西医诊断：脑出血，基底节区。

中医诊断：出血性中风，络损血溢证；风头眩。

治则：破血化瘀，醒神开窍，通腑泻浊。

处方：

① 至宝丹 1 丸，真紫雪散 1 支，醒脑健神丹 0.2g，西藏红花 1g，真天然牛黄 0.1g，血竭粉 0.1g，琥珀粉 0.1g，珍珠粉 0.1g。用真犀牛角尖加用羚羊角 5g，玳瑁 15g。煎水 50ml 磨汁化上药，高位保留灌肠法给药，每次 5ml，1 至 2 小时 1 次。

② 大黄 10g后下	赤芍 10g	地肤子 15g	胆星 3g
赤茯苓 15g	生蒲黄 15g	地龙 15g	竹沥拌郁金 15g
石菖蒲 15g	羌活 15g	羚羊角 10g	

1 剂两煎，100ml，高位灌肠，2 小时 1 次。大便以通为度。

③ 用②号方 3 小时后大便未通，又方：

酒炙大黄 7g	烫水蛭 5g	生蒲黄 15g	枳实 10g
厚朴 15g	车前子 15g	羌活 10g	地龙 15g
朴硝 5g			

兑入煎好的汤剂中，1 剂两煎。100ml，高位灌肠 2 小时 1 次。以通为度。

④ 脑静注射液 20ml，兑入 0.9%氯化钠注射液 250ml，每日一次静点；清开灵注射液 40ml，兑入 0.9%氯化钠注射液 250ml，每日一次静点。

⑤ 20%甘露醇注射液 250ml 静点，1 次。

二诊(2005 年 3 月 21 日)：患者头痛减轻，头昏脑涨，仍躁动不安，时有谵语，左侧肢体活动不利，不能翻身及转侧，颜面色泽青黄少华，神志渐清，言语不能，呼吸气粗，已无项强，可以自己用吸管进饮食及汤散药物，口淡无味，小便黄赤，大便偏溏，日行 2 次。查血压 150/100mmHg。神经系统查体：嗜睡，言语不能，概测智能不能配合，肌力查体不能配合，左侧肢体肌张力降低，左巴氏征阳性。脑膜刺激征阴性。舌质暗，有瘀斑，苔微黄厚腻欠润，脉象沉弦而滑。

处方：

制豨莶草 20g	生蒲黄 15g	酒川芎 10g	当归尾 15g
胆星 3g	赤茯苓 20g	生地 10g	金钱白花蛇 2 条打碎
秦艽 20g	酒大黄 3g后下	石斛 15g	

1 剂水煎，日 3 次口服。

三诊(2005 年 3 月 22 日)患者病情明显好转，神志清，问答反应灵敏，头痛明显减轻，仍面色青赤，觉头晕沉重，左侧肢体活动不利，心烦易怒，善太息，五心烦热，饮食正常，口淡无味，睡眠差，小便频，大便略干。查血压 140/90mmHg。神经系统查体：神志清楚，构音障碍，概测智能正常，左侧肢体肌力 3 级、肌张力降低，右侧肢体肌力 5 级，肌张力正常，左巴氏征阳性，脑膜刺激征阴性。舌质隐青，有瘀斑，苔白厚腻少津，脉沉弦无力。辨证：瘀血渐化，脑元神见聪，神志得清，腑气已通，正气来复。治则：化瘀通腑，涤痰醒脑，养阴清热。处方：

生蒲黄 15g	栀子 3g	石菖蒲 15g	竹沥拌郁金 15g
当归尾 15g	制豨莶草 30g	白薇 15g	生地黄 15g

石斛 15g	玄参 15g	酒大黄 3g	秦艽 15g
厚朴 15g	羚羊角 6g	玳瑁 15g	

2剂水煎,日3次口服。

四诊(2005年3月25日)患者病情稳定,神清,问答反应灵敏,颜面青赤,已无头痛,头晕沉重明显好转,心烦易怒、善太息减少,五心烦热减轻,仍左侧肢体活动不利,饮食见增,寐安,小便正常,大便不畅。查血压140/95mmHg。神经系统查体:神志清楚,构音障碍,概测智能正常,左侧肢体肌力3级、肌张力降低,右侧侧肢体肌力5级,肌张力正常,左巴氏征阳性,脑膜刺激征阴性。舌质隐青,有瘀斑,苔厚腻黄少津,脉沉弦而缓。患者病情趋于平稳,上方已收效,效不更方,治法同上。处方:

玄参 15g	生地黄 15g	石斛 20g	酒军 5g
姜厚朴 15g	白薇 15g	赤芍 15g	生蒲黄 15g
石菖蒲 15g	竹沥拌郁金 15g	胆星 3g	水蛭 5g
地龙 15g			

2剂水煎,日3次口服。

经以上救治,患者病情日趋平稳,继以中药汤剂调治1个月后,患者一般状态良好,生活质量显著提高,病情好转而出院。

【原按】

本例患者由于出血量较大(80ml),西医外科手术治疗疗效也不十分肯定,任继学教授应用破血化瘀为主的治法,辨证施治,取得了确切的疗效,为中医治疗急性出血性中风树立了治疗典范。任继学教授提出出血性中风的病机为:气血逆乱,脑之元神为瘀、痰、热、风、浊毒,五邪所伤。"阴在内阳之守也,阳在外阴之使也",人年四时,阴气自半,该患由于久患风头旋,气血已失常度,气血逆乱而风生,风热、火毒性炎上,上窜脑之络脉,血脉、毛脉,脉络之血受风热鼓动,痰瘀、浊毒随之相加损伤脉络之体,导致"脑中血海"失于正常,固守失职,血溢于外。离经之血化而为瘀血、浊毒,损及脑髓,清窍失养,神机失于元神之统摄,不能灌注周身脏腑经络、四肢百骸。该患头痛如破,即为风热夹痰浊、瘀毒损伤脑髓而至。且该患者出血量较大,"琼室"为离经之血充塞,导致脑之元神、神机、神经不能协调配合,一身之主不明,上下失应,内外失和,故而神志失常,躁扰不宁。

任老认为,出血性中风的急性期应以通为主,新暴之病,必宜"猛峻之药急去之",邪去则通,故治法必以"破血化瘀、泄热醒神、豁痰开窍"为指导临床急救用药准绳。该患者初诊时腑气不通,致使风热痰毒内聚上拥加剧,故以至宝丹、真紫雪散、醒脑健神丹等清热开窍、化浊解毒药配合破血化瘀通腑之品治之。其取高位灌肠之法,思其取灌肠之由有二:一者,患者神志不清,不易进药,且容易误吸延误治疗时机;二者,可使药物直达病所,使通腑泄热之品更快、更佳发挥功效。以清开灵注射液、醒脑静注射液静脉滴注,增加泄热醒神,涤痰开窍之功。初诊用药后,腑气通,神志即有渐清之势,随后三诊则以破血化瘀、豁痰开窍为主导,佐以通腑泄热养阴而收功。可见"破血化瘀、泄热醒神、豁痰开窍"虽为治疗出血性中风的有效之法,但也应视病情轻重缓急,在治疗时有所侧重,才能不失任老应用该法的灵魂。"见痰休治痰,见血休治血…… 明得其中趣,方为医中杰。"对于出血性中风的诊治,任老首次提出“破血化瘀、泄热醒神、豁痰开窍”的治法，并以此为课题，对此进行了验证，其有效性、安全性得到了证实，为出血性中风的治疗提供了新的治疗思路。

【编者按】

出血性中风，患者一般起病急骤，病情危重，变化迅速，任老用方首先体现了“急则治标，缓则治本”的中医治法纲要，用药处方都以 1~2 剂为限，首诊患者 3 小时大便未通马上变方。使用西医“直肠给药”的方法同时联系治法关键“通腑”的临床联系，制定了高位灌肠给药的方法，为以后意识障碍患者的中药给药提供了思路。大便以通为度，祛邪而不伤正。

古代中医不能明确是脑出血还是脑梗死的诊断。随着现代诊疗技术的引入，CT 等影响检查能够明确的诊断出脑出血。在西医的治疗办法上也是区别于脑梗死。

任老在本病的治疗上，充分体现了遵循现代医学诊断手段，同时“师古而不泥古”，提出破血化瘀、泄热醒神、豁痰开窍的治法，此后脑出血的治疗研究中多以泄热、活血、醒脑等治法的综合实用具有良好的临床疗效。

（二）平肝潜阳、开窍醒神治疗脑出血

1. 学术思想

“诸风掉眩皆属于肝”、“诸暴强直皆属于风”，本证属阴阳失调阴虚阳亢，亢极生风；按脏腑辨证，病位在心、肝、肾三脏。因肝肾阴虚，肝阳上亢，亢极生风；复因心大内炽，心经痰大内蕴，扰乱心神，清窍被蒙。量因相互作伥，风动神摇，脉络受伤，络破血溢而为出血性中风。可见肝阳上亢，窍闭神昏是其病机关键，夹火、夹痰、夹瘀是其病机特征。故任老以平肝潜阳，开窍醒神为主而选药组方。

2. 验案举隅

戴某，男性，57 岁。1994 年 11 月 7 日初诊。

患者 3 小时前正在做饭，突然剧烈头痛，头晕，呕吐，呕吐物为胃内容物，继则肢体欠灵活，约半小时后，出现嗜睡、鼾声，立即送至我院诊治，症见嗜睡、鼾声，但呼之能应，面色潮红。形体丰盛，舌红，苔薄黄，左侧鼻唇沟变浅，左侧肢体轻瘫，左巴宾斯基征阳性，脉弦滑有力。血压 210/130mmHg。CT 示脑出血。既往高血压 15 年。

西医诊断：脑出血，高血压。

中医诊断：风头脑，中风。

治则：平肝潜阳，开窍醒神。

处方：

羚羊角 5g 单煎	玳瑁 15g	炒水蛭 5g	蟅虫 3g
荟草 30g	白薇 15g	石菖蒲 15g	川芎 10g
地龙 10g	胆南星 5g	珍珠母 50g	

水煎服，每日 1 剂。

另予清开灵注射液 40ml 加入 5%葡萄糖注射液 500ml 静滴，每日 2 次。口服醒脑健脾丹每次 4 粒，每日 3 次。

患者药后明显好转，后又以填精滋肾养肝、调理脾胃、化痰通络为法治疗 1 个月，诸症消失，CT 复查示脑出血完全吸收。

【原按】

从任老治疗本病来看，其组方用药有三大特点：

(1) 急则治标重镇潜阳：该患者起病较急，且形体丰盛，舌质红、苔薄黄，脉弦滑有力。新病多实，久病多虚。脉症合参，本证当属实证热证，且病势较急。当此之时，有形之阴不能速生，无形之亢理当重镇。故任老以潜阳息风之法以调治本病。《中风诠》指出："潜阳之法，莫如介类为第一良药。"故方中用珍珠丹、玳瑁平肝潜阳，清热息风。珍珠母味咸性寒归心肝二经，平肝潜阳。本品气味俱寒，纯阴质重，能平肝阳，坠心火、育肝阴，安心神，定魂魄，为治中风昏仆之良药；羚羊角咸寒归心肝二经，质重气寒走血分，清上泻下，能平肝阳，息风邪，安魂魄，定心神，为平肝息风之上品。《本草纲目》曾称其"平肝舒筋，定风安魂，散血下气"。地龙味咸性寒归经肝肺肾，性寒下行，清热平肝息风。四药合用，则阳潜风息热消。

(2) 轻化痰瘀攻不伤正：痰瘀互结，治当化痰祛瘀。但该患者素有高血压病史 15 年，病邪久羁，经血暗耗，治疗宜邪正兼顾。故方中用水蛭，䗪虫专入血分，不走气分，破瘀血而不伤新血，为活血通络之佳品；川芎乃血中气药，"其特长能引人身之清轻之气上至于脑"。(《医学衷中参西录》)。莶草味辛苦寒旧经肝肾，祛风通络，清热解毒。《本草经疏》："祛风除湿，兼活血之要药"，《滇南本草》云："治诸风，风湿症，内无六经形症，外见半身不遂，口眼歪斜，痰气壅盛，手足麻木，痿痹不仁，筋骨疼痛，湿气流痰，瘫痪痿软，风湿痰火 …… "。白薇清热凉血。本品善清血热，益阴除烦。味虽苦而不燥，气虽寒而不浊，清热而不伤阴液，凉血而不劫精血。《神农本草经》称其："主暴中风，身热肢满，忽忽不知人"。复用石菖蒲，该药气香清爽，其性平和，善辟秽涤痰而卫宫城，宣心思之结而通神明。《本经逢原》称其能"开心孔、补五脏、通九窍，明耳目，出音声，总取辛温利窍之力 …… "。配以胆南星一味，性味苦凉，有清热化痰，息风定惊作用。其特性是化痰而不温，息风而不燥。诸药合用，瘀去痰消，脉络和顺，清窍畅利，风邪自解。

(3) 缓则治本滋补肝肾：急则治其标，缓则治其本。任老深谙此道。攻伐之剂，必伤正气。故治宜中药即止，慎勿过剂。因此任老用此方治疗患者明显好转后，即去重镇攻伐之品而改用填精滋肾养肝，调理脾胃，化痰通络之药以善其后。方证相符，用药精妙，故患者很快康复。

【编者按】

金代刘完素主张"心火暴甚"理论，他根据《素问》病机十九条"诸风掉眩皆属于肝"、"诸暴强直皆属于风"的观点，认为"非谓肝木之风实而卒中之也，亦非外中于风尔"；"中风偏枯者，由心火暴盛，而水衰不能制，则火实克金，金不能平木，则肝木胜，而兼于火热，则卒暴僵仆"（《素问玄机原病式·六气为病·火类》)，指出中风病因是平素将息失宜，诱因为情绪波动，病机为心火暴甚、肾水虚衰、阴虚阳实、热气怫郁。张从正主张"肝风"说，《儒门事亲·卷四·风》云："夫风者，厥阴风木之主也。诸风掉眩，风痰风厥，涎潮不利，半身不遂，失音不语，口喎抽搦，僵仆目眩……肝木为病"。认为中风是由于厥阴肝木亢盛无所制，上犯于脑而发，这与刘完素认为中风"非谓肝木之风实而卒中"的论断迥异。清代叶天士综合诸家学说进一步阐明了"肝风内动"、"内风致中"的理论。《临证指南医案·卷一·中风》云："风为百病之长，故医书咸以中风列于首门……其类中之症，则河间立论云：因烦劳则五志过极，动火而卒中，皆因热甚生火；东垣立论：因元气不足，则邪凑之，令人僵仆卒倒如风状，是因乎气虚；而丹溪则又云：东南气温多湿，由湿生痰，痰生热，热生风，故主乎湿。三者皆辨明类中之由也。……今叶氏发明内风，乃身中阳气之变动，肝为风脏，因精血衰耗，水不涵木，木少滋荣，故肝阳偏亢，内风时起。”该患者素体肝肾阴虚，肝阳失敛，阳动生热，热盛化风，肝风内动，引动内在痰饮，正邪相争致使经络不和，脉络受损，络破而血溢于外而发病。故任老拟平肝潜阳、开窍醒神为治疗大法。

三、石学敏治疗脑出血的学术经验

1. 学术思想

(1) 创立醒脑开窍针法，开辟中风治疗新途径：20 世纪 70 年代末，石学敏提出中风病根本病机在于“肝风挟痰浊、瘀血上蒙脑窍，致窍闭神匿神不导气”的创新性认识，创立醒脑开窍法则及针刺方法，治疗中风病取得显著疗效，并且在实践中不断发展和完善。从而确立了从脑论治中风、以取阴经穴为主的治疗体系，并在针刺手法上制定了明确的量学规范，一改以往以取经穴为主、针刺缺乏明确量学规范的传统选穴原则及针刺方法。经过对 4005 例脑血管病临床各期住院患者采用国际公认的诊断标准和爱丁堡斯堪地那维亚疗效评定标准进行系统严格的对照观察，临床治愈率、治愈加显效率分别为：急性期为 48% 及 83%，恢复期为 42% 及 62%，先兆期为 67% 及 90%，显著优于传统针法及中西药物疗法。对于针刺作用的机制，他先后从脑血流、血液流变、脑神经递质代谢、脑血管功能、形态及脑代谢、细胞内钙离子超载以至基因水平开展了深入系统的临床和基础研究。揭示了该针法治疗中风病的主要机制。研究结果证实，该针法对于脑梗死所出现的上述方面的异常改变及有关危险因素具有多方面的良性调节作用，特别是针刺可调节血管功能，促进缺血区代偿血管开放，改善脑代谢，提高自由基清除酶活性，调节兴奋性氨基酸代谢亢进，抑制细胞内钙离子超负荷，改善脑细胞及超微结构损伤，并可促进热休克蛋白合成及调节 c-fos 基因在不同脑区的表达，从而把针刺治疗中风的研究提高到现代科学水平。

(2) 针药并用，创立石氏中风单元疗法：针对中风病的病因病机特点，逐步形成以“醒脑开窍针刺法”和“丹芪偏瘫胶囊”为主，配合康复训练、饮食、心理、健康教育等疗法形成一整套完整的、独特的、规范的中医中药治疗中风病综合治疗方案——石氏中风单元疗法，被国家中医药管理局列为十大重点推广项目之一，石氏中风单元疗法是对国际“卒中单元”概念的完善和贡献。他强调中医辨证与西医辨病相结合，使二者在临床上有机地结合起来，为中西医结合指导了方向。

2. 验案举隅

王某，女，61 岁。右侧肢体活动障碍 1 小时为主诉，于 2004 年 2 月 6 日入院。

病人于入院前 1 小时排便后发现右侧肢体活动障碍，伴言语不利及头部不适，立即急诊入院。既往高血压病史 3 年，冠心病痛史 1 年。查体：血压 200/100mmHg，意识清楚，精神差，烦躁不安，完全性混合性失语，双侧瞳孔等大等圆，直径约 3mm，光反射好，右侧鼻唇沟浅，感觉系统检查不配合，肌力右上肢 0 级，右下肢Ⅱ级，右巴氏征(+)。行颅 CT 示：左侧基底核区脑出血，出血量为 36ml。

治疗：按脑出血处理，同时给以清开灵针 40ml 加入生理盐水中静脉输注，每日 1 次。第 4 天病人能进食，血压 150/70mmHg，病情稳定，开始运用醒脑开窍针刺法及口服丹芪偏瘫胶囊，每次 1 粒，每日 3 次治疗。于 2 月 20 日(半月后)查体：反应迟钝，记忆力、计算力差，混合性失语Ⅲ度，右上下肢肌张力低，右上肢肌力Ⅱ级，下肢Ⅳ级，可搀扶下床活动。然后针刺强度增加,药量加倍,于3月6日(1月后)查体:右侧肢体无感觉障碍,右上下肢肌力Ⅳ级,较前有力,可独立行走。

【原按】

丹芪偏瘫胶囊内含丹参、川芎、牛黄、水蛭等清热活血之品,如果病人生命体征稳定、无上消化道出血,或度过了危险期,就可开始口服治疗。该药物虽然主要应用中风病的恢复期,但脑出血的早期并不是不可应用,只要选时恰当,循序渐进,就可避免再出血或其他副反应,又能发挥活血通络作用。该药物配伍合理,除有清热活血作用外,还有益气化痰、息风开窍之作用,共奏标本同治之功。醒脑开窍针刺法,以醒脑开窍为主,疏通经络为辅,从选穴配方、进针方向深度、针刺手法及量学要求等方面的针刺操作上都给以科学规范,适用于中风病的不同时期。在平肝潜阳、清热解毒、通腑泻火、醒脑开窍等优势方法的基础上,早期应用活血药物及针刺开窍,不仅挽救了许多危重病人,而且为下一步病人的早期康复赢得时间,更重要的是为中医中药在中风治疗的进程中开辟了新的篇章。

【编者按】

国医大师石学敏教授一直致力于针药结合的中医治疗方法,创立了石氏中风单元疗法,研制了丹芪偏瘫胶囊,针药相结合。把中医针灸治疗进行量化。为中医的研究开辟新的思路。

四、朱良春治疗脑出血的学术经验

1. 学术思想

朱良春教授,一直被誉为"善用虫类药物如神",在治疗风湿疾病方面有卓越成绩。其实朱老治疗脑出血也有不少验案,特别是对中风后遗症的治疗有独到见解。朱老认为在脑出血的恢复期,除侧重活血祛瘀,疏通经脉之外,又须补益元气,才能达到气行而血行的目的。

2. 验案举隅

潘某某,女,49岁。1977年2月26日初诊。

两月前患者突然脑出血,神志不清,言语謇涩,右侧肢体瘫痪,经某医院抢救治疗,神志已清,但言语仍不利,情绪急躁,瘫痪如故,手指拘挛颤抖。舌苔黄腻舌质红,脉弦劲。血压时高时低。

西医诊断:脑出血。

中医诊断:类中风。

辨证:肝阳偏亢,痰热阻滞,灵窍不利,络脉失和。

治则:平肝阳,化痰热,慧灵窍,和络脉。

处方:

钩藤 20g后下	广地龙 12g	石菖蒲 8g	远志肉 6g
生山楂 30g	怀牛膝 10g	豨莶草 15g	珍珠母 30g
川石斛 10g	生地黄 15g	黛蛤散 10g	炙全蝎 2g
炙僵蚕 10g			

8剂,每日一剂,水煎服。并嘱其逐步加强活动锻炼,淡饮食,节喜怒。

二诊(3月2日)药后语謇较前稍好,拘挛之手指已有舒展,颤抖减而未已。苔薄黄质红,脉弦稍缓。血压:150/94mmHg。药既合拍,不事更方。前方加黄芪20g。10剂,每日一剂,水煎服。

三诊(3月22日)语言较清,拘挛缓解,颤抖趋定,手足瘫痪逐渐恢复,能持杖行走。苔腻已化,质淡红,脉微弦。血压140/86mmHg,症情稳定,再为善后。处方:

生白芍12g	川石斛10g	生地黄16g	枸杞子10g
生牡蛎20g	豨莶草15g	桑寄生20g	怀牛膝10g
甘草5g			

10剂,每日一剂,水煎服。

四诊(4月15日)已能活动自如,改予杞菊地黄丸,每日早晚各服8g,以巩固之。1年后随访,患者已能做轻体力活动。

【原按】

类中风是一种主要见于中年以上患者的突发疾病,多表现为突然昏倒,不省人事,口眼㖞斜,言语謇涩,肢体偏瘫。由于起病急,变化快,故病死率高,后遗症多。中风之名首见于《内经》,但唐、宋以前,均以外风为主要因素。金、元时代,始重内因。后将外风引起的名为"真中风",由内风引起的称为"类中风"。临床所见,均为后者。类中风因为症状表现不同,而又卒中、大厥、偏枯、半身不遂等病名,与脑血管意外相似。

在治疗上,开窍、固脱是重要的急救措施,豁痰通络、化瘀和络是治标的常规大法。滋养肝肾、调和阴阳才是治本的根本原则。因为患者形体多较丰腴,而常与高血压及动脉硬化有关,所以在治疗和预防上,还要强调体育活动的配合,才能取得比较满意的效果。

本例类中风已二月,经抢救,甚至虽清,但言语不利,肢体瘫痪,是痰瘀交阻,滞塞廉泉及脉络之征。苔黄腻,舌质红,脉弦紧乃肝肾阴亏,阳亢未取,痰热阻滞的表现,故滋益肾阴,平肝息风,开窍化痰,活血祛瘀,通络行滞并进。钩藤、地龙平肝潜阳。全蝎、僵蚕息风定痉,又能通络,对语涩、偏瘫、肢颤均有益处。生地、石斛养阴生津,滋养肝肾。石菖蒲有开窍、豁痰、理气、活血之功,《神农本草经》:"开心脉,补五脏,通九窍,明耳目,出声音",对语謇有效。远志配石菖蒲,更能增强利九窍、益智慧、聪明耳目之功。豨莶草除对心烦、失眠、健忘有镇静安神、清热平肝之功外,用治偏瘫尤具卓效。黛蛤散是清化痰热的常用药。怀牛膝具有引血下行,降上炎之火,还能活血祛瘀,强壮筋骨,舒利关节。汇集诸药于一方,有协同加强之功,故奏效显著。二诊为促其痿废速收,故加补气之黄芪。以后症情逐步稳定,随证调治,而巩固其效。本病在辨证立法时,脉象和舌苔是中药的依据。如舌红苔黄,脉弦劲有力者,是肝阳亢旺,肝火炽盛;如舌体胖嫩,舌质瘀紫,或边有瘀点,脉虚大或细涩者,是气虚血瘀;倘舌苔厚腻,脉弦滑者,则为风痰阻络。在脑出血恢复期,半身不遂的偏瘫患者,除应侧重活血祛瘀,疏通经脉,又需参用益气之品,才能达到活血气行,经脉畅通,阴阳调和的目的,王清任的补阳还五汤对此最为合拍。

【编者按】

20世纪80年代之后,脑出血的中医治疗在"离经之血便是瘀","治血先治风,血行风自灭"的理论指导下中医界开展了活血化瘀的中医治疗研究,各位大家都有自己不同的观点,但是治疗大法均是在活血化瘀的基础上制定的,朱老更善于运用虫类药物,以通经络,施补益之法补养元气，充分体现了气为血帅的观念，气充血行风自灭。

参考文献

[1] 张苏明．脑出血临床研究评价[J]. 中华神经科杂志，2003，36(4)：245-242.

[2] 刘健、樊小农．石学敏院士学术思想对中风病治疗的贡献[J]. 中国针灸，2014，34(1)：80-82.

[3] 张学文．中风病中医防治经验[J]. 福建中医学院学报，2009，19(6)：1-2.

[4] 郭建文，何迎春，陈绍宏．复方中风醒脑口服液干预急性脑出血治疗时间窗的临床研究[J]. 中国脑血管病杂志，2005，2(6)：255-259.

[5] 李剑颖，赵丹丹，杨建宇．国医大师验案良方[M]. 北京：学苑出版社，2010：341-342.

[6] 任秀伶，王艳英．银杏叶胶囊治疗高脂血症及高粘血症 56 例[J]. 中国中医药现代远程教育，2010，8(21)：31.

[7] 王茜．中西药合用对老年高血压患者的临床疗效观察[J]. 中国中医药现代远程教育，2010，8(21)：34-35.

[8] 康学民，王静敏，李国臣．石氏中风单元疗法配合清开灵治疗脑出血 36 例[J]. 中西医结合心脑血管病杂志，2005，6(3)：556-557.

[9] 朱良春，陈淑媛．类中风医案[J]. 江苏中医，1980，(1)：44-46.

[10] 李剑颖，赵丹丹，杨建宇．国医大师验案良方[M]. 北京：学苑出版社，2010：341-342.

（成都中医药大学附属医院　冷建春　张晓云）

第二十五章

癫　痫

一、概　述

癫痫是多种原因导致的脑部神经元高度同步化异常放电所致的临床综合征，临床表现具有发作性、短暂性、重复性、刻板性的特点。异常放电神经元的位置不同及异常放电波及的范围差异，导致患者的发作形式不一，可表现为感觉、运动、意识、精神、行为、自主神经功能障碍或兼有之。临床上每次发作或每种发作的过程称为痫性发作（seizure），一个患者可有一种或数种形式的痫性发作。在癫痫发作中，一组具有相似症状和体征特性所组成的特定癫痫现象统称为癫痫综合征。癫痫在临床较为常见，是神经系统疾病中仅次于脑卒中的第二大常见疾病，已成为困扰人类健康的复杂性神经系统疾病。

癫痫的发病机制非常复杂，影响因素很多。癫痫特征性脑电改变如棘波、尖波、棘—慢或尖—慢波等，至今尚未能完全了解其全部机制，但发病的一些重要机制已被揭示。神经元异常放电是癫痫发病的电生理基础。正常情况下，神经元自发产生有节律性的电活动，但频率较低。致病灶神经元的膜电位与正常神经元不同，在每次动作电位之后出现阵发性去极化漂移（paroxysmal depolarization shift，PDS），同时产生高幅高频的棘波放电。异常高频放电反复通过突触联系和强直后的易化作用诱发周边及远处的神经元同步放电，从而引起异常电位的连续传播。异常放电局限于大脑皮质的某一区域时，表现为部分性发作；若异常放电在局部反馈回路中长期传导，表现为部分性持续状态；若异常放电通过电场效应和传导通路，向同侧其他区域甚至一侧半球扩散，表现为Jackson发作；若异常放电不仅波及同侧半球同时扩散到对侧大脑半球，表现为继发性全面性发作；若异常放电的起始部分在丘脑和上脑干，并仅扩及脑干网状结构上行激活系统时，表现为失神发作；若异常放电广泛投射至两侧大脑皮质并使网状脊髓束受到抑制时则表现为全身强直—阵挛性发作。癫痫发作时，癫痫灶内产生巨大突触后电位，后者激活负反馈机制，使细胞膜长时间处于过度去极化状态，从而抑制异常放电扩散，同时减少癫痫灶的传入性冲动，促使发作放电的终止。

根据病因学不同，癫痫可分为症状性、特发性、和隐源性三种类型。癫痫的诊断主要依据为详细和精确的病史、临床特点、仔细的体格检查结合脑电图等辅助检查。其中脑电图（EEG）是诊断癫痫最重要的辅助检查方法，EEG对发作性症状的诊断有很大价值，癫痫脑电图的典型表现为棘波、尖波、棘—慢波或尖—慢复合波。目前癫痫治疗仍以药物治疗为主，抗癫痫药物分传统的抗癫痫药 AEDs 和新型抗癫痫药 AEDs。手术治疗。常用的方法有：①前颞叶切除术和选择性杏仁核、海马切除术；②颞叶以外的脑皮质切除术；③癫痫病灶切除术；④大脑半球切除术；⑤胼胝体切开术；⑥多处软脑膜下横切术。除此以外，还有迷走神经刺激术、慢性小脑电刺激术、脑立体定向毁损术等，理论上对于各种难治性癫痫都有一定的疗效。

癫痫属于中医“痫病”范畴，早在中国古代对于癫痫就有了较为深刻的认识与研究，历代中医文献对于癫痫的论述最早见于《内经》，《素问·奇病论》曰：“人生而有病癫疾者……病名为胎病，此得之在母腹中时，其母有所大惊，气上而不下，精气并居，故令子发为癫疾也”。不仅提出“胎病”、“癫疾”的病名，还指出此病与先天因素有关。《灵枢·癫狂》还详细记载了癫痫的临床表现，指出：“癫疾始生，先不乐，头重痛，视举目赤，甚作极，已而烦心……癫疾始作，而引口啼呼，喘悸者，癫疾始作，先反僵，因而脊痛”等。认识到本病发生常有先兆症状，其主要表现为肢体的僵直发作。

宋金元时期，诸多医家对于痫病的发病机理有了较为深刻的阐述。严用和《济生方》首次对本病进行了临床分类，以病人发作时呼叫的声音不同，将癫痫分为五种类型：马（心）痫、羊(脾)痫、鸡(肝)痫、猪(肾)痫、牛(肺)痫，以五音合五畜，并与五脏、五行理论结合，提出“五痫”分类。张子和认为，本病常由肝经热盛引起。朱丹溪《丹溪心法·痫》曰：“无非痰涎壅塞，迷闷心窍”，强调痰迷孔窍引发本病。陈无择《三因极一病证方论·癫痫叙论》：“癫痫病，皆由惊动，使脏气不平，郁而生涎，闭塞诸经，厥而乃成。或在母胎中受惊……或饮食不节，逆于脏气。”指出痫病是由于多种因素导致脏气不平，阴阳失调，神乱而发病。巢元方在《诸病源候论·癫狂候》中对于癫痫的临床表现已有确切的论述，书中指出：“癫者，猝发仆地，吐涎沫，口歪，目急手足缭戾，无所觉知，良久乃苏。”“发作时时，反目口噤，手足相引，身体皆然。”《诸病源候论》中还根据其发病原因将痫病分为风痫、惊痫、食痫、痰痫等，并认为其发作持续时间的长短、病势的缓急、发作程度的轻重，与风、惊、痰、瘀的深浅、正气的强弱有着密切关系。

明代医家对癫、狂、痫作了明确的划分。王肯堂言：“痫病发则昏不知人，眩仆倒地，不省高下，甚而瘛疭抽掣，目上视，或口眼歪斜，或口作六畜之声。”《古今医鉴·五痫》提出痫病的特点为：“发则猝然倒仆，口眼相引，手足搐搦，脊背强直，口吐涎沫，声类畜叫，食倾乃苏。”明代董宿《奇效良方》对局限性癫痫和精神运动性癫痫做了更为详细的记载，如：“惊痫为病，废头目，吊口目。或一目、双目，或昏或盲，或斜视，或头歪，或摇头，或战脑”，“痰痫为病，此患似张狂，作之不常……其人张狂，如梦中，如半醉，灯下不识人……如狂”。中医历代前贤，对于本病的治疗都非常强调要分清标本虚实。主张在发作时治标为主，可采取涤痰、息风、镇惊、化瘀等手段，根据不同病情，随症选用。如系反复发作者，又需根据正气虚弱的程度，配合益气养血扶正固本的原则，方可取得较为满意的效果。

结合历代医家所言，痫病的发生，大多由于七情失调，先天因素，脑部外伤，饮食不节，劳累过度，或患他病后，造成脏腑失调，痰浊阻滞，气机逆乱，风阳内动所致，而尤以痰邪作祟最为重要。痫之为病，病理因素总以痰为主，每由风、火触动，痰瘀内阻，蒙蔽清窍而发病。以心脑神机失用为本，风、火、痰、瘀致病为标。其中痰浊内阻，脏气不平，阴阳偏胜，神机受累，元神失控是病机的关键所在。发病之初，痰瘀阻窍，肝郁化火生风，风痰闭阻，或痰火炽盛等以实证为主；若日久不愈，损伤正气，首伤心脾，继损肝肾，加以痰瘀凝结胶固，表现为虚实夹杂,则治愈较难,甚至神情呆滞,智力减退。根据病因病机不同,临床上可分为:风痰闭阻证、痰火扰神证、痰瘀脑络证、心脾两虚证、心肾亏虚证。

中医历代前贤,对于本病的治疗都非常强调要分清标本虚实。频繁发作,以治标为主,可采取涤痰、息风、镇惊、化瘀等手段,着重清泻肝火,豁痰息风,开窍定痫;平时则补虚以治其本,宜益气养血,健脾化痰,滋补肝肾,宁心安神。虞抟指出:“痫病主乎痰,因火动之所作也。治法,痫宜乎吐。”他选录了龙脑安神丸、二白丸、朱砂滚痰涎丸、碧霞丹、控涎丹、牛黄泻心汤、牛黄清心丸用于痫病实证的治疗。清《临证指南医案·癫痫》按语(龚商年):“痫之实证,用五痫丸以攻风,控涎丸以劫痰,龙荟丸以泻火;虚者,当补助气血,调摄阴阳,养营汤、河车丸之类主之”。王清任认为痫病的发生与元气虚,“不能上转于脑髓”,与脑髓瘀血有关,并创龙马自来丹、黄芪赤风汤主之。

中西医结合治疗方法是一种新的有效的治疗手段。在诊断明确的基础上,使用中医辨证论治结合有效的抗癫痫西药治疗癫痫,其疗效较单纯抗癫痫西药更显著,且能减少抗癫痫西药剂量,提高药物疗效,减轻药物的不良反应,降低复发率。

癫痫是临床上常见的内科急危重症,中医药治疗癫痫的历史源远流长,有着自己治疗癫痫的一套独特的理论,并且在实际临床应用中使用中药治疗癫痫能够取得显著的疗效。历代医家对于癫痫的治疗留下了十分宝贵的理论知识和实践经验。有多位国医大师对于癫痫的辨证论治有着丰富的经验,发表了精彩的论述,并且结合医案为我们提供了宝贵的参考依据。

国医大师周仲瑛对癫痫这一疑难病症,根据多年临证经验,认为瘀热相搏,扰乱神明可导致癫痫的发作,临床治疗中善用清热凉血化瘀法治疗癫痫发作,处方中化瘀、清热并用,并注重“对症处理”,迅速缓解病人疾苦。病程中治疗配伍灵活,不拘一法一方。

国医大师张镜人认为,痫病为风动之象,风东方属木,在脏为肝。“阳常有余,肝常有余”,且肝阳易亢,易化火生风。肝有余而脾不足,脾虚则生痰湿。故张老认为痫病的主要病因为风痰,病机为风痰上扰清窍。

张琪教授临证重视气血理论,认为气和血皆为水谷所化,两者在病理关系上也是密不可分,气病影响及血,血病也影响及气。气行则血行,气滞则血瘀,气盛则血充,气衰则血少,气虚则血失统摄,气病日久必及于血;血虚则气少,血瘀则气滞,血脱则气脱,血病日久必及于气。血瘀的因素有气虚、气滞、因寒、因热、痰湿、水蓄、风气的不同。张琪教授善用《医林改错》书中癫狂梦醒汤行气活血治癫痫。

国医大师何任教授认为癫痫属痰症,“怪病多由痰作祟”,癫痫患者多有痰瘀交结之象,只不过侧重不同,有的痰重,有的以瘀为主,治疗时应化痰瘀在前,调气血在后。

癫痫是常见的急症之一,也是临床疑难病症,本章节选取国医大师治疗癫痫的精彩案例进一步分析国医大师治疗癫痫的学术思想和特色。

二、周仲瑛治疗癫痫的学术经验

(一) 息风豁痰、补益肝肾法治疗癫痫

1. 学术思想

周仲瑛重视中医内科学的研究,在内科领域中重点开展两大问题的研究。一是中医急

诊医学，以血热研究为契机，开展了一系列急性病的研究。二是疑难病症，以病机学说为核心，结合多年临证经验，提出“疑病多郁”、“怪病多痰”、“久病多瘀”、“急为风火”、“湿热缠绵”、“多因复合”、“病实体虚”、“多脏相关”等多层次、多角度灵活论治疑难病症，临床疗效显著。周仲瑛教授认为癫痫是一种反复发作性神志异常的病证，肝肾亏虚为本，内风、痰瘀为标，兼有水结，虚、风、痰、瘀、水多证杂见，是以补虚、息风、豁痰、化瘀、利水同治。

2. 验案举隅

患者某，女，1998年5月12日生，湖北鄂州人，学生。

初诊（2009年4月1日）：发作性神识不清，咬牙，抽搐2年余，约10余min清醒，平时做作业、用脑多则头昏，视力下降，食纳二便正常。舌苔黄薄腻，舌质暗红，脉细滑。2009年3月9日华中科技大学同济医学院头颅MRI示：斜坡及蝶窦内异常信号占位，多考虑脊索瘤，骨源性肿瘤不除外，脑电图无异常。

中医诊断：痫病。

辨证：肝肾亏虚，内风夹痰，瘀阻清空。

治则：息风豁痰，化瘀利水，补益肝肾，抑制肿瘤。

处方：牵正散加减：

炙白附子10g	制南星10g	炙僵蚕10g	炙全蝎5g
白薇10g	泽兰12g	泽泻12g	天麻10g
炮山甲[先煎]6g	大生地黄12g	川石斛10g	丹参12g
白毛夏枯草10g	泽漆10g	广地龙10g	葛根10g
知母6g			

28剂，常法煎服。

二诊（2009年4月29日）：药后尚平，低坐位起立时头晕，活动过量时两膝酸痛，苔脉如前，守法观察。处方：原方加鸡血藤15g，炙黄精10g。再服28剂。

三诊（2009年5月29日）：癫痫未发，头昏头晕能平，寐醒喷嚏鼻塞，食纳知味，近月月经两潮，量偏多，舌苔薄黄腻，尖边红，脉细滑。处方：原方去炮山甲，加川芎10g，生黄芪15g，苍耳草15g，鸡血藤15g，黄精10g。连服28剂。

此后均以原方加减服用至2010年3月4日，癫痫一直未再见发作，头昏头晕已平，肢体不麻，月事正常。头颅MRI复查：颅底斜坡、左侧岩尖及蝶窦部占位性病变未见扩大。仍与原方稍事加减，继服以资巩固。

【原按】

脊索瘤是一种少见的，具有局部破坏性的肿瘤，以骶尾部及颅底蝶枕部多见，颅底脊索瘤约占脊索瘤总数的35%，常起自颅底斜坡中线，位于硬膜外，呈缓慢浸润生长，症状因肿瘤的部位和发展方向不同而异，以头痛、头昏、视力视野障碍、脑神经麻痹为主，少数因向一侧鞍旁生长，出现癫痫发作。由于位置深在且广泛侵犯颅底重要神经结构，手术治疗非常困难。本案以发作性神识不清，咬牙，抽搐为主症，伴见头昏，视力下降，属中医“痫证”范畴，遂从肝肾亏虚，内风夹痰，瘀阻清空辨治。周老师遵从古训“头为诸阳之会”、“巅顶之上，唯风可到”，常曰：“头部疾患宜从风论”；肿瘤既是有形之物，必不离有形之邪，有形之邪则不外痰、瘀，乃肝肾亏虚，脏腑功能失调，气机逆乱，络脉受阻所致。肝肾亏虚则头昏、视力下降；肝风内动则咬牙，抽搐；风夹痰瘀扰闭清空则神识不清；“血不利则为水”，有形之块压迫脑组织会引起局部继发性脑水肿。治以牵正散加制南星、白薇、泽兰、泽泻、天麻、炮山甲、大生地黄、川石斛、丹参、白毛夏枯草、泽漆、广地龙、葛根、知母为基本方加减服用。

【编者按】

患者证属中医“痫证”范畴，辨证虚实夹杂，肝肾亏虚，内风夹痰，瘀阻清窍而引发本病。治疗应息风豁痰，化瘀利水，补益肝肾为原则。遂治以牵正散加味。方中牵正散合南星、天麻、地龙、白毛夏枯草，息风豁痰；泽兰泽泻、泽漆、炮山甲、丹参，化瘀利水；白薇利水、益阴气、解毒散结；葛根，解痉、益智、抗肿瘤，还能改善脑部血液循环；生地黄、石斛，补益肝肾；知母，补肾滋阴，兼抗肿瘤，诸药合用，有息风豁痰，化瘀利水，补益肝肾，抗肿瘤之功，使肝肾阴津得充，肝风得静，痰瘀水结得散，而获佳效。服药期间因经潮量多，去炮山甲，寐醒喷嚏鼻塞，加黄芪，益气固表，川芎、苍耳草，祛风、抗过敏，体现张仲景“观其脉证，知犯何逆，随证治之”的思想及中医辨证论治的理论精髓。

（二）从瘀热论治癫痫

1. 学术思想

周仲瑛教授认为，在慢性疑难病范畴内，瘀热是常见病机，且每与其他病机证素兼夹，阻于脏腑脉络而致功能障碍与形体损害。瘀热相搏，上犯清窍，扰乱神明，可致头痛、急躁易怒、烦躁不宁、抑郁不欢、心悸不宁等，这往往也是导致癫痫发作的病因。其中“瘀”的临床表现为：局部肿胀疼痛，肢体困重酸胀、麻木无力、活动不利，感觉迟钝，或筋肉拘紧，口眼歪斜，皮肤紫黯瘀斑，大便如粟，健忘、记忆力下降，反应迟钝，失明失聪，失语，痴呆，意识障碍，甚或昏迷，舌质黯红隐紫等。其病史有：外伤血肿、脑血管疾病、脑外伤后遗症、静脉血栓形成、动脉硬化等。理化检查示：颅内出血、脑梗死、蛛网膜下腔出血、脑外伤软化灶、静脉血栓形成、血脂增高、动脉硬化等。对“热”的辨析，则主要根据临床表现，如口干、出汗、尿黄、便秘、手足心热、皮色红赤、苔黄、舌红、脉数等，在精神、神经疾病中，出现相对较少。从病机角度而言，因经络不利，久蕴可生热，故热亦可作隐证或潜证理解，亦即治疗中理应兼顾处理。针对瘀热导致的癫痫，周老常视病情，择用《伤寒论》抵当汤、《温疫论》桃仁承气汤、《备急千金要方》犀角地黄汤 、《春脚集》白薇煎 4 方临证加减治疗。主要药物有水牛角片、制大黄、桃仁、生地黄、牡丹皮、赤芍、白薇、炮穿山甲、炙水蛭、泽兰等。治疗或以清热凉血化瘀为主，或将该治法融于他法之中，并常与其他治法配合，如化痰开窍、平肝息风、缓急止痉、宁心安神、祛风通络、通腑利湿、益气养阴等。若瘀热动风者，加石决明、地龙凉肝息风止痉；气阴两伤者，加西洋参、麦冬益气养阴固脱；瘀热阻窍、神机不用者，加冰片、石菖蒲、丹参、郁金清心开窍；瘀热酿痰者，加天花粉、胆南星清化痰热；心肝经瘀热者，加黄连、夏枯草、栀子、竹叶、莲子心、丹参清泄心肝之火；瘀热动血者，加紫草、血余炭凉血化瘀止血；热毒而血瘀重者加紫草、大青叶清热凉血解毒；瘀热伤阴者，加玄参、阿胶滋阴生津。

2. 验案举隅

患者，男，17 岁，2008 年 3 月 26 日初诊：

患者癫痫起于 2006 年 8 月，诉病前曾有高热，开始发作较稀，约 50 多日 1 次，以后逐渐频发，一般 10~20 天发作 1 次，甚或 2~3 天 1 次，多发于夜晚，睡眠中发病，白天少有，发作时语言不利，口角歪斜，两手抽搐，口角流涎，多持续2分钟以上，其后头昏胸痛，大便经常干结，偶有溏烂，寐差厌烦，苔黄薄腻，舌质黯红隐紫，脉小弦滑。

西医诊断：癫痫。

中医诊断：痫病。

辨证：风痰内闭，瘀热阻窍。

治则：清热化瘀与息风化痰开窍复法。

拟方：抵当汤合白薇煎加减。

天麻 10g	钩藤后下 15g	白薇 15g	川芎 10g
熟大黄 5g	桃仁 10g	炙水蛭 3g	鬼箭羽 15g
知母 10g	炙全蝎 5g	炙僵蚕 10g	地龙 10g
陈胆南星 10g	泽兰 15g	泽泻 15g	石斛 10g
麦冬 10g	珍珠母先煎 30g		

28剂，每日1剂，水煎服。

二诊（2008年4月30日）：上周六上午9点癫痫曾发作1次，发作时口角流涎，其后头昏胀不舒，时有心慌，睡眠不沉，舌苔中部黄腻、质黯红，脉细滑。上方加丹参15g、炒酸枣仁20g、白蒺藜10g、夏枯草10g。继服21剂。

三诊（2008年5月21日）：上周六凌晨1时癫痫小发作，未见昏倒，抽搐2次，不流口水，头额时痛，胸闷疼，心慌，手足不麻，苔黄薄腻，舌边尖红，脉细滑。于诊方加丹参15g、炒酸枣仁20g、白蒺藜10g、龙胆草6g、石菖蒲9g。继服21剂。

四诊（2008年6月11日）：癫痫近日未发，有时头痛，耳鸣，苔黄薄腻，舌质黯红，脉细滑。以首诊方加夏枯草10g、丹参15g、炒酸枣仁20g、石菖蒲9g、白蒺藜10g、苦丁茶10g。继服21剂。

五诊（2008年7月2日）：癫痫未发，至今已达54d，偶有头昏，夜寐睡中有时惊惕，苔黄，舌质偏红，脉细滑。以首诊方加制香附10g、夏枯草10g、丹参15g、炒酸枣仁20g、石菖蒲9g、白蒺藜10g、苦丁茶10g。继服60剂后病愈。

【原按】

本案病程较长，“久病入络”，加之发时语言障碍，胸痛，舌质黯红、隐紫等，皆为瘀血之象；热表现为大便干结、寐差厌烦、苔黄等，系瘀热与风痰相兼为患，堵闭窍机。故治以清热化瘀与息风化痰开窍复法。初诊方中用抵当汤合白薇煎加减治疗瘀热，并在以后的疗程中不断加强清热活血之力，如活血加入丹参、川芎、鬼箭羽等；清热更加夏枯草、苦丁茶、龙胆草、知母等。另外，以天麻、钩藤、炙全蝎、炙僵蚕、地龙、白蒺藜、陈胆南星、泽泻平肝息风、化痰止痉；珍珠母、炒酸枣仁、石菖蒲宁神定志、开窍醒神；石斛、麦冬养阴生津。

【编者按】

朱丹溪《丹溪心法·痫》云：“无非痰涎壅塞，迷闷心窍。”强调痰迷心窍引发。王清任则认为痫病的发生与元气虚，“不能上转入脑髓”，和脑髓瘀血有关，并创龙马自来丹、黄芪赤风汤治之。周老在癫痫的治疗上亦吸取古人经验，常从痰、瘀入手，另外，周老认为，痰瘀均易化热。故周老辨治精神神经疾病在治法、组方、用药等方面有如下特点：①运用清热凉血化瘀法治疗相关疾病，或阶段使用，或全程应用，灵活运用。如案例1癫痫病的治疗，为清热化瘀与息风化痰开窍复法施治。初诊方中用抵当汤合白薇煎加减治疗瘀热并在以后的疗程中不断加强清热活血之力，如活血加入丹参、川芎、鬼箭羽等，清热更加夏枯草、苦丁茶等。②为应付症情与病机复杂者，常用复方大剂，意在集结药力，突出重点，兼顾全面，攻克顽疾。③病程中治疗配伍灵活，不拘一法一方，或大范围拆方组方，或适时快速转方，或针对病机主流而暂不顾及其他等。

三、张镜人治疗癫痫的学术经验

1. 学术思想

张镜人认为，痫病为风动之象，风东方属木，在脏为肝。“阳常有余，肝常有余”，且肝阳易亢，易化火生风。肝有余而脾不足，脾虚则生痰湿。故张老认为痫病的主要病因为风痰，病机为风痰上扰清窍。对于痫病的治疗，张老多从肝、从痰论治，效果甚验。

2. 验案举隅

高某某，女性，43岁，1979年6月19日来诊：

患者自7岁起即患癫痫，至13岁时服单方而缓解。23岁产育时又骤然复发。以后每在月经前后发病。先神情呆滞，继而惊叫，昏晕跌仆，四肢抽搐，口吐白沫，甚则咬破舌体，迨苏醒则头痛剧烈，伴有泛恶。近年发作加剧，甚则一日二发，平时头晕胀痛，胸闷心悸，夜寐不宁。舌苔薄腻，质胖，脉细滑。脑电图检查确诊为癫痫。

西医诊断：癫痫。

中医诊断：痫病。

辨证：肝阳不潜，风痰上扰清窍。

治则：平肝潜阳，息风化痰。

处方：导痰汤合白金丸加减。

生石决（先煎）15g	炒白芍 9g	徐长卿 15g	景天三七 15g
珍珠母（先煎）30g	白蒺藜 9g	炙远志 3g	生白术 9g
钩藤（后下）9g	陈胆星 3g	制半夏 5g	炒陈皮 5g
炒枳壳 5g	炒竹茹 5g	白金丸（吞）5g	

30剂，水煎服。

1979年10月30日，复诊：癫痫发作次数已减，症情亦见缓和，平时头晕、心悸之象均平，脉细滑，苔薄腻。

水牛角（先煎）30g	白蒺藜 9g	钩藤（后下）9g	生香附 9g
徐长卿 15g	景天三七 15g	陈胆星 3g	石决明（先煎）30g
制半夏 5g	炒陈皮 5g	赤芍 9g	白芍 9g
炒枳壳 5g	炒竹茹 5g	香谷芽 12g	白金丸（吞）6g

30剂，水煎煮。

随访：坚持服用中药2年，停服其他药物。每年均发作一两次；在连续劳累、情绪紧张、惊恐恼怒等情况下诱发；发作减轻，发前略感头晕，神志瞬间迷蒙，但不昏倒，醒后一如常人；

平时精神振奋，已重返工作岗位，能完成教学工作。

【原按】

癫痫之症，总由肝血不足，阳起风旋，触及积痰，壅滞气机，蒙扰清窍，因而卒倒不语、口吐涎沫、四肢抽搐；迨风定阳潜，气顺痰化，则霍然回苏。妇女经期血室空虚，风阳每多升动，更易引发。治疗宜平肝以制风阳之鼓荡，化痰以截痰病之根株。平肝非介类莫属，二陈化痰由嫌其力逊，常用导痰汤合白金丸，取胆星助半夏，枳实助陈皮，共奏开导之功；再借白矾、郁金之涤痰理气，气行则痰无所隐，风息则痫自得已，法固无能善于斯者矣。然服药必持之以恒，日久当可获效。

【编者按】

痫证自古属疑难痼疾，历代医家对其诊治的论述，可谓汗牛充栋。然细思痫证发作之由，总由风阳痰浊，蒙蔽心窍，流窜经络所致。张老治疗紧紧抓住风、痰这两个重要环节，可谓驾繁就简，提纲挈领。注重从肝经论治，镇肝、平肝以制风阳之鼓荡，涤痰、化痰以截疾病之根，选方用药，于平淡中寓神奇，药物平和，利于久服，方能使痼疾得到控制。

四、张琪治疗癫痫的学术经验

1. 学术思想

张琪教授临证重视气血理论，认为气和血皆为水谷所化，两者在病理关系上也是密不可分，气病影响及血，血病也影响及气。气行则血行，气滞则血瘀，气盛则血充，气衰则血少，气虚则血失统摄，气病日久必及于血；血虚则气少，血瘀则气滞，血脱则气脱，血病日久必及于气。血瘀的因素有气虚、气滞、因寒、因热、痰湿、水蓄、风气的不同。张琪教授善用《医林改错》书中癫狂梦醒汤行气活血治癫痫，王清任谓此证“乃气血凝滞脑海，与脏腑之气不接，如同做梦一样”。癫狂梦醒汤概括了王氏从痰、从瘀治疗癫狂的学术思想，丰富了中医学治疗精神系统疾病的内容。张琪教授临床以癫狂梦醒汤化裁，不但治疗神经官能症、更年期综合征、癔症、老年痴呆等精神系统疾病，而且也治疗心脑血管系统及呼吸系统疾患，从气滞血凝病机而立法遣药，均取得较好的疗效。

2. 验案举隅

郝某，女，44 岁，2008 年 3 月 12 日初诊。

患者经某医院诊断为癫痫，发作较频，1 个月 2~3 次，发作时症见抽搐、两目上泛、昏不知人、口吐涎沫、喉中痰鸣、牙关紧闭，舌紫苔白，脉弦滑，休止后全身乏力，曾至专科医院诊治，未奏效。

西医诊断：癫痫。

中医诊断：痫证。

辨证：久病入络，气血瘀滞，气郁生痰，痰瘀上扰心神证。

治则：活血通络豁痰。

处方：

桃仁 30g	香附 15g	青皮 15g	柴胡 15g
半夏 15g	陈皮 15g	大腹皮 15g	赤芍 15g

郁金 15g	石菖蒲 15g	胆南星 15g	甘草 15g

3剂,水煎服,每日1剂,早晚分服。

2009年1月15日复诊:服药50余剂,精神愉快,全身轻松,近10个月未再发作,从而痊愈。

【原按】

患者经介绍求诊,视其以往所服之药皆息风化痰定痫之药无效,经分析此为久病入络,病在心肝二经,心主血藏神,肝藏血舍魂,此为肝经气血瘀滞,气郁生痰,心神为之所扰。治宜活血通络豁痰法,以癫狂梦醒汤加减化裁,疏气活血加化痰之品,因神志病多兼痰浊,用胆南星、半夏、石菖蒲、郁金化痰开窍宁神,故疗效弥佳。

【编者按】

患者久治不愈,以往所服息风化痰定痫药物无效,可明白患者此病非单纯风痰上扰实证,考虑患者病程已久,久病入络,伤及人体正气;另心藏神,肝藏魂,可知病在心肝二经,肝经气血瘀滞,气郁生痰,心神为之所扰。以癫狂梦醒汤加减化裁,活血通络豁痰,佐以开窍宁神之品,收效明显。癫痫之病因,虽多与肝风、痰湿相关,古人每论癫痫亦多如此,然"久病入络",顽固性、难治性癫痫常常与血密不可分,疾病发展到后期往往为痰瘀互结,故常规治痰治风之法不验。

五、何任治疗癫痫的学术经验

1. 学术思想

何任认为癫痫属痰症,癫痫患者多有痰瘀交结之象,只不过侧重不同,有的痰重,有的以瘀为主,治疗时应化痰瘀在前,调气血在后。在发作时多用豁痰宣窍,息风定痫。平时则以培补脾肾为主。临诊常以此为治疗准则。然痫之发作,常突然起病,故何老治癫痫,认为不可将痫证发作之治与平时之治截然分开,总应通盘议治。痫证除波及肝脾肾外,亦不能忽视心。故宁神清心亦为不可或缺之处。清人林佩琴所说"痫证,肝、胆、心、肾病",此之谓也。何老治痫证常用《金匮要略》风引汤、桂枝龙骨牡蛎汤加味,以及缪仲淳《先醒斋广笔记》补心宁志丸方,三者均有一定疗效。

2. 验案举隅

蔡某,男,25岁,1978年9月6日初诊:

病史:据信述,患者患痫证已有9年之久,多方求医未得控制,现每天服用苯妥英钠治疗,病尚每隔20天发作一次,发则大叫,然后昏倒,口吐泡沫,抽搐。每因七情内伤而诱发,平素自觉胸胁胀满,情绪不宁,舌苔白腻,舌体胖大,脉弦滑。

西医诊断:癫痫。

中医诊断:痫证。

辨证:心气不足,痰涎阻滞心窍。

治则:理气化痰,滋养镇静。

处方:补心宁志丸加减。

天竺黄(研细) 15g	沉香 9g	天冬 60g	白芍 90g

茯神 120g	远志肉 60g	麦冬 60g	炙甘草 18g
旋覆花 45g	苏子 30g	制香附 90g	姜半夏 30g
皂角荚 60g	怀山药适量(以粉糊丸)		

以上药研细末,为丸。朱砂为衣,每服 9g。

二诊(10 月 12 日):服用上次方药后,痫证一直未发作过,按上方续配 1 剂继服。

三诊(11 月 7 日):前药共服用两料,病未发,也无副作用。再续服 1 料,服完后可再继续照服 1 料以巩固。

【原按】

本例患者是通讯问治,据说病已 9 年,起于冬季寒风外袭,情绪波动,积岁累月,寒郁化热,痰涎因心气虚而阻滞,痫证越发越勤(每隔 20 天发作一次)。考《素问·大奇论》有"心脉满大,痫瘛筋挛","肝脉小急,痫瘛筋挛"及"二阴急为痫厥"等论,说明心、肝、肾之病变为痫的病机。朱丹溪阐述说:"痰涎壅盛,迷闷孔窍。"张景岳认为"凡气有所逆,痰有所滞,皆能壅闭经络,格塞孔窍",痫证的发作是因痰浊蒙蔽孔窍所致,何老据证检方,给以补心宁志丸方,初服痫证得到控制,二服而疗效巩固。

【编者按】

补心宁志丸为缪仲淳《先醒斋医学广笔记》中原方。方中天竺黄、苏子、半夏、皂角化痰涎;沉香、香附里气逆;旋覆花降气消痰;远志、茯神益智安神(远志兼有祛痰开窍作用);天麦冬清心宁神;白芍、炙草合用,治疗脚挛急;山药糊丸,朱砂为衣,主要是滋养和镇静。全方具有理气化痰、滋养镇静作用。何老辨证精确,古方运用得当,疗效显著。脑为至清至粹至纯之腑,为真气之所聚,维系经络,协调内外,以主元神。脑清则神识清明,主持有度;脑为髓海,水谷精微及肾精所藏。清灵之脏腑喜静谧而恶动扰,易虚易实,是故神伤窍闭为其病理基础。清窍被扰,元神失控,神机散乱,则昏仆抽搐;髓海不充,元神失养,脑神乏机,致恍惚不安,目光呆滞等。心藏神,肾藏精主髓,脾主中焦,肝主疏泄而调畅气机,可见脑与心、肝、脾、肾、诸脏功能相关。先天因素,命门伏邪,或由于父母禀赋或孕产调养不当,胎气受损,或者脏气不平,或者气机逆乱,脏腑功能失调。脾肾虚而生痰,肝气旺而生风。痰浊内生,饮食不节过食醇酒肥甘,损伤脾胃,脾失健运,聚湿生痰;或气郁化火,火邪炼津生痰,积痰内伏,一遇诱因,痰浊或随气逆,或因火炎,或随风动,蒙蔽心神心窍,发为痫症,固有"无痰不作痫"说。不洁饮食,虫阻脑窍,因虫而致风动,也是引发痫证之因。七情失调,主要责之于惊恐。突受大惊大恐,造成气机逆乱,进而损伤脏腑,肝肾受损,则致阴不敛阳而生痰生风。脾胃受损,宜随证治之。

参考文献

[1] 陈四清 . 周仲瑛医案赏析[M]. 北京:人民军医出版社,2008.
[2] 全亚萍 . 周仲瑛运用复合立法治疗脑科疾病临床经验拾萃[J]. 中华中医药杂志,2011,11:2605-2607.
[3] 张镜人 . 中医治疗疑难杂病秘要[M]. 上海:文汇出版社,1994.
[4] 张镜人 . 中华名中医治病囊秘张镜人卷[M]. 上海:文汇出版社,1998.
[5] 张佩青 . 国医大师张琪[M]. 北京:中国医药科技出版社,2011.09:13.

[6] 吕波,李淑菊,刘娜,等. 张琪教授运用王清任逐瘀汤方辨治杂病医案赏析[J]. 中医学报,2015,04:510-511.
[7] 卢祥之. 国医大师何任经验良方赏析[M]. 北京:人民军医出版社,2012,8:90-92.
[8] 何若苹,徐光星,顾锡冬,等. 何任辨治疑难杂症经验[J]. 中医杂志,2010,01:14-16.

(中国中医科学院望京医院　刘祖发)

第二十六章 上消化道出血

一、概　　述

上消化道出血属于中医的“血证”范畴，可有黑便、呕血之表现。胃肠之血液不循常道，或上溢于口腔为呕血，或下泄于后阴为黑便，在古代医籍中，亦称血病或失血。血禀水谷之精华，出于中焦，以调和五脏，洒陈六腑。血生化于脾，宣布于肺，统于心，藏于肝，化精于肾，灌输百脉。其清而纯者，为守脏之血，清中之浊者，为腑络之血，清中之清者，为营经之血，皆有气以护之，膜以隔之，络以通之，故而于正常情况下，不致上溢或下脱。若有偏伤，或怒、劳迫而上升，或阴阳虚而失守，则为吐血、为呕血、为唾血。《灵枢》云“阳络伤则血外溢也”。

临床表现：发病急骤，吐血前多有恶心、胃脘不适、头晕等症。血随呕吐而出，常伴有食物残渣等胃内容物，血色多为咖啡色或紫暗色，也可为鲜红色，大便色黑如漆，或呈暗红色。有胃痛、胁痛、黄疸、癥积等病史。

病机：感受外邪、情志过极、饮食不节、劳倦过度、久病或热病等多种原因所导致。正如《景岳全书·血证》说：“血本阴精，不宜动也，而动则为病。血主营气，不宜损也，而损则为病。盖动者多由于火，火盛则逼血妄行；损者多由于气，气伤则血无以存。”在火热之中，又有实火及虚火之分，外感风热燥火，湿热内蕴，肝郁化火等，均属实火，而阴虚火旺之火，则属虚火。气虚之中，又有仅见气虚，和气损及阳，阳气亦虚之别。而人之禀赋既偏，则水谷从偏胜之气化，阳盛则阴衰，阴衰则火旺，火旺则血随之上溢；阴盛则阳微，阳微则火衰，阳微则血失其统而下脱。黑便、呕血之病机区分为升降失调，气逆与气盛；元气不摄，气脱、气滞和脏腑功能失常。

从证候的虚实来说，由气火亢盛所致者属于实证；由阴虚火旺及气虚不摄所致者，则属于虚证。实证和虚证虽各有其不同的病因病机，但在疾病发展变化过程中，又常发生实证向虚证的转化。如开始为火盛气逆，迫血妄行，但在反复出血之后，则会导致阴血亏损，虚火内生；或因出血过多，血去气伤，以致气虚阳衰，不能摄血。因此，在有的情况下，阴虚火旺及气虚不摄，既是引起出血的病理因素，又是出血所导致的结果。

此外，出血之后，已离开脉而未排出体内的血液，留积体内，蓄结而为瘀血，瘀血又会妨碍新血的生长及气血的正常运行，使出血反复难止。

血证的预后，主要与下述因素有关：①引起血证的原因。一般来说，外感易治，内伤难愈，新病易治，久病难疗。②与出血量的多少密切相关。出血量少者病轻，出血量多者病重，甚至形成气随血脱的危急重症。正如《景岳全书·血证》说："凡失血等证，身热脉大者难治，身凉脉静者易治……脉见弦紧细数，有热不得卧者死。"

中医认为上消化道出血病机可归结为火热熏灼、迫血妄行及气虚不摄、血溢脉外两类。根据气为阳，血为阴，阴阳互根、气血互用的理论，气为血之帅、血为气之守，治疗血证常遵循"治血先治气，气宁则血安"的原则。血得气运则流，气得血养则和。气结则血凝，气虚则血弱，气迫则血妄行，气不宁谧而血难安处。故血证发生无不与气有关，没有血病而气不病者。

上消化道出血西医有药物止血、内镜下止血、介入止血、手术止血等方法，以及相应的液体复苏、生命支持等措施，但仅仅解决了止血和维持生命的作用。中医治疗可以更快的恢复气血，改善机体的气血两亏以及出血后血瘀的症状，具有临床的优势。

上消化道出血之呕血来势较凶，急性出血之象，而黑便为远血，血色黑或紫暗，当辨虚实寒热，中医止血以祛瘀、宁血、补虚为治疗基本原则。何任教授和邓铁涛教授都主张从血证入手认识和辨证治疗上消化道出血，而且强调急诊胃镜检查治疗，以明确病因，对症治疗；对于慢性上消化道出血者，在从血辨治同时，兼以治气，"气为血之帅"，"血为气之母"。叶天士《临证指南医案》："初病在经，久病入络，以经主气，络主血，则可知其治气治血之当也……辛香理气，辛柔和血之法。"

二、何任治疗上消化道出血的学术经验

1. 学术思想

何任教授认为血证之要，从气着手。"中焦受气取汁，变化而赤，是谓血。"血由水谷精微生化的营气变化生成，为人身之宝贵物质，气和血顺则经脉流行，滋养五脏，内填精髓，"以奉生身，莫贵于此"。气为血的物质基础，血的功能正常与气不能分开，气不断为血提供水谷精微的传化，使其持续地得到补充。所以说气足则血旺，气虚则血亏；反之，气脱则血竭，气滞则血瘀，气泄则血失，气越则血脱。气无所依则可随血而脱，而气虚不能摄血，则更易险象迭生。故"有形之血不能速生，无形之气当所急故"。而出血骤发，气盛火旺者，当血出不可抑制之际，主张撤热为先，降气泻火，直折其势。气逆则血乱，血随气逆而上，气盛则火炎，火逼则血热妄行，当降气泻火，釜底抽薪，方能止血，大黄具悍利之性，拥将军之称，于治气火暴迫，血溢诸妄，实有斩关夺隘之能。故治疗上消化道出血虚证当补气止血，实证当降气止血。

何任教授崇《金匮要略》于血证的论述，见于"惊悸吐衄下血胸满瘀血"、"妇人妊娠"、"妇人产后病"、"妇人杂病"等篇。内容及于吐血、衄血、下血、瘀血等。对血病的一般诊断，认为：病人无寒热，面无血色，多因少血所致。如脉弦，为阴分不清，为衄血；脉浮弱为阴脉不充，是下血病；血从上溢为吐血，兼见心烦，并指出吐血死证是：吐血，气上逆，脉数发热，是为有阳无阴，故为死证。对吐血不止，如属气虚夹寒者，则用柏叶汤以行阳通隧，引血归经。吐血鲜红或紫暗有块，夹有食物残渣者，属胃有积热，或肝火犯胃，或胃腑血瘀。因热伤胃络，络破血溢则吐血。出血量多、立即吐出则血色鲜红；出血量少、蓄积后吐出则血色紫暗。治吐衄以泻心汤之三黄清热泻火。对下血，近血用赤豆当归汤，远血用黄土汤。

何任教授探讨治血之关键是：

(1) 治血证首须辨患者之气血盛衰。即辨其阴、阳、寒、热、虚、实，并辨各脏腑功能。辨各脏腑是以见血为主症，而血之颜色关系证候之新、久、虚、实。如阳证血色多鲜红，阴证血色多紫黯，均应分析清楚。

(2) 治血之法，宜以寒治热，以热治寒，调气和血之法则。而在具体掌握运用上，当灵活而不偏执。就调气和血而论，和法是治血证一大良法。无论用补用泻，均须使气血调和，恢复其正常机能。所谓调气者，气逆则降逆，气下逆降则血亦得治。气实则泻实，泻实则火不下炎，血亦精矣。此法则于吐血、便血尤为适用。若气虚不能统摄之血证，则以补气为主，可以补虚，可以升陷。这于慢性出血和下窍失血，尤为适宜。

(3) 治血之法，宜参各家之长，又不偏执一家之言。如明·缪希雍《治吐血三要诀》云："宜行血，不宜止血"；"宜补肝，不宜伐肝"；"宜降气，不宜降火"。此属效验之谈，此说常为医家论血证所引证，但亦不可拘执其说。行血、止血、降气、降火等均当视证情而具体处理。

清·唐宗海治血之"止血、消瘀、宁血、补血"四大法，亦久为医者治血所宗，亦属有益之经验，而四大法亦各有寓蕴，并不机械分段。一般血证有虚、实、寒、热、阴、阳等区分，当视辨证而定治疗步骤。血证在血止以后，必然尚有其他见证，或热，或寒，或痛，或虚，或衰等。必须治其主要者，故不可偏执。

(4) 血汗同源，《金匮要略》云：淋家不可发汗，发汗必便血；衄家不可发汗，汗出必额上陷，脉紧急。汗泄而血更虚，血少不煦濡面额上陷，目系血不养而脉拘急，直视而不眠。可见凡血证或失血之人，治后血止，尚须注意禁用耗阴动血之品，以防复作或变证。

何任教授治疗呕血、便血之方药，两症有轻重缓急、寒热虚实之别。一般实热证出血来势骤急，先有明显脘痛，出血后反觉脘部稍舒，舌唇色红，苔黄口臭，溺赤，脉象弦滑，虽出血，但精神尚可，胃痛反减，出血亦能自止，此为实证热证（但连续不断出血则可由实热证转化为虚寒证）。若呕血则多为瘀块，便血则粪便色黑而干燥。治疗方法，出血量多者宜用凉血止血法治疗；若出血量少或出血后内有积瘀疼痛不止，固定不移拒按，大便艰且色黑干燥，舌紫黯，脉沉涩，为内有积瘀，宜乘势利导，消瘀止痛；若出血来势较缓且连续不止，面色苍白，肢冷神疲，唇色黯淡，舌淡嫩苔白润或紫黯有瘀斑，脉虚大或沉细，为中虚不能摄血，宜健脾益气止血为主，消瘀止血为佐；若出血不止或穿孔，症见面容苍白，肢冷汗出，脉微，腹剧痛，头昏眩或昏厥而有虚脱危险者，除进行急救外，可用中药回阳救逆固脱止血之剂。

大体言之：凡治血证，开始当先辨阴阳。阳证吐衄，血色鲜红，阴证血色紫黯如猪肝色。阳证脉洪滑、口渴、面红、尿赤，多为火载血升，宜清降凉剂；阴证脉虚数，口干颊赤，烦躁足冷，多为真阴失守，无根之火上炎，宜引火归原，切忌寒凉降火。何任教授治疗血证按三经用药，血证后调理常用归脾汤。心主血，肝藏血，脾统血，此方主治三经，使血归于脾。而有郁怒伤肝、思虑伤脾之血证尤为相宜。若为火旺致呕血、便血之血证，可增焦山栀、丹皮；火衰血证则加桂心。若先天不足所致，则再增八味地黄丸，以归脾汤为血证基本方，为血证治法之要，对于慢性出血疗效明显。治血证还须分辨血证之性质寒热、缓急、轻重、上下，如急证大出血，面色苍白，心将衰，神将竭，当用人参大补元气；急证崩中重用黄芪，功在益气升固。参芪虽非直接敛止之品，用为补气，以达到"气举血止"之功，此是用补法止血之常法。"善治血者，不求有形之血，而求无形之气。"气行血畅，气盛血归，气生血止。治疗呕血、便血之证，常以调气以助止血，使气血调达，而致和平。补气药常用党参、白术、山药、扁豆；行气药常用枳壳、香橼皮、香附、木香、青陈皮、佛手；提升药常用升麻、荷叶等。

何任教授对于积热积瘀出血，常以攻法止血。如呕血用三黄汤，并用生大黄以解热毒，破瘀滞，单用或配合他药用治胃出血，急性出血性坏死性肠炎等甚有效验。何任教授认为大黄属悍厉之品，若见元气不足，胃寒血虚，病在气分之血证，除用参芪之补，用大黄之攻外，亦常采清和之品淡竹茹。陈修园云：出血证用新刮青竹茹一捻，随宜佐以寒、热、补、泻之品，一服即效。按：竹茹为和胃止呕、清热化痰之药，何任教授常试用于吐、衄、咯、下、崩漏，若外伤出血及咯血，加平地木；治崩漏出血则加蒲黄。《本草》谓蒲黄生用性滑，主行血消瘀，炒黑性涩，止血。然则何任教授于临诊中体验生蒲黄止血作用确凿，不亚于黑蒲黄（蒲黄炒黑，编者注），颇具卓效。

2. 验案举隅

(1) 陈某，男，42岁，1996年11月20日就诊。

黑便反复发作3年余。少量黑便，时发时止，疲劳时易出现，曾查胃镜、肠镜、CT等未见异常，出血时输液，血红蛋白下降时输血。刻下，面色无华，神疲乏力，四肢发凉，口干少津，舌淡苔白，脉细。

西医诊断：上消化道出血。

中医诊断：便血。

辨证：脾胃虚寒。

治则：益气健脾，温阳止血。

处方：黄土汤加减。

党参 15g	黄芪 15g	炙甘草 6g	伏龙肝 15g
白术 6g	阿胶 10g	生地 10g	炮姜 5g
升麻 12g	三七粉冲 3g		

【原按】

出血日久，劳倦而发，耗伤气血，损伤脾气，脾胃气血不足，气失统摄，血无所依，脱陷妄行，治当益气摄血。

【编者按】

由气虚而致的失血，一为出血时间持续较长，一为久治而一时不能遏止，其血色多暗淡无光，质多稀薄散漫，患者面色皖白，神疲力乏，头晕目眩，耳鸣心悸，舌淡脉细。血赖气而充经盈脉，血之与气异名而同类，血涵气中，气孕血内，气血相维，若合一契，所以说阴阳相随，内外相贯，气血流走如环之无端。故气虚可致出血，出血加重气虚，治疗从益气温阳健脾着手，党参、黄芪、伏龙肝、白术、炮姜；阿胶、生地以养血、凉血，升麻以升举阳明之气，三七以止血化瘀，共奏益气温阳止血之功。

(2) 任某，男，43岁。

患胃溃疡病已20余年，先后曾出血4次。近日又解柏油样便，量多，一日约3次，50~100ml一次，血红蛋白偏低，面色无华，头晕目眩，四肢逆冷，脉微细，舌淡红、苔微黄而燥，舌下瘀筋。

西医诊断：上消化道出血。

中医诊断：便血。

辨证：脾阳不足，气虚血瘀。

治则：温中健脾，补气化瘀。

处方：

黄芪 15g	党参 15g	炙甘草 6g	当归 9g
桂枝 3g	白芍 15g	炮姜 3g	红枣 15g
淡附子 3g	白术 9g	饴糖 30g	

服 14 剂后，诸症皆愈。

【原按】

胃病反复出血不愈，中阳不足，脾胃虚寒，气血亏损，久病必虚，久病必瘀，头目失养，眩晕发作，血不荣筋，四末不温，治宜温中健脾，补气化瘀，以黄芪建中理中汤治疗。

【编者按】

患者久病失血，气血不足，经脉失养，属气虚、阳虚、血虚、血瘀。《三因方》云："理中汤能止伤胃吐血，以其方最理中焦，分别阴阳，安定血脉。""血得寒则凝，不归经络而妄行者，其血必黯黑，其色必白而夭，其脉必微迟，其身必清凉，不用姜桂，而用凉血之剂殆矣。"《金匮要略》之黄芪建中汤、当归建中汤回阳温中止血。

三、邓铁涛治疗上消化道出血的学术经验

1. 学术思想

邓铁涛教授认为上消化道出血当明确出血病因、出血部位，辨清病证。如吐血，需与咳血相鉴别，吐血由消化道而呕出，血色较暗或咖啡色，常夹食物，并多伴有胃脘不适，或胃痛、恶心等症状；而咳血由呼吸道而咯出，血色鲜红，常夹痰液，并多伴有咳嗽、胸闷、喉痒等症状；尚需排除鼻腔、口腔、咽喉部位的出血。证候辨证，首分为虚实，实证为火热气盛，胃络受损，迫血妄行；久病多虚，失血失液过多，气随血脱，阳气虚衰，气虚不摄。然而，对于出血危症，特别是大出血，如不及时止血，将有生命危险。当急则治其标，治标止血此时占有相当重要的地位，能救人于顷刻，达留人治病的目的。

火热炽盛者，多为胃火、肝火所致，热盛迫血妄行而吐血，宜清火热与止血并用。方用三黄泻心汤加侧柏叶、生地、白及、阿胶、田三七。三黄泻心汤以清泻胃热，侧柏叶、生地、白及、阿胶、田三七以凉血、止血。

久病出血，脾胃虚寒者，多为便血，黑便或血色紫暗，便溏或大便潜血，伴胃脘隐痛，空腹痛增，得食痛减，喜按喜暖，食后腹胀，胃纳较差，神疲倦怠，四肢乏力，手足欠温，可用黄芪建中汤加减治疗。若偏寒则痛增痛剧，四肢不温，宜附桂理中汤，或再加高良姜；若寒减痛轻，可继用黄芪建中汤或香砂六君子汤以善后；若脾胃虚寒而见呕吐清水冷涎，胃部有水声，舌苔厚腻者，是胃中停饮，宜温中化痰，方用平胃散加桂枝、云苓、法半夏。

久病兼瘀，脾虚肝郁者，多为黑便，伴胃脘时痛，或痛连于胁，过饥过饱痛增，或吐酸，嘈杂，舌质嫩，有齿印或黯滞，或淡，或有瘀斑，瘀点，或唇黯，齿龈黯黑，脉弦细，或虚大或兼涩象。若肝郁甚则痛增加，或痛连于胁，脾虚不统血，则大便潜血或便血，再加肝郁甚则气血逆乱，而至吐血，这种吐血，其势较缓，脉不太数，舌不红，苔不黄，而脉虚、舌嫩是其特点。治法当以健脾祛瘀或兼疏肝，用四君子汤加黄芪、红花、桃仁、柴胡、白芍、海螵蛸之属。若大便潜

血，可用四君子汤加黄芪、侧柏叶、阿胶、白及、血余炭之属。兼便血宜用四君子汤合黄土汤。邓铁涛教授认为，“瘀”是血流阻滞，蓄积于脉道之内外。血瘀形成的过程，一般是血已离经，未出体外，停滞于内，可致络脉受伤等均可继发血瘀之证。血为气帅，气分受病亦引致血瘀之证。如因病气郁或气滞，使血行受阻。乃致血瘀。更有由于气虚，推动血气乏力，血行不畅，渐致血瘀。前者纯属实证，后者为虚中夹实证。此外，邪热入营入血，或温热、痰火阻遏脉络不通，均能导致血瘀之证。实践证明凡兼血瘀的病症，用祛瘀法治疗，经常能收到良好的效果。因此，祛瘀法是中医学中有其独特之处的一种治疗经验与理论。

对于上消化道大出血者，应及时识别征象，若出现头晕、心慌、烦躁不安、面色苍白、乏力畏寒、脉细数等症状，常为大出血征兆，应积极抢救，救逆止血。

2. 验案举隅

患者，同室老师周某，年过70，1973年4月发病。

患者本有胃溃疡，因赴宴饱餐，半夜如厕，呕吐泄泻，呕吐物咖啡样液约100ml，大便如柏油，伴乏力头晕，心悸心烦，颈软头倾，无明显腹痛，舌质暗苔薄黄，脉弦细。

西医诊断：上消化道出血。

中医诊断：胃热壅滞。

治则：清热和胃，降逆止血。

处方：

(1) 用5岁以下之健康男孩之中段尿，送服止血散1~3g。邓氏自拟经验方止血散：血余炭、煅花蕊石、白及末、炒三七各等分，共为极细粉末。

(2) 用梅花针叩击人迎穴，以人迎穴为中心，叩击周围直径一寸至寸半(同身寸计)，从中心开始圆周扩大；左右各叩击1~3分钟，每天1~3次。患者10分钟后，症状明显缓解，无吐泻，后即送往附院救治，入院时血已止，生命体征稳定。

(3) 辨证用药：三黄泻心汤加减。

黄芩 12g	黄连 6g	大黄 9g	侧柏叶 15g
乌贼骨 15g	生地 15g	白及 15g	阿胶 15g
田三七 9g	甘草 5g		

三帖，煎服。

患者经检查确诊为胃溃疡，出血已止，整个过程中未曾输血。

【原按】

患者为胃肠食积，胃热壅盛，热盛迫血妄行而吐血便血，宜清胃热与止血。急性出血期，止血为要，并予辨证用药以治其本，“急者治其标，缓则治其本”。

【编者按】

患者食积壅盛，迫血妄行，出血急迫，需要紧急止血。邓铁涛教授自拟止血散适用于急性吐血咯血，方中数药皆为收涩止血佳品，止血而不留瘀，内外出血均可用之。其中，三七末能走能守，炒至深黄色后则守多于走，故止血宜炒用。若三七末临时单味独用，需注意“去火气”。去火气之法可将炒过之三七末放置冰箱24小时即可用。邓铁涛教授曾用单味三七末治疗鼻衄多日反复发作及胃溃疡小量出血日久不止之患者均效。此外，要注意的是，止血散数药为末时，一定要研成极细之粉末，一者，极细之粉末能增强止血效力，二者，可避免胃溃疡者服后因粉末粗糙而引致胃痛的发生。人迎穴是胃经气血向胸腹以下的身体部位传输穴位，能调节阳明气血，对血有温煦、推动、统摄等作用。三黄泻心汤，清热解毒，泻火通便。《金匮要略》："吐血、衄血，泻心汤主之。"陈修园："余治吐血，诸药不止者，用《金匮》泻心汤百试百效。"其中合用黄连阿胶汤以治心烦胃火伤阴，《伤寒论》："心中烦，不得卧，黄连阿胶汤主之。"加用乌贼骨、侧柏叶、白及、三七以收敛止血。

参考文献

[1] 刘小斌 . 邓铁涛教授诊疗经验整理研究[J]. 新中医，1998(3):6-8.
[2] 杨国栋 . 邓铁涛教授辨证论治学术思想撷萃[J]. 甘肃中医，2009，22(8):23-25.

（浙江中医药大学附属第一医院 蒋旭宏 黄小民）

第二十七章

急性胆囊炎、胆石病

一、概　述

急性胆囊炎是胆囊急性化学性和(或)细菌性炎症。合并有胆囊结石者占发病人数的95%左右,称急性结石性胆囊炎。而有明显炎症且未合并胆囊结石者,称非结石性胆囊炎。

胆石病,系胆道内结石的总称,包含胆囊结石、肝内胆管结石及肝外胆管结石。结石可同时或先后发生于患者胆道多个部位。其中胆囊内结石出现梗阻或嵌顿,受压黏膜出现损伤水肿、引起炎症渗出。胆囊管梗阻、胆囊压力进行性增高,发展出现单纯性或化脓性胆囊炎,甚至形成坏疽性胆囊炎。急性胆囊炎、胆石症在临床上极为常见,自然人群中发病率达到10%左右,以中青年女性发病率较高,40岁以后发病率随年龄增长而增高。胆石症患者,常因结石导致胆总管发生痉挛或阻塞,胰液排出受阻,胆汁连同细菌(绝大多数胆结石都合并感染)可一同反流到胰管内,胰蛋白酶原激活,形成消化作用很强的胰蛋白酶,胰腺的自身消化,诱发胆源性胰腺炎。

急性胆囊炎可由结石阻塞、胆道细菌感染、寄生虫、胆固醇代谢失常、胆汁淤积等多种原因引起。该病以右上腹疼痛、压痛、恶心呕吐、寒战发热、黄疸等为主要症状。女性激素、妊娠、肥胖、高脂饮食、长期肠外营养、糖脂代谢异常、胃肠手术后、肝硬化、溶血性贫血等均可引起胆囊结石。

急性非结石性胆囊炎病因尚不完全清楚,可能由多种因素诱发。胆囊胆汁淤积在发病中起重要作用,易发生于严重创伤、烧伤、脓毒血症患者、红斑狼疮患者、多次分娩或输血后或手术后。此病胆囊坏死及穿孔发生率较高,男性多见。临床表现与急性结石性胆囊炎相似,但疼痛等症状体征常为原发疾病、手术后疼痛或使用镇痛剂所掩盖,极易发生误诊和延误治疗。

急性胆囊炎及胆石病根据症状表现可归属于中医学“胆胀”、“胁痛”、“腹痛”、“黄疸”等病范畴。祖国医学认为肝胆相表里,二者常互为因果。肝郁气滞、胆失通降为基本病机,是胆石形成的病理基础。湿热、痰、瘀为病理产物,是胆石形成的诱发因素。患者多因长期忧郁,恼怒等所致肝胆气机阻滞,胆汁疏泄不利,日久化为砂石。长期外邪侵袭,饮食不节,酿生湿热,郁结于胆久煎成石。胆为中清之腑,长期湿浊阻滞,清净之液受邪所扰化为湿秽痰浊而病出。患者情志不畅，气滞湿阻导致血行不畅而致病出。

胆为中清之腑，主传化，主疏泄，以通降下行为顺，郁结滞塞为逆、为病。因此治疗胆病必须采取通利之法。古人称“胆病无补法，是以通为补”。又称“结者宜散，留者宜攻”是为治疗胆病之大法。在辨证过程中，除了寒热辨证，还强调从气血入手，以疏泄和通降为法。湿热有轻重之别，无黄疸者轻，有黄疸者重；气血浅深各有不同，无黄疸者偏于气分，有黄疸者偏于血分；所以在治疗上，无黄疸者清利之时偏于气分，有黄疸者清利之时偏于血分。

二、何任治疗急性胆囊炎、胆结石的学术经验

(一) 疏肝理气法治疗胆囊炎

1. 学术思想

胆囊炎急性发作以疼痛为主要症状者属于中医胁痛病范畴。胁痛为胁肋部疼痛，多属肝胆二经之病。如肝郁、肝经血瘀、肝胆湿热、肝阴不足等皆可引起胁痛。可与西医多种疾病相联系思考。急性肝炎、慢性肝炎、肝硬化、肝寄生虫病、肝癌、急性胆囊炎、慢性胆囊炎、胆石症、胆道蛔虫症以及肋间神经痛等均可参照症辨治。国医大师何任认为根据《素问·六节脏象论》中“肝为罢极之本”，肝是运动机能之根本。人的情志、气血痰食皆与肝息息相关。肝郁则气滞，气滞则血瘀，木郁化火，火旺生痰，木乘土中，往往生痰生湿。胁痛宜从肝辨治。

2. 验案举隅

患者，男，44岁，胆囊炎，胁痛甚剧，并向右肩放射，口苦便坚，苔腻脉弦。宜疏肝理气、缓急蠲痛。

西医诊断：急性胆囊炎。

中医诊断：肝气郁结、肝胆失其疏泄。

治则：疏肝理气消炎解痛。

处方：

郁金 10g	川楝子 10g	金钱草 30g	平地木 15g
生大黄 5g	柴胡 10g	小青皮 6g	白芍 15g
生甘草 6g	制香附 10g	蒲公英 30g	

5剂而效。

【原按】

肝郁者，或怒或虑，致气郁生火，总以清肝解郁为主。肝经血瘀，除由跌扑闪挫外，凡恶血停留者，按之必更痛，宜活血去瘀。肝胆湿热者，咳嗽时则气急胁痛，宜渗湿理气。肝阴虚者，热痛嗌干，宜凉润滋液。

【编者按】

何老认为“肝是运动机能之根本。胁痛宜从肝辨治”。根据“以青皮乃肝胆二经之药。多怒、胁有郁积宜以此解之。若二经气血不足，当先补血，少用青皮。”的用药经验，对胁痛久不愈之患者，以六神丸治之而愈，其法为《雷允上》中清热解毒、消肿止痛的六神丸10粒，一次吞服，一般无需再服，即见效。

（二）升降阴阳法治疗胆囊炎

1. 学术思想

胆囊炎大多以胁痛为主要症状，因为习见的病因病机分析，常总结在肝气郁结，瘀血停着，肝阴不足，外邪侵袭四种。何老据此而辨证论治。外邪多以祛邪为主，清热利湿解毒；内伤气滞血瘀者，多以疏肝理气，祛瘀通络为主；肝血不足者，则以滋养肝肾，养血柔肝为主；治疗往往相互交错参用。何老擅用黄连汤，疗效理想。黄连汤为张仲景升降阴阳之方，实为小柴胡汤之变方，以黄连代黄芩，干姜代生姜。所谓“从中而和之法”。故其能收平调阴阳之功。

2. 验案举隅

⑴ 魏某某，女，54 岁，1982 年 7 月初诊。素有胸闷胁痛。B 超诊断为胆囊炎伴胆石症。近周来胃部疼痛，厌食油腻，思呕，曾吐苦绿水，大便较稀，便次多，舌苔厚腻，脉弦。

西医诊断：急性胆囊炎伴胆石症。

中医诊断：胃脘痛。

辨证：上热下寒。

治则：和调阴阳。

处方：黄连汤。

黄连 6g	姜半夏 9g	炙甘草 6g	干姜 6g
桂枝 9g	太子参 12g	姜竹茹 12g	

7 剂。复诊后服药痛减，呕止，大便次数渐正常，再续服 7 剂，以资巩固。

⑵ 陈某某，男，38 岁。1981 年 4 月初诊。

右胁及脘部疼痛，时发时止，已历多日，胸部闷滞，略有热灼感，泛泛欲呕，饮食减少，大便溏烂，苔腻，脉弦。因食肥甘厚腻，右胁疼痛加剧。经 B 超示胆囊大，诊断为慢性胆囊炎急性发作。药物组成：

黄连 5g	党参 9g	炙甘草 6g	桂枝 6g
姜半夏 9g	干姜 6g	红枣 12 枚	

水煎，日一剂。

复诊服药两帖后，胁部疼痛减轻，大便较成形，服完 7 剂后，饮食有增加。

再服原方 14 剂，以后未闻发作。

⑶ 患者，女，45 岁。

右上腹部时痛，痛时放射至右肩胛部。曾有溲黄及胆红质阳性，血谷丙转氨酶轻度增高，B 超诊断胆囊炎伴少量小结石。曾因进食油腻等物而反复发作多次，发作时用阿托品及中药胆石冲剂、小柴胡汤等。现胸膈闷滞，腹痛并有热灼感，泛泛欲吐，纳滞厌食，大便偏溏，舌苔黄腻，脉弦。药物组成：

党参 15g	黄连 6g	炙甘草 6g	桂枝 6g
姜半夏 10g	干姜 6g	红枣 10g	

7 剂，水煎，日 1 剂。

复诊谓药后胸闷腹痛减轻，泛恶亦平，大便渐成形，胃纳有增。再续原方 14 剂，以后较长时期未复发。

【原按】

本例根据《伤寒论》用黄连汤之指征，首辩其上热下寒，疼痛及呕吐，气郁于内，胃有邪气，脾胃失于升降，胃不得降而呕吐；脾不得升则中焦有寒而痛，邪气阻滞于中，寒热分据上下，故投本方，以升降阴阳，效果显然。

【编者按】

研究黄连汤的著名医家颇多，何老提炼柯韵伯“虽无寒热往来于外，而有寒热相搏于中”，王旭高“丹田胸中之邪，则在上下而不在表里，即变柴胡汤为黄连汤”等的学术思想，辨证属阴阳失调，寒热上下者，均可以和调升降，不仅胆囊炎可得显效而对急慢性胃肠炎，某些溃疡病及其他胃肠疾病，见证有胁痛，恶心呕吐等均可以参考应用。

胆囊炎之主要症状，属中医学胁痛、腹痛、胆胀、瓣黄一类。凡饮食失当，情绪失调，或受外邪，湿热蕴结，肝气郁滞，升降失司，胆汁阻滞，可以见身热、胁痛、黄疸等症。肝胆之气失和有常致脾胃受病而厌食、呕吐等。常见之“胁痛”，其病机总包括在肝气郁结或瘀血停着、肝阴不足、外邪侵及诸端。而此四端又可互相影响，互相兼见，可据症而辨治，其处方如小柴胡汤、柴胡疏肝散、旋覆花汤、逍遥散等为常用。《伤寒论》谓：“伤寒，胸中有热，胃中有邪气，腹中痛，欲呕吐者，黄连汤主之。”本案见症为黄连汤证，故投黄连汤。采用张仲景升降阴阳之治法。按胆囊炎见症，多为寒热错杂，阴阳失其升降，在急性发作时有寒热、胁腹痛、呕恶等。以六经分证，当在少阳范畴，可用此法。此例为慢性胆囊炎，其证“虽无寒热往来于外，而有寒热相传于中”（柯韵伯语）。虽亦可用小柴胡解少阳，而小柴胡和表里之方，不如用黄连汤以和上下，升降阴阳更为恰当。何老遇慢性胆囊炎或伴有胆石症，症见“胸中有热，胃中有邪气”，胁腹痛欲呕者，即以黄连汤为首选方，寒热并投，用以升降阴阳，上下兼治，寒散热消，胃和逆降，其症自愈，且愈后少复发。黄连汤不仅对胆囊炎疗效明显，而且对急慢性肠胃炎、某些溃疡病以及其他肠胃病，只要见证有胁痛、心下痞满、恶心呕吐、腹痛、食少，或下利等，辨证属于阴阳失调、寒热上下者，均可以和调升降。

三、徐经世治疗胆石症的学术经验

1. 学术思想

国医大师徐经世先生临症 50 余载，学验俱富，对肝胆脾胃诸多病症的论治颇具心得，并根据临床经验创造性地提出了“肝胆郁热，脾胃虚寒＂的学术思想。认为胆之为病，多与肝胃不和，脾失健运，湿邪内蕴和疏泄失利有关。胆既属于六腑，亦为奇恒之腑，宜通宜降，而其通顺全赖肝气疏泄，其降则又有赖胃气下行，一旦气机逆乱，通降失职则发病。治疗用药，当顺行其道，纠其逆转。针对胆石症引起黄疸症状为主，辨证属邪热内蕴型，徐师根据先哲四逆散合黄连温胆汤加味，所制消化复宁汤（竹茹、苍术、柴胡、黄芩、枳壳、郁金、延胡索、白芍、山楂、蒲公英、车前草、谷芽、麦芽），以醒脾和胃，清化郁热，淡渗利湿，养阴生津，用于胆囊炎、胆石症等常得验效。

2. 验案举隅

醒脾和胃，清化湿热治疗胆石症引起梗阻性黄疸林某，女，42岁。1995年4月20日初诊。

主诉：始因胆结石，先后行2次手术，后不久又感脘、肋疼痛。全身瘙痒不已，痛苦难忍，口苦少饮，溲黄，便溏日行数次，入寐盗汗，精神疲惫。诊查：巩膜及全身黄染，舌红苔黄，脉象弦。B超提示肝内胆管结石。

西医诊断：肝内胆管结石。

中医诊断：湿邪阻滞，郁热内蕴，脾受木侮，阴液受伤。

治则：醒脾和胃，清化湿热。

处方：自拟消化复宁汤。

煨葛根 30g	石斛 15g	竹茹 10g	扁豆花 30g
蝉蜕 8g	杭菊花 15g	绿梅花 20g	黄芩 10g
茵陈 20g	生薏米 30g	碧桃干 30g	车前草 20g

二诊：上方连服10剂，症状悉减，唯大便仍溏，小溲黄短。上方去蝉蜕、黄芩，加焦山楂15g 蒲公英15g。

三诊：已诊2次，药进30余剂，黄疸退除，饮食增加，唯气阴两虚，舌红苔少，口苦少饮，入夜盗汗，拟方调理。处方：

煨葛根 25g	北沙参 20g	竹茹 10g	石斛 15g
绿梅花 20g	酸枣仁 25g	淮小麦 50g	碧桃干 30g
焦山楂 15g	炒川连 3g	车前草 15g	西滑石 15g(包)

10剂，水煎服，日一付。

药进30余剂，症状已除，后以柔肝和胃，通顺腑气之剂。调养3月，身体健康，正常工作。

【原按】

本例曾因胆结石先后2次手术，不久又见复起，检查提示，肝内胆管结石，并发黄疸(阻塞性黄疸)。此证属肝郁脾虚，湿热内蕴，郁久伤阴，津液失布，所取治法用药，既要注意病位，又要考虑整体，方可有效。该患者药进月余则黄疸消，舌转有津，饮食增强，大便转调，后继以调治，临床痊愈。随访数年，未见复发。

【编者按】

徐老充分重视病之根本在于肝木不疏，脾土不足，脾虚生湿，湿阻气机而化热，成湿热互结之证。方中用药，利胆调腑，消炎止痛，健脾和胃，具有调中有利，通调结合的作用，为阴阳转枢之剂，共奏修复消化之功。并加用绿梅花开郁醒脾，石斛以柔养肝阴，蒲公英清肝热，使逆气得降，肝气俱舒，郁热得清，达成调和肝胆、健脾和胃、平衡升降斡旋气机而效著。

四、李济仁治疗胆石症的学术经验

1. 学术思想

李老善治各类黄疸疾病，根据《卫生宝鉴》将黄疸分为阳证，阴证两大类，论阳黄之病因，皆因湿从热化，熏蒸于肝胆，致胆汁不循常道、熏染肌肤而发病，故阳黄治疗大法当以清热利湿为法，投药再据湿、热之轻重而化裁。独创灵茵退黄方：威灵仙15~30g，茵陈蒿

30~60g，大黄(后下)9g，龙胆草 9g。全方以威灵仙，茵陈为主药。两味药的配伍规律是药量比例1：2。威灵仙性味辛甘温，有毒，性猛急，走而不守，能宣通十二经络，以走窜消克为能事。凡积湿停痰，血凝气滞诸实之症皆宜之。茵陈性味辛苦凉，善利胆利尿退黄。佐以大黄苦寒攻逐之品，泄热毒，破积滞，行瘀血。配龙胆草苦寒清泻肝火，并擅长清湿中之热。与主药相伍可泄热中之湿。四味共济，温清消咸宜，共奏利胆退黄，清热分消之功。

2. 验案举隅

吴某，女，30 岁，1991 年 9 月 20 日初诊。

右胁痛甚 3 天伴面目黄染，右胁胀痛，拒按，纳差，呕吐，溲黄便结，苔黄腻舌红，脉弦滑。B 超检查示：胆囊结石。

西医诊断：胆石症。

中医辨证：肝胆湿热。

治则：清热利胆，软坚散结。

处方：灵茵退黄方加减。

金钱草 60g　　枳实 10g　　生鸡内金 12g　　芒硝(冲服)9g

睡前服或药后即卧。

3 剂药后即痛失、黄退。再守方守法，改投丸剂 1 月余，B 超复查，胆石已除。并嘱节制饮食，随访年余，未发复。

【原按】

患者为 30 岁女性，形体丰腴，证实体壮，湿热遏阻于肝胆，胆汁不循常道，溢于肌肤，故发为黄疸。肝胆之气机阻滞，不通则痛，因而胁痛拒按。肝胆湿热阻滞，肝木之气犯于脾胃，脾胃升降失司，故纳差呕吐。针对导致疾病的病因病机，选用灵茵退黄汤清热化湿，利胆退黄；重用金钱草清热化湿，利胆退黄。佐鸡内金增强化石之力，加用枳实、芒硝等通降之品，肝胆气机得以疏利，脾健而胃气和降。

【编者按】

治疗上加用金钱草加强利胆排石，现代药理研究证明金钱草能促进肝细胞内胆汁分泌及增强胆道括约肌运动，从而有利于肝胆结石的排出，同时金钱草总黄酮具有抗炎作用。同时提醒读者在服法上要注意，李老强调根据“人卧则血归于肝”理论，认为药物有效成分吸入血中，流入肝，肝血流量愈多，药物在肝内有效浓度相应增高，疗效也就愈大，故嘱患者睡前服药或药后即卧。

五、周仲瑛治疗胆囊炎、胆石症的学术经验

1. 学术思想

国医大师周仲瑛认识到黄疸的病机因人而异，同时湿热，既有或热重或湿重和在气在血不同，又有兼瘀、兼毒、兼水之异。还有瘀热、瘀毒、寒瘀、伤阴之变，当灵活对待。周师提出辨治黄疸六法经验。

(1) 清利湿热法：该法为退黄基本法则，但由于湿与热的主次消长变化，临床必须辨清热偏重、湿偏重、湿热并重三种情况，根据湿热主次变化，从药味多少，药量轻重方面加以调配。

必须注意苦寒太多常易损伤脾胃，即使偏于热重，在病势获得顿挫后，亦应酌情减轻药量，不宜大剂持续滥用。

(2) 清热解毒法：包含清热泻火、祛湿凉血、针对邪气在气分、营分、血分，采取清气分热毒及清血分热毒为主，气血两清的不同。在气分阶段，每见热极化火，火毒炽盛、燔灼阳明、腑实热结，用泻火解毒、通腑泄热治法，阻断病势免其侵入营血，提高存活率。

(3) 泻热通腑法：主药首推大黄，寓有下积滞、下热毒、下瘀热等多种作用，举凡湿热火毒瘀诸邪毒壅盛者皆可用之。

(4) 凉血化瘀法：湿热久蕴，深入营血，热与血搏，胶结和合，往往见动血出血，神昏痉厥等重症表现。首推《千金方》之犀角地黄汤，具有凉血止血、散瘀解毒之功。

(5) 利水逐水法：利小便是祛湿退黄重要法则，湿去则热孤，不致郁遏化热。具体治则当以淡渗利湿为主，方如茵陈四苓汤，配合宽中化湿行气之品以助水行，缓图取效，以免伤正。

(6) 开闭防脱法：病理表现以邪毒内闭、邪正激烈交争为主要特点，且多有腑热上冲、瘀热阻窍等错杂并见。

2. 验案举隅

柏某，女，30岁，1998年11月20日初诊。

患者黄疸持续月余，面黄，目黄、皮肤瘙痒，口稍苦，大便正常，舌苔黄腻，舌质紫暗，口唇紫，脉细滑数。B超提示多发性胆结石。肝胰未见异常。总胆红素148.6μmol/L，直接胆红素54.7μmol/L，其他肝功能指标正常。

西医诊断：胆石症。

中医辨证：肝胆湿热。

治则：清热利湿、疏泄肝胆。

处方：

茵陈 12g	熟大黄 4g	金钱草 25g	海金沙[包煎] 12g
郁金 10g	炙鸡内金 10g	青皮 10g	枳实 10g
虎杖 15g	地耳草 20g	鸡骨草 20g	败酱草 15g
胆南星 6g	生山楂 12g	莪术 10g	

7剂，常法煎服，每日1剂

二诊：1998年11月27日，黄疸仍难消退，周身皮肤瘙痒，面色暗滞，舌苔淡黄腻，质紫，脉滑，仍从湿热郁阻，肝胆疏泄失司治疗。处方：

茵陈 15g	熟大黄 4g	金钱草 20g	海金沙[包煎] 15g
苍术 10g	黄柏 10g	苦参 10g	地肤子 20g
地耳草 20g	鸡骨草 20g	赤芍 15g	桃仁 10g
莪术 10g			

7剂，水煎服，日1付。

三诊：1998年12月4日，黄疸好转，总胆红素已降至89.47μmol/L，皮肤瘙痒减轻，尿黄转淡，大便日行，食纳知味，舌苔淡黄腻，质紫，脉细。仍以疏肝利胆，清化湿热，化瘀通络。原方加虎杖15g，车前草12g，14剂。

四诊：1998年12月18日，黄疸基本消退，大便正常，尿色偏黄，肌肤瘙痒已止。舌苔黄腻，边尖偏红，脉小弦滑，仍当疏泄肝胆，清化湿热，活血通络，原方继进，巩固疗效。

1999年1月12日复查，黄疸指数基本正常，唯肝区间有不适。舌苔黄腻，质暗，脉细弦。拟从疏肝解郁，清化湿热治疗，巩固善后。

【原按】

本例患者，以黄疸为主，而原因不明（虽有结石而无梗阻征象），肝功能亦在正常范围，因而西医治疗无从下手。患者曾住省人民医院近1月，西医无对症之法，而求治于中医。根据中医理论，黄疸多由湿热郁蒸，肝胆疏泄失司，胆汁外泄所致，清利湿热、疏泄肝胆为常法。

【编者按】

黄疸是以目黄、身黄、溲黄为主要症状，以血清内胆红素浓度增高为特征，是临床常见病，一般认为黄疸与湿邪关系最为密切，但常湿毒、疫毒、血瘀、痰浊、寒湿等相兼为患，治疗多宗张仲景所创清利、泻热、发汗、涌吐、和解、消瘀、温中之法，大体分为阳黄清利湿热，阴黄温化寒湿两法，但在临床中，用常法而黄不退反剧者不在少数。周老提出辨治退黄六法，针对病人个体差异，病况不同，组方中多合用消炎、利胆、化瘀、排石诸药。该患者清热利湿、理气健脾的同时，根据患者舌质紫，提示久病络瘀，方中佐以祛瘀通络，主次分明，疗效显著。

六、颜德馨治疗胆囊炎、胆石症的学术经验

1. 学术思想

肝胆郁滞，湿热蕴积，熬炼胆汁，砂石郁阻不通，不通则腹中痛，其身必黄。六腑以通为用，化瘀通腑，清热利胆为正治之法。

2. 验案举隅

杨某某，男，62岁。

胆囊炎病史10年，曾两次发作治愈。本次发作无明显诱因而突然上腹胀痛，放射至腰背部，伴恶心呕吐，大便干结，发热畏寒，体温37.8℃，经门诊用抗生素治疗疼痛仍未缓解。化验白细胞 1.65×10^9/L，中性粒细胞89%。舌红苔黄腻，脉弦滑数。

西医诊断：胆石症。

中医诊断：上腹痛。

辨证：肝胆湿热，郁滞不通。

治则：通因通用，疏肝利胆，活血化瘀，清热攻下。

处方：

柴胡 6g	黄芩 9g	郁金 9g	金钱草 30g
赤芍药 9g	牡丹皮 12g	黄连 2.4g	半夏 6g
陈皮 9g	生麦芽 15g	生大黄后下 9g	

水煎，日1剂。

诸症随平。化验：白细胞 5.2×10^9/L，中性67%，肝肾功能正常。大黄减量后续服27帖而痊愈。

【原按】

胆为中清之腑，宜清利；肝为阴血之脏，宜条达，肝胆郁滞，湿热蕴积，熬炼胆汁，砂石郁阻不通，不痛则腹中痛，其身必黄。六腑以通为用，化瘀通腑，清热利胆为正治之法。

【编者按】

胆为中清之腑，宜清利；肝为阴血之脏，宜条达，清热利胆之时不能过于克伐肝胆生发之气，使用生麦芽便是此意。

七、张镜人治疗胆囊炎、胆石症的学术经验

1. 学术思想

张镜人治疗胆结石善于知常达变，既用疏肝利胆是治疗胆结石的常法又使用甘露消毒丹、薏苡仁清泄湿热时常法外之一变法。

2. 验案举隅

(1) 陆某某，女，56岁。1985年7月29日就诊。

右上腹胀满、疼痛。近来右上腹胀满、疼痛，牵掣不舒，口苦，曾在外院检查，诊断为"胆囊炎，胆石症"。舌苔根部薄黄腻，脉细。

西医诊断：胆囊炎，胆石症。

中医诊断：胁痛。

辨证：证属肝胆湿热壅结。

治则：疏泄肝胆，清化湿热。

处方：

软柴胡 6g	炒黄芩 9g	广郁金 9g	炙延胡 9g
川楝子 9g	八月札 15g	青陈皮[各] 6g	炒枳壳 6g
赤白芍[各] 9g	炙甘草 3g	制香附 9g	连翘 9g
炙鸡金 6g	金钱草 30g	海金沙[包] 9g	香谷芽 12g

14剂，水煎服，日1剂。

服药2周，症状消失自行停药。1986年7月再次胁痛发作，仍予上方，药后症状又较快缓解。1987年5月又一次症状加重，再服上方，症状消失后，嘱服用成药金胆片、保和片巩固治疗。

(2) 杨某某，男，58岁。1984年7月22日就诊。

脘胁胀痛伴口腔溃疡多年。多年来反复胃脘及右胁胀满疼痛，曾在外院检查诊断为"胆囊炎，多发性胆结石"。且经常口腔及舌面出现溃疡，疼痛较明显，平素头晕，口燥，便行欠畅。舌苔黄腻，脉象弦滑。

西医诊断：胆囊炎，胆石证，口腔溃疡。

中医诊断：胁痛、口疮。

辨证：肝胆失于疏泄，湿热交阻蕴结。

治则：梳理肝胆，清化湿热。

处方：

金钱草 30g	炒黄芩 9g	广郁金 12g	炒赤芍 12g
夏枯草 9g	炒枳壳 6g	瓜蒌皮 9g	川楝子 9g
知母 5g	炙延胡 5g	炒苡仁 12g	干芦根 30g
香谷芽 12g	银花 12g	炙远志 5g	甘露消毒丹包 12g

以后根据此原则加减服药经年，有时仍感右胁不舒，或口腔溃疡偶发，但整个病情比较稳定。

【原按】

胆囊炎、胆石症之治疗目前大同小异。大同者病机认识一致，治疗原则类同。小异者用药习惯各有所长。现体会除常用的三金(金钱草、郁金、鸡内金)外，海金沙亦是利胆排石良药。方中配合应用疗效良好。胆囊炎，胆石症兼口腔溃疡，此湿热蕴结上蒸所致。苔黄腻正是湿热之征也。故常法外以甘露消毒丹、薏苡仁清泄湿热，亦常法外之一变法。

【编者按】

疏肝利胆是治疗胆结石的常法，常用金钱草、郁金、鸡内金及海金沙利胆排石良药；使用甘露消毒丹、薏苡仁清泄湿热时常法外之一变法，临床中要知常达变。

参考文献

[1] 何任. 肝胆病证诊治说略[J]. 浙江中医学院学报，2003，27(4)：30-31.

[2] 何任. 何任临床经验辑要[M]. 北京：中国医药科技出版社，1998.

[3] 何若苹. 何任治疗杂病验案 2 则[J]. 江西中医药，2001，32(2)：17.

[4] 郑勇飞，张莉，李永攀，等. 徐经世"肝胆郁热，脾胃虚寒"学术经验举要[J]. 中医药临床杂志，2012，8：699-701.

[5] 王化猛，徐经世. 徐经世疑难杂病验案摭拾[J]. 中医文献杂志，2003，2：39-41.

[6] 郑勇飞，张国梁，徐经世. 徐经世教授论治肝胆病思路浅析[J]. 新中医，2012，7：211-213.

[7] 李艳. 李济仁临证医案存真[M]. 北京：人民军医出版社，2010：34-37.

[8] 陈四清. 周仲瑛医案赏析[M]. 北京：人民军医出版社，2008：34-37.

[9] 刘绍龙，孙静云，徐吉敏，等. 周仲瑛教授辨治黄疸六法经验[J]. 中医临床研究，2012，18：63-64.

[10] 朱子华，清热逐瘀法的临床运用[J]. 铁道医学，1985，13(1)：39-42.

[11] 王松波. 国医大师临床经验实录：国医大师张镜人[M]. 北京：中国医药科技出版社，2011：120-122.

(陕西省中医医院　何瑾瑜；上海中医药大学附属龙华医院　陈振翼)

急性胰腺炎

一、概　述

急性胰腺炎(acute pancreatitis,AP)是临床常见的急腹症之一,病情复杂多变,有着较高的死亡率。近年来,该病发病率有明显增加趋势。其发病早期会发生器官功能衰竭和全身炎症反应综合征;晚期会出现坏死组织的感染。

急性胰腺炎是多种病因引起的胰腺自我消化性疾病,以胰腺局部炎症反应为主要特征,临床上主要多件腹痛、发热,伴恶心、呕吐、血尿淀粉酶升高,或伴有其他器官功能改变的疾病。该病大多数患者病程呈自限性,20%~30% 患者临床经过凶险,总体病死率 5%~10%。AP分为轻症急性胰腺炎(mild acute pancreatitis,MAP)与重症急性胰腺炎(severe acute pancreatitis,SAP)两类。SAP 患者胰腺出血坏死,常继发感染、腹膜炎和休克等多种并发症,病死率高达30%~40%。目前,急性胰腺炎的治疗仍具有高病死率、高致残率、高额费用的特点。其治法从早期外科手术治疗转为内科保守治疗。西医治疗为禁食、胃肠减压、抑制胰液分泌、抗炎、对症支持治疗,目前尚无特效治疗药物。中西医结合已成为主要的治疗手段,中医药对于急性胰腺炎的治疗发挥着重要作用。

祖国医学中无胰腺的记载,但在许多文献中有许多相关脏器的论述。《难经·四十二难》指出:"脾重二斤二两,扁广三寸,长五寸,有散膏半斤。"元代《十四经发挥》提出:"脾广三寸,长五寸,掩乎太仓,附着于脊之第十一椎。"清代《医林改错》明确指出:"津管一物最难查看,因上有总提遮盖,总提俗名胰子,其体长,于贲门之后,幽门之左,正盖津门"。此类文献的描述都与胰腺的解剖相吻合,由此可知,中国传统医学虽未明确标出胰腺的概念,但已经对该脏器有着较为深入的研究。对于急性胰腺炎病名,如《灵枢·厥病》指出:"厥心痛,腹胀胸满,心万痛甚,胃心痛也。"《张氏医通·诸痛门》指出:"胃心痛者,多由停滞。滞则通之。"《杂病源流犀烛·心病源流》指出:"腹胀胸满,胃脘当心痛,上支两胁,咽膈不通,胃心痛也。"《灵枢·厥病》也指出:"厥心痛,痛如以锥针刺其心,心痛甚者,脾心痛也。"《三因极一病证方论》卷九也提出:"脾心痛者,如针锥刺其心腹,蕴蕴然气满。""胃心痛"、"脾心痛"均属于"厥心痛",而文献中对胃心痛症状的描述与急性胰腺炎的临床表现较符合,其中"脾心痛"其疼痛的程度甚于"胃心痛",与急性胰腺炎常出现上腹部的剧烈疼痛更为吻合。根据急性胰腺炎腹痛、腹胀、恶心、呕吐的主要临床表现及其腹痛的部位和性质，一般认为本病属中医“胃脘病”、“胁痛”、“膈痛”、“腹痛”、“胃心痛”、“脾心痛”等病证范畴。重症胰腺炎多表现为腹痛、呕吐、便结、黄疸等症状，属于中医“结胸”、“厥脱”、“阳明腑实证”等范畴。

对于急性胰腺炎的发病机制，传统医学以为其发病部位在肝、胆、胃，常由饮食不节、过食肥甘厚味或肝气郁结，湿热内蕴，横逆犯胃，最终导致脾胃功能紊乱。本病主要由于气滞食积，或肝胆脾胃郁热，进一步演变为热毒炽盛，瘀热内阻，或上迫于肺，或内陷心包，或热伤血络而成此病。其病机关键是“实热内蕴，热瘀互结”的实证。病至后期则表现为脾胃亏损，气阴两虚。

急性胰腺炎以疏肝理气、清热利湿、通里攻下、活血化瘀、扶正祛邪为基本治则。该病初期多为少阳阳明合病或阳明腑实证，严重者为结胸里实证，当以疏肝利胆、清热利湿、通里攻下、泻热逐水为主要治则；进展期多为毒热炽盛，气营同病、气血同病，热结腑实，治以清热解毒、清热利湿、活血化瘀、通里攻下、回阳救逆为主要治则；恢复期主要表现为瘀留伤正，或见肝脾不和、肝胃不和、热灼津伤、胃阴不足，宜以调理脾胃、疏肝化湿为主，兼祛余邪，当依据虚实具体情况辨证施治。

常用方剂有四逆散和柴胡疏肝散等疏肝理气类方剂，大柴胡汤、大承气汤、小承气汤、增液承气汤、调胃承气汤和柴芍承气汤等清热泻下类方剂，龙胆泻肝汤、茵陈蒿汤、清胰汤和茵陈承气汤等清热利湿类方剂，安宫牛黄丸、黄连解毒汤、犀角地黄汤、清营汤和大黄牡丹皮汤等凉血解毒类方剂，平胃散、六君子汤和养胃汤等健脾和胃类方剂，血府逐瘀汤、膈下逐瘀汤、失笑散、丹参饮和桃仁承气汤等活血化瘀类方剂。

另外临床还需依据具体情况随症加减，黄疸重者加茵陈；热重者加蒲公英、败酱草、紫花地丁、金银花、栀子、连翘；食积者加焦三仙、莱菔子；大便不通者加芒硝；口渴明显者加生地黄、玄参；腹胀明显者加莱菔子、瓜蒌；痛甚加延胡索；瘀重者加三棱、莪术；呕吐重者加法半夏、紫苏梗、竹茹；便血或呕血者加三七粉，茜草根；汗多亡阳者加龙骨、牡蛎；因胆道蛔虫病引起者加乌梅、苦楝皮根、使君子；表现为结胸里实证者，加甘遂、芒硝。

急性胰腺炎是临床常见急危重症，也是中医治疗具有特色的疾病之一，有多位国医大师对急性腹痛具有精彩论述和丰富的治疗经验。

对于急性胰腺炎国医大师王绵之和吴咸中两位教授均明确提出，依据《灵枢·厥病》载：“腹胀胸满，心尤痛甚，胃心痛也……痛如以锥针刺其心，心痛甚者，脾心痛也”。急性胰腺炎归属于中医“腹痛”、“脾心痛”、“胰瘅”范畴。病因病机中青年及女性多发，冬春季、节假日多发。病因主要与胆道疾患（包括创伤）、过量饮酒、暴饮暴食、高脂血症及情志等因素有关。

临床发现，急性胰腺炎病性多以里、实、热证为主。病位多在脾、胃、肝、胆，并涉及心、肺、肾、脑、肠。病机演变则以湿、热、瘀、毒蕴结中焦而致脾胃升降传导失司，肝失疏泄为中心。基本病机为“不通则痛”。可分为初期、进展期、恢复期。初期多为正盛邪轻，多为气滞邪壅；进展期多为正盛邪实，多为湿热内蕴、瘀毒互结、邪热内陷、上迫于肺、热伤血络，成气血逆乱之危症。瘀毒互结是疾病加重及变证的病理基础，重症急性胰腺炎存在着邪从热化，热从燥化的病机特点；恢复期正虚邪恋，多伴气血阴阳不足。

二、王绵之治疗急性胰腺炎的学术经验

1. 学术思想

脾与肝关系极为密切。《素问·宝命全形论》云:“土得木而达”。说明脾胃的消化吸收功能,需要得到肝的疏泄、生发之气的资助。而《素问·经脉别论》:“食气入胃,散精于肝”又明确指出肝脏精气的补充,需要通过脾胃的化生转输。故又有“木得土而荣”之说。肝脾二脏在生理上互相依存,在病理上互相影响。《金匮要略·脏腑经络先后病脉证》篇:“见肝之病,知肝传脾,当先实脾,四季脾旺不受邪,即勿补之”和“夫肝之病,补用酸,助用焦苦,益用甘味之药调之……此治肝补脾之要妙也。”正是针对肝脾二脏在互相影响的病理状态下的治疗要诀,胰腺炎的临床表现属祖国医学“土虚木郁”证。若迁延失治,或治不如法,必然气血俱虚,湿停血癖。因此调治肝脾就成为治疗胰腺炎的关键。

胰腺炎属中医脘(腹)痛范畴,往往由于进食油腻厚味之品而诱发,导致湿热积滞交阻中焦,肝胆脾胃气机受阻,气滞血瘀,故疼痛难忍,并伴有身热、口苦、泛恶、便艰、脉数、苔腻等证候,辨证无疑属“实热”之证,“实者攻之”、“热者清之”、“六腑以通为用”,故以清胰泄热、化湿导滞、攻下实热为治。

2. 验案举隅

(1) 刘某,男,50岁。1991年9月2日初诊。

患者素有哮喘。3年前曾因上腹部疼痛而住某医院按十二指肠溃疡治疗,证情缓解后出院,但上腹部仍不时疼痛。1年前又因上腹部疼痛加剧,伴有恶心呕吐而再度住院。B超检查发现:胰头4cm,胰体2.6~2.8cm。继之出现梗阻性黄疸。病理报告为慢性胰腺炎(胰腺纤维化),原发性硬化性胆管炎。术后黄疸消失,但腹痛仍不时发作,且日渐消瘦。症见病人左胁牵涉脘腹时有疼痛,纳呆,腹胀便溏;舌嫩、苔白腻不厚,但板结,尖部多裂纹,舌左侧有瘀斑;脉细弦涩,左尤细,关部紧。

西医诊断:急性胰腺炎。

中医诊断:腹痛,肝脾两虚兼血瘀之证。

治则:活血疏肝,理气健脾。

处方:

柴胡3g	川楝子9g	赤白芍各12g	当归18g
炒枳壳9g	清半夏22g	炒白术12g	桃仁9g
红花9g	猪苓8g	木香3g	泽泻9g
苏梗5g			

7剂,日1剂,水煎服,早晚分服。

1991年9月9日复诊:胁痛、胸闷证大减,腻苔已退,舌中青紫,脉弦细。此为气机渐舒,但中气未复,血瘀未化之象。故加强益气活血之力。处方以四君子汤加当归、白芍、川楝子、郁金、木香、炒枳壳、桃仁、红花。连进14剂,诸症悉减。

【原按】

王老治病辨证精细,标本兼顾,遣药组方亦有特色。本病例中健脾益气重用获痊愈,是

因其能补益心脾之气以治其本。结合病人素有痰饮哮喘,又寓有“治痰之源”之义。《素问·经脉别论》云:“饮入于胃,游溢精气,上输于脾,脾气散精,上归于肺,通调水道,下输膀胱,水精四布,五经并行。”猪苓利湿治痰,是通过健脾、散精、归肺、通调水道而实现,故无伤阴之弊。其与白术相伍,则功效更显。活血化瘀重用丹参,是因为丹参兼有养血功能,故对于血瘀又有血虚之证最为合宜。且药理研究表明,该药有抗纤维化的作用。养血柔肝重用白芍,是因其养血敛阴而不涩滞,兼有破结之功效,故对于血虚肝郁又有血瘀之证最为合拍。二芍同用,则养血敛阴、破结化瘀之力更著。

【编者按】

急性胰腺炎目前临床尚无特效药物治疗。《内经》曰:“有诸内,必形诸外”。形肉为脾之外候,它的强壮与瘦弱反映了脾气的虚实盛衰,患者日渐消瘦,其脾气大虚可知。正如《医宗必读》所说:“盖形肉者,脾之所主,脾土为万物之母,观其形肉脱,则知脾坏于内而根本丧矣”。脾为后天之本,气血化生之源,脾虚则气血无生化之处,肝失所藏,则疏泄之令不行,致使肝郁不舒,气机不利,不通则痛。气虚则血滞,久而成瘀。故而治脾和肝始终是治疗的第一要务。值得强调的是,王老在治标之时不忘顾本(即兼顾肝脾),而在标病缓解,缓图其本之时,又不忘顾标(即益肺)。

(2) 王某某,女,34岁。1981年1月28日就诊。

患者脘腹持续疼痛2周,引及左胁,伴发热。既往有胰腺炎病史。近日因饮食不节,进食油腻后脘腹疼痛剧烈,引及左胁及背部,伴有发热,泛恶,大便欠畅。舌苔根部黄腻,脉细滑数。体温38.2℃,上腹部压痛明显,无腹肌紧张,血白细胞 8.9×10^9/L,中性粒细胞82%,尿淀粉酶950U。B超提示:慢性胰腺炎急性发作。

西医诊断:慢性胰腺炎急性发作。

中医诊断:脘腹痛。

辨证:中焦湿热夹滞交阻,气机不利。

治则:清胰而利气机,泄热而化湿滞。

处方:

柴胡 9g	炒黄芩 9g	川连 3g	生大黄(后下) 9g
制半夏 5g	炒陈皮 5g	广郁金 9g	炙延胡 9g
广木香 9g	连翘 9g	银花藤 30g	生米仁 12g
炒枳壳 5g	炒竹茹 9g	生山楂 9g	香谷芽 12g

3剂,水煎服,日1剂。

二诊 2月1日。身热渐退(体温37.5℃),腑道已行,脘腹及左胁疼痛均见轻减,口苦略有泛恶,苔薄黄腻,脉细滑数。仍拟清化湿热,疏理气机。处方:

柴胡 9g	生白术 9g	炒黄芩 9g	生大黄(后下) 5g
川连 3g	广郁金 9g	广木香 9g	制半夏 5g
炒陈皮 5g	炙延胡 9g	连翘 9g	银花藤 30g
生米仁 12g	炒竹茹 9g	生山楂 9g	香谷芽 12g

7剂,水煎服,日1剂。

上方治疗1周，热退，脘腹疼痛缓解，口苦泛恶亦减，胃纳渐馨，黄腻苔化净，复查血常规，血、尿淀粉酶等均在正常范围。

【原按】

胰腺炎属脘（腹）痛范畴，往往由于进食油腻厚味之品而诱发，导致湿热积滞交阻中焦，肝胆脾胃气机受阻，气滞血瘀，故疼痛难忍，并伴有身热、口苦、泛恶、便艰、脉数、苔腻等证候，辨证无疑属"实热"之证，"实者攻之"、"热者清之"、"六腑以通为用"，故以清胰泄热、化湿导滞、攻下实热为治，芩连同用苦寒燥湿之功倍增，生军泻下之功为优，既能清泄无形之邪热，又可攻下有形之积滞；银花、连翘清气分之热；半夏、陈皮化湿和中，方中佐以延胡、郁金、木香等诸类理气之品，以助气机之运转而止痛；山楂、谷芽有消导悦胃之功。总之，本病治疗以"通"为原则，药后腑道畅行，邪热积滞得以疏导，疼痛逐一缓解。但猛攻之药，不宜久用，中病即止。

【编者按】

有型之积滞和无型之湿浊在急性胰腺炎的发作中具有重要作用，运用通腑攻下治疗急性胰腺炎早期具有不错的疗效，同时要兼顾活血之法。

三、吴咸中治疗急性胰腺炎的学术经验

1. 学术思想

吴老以为在急性胰腺炎的辨证中，最常用的辨证方法是脏腑辨证与病因病机辨证。脏腑辨证是在中医脏腑学说的指导下，根据病人的临床表现来判断疾病涉及的脏腑，实质上是一种病位辨证。在急腹症中肝、胆、脾、胃、大、小肠的见证最为多见，而且往往涉及两个以上的脏腑。在急腹症的发展过程中，各脏腑之间还可相互影响。而该病多为饮食不节、情志不调、气机不畅、血运不行等引发的疾病，在内多为里、实、热证，故而依据传统医学中"六腑以通为用"及"不通则痛"的原则，对该病可使用通里攻下之法。寒下法常用的药物有大黄、芒硝、番泻叶及芦荟等，大承气汤为其代表方剂。温下法常用的药物为巴豆，亦可在寒下药物中加用附子、细辛等药物组成温下方剂。三物备急丸为其代表方剂。对于年老体弱、久病伤阴的病人，宜采用润下法，常用的药物有火麻仁、郁李仁、蜂蜜等，增液承气汤为其代表方剂。

2. 验案举隅

徐某，男，62岁，1975年6月4日初诊。

自诉左上腹部胀痛，向左背部反射伴呕吐2日。检查见巩膜无黄染，腹肌紧张，左上腹部压痛明显，反跳痛阳性，肝脾触诊肋下未及，墨菲征阳性，肠鸣音减弱，双肾区无叩击痛。实验室检查：血红蛋白98g/L，血白细胞11.3×10^9/L，中性89%，血清淀粉酶300U，尿淀粉酶1600U，B超检查肝胆肾脾未见异常，胰腺肿大，轮廓欠清，回声模糊。予以西药解痉止痛、抗感染及输液治疗1周，但左上腹部疼痛不能缓解。前医以大柴胡汤加减治疗，3剂后，大便仍未解，左上腹疼痛及恶心呕吐仍作，实验室检查血、尿淀粉酶仍高。刻下见左上腹部疼痛，向背部放射，时作时止，心下痞满拒按，形体消瘦，烦热口干，夜寐不安，大便9日未解，小便短赤而黄，舌质红而干裂，舌苔无，脉细数。

西医诊断：急性胰腺炎。

中医诊断:腹痛,阴液亏枯,燥屎内结。

治则:增液养阴、润肠通便。

处方:增液承气汤加减。

生地黄 30g	麦冬 20g	玄参 30g	北沙参 30g
生大黄后下 10g	芒硝烊冲 10g	生枳实 10g	厚朴 10g
炒白芍 10g	炙甘草 5g	川楝子 10g	延胡索 10g

煎取药液约 500ml,分 2 次服用。

1 剂后,即解大便,量多色黑溏软,腹中疼痛缓解,心下按之柔软,口干好转,能进少量稀粥。原方去芒硝,减生大黄为 5g。

再给 3 剂后,大便保持通畅,日解 2~3 次,随后腹痛完全消失,进食正常,舌质转为淡红,苔薄黄而润。B 超示胰腺大小恢复正常,结构无紊乱。化验检查血常规正常,血淀粉酶 100U,尿淀粉酶 200U,即予出院。

【原按】

急性胰腺炎中医多辨为阳明腑证,往往习用大柴胡汤、大承气汤之类通便泄热。本例患者年老体弱,多见阴亏之象,再以上述泻下及辛寒峻烈药物,更伤其阴,故见形体消瘦,心中烦热,舌红干裂无苔,脉细数等阴液亏枯,肠道失润,无水行舟,不通则痛之病情。故选生地黄、玄参、麦冬、北沙参滋阴增液、清热润燥;生大黄、芒硝、生枳实、厚朴软坚通便、行气止痛;白芍、甘草酸甘化阴、缓急止痛;合金铃子散以取理气止痛。全方辨证施用,使得水增舟行,通则不痛。

【编者按】

急性胰腺炎属中医学“胰瘅”、“腹痛”等范畴。患者多因饮食不节,损伤脾胃,或情志内伤,肝气犯脾。脾失健运,食滞酿生湿热,湿热熏蒸,与气机相结,腑气不通。患者多见胀痛,剧按,纳差,恶心呕吐,大便秘结,或伴黄疸,舌红、苔黄厚腻,脉弦滑数。此乃病症常见之症也。故具有疏利肝胆、通腑泻热功效的大柴胡汤、清胰汤等方为临床最常用的有效方,甚至有用大承气汤通腑攻下为主者。若患者湿热阻滞,脾失运化,肝失疏泄,三焦气化不利,亦可导致水饮内停。三焦者,为水液运行之通道也。复因肝郁化热,或脾胃肝胆湿热蕴结,邪热与水饮互结。本病病机关键是“实热内蕴、热瘀互结”的实证。病至后期则表现为脾胃亏损、气阴两虚,故而在诊疗过程中,不可单一地使用攻伐之药,仍应考虑正气亏虚的问题,进行相应的阴液滋补方可。

参考文献

[1] 张苗苗,张淑文,齐文杰 . 急性胰腺炎发病机制及中西医治疗研究进展[J]. 北:中国中医急症,2010,19(9):1573-1575.

[2] 中国中西医结合学会消化系统疾病专业委员会 . 急性胰腺炎中西医结合诊治方案[S]. 中国中西医结合消化杂志,2011,19(3):207-209.

[3] 杨晋翔,韩海啸,张学智,等 . 急性胰腺炎的中医药研究现状及思路[J]. 北京中医,2008,27(5):348-349.

[4] 丁赛丹. 急性胰腺炎中医证型的文献分析[J]. 湖北中医杂志, 2010, 32(3): 34-36.
[5] 徐蒹, 崔乃强, 崔云峰. 急性胰腺炎中医研究近况[J]. 中国中医急症, 2010, 19(5): 836-837.
[6] 胡炜, 余耀生, 王李华, 等. 急性重症胰腺炎病案[J]. 中医杂志, 2006, 47(5): 370.

（河南中医药大学第二附属医院　胡仕祥　崔应麟）

第二十九章

急性肾炎

一、概　述

急性肾小球肾炎简称急性肾炎，它是一种急性起病，因感染后免疫反应引起的弥漫性肾小球非化脓性炎性病变，是常见的肾小球疾病，其特点为急性起病，出现血尿、蛋白尿、水肿和高血压，并可伴有短暂肾功能损害等。本病常因溶血性链球菌“致肾炎菌株”感染所致，常见于上呼吸道感染（多为扁桃体炎）、猩红热、皮肤感染（多为脓疱疮）等链球菌感染后。

急性肾炎任何年龄均可发病，但多见于儿童，男性多见于女性，于链球菌感染后1~3周发生血尿、蛋白尿、水肿和高血压，甚至少尿及肾功能不全等急性肾炎综合征表现，伴血清C3下降，病情在发病8周内逐渐减轻到完全恢复至正常者，即可临床诊断为急性肾炎。应与急性热性蛋白尿，急进性肾炎，过敏性紫癜性肾炎，狼疮性肾炎，慢性肾炎（急性发作型），急性过敏性间质性肾炎等疾病相鉴别。起病后应卧床休息至肉眼血尿消失、水肿消退及血压恢复正常，以后仍要防止剧烈活动和感冒，一般休息至少半年。急性期应低烟饮食，及时治疗感染灶，利尿、降血压、预防心脑并发症等对症处理，必要时透析治疗。本病多数患者预后良好，可完全治愈，绝大多数患者于1~4周内出现利尿、消肿、降压，尿化验也随之好转。血清C3在8周内恢复正常，肾脏病理检查恢复正常或仅遗留系膜细胞增生。

急性肾炎属于中医学“水肿”范畴，水肿有阴水和阳水之分，根据急性肾炎起病急、变化快、浮肿始见于阳位而兼有表证且多热象的临床特点，中医认为本病多属阳水的范畴。在《内经》中对水肿的分类有详细的论述，在《金匮要略·水气病脉证并治》中以表里上下为纲，分为风水、皮水、正水、石水、黄汗五种类型，《济生方·水肿门》区分了虚实两类不同性质的水肿，《医学入门·水肿》、《备急千金要方·水肿》、《景岳全书·水肿》和《医门法律·水肿》等专篇论述奠定了水肿的理论基础。其病因与风、寒、湿、热、毒有关。因风邪侵袭肺卫，肺失宣降，以致三焦气化不利；或因外感水湿，皮肤疮毒内犯，寒湿或湿热困脾，脾阳不运，以致水道失于通调，水液内停，外溢肌肤，形成水肿；或风热内侵，风去热存，热留下焦，脉络受损，血热妄行，以致出现血尿。中医根据病因病机将阳水分为风水相搏证、湿毒浸淫证、水湿浸淫证、湿热壅盛证。风水相搏证主要是因风邪袭表，肺气闭塞，通调失职，风遏制水阻；湿毒浸淫证因疮毒内归脾肺，三焦气化不利，水湿内停；水湿浸渍证因水湿内侵，脾气受困，脾阳不振；湿热壅盛证因湿热内盛，三焦壅滞，气滞水停。急性肾炎的恢复期主要是湿热未尽，部分病人在湿热消退过程中逐渐出现肾阴虚，伴湿热留恋。有的病人在浮肿消退之后，常有自感身热、多汗、多尿甚或夜尿，此属湿热自退的表现，并非表虚、气虚或肾虚，不可以补，宜芳香清利，促其自退。部分病人湿热留恋不退，又有正气不足，虚实错杂，宜用和法，以祛邪为主，祛邪而不伤正，扶正而不碍邪。

中医对急性肾炎的认识由来已久，积累了丰富的临床经验。《内经》提出攻下、发汗、利小便法。《素问·汤液醪醴论》提出“平治于权衡，去菀陈莝……开鬼门，洁净府”的治疗原则，这一原则一直沿用至今。《金匮要略》提出“诸有水者，腰以下肿，当利小便，腰以上，当发汗乃愈”。在《备急千金要方·水肿》中首次提出了水肿必须忌盐，并指出水肿有五不治。后人在医疗实践中，根据水肿的不同病理，又提出了益气、健脾、温肾、降浊及功补兼施等法。这些疗法，对现在治疗本病，有很大意义和价值。

中西医对急性肾炎有不同观点，故对急性肾炎的治疗方法思路有区别。临床上中西医诊治急性肾炎具有一定的互补性。

急性肾炎是中医治疗具有特色的疾病之一，有多位国医大师对急性肾炎具有详细论述和丰富的治疗经验。

颜正华教授认为，水肿一证乃全身气化功能障碍之表现，涉及脏腑较多，其中肾为病本。肾为主水之脏，具有气化功能，其气化作用贯彻在水液代谢的始终，正如《素问·水热穴论》篇所云：“肾者，胃之关也，关闭不利，故聚水而从其类也。上下溢于皮肤，故为水肿。水肿者，聚水而生病也。”颜教授同时认为，水肿又与肺、脾等脏腑的功能失调相关。肺为水之上源，肺主行水，宣发肃降，通调水道。肺肾两脏的相互配合，共同维持人体水液代谢的协调平衡。但若两脏功能失调，常引起水液代谢障碍，而出现水肿、尿少、咳喘不能平卧等症。脾主运化水液，为水液代谢的枢纽，肾主水，气化作用贯穿始终，故有“其本在肾，其制在脾”之说。若两脏功能失调，也可出现水肿、泄泻、小便不利等水液代谢障碍的临床表现。因此，水肿的发病与肺、脾、肾三脏关系尤为密切，其中以肾为本，以肺为标，而以脾为制水之脏，诚如《景岳全书·肿胀》云：“凡水肿等症，乃肺脾肾三脏相干之病，盖水为至阴，故其本在肾；水化于气，故其标在肺；水惟畏土，故其制在脾。今肺虚则气不化精而化水，脾虚则土不制水而反克，肾虚则水无所主而妄行”。

周仲瑛认为急性肾炎水肿表现风水证，或有上呼吸道感染者，与肺的关系最为密切。肺主气，外合皮毛，外邪侵袭，首先犯肺。风为百病之长，又为百病之始，其他病邪多附于风邪而侵犯人体，风为外邪致病之先导。目前临床上多把中医的“肾风”和西医的急性肾炎相等同。从临床表现来看，外邪侵犯人体，不仅是一些肾病发生的原因，也是病严重时转变成危症的重要诱发因素。风邪外受，入侵于肺，肺气不能通调水道，下输肾与膀胱，以致风水相搏而为病。此外，肺主行水，主通调水道，为水之上源，肺的宣发和肃降运动对体内津液的输布、运行和排泄有疏通和调节作用。清代喻嘉言说：“凡治水肿喘促，以顺肺气为主，肺气顺则膀胱气化而水自行。”如果肺失宣降，就会影响到其通调水道的功能，肺失于宣散，则水液不能外达皮毛或腠理闭塞，可以出现无汗，甚或水肿等症状，失于肃降，则水液不能下输膀胱，就会出现小便不利，水肿等症状。肺疏通水道的功能，除依赖于肺的宣降运动外，又是以其清肃之性为基础。如果肺失清肃，痰湿等阻滞，肺及呼吸道不能保持洁净、通畅，同时也会影响至其疏通水道的作用。水道不通，则水液上下、内外的输布、运行和排泄受阻，也会出现小便不利，水肿等临床表现。《潜斋医学丛书》指出："肺主一身之气，肺气清则治节有权……肺气肃则下行自顺，气化咸藉以承宣。"

二、颜正华治疗急性肾炎的学术经验

1. 学术思想

颜正华教授治疗水肿病从肺、脾、肾三脏出发，以补虚泄实、通调水道为基本治疗方法。①补虚泻实：针对风邪外袭、水湿浸渍而致"肺失宣降、脾失健运"之水肿，颜教授常通过"泻实"治疗；而对脾肾亏虚、气化不利而致水肿者，颜教授常以"补虚"为法；但临床上两者常交杂存在，故颜教授在治疗水肿病证时，以"补虚泻实"为基本治疗原则，方选医圣张仲景之"防己黄芪汤"加减。方中防己苦泄辛散，祛风除湿，利水消肿；黄芪补气健脾补肺，尤能固表行水；白术健脾燥湿利水，三药虚实兼顾，宣肺健脾补肾，而使水肿消退。②通调水道：此为治标之法。即通过发汗、利小便等法治疗水肿。上半身水肿甚者，以发汗为主，颜教授常选用麻黄、桑白皮、葶苈子等质轻上浮归肺经之品；下半身水肿甚者，则以利小便为主，颜教授常选用怀牛膝、益母草、泽泻等质重下沉归肾经之品。此外，颜教授结合"水不自行，赖气以动"之理论，常于方中佐以行气药以加强消肿之功，如陈皮、枳壳、大腹皮等。若遇病程较久者，久病入络而有血瘀征象者，颜教授常配伍活血化瘀药，如水红花子、当归、川芎等。

2. 验案举隅

吴某某，女，51岁，机关干部。主诉"全身水肿20日"，于2000年2月14日就诊。

20天前无明显诱因的情况下出现晨起颜面及眼睑水肿，后出现全身水肿，西医诊断为"急性肾炎"。西药治疗效果不理想，故前来中医治疗。现全身水肿、双下肢尤甚，尿量减少、色黄，口干不欲饮，干咳无痰，动则喘，腰酸，便干、日1行，纳呆，眠差。2月10日尿常规示：尿蛋白(+++)。舌红苔微黄，舌下青紫，脉弦滑。有糖尿病病史。

西医诊断：急性肾炎。

中医诊断：水肿 气虚水泛。

治则：补气利水。

处方：

生黄芪 30g	防己 10g	桑白 15g	茯苓皮 30g
大腹皮 12g	陈皮 10g	冬瓜皮 30g	葶苈子[包] 10g
赤小豆 30g	麦冬 10g	丹参 30g	益母草 30g

7剂，水煎服，每日1剂。

2000年2月21日复诊：患者服上方7剂后症状缓解。现双下肢水肿，纳可，眠差，二便调。脉弦滑，舌红苔薄白腻。处方：

生黄芪 30g	防己 10g	桑白皮 15g	茯苓皮 30g
大腹皮 12g	陈皮 10g	冬瓜皮 30g	葶苈子[包] 10g
赤小豆 30g	麦冬 10g	丹参 30g	益母草 30g
泽兰 12g	泽泻 12g		

7剂，水煎服，每日1剂。

2000年2月28日三诊：患者服上方7剂后双下肢水肿基本消失。现痰量多色白，便黏滞感、日4-5行，四末不温，畏寒，纳可，眠差。舌淡苔薄白，舌下青紫，脉弦数。处方：

生黄芪30g	生白术12g	赤小豆30g	茯苓皮30g
大腹皮12g	陈皮10g	丹参30g	益母草30g
泽兰12g	泽泻12g	生薏苡30g	怀牛膝10g
制首乌15g			

7剂，水煎服，每日1剂。患者服药后诸症均释。

【原按】

本案证属气虚水泛之水肿。气虚无以输布体内津液，而致水邪内停，泛溢肌肤，则全身水肿。脾气虚，健运失司，气不化水，以致下焦水邪泛滥，故下肢尤甚。腰为肾之府，肾气虚而水气内盛，故腰酸痛。肾与膀胱相表里，肾阳不足，膀胱气化不行，故尿量减少。肺肾气虚，肾不纳气，气不归元，则动则喘。

【编者按】

颜教授在治疗此病例时以“补气利水”为其基本思想，以防己黄芪汤合五皮饮为基本方加减，充分体现了其补虚泻实的学术思想。方中生黄芪为补气药；防己、桑白皮、茯苓皮、大腹皮、陈皮、冬瓜皮、葶苈子、赤小豆、益母草为行气利水消肿药；麦冬养阴药以防利水太过而伤及津液；丹参养血活血药；诸药合用，证症结合，补虚泻实，以求药到病除之效。复诊时，患者病情得到了很好的控制，为巩固疗效，在守方的基础上加入了泽兰、泽泻等利水消肿药。经过近14剂的治疗，水肿全消，收到了很好的临床疗效。然水肿当辨别阴水和阳水，外感和内伤；针对其治疗，《内经》提出“开鬼门”、“洁净府”、“去菀陈莝”三条基本原则，兹归纳如下：①上下异治：上半身肿甚，以发汗为主；下半身肿甚，以利小便为主。②阴阳分治：阳水表现为表、热、实证，可发汗、利小便或攻逐，以祛邪为主。阴水表现为里、虚、寒证，治以健脾、温肾，以扶正为主。③如经一般常法治疗不应，或有瘀血征象者，可参合应用活血化瘀法。

三、周仲瑛治疗急性肾炎的学术经验

1. 学术思想

周仲瑛在急性肾炎从肺施治这一整体观点的指导下，总结出临证还当按照辨病结合辨证的要求，根据不同的证候表现，分别采取各种具体的治疗方法。①疏风宣肺法：周老将此法主要用于发汗消肿，疏风重在解表发汗，但宣肺还可以通阳利水，是治疗急性肾炎及慢性肾炎水肿急性发作的主要方法。《金匮要略》指出：“腰以上肿，当发汗。”此法主要用于急性肾炎之“风水相搏证”以及慢性肾炎急性发作之“阴水夹表”证。②益气温阳利水法：周老认为此法主要通过补益肺气，温补肺气而达到恢复人体气机则肿消的目的，适用于急性肾炎初起，有表证，但兼有卫表气虚，易汗，怕风，肿势消退不快，脉濡的表现或慢性肾炎急性发作，腰以上肿势加剧，有表证但有怕冷、畏风等阳虚表现者。③清肺解毒法：本法主要通过清解上焦肺经热毒而达到利水消肿的目的。本法主要适用于急性肾炎或慢性肾炎急性发作，表现出毒势偏重者。周老认为，本法在适应证上的主要特点是“毒”的表现比较突出，以发热、咽喉红肿疼痛、扁桃体肿大，或肌肤疮疡，或伴有颧部红斑、关节痛、皮疹等为主要临床表现，相当于中医"日晒疮"、"阴阳毒"范畴。④顺气利水法：本法主要通过顺降肺气，达到行水利尿的作用。肺为水之上源，主通调水道，肺气郁闭，则水气郁于肌肤间则发为水肿等病症。周老将本法主要用于急性肾炎，或慢性肾炎急性发作，表现出水气上逆者，证见水肿，以腰以上为甚，咳嗽气急，难以平卧，胸胁不舒，咽喉阻塞不利。本法在选药上主要选用开宣肺气药，以达到恢复肺的宣降功能而肿自消的目的。⑤养阴补肺法：临床主要用于急性肾炎水肿消退后，病程迁延日久或慢性肾炎反复发作的肺虚气阴两伤证，临床表现为低热，干咳，口干，咽喉干痛，甚则经常红肿，扁桃体呈慢性肿大，舌红，脉细数，或自汗，怕风，常因感冒诱发而病情加重，舌淡红，脉细。临床治疗主要通过养肺阴，补肺气，以资其化源，也可起到利尿作用。

2. 验案举隅

祁某，女，12岁。门诊患者。1994年腊月，先起高热、咳嗽，继则目胞浮肿，跗肿，尿黄量少，检查尿常规有明显变化，诊断为急性肾炎，经中西医药治疗后，未能向愈，尿化验仍不正常。症见：目胞微浮，面有浮态，汗多，夜卧亦有盗汗，常易感冒，咽弓微有红肿，扁桃体充血，肿大，时有腰痛，小便量较少，色黄微有泡沫，口干，舌苔薄黄腻，质红，脉细滑。尿常规：蛋白(+++)，脓细胞0~2个/HP，颗粒管型(+)。

西医诊断：急性肾炎。

中医诊断：水肿：阴气亏耗，卫外不固，风热侵袭。

治则：养阴益气，清肺解毒。

处方：

川百合12g	北沙参12g	玄参10g	麦冬12g
生黄芪12g	怀山药12g	一支黄花12g	小叶石韦12g
土牛膝15g	土茯苓15g	六月雪15g	猫爪草12g
生薏苡仁12g	白茅根30g		

上药加减出入，服后临床症状和尿常规检查均逐渐好转，经常感冒现象得到控制，先后治疗3个月，服中药60剂，仅自觉口干，视苔质红中空，余无明显不适，尿常规检查，每周1次，连续3次，均为蛋白少，脓细胞少，取得较为满意的近期疗效。

【原按】

(1) 患者先起高热，咳嗽，继则面目浮肿，跗肿，提示病因风热毒邪侵犯上焦，肺热气壅，通调水液的功能失职，而致病于肾。由于肺热内蕴，故咽弓常有红肿，扁桃体肿大，舌苔黄腻，脉见细滑；热在下焦，气化不利，则尿少色黄，而有泡沫，时感腰痛，虽然肺肾同病，但病源于肺，病变主要矛盾在肺，因此，采用清肺解毒的治法。

(2) 汗多，夜卧亦有盗汗，口干，舌质红，是因久病肺的阴气亏耗，肺虚卫外功能不固，风热易侵，以致又常感冒，故在清肺解毒的同时，采用补肺法以固卫，因肺虚的具体表现，主要是阴虚，所以用药亦以补阴为主，佐以益气。

(3) 根据本例临床表现，风邪蕴热在肺，是属邪实的一面，阴气亏耗，肺卫虚弱，是属本虚的一面，两者且互为因果，标本同病，故清肺解毒与养阴补肺法合用，标本同治，使病情得到初步的稳定。

【编者按】

急性肾炎从肺施治，充分体现了中医学的整体观念，脏腑之间在生理和病理上的密切关系，不但是源于实践的理论，同时还有它的病理生理基础。肺为水之上源，肺的宣发与肃降，对体内津液的输布、运行和排泄有疏通和调节作用。"水化于气，故其标在肺"。感邪之后，肺卫先受其邪，皮毛腠理闭塞，肺卫失和，以致津液不能宣发外达，进而外邪内舍于肺，致肺失肃降，不能通调水道，下输膀胱，以致风遏水阻，风水相搏，泛溢于肌肤，发为风水证。肺气以降为顺，"肺者，相傅之官，治节出焉"（《素问·灵兰秘典论》）。肺对全身气血津液及三焦气化活动有治理调节作用。肺受外邪侵袭，每致肺气郁，治节不施，应降不降，失于肃降通调之职致三焦气化失司，水道不通，则水液上下、内外的输布、运行和排泄受阻，从而出现小便不利、水肿等症。此病案虽肺肾同病，但病源于肺，病变主要矛盾在肺，因此，采用清肺解毒的治法，而久病肺阴亏耗，肺虚卫外不固，标本同病，故清肺解毒与养阴补肺法合用，标本同治，疗效满意，充分体现了周老的学术思想。

参考文献

[1] 张冰，吴嘉瑞．国医大师颜正华临床经验与用药思想探索[J]．中华中医药杂志，2009，24(6)：742.

[2] 吴嘉瑞，张冰．国医大师颜正华临床经验实录[M]．北京：中国医药科技出版社，2011.

[3] 周仲瑛．国医大师周仲瑛临床经验实录[M]．北京：中国医药科技出版社．2011.

[4] 谢鸣．方剂学[M]．北京：人民卫生出版社，2005：63.

[5] 童安荣，代艳芳．中医风水病证治体会[J]上海中医药杂志，2006，46(11)：27.

[6] 王小琴．养阴八法治疗慢性肾功能衰竭[J]．江苏中医药，2007，39(7)：4.

[7] 张俐敏．风药用于治疗慢性肾炎的研究[J]．山西中医学院学报，2006，7(2)：53.

[8] 李培旭，郭立中，刘玉宁．周仲瑛应用反治合法治疗疑难病经验[J]．中医杂志，2007，48(3)：203.

（江西中医药大学附属医院　廖为民）

第三十章 急性泌尿系感染

一、概　　述

急性泌尿系感染，是指各种病原微生物在尿路中生长、繁殖而引起的炎症性疾病，多见于育龄期妇女、老年人、免疫力低下及尿路畸形者。根据病原体种类可分为细菌性尿感、真菌性尿感及病毒性尿感等；根据感染部位可分为上尿路感染（肾盂肾炎、输尿管炎）和下尿路感染（膀胱炎、尿道炎）；根据有无临床症状可分为有症状尿感和无症状尿感；根据有无尿路异常（如梗阻、结石、畸形、膀胱输尿管反流等）又分为复杂性尿感和非复杂性尿感。现代医学认为急性泌尿系感染的病因为病原微生物，革兰氏阴性杆菌为最常见致病菌，其中以大肠埃希菌最为常见，约占全部尿路感染的85%，其次为克雷白杆菌、变形杆菌、柠檬酸杆菌属等。约5%~15%的尿路感染由革兰阳性细菌引起，主要是肠球菌和凝固酶阴性的葡萄球菌。尿路感染途径主要有上行感染、血行感染、直接感染和淋巴道感染，还取决于机体防御功能，易感因素主要与尿路梗阻、膀胱输尿管反流、机体免疫力低下、神经源性膀胱、妊娠、女性和性活动、医源性因素、泌尿系统结构异常、遗传因素等相关。典型的尿路感染有尿路刺激征、感染中毒症状、腰部不适等，结合尿液改变和尿液细菌学检查，诊断不难。凡是有真性细菌尿者，均可诊断为尿路感染。无症状性细菌尿的诊断主要依靠尿细菌学检查，要求两次细菌培养均为同一菌种的真性菌尿。在治疗上，应积极寻找病因，去除诱发因素，合理选用致病菌敏感的抗生素。

急性泌尿系感染属于中医学“淋证”的范畴。淋证是指因饮食劳倦、湿热侵袭而致的以肾虚、膀胱湿热、气化失司为主要病机，以小便频急、滴沥不尽、尿道涩痛、小腹拘急、痛引腰腹为主要临床表现的一类病证。淋之名称，始见于《内经》，《素问·六元正纪大论》篇称为“淋闷”，并有“甚则淋”、“其病淋”等记载。《金匮要略·五脏风寒积聚病脉证并治》称“淋秘”，并指出淋秘为“热在下焦”。《金匮要略·消渴小便不利淋病脉证并治》描述了淋证的症状：“淋之为病，小便如粟状，小腹弦急，痛引脐中。”隋代《诸病源候论·淋病诸候》对淋证的病机作了详细的论述，并对发病机制作了高度概括：“诸淋者，由肾虚而膀胱热故也。”金元时期《丹溪心法·淋》强调淋证主要由热邪所致：“淋有五，皆属乎热”。明代《景岳全书·淋浊》在认同“淋之初病，则无不由乎热剧”的同时，提出“久服寒凉”，“淋久不止”有“中气下陷和命门不固之证”，并提出治疗时“凡热者宜清，涩者宜利，下陷者宜升提，虚者宜补，阳气不固者温补命门”。关于淋证的临床分类，中医著作亦早有论述。汉末《中藏经》将淋证分为冷、热、气、劳、膏、砂、虚、实8种。隋《诸病源候论·淋病诸候》把淋证分为石、劳、气、血、膏、寒、热7种，而以“诸淋”统之。唐《备急千金要方·淋闭》提出“五淋”之名，《外台秘要·淋并大小便难病》具体指出五淋的内容：“论五淋者，石淋、气淋、膏淋、劳淋、热淋也。”现代临床仍沿用五淋之名，但有以气淋、血淋、膏淋、石淋、劳淋为五淋者，亦有以热淋、石淋、血淋、膏淋、劳淋为五淋者。

中医对急性泌尿系感染的认识由来已久，积累了丰富的临床经验。《临证指南医案·淋浊》指出：“治淋之法，有通有塞，要当分类。有瘀血积塞住溺管者，宜先通，无瘀积而虚滑者，宜峻补”。淋证的治法，古有忌汗、忌补之说，如《金匮要略·消渴小便不利淋病脉证并治》曰：“淋家不可发汗”。《丹溪心法·淋》曰：“最不可用补气之药，气得补而愈胀，血得补而愈涩，热得补而愈盛”。按之临床实际，未必尽然。淋证往往有畏寒发热之症，此并非外邪袭表，而是湿热熏蒸，邪正相搏所致，发汗解表，自非所宜。因淋证多属膀胱有热，阴液常感不足，而辛散发表，用之不当，不仅不能退热，反而有劫伤营阴之弊。若淋证确由外感诱发，或淋家新感外邪，症见恶寒、发热、闭塞流涕、咳嗽、咽痛者，仍可适当配合运用辛凉解表发汗之剂。因淋证为膀胱有热，阴液不足，即使感受寒邪，亦容易化热，故避免辛温之品。至于淋证忌补之说，是指湿热之证而言，诸如脾虚中气下陷，肾虚下元不固，自当运用健脾益气、补肾固涩等法治之。

中西医对急性泌尿系感染的不同认识决定了各自对急性泌尿系感染的治疗思路的差别。临床上中西医诊治急性泌尿系感染具有一定的互补性。

急性泌尿系感染是中医治疗具有特色的疾病之一，有多位国医大师对急性肾炎具有详细论述和丰富的治疗经验。

李济仁教授分六淋辨证施治，在热淋治疗时，李老认为切不可一味利尿通淋，竭泽而渔，使津液更耗、阴虚过甚反变生他疾，此时虽须标本兼顾，但要以滋益肾阴为主；酌情佐以淡渗利湿，不可过用苦寒之品，因滋阴药皆为寒凉之性，本身即有清热消炎之功，苦寒太过，反有化燥伤阴之嫌，故他常摒弃苦寒药过多的八正散，而选用银翘导赤散合知柏地黄丸加减，往往可收良效。李老认为气淋多因疾病迁延不愈、损伤正气而出现脏气虚衰下陷，症见脘腹满闷胀痛，小便涩滞，尿后余沥不尽。治当随证给予清解合扶正祛邪、顾护脾肾法。另亦有七情太过，尤其是大怒，致小溲突然淋沥不畅，甚至闭塞，此时切勿壅补，而应投利气疏导、降逆利尿之品。血淋大多因脾肾两虚、正气不足、病邪乘虚而入所致。所以顾护脾肾之气，培补先天、后天是治疗血淋的基本原则，凡是克伐脾肾气阴之药临证中均应慎用。石淋以腰酸绞痛为辨证要点。李老认为石淋以肾虚为本，湿热气血交阻为标，症见血尿，腰痛剧烈。急则治其标，用清热利湿、通淋排石之剂；若见脾肾两虚之候而结石不下、疼痛不显著者应使用温补脾肾、通淋排石之剂，使肾气充足、气化功能正常，则可加速结石的排出。在治疗中，还必须从整体考虑，既不要单纯注意个别症状（如疼痛、出血）的缓解，也不能仅着眼于结石的排出而猛攻峻逐，因症状与结石之间、结石与全身各脏腑之间都有着千丝万缕的联系。劳淋以劳累后易发作为辨证要点。《诸病源候论》云：“劳淋者，谓劳伤肾气而生热成淋也。”劳淋以肾虚为本、虚热为标，因久病肾气必伤，故治疗劳淋当以培补肾气为要，临床中往往能取得较好的疗效。李老长期对膏淋着力探研，他认为该病类同中医的淋浊证中的膏淋和尿浊之证，用苦参系列方对证化裁有明显疗效。

颜正华教授认为，在淋病的诊疗中，需辨清热淋、石淋、气淋、血淋、膏淋、劳淋这六淋中哪种类别。在区别各种不同淋证的同时，还需辨虚实，一般而言，初起或在急性发作阶段，因膀胱湿热、砂石结聚、气滞不利所致，尿路疼痛较甚者，多为实证；淋久不愈，尿路疼痛轻微，见可表现为正虚邪实并见之证，石淋日久，伤及正气，阴血亏耗，亦可表现为正虚邪实并见之证。各种淋证之间可以相互转化，也可以同时并存，在辨证上还应区别标本缓急。一般是本着正气为本，邪气为标；病因为本，证候为标；旧病为本，新病为标等标本关系进行分析判断。

国医大师张琪教授诊治急性泌尿系感染时分为寒淋、气淋、劳淋、热淋4型进行辨证施治。

张琪认为尿路感染经长期应用药性寒凉的清热利湿药后易损伤人体阳气，使病情缠绵难愈，或反复抗生素治疗无效者易表现为寒淋，张老对此辨证为脾肾两虚为主，此时虽有尿频，然非湿热蕴结所致膀胱气化功能失司，而由肾阳不足所致，膀胱与肾相表里，肾阳不足不能温煦膀胱，则膀胱气功能失常，开合失司，而发为尿频。治宜用桂附温肾，桑螵蛸，益智仁扶正，可少佐清热解毒药如蒲公英、马齿苋、败酱草等；肝主疏泄，其脉循少腹，绕阴器，抵小腹。若素体情怀不舒，肝气郁结，郁怒伤肝，肝失疏泄，气机不宣，血失流畅，脉络瘀阻；或气郁化火，气火郁于下焦，以致膀胱气化不利，则小腹坠胀，小便滞涩，淋沥不畅，尿有余沥，舌苔白，脉沉弦，此属气淋之实证，拟疏肝理气，利水通淋。张老通过临床观察，认为劳淋主要因诸淋日久不愈，或过服寒凉，或久病体虚，或思虑伤脾，或劳伤过度，或房事不节，而致脾肾两虚、气阴不足，湿热留恋不去，其特点是本虚标实，虚实夹杂，病邪常易起伏而致病情反复发作，缠绵难愈。《脾胃论》："脾胃气虚，则下流于肾，阴火得以乘其土位"。脾主运化水湿，脾虚湿停，湿热内生。气虚发热觉身热；脾气虚不能化生水谷精微，脏腑经脉失于充养，出现倦怠乏力。临床特点为小便不甚赤涩，但淋沥不已，时作时止，积年累月，遇劳即发，迁延难愈。劳淋之病位多责之于脾肾两脏，病机多为气阴两虚。治宜益气养阴，扶正祛邪，本同治。治疗上当守"实则清利、虚则补益"之法，但急性发作期虽投以清利之剂，切莫苦寒太过，戕伤正气，同时应配合扶正药物，使邪去正安；稳定期以益气健脾、补肾活血药物为主，同时配以清利湿热之品，以免闭门留寇之弊。热淋多因湿热多受自于外，亦可由内而生。受于外者，或因外阴不洁，秽浊之邪侵入膀胱；或下肢感受丹毒，壅遏脉络，波及膀胱。生于内者，多因过食辛热肥甘之品，或嗜酒太过，脾胃运化失常，积湿酿热，湿热下注膀胱；或心经热炽，移于小肠，下注膀胱。所有这些均可使膀胱气化受阻，水道不利，发而为淋证。

二、李济仁治疗急性泌尿系感染的学术经验

1. 学术思想

李济仁教授认为《金匮要略·五脏风寒积聚病》早已明言淋证的病因应是"热在下焦"，加之不论何种淋证均以里证为主，故前贤所言阴阳、表里、寒热、虚实的八纲辨证对淋证而言，表里、寒热两纲之辨已无太大意义，而辨证中首当重虚、实二纲。也就是说，对于淋证的辨证而言，虚实二纲乃八纲中的纲中之纲，在明辨了疾病的虚实之后再进一步辨其他六纲，

则将更有利于遣方用药,使疗效得以提高。还指出淋证虽皆有热象,但不论哪种热,多兼夹湿邪为患,湿与热相合,如油入面,纠缠难解,致淋证施治常难以速愈。此时当以利湿为要,使湿去则热孤,可明显缩短病程。再者,绝大多数淋证皆呈虚实夹杂之候,对于小便淋沥涩痛甚至伴少腹、腰骶痛胀明显者,当急则治其标,虽应遵“通则不痛”之理立法,但亦须详辨其虚实之偏颇而遣方用药。其对《医学正传·心腹痛》中的“……夫通则不痛,理也,但通之之法,各有不同。调气以和血,调血以和气,通也……虚者助之使通,寒者温之使通,无非通之之法也。若必以下泄为通,则妄矣”的论述十分服膺,指出治疗淋证之实证时,一方面应加重利尿通淋之品,另一方面应佐以宣化膀胱浊气之药如乌药、石菖蒲等。另对因气血过虚无力排出堵塞于尿道口的结石或血块之患者,必须遵《医学正传》之言采取“虚者助之使通,寒者温之使通”之法,重用参、芪以大补元气,甚至参以附子、肉桂,温宣膀胱浊气,以助结石或瘀块的排出。

2. 验案举隅

袁某,女,23岁。初诊:1980年7月15日。

半年多来,小便混浊如米泔,解之如油,澄下如膏,尿时常觉有异物堵塞尿道感,努挣后则见乳白色黏液状块物渗出,病情每因过劳或食油腻物而加重,伴见精神困倦,腰膝酸软,纳谷寡味。曾经上海某医院诊乳糜尿,施治中西医治疗3月余无效。近日又增小便频急,尿道灼热疼痛,少腹拘急不适等症,脉弦数,舌质略红,苔黄腻。

中医诊断:膏淋(脾肾亏虚、下焦蕴热型)。

治则:益肾健脾,清利湿热。

处方:

山药30g	砂仁3g	炒熟地18g	泽泻15g
炒杜仲15g	石莲子15g	车前子15g	山萸肉15g
苦参15g	萆薢10g	石菖蒲10g	益智仁10g

服用10剂后,小便清澈,无黏液状物阻塞尿道,腰酸膝软证减。尿道涩痛,小便频迫之感若失。再予原方继服5剂,诸症悉平,实验室检查均正常,随访至今5年,病情稳定,未见反复。

【原按】

小便混浊见于淋浊证,淋与浊证的鉴别在于前者尿时疼痛,后者尿时无痛。现本案初无尿痛,应属尿浊,后增尿痛,是为尿淋。《内经》曰:先病者为本,后病者为标。本案淋浊并见,但尿浊为本,尿淋为标。症有腰酸膝软,过劳病情加重,是乃肾虚不足所致;纳谷寡味,或多食油腻则增病情,此系脾虚不健所致。肾主藏精,脾主运化。肾虚不能固藏人体之精,脾虚不能运化水谷,反变生为混浊之物,二者相合由尿路外排成尿浊证。混浊久蕴下焦,郁化为热,湿热相合注于前阴,使尿道涩痛,小便频数急迫,继成尿淋。本案实乃脾肾不足,下焦蕴热所致。

【编者按】

本案淋浊俱见,浊为本、淋为标,因标证不急,且治疗本证需利湿泻浊,有利于标证的解除,故标本同治。根据国医大师李济仁教授学术思想,辨证首当重虚、实二纲。治本则益肾健脾为法,治标则清利湿热为法。肾盛则精固,脾健则湿化。方中地黄、杜仲、益智仁、山药、石莲子、山萸肉益肾健脾；益智仁、山萸肉、石莲子兼固涩肾精作用；泽泻、车前子、萆薢、苦参清热利湿泻浊；菖蒲开通尿窍。全方补泻兼施，标本同治，故能速效。乳糜尿为常见病证，中医药疗效尚可，但本案经中西药治疗3月未效，又增尿路感染，证情趋于复杂，经标本同治，补泻兼施法，获得佳效，说明治疗本证固然不可忽视正亏之治，也应重视邪实之除。

三、颜正华治疗急性泌尿系感染的学术经验

1. 学术思想

颜教授时常教诲学生和弟子"用药当知药，知药方能善用"。所谓知药，即指谙熟药性理论和常用中药的性能主治、使用宜忌以及配伍应用时的性效变化等。关于知药善用，颜教授认为应具体做到以下四个方面：

(1) 全面考虑，巧用多效药。颜教授临床中十分重视合理应用多功效药物，注重从多角度、多方位全面考虑药物的选用，避免专其一点而不及其余。如山药味甘性平，功能益气养阴且兼涩性。临床应用山药时，应从益气、养阴兼涩性三个角度全面考虑，不可见气阴两虚者即投山药，还必须询问患者是否兼有便秘或便溏，再决定是否投用。若兼便秘，即不宜投；而兼便溏者，则用之为佳。又如黄精，亦能益气养阴，但却兼润肠之功，临床应用当从益气、养阴、润肠3个方面考虑。若气阴两虚兼便秘者，用之为宜，而便溏者则不宜。

(2) 扶正祛邪，善用平和药。颜教授用药轻灵飘逸，喜用药性平和之品，每于平和之中收获奇效。颜教授认为，医生用药以增强正气，祛除疾病，促进机体康复为主要目的，绝不能因用药而损伤正气或造成机体新的紊乱。倘若用药猛浪，唯以克伐为用，则虽攻邪有力，然必伤正气，致使原有的紊乱未能调整而新的紊乱又可能出现。颜教授主张临证多选用药性缓和之品，认为合理使用平和药物，既能调节脏腑功能而不致出现新的紊乱，又能祛邪而不伤或少伤正气。如颜教授治疗便秘一病，多选用决明子、全瓜蒌等平和之品，较少用大黄等性猛之药。诚然，颜教授有时也会根据临床情况，适当选用附子、肉桂、细辛、牵牛子等药力峻猛之品，然用量均十分注意，一般只用小剂量，药力亦随之变缓，取药平和之意，已寓其中。

(3) 安全为要，慎用毒烈药。在常用中药中，有一部分毒烈之品性能特点突出，药力峻猛，效速而害大，如乌头、半夏等。对这类毒烈药，颜教授从扬长避短、用药安全的原则出发，总结出一套应用方法。首先，主张慎用，不到万不得已，不得投用。其次，主张严格炮制，以缓其毒，如甘遂醋制，巴豆去油制霜等。再者，主张遵从古法，从小剂量开始投用，不效逐加，至效即止。绝不能首量即足，致使攻伐太过。最后，主张间隔使用，穿插扶正。不可连续用药攻伐，致使故疾未去而新病又起或体虚至极，不堪用药。

(4) 澄清混乱，辨用同名药。由于历史演变和品种混淆等原因，中药同名异物情况比较普遍，如木通、防己、白附子、石斛、贝母等均具有多种植物来源。有的虽为同科同属，但不同种；有的则来源于两个完全不同的科或不同的属。由于它们来源不同，所含成分与具有的性能相差很大。颜教授认为，古代将不同品种的药混作一种是极不科学的，应当根据新的研究（包括实验和临床研究）结果，重新认识辨别，并在临床中区别对待，分别

应用。如贝母当分川贝母、浙贝母;沙参当分南沙参、北沙参等。如此,方可取得理想的治疗效果。

2. 验案举隅

卢某某,男,45岁,机关干部。初诊:2000年1月13日。

主诉:尿道坠胀、腰酸痛反复发作2年。1998年2月诊断为“急性肾盂肾炎”,经治疗后痊愈出院,但此后易于反复发作。近因劳累后又出现尿频、尿急、尿时灼热疼痛、尿道坠胀、腰部酸痛,西医诊断为“急性肾盂肾炎”,经治疗好转,但仍有尿道坠胀感,时尿频、尿急、尿时灼热疼痛,故前来以求中医治疗。现尿频、尿急、尿色少黄,尿时灼热疼痛、尿道坠胀、腰部酸痛、下肢水肿,大便调、日1行,纳可,眠安。脉弦细,舌黯红苔白薄腻。

西医诊断:急性肾盂肾炎。

中医诊断:热淋。

辨证:湿热下注,肾虚饮蕴。

治则:清热利湿,补肾逐饮。

处方:

生熟地各15g	怀山药15g	山萸肉10g	丹皮10g
茯苓皮30g	赤小豆30g	泽泻12g	白茅根30g
益母草30g	土茯苓30g	炒黄柏6g	鱼腥草后下30g

7剂,水煎服,每日1剂。

二诊:2000年1月24日。患者服上方7剂后症状有所改善,但昨日又因“劳累”而出现左侧腹胀、抽搐,牵及腰部,尿频。现左侧腹胀、抽搐,牵及腰部;尿道坠胀;尿频,尿急,尿时有灼热感但无疼痛;心烦、心悸,易急,全身乏力,喜汗出,大便调,纳可,眠安。舌淡红苔薄白,脉弦细。处方:

生熟地各15g	怀山药15g	丹皮10g	丹参15g
炒知柏各10g	白茅根30g	茯苓皮30g	赤小豆30g
鱼腥草后下30g	泽泻12g	益母草30g	麦冬6g
土茯苓30g	生黄芪15g		

7剂,水煎服,每日1剂。

三诊:2000年2月17日。服上方14剂后症状已消,但近因“工作忙碌”而再次发作。现尿频、尿急、尿色少黄,尿时灼热疼痛、尿道坠胀腰部疼痛、下肢水肿,大便调、日1行,纳可,眠安。脉弦细,舌黯红苔白薄腻。处方:

生熟地各15g	怀山药15g	丹皮10g	丹参15g
炒知柏各10g	白茅根30g	茯苓皮30g	赤小豆30g
鱼腥草后下30g	泽泻12g	益母草30g	麦冬6g
生黄芪15g			

14剂,水煎服,每日1剂。患者在继服14剂后,诸症基本消失。

【原按】

颜教授辨证本案，审证查脉，认为证属《诸病源候论》所云“肾虚而膀胱湿热”者，属热淋范畴。热淋的主要病机是湿热蕴结下焦，膀胱气化失司，故见小便短数、灼热刺痛，溺色黄；腰为肾之府，湿热之邪侵犯于肾，则会出现腰部酸痛；水湿内聚，三焦决渎失司，膀胱气化失常，则尿少，水湿横溢肌肤而致水肿。故颜教授在治疗此疾病的时候，以清热利湿消肿为治疗的基本原则。

【编者按】

此案患者虽以清热利湿消肿为治疗的基本原则，方中茯苓皮、赤小豆、泽泻、白茅根、益母草、鱼腥草、土茯苓、炒黄柏等均为清热利湿消肿药，但结合舌脉，患者有阴虚的表现，考虑到清热利湿消肿之品都为苦寒淡渗之品，易于耗气伤津而使已亏的津液更亏，故颜教授酌情加入生地、熟地、怀山药、山萸肉、丹皮等调补气阴之品，以防“邪去而正亏”之变。诸药合用，祛邪不伤正，扶正不留邪，以求药到病除之效。二诊时，患者病情得到了很好的控制，故颜教授在守方的基础上，随证加减，如因劳累后发作，考虑是虚不胜邪，故原方的基础上加入生黄芪以扶正。随后，患者继服14剂后，诸症基本消失，收到了良好的临床治疗效果。

四、张琪治疗急性泌尿系感染的学术经验

1. 学术思想

张琪教授对淋证有很深的理论造诣和丰富的临床经验，强调辨证论治，用药灵活精确。将淋证分为发病期、化转期、后期及十三证型。发病期为淋之实证，即邪实为主，认为湿热或毒邪客于膀胱，气化失司，湿热毒邪蕴蓄而成淋，精辟地阐述了湿热、毒邪为发病期的主要病因，湿热、毒邪蕴蓄膀胱，气化失司为其主要病机，在古人湿热的基础上，提出了毒邪蕴蓄膀胱之说，为淋证的治疗开辟了新途径。将淋证发病期分为六型论治，着重突出了中医辨证特点。

2. 验案举隅

某女，37岁，于1994年10月24日初诊。

有尿路感染病史，近1年余每劳累及外感必复发，静点抗生素无效，现腰酸痛，尿色黄，尿频而短涩，尿道微灼热，倦怠乏力，五心烦热，口干咽干，舌红苔白，脉细数，中段尿培养细菌数 >105/L。

西医诊断：泌尿系感染。

中医诊断：劳淋。

辨证：肾阴不足，膀胱湿热。

治则：滋补肾阴，清热利湿。

处方：

知母 15g	黄柏 15g	泽泻 15g	生地 20g
龟板 10g	熟地 20g	山萸肉 20g	山药 15g
枸杞 20g	萹蓄 20g	瞿麦 15g	木通 15g

甘草 15g

14 剂，水煎日 1 剂早晚温服。

服上方 14 剂，尿道症状消失，五心烦热，口干咽干等症状明显减轻，体力有所增加，以前方加减化裁，前后 5 次复诊，共服药 35 剂，尿检转阴，尿培养阴性，诸症消失，从而治愈。

【原按】

本案患者以小便频数涩痛，遇劳即发，缠绵难愈为特征，相当于中医"劳淋"范畴。《诸病源候论·诸淋门》"诸淋者，由肾虚而膀胱热故也"。"肾虚则小便数，膀胱热则水下涩，数而且涩，则淋沥不宣，故谓之淋"。对于劳淋认为"劳淋者，谓劳伤肾气而生热成淋也，其状尿留茎中，数起不出，引小腹痛，小便不利，劳倦即发"。淋证一旦发生，膀胱湿热邪气上犯于肾，或久病不已，又可使肾气受损，二者互相影响，以致病情缠绵难愈，也有因淋证日久，或过用通利，或热毒炽盛，损及心气心阴，虚火甚于上，肾阴亏于下，心肾不交，水火失济，肾失固涩，而转为劳淋。劳淋的特点为本虚标实，肾虚为本，膀胱湿热为标，虚实夹杂。淋证初起多由湿热毒邪蕴结下焦，导致膀胱气化不利，若治不得法，或病重药轻，余邪不尽，停蓄下焦，日久暗耗气阴，则转化为劳淋，此时脏腑阴阳气血功能失调，机体防御功能下降，故每因过劳，感冒，情志刺激等因素诱发。因此，本病为本虚于内，虚实夹杂，正胜则邪退，邪退则安，邪胜则病进，正邪相争，则病情反复。而"本虚"又常以气阴虚"肾虚"为最多见，故在临床治疗上，往往在清热利湿基础上，加用益气养阴或补肾助阳之品，标本兼治，不仅起效迅速，而且远期疗效巩固。如单纯应用清热通淋之品，如八正散，龙胆泄肝汤之类，不仅不能改善症状，而且更耗肾中元阳，犯"虚虚"之戒，而加重病情。

【编者按】

对于淋证的治疗禁忌，前人有禁汗禁补之说。《金匮要略·消渴小便不利淋病脉证并治》"淋家不可发汗"。《丹溪心法·淋》则谓淋证"最不少补气，气得补而愈胀，热得补而愈盛"。但是在临证时要具体问题具体分析，时刻注意辨证论治，如淋证初起，伴有发热恶寒，鼻塞流涕，咽痛等外感症状，则必须解表。如淋证日久成劳，气虚、阳虚、血虚、阴虚表现明显，则必须在清热利湿基础上加入补益药物，淋证忌补之说，是指淋证初起多实证，而补则犯"实实"之戒。《景岳全书》对淋证的治疗提出"热者宜清，涩者宜利，下陷者宜升提，虚者宜补，阳气者补命门"的辨证论治原则。

本案患者张琪教授认为是本虚于内，虚实夹杂，正胜则邪退，邪退则安，邪胜则病进，正邪相争，则病情反复，治疗上，在清热利湿基础上，加用益气养阴之品，标本兼治，不仅起效迅速，而且远期疗效巩固。本病案不违背辨证论治原则，是其学术思想的集中体现。

参考文献

[1] 李济仁．济仁医录[M]．合肥：安徽科学技术出版社，1996：232-240.
[2] 李艳．国医大师李济仁临床经验实录[M]．北京：中国医药科技出版社，2011.
[3] 李梢．中国百年百名中医临床家·李济仁张舜华[M]．北京：中国中医药出版社，2004：101-110.

[4] 吴嘉瑞，张冰．国医大师颜正华临床经验实录 M]．北京：中国医药科技出版社，2011.
[5] 吴嘉瑞，张冰．颜正华诊疗淋证经验介绍[J]．中国中医药信息杂志．2013.20(1):85-86.
[6] 张佩青．国医大师张琪临床经验实录[M]．北京：中国医药科技出版社．2011.
[7] 邓跃毅，杨洪涛．国医大师张琪教授诊治尿路感染的经验[J]．中国中西医结合肾病杂志．2012，13(4)：286-287.
[8] 孙元莹，张海峰．著名老中医张琪治疗劳淋淋证举隅[J]．中国乡村医生杂志．2000(5):42-44.

（江西中医药大学附属医院　廖为民）

第三十一章

肾结石/肾绞痛

一、概　　述

肾结石是临床常见的泌尿系统疾病,结石多位于肾盂肾盏内,小结石多随体位变化而变动,大结石形状多与所在腔道形态一致,多发于青壮年,男性多于女性。肾结石的症状取决于结石的大小,引起梗阻的程度和有无继发感染。在肾盂中不活动的结石而又无感染时,可长期无症状,甚至结石已引起肾功能不足时还无自觉症状,只在辅助检查(如B超、X线等)时偶然发现。但大多数患者有症状,疼痛和血尿是肾结石的主要症状。结石较大,在肾盂中移动度较小时,疼痛多为钝痛,有时是隐痛;结石小,在肾盂内移动度大时,容易引起肾盂输尿管连接部的梗阻而出现肾绞痛。肾绞痛通常指由于泌尿系结石尤其是输尿管结石导致的突然发作的肾区剧烈疼痛,急性肾绞痛大多是由于结石所致。

肾绞痛其实很大一部分是输尿管绞痛,肾绞痛不是一个独立的疾病,是由于多种原因导致的肾盂或者输尿管平滑肌痉挛所致,其发病没有任何先兆,从腰部开始,沿输尿管向下放射至膀胱。疼痛呈阵发性,一般持续数分钟,亦可长达数小时,并有恶心呕吐,有时病人面色苍白,大汗淋漓,呈虚脱状态,疼痛程度甚至可以超过分娩、骨折、创伤、手术等。

现代医学认为,肾结石引发肾绞痛主要有以下两种:结石在肾盂、输尿管内急促移动或突发嵌顿,导致上尿路急性梗阻,由于管腔内壁张力增加,这些部位的疼痛感受器受到牵拉后引起剧烈疼痛;输尿管或肾盏壁水肿和平滑肌缺血使炎症递质增加,激活了更多的疼痛感受器,进一步加重了痛感。

急性肾绞痛的典型临床表现为腰部或上腹部疼痛,剧烈难忍,阵发性发作,同时有镜下血尿、恶心、呕吐,查体时患者肋脊角压痛明显。典型的绞痛常始发于肋脊角处腰背部和上腹部,偶尔起始于肋骨下缘,并沿输尿管行径放射至同侧腹股沟、大腿内侧、男性阴囊或女性大阴唇。疼痛程度取决于患者的痛阈、感受力、梗阻近侧输尿管和肾盂压力变化的速度和程度等。输尿管蠕动、结石移动、间断性梗阻均可加重肾绞痛。疼痛最明显的地方往往是梗阻发生的部位。结石在输尿管内向下移动仅引起间歇性梗阻。

肾绞痛表现为三个临床阶段:急性期、持续期、缓解期;B超检查已成为诊断肾绞痛首选的筛查方法。为了进一步治疗,需要进行必要的检查,从而明确结石部位、大小和数量。对于怀疑肾绞痛的患者，尿液分析是非常重要的检查。约 85% 的病例出现肉眼或镜下血尿，但缺少镜下血尿者并不能排除肾绞痛的可能。肾绞痛的发作常伴随血白细胞计数增高。肾绞痛患者首要的任务是镇痛和解除肾盂和输尿管平滑肌痉挛。对于因恶心、呕吐导致脱水的患者，可以建立静脉通道，补充水、电解质，同时给以镇痛、镇吐治疗。如果肾脏有基础病变的患者使用可能会诱发急性肾衰。

根据肾结石的临床症状应属于中医的“石淋”、“腰痛”、“尿血”、“寒厥”、“转筋”、“虚损”及“关格”等证范畴。其病位在肾。早在《黄帝内经》里就有关于“淋证”的记载。《金匮要略》明确指出：“淋之为病，小便如粟状，小腹弦急，痛引脐中。”《诸病源候论·石淋候》：“石淋者，淋而出石也。肾主水，水结则化为石，故肾客砂石。肾虚为热所乘，热则成淋。其病之状，小便则茎里痛，尿不能卒出，痛引少腹，膀胱里急，沙石从小便道出，甚者塞痛合闷绝。”《中藏经》中“腹脐中隐痛，小便难，其痛不可忍，须臾，从小便中下如砂石之类，有大如皂角子，或赤或白，色泽不定”。肾结石的形成，既有脏器亏损，又有湿热蕴积等因素，《诸病源候论》曰：“诸淋者，由肾虚而膀胱热故也。”《医宗金鉴》认为“是因湿热炼膀胱”。辨证治疗肾结石，需分清标本缓急。初病多实，证多属湿热蕴结下焦；久病多虚，或虚实夹杂，证多属肾虚，气虚为主。对于素体正虚，或结石日久，耗伤正气者，如一味攻逐清利，伤阴耗气，结石亦难消除。此时应采取攻补兼施，故多用补益与清利结合。

本病多由下焦湿热，或气滞血瘀，或脾肾气虚，或肾阴不足所致。本病的演变规律初多为湿热蕴结下焦，或气郁化火，日久伤及肾阴，继而阴损及阳；或治疗过用清利之品，出现正虚邪实的症状。本病早期以实证为主，后期伤脾肾阳气，以虚实夹杂为主。下焦湿热为基本病机，病位在膀胱，与脾肾肝诸脏密切相关。

(1) 湿热蕴结：主要病因病机是湿热蕴结。下焦湿热证多由外感湿热之邪，或嗜食肥甘厚味，湿热内生，移行下焦，蕴结肾与膀胱，饮食不节，尿液煎熬日久为石。《金匮要略心典》喻为“犹海水煎熬而成盐碱也”。

(2) 气滞血瘀：气滞血瘀无疑也是重要因素，若机体气血运行通畅，气血水运行不息，动而不居，有形之物也不能聚而为患，一旦某些因素引起气滞血瘀，即会促使结石发生。结石乃有形之物，反过来又阻滞气机运行，不通则痛，故常见剧痛难当。另外，结石每易损伤血络，引起尿血，久则产生瘀血阻滞，故无论是结石产生前或结石产生后，气滞血瘀在结石的发病当中都具有重要的意义。气滞血瘀证多由忧思气结，气滞湿聚血停，湿浊郁而化热，燔灼尿液为石。

(3) 肾阴不足：七情过激化火，阴虚而生内热，煎熬尿液，日久结石，愈结愈甚，不通则痛，故可见腰痛；下焦气化不利，则小便涩痛；热伤血络，血溢脉外，则见尿血。

(4) 脾肾亏虚：脾主运化水湿，肾主一身之水，结石梗阻，水湿内停，常可影响脾肾功能，且久病之后，疾病性质由实转虚，每易出现脾肾亏虚。若脾肾功能强健，则有助于祛邪外出。

(5) 阳虚气弱，运化无力：肾主水，肾阳虚无以蒸化，肾气虚无以推动，结石久留，水道不通，肾气日消，终可导致肾气衰败，阴阳离绝。

本病多为湿热砂石，阻滞经络气血，腑气不通，位腰腹而发疼痛。治则多以清热利湿、利水通淋、散结消坚为要，辅以化瘀理气、活血化瘀、疏肝利胆、益气滋阴、温阳化气之法。选用八正散、失笑散、芍药甘草汤、五苓散、猪苓汤、小柴胡汤等化裁加减，药可选用金钱草、海金沙、鸡内金、石韦、车前草、滑石、郁金、冬葵子、白芍、枳实、厚朴、元胡、威灵仙、川牛膝、王不留行、皂刺等，以达止痛排石之功。中医认为“气行则血行”、“血行滞涩而滞瘀”，湿热毒邪灼伤津液，这也为用行气通络、清热利湿中药缓解输尿管结石疼痛提供了依据。小便混浊不清，呈乳糜色，置之沉淀如絮状上有浮油如脂，或夹凝块，或混血液，尿时不畅，灼热疼痛，舌质红苔黄腻。以涤除砂石、通淋利尿为主，用石韦散，能利尿，通淋，排石。并宜加金钱草、海金沙、鸡内金以增强其消坚涤石的作用。腰痛如酸者，合芍药甘草汤解痉止痛。伴有小便频急，滞涩不畅，尿时作痛，苔腻，脉濡数等膀胱湿热征象，治宜消石通淋、清利湿热，用尿路排石汤。

肾结石是临床常见的病症之一，对于肾结石的治疗，国医大师都有比较特色的论述和经验。国医大师郭子光著有专作论述泌尿系结石，他认为中医谓之的“石淋”若按传统中医有关“石淋”的论述，必须于病人尿中发现砂石，才能作出“石淋”或“砂淋”的诊断。由于砂石通过输尿管和膀胱时，对其局部所产生的刺激和损伤常引起受损部位出现充血、水肿、炎症、出血等病理变化。这些病变在临床上一般都表现为中医所谓的“湿热下注”病候，故历来认定结石的成因，皆为湿热蕴结，煎熬津液所致。用方不外八正散、石韦散等，咸从清热利湿论治，确有一定疗效。随着现代医学检测方法的引入，近年来已将无症状性结石和无砂石排出之结石，归在“石淋”病中辨治，对其病因病机也有了更深层次的认识。认识到结石滞久不动，也会引起梗阻、积水等症，乃系气滞血瘀所致，于是治疗上极力主张活血化瘀一法。这些新的认识与治法，既克服了传统中以对无症状和无砂石排出之结石病“无证可辨”和辨证上的盲目性，而且在一定程度上还弥补了清热利湿法对较大或滞留时间较久的结石，以及结石性梗阻、积水疗效欠佳的缺陷，把中医治疗泌尿系结石的疗效提高了一步。

李济仁对于肾结石、肾绞痛的治疗主张①八纲辨证，虚实为主：李老认为《金匮要略·五脏风寒积聚病》早已明言淋证的病因应是“热在下焦”，加之不论何种淋证均以里证为主，故前贤所言阴阳、表里、寒热、虚实的八纲辨证对淋证而言，表里、寒热两纲之辨已无太大意义，而辨证中首当重虚、实二纲。也就是说，对于淋证的辨证而言，虚实二纲乃八纲中的纲中之纲，在明辨了疾病的虚实之后再进一步辨其他六纲，则将更有利于遣方用药，使疗效得以提高。另古有淋证“忌补”之说，如《丹溪心法·淋》中曰：“最不可用补气之药，气得补而愈胀，血得补而愈涩，热得补而愈盛。”李老根据自己数十年的临证经验指出，该说不可盲从，临床须从实际出发，紧紧抓虚实二纲，确系虚证者，只要辨证精准，参、芪之类的补气之品亦可大剂投入，尤其对年迈体弱或久用苦寒利尿之品使肾之气阳伤戕过甚之患者，非如此难收满意之效。若真因气虚而致淋者，岂会因补气而致“胀”、“涩”、“盛”也。②湿热为病，利湿为先：李老经数十载临床，指出淋证虽皆有热象，但不论哪种热，多兼夹湿邪为患，湿与热相合，如油入面，纠缠难解，致淋证施治常难以速愈。此时当以利湿为要，使湿去则热孤，可明显缩短病程。但对于利湿药的选用，则因人而异，若热象偏重且体质较好者，可首选《局方》八正散加减；对肾阴虚有热者，可改用知柏地黄丸去山萸肉，适当佐以淡渗利尿之品，如薏苡仁、土茯苓、白茅根等；对小便淋沥灼热较甚者，方可加入利尿通淋之品，或配合八正散（去大黄、木通）共治之。③通则不痛，以“通”为要：李老在长期临证中发现，绝大多数淋证皆呈虚实夹杂之候，对于小便淋沥涩痛甚至伴少腹、腰骶痛胀明显者，当急则治其标，虽应遵“通则不痛”之理立法，但亦须详辨其虚实之偏颇而遣方用药。其对《医学正传·心腹痛》中的“……夫通则不痛，理也，但通之之法，各有不同。调气以和血，调血以和气，通也……虚者助之使通，寒者温之使通，无非通之之法也。若必以下泄为通，则妄矣”的论述十分服膺，指出治疗淋证之实证时，一方面应加重利尿通淋之品，另一方面应佐以宣化膀胱浊气之药如乌药、石菖蒲等。因《内经》曰："膀胱者，州都之官，津液藏焉，气化则能出矣。"对尿中夹有血块者，参入化瘀利尿之品，如生蒲黄、琥珀、益母草等；对石淋或血淋突然出现堵塞时，由于疼痛剧烈出现的一些"正虚"之象，如面色㿠白、大汗、气急、肢冷，亦毋庸过投扶正之补药，他强调只要小溲得以畅解，"正虚"之象则可立即缓和。若患者系体虚老迈之人，为防万一，气虚甚者伍黄芪，阴虚甚者佐麦冬，总之补的同时切勿影响利尿。另对因气血过虚无力排出堵塞于尿道口的结石或血块之患者，必须遵《医学正传》之言采取"虚者助之使通，寒者温之使通"之法，重用参、芪以大补元气，甚至参以附子、肉桂，温宣膀胱浊气，以助结石或瘀块的排出。④石淋以腰酸绞痛为辨证要点。经数十载临床实践，李师认为石淋以肾虚为本，湿热气血交阻为标，症见血尿，腰痛剧烈。急则治其标，用清热利湿、通淋排石之剂；若见脾肾两虚之候而结石不下、疼痛不显著者应使用温补脾肾、通淋排石之剂，使肾气充足、气化功能正常，则可加速结石的排出。在治疗中，还必须从整体考虑，既不要单纯注意个别症状(如疼痛、出血)的缓解，也不能仅着眼于结石的排出而猛攻峻逐，因症状与结石之间、结石与全身各脏腑之间都有着千丝万缕的联系。在应用排石剂的同时一定要顾及机体的承受能力，一般药力尚不太峻猛的排石剂(如金钱草、冬葵子、虎杖等)都会致腹泻，何况体虚老迈之人岂可耐受大剂苦寒攻逐之品。临床中可适当酌用补气温肾、通淋排石法，健脾化湿、利尿排石法，活血理气、通利化石法，往往能收到柳暗花明的意外佳效。

朱良春张琪等国医大师，都认为肾结石乃古之"石淋"，治疗方法虽多，但是不能离开中医的整体治疗原则。"治病必求于本"，因此要紧抓石淋为下焦湿热，气滞瘀阻，又因湿热日久，耗伤正气，导致肾阳亏虚，故治疗结石新病，以清热利湿、通淋化石为主；久病者须考虑本虚，应侧重补肾，朱师更加健脾补虚，脾为后天之本，脾肾双补以资先天，再加上利尿排石，可谓攻补兼施。

周仲瑛认为该病应以清化湿热，排石通淋，化气行水为治疗大法，热重合并感染者配大黄、知母、黄柏、山栀；湿重者配猪苓、茯苓、泽泻、通草等；病程长者需补肾以助气化，药用生地、桑寄生、怀牛膝、胡桃肉等；对于结石难下者辅以验方排石散，即琥珀、沉香、鱼脑石，按2∶2 的比例配方，研粉吞服，每次 1~2g，每日 2~3 次，别有卓效。另外核桃仁亦有化石之功，可嘱患者常服作食疗方。

张琪认为治疗肾结石湿热证贯穿始终，重在调理气血，攻补兼施，辨证与辨病相结合。张师认为针对此病清热利湿、涤石通淋的方法有一定的局限性，对停留于上尿路(特别是肾盏内较高部位)的结石或体积较大的结石疗效不是很好。张老认为："凡结石停留必使气血阻遏，而结石之排出又必赖气血之宣通以推动之。"在临床上，张老经常使用自拟的验方消坚排石汤治疗肾结石，取得了非常显著的效果。取金钱草 50g，三棱、莪术、鸡内金、赤芍、红花、丹皮、车前子、桃仁各 15g，瞿麦、丹参、萹蓄、滑石各 20g。在此方中，金钱草具有清热解毒、利尿排石、活血化瘀的功效，为治疗尿路结石的要药。三棱、莪术、鸡内金具有破积、软坚、行气的功效。赤芍、丹皮、丹参、桃仁、红花具有活血化瘀、散痛消肿的功效。萹蓄、瞿麦、滑石、车前子具有利湿清热的功效。将上述药物配伍，可取得很好的溶石、排石作用。张老指出，肾结石患者的患病时间若较长，常会出现正气亏虚的症状，因此在使用此方进行治疗时应适当加入一些可扶助正气的药物。一般来说，有气短自汗、倦怠无力、面色白、小便频多、遗精早泄等肾气亏虚症状的患者可在此方中加入熟地、枸杞子、山药、菟丝子等药物。有畏寒肢冷、腰膝酸痛、小便清长等肾阳不足症状的患者可在此方中加入肉桂、附子、茴香等药物。有少气懒言、疲倦乏力、声音低沉、气短、易出汗、头晕心悸、面色萎黄、食欲不振等气虚症状的患者可在此方中加入党参、黄芪。

朱良春主张抓住脾胃这个轴心，着眼脾气虚，及时调养脾气，气机调畅，升降复常，是治疗疾病、促进机体康复的关键，以此理推究肾绞痛的病机，乃当有阴阳虚实之分、通补之别，故常法用通利法治疗绞痛实证，变法理当有补益脾阳法治疗绞痛虚证。朱良春教授总结，结石多发地区，可经常用柳树叶子或大麦杆子、玉米须、金钱草等煎汤代茶饮，有预防和治疗作用。

邓铁涛不太赞成多服大剂量的清利湿热之药，原因是往往石未下而正气先伤，因而喜用导赤散加减；对于肾绞痛或者腹痛甚者可当即用拔火罐治疗，其效如桴鼓。他认为本病虽因湿热所致，但有些患者因久服用清利之剂，反见虚寒之象，此时治法应修改，气虚补气，阳虚补阳。国医大师郭子光认为结石部位分阴阳，在肾属阴，在腑（输尿管、膀胱）属阳；腑气结滞先通下，结石不动化瘀。李振华喜用排石三方：清利排石汤，加味硝石矾石散，益气排石汤；验方配合针灸排石。李玉奇认为治疗输尿管结石应分三个阶段治疗，并随症加减，第一阶段清利行气；第二阶段行气活血化瘀；第三阶段破气化瘀软坚。

二、张琪治疗肾结石/肾绞痛的学术经验

（一）破瘀活血，通淋涤石

1. 学术思想

张琪强调首先要认清病因病机，本病相当于中医之“石淋”范畴。中医理论认为，石淋多由膀胱湿热久蕴，煎熬水液，日积月累，聚为砂石而成。砂石阻塞尿路，则排尿艰涩中断。结石积于膀胱则影响其气化功能，尿出不利，甚则欲出不能，窘迫难受，痛引小腹；结石滞留于肾，则影响肾司二便之职，砂石阻滞，则气血运行不畅而阻滞，故不通则痛。砂石伤络则出现尿血，若久病耗伤肾中阳气，不能正常运化水液，则水湿停聚，而发为肾积水。张老在结石的治疗中，强调活血化瘀。张老发现结石为形实阻滞于肾，病势已较严重，仅用一般活血药桃仁、红花、丹参之类，恐难收效，必须应用三棱、莪术之类破血祛瘀之品。三棱、破血行气、消积止痛。《医学衷中参西录》谓：“三棱，为化瘀之要药，性非猛烈而见功甚速，化瘀之力三棱优于莪术，理气之力莪术优于三棱。若结石体积大难以排出，则可加入穿山甲、皂刺以助其散结消坚之力”。《本草纲目》谓“穿山甲能窜经络而达于病所也”。《医学衷中参西录》谓“穿山甲，味淡，性平。气腥而窜，其走窜之性无微不至，故能宣通脏腑，贯彻经络，透达关窍，凡凝血血聚为病皆能开之。”另外，王不留行、川牛膝活血通经，利湿通淋，二者药势趋下，相须为用，导石下行。《本草新编》谓“王不留行，其性甚急，下行而不上行者也，凡病逆而上冲者用之可以降，故可待之作臣使之用也。”若尿路疼痛，腰痛明显，可加元胡，其活血行气，有解痉镇痛之功，对于缓解尿路痉挛而致的疼痛有显著疗效。《本草纲目》谓“能行血中气滞，气中血滞，故治一身上下诸痛，用之中的，妙不可言。”同时张老治疗肾结石喜用芒硝、大黄。张老认为结石阻滞于肾，在某种程度上相当于积聚。芒硝泻热通便，润燥软坚。《神农本草经》谓“除寒热邪气，逐六腑积聚，结固留癖，能化七十二种结石”。《别录》谓“主五脏积聚，除邪

气，破留血，腹中痰实结搏，通经脉，破五淋，推陈致新”。《珍珠囊》谓“芒硝其用有三，去实热，一也；涤肠中宿垢，二也；破坚积热块，三也。”“大黄泻热毒，破瘀腐积聚，推陈致新”。《药性论》谓“利水肿，破痰实；冷热积聚，破留血。”大黄具有较强的活血化瘀作用，无论新瘀、宿瘀均可应用。这里取芒硝化石消坚破瘀，配以活血化瘀，破积滞，经过大量临床实践证明具有较好的化瘀排石作用。但硝黄为攻下之峻剂，不宜用量过大，一般以5~10g为宜。另外，应注意辨别病人体质，以年轻体健实证明显者，用之为宜。年老体虚者则不宜应用。

经过大量临床实践，张老发现本病起病多由膀胱湿热久蕴，煎熬水液，日积月累，聚为砂石而成。砂石阻塞日久，进一步壅遏气血，郁而化热，二者之间互为因果，形成恶性循环，而导致砂石体积日益增大，数目增多，促进病情进一步恶化。张老虽为全国名老中医，但是并不拘泥于传统的理法方药，相反对于西医的病理药理成果主张中西汇参，衷中参西。就本病的并发症和预后来讲，西医强调除了常见症状疼痛和尿血之外，由于长期尿路梗阻，往往继发感染，部分患者可以并发严重的肾积水，造成慢性肾功能衰竭。因此，导师强调利水通淋、清利下焦湿热为治疗本病的又一重点环节。实践证明，对于缓解症状、促进溶石排石、改善预后都具有良好的促进作用。张教授临床善用海金沙、石韦、车前子、瞿麦等。《本草纲目》谓“海金沙，甘寒淡渗，除小肠膀胱血分湿热，治肿满五淋茎痛”。《神农本草经》谓“石韦，主劳热邪气，癃闭不通，利小便水道。”《神农本草经》谓“车前子，主气癃、止痛、利水道小便，除湿痹”。为治疗石淋要药。其中车前子经现代药理证明，具有促进输尿管蠕动的作用尤其适用于输尿管结石；滑石甘寒滑利，利尿通淋，为排石常用之品。《医学启源》谓其“治前阴窍涩不利”。另外瞿麦除利水通淋外，尚有活血通经之功。《神农本草经》谓“主关格癃闭，小便不通。”《日华子本草》谓“催生，治月经不通，破血块，排脓，萹蓄利尿、清热、杀虫”。《滇南本草》谓“利小便，治五淋白浊，热淋，瘀精涩闭关污。”用于本病伴有湿热之象者，用之尤宜。

2. 验案举隅

于某，男，73岁，于2001年6月22日初诊。

患者有糖尿病史十余年，冠心病史13年。3天前，突然出现肾绞痛，西医诊断为左肾及输尿管中上段结石，伴有左肾积水。因年高体虚不适于手术，求治于中医。现病人腰部酸痛，倦怠乏力，排尿时有中断现象，尿常规：白细胞10~12个/HP，红细胞5~10个/HP，舌质淡苔白厚腻，脉沉而无力；B超示左侧肾盏有结石块，直径为3.5mm，右侧输尿管中上段有结石两块：直径分别为1.3mm及1.8mm。

西医诊断：肾结石，肾绞痛。

中医诊断：石淋（肾阳不足正气虚衰，湿热蕴蓄，血络瘀阻）。

治则：温肾阳助气化，清热利湿，通络排石。

处方：

乌药 20g	白芷 15g	三棱 15g	莪术 15g
金钱草 30g	海金沙 20g	鸡内金 15g	车前子 30g
瞿麦 20g	萹蓄 20g	桃仁 15g	威灵仙 15g
桂枝 15g	附子 10g	甘草 15g	

水煎1剂/日，早晚温服。

病人共服药八十余剂，结石全部排出，B超示积水消失，病遂痊愈。随访年余，状态稳定无复发。

【原按】

患者突然起病，患有肾结石两年，早期无显著症状为就诊，发展至后期，肾结石日久不去，易引起肾积液，导致泌尿系统感染反复不愈，此多由肾阳衰弱，气化功能不足，湿热毒邪蕴结不除导致，故治疗时宜在消坚排石汤的基础上选加附子、桂枝温阳以助化气。

【编者按】

病理研究发现，长期结石刺激可以促进尿路鳞状上皮广泛变性，而发生癌变。药理证明，活血化瘀药能够改善微循环；抑制纤维母细胞合成胶原，对发生透明均质样变的胶原纤维可以使其疏松化或恢复正常；降低炎症反应减少渗出，促进炎症吸收，并使炎症的病灶局限化，抑制炎性肉芽肿形成，因而能充分降低感染过程的病理损害；还可以增强网状内皮系统的吸附功能以及白细胞吞噬能力，使血肿以及其他坏死组织易被巨噬细胞吞噬吸收。同时，莪术、三棱等活血破瘀药具有明确的抗癌作用，能有效保护局部上皮，防止其发生癌变。另外，结石阻滞日久，往往与周围组织发生粘连，大量临床实践实明，化瘀、破气之药三棱、莪术、青皮、枳实之类，有利于粘连松解，砂石排出；但化瘀破气之品有耗伤正气之弊，对于年老体弱者，应注意适当加入黄芪、党参、生晒参之类以鼓舞正气。药理研究证明利水通淋清热药不仅本身能抑菌杀菌，而且可以清除细菌产生的内毒素。中药对内毒素导致机体损伤的保护作用主要有4个方面：直接清除内毒素；抗内毒素诱发的细胞因子或炎性因子作用；改善微循环和血流变作用；对脏器和组织细胞的保护作用。

（二）辨证虚实、温阳化气

1. 学术思想

张琪认为本病的辨证要点，首先要区分证候的虚实。一般来讲，实证起病急、病程短，疼痛程度较为剧烈，发作大多较为频繁，往往尿血颜色鲜红，小便灼热疼痛，或小便突然中断，尿路疼痛难忍，甚则表现为癃闭等。虚证大多为久病不愈，正气虚损，往往疼痛并不特别剧烈，尿色淡红或夹有血丝，同时伴有脏腑气血虚损表现。 就疼痛发作的性质和表现来讲，一般胀痛、钝痛多为实邪湿热阻滞气机，病在气分；阵发性腰腹绞痛，或痛引它处，或小便突然中断，尿道有如刀割，多为有形实邪阻滞水道，气血阻滞，筋脉拘挛所致；如果痛如针刺，固定不移，按之痛甚，或可触及有形包块者，大多为砂石盘踞，气滞血瘀停聚所致。如果疼痛绵绵发作，喜揉喜按，伴有腰部长期酸楚不适，不耐劳累，则多为气血亏虚，腰腹失养所致。另外，对于尿血情况也要注意辨别，尿血实证大多由于砂石损伤或湿热灼伤血络，迫血妄行所致；虚证则由于病情迁延，肾阴不足，虚火伤络火气血耗伤，脾不统血而成。如果尿色鲜红，小便灼热疼痛，多为下焦湿热，迫血妄行，尿色淡红或夹有血丝，多为湿热余邪不尽或虚火灼伤血络，腰酸乏力，以镜下血尿为主，大多为气血虚耗，脾不统血，尿血紫暗，或有血块，少腹硬满，多为内有瘀血。如果尿血发生于疼痛或劳累之后，多为砂石活动，损伤血络所致。对于女性患者，如果平素尿血、腰痛，月经过后，明显减轻者，多为瘀血阻滞；若月经过后尿血、腰痛明显加重者，则大多为气血不足。本病初起多为实证，久病伤及正气，或为气虚，或为阴虚，或为肾气不足，而砂石未去，故为虚实夹杂之证。在治疗上必须消补兼施，寒温并用，方能取效。肾结石日久大多伴有肾积水，《素问·至真要大论》谓“诸病水液澄澈清冷，皆属于寒”。张教授发现中医辨证肾积水多为寒证。肾阳功能有三,一为助胃腐熟水谷;二为助脾化气行水;三为助膀胱蒸腾化气。结石阻滞于肾,日久使气血运行不畅,则必伤及肾中阳气,肾阳虚衰,气化功能不足,水湿停聚,则积水成矣,结石多由膀胱湿热久蕴,煎熬尿液,尿液浓缩,聚而成为砂石。肾阳虚衰,无力祛邪外出,则毒邪蕴蓄不除,故肾积水病人往往表现为泌尿系统感染反复不愈。

2. 验案举隅

吕某某,女,32岁,2000年9月21日初诊。1年前体检,B超发现右肾有一小结石,直径2.7mm,因无明显症状,未予治疗。1个月前腰痛如针刺。B超示,右肾有结石5~6个,直径2.4~5.1mm,右肾盂积水。西医治疗无明显疗效,服排石素、溶石素,效果不显。现病人尿意仍频,尿急。自觉双下肢酸软无力,尿色黄赤,舌苔白稍腻,舌质紫,脉沉滑。尿常示:红细胞35~40个/HP,白细胞25~30个/HP。

西医诊断:肾结石,肾绞痛。

中医诊断:石淋(肾阳不足,血络瘀阻)。

治则:温补肾阳,活血化瘀。

处方:

莪术 15g	赤芍 20g	金钱草 30g	海金沙 15g
石韦 15g	皂刺 10g	甲珠 5g	王不留行 30g
玄明粉(冲服) 7g	大黄 7g	乌药 15g	益智 20g
桂枝 15g	橘核 20g	熟地 20g	附子 10g
威灵仙 15g	甘草 10g		

水煎1剂/d,早晚温服。

服药7剂,病人自觉腰痛明显减轻,尿路症状明显好转。尿常规:红细胞5~8个/HP,白细胞4~5个/HP;体力明显增强。病人先后复诊6次,以上方加减化裁,共服药五十余剂,先后排出结石4块。

二诊:2001年3月21日,B超示结石消失,但仍有积水。病人自觉腰酸,舌质淡苔白,脉沉滑,继以温阳通络,清热利湿法化积利水。处方:

附子 10g	桂枝 15g	丹参 20g	三棱 15g
莪术 15g	鸡内金 15g	赤芍 15g	丹皮 15g
石韦 15g	茅根 30g	桃仁 25g	败酱草 30g
金银花 30g	连翘 20g	甘草 15g	

水煎1剂/d。

服上方三十余剂,病人自觉诸症悉除,B超复查肾积水已消失。随访6个月再无复发。

【原按】

肾结石是尿路结石临床常见,临床常见结石停留在上尿路,特别是肾盏较高部位,体积较大者运用清热利湿,涤石通淋的方法效果不显著。尤其重视结石停留处气血必定阻滞,结石的排出又必须依赖气血的宣通以推动之。张琪教授基于以上理论,自拟消坚排石汤。此方除用清热利湿之剂外,并配伍行气活血软件化积之品。一方面是气血畅通,另一方面使结石溶化。方用金钱草30g为主药,《本草纲目拾遗》记载:"性微寒祛风治湿热","治脑漏白浊热淋玉茎肿痛",近代研究发现其具有清热解毒利尿排石,活血化瘀的作用,故重用金钱草作为治疗尿路结石之首选药。三棱、莪术、鸡内金破积软坚行气;赤芍、牡丹皮、丹参、桃仁、红花活血化瘀散痛消肿,在配伍萹蓄、瞿麦、滑石、车前子清热利湿。上药相互协同,共奏溶石、排石之效。

【编者按】

肾结石日久大多伴有肾积水,治疗肾积水须以温阳化气为首要治则,常用药物如附子、桂枝、乌药等;其次要注意清热解毒利湿,去其湿热毒邪,常用药物如败酱草、双花、连翘、桃仁等。另外还要注意酌加行气药,"肝经过腹环阴器",尿道、外阴为足厥阴肝经所过之处,临证可酌加木香、青皮、橘核、川楝子入肝经之药在引药至病所的同时行气郁结、消滞止痛。张师在治疗本病伴有肾积水时喜用威灵仙,此处取其走窜之性,通经络、散癖积之功。《本草经疏》谓"主诸风,为风药之消导善走者也,膀胱宿脓恶水,靡不由湿所成,祛风除湿,病随去矣。"《本草正义》谓其"以走窜消克为能事,积湿停痰,血凝气滞,诸实宜之。"经过大量临床实践证明,威灵仙对肾结石有良好的治疗作用,肾结石伴有肾积水用之尤为适宜,对于年高体虚,在桂枝、附子乌药等大量补肾温阳药作用下,收效亦为满意。

三、颜德馨治疗肾结石/肾绞痛的学术经验

(一)温补肾阳为主

1. 学术思想

石淋一证,通常以清热通淋为法,这对石淋初起,湿热盛,体强证实者有效,但治疗尿石日久,体弱正虚者则往往无效。颜老认为这一部分无效病例多属本虚标实之证,肾虚气化失利为其本,湿热蕴结下焦为其标,若专事清热通淋,不但尿石难以排出,且久用攻利,反有耗气损阳之弊。肾主水,司二便,为调节全身水液的枢纽。肾阳旺盛,气化正常,肾之开阖蒸化有度,将浊中之清者复上升于肺输布全身,浊中之浊下注膀胱排出体外,则湿热无以蕴结,尿石无法形成;若肾阳衰弱,气化乏力,肾失开阖蒸化之权,清浊泌别失司,湿浊不能外泄,郁而化热,则沉积为石。因此,尿石的形成根本病因在于肾气虚惫,治疗不可单纯用清热通淋之品,必须施以温补肾阳之药,以补代通,使机体阳气充盈,气化则石能出焉。

2. 验案举隅

胡某,男,46岁。腰酸伴尿频反复发作半年余,经静脉肾盂造影检查确诊为右肾盂结石,患者面色苍白虚浮,恶寒低热,往来不退,腰部沉重酸痛,少腹拘急,小便频数不畅,舌淡苔白滑,脉细无力。

西医诊断:肾结石,肾绞痛。

中医诊断:石淋(肾阳衰惫,气化无权,湿热留恋)。

治则:温肾益火,渗浊通淋。

处方:

熟附子9g　巴戟天15g　鹿角15g　仙茅30g

黄柏 9g	知母 12g	白术 12g	牛膝 9g
生熟地各 15g	补骨脂 15g	仙灵脾 15g	金钱草 30g
石打穿 30g	肉桂 3g	甘草 3g	

水煎,每日两次。

服药 10 剂,低热见退,但腰酸痛、尿频加剧,X 线复查示原位于右侧肾盂的不透光阴影已下降至右侧盆腔,相当于右侧输尿管膀胱开口处。药已见效,原方续进 20 天,尿石排出,诸症次第消失,遂改用右归丸善后。

【原按】

石淋日久不愈,临床表现为肾阳虚弱的症状,如神萎乏力、少气懒言、颜面或下肢浮肿,腰酸腿软,畏寒肢冷,舌淡且胖,脉沉细。B 超显示多为上尿路结石如肾盂肾盏结石,当以补为主,取附子与巴戟天、仙茅、仙灵脾、鹿角、补骨脂等药合用以温肾补阳,充足肾气,调畅气机,通利水道,从而推动尿石排出。

【编者按】

在温补肾阳治石淋的理论指导下,颜老在治一些难治性石淋时,每在辨证的基础上加入附子而取得满意效果。附子辛甘大热,为纯阳之品,擅补命门之阳,温膀胱之气,且其性走而不守,又有通阳行气之力。用于石淋证,既能补虚衰之肾阳,又可逐滞之湿邪,标本兼顾,有一举两得之妙,随证配伍,每获良效。

(二) 佐以活血化瘀

1. 学术思想

颜德馨教授认为气血是临床辨证的基础,他提出了“气为百病之长,血为百病之胎”,“久病必有瘀,怪病必有瘀”的学术观点及调气活血为主的“衡法”治则,在中医治则学研究中,开辟了新的天地,这一法则在 20 世纪 80 年代还应用于“瘀血与衰老”的研究,取得了一系列成果。临床中,他积极运用活血化瘀法治疗各种内外科疾病,并进行了多年潜心研究。他总结,中医“辨证八纲”中虽然没有气血二字,但气血内容贯穿于八纲之中,故可认为气血病变是临床辨证的基础,也是疑难病证的辨证基础。气为百病之长,血为百病之胎,瘀血是气血不和的重要因素。而活血化瘀能够疏通气血,调整阴阳,平衡气血,其作用超越了前人“通行血脉,消除瘀血”的含义。

2. 验案举隅

徐某,男,24 岁。腰痛伴尿频、尿痛月余,近 10 余天发作频繁,X 线腹部平片示:右侧输尿管下段接近膀胱处有黄豆大小结石阴影,屡投清热利湿通淋之剂无效,外科建议手术治疗。患者呈痛苦面容,面色苍晦,腹部胀痛,波及腰部,痛甚则冷汗出,小便作痛,并淋沥不畅,舌红苔黄腻,脉弦细。

西医诊断:肾结石,肾绞痛。

中医诊断:石淋。

辨证:湿热蕴结膀胱,阳气受困,气化失利。

治则:温阳通络,利水通淋。

处方:

熟附子 9g	炮山甲 6g	威灵仙 10g	三棱 10g
莪术 10g	牛膝 10g	海金沙 10g	石韦 10g
乌药 10g	金钱草 30g	车前草 30g	

服药 3 剂，患者少腹绞痛加剧，随即小便时排出 1 枚结石，痛势即失。

【原按】

石淋频频发作，临床以下焦湿热塑塞不通为主要表现，如腰腹剧烈绞痛，小便刺痛或淋沥不尽，恶心呕吐，面色苍白，烦躁不宁，舌红苔黄腻，脉弦紧，B 超或 X 线检查多提示尿石在输尿管某段嵌顿。治当以通为主，取附子与三棱、莪术、山甲、金钱草、海金沙、牛膝等药配伍，以温经通淋。附子与清利通淋、活血化瘀之品同用，既可温阳以消阴霆，又能增强辛开祛湿、通利排石之力，有相得益彰之效。

【编者按】

患者屡用清利药物结石不能排出，提示周围可能有嵌顿，重用三棱、莪术、山甲、牛膝等药活血化瘀，具有活血化瘀、消炎等作用，配伍金钱草清热利尿、消肿排石、破积止血，大剂量使用，对泌尿系结石的排出尤有殊效。海金沙甘、淡、寒，淡能利窍，甘能补脾，寒能清热，故治尿路结石有殊效。

四、朱良春治疗肾结石/肾绞痛的学术经验

（一）绞痛多虚宜补中

1. 学术思想

朱老认为，结石形成后发展转归的途径是不一致的。应辨证施治，如“正胜邪却”，结石不大，且形态光滑，就可能自动排出，而不致病。中药非手术的方法就可以通过口服药物、运动来提高机体抗病能力，促进机体溶石、排石能力，从而使结石排出。反之，如“邪胜正衰”，损伤肾阳，肾阳不振，膀胱气化不利，泌尿系统功能减退，结石逐渐增大，形态不光滑，难以排出，而引起一系列病理变化导致肾积水或急慢性尿潴留，甚至癃闭等。巢元方《诸病源候论》“诸淋者，肾虚而膀胱热也”，膀胱湿热，气滞瘀阻，阻遏下焦，煎熬水液，聚为沙石，久病伤正，肾阳虚衰，肾与膀胱相表里，肾阳虚则膀胱气化不利。朱老结合病程的不同对于泌尿系结石的治疗按虚实分：实证（下焦湿热、气滞瘀阻）；虚证（肾阴虚、肾阳虚）；病久也可出现虚实夹杂。朱良春常用补中益气汤加减治疗肾与输尿管结石并发的腰腹绞痛收到著效。

2. 验案举隅

洪某，男，30 岁，患肾结石 5 年，中西医治疗 2 年，服多种排石药无效，近年来常发腰腹绞痛，肾区叩击痛，绞痛发作时四肢冰冷，大汗淋漓，痛如刀割。2 日前因食生冷物并水果，突发肾绞痛，急住医院，经输液、解痉镇痛等治疗 2 天无效，建议手术，患者决意不做手术，转中医科治疗，又服通腑排石通淋中药，配合阿托品、杜冷丁等解痉止痛，亦不缓解。自述右侧腰肾绞痛时向右腹股沟放射，喜用手按压稍缓。诊见舌淡红、苔白薄，脉弦紧。刻下：神疲、纳呆，大便 3 日未解，腰腹均绞痛。

西医诊断：肾结石，肾绞痛。

中医诊断:石淋(脾胃虚寒,冷积寒闭)。
治则:健脾补中散寒。
处方:

(1) 制附子 15g　北细辛 5g　生大黄 5g

水煎 1 次(20 分钟),上午服完。

(2) 炙黄芪 20g　炒白术 12g　陈皮 6g　升麻 5g
柴胡 5g　炙甘草 5g　党参 15g　当归 15g
鹿角霜 30g　炒小茴 10g　炒川楝子 10g

水煎 2 次下午服。1 日 2 剂。

服完,绞痛全除,次日嘱续服补中益气汤加味 1 剂善后。继又乘胜追击,拟护土助运排肾石法,服 60 剂排出肾结石 3 枚告愈。

【原按】

寒独留则血凝泣,凝则脉不通,若因恣食生冷,或过食寒凉药食,或病后失于调养,均可导致脾阳受损,阴寒内生,寒凝脏腑经络则不通则痛,非温运脾阳莫能化其寒瘀积滞,寒邪痼闭凝结,大便因积冷不通,苟非温药除冷积,何以消阴霾而开坚结,故首拟温宣而从内解之法,用大黄附子汤温下,温里散寒,通便止痛之剂,方中取细辛之辛散大热,入少阴之经散寒止痛,取辛温宣通之功,助附子以增强散寒,且制大黄之寒,而存其走泄之性。仲景方中对寒邪内伏阴分,多以细辛和附子配伍以增强散寒止痛之力。本案患者素体阳虚、阴寒内盛。加之生冷饮食水果入胃,益伤脾胃之阳,倘寒邪由经传里,留于肠胃,阳气被抑,气机失运而无力传送,则便秘难行。非温不能散其寒,非下不能去其结。故仲景拟温下并用法。此方标本同治,大黄得附子、细辛之温则寒性去,而走泄之性存,故三药合用,使在经之寒邪得散,在腑之寒积得下,乃为仲圣开温下法之先河也。临床体会腰腹绞痛即肾绞痛辨属虚寒之体者,均须着眼阳虚为主者,统于脾。专补命火者,不如补脾以建其中,脾胃居中,为气血生化之源,水谷精微上奉心肺,下荫肝肾,和调五脏,洒陈六腑,无不由健运之脾胃,斡旋中州,升降上下使然。《金匮要略》:"中者四运之轴而阴阳之机也。故中气立则阴阳相循,如环无端而不及于偏……是故求阴阳之和者,必于中气"。此说使治中之理昭然,故拟补中益气汤加味治肾绞痛虚寒型屡收奇效。方中加鹿角霜,乃意在温通肾督,因督脉总督一身之阳,肾中结石或输尿管结石并发之绞痛,虚寒者多为肾经督脉道路受寒瘀阻滞,鹿角霜补虚、温督、壮元阳、补血气、生精髓,通中寓涩,治肾阳不足,腰脊酸痛、脾胃虚寒十分合拍,加小茴香温肾散寒,和胃理气。治寒凝冷痛、肾虚腰腹挛痛。此药辛香发散,甘平和胃,引诸药直入肾和膀胱、胃三经,能立行诸气。《医林纂要》云:"茴香大补命门,而升达于膻中之上,命门火固,则脾胃能化水谷而气血生,诸寒皆散矣"。加川楝子直入肝经以舒筋、解郁、止痛。因性味苦寒,故少用以反佐热药。补中益气汤得鹿角霜、炒小茴、炒川楝子三药之助,其温阳补虚止痛之力大增,其燮理阴阳,升降气机,温经散寒,行滞散结,解郁止痛之功相得益彰。

【编者按】

对于肾结石的治疗,朱老指出:"泌尿系结石的治疗方法较多,但总不能离开整体治疗原则,因此既要抓住石淋为下焦湿热蕴结,气滞血瘀,又要注重湿热久留,每致耗伤肾阴或肾阳。故新病应清利湿热，通淋化石，久病则需侧重补肾或攻补兼施，抓住肾虚，气化无力，水液代谢失常，杂质日渐沉积形成结石之病机。”患者来诊时乃寒积里实之象，周老用辛附这对大热之剂速温里散寒，大黄通便之痛，乃大黄附子汤。方中附子与细辛相配是仲景方中治疗寒邪伏于阴分的常用组合，与苦寒泻下之大黄同用，重在制约大黄寒性，以温下寒积，意在温阳通便。后用补中益气汤加味培补中气，抓住了肾虚气化无力，无力排石而出的特点，扶正祛邪，事半功倍。

（二）绞痛证属湿热因，大剂经方时方引

1. 学术思想

清代李冠仙《知医必辨》云：“用药之道，唯危急存亡之际，病重药轻，不能挽救，非大其法不可。否则法先宜小，有效乃渐加增。”朱师治疗湿热型肾绞痛，证属下焦湿热阻滞，经脉不利，发于腰腹绞痛者，拟仲景芍药甘草汤加大剂量大黄附子汤加味，愈之理想效果。

2. 验案举隅

鲁某，女，40 岁，患肾结石 5 年，一有饮食不节或食辛辣油腻物即诱发肾绞痛，每次发作均注射杜冷丁等止痛剂方可缓解。日前又因食辛辣油腻食物复发肾绞痛，去医院注射杜冷丁等止痛剂 2 天，仍反反复复，每次注射后止痛时间只维持 4~5 小时。诊见表情痛苦，自诉右侧腰部痉挛样绞痛，时向同侧腹部及大腿放射，大便 3 日不通，小便黄少，口干苦，舌红苔黄腻，脉弦滑。

西医诊断：肾结石，肾绞痛。

中医诊断：石淋（湿热郁结下焦，肝肾经脉道路不通）。

治则：通经脉、缓痉挛、清湿热。

处方：芍药甘草汤合大黄附子汤加四妙散。

生白芍 80g	生甘草 12g	生大黄 10g	制附子 5g
北细辛 15g	苍术 15g	川黄柏 15g	川牛膝[各] 15g
苡米 30g	滑石[包煎] 20g		

药服 1 剂，痉挛疼痛即缓解，再剂即绞痛如失。去大黄、附子、细辛又 1 剂善后，坚持服药 2 月余复查肾结石消失。

【原按】

归纳《伤寒论》用芍药处 30 方，分布于 59 条原文中；《金匮要略》中计 33 方用芍药，分布 38 条原文中，通观仲景用于缓急止痛症，分寒热虚实配伍各不相同，如虚痛伍桂枝、饴糖、甘草等甘温补虚之品；实痛与大黄、枳实等苦降攻下之品配伍；寒痛与细辛、附子、吴茱萸等为伍；热痛与黄芩、知母等配伍。总之张仲景用白芍缓痉挛、通经脉的机理，已为现代药理所证实，现代药理证明白芍有较强的活血化瘀行滞和利水通便作用，其养血补血功能非常显著，且有通络镇痛作用，对不同部位的平滑肌有解痉作用。用大剂量白芍缓痉挛，配合大黄、附子汤而少用附子、细辛，从内解热清腑，加滑石并四妙散以导引湿热从小便而泄。此方拟寒热辛苦同治绞痛，包含温、补、清三法。盖寒以清热，苦以燥湿，通、敛、辛以活血，热药反佐以解大剂量白芍敛阴有过而和阳，方意标本同治，故每收著效。

【编者按】

朱良春教授对于治疗寒胜的肾结石肾绞痛，喜用大黄附子汤，但视轻重灵活调节大黄细辛用量，并配伍白芍，可见用药剂量的轻重对治疗的效果是有决定意义的，使用古方，贵在药量的灵活变通，当轻者宜轻，当重者宜重，应有客观依据，笔者认为凡当用大剂量者必须是邪盛、体壮，更要提及的是必须是脾胃功能不衰者。若重证而脾胃功能衰弱者，如药用重量必须同时顾及脾胃之气。

五、周仲瑛治疗肾结石/肾绞痛的学术经验

1. 学术思想

石淋的基本病机为湿热下注，化火灼阴，煎熬尿液，结为砂石，瘀结水道。病程短者治予清化湿热，排石通淋，化气利水，方药如石韦散、八正散，乌药、沉香等；病程长者常伴有虚、瘀宜在此基础上再配合补虚化瘀之法，药如炙鳖甲、鹿角片、胡桃肉、桑寄生、炮山甲、王不留行等。一般经此治疗，多能取效。但也有顽固不效者，由于结石不去，病情即使一时平稳，但终易反复，此时周仲瑛主张自拟验方"排石散"取效。

2. 验案举隅

洪某，男，67岁，肾、输尿管结石病史20余年，B超检查提示双肾小结石、泥砂样结石，左肾结合系统分离，轻中度积液，输尿管上端明显扩张。两肾区时有疼痛，曾有肾绞痛史。苔薄黄，质暗红，脉弦。

西医诊断：肾结石，肾绞痛。

中医诊断：石淋（肾虚阴伤，湿热瘀结）。

治则：滋阴补虚，清热利湿。

处方：

金钱草 25g	海金沙（包）15g	酢浆草 15g	石韦 15g
萹蓄 15g	瞿麦 12g	青皮 10g	威灵仙 15g
生地 12g	六一散[包] 10g	王不留行 10g	炙鸡内金 10g
川牛膝 10g			

水煎服，每日2次。

药后腰痛好转，但停药仍有发作，B超复查仍示双肾内小结石，结合系统分离，输尿管下端扩张。周老即在上方基础上，嘱患者自购琥珀30g，沉香15g，鱼脑石30g，3药研粉，每服2.5g，每日2次。1月后患者复诊时诉，自服上述药粉半个月后腰酸腰痛等不适感即未再作，小便通畅，B超复查示双肾内已无小结石，结合系统无分离，输尿管不扩张，再服药巩固，防止复发。按琥珀、沉香、鱼脑石研末吞服。

【原按】

此即周师治尿路结石验方。方中琥珀消瘀通淋，沉香降气走下为大家所熟知，鱼脑石则临床少用。按此药系石首鱼科动物大黄鱼、小黄鱼头骨中的耳石，有利尿通淋排石的作用，对此古代本草曾有所记载，如《开宝本草》谓其"主下石淋"，周老多年经验，鱼脑石化石排石之功确凿，为治疗石淋的验药之一，惜现代一般的中药书籍常不收录，人多不识，药房也常不

备此药。

【编者按】

周师善用临床少用之鱼脑石，主治石淋和小便不通，常研磨服用，《开宝本草》谓其“主下石淋”;《本草纲目》:“研末或烧研水服，主淋沥、小便不通。”琥珀既能散瘀止血，利水通淋，又善去毒消痈，《日华子本草》记载其能“破结癥”。沉香味辛、苦，性微温，《本草新编》:“沉香，温肾而又通心”，三药研末口服，温肾止痛，利尿通淋，结石得出。

六、郭子光治疗肾结石/肾绞痛的学术经验

(一) 结石部位分阴阳

1. 学术思想

泌尿系结石大多原发于肾和膀胱，肾中结石移于输尿管则成为输尿管结石。一般直径在0.4cm以下的光滑圆形结石，常易自动排出，肉眼可见，因其移动时擦伤肾盂和输尿管的黏膜，引起出血、感染发生小便淋沥涩痛等症状，中医就称之为“石淋”。若结石大于0.6cm，或呈方形、多角形表面粗糙者，很少能自动排出，也就很少出现尿中，有砂石、小便淋沥涩痛等“石淋”特征症状，尤其是肾和输尿管上无结石更是如此。此类结石之存在通常是经X线摄片或B超检查确定，其性质与传统中医“石淋”无异，但按传统中医“石淋”辨治则无据。经过反复思考，郭老以“脏为阴，腑为阳”的学说为指导，认为结石之在肾者，属阴，为肾中阳虚，阴寒凝聚，冰结而成；结石之在输尿管、膀胱者为在腑属阳，由热灼津液，煎熬而成。因湿多下流，常与热结，故此热多为湿热。肾中阳气，化气行水，表现为“蒸”、“渗”二用，清气非蒸不能升，浊阴非渗不能降。若肾中阳虚，不能行使其“蒸”、“渗”之功用，则清浊不分，凝聚成石。结石已成，阻碍气机，损伤脉络于是有绞痛、尿血、积水等标证出现。而治疗之法重在治本，治本即是治肾，治肾重在温阳。肾中阳旺，阴寒自消，蒸渗有权，则结石或碎解、或溶化、或下降，确是治疗之又一途径。如肾结石又兼湿热者则温阳与清利兼施，或先清利后温阳，当权衡缓急施宜。至于输尿管、膀胱结石本着六腑以通为用、“实者泻之”的原则，概从清热利湿通淋论治，如排石条件有利，多能取效。

2. 验案举隅

陈某某，男，50岁。1990年3月24日就诊。

患者于2月中旬发生左腰胁联及左下腹阵阵绞痛，时时欲呕，当即去本市某医科大学附院就诊，X线平片检查未发现结石，而B超检查发现“左肾下盏结石0.5cm”。于2月21日来门诊初诊，要求中医药治疗。自诉症状如前，察其形体壮实，舌苔白滑，脉微弦。

西医诊断：肾结石，肾绞痛。

中医诊断：石淋。

辨证：肾阳虚弱，湿热内蕴。

治则：清热利湿通淋、温肾阳为主，兼以活血。

处方：

制附片(先熬) 25g　肉桂(后下) 10g　巴戟天 20g　仙茅 20g

石上柏 20g	鸡内金 20g	海金沙 20g包	冬葵子 30g
郁金 20g	桃仁 30g	王不留行 30g	牛膝 20g
乌药 5g	金钱草 30g		

水煎服，日 2 次

上方服 6 剂，于 3 月 31 日排出结石。复查 B 超发现左肾下盏还存在一个 0.4cm 结石。遂继服上方 10 剂，4 月 5 日排出余石，B 超检查正常。

【原按】

本案以郭老"脏为阴，腑为阳"的学说为指导，认为在肾脏的结石属阴，为肾中阳虚，阴寒凝聚，冰结而成。肾中阳气，化气行水，表现为"蒸"、"渗"而用，清气非蒸不能用，浊阴非渗不能降，肾阳虚则不能升清降浊，凝结成石，故应该温阳化气，利水通淋为主。

【编者按】

本案患者来诊时，时有肾绞痛，并表现为一派阳虚症，肾结石基本病机为湿热内蕴，辨证属肾阳虚弱、湿热内蕴，故予以利水通淋以解其湿热，温阳化气以补其阳虚。

(二) 腑气结滞先通下

1. 学术思想

六腑之气相通，以通为用。在临床上常用之利小便以实大便，通大便以泄胆腑，下燥矢以消胃滞等治法皆本此理。不仅如此，通大便以泄小肠邪热，使小便通利也是古人恩明之法。故利水通淋之八正散伍用大黄，治砂石诸淋之石韦散伍用润肠通便之冬葵子等皆是其例。而大便燥结不通者，急当先行攻下肠中燥矢，使腑气畅利，然后再以清热利湿通淋，方可取效，否则达不到排石通淋，或缓解绞痛之目的。

2. 验案举隅

李某，男，20 岁。1993 年 6 月 30 日初诊。患者日前右侧腰胁部连及少腹阵阵绞痛，恶心呕吐，小便不利，并有肉眼血尿。本市某医科大学附院 X 线照片检查发现右侧输尿管结石伴轻度积水，拟用激光碎石治疗，需要预付人民币 3000 元，患者因经济困难而来门诊要求中医药治疗。察患者血气方刚，体质健壮，痛苦病容，舌红干，脉弦。开出两张处方，一为四金汤加味，以清热利湿通淋，二为芍甘汤加玄胡、罂粟壳，力图缓解绞痛。

二诊：7 月 1 日上方各服 2 剂自觉毫无效果，自诉已四日未大便，腰胁连及少腹痛甚，以胀痛为主，前二日时而排气后胀痛略减，今日排气而不得，时而恶心欲呕，小便短黄，有时有阻塞感痛苦不堪。察其面红光，舌红干，脉弦滑。初诊只管清利，未通腑气，以致愈利愈结滞，乃改，先以承气攻下通腑，待燥矢下腑气通，继以四金汤加味治之。

处方：

(1) 大黄 10g	芒硝 20g	厚朴 15g	枳实 15g

水煎顿服

(2) 金钱草 40g	海金沙包 20g	鸡内金 20g	茵陈 20g
连翘 20g	冬葵子 15g	郁金 15g	桃仁 15g
枳壳 15g	乌药 15g	石韦 1g	银花 30g

水煎服

三诊：患者持米粒大之结石2枚来诊，自诉①方服一次即大便数次，而腰胁、少腹之疼痛随即缓解。②方两剂服完即排出结石，即去医院作X线照片检查，结果肾、输尿管、膀胱均正常。目前唯感乏力，腰部轻度叩痛，舌红少津，脉平。知柏地黄丸加味善后。

【原按】

本案患者辅助检查发现结石位于输尿管处，在腑属阳，由热灼津液，煎熬而成石。急则治其标，缓则治其本，患者数日未行大便，腹胀难解，故应先以承气攻下通腑，待燥矢下腑气通，继以四金汤加味治之。

【编者按】

悉患者二诊时一派热象，腑气不同，腹胀难耐，实则泄之，方用大承气汤通腹泻浊，再和病机清热利湿排石。服药后结石得以排出，邪已去，乃固正气，又因病久阳损及阴，方用知柏地黄丸，滋阴清热。

（三）结石不动当化瘀

1. 学术思想

结石病人的血液多处于较高的浓、黏、聚状态，故一般主张不论有无瘀血外候，都当配合运用活血化瘀之品，以增强疗效。尤其结石不动，更应重在化瘀。其不动之由，多是结石较大，或形不圆滑，或所处位置不利，或被炎性分泌物、黏液等所包裹引起。现代观察证明，活血化病药对由结石所致局部水肿、炎症、粘连有抑制和松解作用，并能增强输尿管的蠕动，有利于结石的裂解和排出。而气为血帅，气行则血行，故活血不忘行气，行气重在疏利肝气，因其疼痛多发生在腰胁至少腹，乃肝经循行部位。活血药常用桃仁、牛膝、王不留行之类，行气药常用郁金、乌药、枳壳、青皮、莪术之类。行气活血化瘀法治疗泌尿系结石，虽是现代所极力主张者，实际上古人早有认识，只不过未引起临床者足够重视而已。郭老治疗中都配合了大量饮水和跳跃、叩打等辅助治疗方法。一般肾上盏与输尿管结石采取跳跃运动，而左肾盏结石取右侧卧位，右肾盏结石取左侧卧位；肾下盏结石取膝胸卧位叩拍肾区，每次跳跃或叩拍10~15分钟，于服药、饮水后进行。年长不能跳跃者，采取散步方式。

2. 验案举隅

车某某，男，62岁。1998年7月14日初诊。

患者出示X线平片及B超检查结果，均报告左侧输尿管上段结石0.6cm×0.5cm，呈方形。小便常规检查有少许白细胞。结石不移动，自觉无任何痛苦，小便亦正常。察其体质壮实，面色红润，各部无压痛或叩痛，又饮食、睡眠正常，大便调和，舌正脉平。

西医诊断：肾结石。

中医诊断：石淋（气滞血瘀）。

治则：清热利湿、行气化瘀。

处方：

(1) 金钱草 30g	海金沙[包] 20g	鸡内金 15g	郁金 15g
冬葵子 15g	石韦 15g	瞿麦 15g	枳壳 15g
乌药 15g	牛膝 15g	桃仁 15g	茵陈 20g

水煎服，每日1剂。

(2) 白芍30g　甘草10g　玄胡15g　罂粟壳12g

绞痛时急煎顿服 以免痛甚伤气。

二诊：7月27日，上方服10剂，未排出结石。继续上方，再予服10剂。

三诊：8月31日，患者自诉发生二次左胁下至少腹绞痛甚剧，均遵嘱煎(2)方顿服，确能立即止痛，并谓其痛有下移之感，是结石已动的佳兆，再给(1)方10剂，(2)方2剂，如法使用，嘱其收集尿液，注意有无结石排出。

四诊：8月20日，自诉左下腹剧痛多次，部位逐渐下移，昨日发现尿液中沉淀物甚多，以手拾而审之，确有砂状物，是排石征象。再予上方5剂。

五诊：9月1日，患者持数粒绿豆大结石来诊，已不感任何痛苦，两次B超检查均报告输尿管、膀胱未发现异常，小便常规亦正常，唯体重失落数斤，有乏力之感。是结石尽除，气阴略伤，予六味地黄丸善后。

【原按】

本案患者肾结石而不移动，为难治，故大量使用行气活血化瘀药物，使得结石得化而行，《丹溪心法》就提到："诸方中类散热利小便，而于开郁行气，破血滋阴盖少焉。夫散热利小便，只能治热淋、血淋而已；其滑淋、沙淋、石淋三者，必须开郁利气，破血滋阴方可也。古方用郁金、琥珀开郁药也；用青皮、木香行气药也；用蒲黄、牛膝破血药也；川黄柏、生地黄滋阴药也。"。郭老用桃仁、牛膝活血化瘀，郁金、乌药、枳壳、青皮行气。再加上金钱草、海金沙、鸡内金、冬葵子、石韦、瞿麦清热通淋，全方共奏清热利湿，行气化瘀之功。配合方二用白芍、甘草、玄胡、罂粟壳缓急止痛。

【编者按】

本案患者为肾结石，而结石较难排出，坚持口服中药，遂排出结石，说明对于重症顽症的治疗，必须打持久战，不能半途而废，更不能放松警惕，才能取得最终胜利。待结石排出后，久用清利伤阴，给予六味地黄丸赔补肾阴以善后，正和中医整体治疗原则，以达事半功倍之效。

参考文献

[1] 邱志济．四方治泌尿系结石[J]．中医药通报，2010，(5)：22.

[2] 邓铁涛．邓铁涛临床经验辑要[M]．北京：中国医药科技出版社，1998：221.

[3] 戴天木．朱良春临床经验应用举隅[J]．中医药通报，2005，(2)：17.

[4] 孙元莹，吴深涛，王暴魁．张琪教授治疗肾结石经验介绍[J]．时珍国医国药，2007，18(7)：1791-92.

[5] 郭子光．治疗泌尿系结石的几点经验[J]．成都中医学院学报，1994，17(1)：17-20.

[6] 李玉奇．中国临床家李玉奇[M]．北京：中国中医药出版社，2001：85-86.

[7] 李振华．常见病辨证治疗[M]．郑州：河南人民出版社，1979：206-08.

[8] 王建国，刘建和．国医大师医论医案医方[M]．北京：人民军医出版社，2013：186-97.

[9] 张佩青．张琪肾病医案精选[M]．北京：科学出版社，2008：265-267.

[10] 张琪．跟名师学临床系列丛书——张琪[M]．北京：中国医药科技出版社，2006：221-223.

[11] 孙元莹．张琪老中医临证备忘录[M]．北京：化学工业出版社，2007：43-46.

[12] 朱良春 . 朱良春[M]. 北京:中国中医药出版社,2011:110-117.
[13] 朱良春 . 国医大师朱良春[M]. 北京:中国医药科技出版社,2011:145.
[14] 朱良春 . 朱良春医论集[M]. 北京:人民卫生出版社,2009:95-99.
[15] 邱志济,邱志东,邱江峰 . 朱良春治疗肾绞痛经验的临床运用[J]. 辽宁中医杂志,2004,5:1.
[16] 张军会,杨淳 . 中医辨治肾结石经验[J]. 长春中医药大学学报,2012,3:447-448.
[17] 郭子光 . 治疗泌尿系结石的几点经验[J]. 成都中医学院学报,1994,17(1):17-20.
[18] 储成志,李艳,邓沂,等 . 国医大师李济仁教授诊治淋证经验[J]. 甘肃中医学院学报,2004,31(1):7-8.
[19] 邱志济,邱江东,邱江峰 . 朱良春治疗肾绞痛经验的临床运用[J]. 辽宁中医杂志,2004,31(5):355-56.
[20] 颜乾麟 . 颜德馨教授应用附子治疗石淋的经验[J]. 江苏中医,1993,4:35-36.
[21] 张成铭 . 周仲瑛教授临床经验拾零[J]. 南京中医药大学学报,2003,19(1):52.

（上海中医药大学附属龙华医院　王 琳　盛凌黎）

第三十二章 急性肾衰竭

一、概 述

急性肾衰竭是指肾脏本身或肾外原因引起肾小球滤过率突然或持续下降，引起氮质废物体内潴留，水、电解质和酸碱平衡紊乱，所导致各系统并发症的临床综合征。急性肾衰竭是一种临床常见的危急病症，死亡率高达45%~80%，由多种原因引起肾脏生理功能在数小时至数天内急剧下降甚至丧失所造成的一组临床综合征，临床主要表现为显著的氮质血症、水电解质紊乱和酸碱平衡失调，多数患者伴少尿或无尿。急性肾衰患者的死因多是由于严重并发症，如急性肺水肿、高钾血症、严重血容量不足或休克、消化道出血、多器官功能障碍等。

现代医学认为，急性肾衰可分为肾前性、肾后性和肾性，这种分类相互间有交叉的地方，临床上不易区分。肾前性急性肾衰竭主要与肾脏灌注不足有关。肾性急性肾衰竭内科病因最为常见，其中药物中毒、感染、流行性出血热、心脑血管疾病、恶性肿瘤和肾小球疾病成为最主要的原因；肾脏作为人体药物代谢和排泄的器官，具有极为丰富的毛细血管，肾小管、肾间质容易受到药物毒性作用损害，进而造成急性肾衰竭。肾后性急性肾衰竭以泌尿道结石、输尿管狭窄、肿瘤压迫或转移为主。

急性肾衰竭主要临床表现是短时间内的肾功能的急剧下降，表现为显著的氮质血症、水电解质紊乱和酸碱平衡失调，多数患者伴少尿或无尿，还常见心血管、胃肠道、神经系统的并发症，表现为多器官功能障碍综合征。同时，根据引起急性肾衰的病因和基础疾病的不同还会出现相应的临床表现，如药物引起的急性肾衰病人除了肾功能减退的表现，还会出现发热、皮疹、关节痛的表现。

急性肾衰竭的病程快速进展，临床诊断和治疗需争分夺秒。临床见病人突发少尿、无尿或尿量虽未改变，但实验室检查发现有氮质血症、代谢性酸中毒及高钾血症等肾衰的临床表现时可作出初步诊断。临床诊断急性肾衰竭较为容易，但给予明确病因诊断相对困难。部分发病时间短、病史不清或症状不典型的患者，往往难以做出正确的诊断，需进行经皮肾穿刺活检术来确诊。病理诊断还可以帮助寻找急性肾衰的原因，指导临床进行积极有效的治疗。临床需鉴别急性肾衰竭是肾前性、肾性还是肾后性。根据其详细的病史、症状、体征和实验室检查来予以鉴别。肾前性急性肾衰竭的病人多有循环系统的表现；肾后性急性肾衰竭病人的水电解质紊乱多不明显、且病程短、须考虑有无尿路结石导致的尿路梗阻的可能性，可利用B超帮助诊断。肾前性和肾后性病因如果诊治得早，是有可能逆转的。某些引致急性肾小球血管性和小管间质性肾病的肾性病因，如恶性高血压、肾小球肾炎、血管炎、细菌感染、药物反应及代谢疾患（如高钙血症、高尿酸血症）也是可以治疗的。

根据临床迅速出现的少尿、无尿、水肿、恶心、呕吐等表现，急性肾衰在祖国医学中常被归属于"水肿"、"癃闭"、"关格"、"溺毒"等范畴，人体的水液代谢依赖于肺之通调水道、脾之运化、三焦之决渎，膀胱之气化，水液运化的根本在于肾。在整体观念、辨证论治的指导思想下，中医学对这一疾病有其独到的见解，取得一定的疗效。中药辅助西药使用的作用可概括为协同作用、减少毒副反应和调整脏腑功能、增强体质。

肾虚是病变之基础；中医学认为肾是一个综合性功能单位，具有主管生长发育生殖，水液代谢、纳气、生髓化血、濡养脏腑等多项功能。由于肾为先天之本，元气之根，肾中精气，内寓真阴真阳。肾病发病虽有先天不足、后天失养、六淫侵袭、药毒损害、七情所伤、劳倦过度、房室不节以及素体肾虚或年老肾气自衰等方面，但总不越于内外因两方面。内因主要是指人的肾气，外因是外感六淫、疮毒之邪以及肾毒药物。肾气充足的人，即使存在外感六淫或疮毒之邪入侵，使用常规剂量的肾毒药物，也不会发生肾病，《素问·刺法即论》指出的"正气存内，邪不可干"之意；而肾气不足之体，在外感六淫与疮毒等侵袭下，病邪可乘虚而入，导致肾病的发生，《素问·评热病论》即"邪之所凑，其气必虚"。因此，肾病发病原因主要是内因—肾气不足所致，古人有"肾病多虚"之说。《景岳全书》云："虚邪之至，害少归阴，五脏所伤，穷必及肾。"或可因火热邪毒，消灼阴液，久则肾中元阴亏虚，或可因阴寒伤阳，肾中元阳不足，而阴阳互根，相互化生，阳虚及阴，阴虚及阳，终至肾中阴阳俱虚，导致肾疾。同时，肾阴肾阳是五脏阴阳的根本，肾中精气的盈亏决定着五脏阴阳的盛衰，因此，肾之阴阳失调，则可导致其他脏腑功能失调。如肾阴亏虚，水不涵木，则可导致肝阳上亢，甚则肝风内动，可见眩晕，耳鸣等证；肾阴耗伤，阴不济阳，虚火上越，心肾不交，可见虚烦不寐，心悸，健忘等证；肾阳不足，无以温煦脾阳，健运失司，则可见五更泄泻，下利清谷等证。

外感、肝阳、药毒、饮食不节是诱因；薛生白曰："湿热之邪从表伤者十之一二，由口鼻入者十之八九"。肾病湿热患者更易合并感染，这符合中医理论"同气相求"内湿易招外湿，外湿更易引动内湿。同时风邪为六淫之首，常兼夹寒、热湿、毒合而为患，而成风寒、风热、风湿、风毒之证。风寒外束，风热上受，均可导致肺气闭塞，气失宣畅，通调失司，水液不能敷布及下注于肾，泛溢肌肤，而发为水肿、蛋白尿等；慢性肾病日久，肾精不足，肝木失去濡养，可致肝肾阴虚，阴虚无已制亢阳，则肝阳上亢，亢阳引动肝风，可表现为头面及全身浮肿，眩晕，头痛，血压升高。

水湿、湿热、湿浊是病情加重时的主要病理因素；水湿是一种对人体有害的致病物质，肾所为主。肾气充足，则水湿之邪不易生产，若肾气不足，气化无权，则津液代谢不循常道，化为湿邪。湿热的产生是以水湿为基础的。水湿可以自外而入，亦可以由内伤而生，《瘴疟指南》"湿有内外之殊，外感则入经络而流关节，内伤则由脏腑而归脾肾"。由于外感风寒或风热之邪，治不及时，或体质虚弱，造成正常的水液代谢失常，均可导致水湿的产生。"脾喜燥恶湿"，"太阴内伤，湿饮停聚，客邪再至，内外相引，故病湿热，此皆先有内伤，再感客邪。"水湿蕴蓄不化，日久化热，热与湿合，而成湿热；或大量利水，耗伤阴液，滋生内热；或外感六淫，毒邪侵袭，与湿相搏，形成湿热；或长期使用激素类药物，每易生热，再与水湿相合而成湿热。水湿损伤脾胃，脾虚则运化失健，水湿内停，日久蕴而成浊，留贮体内，水浊不泄而潴留，浊阴郁滞，排泄不畅，蓄而成毒。结合现代临床，湿热的产生与饮食、药物性因素最为主要。叶天士在《临证指南医案》中云："湿从内生者，必其人膏粱酒醴过度，或嗜饮茶汤太多，或食生冷瓜果及甜腻之物"，"因膏粱酒醴，必患湿热、湿火之证"。暴饮暴食，过食肥甘厚味，饮食摄入过量，则易损伤脾胃，并致痰湿内阻，湿热蕴结，气血阻滞，病及于肾。湿热伤及血络而致"尿血"；湿热蕴结，清浊不分，精微脂液下泄而成蛋白尿。而在肾脏病的整个病程中，患者不可避免的要接受多种药物的治疗，"药毒伤肾"也易产生湿热之邪。《儒门事亲》把药物致病称为"药邪"，药邪瘀滞肾脏，耗气伤精，损伤肾络，酿湿生瘀。在肾功能不全，正气严重受损时，湿浊不得下泄，甚至成痰、生瘀、动风，可使素有痰、水停的病变加重。湿浊中阻，脾胃升降失常，则可出现恶心、呕吐、口中尿臭、舌苔垢腻等证候；湿浊上蒙清窍，则见神昏谵语；或扰动肝风，则见头痛眩晕，烦躁易怒，唇舌、手指震颤等证候；或入营入血，或水毒凌心射肺，从而出现种种危急病象。湿浊的生成，大多提示病重，如起病急骤，积极治疗，尚有逆转的可能，但若病至后期，正气虚衰，瘀滞肾络，浊毒壅盛，则将形成邪实正虚、阴阳俱损的病机。

瘀血是病情进展的关键；瘀血的产生分为因实致瘀和因虚致瘀。《金匮要略》认为"热之所过，血为之凝滞"，水湿、湿热留滞，阻滞气机，气机不畅，血行受阻，致瘀血产生。湿伤气，热耗阴，日久必致气阴暗耗，正气内虚，"气虚不足以推血，则血必有瘀"。疾病进展至后期，往往以瘀血证候为多见，也符合"久病入络之说"。肾病可以导致瘀血的形成，瘀血可以使肾病加重或缠绵难愈。瘀血内停，阻滞气机，津不畅行，则可溢于肌肤而为水肿；瘀阻脉络，精气不能畅流，脾肾失养，肾失封藏，壅而外溢，则精微下泄而成瘀血内阻，气机升降失司，清阳不升，浊阴不降而为蛋白尿；而瘀血又能与浊邪互结，化热生毒，生风动血，或化寒成痰，蒙神闭窍，或残害五脏，变证蜂起，产生尿毒症等种种浊瘀互结之症。瘀血证候的出现则预示着疾病进入后期，预后不佳。

肾虚、湿热、瘀血三者时常相互影响，互为因果，相互促进。肾脏病变越重，损伤不易修复，则湿瘀更易产生，且不易消散，从而加重肾虚；肾虚又促进湿（热）、瘀的发展变化，湿瘀胶结，病情缠绵。

本病病位在肾，涉及肺、脾、三焦、膀胱，脾肾亏虚为本，瘀水互结，浊毒内盛。有学者指出急性肾衰竭早期辨证以火热、湿毒、瘀浊之邪壅滞三焦，水道不利为主。后期以脏腑虚衰为主。目前，临床上多采用通腑泻实、宣畅三焦、活血化瘀、泻热导浊等方法来治疗急性肾衰竭。

张景岳在《景岳全书》中提出："五脏之伤，穷必肾"。诸病皆由风所致，首先是因上焦肺卫不主皮毛，腠理不固，六淫外邪侵袭人体，肤膜受邪，邪由表入里，导致娇脏功能失调，失于主气，治节，通调水道之能，最终水湿泛滥，形成水气病。其次，脾为肺母，脾主血脉，主运化水谷精微，外邪侵袭肺卫，移邪于脾，导致气血失畅，瘀血内停，精微不输，停而为饮，痰浊与瘀血互结，胶粘为患，水湿泛滥肌肤，血脉不畅；最后，久病穷及归肾，肾脉受阻，精微不循肠道，下注膀胱。临床上凡是导致肺不通调水道，脾不运化水湿，肾失温煦蒸腾的病因均可导致水气停滞，归纳为犯肺、累脾、归肾。其中痰浊、水饮、瘀血病理因素贯穿疾病始终，刘尚义提出宣肺利水、健脾除湿、滋阴补肾、活血祛瘀、排毒泻浊之解。

国医大师张琪认为本病发生多与外感六淫疫毒、饮食不当、意外伤害、失血失液、中毒虫咬等因素有关。本病病位在肾，涉及肺、脾（胃）、三焦、膀胱。初期主要为火热、湿毒、瘀浊之邪壅滞三焦，水道不利，以实热居多；后期以脏腑虚损为主。张琪教授认为，急慢性肾衰竭皆由湿热毒邪入于血分，血络瘀阻为主，正如唐容川所谓离经之血不散成瘀，由于蛋白尿、血尿日久出现肾功能恶化，临床常见头痛 ，心烦少寐，五心烦热，搅闹不宁，恶心呕吐，舌紫少苔，脉弦数等表现为血瘀兼热毒证，宜用清热解毒，活血化瘀法治疗。张老临床大多辨证为湿浊邪毒贮留日久，郁而化热，湿热上泛，脾胃升降失司，转枢不利，出现胃脘胀满，恶心呕吐，口气秽浊，周身以及口中有氨味，舌体肥大，舌苔垢腻，脉弦滑或沉滑。此时一般喜用大黄苦寒清泻热结，蠲除浊毒，同时配以砂仁、草果仁、苍术、藿香芳香醒脾，化湿辟秽，二者相互调济，既不苦寒伤胃，又无辛燥伤阴之弊，用后肌酐、尿素氮得以迅速有效下降，其临床症状也常常随手而愈。张琪教授认为，肾功能衰竭是各种慢性肾病日久发展而来，与肺脾肾功能失调、三焦气化失司密切相关，尤其脾肾虚损是慢性肾病的病机关键，为本病之本。脾虚运化失司，水湿内停；肾虚气化不利，浊不得泄，升清降浊功能紊乱。湿浊内蕴，日久酿成浊毒，浊毒入血，血络瘀阻为患，临床出现化热、脘闷纳呆、食少呕恶、寐烦热、苔垢腻或舌紫瘀少舌斑等症，为本病之标。这些病理改变虽然源于正虚，但其留滞停蓄又会进一步加重正气的耗损，慢性肾功能衰竭恶化。慢性肾衰患者极易因感染、误治、劳累、情志等因素而使病情迅速恶化，短期内肾小球滤过率迅速下降，尿素氮、肌酐迅速上升。张琪教授认为脾肾两虚、湿毒内蕴、血络瘀阻、正虚邪实、虚实夹杂是慢性肾衰竭的主要病理特征，起病之初脾肾两虚为病变基础，健脾补肾常为贯彻始终的用药，如参术芪、生地黄、熟地黄、山药等；随病情进展，当攻补兼施，多用平补平泻之品，如菟丝子、枸杞子等，正如李时珍所谓“用补药必兼泻邪，邪去则补药得也，一辟一关，此乃玄妙”。慢性肾衰竭是多种慢性肾脏疾病末期出现的肾元衰竭、浊毒潴留、虚实错杂的病症。张老习用缓攻缓泻之法，不伤正气，以缓缓图治。

国医大师张大宁认为多种慢性肾脏病晚期发展为慢性肾衰竭时期，常涉及多个脏腑，病机变化复杂，但肾气衰败、瘀血阻滞、湿浊内蕴、浊毒留滞则是本病发生发展的关键。依据对本病病因病机的认识，提出了“补肾活血”以治本、“祛湿降逆”以治标的治疗大法；并提出整体与局部治疗相结合、理证与治病相结合、多种治法相结合的总体治疗原则。张教授治疗本病，常重用黄芪 、冬虫夏草等，以补肾气、提高机体内在抗病能力、增强体质，改善乏力、腰酸等全身症状。滋补肝肾重用女贞子、旱莲草，以补益精血，滋养肝肾。活血化瘀重用赤芍、三棱、莪术、川芎等。因慢性肾衰竭多是血虚血瘀共见，故应养血活血共用，而选用当归、白芍等品；化湿重用土茯苓、茵陈等；降浊重用大黄；利水重用茯苓（带皮）、车前草等。同时应用大黄、青黛、大黄炭、土茯苓等制成肾衰灌肠液，每日灌肠，以助湿毒排泄，起到综合治疗的目的。张教授将该病的病机概括为“虚”、“瘀”、“湿”、“逆”四个方面。虚有脾肾（气、阳）虚、肝肾阴虚两种表现；湿有湿困、水湿之不同，逆则有浊阴上逆和肝阳上亢之区别，而瘀则贯穿疾病发生发展的全过程。张教授认为本病为本虚标实之证，而以肾气衰败、肾虚血瘀为本，湿浊内阻、浊毒犯逆为标，即虚 、湿 、瘀、逆相互夹杂为其病机关键的观点。

国医大师郭子光认为肾衰竭以肺肾虚损（兼有湿以至于脏腑平衡功能失调，成为浊瘀滞）为主要病机，五脏渐次受损的重要环节，临证宜从肺肾虚损辨治。在郭子光的医案中“久病入络 ”思想实际上就包括病程发展规律和病位两个方面。首先久病是病程上的一个概念，与新病相区别，病情缠绵难愈。入络是病位上的概念，与邪在肌表相区别，提示病位较深。故久病入络思想在临床应用时，不应拘于病程长短。疾病初起当防痰瘀及络等病理产物生成，疾病已成又当积极化瘀化痰，最终久病入络又当以虫药入络搜邪。

国医大师刘尚义在肾病的辨证上遵循吴鞠通《温病条辨》中的三焦辨证法则“治上焦如羽，非轻不举；治中焦如衡，非平不安；治下焦如权，重不非沉”。在三焦辨证中灵活将三焦脏腑融入辨证论治中，多用补肾泄毒药用墨旱莲、女贞子、生大黄、熟大黄、生首乌等。

国医大师周仲瑛经过近20年的临床实践，针对出血热急性肾衰蓄血、蓄水及易于伤阴的病理特点，提出出血热急性肾衰的治疗大法以泻下通瘀为主，兼以滋阴利水，从而达到泻下热毒、凉血散瘀、增液生津、通利二便的目的。周老认为在出血热少尿期，无论其发热与否，凡见到小便赤涩量少，欲解不得，甚至尿闭不通，血尿或尿中夹血性膜状物，大便秘，小腹胀满或拒按，心烦不寐，神志烦躁或不清，呕恶频繁，面部浮肿，舌质红绛，苔焦黄或光红少苔，脉小数等症者皆可用之。方宗《温疫论》桃仁承气汤、《温病条辨》增液承气汤、《伤寒论》猪苓汤及《千金方》犀角地黄汤等加减出入。药用大黄、芒硝各10~15g(便秘者可重用之)枳实、桃仁各10g，生地、麦冬、猪苓各15g，白茅根30g，怀牛膝10g。若水邪犯肺，喘咳气促不得卧，加葶苈子泻肺行水；血分瘀热壅盛，加水牛角、丹皮、赤芍等凉血化瘀；津伤明显，舌绛干裂，口干渴，可合入玄参，取增液汤全方以滋阴生津；小便赤少不畅，可再加阿胶、泽泻、车前子等滋阴利水；瘀热阻窍，邪陷营血而神昏，可加犀角、黄连清心开窍；邪陷厥阴，热动肝风而抽搐，可参入镇肝熄风汤意。

国医大师朱良春认为肾衰多为脾肾阳虚、浊阴内凝者为多，抓住湿毒瘀的主要矛盾，益气化瘀扶其正，通腑泻浊降其毒，对于某些病入险途者，朱大师每多内外合治，使邪从下泻，往往病有转机。

二、张琪治疗急性肾衰竭的学术经验

(一) 清热解毒法治疗急性肾衰竭

1. 学术思想

张琪教授认为本病发生多与外感六淫疫毒、饮食不当、意外伤害、失血失液、中毒虫咬等因素有关。本病病位在肾，涉及肺、脾(胃)、三焦、膀胱。初期主要为火热、湿毒、瘀浊之邪壅滞三焦，水道不利，以实热居多。张琪教授认为，急慢性肾衰竭皆由湿热毒邪入于血分，血络瘀阻为主，正如唐容川所谓离经之血不散成瘀，由于蛋白尿血尿日久出现肾功能恶化，临床常见血瘀兼热毒证候，张老临床大多辨证为湿浊邪毒贮留，宜用清热解毒兼以活血化瘀法治疗。

2. 验案举隅

王某，男，36岁，2009年7月5日来诊

该患者于2001年无明显诱因出现头痛头晕，于某医院测血180/120mmHg，未查尿常规，自服卡托普利，且经常静脉滴注甘露醇，口服索米痛片用量不详。2006年4月份于某医院检查B超发现双肾缩小，查血肌酐400mmol/L，患者未予重视，未及时诊治。6月患者出现恶心、胸闷但仍未就诊。今来诊诊时：患者自述头痛、头晕、腰酸乏力、尿频腹胀，时有咳嗽。血压160/100mmHg，P 78次/分，双肺上野可闻及喘鸣音，心界向左下扩大。舌紫暗苔薄白，脉弦。B超示双肾萎缩。化验：BUN 26.92mmol/L，Scr1024.4μmol/L，血Hb 96g/L，尿蛋白3+，心

电图示广泛 ST-T 段改变。

西医诊断：慢性肾小球肾炎，慢性肾衰竭基础上的急性肾衰竭。

中医诊断：虚劳(脾肾两虚、热毒内蕴型)。

治则：清热解毒活血。

处方：

连翘 25g	葛根 20g	柴胡 15g	枳壳 15g
当归 20g	生地黄 15g	赤芍 20g	桃仁 20g
黄连 15g	黄芩 15g	黄柏 15g	栀子 10g
金银花 25g	蒲公英 30g	车前草 30g	泽泻 20g
甘草 15g	红花 15g		

2 剂，水煎服。

二诊：7 月 17 日患者头痛头晕乏力减轻，胃脘疼痛、纳差、腰酸、尿频。舌淡暗，苔薄白，脉弦。处方：

连翘 15g	赤芍 15g	桃仁 15g	红花 15g
枳壳 15g	山楂 15	半夏 15g	陈皮 15g
鸡内金 15g	甘草 15g	大黄 10g	公丁香 10g
当归 20g	黄芪 20g		

2 剂，水煎服。

三诊：7 月 24 日患者症状均减轻，胃脘痛消失，血压 140/90mmHg，BUN 30.44mmol/L，Scr 602.8μmol/L，尿蛋白 2+。继以 7 月 5 日方加砂仁、胡芦巴、肉苁蓉各 15g，水煎服。此后随访 2 个月，病情稳定在此水平，血肌酐稳定在 600μmol/L 左右。

【原按】

解毒活血汤出自清代医家王清任所著《医林改错》中瘟毒吐泻转筋说，原方主治“瘟毒烧炼，气血凝结，上吐下泻”。方药组成为：连翘、葛根、柴胡、当归、生地黄、赤芍、桃仁、红花、枳壳、甘草。功用清热解毒活血。连翘、葛根、生地黄、赤芍清热解毒，桃仁、红花、当归、赤芍、葛根均有活血祛瘀之功效，柴胡、枳壳疏肝行气，故本方治疗热毒壅盛、气血凝结之症最为有效。

【编者按】

方中桃仁、红花、赤芍、当归俱为活血化瘀之品，四药同用，不寒不热，无凉遏之弊，共奏活血化瘀之功，对于改善肾血流量，增加肾小球滤过率，抑制肾间质纤维化有殊效。连翘、葛根、生地、赤芍清热解毒，柴胡、枳壳舒郁行气，“气行则血行”。小便短赤或尿血者加大小蓟、茅根、生地榆以清热利尿、凉血止血；腑实便秘者加大黄或调胃承气汤以清泻阳明邪热；吐衄、发斑者加生地黄、牡丹皮、玄参以凉血化斑。若发热重者，加紫雪散以清邪热；口渴甚者加石斛、花粉以清热生津止渴。

(二) 活血化瘀法治疗急性肾衰竭

1. 学术思想

肾虚、湿热、瘀血三者时常相互影响，互为因果，相互促进。瘀血是病情进展的关键；肾脏病变越重，损伤不易修复，则湿瘀更易产生，且不易消散，从而加重肾虚；肾虚又促进湿(热)瘀的发展变化，湿瘀胶结，病情缠绵。瘀血的产生分为因实致瘀和因虚致瘀。《金匮要略》认为“热之所过，血为之凝滞”水湿，湿热留滞，阻滞气机，气机不畅，血行受阻，致瘀血产生。湿伤气，热耗阴，日久必致气阴暗耗，正气内虚，“气虚不足以推血，则血必有瘀”。疾病进展至后期，往往以瘀血证候为多见，也符合“久病入络之说”。肾病可以导致瘀血的形成，瘀血可以使肾病加重或缠绵难愈，预后不佳。故张老治疗急性肾衰竭时善用活血化瘀法。

2. 验案举隅

唐某，男，37岁，2006年9月15日就诊：患者2005年7月无明显诱因出现腰、腹痛，于当地医院就诊，经B超检查：双肾结石。予排石汤及抗感染治疗后症状缓解，遂停药。2006年9月4日再次出现腰痛、腹胀症状，于当地医院就诊，予口服肾石康，静脉滴注青霉素3200万U/d治疗。9月7日出现少尿，小便点滴而出，色赤，于某大学第一附属医院就治，B超示：双肾回声不均并小结石，双肾轻度积水。9月8日夜肾功能：血肌酐1355.8μmol/L予以抗感染，血液透析治疗(每周3次，共4次)。9月13日复查肾功能：血肌酐1098.2μmol/L。尿量20ml/24h，仍点滴而出，尿量未见增多。患者曾到哈尔滨医科大学第二附属医院泌尿外科会诊，查肾血流图诊断：双肾功能严重受损，峰时已不可见，上尿路排泄延缓，两侧无明显差异。诊断：双肾积水，肾后性无尿，肾功能不全。建议待肾功能恢复后，再予解除梗阻治疗。就诊时患者腰痛乏力，尿少点滴而出，尿量20ml/24h。舌质淡紫，边有齿痕，苔薄白，脉滑数。血压160/110mmHg，双肾区叩击痛阳性。入院B超检查：左肾11.1cm×6.5cm×6.5cm；右肾11.9cm×6.5cm×6.5cm。左肾集合系统分离4.2cm×2.4cm，左肾内可见多个强回声团，较大一个位于左肾下极，直径0.4cm，左侧输尿管扩张，上段内经0.78cm，中下段显示不清。右肾集合系统分离6.3cm×2.1cm，右肾内可见多个强回声团，较大一个位于右肾下极，直径为0.5cm。右侧输尿管扩张，上段内径0.9cm，其内可见多个强回声团堆积，排列直径为1.0cm，后方伴声影。CDF1：双肾血供尚可。膀胱无尿。超声提示：双肾炎性改变，双肾盂积水，双肾多发结石，右肾输尿管上段结石，左侧输尿管扩张(中，下段结石可能)。血生化：血肌酐949.6μmol/L，血尿素氮16.31mmoL，血肌酐/血尿素氮58.22，C-反应蛋白48.2mg/L，乳酸脱氢酶288U/L，a-羟丁酸脱氢酶276U/L，7-谷氨酰转肽酶129U/L，血常规：白细胞11.55×10^9/L，中性粒细胞百分比78%。

综合分析考虑急性肾功能不全病因有二：一方面因抗生素用量过大导致药物性肾损伤所致肾实质性衰竭；另一方面因双肾、输尿管结石尿路梗阻引起急性梗阻性肾病而导致肾后性衰竭。

西医诊断：急性间质性肾炎，双肾结石，双肾盂积水，急性肾功能不全。

中医诊断：癃闭。

辨证：脾肾两座，浊毒互结。

治则：辛开苦降，活血解毒。

处方：

半夏 20g	黄连 15g	黄芩 15g	干姜 15g
党参 20g	大黄 15g	桃仁 20g	草果仁 15g
红花 15g	赤芍 20g	连翘 20g	猪苓 30g
牛膝 20g	车前子 50g		

水煎，2 次 / 日

服上药后，患者尿量渐增。服 6 剂时，尿量增加到 3000ml/24h。仍腰酸、腹胀不适，乏力。复查血生化：血肌酐 399.7μmol/L，血尿素氮 11.95mmol/L。9 月 21 日复查 B 超：左肾约（10.5cm × 5.2cm × 5.1cm），右肾约（12.0cm × 6.0cm × 5.3cm）。右肾盂分离（5.9cm × 2.6cm），右肾盂内可见多枚强回声光团，较大 0.4cm，右侧输尿管中段扩张内径 0.7cm，其内可见 0.9cm 强回声光团，左侧输尿管扩张 0.7cm，膀胱充盈差。超声诊断：双肾符合肾炎声像图（以右肾为主），双肾积水并发双侧输尿管扩张，双肾多发结石。患者虽经碎石治疗，但结石仍未排出。

二诊：2006 年 9 月 25 日，诊见患者腰痛，小腹胀，右侧为著，舌质紫，苔薄白，脉滑。

中医诊断：石淋。

辨证：湿热瘀毒，蕴结下焦。

治则：清热利湿，活血解毒，通淋排石。

处方：

金钱草 30g	王不留行 30g	海金沙 20g	鸡内金 15g
石韦 20g	瞿麦 20g	萹蓄 20g	车前子 30g
桃仁 20g	连翘 20g	葛根 20g	当归 20g
红花 15g	赤芍 20g	柴胡 15g	生地黄 20g
甘草 15g	大黄 15g	草果仁 15g	益母草 30g

水煎，2 次 / 日。

三诊：服药 14 剂后，患者腰酸不适症状明显减轻，余无明显不适症状，舌质淡红，边有齿痕，苔薄黄，脉滑。10 月 5 日复查 B 超提示：左侧输尿管梗阻已除，仅右肾盂积水合并右侧输尿管中段结石。肾功能：血肌酐 158.7μmol/L，血尿素氮 10.89mmol/L。处方：

金钱草 30g	王不留行 30g	海金沙 20g	鸡内金 15g
车前子 30g	瞿麦 20g	萹蓄 20g	桃仁 15g
连翘 20g	葛根 20g	当归 20g	红花 15g
赤芍 20g	柴胡 15g	生地黄 20g	大黄 15g
益母草 30g	刘寄奴 20g	草果仁 15g	甘草 15g

水煎，2 次 / 日。

服药至 10 月 10 日，患者自述前晚小便排出大量泥沙样结石，腰酸不适症状已缓解，复查肾功能已恢复正常。

【原按】

该患者入院之初以腰痛乏力，尿少点滴而出，尿量 20ml/24h。舌质淡紫，边有齿痕，苔薄白，脉滑数。辨病当属密闭，系饮食不节伤神败胃，脾虚水湿内停，湿郁化热，蕴结下焦，耗伤阴液而发石淋。脾虚日久及肾则致脾肾两虚，此为正虚。脾肾既虚则水液代谢失常，气机升降受阻，瘀血、浊毒互结，邪毒内盛，真阳被灼，气化失职而尿闭，此为邪实。病情复杂，病势甚急，宜急则治其标。故先治以辛开苦降，活血解毒之法，予以半夏泻心汤合解毒活血汤加减。患者尿量增加到 3000ml/24h，肾功能亦逐渐恢复。然双侧输尿管结石梗阻不除，尿液排出不畅，尿液内蓄，化为湿热浊毒为患，又必使气血阻遏，使病机愈加复杂，则病情无法向愈。

张琪教授脉症合参，辨病属石淋，乃湿热瘀毒蕴结下焦所致。故宜清热利湿，活血解毒，通淋排石之法。予以消坚排石汤与解毒活血汤加减治疗10余剂，使结石排出，尿路梗阻得除，肾功能终获恢复正常。

【编者按】

张琪教授认为，急慢性肾衰竭皆由湿热毒邪入于血分，血络瘀阻为主，离经之血不散成瘀，由于蛋白尿血尿日久出现肾功能恶化，临床表现为血瘀兼热毒证，宜用清热解毒，活血化瘀法治疗。该患者因抗生素使用过量及尿路结石导致肾实质性衰竭和肾后性衰竭，最终小便难解。治疗上根据中医理论急则治其标，实者泄之的原则，先以半夏泻心汤合解毒活血汤加减辛开苦降，活血解毒。在治其本，解除梗阻，利尿通淋排石，方用张老验方消坚排石汤，合解毒活血汤，共奏清热利湿，活血解毒，通淋排石之功。

（三）温阳利水法治疗急性肾衰竭

1. 学术思想

张琪教授认为本病病位在肾，涉及肺、脾（胃）、三焦、膀胱。初期主要为火热、湿毒、瘀浊之邪壅滞三焦，水道不利，以实热居多；后期以脏腑虚损为主。而肾功能衰竭多由各种慢性肾病日久发展而来，与肺脾肾功能失调、三焦气化失司密切相关，尤其脾肾虚损是慢性肾病的病机关键，为本病之本。脾虚运化失司，水湿内停；肾虚气化不利，浊不得泄，升清降浊功能紊乱。湿浊内蕴，日久酿成浊毒，浊毒入血，血络瘀阻为患。湿浊邪毒瘀阻又会进一步加重正气的耗损，慢性肾功能衰竭恶化。张琪教授认为脾肾两虚、湿毒内蕴、血络瘀阻、正虚邪实、虚实夹杂是慢性肾衰竭的主要病理特征，起病之初脾肾两虚为病变基础，健脾补肾常为贯彻始终的用药，如参术芪、生地黄、熟地黄、山药等；随病情进展，当攻补兼施，多用平补平泻之品，如菟丝子、枸杞子等，正如李时珍所谓"用补药必兼泻邪，邪去则补药得也，一辟一关，此乃玄妙"。慢性肾衰竭是多种慢性肾脏疾病末期出现的肾元衰竭、浊毒潴留、虚实错杂的病症。张老师习用缓攻缓泻之法，不伤正气，以缓缓图治。

2. 验案举隅

刘某某，女，65岁，2003年3月8日来诊：该患者8天前因出汗后皮肤出现丘疹，于当地医院服息思敏、静脉滴注头孢噻肟钠后出现腹胀、无尿，化验血常规：白细胞 21.4×10^9/L，血红蛋白162g/L；尿常规：蛋白+，红细胞8~10个/HP；肾功能：尿素氮22.30mmol/L，肌酐469μmol/L。B超示：双肾大小正常。就诊时无尿、无大便4日，恶心，腹部隐痛、胀满。舌质淡紫、苔薄白，脉沉。

西医诊断：急性肾衰竭。

中医诊断：癃闭（气血瘀滞，肾络损伤，气化失司，水液不行，湿浊瘀毒不能排出体外）。

治则：辛开苦降，温阳利水，活血解毒。

处方：半夏泻心汤加减：

半夏 15g	黄芩 15g	大黄 15g	黄连 15g
干姜 15g	砂仁 15g	桃仁 15g	桂枝 15g
车前子 15g	赤芍 15g	白豆蔻 15g	枳实 15g
白花蛇舌草 30g			

水煎，日 2 次服。

二诊：服药 4 剂，患者大便通畅，尿量逐渐增多，24 小时约 2100ml，腹部隐痛减轻，无恶心，可进少量流食。舌质淡紫、苔薄白，脉沉。肾功能：血尿素氮 17.15mmol/L，血肌酐 461.6μmol/L。处方：

黄连 15g	黄芩 15g	枳实 15g	厚朴 15g
草果仁 15g	茵陈 15g	紫苏 15g	葛根 15g
红花 15g	赤芍 15g	陈皮 15g	半夏 15g
甘草 15g	神曲 15g	山楂 15g	大黄 10g
丹参 20g	连翘 20g	麦芽 30g	

水煎，日 2 次服。

三诊：3 月 17 日，服药 5 剂后，患者腹微服、无痛，纳食好转，大便 1 次，24h 尿量约 1700ml，续用上方治疗。

四诊：3 月 21 日，患者状态良好，无明显症状，纳食、二便正常。肾功能：血尿素氮 4.26mmol/L，血肌酐 88.1μmol/L，痊愈出院。随访 3 个月，肾功能正常。

【原按】

本案患者系因药物意外伤肾，致使气血瘀滞，肾络损伤、气化失司，水液不行，湿浊瘀毒不能排出体外。故先以半夏泻心汤加减，治以辛开苦降、温阳利水、活血解毒之法使二便通利。半夏泻心汤为《伤寒论》五泻心汤之一，是《伤寒论》辛开苦降法的代表方剂。尤对脾胃系统疾病具有较高使用价值，被后世医家尊为调和脾胃的祖方。半夏泻心汤以半夏、干姜、人参、甘草、大枣、黄连、黄芩组成。《伤寒论》以之治心下满不痛之痞证，此方治脾胃不和，升降失司之痞，缘脾喜燥嫌恶湿，胃喜润恶燥，脾主升清，胃主降浊。脾湿则清阳不升，胃热则浊阴不降，湿热交阻清浊混淆，而出现痞满胀诸症候，恰合本案之证。

【编者按】

本案患者来诊时以癃闭症状为主要矛盾，气血瘀滞，肾络损伤，气化失司，水液不行，湿浊瘀毒不能排出体外，应该先通利二便以解其急。方用半夏泻心汤加减，温阳利水、活血解毒。

三、郭子光治疗急性肾衰竭的学术经验

1. 学术思想

国医大师郭子光认为肾衰竭以肺肾虚损(兼有湿以至于脏腑平衡功能失调，成为浊瘀滞)为主要病机，五脏渐次受损为重要环节，临证宜从肺肾虚损辨治。郭教授认为的命门火衰的病机实质是元精亏虚，涉及多脏腑多层次的功能衰退，而尤以“男子以藏精，女子以系胞”的功能减退为主，治疗应重益火之源、温阳填精。

2. 验案举隅

陈某，男，31 岁。2009 年 6 月 7 日来诊：患者 2 个月前因反复腰腹疼痛、浮肿、疲乏、易感冒、自汗，在当地医院就诊，经检查发现血清肌酐 179μmol/L、尿素氮 4.87mmol/L、尿红细胞 4+、尿蛋白 2+；B 超检查提示双肾多发囊肿，最大者达 5.4cm × 7.2cm。随即行肾囊肿穿

刺减压术。术后腰腹疼痛减轻，浮肿消失。15 天后复查 B 超提示：双肾多发囊肿，最大者 3cm × 5cm；尿红细胞 +，尿蛋白 +，尿素氮 5.01mmol/L，血肌酐 195μmol/L。因肌酐不降反升，遂前来寻求中医治疗。刻诊：面色淡白，精神欠佳，畏寒，容易感冒，动则汗出；食欲尚佳，脘腹不胀；小便清长，夜尿 3~5 次，大便正常；舌红、苔薄黄，脉沉细。

西医诊断：多囊肾　急性肾衰竭。

中医诊断：虚劳（肾阳虚　湿热内蕴）。

治则：补肺气，温肾阳，兼利湿热。

处方：

北黄芪 50g	党参 30g	淫羊藿 20g	山药 30g
山茱萸 15g	茯苓 20g	白术 20g	车前子 15g
石韦 20g	生地黄 15g	牡丹皮 15g	仙鹤草 30g
防风 20g	制附片 15g	水蛭 10g	

水煎　日两次

二诊：6 月 18 日，诸症有所缓解；血肌酐降至 144μmol/L，尿蛋白 +。原方继服。此后，患者定期复诊，以上方加减，黄芪逐渐加大至 80g 左右，用水蛭时则改用炮穿山甲 8-10g；2010 年 4 月 18 日，血肌酐降至 126.2μmol/L，尿蛋白阴性，最大囊肿缩小至 1.9cm × 3cm。2010 年 10 月病情又有反复，肌酐上升至 158μmol/L，剂中黄芪加至 100g，继续服用。11 月 21 日肌酐降为 121.4μmol/L，至守法守方加减，继续治疗。

2011 年 2 月 20 日复诊，血肌酐降至 106.5μmol/L，患者病情稳定，前法巩固疗效。

【原按】

郭老通过临床观察发现，慢性肾衰竭阳虚型较为常见，而兼高血压者较少，本型患者经过调治，较易恢复。阴虚型常兼有高血压，治疗难度相对较大，正如元代医家朱丹溪所云："人体阴气难成而易亏。肾阴一旦受损，恢复过程则相对较长。"

【编者按】

本案中患者一派肺气、肾阳虚损表现，兼有湿热；郭老重用黄芪，大补元气，补一身之气，现代研究发现能提高肺与呼吸系统免疫能力，可用于因免疫力低下导致的虚汗病症，也可以用于补气和增进脾脏功能和代谢能力低下。同时黄芪还能利水消肿、脱毒、生肌的功效，配合山药、山茱萸等补肾健脾利湿消肿。全方补益肺脾肾气，气得继，一切机制得以温煦推动，肾功趋于恢复。

四、张大宁治疗急性肾衰竭的学术经验

1. 学术思想

张大宁教授认为肾衰竭的病机概括为"虚"、"瘀"、"湿"、"逆"四个方面 。虚有脾肾（气、阳）虚、肝肾阴虚两种表现；湿有湿困、水湿之不同 ，逆则有浊阴上逆和肝阳上亢之区别，而瘀则贯穿疾病发生发展的全过程。张教授认为本病为本虚标实之证，而以肾气衰败、肾虚血瘀为本，湿浊内阻、浊毒犯逆为标，即虚 、湿 、瘀、逆相互夹杂为其病机关键的观点。肾衰竭常涉及多个脏腑，病机变化复杂，但肾气衰败、瘀血阻滞、湿浊内蕴、浊毒留滞则是本病发

生发展的关键。依据对本病病因病机的认识，张大宁教授提出了“补肾活血”以治本、“祛湿降逆”以治标的治疗大法；并提出整体与局部治疗相结合、理证与治病相结合、多种治法相结合的总体治疗原则。

2. 验案举隅

韩某某，男，37岁，2005年6月21日初诊。

患者既往体健，1月前发现高血压，血压在170/110mmHg至200/120mmHg之间波动，无特殊不适，自服依那普利等降压药，血压控制不佳。1月前出现恶心乏力，当地医院查血肌酐350μmol/L，尿蛋白(3+)，尿潜血(2+)，尿酸367μmol/L。目前患者乏力，恶心欲吐，纳食差，眼睑微肿，大便每日1次，面色无华，舌淡暗、苔黄腻、脉沉。实验室检查：血红蛋白11.2g/L。尿常规：蛋白(+)，肾功能：尿素氮(BUN)16.5mmol/L，SCr293μmol/L。心电图：窦性心动过缓，心肌缺血，左室高电压。双肾B超：双肾实质损害，双肾略小。24小时尿蛋白定量1.81g。

西医诊断：慢性肾功能不全基础上急性肾衰竭。

中医诊断：关格(瘀血内阻、湿浊内蕴)。

治则：补肾活血、祛湿降浊排毒。

处方：

生黄芪60g	土茯苓30g	荠菜花30g	三棱30g
丹参30g	川芎60g	车前子(包)30g	蒲公英60g
车前草30g	半枝莲60g	五灵脂30g	蒲黄炭30g
大黄炭30g	大黄30g	海藻炭30g	黄芪炭30g
白花蛇舌草60g	茵陈60g	败酱草60g	当归60g

二诊：7月10日，患者症状明显好转，周身乏力减轻，纳食增加，无恶心，眼睑不肿，大便日2次。血压：130~140/80~100mmHg。舌淡暗、苔白，脉沉弦。化验示血红蛋白(Hb)110g/L，白细胞(WBC)6.7×10^9/L，尿蛋白(+)，BUN 15.29mmol/L，SCr 258μmol/L，尿酸372μmol/L。

三诊：8月1日，患者神清，精神好，乏力明显好转，纳可无恶呕，大便日2~3次，无浮肿，舌淡暗、苔白、脉沉。血压120/80mmHg。化验：Hb 115g/L，尿蛋白(+)，BUN 13.85mmol/L，SCr 239μmol/L，尿酸380μmol/L。

【原按】

本例患者以“乏力、恶心、呕吐”为主症，当属中医学“关格”范畴。本证病机重在脾肾阳虚、湿浊内蕴。脾虚气血生化乏源则乏力、倦怠懒言；腰失肾之濡养，故见腰背不舒；湿浊内停、浊毒上逆、胃失和降故见恶呕不适。久病致瘀，证属本虚标实，治疗以补虚活血为本，祛湿降浊为标。以黄芪为主药，健脾益肾，赤芍、川芎、五灵脂、蒲黄活血化瘀，大黄、大黄炭降浊排毒；土茯苓、茵陈化湿降浊；当归补血扶正固本。上方连服20天，症状改善明显，肾功能恢复良好。

【编者按】

慢性肾衰涉及多个脏器，病理变化复杂。张大宁教授提出：补肾活血为本，祛湿降逆为标；整体局部相结合，理论治疗相结合，明确地提出补肾活血排毒法，为所有治疗方法的基础。补肾法中以平补为基础，偏于补气，如冬虫夏草、生黄芪、白术、补骨脂等；活血法中，以辛温为主，如丹参、川芎、五灵脂、蒲黄等；排毒法中以降逆祛湿排毒为主，如大黄或大黄炭等。冬虫夏草性味甘平，阴阳并补，不热不燥，虚寒、虚热者均可用之，补阳时可伍黄芪、白术之类；补血时可伍当归、黄精之类。另外，虫草伍当归、黄精之类，实有补肾补气生血之妙，精血并补。冬虫夏草的用量为每日0.52g，可研粉温开水送服，也可置于汤剂中，先单独煎煮再与群药合煎。五灵脂与蒲黄炭配伍，为失笑散，方中五灵脂苦咸甘温，入肝经血分，可通利血络，散瘀利结；蒲黄甘平，行血消瘀，活络行气。两药配伍，活血化瘀，散结通络。

根据“补肾、活血、排毒”的思路，张大宁使用大黄以排毒破瘀，祛浊降逆，一般采用后下，用量在10~30g不等，根据临床表现，使其大便保持每日2~3次，既能排毒又不伤正。在配伍上，大黄配甘草，仿仲景大黄甘草汤之用，治疗肾衰患者浊毒上逆，瘀热内结之呕吐，确有“上病取下”之意，以大黄苦寒攻下、清热降浊，以甘草和胃保津，同时取其甘暖，制大黄苦寒之弊。另外，大黄与冬虫夏草、黄芪配伍，大黄与当归、黄精配伍，均体现了“祛邪不伤正，扶正不滞邪”的中医整体治疗原则。

五、朱良春治疗急性肾衰竭的学术经验

1. 学术思想

国医大师朱良春认为肾衰多为脾肾阳虚、浊阴内凝者为多，抓住湿毒瘀的主要矛盾，益气化瘀扶其正，通腑泻浊降其毒，对于某些病入险途者朱大师每多内外合治，使邪从下泻，往往病有转机。

2. 验案举隅

陆某，女，62岁，初诊：1983年3月。浮肿乏力3年余，未曾介意。近半年来浮肿加重，腰酸尿少，头肿鼻衄，经某院检查诊断为肾功能不全。就诊时血压160/ 110mmHg，尿蛋白(+)，肌酐344μmol/L。肾图示：两肾排泄功能受损。经治血压有所控制，肾功能未见好转。症见面色萎黄，贫血明显，纳呆泛恶，浮肿尿少，身痒，苔白腻、舌边齿印，脉虚弦。

西医诊断：慢性肾功能不全基础上急性肾衰竭。

中医诊断：虚劳(脾肾阳虚，水湿逗留，浊阴上干)。

治则：益肾运脾，泄浊化痰。

处方：

生黄芪 45g	炒白术 51g	土茯苓 45g	六月雪 30g
扦扦活 20g	紫丹参 30g	仙灵脾 15g	淡附片 6g
泽兰泻各 10g	代赭石 20g	姜半夏 8g	地肤子 20g
汉防己 10g			

上方以益母草100g煎汤代水煎药。

另：生大黄 15g	生牡蛎 30g	紫丹参 30g	生槐花 30g

煎汁取20ml保留灌肠，每日一次。

以上方为基础方随证增减，并酌加广地龙、料豆衣、荠菜花等。服药配合灌肠，一周后即见好转，继续服药灌肠，浮肿渐消，身痒、泛恶已除。乃间断服药灌肠，病情稳定，面色红润，精神转振，已能从事家务劳动。每月仍服药灌肠数次，以巩固疗效。

【原按】

本例系因肾病日久失治，致使肾功能日益衰退，脾气衰败，湿毒无以排泄，逆而上干出现呕恶关格等证。朱师经验，慢性肾衰偏于脾肾阳虚、浊阴内凝者为多，抓住虚、毒、瘀主要矛盾，益气化瘀扶其正，通腑泄浊降其毒。对于某些病入险途者，朱师每多内外合治，使邪从下泄，往往病有转机。

【编者按】

急性肾衰竭及是临床上常见急症，由于病情来之凶险，变化迅速，因而病机复杂，常可见因实致虚，因虚致实，以及虚实夹杂的证候。常因水湿停留 ，浊邪弥漫三焦，升降不通，阴阳闭绝而死亡。湿瘀浊毒是急性肾衰竭的基本病理因素，脾肾亏虚为其本，湿热、水饮、瘀血、浊毒为其标，肾虚血瘀则是导致病情演变进展的重要病理因素。外邪、或药毒伤肾、或饮食失节、或肝阳上亢、或劳倦过度等因素的影响下，上述病理损害加重，脏腑机能严重失调的结果。这时患者临床湿浊证候的表现常较为突出，湿浊内蕴，困阻中焦，浊阴上泛则见恶心呕吐、纳呆、脘腹胀、水肿、舌苔腻。同时肾气受损、肾络瘀滞之病理又使患者的肾功能进一步恶化。针对上述病机，当以益肾和络泄浊为基本治则。

参考文献

[1] 万延峦 . 浅析急性肾衰竭的临床鉴别及中医治疗方案[J]. 中国民族民间医药，2010，20：97.

[2] 黄敏，冯春俭 . 慢性肾脏病基础上急性肾衰竭的中医病机探讨[J]. 辽宁中医药大学学报，2011，13(9)：92-93.

[3] 李炜弘，刘杨，江泳，等 . 国医大师郭子光教授学术思想撷菁[J]. 成都中医药大学学报，2015，38(2)：1.

[4] 曹田梅，张李兴 . 国医大师张琪运用解毒活血汤治疗肾衰竭经验[J]. 长春中医药大学学报，2014，30(1)：39-40.

[5] 徐英 . 张大宁治疗慢性肾衰竭的思路与方法[J]. 北京中医，2006，25(9)：536.

[6] 刘渊，郭子光 . 从肺肾虚损辨治早中期慢性肾衰竭经验[J]. 上海中医药杂志，2011，45(9)：4-5.

[7] 刘华蓉，杨柱，卫蓉 . 刘尚义教授治疗慢性肾病经验介绍[J]. 贵阳中医学院学报，2015，37(6)：61.

[8] 郭立中，吴勉华，周学平，等 . 周仲瑛教授学术思想简介(一)[J]. 南京中医药大学学报，2008，24(6)：361.

[9] 徐英 . 张大宁治疗慢性肾衰竭的思路与方法[J]. 北京中医，2006，25(9)：536.

[10] 刘渊，郭子光从肺肾虚损辨治早中期慢性肾衰竭经验[J]. 上海中医药杂志，2011，45(9)：4-5.

（上海中医药大学附属龙华医院　王 琳　盛凌黎）

第三十三章

非典型肺炎

一、概　述

传染性非典型肺炎(SARS)是由SARS冠状病毒(SARS -CoV)引起的一种具有明显传染性、可累及多个脏器系统的特殊肺炎,世界卫生组织将其命名为严重急性呼吸综合征(severe acute respiratory syndrome,SARS)。临床上以发热、乏力、头痛、肌肉关节酸痛等全身症状和干咳、胸闷、呼吸困难等呼吸道症状为主要表现,部分病例可有腹泻等消化道症状,胸部X线检查可见肺部炎性浸润影,实验室检查外周血白细胞总数不高或降低、抗菌药物治疗无效是其重要特征。重症病例表现为明显的呼吸困难,并可迅速发展成为急性呼吸窘迫综合征(acute respiratory distress syndrome,ARDS)。近距离呼吸道飞沫是传播的主要方式,气溶胶传播是经空气传播的另一种方式,通过手接触传播是另一种重要的传播途径;SARS的潜伏期通常限于2周之内,一般约2~10天。

SARS是2002年出现的新发传染病,中医经典著作及古今医案中均无关于本病的记载。中医虽无细菌、病毒之说,但"邪气"这一概念已涵盖了各种病原体。而且,中医学还用"疠气"这一概念概括各种传染病的病因,"疠气"这一名词,最早见于《黄帝内经》,《素问·六元正纪大论》指出"温疠大行,远近咸若","疠大至,民善暴死"。SARS符合《素问·刺法论》"五疫之至,皆相染易,无问大小,病状相似"的论述;隋代《诸病源候论》曰"此病皆因岁时不和,温凉失节,人感乖戾之气而生病,则病气转相染易,乃至灭门,延及外人。"至明代,著名医家吴又可依据前人的论述,结合温疫大流行的特点,创造性地提出了疠气致病学说,在他的著作《温疫论》中明确指出"夫疫者,感天地之戾气也。戾气者,非寒、非暑、非暖、非凉,亦非四时交错之气,乃天地别有一种戾气也";"疫者感天地之疠气,在岁运有多寡,在方隅有厚薄,在四时有盛衰。此气之来,无论老少强弱,触之者即病,邪从口鼻而入"。在病因上突破了"百病皆生于六气"的传统观点,其对温疫病病因的认识,已相当接近于现代传染病学的观点,较准确地揭示了传染病的发病原因。"疠气"又称"戾气",是指致病暴戾,具有强烈传染性的一种致病因素。其特点有致病力强、传染性强、多从口鼻而入侵袭人体、有特异的病变定位。非典型肺炎传染性强,多经呼吸道传染,病变以肺脏为中心,部分患者病情急重,变化较快,符合疠气致病的特点,故我们认为准确来说,本病应属于温疫类温病,其病因为

“疠气”。

SARS 其病因属疫毒之邪，由口鼻而入，以发热为首发症状，伴极度乏力、干咳、呼吸困难。起病急，病情重，传变快，主要病位在肺，亦可累及其他脏腑。其基本病机为邪毒壅肺，湿痰瘀阻，肺气郁闭，气阴亏虚。温病具有致病因素特异性、传染性、流行性、季节性、地域性等特点，其临床上的特殊性表现为起病急骤、来势较猛、传变较快、变化较多等，发热为其必具之症状，这与本病的临床表现和致病特点较吻合，故全国绝大部分医家认为本病应属于中医学“瘟疫”、“热病”的范畴。

中医认为，疠气的形成与气候和环境因素关系密切。第一例 SARS 出现于广东地区，广东特殊的气候地理环境和人群生活方式是其重要原因。广东地处亚热带，丰沛的降雨和适宜的温度，使这一地区的生态系统呈现复杂的态势，生物种类和数量极为丰富，其中包含许多可能会对人类或动物有致病能力的微生物，自古以来就有岭南地区多疫瘴之气的说法。

中医发病学说认为邪气是发病的重要条件，正气不足是发病的内部因素，正邪相搏，邪胜正负则发病。对于这一传染病而言，邪气疠气占主导作用，但人体正气强弱对于易感性、病情轻重、预后转归也有着重要的影响。《素问·阴阳应象大论》曰：“冬伤于寒，春必病温”。《素问·金匮真言论》曰：“夫精者，身之本也，故藏于精者，春不病温”。对此的“冬伤于寒”、“冬不藏精”，我们理解为所有可能导致正气虚损的因素，包括先天体质因素、各种基础疾病，以及工作繁忙、精神压力大、生活不规律、抵抗力低下等，即吴鞠通所谓“一切人事之能动摇其精者皆是”。

中医治疗强调辨证，对 SARS 的治疗不是只知与病毒对抗，祛邪方面强调的是使邪有出路，同时需时时顾护病人的正气。所谓祛邪，叶天士认为可以汗解，也可以从小便去，而仲景早就有三承气汤之法以祛邪，吴鞠通又将三承气汤扩而广之，还有杨栗山升降散之法，可谓丰富多彩。中医治疗非典型肺炎的特色、优势体现在以下几方面：

(1) 改善症状：早期辨证使用和解、辛凉或适当配伍辛温、芳香化浊之品以透邪外达，可减轻发热、头痛等中毒症状；通过辨证使用和胃降逆止呕、芳香化浊、化湿止泻等中药可缓解恶心呕吐、食欲差及腹泻等消化道症状；通过全程配伍使用益气养阴固本达邪之品如西洋参汤炖服、静脉点滴参麦注射液等可减轻疲倦乏力、气短、气促等症状。

(2) 减轻激素副作用：西医认为，SARS 由于病毒作用而导致机体免疫反应过度，常需使用激素抑制，但存在不同程度的副作用；中药可在一定程度上拮抗激素对肾上腺皮质的抑制作用，使皮质萎缩程度明显减轻，防止激素单独使用时导致的下丘脑—垂体—肾上腺皮质轴功能紊乱，使其处于相对的动态平衡。

(3) 促进康复：程在辨证论治基础上加强扶正，可以调节人体免疫状态。

(4) 促进肺部炎症吸收：全程尤其是后期加用活血化瘀通络中药，可减少或延缓恢复期肺间质纤维化的发生，从而使进入恢复期的患者胸片炎症病灶吸收快，而且吸收充分。

(5) 提高患者发病期及恢复期的生存质量：通过改善症状和调整全身机能，可改善患者的生存质量，从而较快重返工作岗位。

积极应用中医药早预防、早治疗、重祛邪、早扶正、防传变，可以取得良好的防治效果。SARS 流行期间，中医药专家和医护人员深入临床一线，参与确诊病人和疑似病人的诊治工作 。邓铁涛、任继学、周仲瑛 、晁恩祥、朱良春等一批全国著名的中医药专家对中医药治疗非典型肺炎方案进行了咨询、指导，多位国医大师对非典型肺炎具有精彩论述和丰富的治疗经验。如邓铁涛教授认为非典型肺炎疾病发病急、传变快、病势凶猛，病后元气虚耗，所以中医辨证可分为四期，包括早期、中期、极期及恢复期，并指出运用脾胃论的理论预防非典型肺炎。而周仲瑛教授则提出应以三焦辨证为主导，结合卫气营血辨证，根据病情分期辨证论治非典型肺炎。晁恩祥在治疗非典型肺炎的时候，则善于根据邪正情况辨证论治。任继学主张以清热解毒，并辛凉透表，引邪外出之法治疗非典型肺炎。

二、邓铁涛治疗非典型肺炎的学术经验

(一) 分期辨证治疗非典型肺炎经验

1. 学术思想

非典型肺炎疾病发病急、传变快、病势凶猛，病后元气虚耗，所以中医辨证可分为四期，包括早期、中期、极期及恢复期。早期多在发病后 1~5 天左右，病机以湿热遏阻，卫气同病为特点，常见证型有湿遏肺卫、表寒里热夹湿 2 型，治疗上强调宣透清化，主方分别为三仁汤合升降散加减、麻杏甘石汤合升降散加减；中期多在发病后 3~10 天左右，病机以湿热蕴毒、邪伏膜原、邪阻少阳为特点，治疗上强调清湿热、宣畅气机，主方分别为甘露消毒丹加减、达原饮加减；极期即高峰期，本期多在发病后 7~14 天左右，临床的突出表现为气促喘憋明显，或伴有紫绀，病机以湿热毒盛，耗气伤阴，瘀血内阻为主要特点，少数可表现为邪入营血，气竭喘脱，治疗在祛邪的同时必须重视扶正，可选用白虎加人参汤、清营汤、犀角汤等加用活血化瘀之品，并静脉使用参附注射液、参麦注射液、丹参注射液，口服安宫牛黄丸或紫雪丹等。恢复期多在发病后 10~14 天以后，病机以正虚邪恋，易夹湿夹瘀为主要特点。主要证候有气阴两伤，气虚夹湿夹瘀。治疗强调扶正祛邪，并重视化湿、活血。主方分别为生脉散、沙参麦冬汤加减以及李氏清暑益气汤、参苓白术散或血府逐瘀汤等加减。

2. 验案举隅

邓某，女，33 岁，广东省三水籍医务人员，因“发热伴恶寒 2 天”于 2003 年 1 月 25 日入院。

入院前两天无明显诱因出现发热，入院当天自觉症状加重，测体温 38℃，微恶寒，神疲乏力，稍口干，纳差，面红，无头痛，无流涕，无咳嗽咳痰，无咽痛，无鼻塞流涕，无汗，睡眠一般，二便调。舌淡红，苔薄白，脉濡细。查体：体温 38℃，心率 68 次 / 分，呼吸 20 次 / 分，血压：90/60mmHg，神志清，全身皮肤、黏膜无出血点，亦无黄染，咽无充血，双侧扁桃体不大，气管居中，双肺呼吸音正常，未闻及干湿啰音。血常规：白细胞 5.0×10^9/L，中性粒细胞 63.9%，红细胞 4.31×10^{12}/L，血红蛋白 131g/L，血小板 95×10^9/L，胸片检查示右下肺少许模糊阴影。

西医诊断：右下肺炎（非典型肺炎）。

中医诊断：春温伏湿。

治则：清凉解毒，透热达邪。

处方：

青蒿后下 15g	黄芩 15g	柴胡 12g	大青叶 20g
板蓝根 30g	法半夏 12g	枳壳 10g	浙贝母 12g
天竺黄 12g	紫菀 12g	杏仁 10g	炙甘草 6g

2 剂，水煎服，配合清开灵注射液静滴加强清热解毒，西药则投以泰能、稳可信。

二诊：1 月 27 日，仍发热，热势上升，以夜间及午后为甚，体温：38.6℃，肢体困倦，纳食减少，二便通畅，舌淡红，苔薄白，脉濡细。血常规：白细胞 2 .9×10^9/ L，中性粒细胞 57.7%，血小板 90×10^9/ L，胸片：与 24 日比较右下肺感染灶明显扩大。中医辨证为湿热蕴毒，阻遏中上二焦，治宜清热解毒达邪，解表宣肺化湿。

炙麻黄 8g	杏仁 10g	石膏先煎 20g	甘草 10g
柴胡 10g	黄芩 10g	半夏 10g	竹茹 10g
白茅根 15g	前胡 15g	桑枝 10g	薏苡仁 20g
滑石 18g	藿香 6g	佩兰 6g	

1 剂，水煎服。

三诊：1 月 28 日，热势仍未遏止，反有上升之势，体温：39.2℃，症状未减，疲倦加重，双肺呼吸音粗，肺底闻及少许湿啰音，舌淡红，苔薄白，脉濡细。血常规：白细胞 2.5×10^9/L。考虑因湿热蕴毒，毒势盛，并易耗气夹瘀，毒瘀互结，且变证多端，有入营之势，此为极期，治宜加重清热凉血解毒，化瘀软坚散结，少佐益气之品。原方继续服用，加服安宫牛黄丸，并加用仙方活命饮，西洋参 10g（另炖）。

金银花 30g	浙贝母 15g	赤芍 15g	白芷 12g
陈皮 3g	升麻 6g	防风 12g	当归 6g
虎杖 20g	皂角刺 12g	穿山甲 12g（先煎）	乳香 6g
没药 6g	连翘 18g	五爪龙 15g	

3 剂，水煎服。

根据西医观点，此时属于炎症渗出期，需要注意肺纤维化的问题，而运用仙方活命饮以化瘀软坚散结，甚为合拍。西药则停用泰能、稳可信，改用可乐必妥、复达欣。至 1 月 30 日，应用可乐必妥后出现头晕，故停用所有抗生素，停用后头晕等症状大减，体温降至 37.5℃。

四诊：1 月 31 日，体温降至正常，但神疲，乏力，头晕，偶有咳嗽，白黏痰，无口干，舌淡，苔薄白腻，脉濡细，血常规：白细胞 2.3×10^9/L，中性粒细胞 50.2%；红细胞 3.12 ×10^{12}/L，血红蛋白 97g/L ，血小板 90 ×10^9/L；胸片：病灶增多，密影，热势已退，胸片虽病灶增多，强弩之末也，未足为虑，此乃正虚邪恋，治当清热养阴，扶正透邪，此时舌苔呈现白腻，为伏湿外达之象，治疗上并重视化湿、活血。热势既退，停用清开灵注射液，改以参麦注射液益气养阴。

炙麻黄 8g	杏仁 10g	黄芩 10g	甘草 10g
半夏 10g	竹茹 10g	白茅根 15g	桑枝 10g
薏苡仁 20g	太子参 20g	五味子 20g	麦门冬 15g
藿香 6g	佩兰 6g		

仍加服仙方活命饮，并补气而性温和之五爪龙加量为 30g。

4 剂，水煎服。

五诊：2 月 4 日，已无发热，乏力，偶咳嗽，未闻及干湿啰音，舌淡，苔厚微腻，脉濡细。胸片示：有所吸收，血常规：白细胞 2.4×10^9/L，中性粒细胞 47.8%，红细胞 3.62 ×10^{12}/L，血红蛋白 131g/L，血小板 191 ×10^9/L。病势渐衰，但湿性缠绵，如油入面，且易伤气，又易夹瘀为患，治宜清热利湿，益气活血。

杏仁 12g	甘草 6g	青皮 6g	桃仁 12g
当归 6g	苍术 9g	五爪龙 30g	太子参 20g
橘红 6	升麻 10g	白术 10g	神曲 12g
麦门冬 10g			

加服：

太子参 15g	土茯苓 30g	茯苓 12g	枳壳 6g
陈皮 3g	威灵仙 10g	杏仁 10g	薏苡仁 30g
苍术 9g	大枣 3 枚		

上两方分两次服用。

2 月 8 日，自觉身体轻爽，舌苔腻转淡，脉细。血常规：白细胞 6.5×10^9/L，中性粒细胞 46.2%，红细胞 3.62×10^{12}/L，血红蛋白 131g/L，血小板 161×10^9/L。2 月 12 日胸片示：右肺炎症全部吸收。守方略有加减，治愈出院。

【原按】

该病案有以下发病和病机特点：起病有接触同类病患者的病史，感受戾气，具有传染性，初期即有肢体酸痛等湿重的表现，为伏湿所致，较之普通的风温不同，故诊断为春温伏湿。起病后进展较快，2 天右下肺即出现大片阴影，毒力强，并见白细胞、血小板下降等特点。患者神疲乏力，发热加重，为毒盛伤正的表现。患者初期之所以感受传染发病，是因为先有正气不足，邪乃干之，感受毒邪之后，热、毒、湿使正气更损，内因、外因共同导致的结果，此外，患者神疲较重，抗生素的使用同样损人正气。根据上述病机，治疗应注重祛邪，所以初期透邪，给以清热解毒达邪，解表宣肺化湿之药。结合伏湿特点，自始至终应注意到利湿渗湿使邪有去路。后期注重增强正气，益气养阴，因势利导，扶正祛邪。

本病有戾气、湿、瘀、毒、虚兼夹，故需随证治之。在治疗时注意“三早”，即早期应用安宫牛黄丸，可防邪毒内陷心包，阻止传变；早期应用人参扶助正气，及时停用抗生素；早期应用活血软坚散结，防止肺纤维化，防止病灶扩散，以及加快病灶吸收。本病的治疗效果满意，发热至退热仅用 6 天，比同类病患者退热快，如自 1 月 27 日体温 38.6℃时开始计算，至 1 月 30 日体温已降至 37.5℃，时仅 4 天；症状改善快，整体调理后，较之同类病人，纳食始终正常，大便通畅，胃气未受影响；多数病例最终会演变为双肺炎症，而本例未蔓延至双肺，且较低的白细胞、血小板迅速恢复正常，肺部病灶吸收快，应归功于中医扶正祛毒之法。

【编者按】

邓铁涛教授认为非典型肺炎属于中医春温疫病的范畴，较现代医学更早的对传染性疾病有理论及实践的认识。明代吴又可的戾气、厉气、杂气学说，已非常接近对微生物的认识，发展到吴瑭，使中医理论从另一角度认识了发热性传染性及流行性疾病，提出独特的温病的病因理论，这一理论，即使在今天仍具有极高的科学性，足以破解中医虽无细菌及病毒学说，仍然能治疗急性传染病之道理所在。

关于治疗，邓铁涛教授很推崇《温病条辨》中湿温初起，邪在气分，湿重于热的常用方剂。认为究其病因,一为外感时令湿热之邪;一为湿饮内停,再感外邪,内外合邪,酿成湿温。诚如薛生白所言:“太阴内伤,湿饮停聚,客邪再至,内外相引,故病湿热”(《温热经纬》)。卫阳为湿邪遏阻,则见头痛恶寒;湿性重浊,故身重疼痛、肢体倦怠;湿热蕴于脾胃,运化失司,气机不畅,则见胸闷不饥;湿为阴邪,旺于申酉,邪正交争,故午后身热。其证颇多疑似,每易误治,故吴瑭于《温病条辨》中明示“三戒”:一者,不可见其头痛恶寒,以为伤寒而汗之,汗伤心阳,则神昏耳聋,甚则目瞑不欲言;二者,不可见其中满不饥,以为停滞而下之,下伤脾胃,湿邪乘势下注,则为洞泄;三者,不可见其午后身热,以为阴虚而用柔药润之,湿为胶滞阴邪,再加柔润阴药,两阴相合,则有锢结不解之势。故治疗之法,唯宜宣畅气机、清热利湿。主方首选三仁汤。脾胃学说是祖国医学的璀璨瑰宝,邓铁涛向来十分重视脾胃学说之继承与研究。他认为脾胃乃人体气机升降之枢纽,受纳运化水谷精微,达于五脏六腑、四肢百骸,在生理、病理学上占有重要位置,一旦发病,设法恢复脾胃正常功能,使气机调畅,升降得度,是治疗疾病,促进机体康复的关键环节。

另外,中医诊治疾病讲究“因时、因人、因地制宜”,由于岭南地处五岭之南,全年长夏少冬,气候炎热,潮湿多雨,其民多喜食凉饮冷。邓老认为,受自然环境的影响及饮食习惯的不同,广东人的体质与北方人略有不同,以脾虚湿热型和气阴两虚型多见。故邓老诊治非典患者时,很注重振奋人体脾胃之气。在恢复期阶段,临床可见大部分患者,尤其是联合使用激素治疗的患者,易出现疲乏、自汗、易饥而食后又有胃脘痞满、大便溏泄等脾胃亏虚,气阴不足的表现。本例患者在极期已开始予西洋参炖服,恢复期使用扶正祛邪之法,所以病愈快,恢复效果理想。

在经历了非典一疫后,邓铁涛教授也提醒年轻一辈,现代医学与传统医学结合无疑是我们战胜非典的基础,但年轻一代不应该放弃了中医的辨证思维,一味以西医理论为指导,对非典之发热病人,一来就上抗生素。邓老认为现在的新抗生素强力杀菌,同时也强力抑制病人的正气,使人体菌落失调。而中医若辨证准确,因势利导,增强正气后邪可抗拒。故非典不宜随便使用抗生素,白细胞偏低便是正气不足的表现之一。在邓老的指导下,本例患者病情好转后及时对抗生素进行了合理的调整。

(二)运用脾胃理论预防“非典”的经验

邓铁涛教授认为:健脾能有效地加强机体免疫功能,对于“非典”的预防、治疗和康复有重要的指导意义。“治病者,必明天道地理,阴阳更胜,气之先后”,除常规医疗隔离、减少接触、保持个人和环境卫生、注意营养锻炼等措施外,结合年度时空运化特性,所谓“司岁备物”,准备针对性强的物质手段和措施,提出以下参考预防保健建议。实施保健灸法。取足三里、气海、脾俞等穴位,隔姜灸功效尤佳;服用藿香正气丸早晚各6g,若觉身重易倦,加服补中益气丸6g,1次/天;饮食适当进甘温之物,尤其在秋冬寒冷季节,包括辛辣、芳香、红色类食物,如辣椒、糖、牛肉、羊肉、栗子、姜等。少食生冷,注意饮食营养的均衡;积极调摄心理情志,保持乐观开朗情志;积极进行运动,最好选择在阳光充沛、环境空气流通的地方。

三、朱良春治疗非典型肺炎的学术经验

1. 学术思想

朱良春教授认为广东地区非典型肺炎患者,多有夹湿现象,故早期常用三仁汤、藿朴夏

苓汤等以宣化湿热，透邪外出，或以麻杏石甘汤等合升降散以辛凉解表，宣肺化湿，不可过早使用苦寒清下之剂；在中期可清热化湿，宣畅气机；本病高峰期邪热疫毒炽盛，耗灼气阴，复有瘀血内阻，就需参考叶天士之说："入营犹可透热转气，入血就恐耗血动血，直须凉血散血"，而用清营汤、犀角地黄汤等，并参用清下之品。如逆传心包，痰热壅遏，昏迷惊厥，就要参用安宫牛黄丸、紫雪丹、神犀丹等以开窍逐秽，宣闭解毒，以挽厥逆。如面色灰败，呼吸急促，四肢厥冷，汗出如雨，口开手撒，脉细弱，舌质紫黯，血压下降，此乃阴厥、寒闭，需用温开，除用参附、生脉注射液静滴外，还要急用苏合香丸以温开之，始可挽其厥脱；如误用安宫牛黄丸、紫雪丹等凉开之品则祸不旋踵矣，在极期或恢复期既要益气养阴，又要佐以活血养气之品，始称允当。当分期辨证论治非典型肺炎。

同时朱良春教授强调要有严慎的工作态度，他认为中国幅员辽阔，南方北方气候不同，不仅要因人、因时制宜，还需因地制宜。有些方可能对北方地区比较适合，对南方就不大适宜，而有些方则适于南方，所以应慎用，建议专家论证时要多加酌定。

2. 验案举隅

孔某，男性，38岁，广东人，因"发热8天"于2003年3月1日入院。患者入院前8天开始出现发热，中度热，见恶寒、头痛、肌肉酸痛、乏力，无明显咳嗽、咳痰，在外院诊治，查胸片示：右下肺炎。治疗上予克林霉素抗感染，症状无缓解，遂收入院进一步诊治。入院时症见：精神疲乏，发热，呼吸气紧，头痛，全身酸痛，纳差，口干口苦，眠一般，二便常。既往史无特殊，有非典型肺炎患者接触史。查体：体温38.2℃，心率98次/分，呼吸24次/分，血压120/75mmHg。咽无充血，双肺呼吸音粗，未闻及明显干湿性啰音。舌红，苔黄厚腻，脉滑数。血常规：白细胞5.4×10^9/L，中性粒细胞57.2%，红细胞4.62×10^{12}/L，血红蛋白135g/L，血小板222×10^9/L。胸片提示：符合非典型肺炎。

西医诊断：右下肺炎（非典型肺炎）。

中医诊断：春温。

辨证：湿热毒互结。

治则：清热解毒，化湿降浊。

处方：

绵茵陈15g	银花15g	连翘15g	虎杖15g
滑石20g	柴胡15g	芦根30g	黄芩15g
法夏10g	水牛角先煎30g	甘草5g	

2剂，水煎服。

治疗上同时予静脉滴注清开灵注射液，口服清热消炎宁口服药清热解毒，予丁胺卡那霉素联合四环素抗感染治疗。

2003年3月3日，二诊。患者仍见发热、气紧、头痛、全身酸痛，口干不欲饮水，咳嗽、咳痰少，纳差，舌红苔黄厚腻，脉滑数。查体：双肺呼吸音粗，未闻及明显干湿性啰音。湿性腻滞，缠绵不愈，湿热阻遏，治宜清热化湿解毒。

方用升降散合甘露消毒丹加减，具体如下：

僵蚕15g	佩兰15g	连翘15g	黄芩12g

姜黄 10g	芦根 30g	藿香 10g	滑石 20g
杏仁 10g	杷叶 15g	青蒿[后下] 15g	蝉衣 6g
绵茵陈 15g	虎杖 15g	生石膏[先煎] 30g	

3 剂,水煎服。

2003 年 3 月 6 日,三诊。患者仍有间断发热,夜间热势高,气紧、气短加重,烦躁,疲乏,头痛,咳嗽,咳痰少,活动后易汗出,口干苦,纳眠差,大便烂,舌暗红,苔黄,脉细。查体:双肺呼吸音粗,未闻及明显干湿性啰音。此时湿热毒成,耗伤正气,气阴两伤,瘀血内阻,治疗上在祛邪的同时扶正,适当加重活血化瘀之品。处方:

僵蚕 15g	连翘 15g	黄芩 12g	姜黄 10g
芦根 30g	杏仁 10g	杷叶 15g	青蒿[后下] 15g
蝉衣 6g	苡仁 30g	丹皮 10g	丹参 15g
五爪龙 15g	神曲 10g	炒麦芽 15g	

3 剂,水煎服。

另予西洋参 10g 炖服,日一次。

2003 年 3 月 9 日,四诊。患者热退,见精神疲乏,易汗出,活动后气短明显,无胸痛,见咳嗽,咳痰少,纳差,眠可,大便烂,小便可。舌暗淡,苔薄白,脉细。查体:双肺呼吸音稍粗,无啰音。血常规:白细胞 $13.2 \times 10^9/L$,中性粒细胞 80.1%,红细胞 $4.9 \times 10^{12}/L$,血小板 $273 \times 10^9/L$。处方:

太子参 15g	麦冬 10g	五味子 3g	法夏 10g
芦根 30g	杏仁 10g	杷叶 10g	云苓 15g
蝉衣 6g	苡仁 20g	甘草 6g	丹参 15g
五爪龙 20g	神曲 10g	炒麦芽 15g	白术 15g

3 剂,水煎服。

另予西洋参 10g 炖服,日一次。

2003年3月12日,五诊。患者无发热,疲乏,活动后气促及汗出等症状减轻,见咳嗽,咳痰少,纳眠可,舌淡红,苔薄白,脉细。查体:双肺呼吸音清,无啰音。复查胸片提示病灶吸收。处方:

太子参 15g	麦冬 10g	五味子 3g	法半夏 10g
杏仁 10g	杷叶 10g	云苓 15g	白术 15g
蝉衣 6g	苡仁 20g	甘草 6g	丹参 15g
神曲 10g	炒麦芽 15g		

3 剂,水煎服。

另予西洋参 10g 炖服,日一次。

2003 年 3 月 14 日出院,予服用中药继续恢复期治疗,随访一月情况稳定。

【原按】

该病案起病有非典患者接触史,发病初期即见恶寒、头痛外感表现,而肌肉酸痛乃湿邪所致，经治疗后未见好转，湿热蕴毒，邪伏膜原，为病之中期，治疗上予升降散合甘露消毒丹加减清热化湿解毒，全方用药围绕病机宣透与导下、升浮与沉降并用，着眼于给邪以出路，恢复了三焦气机的正常运行。同时患者见咳嗽症状，为邪郁肺脏，肺气不宣，故加用杷叶、杏仁等宣畅肺气。发病以周时热势以夜间明显，气紧症状加重，舌暗红，苔黄，脉细，为邪盛伤正，气阴两虚，瘀血内阻的表现，治疗上应及时扶正，加强活血化瘀之品，恢复期邪祛正虚，活动后气促及汗出，舌淡红，苔薄白，脉细等为一派虚象，故予益气养阴之法。

【编者按】

朱良春教授在临床诊治中重视对南方北方气候不同，因人、因时、因地制宜。广东地区患者体质很多表现为素体脾胃气虚，夹有湿浊。又岭南属亚热带海洋性气候，常年炎热，空气湿度偏大，热蒸湿动，湿浊尤为明显，湿邪致病尤为普遍。夹湿的治疗当以甘凉之品利湿化湿，不可过用苦燥之品，以免伤阴。广东省的非典夹湿型类证，有明显的南岭温疫地域性致病证候特点：舌苔白腻、胸闷、脘痞、疲惫、面色白、胃纳较差等症状。初诊以升降散合甘露消毒丹加减清热解毒化湿，并疏利透达，使邪有去路，升降气机，宣畅三焦。至极期病邪气从气入营，气阴耗伤同时瘀血内停，祛邪同时需要扶正，除辨证加减外，朱良春教授建议使用西洋参每日炖服，助扶正之力。另外，在疾病发展至中期之后，机体三焦气机不利，湿热邪气内郁，而脾喜燥，胃主降，脾主升，脾胃升降失司，表现为胃纳不佳，中脘痞满，所以朱良春教授处方时多使用神曲、炒麦芽等消食开胃，亦可加用鸡内金、荷叶等。

四、晁恩祥治疗非典型肺炎的学术经验

1. 学术思想

晁恩祥教授认为非典型肺炎属中医学温疫热病范畴，患者感受温疫之邪，以口鼻传染为主。邪气从口鼻而入，入而外发则见发热、头痛、周身酸楚疼痛、乏力；邪热伤肺则见咳嗽无痰或少痰、干咳；伤及胃肠则有腹泻、呕吐、纳差。病情严重者，高热不退；进而可损及肺气，“肺之化源绝”则出现气促、喘息、呼吸急迫、口唇紫绀；更危重者，气阴耗损，心、肝、肾等多脏受损，正气竭绝而亡。故治疗上早期以邪实为主，治疗上以清热解毒，疏风宣肺及祛湿和胃为治法；重症非典型肺炎，致热极邪实，疫毒会伤及肺部、全身，致气血、阴阳受损，气阴两虚，痰浊、血 瘀、正虚邪实、肺气瘀阻等，治疗上以益气化瘀，清热解毒为法。恢复期邪气已祛，正气不足，治疗上以益气养阴，健脾和胃为治法。

2. 验案举隅

钟某，男性，35 岁，居住广州，医务人员，因“发热伴胸痛、咳嗽 3 天”于 2003 年 1 月 21 日入院。

患者于 1 月 19 日受凉后出现低热、乏力伴胸痛、咳嗽，咳黄脓痰，鼻塞流涕，无潮热盗汗，服用解热镇痛药后不缓解，遂收住院。入院时症见：发热伴胸痛、咳嗽，咯黄痰，气短，动则为甚，无明显恶寒，二便可，舌红，苔薄黄，脉滑数。查体：体温 37.6℃，心率 94 次 / 分，呼吸 25 次 / 分，血压：124/82mmHg，神志清，全身皮肤、黏膜无出血点，亦无黄染，咽无充血，双侧扁桃体不大，气管居中，双肺呼吸音清，未闻及干湿啰音。血常规：白细胞 $5.2\times10^9/L$，淋巴细胞 19.5%，胸片检查示：右下肺炎。

中医诊断：春温。

西医诊断：右下肺炎（非典型肺炎）。

治则：清热宣肺，止咳平喘。

处方：麻杏石甘汤加减。

炙麻黄 6g	杏仁 12g	石膏先煎 30g	甘草 10g
黄芩 15g	青蒿后下 15g	枳壳 6g	大青叶 15g
薏苡仁 18g	浙贝 15g	葶苈子 12g	连翘 18g
刘寄奴 15g			

3 剂，水煎服。

西药以哌拉西林联合左氧氟沙星抗感染。

二诊：1 月 26 日，患者间中发热，咳嗽减轻，咳痰白，量较前曾多但渐清稀，胸痛明显减轻，口干，无气促，无咯血，纳食欠佳，恶心欲吐，眠可，小便可，大便软，舌淡红，苔黄腻，脉细滑，查体：体温 36.2℃，心率 88 次 / 分，呼吸 19 次 / 分，血压：120/78mmHg，双肺呼吸音清，未闻及干湿啰音。

患者呼吸道症状减轻，热势缠绵，纳食不佳，表湿较重。

治则：清热祛湿，调理脾胃。

处方：蒿芩清胆汤加减。

黄芩 15g	青蒿后下 15g	柴胡 12g	大青叶 15g
板蓝根 30g	法夏 12g	枳壳 10g	竹茹 12g
炙甘草 6g	玄参 15g	滑石 30g	杏仁 10g

3 剂，水煎服。

三诊：患者热退，疲倦乏力，时有心悸，口干，咳痰白，痰量较前减少，易汗出，口干，纳食不佳，无恶心呕吐，眠可，大便烂，舌淡暗，苔白，脉细弱。查体：体温 36 ℃，心率 84 次 / 分，呼吸 18 次 / 分，血压：110/76mmHg，心律齐，双肺呼吸音清，未闻及干湿啰音。胸片提示：双下肺感染，与 2003 年 1 月 21 日胸片比较，右下肺病灶稍吸收。患者病情好转，进入恢复期。病邪退，正气损耗，气阴不足，痰瘀互结。治则：清肺化痰，逐瘀排痰，益气养阴。方药：苇茎汤合生脉散加减，具体如下：

苇茎 20g	桃仁 10g	薏苡仁 20g	冬瓜仁 20g
丹参 10g	赤芍 10g	炙麻黄 5g	北杏 10g
紫菀 10g	党参 15g	五爪龙 30g	麦冬 15g
五味子 6g			

5 剂，水煎服。

同时予参麦注射液静点益气养阴。

四诊：患者无发热，疲乏，心悸及汗出症状减轻，偶有咳嗽，痰少，纳食可，二便调，舌淡暗，苔白，脉细。查体：查体：体温 36.2℃，心率 78 次 / 分，呼吸 18 次 / 分，血压：115/72mmHg，心律齐，双肺呼吸音清，未闻及干湿啰音。胸片提示：双下肺感染明显吸收。血常规：白细胞 7.5×10^9/L，中性粒细胞 56.8%，红细胞 4.62×10^{12}/L，血红蛋白 142g/L，血小板 220×10^9/L。予生脉散加减。

【原按】

此例患者起病之初以发热伴呼吸道症状为主，咳嗽气促明显，为邪伏肺卫，肺气不宣以致邪热壅肺，治疗以麻杏石甘汤加减以宣解肺热，止咳平喘。药后呼吸道症状有所好转，但见湿阻之证，纳食欠佳，舌淡，苔黄腻，脉细滑。缘患者长期居住岭南湿地，外感邪气与湿邪相结，伏于体内，犯于少阳，见发热，纳差，胸胁痛，且因湿性黏滞，故热势缠绵，治以蒿芩清胆汤和解少阳，清利湿热。湿邪易伤中焦脾胃，清代叶天士指出“上下交损，当治其中”，强调了调理脾胃的重要性，故在清热祛湿的同时，及时调整脾胃，对疾病的治疗有重大意义。至恢复期，邪退而正气不足，气阴亏虚，易生痰结瘀而出现痰瘀互结的表现，这是大部分非典型肺炎患者常会经历的疾病阶段，此时不能一味地补中益气，化解痰、瘀等病理产物也是治疗的重点。苇茎汤虽为治疗肺痈常用方，但其清解肺热的同时，方中薏苡仁甘淡微寒，上清肺热，下利肠胃而渗湿，桃仁活血逐瘀，与益气养阴之生脉散合用，可作为非典型肺炎患者恢复期的参考方。

【编者按】

患者感受温疫之邪，邪气从口鼻而入，入而外发则见发热，乏力；邪热伤肺则见咳嗽，咯黄痰，气短，胸痛；入院时已无明显恶寒，而以肺热内盛为主，故治疗上以清热解毒，宣肺止咳为治法；麻杏石甘汤是张仲景的名方，本方从中医病理学理论而言，为辛凉宣肺、清热平喘之良药，有较好的治疗呼吸道疾病的作用，现代实验研究证实其有抗流感病毒、抗炎、止咳和调节免疫功能，能调动机体抗病恢复健康能力，发挥中医药多靶点、多途径整体治疗的优势。临床可见，非典型肺炎患者在发病中、后期咳嗽症状尤其明显，常需使用强力镇咳西药，如可待因及其方制剂等。而此例患者早期使用麻杏石甘汤后呼吸道疾病缓解较快，困扰患者的主要是热势缠绵，到中期表现出湿邪内伏的表现。广东地处岭南，气温较高，雨湿偏盛，长期湿热的气候环境易影响人体脾胃运化功能，由于内外两方面的因素，所以岭南外感发热证临床证候多夹湿，蒿芩清胆汤加减属和解三焦法，正是最适合岭南温病湿热证的治疗。恢复期的治疗，晁恩祥教授的治疗指导原则与邓铁涛教授的不谋而合，可见国医大师都非常注重人体正气的固护，尤其是中焦脾胃之气。

五、任继学治疗非典型肺炎的学术经验

学术思想

任继学教授认为非典型肺炎的病位主要在肺，也可在胃。治法不能单纯清热解毒，须加以辛凉透表，引邪外出。主治方药：白僵蚕 15g，蝉蜕 15g，大青叶 15g，金银花 30g，连翘 15g，荆芥 5g，川羌活 5g，枳壳 12g，生石膏 50g，金荞麦 30g。

若症见身热口渴引饮，心烦，脉细数，舌质红，苔灰黑者，药用：西洋参 10g，生石膏 50~80g，大青叶 15g，虎杖 15g，知母 15g，麦冬 30~50g，人参 15g，天花粉 15g，生地 10g，水煎服，每 4h 服 1 次。

若兼有胃肠症状者，如恶心、呕吐、腹泻等，方可用苍术 15g，厚朴 10g，法夏 15g，陈皮 10g，草果仁 10g，赤茯苓 20g，藿香 10g，泽泻 10g，水煎服，汤汁送服紫金锭（又名神仙解毒万病圆），每服 1 锭，病重者连服 2 锭。

若兼有食积，症见发热恶寒，脘痛拒按，舌黄便闭，呕恶脉滑，用保和丸加藿香、薄荷、淡豆豉、黑栀等，消食透邪。若症见憎寒体重，壮热头重，四肢乏力，偏身酸痛，口苦咽干，胸腹满闷，予《伤寒温疫条辨》神解散：白僵蚕、蝉蜕、神曲、金银花、生地、木通、车前子、黄芩、黄连、黄柏、桔梗。

若症见大热，痞满燥实，谵语狂乱不识人，热结旁流，循衣摸床，舌卷囊缩，厥逆脉沉伏者，以《伤寒温疫条辨》解毒承气汤主之：白僵蚕、蝉蜕、黄连、黄芩、黄柏、栀子、枳实、厚朴、大黄、芒硝。若症见恶寒发热，头痛无汗，颈颌核肿，牙关不宣，此温邪时毒，应用荆防败毒散，再按经加减。

凡肿在颌下者，属阳明，以升麻、葛根为主；在耳下者，属少阳，以柴胡、黄芩为主；在颈项者，属太阳，以羌活、独活为主。

若表证未解，出现大便忽泻，胸脘痞满，按之不痛，舌黄脉滑，此邪陷成痞。宜用泻心汤，苦降辛通。若热不解，咳逆胁痛，痰中带血，此肺络内伤。宜用《俞氏经验方》的桑丹泻白汤：桑叶、桑白皮、竹茹、炙甘草、丹皮、地骨皮、川贝母、粳米、金橘脯、大枣，清肝保肺。

若出现神昏谵语时，同时用神犀丹，如兼有大便干，痞满燥实者，可用犀连承气汤：犀牛角（现已禁用，可改为水牛角）、川连、枳实、鲜生地汁、生大黄、金汁（经炮制的粪清），水煎服（各药汁兑入服）。

若邪盛正虚，邪伤于肺脏的脏真之气，而出现胸闷、咳喘，甚则喘脱，血痰，口唇紫暗，烦躁，可用五虎汤（由麻黄、杏仁、石膏、甘草、茶叶组成），水煎，送服一捻金以宣肺清热通腑，解毒散邪使腑气通畅，邪从大便而解。出现心衰症状时，宜救阳固精，活血化瘀，清内解毒，可用《伤寒杂病论》白通加猪胆汁汤（由干姜，炮附子，葱白，人尿，猪胆汁组成，如无猪胆汁可用人工牛黄粉代替）。

若邪不能转达而正气已夺，出现内闭外脱者，予冯氏全真一气汤：别直参、麦冬、北五味子、大熟地、江西术、淡附片、酒蒸怀牛膝（出自冯楚瞻《冯氏锦囊》）。

如若联合使用大剂量抗生素加激素之类，使患者虽热退但遗留咽喉干燥、干咳、少痰、胸中干涩等症状，是由于邪不能宣散于外，潜伏于肺之膜原，肺津受伤，肃降无权，肺气不清所致。可用：柿霜 10g，金荞麦 30g，桔梗 5g，虎杖 15g，枳壳 15g，炙百部 15g，白前 10g，平地木 25g，杏仁 5g，瓜蒌仁 15g，芦根 15g，麦冬 20g。用柿霜能清热化痰润燥；金荞麦宣肺解毒、清热利咽；桔梗引药上行；虎杖清热解毒，利咽喉，清余热；枳壳宣肺降逆；炙百部、白前理肺、宣肺，化痰止咳；平地木、杏仁止咳，宣通肺气；瓜蒌仁、芦根、麦冬化痰，并能解除残余之邪。部分患者出现胸闷痞满，恶心呕吐，腹泻，苔白厚腻，脉沉缓。此由于治疗病程过长，既有外邪乘正气不足，营卫失调，潜伏脾胃，又因过用抗生素、板蓝根、双黄连、清开灵等苦寒药物，伤脾害胃，而脾胃居于中焦，通过经络、气道、血道和肝、心、肺、肾形成一个整体气化功能升降的枢轴，这个枢轴靠肝之疏泄，肺气下降，心火温煦中焦，命门之火温煦脾胃。脾胃发生病理变化，肝之疏泄功能不畅，肺气不能下达，心之君火受抑，命门之火受阻，以致脾乏上升之力，胃乏下降之功，引发水津代谢失常，水聚为湿，湿困清气不能上升，浊气不能下降，浊清相混，化为腐浊，腐浊之气在病理条件下积而成毒，邪毒阻碍小肠受盛之力、大肠传导之功，使腐浊之气欲排不能，欲行不出，上及于胃即恶心呕吐，逆于胸中，则胸闷痞滞，下及于大肠则腹泻。胃气受熏蒸，则舌苔白厚腻，药用姜汁炒厚朴能行中焦之气，和胃醒脾，使脾气得升，胃气得降；赤茯苓或带皮茯苓均能除湿，用茯苓皮取其以皮行皮之义，能去除肌腠之湿；佩兰、藿香梗、荷叶梗、苍术芳香化浊，畅脾和胃，使腐浊之气得化，清气得升，浊气得降；大豆卷利湿解毒；陈皮、炒枳壳行中焦气化功能，使肝气得疏，胃气得降，心气得行，肾气得舒，三焦之气通畅。后期患者出现全身乏力、气短、口干、舌红等，是因热邪伤阴故也，阴伤则无以化气，气伤不能化津，津伤不能化液，以致气阴两伤。药用米炒党参鼓舞胃气，补益中气而不滞气；用米炒麦冬补阴而不恋湿，或加玉竹、石斛、沙参、米炒生地、黄精、梨汁、姜汁炒天冬治之，大队养阴药恢复津液，天冬用姜汁炒，在于养阴而不助湿，能补胃阴，补脾阴，补而不滞。

经治疗诸症消失，但见不饥不食，舌干无苔，此胃阴大伤，宜用《金匮要略》麦门冬汤加乌梅、木瓜、谷芽、金柑皮等味，甘酸化阴；若见舌淡脉微，不饥不食，泛泛欲呕，此胃阳大伤，宜用六君子汤加白蔻、吴茱萸、姜汁等味，温补胃阳。

六、周仲瑛治疗非典型肺炎的学术经验

(一)以三焦辨证为主导，结合卫气营血辨证，分期辨证论治

学术思想

周仲瑛教授认目前西医学初步认为SARS是由病毒引起的一种呼吸系统传染病。根据其初起表现为发热、头痛、周身酸痛、干咳、少痰、气促等肺卫症状，且有强烈传染性、流行性的特点，当归属于中医学“温疫”、“春温”、“风温”等范畴。从本病具有潜伏期、病情重、传变快、成年人多发等特点来看，其发病似与感受“非时之气”(六淫时邪)、先有伏邪在肺相关，后又新感而引发；亦可因伏寒化温，肺热内伏，复感时邪疫毒而发病。六淫时邪之中多以风邪为主，随地域或季节的不同，风邪每易夹寒、夹热、夹湿，与疫毒杂感伤人。从病机演变来看，周教授认为该病主要表现为三焦传变过程，一般由上焦肺经开始，顺传中焦阳明，终至下焦肝肾。此即吴鞠通所说：“温病由口鼻而入，鼻气通于肺，口气通于胃。肺病逆传，则为心包；上焦病不治，则传中焦，胃与脾也；中焦病不治，即传下焦，肝与肾也。始上焦，终下焦。”顺传阳明，则现肺胃热盛，湿浊内蕴；重症则现肺热腑实，痰浊瘀阻；热毒炽盛，亦可逆传心包，甚则邪陷正脱而致内闭外脱，或气阴、阳气外脱，更属危笃重症。病之后期则耗劫下焦肝肾阴液。对于本病的治疗，周老提出应以三焦辨证为主导，结合卫气营血辨证，根据病情分期辨证论治。

早期为表寒里热证，病为风邪束表，疫毒袭肺，肺热内郁，表寒里热，肺卫不和。治当宣肺解表，泄热透邪，方用银翘散合三黄石膏汤加减。若风热夹湿，兼有脘痞腹胀，或有腹泻，苔白腻或黄腻，脉濡数者，用藿朴夏苓汤疏表化湿、宣畅气机。此时不宜用大剂苦寒，当表里双解，清透并用。

中期分两型：①热盛湿蕴证，此为肺胃气分热盛，邪热犯肺，气失清肃，兼有湿浊内蕴。治宜清热化湿、轻宣透达。方用银翘白虎汤、苍术白虎汤。若湿热内伏，少阳郁闭者，用蒿芩清胆汤清热化湿，和解少阳；湿浊偏盛，邪伏膜原者，用达原饮开达膜原、辟秽化浊、清热解毒；湿热郁蒸，蕴而化毒者，用甘露消毒丹利湿化浊、清热解毒。②肺热腑实证，此因肺胃热盛不解，邪热壅肺，蒸液成痰，痰热郁阻，与肠腑燥矢互结，热结积滞，腑气不通，肺热腑实。治以苦寒泻下、通腑泻热。方用宣白承气汤、陷胸承气汤。通过清泄肺热，通降阳明，清热化痰，通腑开结，使邪从腑去，则肺气肃降有权，此即上病下取、釜底抽薪、脏腑合治之意，对肺

实质炎症有较好的消散、吸收作用。若出现胸部憋闷，胁肋胀痛，心慌动悸，面黯唇甲青紫，由热毒闭肺，肺气痹而不用，心血瘀而不畅，痰浊瘀阻为患，可用《温病条辨》桃仁承气汤合葶苈大枣泻肺汤逐瘀泄热、泻肺平喘。此时治疗极为重要，若处理及时得当，则可顿挫病势，病情减轻，否则病邪极易逆传内陷。

极期为内闭外脱证，此证多由上述两证发展而来，邪毒炽盛，逆传心包，热闭神明，心失所主；甚则邪热内陷，正不胜邪，阴竭阳脱，正虚邪陷。邪入心包，窍闭神昏者，宜用开窍醒神之安宫牛黄丸、紫雪丹、清开灵注射液、醒脑静注射液。痰热闭肺用猴枣散。邪陷正脱者，治当益气救阴，回阳固脱，方用生脉散、参附汤扶正以祛邪；同时清热解毒，化痰开窍，祛邪以安正。

恢复期为气阴耗伤证，此为正胜邪退，余邪未尽，虚热内生，气阴两虚。治宜益气养阴、清泄余热，方用生脉散加味或沙参麦冬汤加减。脾虚者用参苓白术散。周老指出，上列各证既有其独立性，各证之间又有兼夹、演变关系，可先后交替发生，或合并出现，故临床应根据证的兼夹情况权衡其主次处理。周老认为，该病早期病在上焦，以热毒郁肺、风邪束表为主，病情尚轻，应及时治疗，加以阻断；中期病在上、中二焦，以肺胃毒热内盛、湿浊内蕴为主，或见肺热、痰浊瘀阻的证候，病情较重，预后较差，若积极救治，尚可逆转；极期可见逆传心包，邪入下焦，病及心肾，以内闭外脱、气阴耗竭为主，病情危重，预后凶险。至于恢复期，以气阴两伤，毒邪未尽为特点，治疗重在补其不足、兼清余毒。

（二）中医药预防非典型肺炎

周老认为应芳香辟秽解毒，可选用藿香、苍术、白芷、草果、菖蒲、艾叶、冰片、蚤休等制成香囊，佩挂胸前。对易感人群，或与非典型肺炎病人接触者，治应轻清透达、芳化和中、清热解毒，可选用苏叶、荆芥、藿香各 6g，野菊花、贯众、大青叶各 10g，水煎服用，重在芳香辟秽解毒，轻清宣透伏邪。上述药物也可制成气雾剂，用于公众场所集体预防或居室内空气消毒。至于对甘温益气之品及大剂清热解毒药的应用，若从增强人体免疫功能及抗病毒等方面讲，实无可厚非，但从中医理论来看，造成非典型肺炎流行的是温（湿）热疫毒，病性本身属热、属实，初起病位在表，根据中医“在卫汗之可也”、“治上焦如羽”等治疗原则，理应因势利导、轻清宣透伏邪为是，即使“邪之所凑，其气必虚”，扶正亦应以清养肺气为主，而甘温补益之品恐有助热生火之弊，而大队清热解毒药的应用也可能有“药过病所”、苦寒伤胃之嫌，实有进一步探讨的必要。

七、颜德馨治疗非典型肺炎的学术经验

1. 学术思想

颜德馨教授认为“非典”的病机病理复杂，疫疠之气夹痰、夹瘀、夹湿、夹经络闭阻、夹气阴亏虚等诸多病理因素，错综交杂，可以单独出现，也可合并诸项出现在某一病程阶段。因此，在治疗上必须个体化辨证施治，不可拘泥一方一药。

(1) 清热法：清热法在本病治疗中应用甚广。早期要注重“透”、“表”、“宣”、“达”四字。病邪由表入里，早期犹可以辛凉之剂逐邪外出，但慎勿失表。方选银翘散，一日服 2 剂。病将由表入里，则用“麻杏石甘汤”，或可试用肺炎方（开金锁、鱼腥草、虎杖、百部、鸭跖草、半

枝莲)。病状若如阳明腑证,大府不行,热势较高,当用釜底抽薪之法,承气汤、升降散,大黄在所必用。年老体弱之人,虽腑气不通,但又当慎用峻下之品,可用大黄研粉,酒精调敷神阙。高热不退、口渴引饮为疫毒炽盛,可用紫雪丹2分口服,1日3次。有的病人出现烦躁等精神症状,是热扰清宫,可用牛黄清心丸口服。

(2) 豁痰法:豁痰最欣赏葶苈子一味。在非典呼吸窘迫的治疗中提倡用葶苈子清热豁痰,用量每至30g。生半夏也为习用之品,经验表明,生半夏与生姜先煎30分钟,非但无毒,且疗效远胜制半夏。若患者神志昏迷、痰蒙清窍,还常用白金丸、礞石滚痰丸。前者治寒痰,后者清热痰。

(3) 燥湿法:患者表现出的湿盛之象可能是疾病本身的表现,也可能是应用大量抗生素、激素造成的。对此常用苍术。苍术燥湿运脾,力大效宏,标本同治,量常用至15g。并多配伍黄连、厚朴、菖蒲、佩兰等。达原饮之草果仁也颇有效。若正治不效,可试用旁治之法,所谓"治湿不利小便非其治也",也可用五苓散旁敲侧击。玉枢丹、辟瘟丹对湿热内蕴造成的胸脘痞闷有较好的缓解作用,临床也可选用。

(4) 化瘀法:治疗非典适当加用清热化瘀之赤芍、丹皮、丹参,可减少或减轻并发症,有助于病人的康复。本病后期热入营血,肺气郁闭,邪盛阴伤,熬津成瘀,清泄瘀热可考虑犀角地黄汤加减。对非典发病中产生的肺纤维化,倡用化瘀软坚法治疗。虫类搜剔之品可获一定疗效。经验药物有生蒲黄、穿山甲、生牡蛎、海藻、昆布。

(5) 补虚法:本病的发生、发展过程是邪与正斗争的过程。素体不足之人易感外邪,而患者后期又每因实而致虚,故补虚之法一当用于预防,一当用于后期。由于患者体质和地理、气候因素的差异,后期正气的情况也不一样。湿盛者多易伤阳,热盛者多易伤阴。此时,用李东垣的清暑益气汤养阴清热化湿,对于后期患者多能中的。若阳虚厥脱,当机立断选用参附注射液静脉滴注,汤方则附子必用;气阴两虚厥脱则宜生脉注射液。

(6) 重视预防:中医学历来提倡"不治已病治未病"。在某种意义上说,也就是防重于治。如传说三国时诸葛亮发明"诸葛行军散"用于军队长途跋涉于瘴疫之地,可取预防时疫之效。至于本病,"正气存内,邪不可干",扶助正气有助于预防。临床拟定的"扶正祛邪颗粒"是以玉屏风散为基础,加贯众、银花、陈皮而成的。

2. 验案举隅

患者女性,57岁。2003年5月3日住入上海市传染病医院(上海市救治SARS定点医院)。该患者长期生活在北京,2003年4月24日抵沪(与其丈夫同行,其丈夫4月28日发热,居住在北京时,同幢楼居民有SARS患者),该患者在4月24日发热,体温37.7℃,4月28日胸片提示两肺网状改变。5月2日胸片示两肺斑片状阴影。经过专家组会诊符合传染性非典型肺炎的诊断标准(上海市卫生局防病办公室,传染性非典型肺炎防治培训教材及相关文件汇编)而收治入院。

5月3日~5月22日,患者入院后先后给予阿奇霉素、甲泼尼龙360mg,7天、头孢曲松、头孢呋辛、左氧氟沙星、利巴韦林。机械通气iPAP+PEEP(19天)。患者气促明显(平均呼吸频率34次/分),多次胸片及CT提示两肺广泛性弥漫性阴影,逐渐有吸收,右上肺有实质性病灶,渐有增大趋势。虽然经过大剂量激素治疗,体温下降,血氧饱和度在呼吸辅助通气下为97%~98%,心率94次/分。

初诊:2003年5月15日,采用中西医结合治疗,根据患者的临床症状有胸闷、气促、无力、舌苔少，舌质暗红，脉细、弦、滑的特点，抓住该患者“虚”、“痰”、“瘀”之病机特点，确立以益气养阴为基础治疗。辨证：气阴两虚，痰瘀互结。治法：益气养阴，化痰祛瘀。方药：以西洋参、刺人参另炖兑入，麦门冬、五味子、生地黄护阴，葶苈子、桑白皮、全栝蒌化痰，后加入丹参、牡丹皮、桃仁、当归等活血化瘀。经治疗，患者病情比较稳定。

二诊：2003 年 5 月 25 日，患者又有发热，且胸片提示：右上肺阴影增大。在肺外侧带有模糊阴影，右心膈角阴影增大，且伴有团状阴影形成。患者又感胸闷，气急明显，经多次专家会诊，给予美平 4.0g、4.0g、3.0g、2.0g 连续 4 天静脉滴注，马斯平 4.0g、4.0g、6.0g；稳可信 1.5g 等多种抗生素联合抗菌。积极痰培养排除真菌感染，又恢复使用甲泼尼龙，40mg（2 天），80mg（3 天），60mg，40mg，30mg，25mg，20mg 逐日递减。患者发热、咳嗽、痰白黏、动则气急、无恶寒、无头痛、周身酸痛，胃纳可，面色少华，萎黄，神疲，舌质暗红，少津，舌根部白腻微黄，脉弦数。辨证：气阴两虚、痰热壅肺；治法：攻补兼施，清肺化痰、益气养阴。处方：

西洋参 6g	南沙参 30g	北沙参 30g	鳖甲 12g
鱼腥草 12g	开金锁 12g	虎杖 12g	葶苈子 30g
生薏苡仁 30g	竹茹 12g	川象贝 12g	生蒲黄 12g
天竺黄 12g			

同时每天静脉滴注鱼腥草注射液 50ml 清泻肺热。

三诊：2003 年 6 月 3 日，经过治疗，患者精神状况明显好转，胸闷气促症状逐步减轻，体温虽有下降，但仍有低热。血白细胞和血小板呈进行上升趋势，最高时血小板 $632 \times 10^9/L$，白细胞 $2.8 \times 10^9/L$。反复肺 CT 检查发现，右上肺病灶阴影增大，左心膈角阴影增大伴空洞（无液平）形成，左肺外侧带空洞形成。经多次痰培养及涂片检查，证实继发曲霉菌二重感染。组织多次专家会诊，决定尽快减少激素用量至停用。停用马斯平、稳可信，改用环丙沙星，加用伏立康唑，治疗曲霉菌感染，首剂 0.6g 静脉滴注。第 2 天始用 0.4g 静脉滴注。停用鱼腥草注射液，改用生脉注射液，加强益气养阴。该患者虽有低热，但精神尚可，气急胸闷亦好转，能独自下床行走 45 分钟，大便不通，舌质红偏暗，舌根苔焦黄，脉细数。辨证：下焦腑实热证。治则：益气养阴清肺化痰，通下破血。方药：选用西洋参、南沙参、北沙参、太子参、天花粉、鳖甲、黄芪等益气养阴，开金锁、鱼腥草、天竺黄、生蒲黄、浙贝等清肺化痰，制大黄、枳壳、桃仁通腑泻热，水蛭等破瘀除邪，野蔷薇花 12g 清热除瘴。经 3 周治疗，患者咳嗽消失，稍有气急，无发热，胃纳可，二便调。肺 CT 复查显示炎症明显吸收，且空洞闭合，血白细胞和血小板下降至正常范围，择期出院。继续观察 2 周。

【原按】

体会此病例中医采用辨证施治，第一阶段以“虚”、“痰”、“瘀”为病机要点，第二阶段以“虚”、“热”、“痰”为主要病机，第三阶段则“虚”、“热”、“痰”、“腑实”、“瘀”互为混杂。在药物的选用上，尽量避免扶正而恋邪，攻邪而伤正之品，反复推敲，谨慎而为，加上西药的作用，最终治愈该重症 SARS 患者。

【编者按】

此例患者在颜德馨教授接诊时已发病 2 周，并接受西医多种抗生素、激素等综合治疗，在病情及药物的双重作用下，痰热未除而气阴已伤，且病邪入络，有瘀血之征。邪正相争，一正则一负，此时顾护正气尤为重要。故观颜老遣方用药着重扶正祛邪，用西洋参、刺人参、麦门冬、五味子、生地黄等大队清补气阴药物以扶正，而非选用滋补壅滞碍邪之品，在扶正的基础上兼顾痰、瘀等病理产物各个击破，药用葶苈子、桑白皮、全栝蒌化痰，丹参、牡丹皮、桃仁、当归等活血化瘀，也没有选用苦寒清热之品，恐其进一步耗气伤阴。即使二诊患者发热再起，仍然坚持扶正为主，而非见热清热，充分体现了中医整体辨证、注意顾护正气的思维特点。

另外此患者发病于上海，与之前广东省的病例对比，广东省的病例夹湿更为常见，治疗上更为着重祛湿利湿，而本例患者辨证湿邪并不明显，出现这种差异的原因除起病阶段的不同外，地域的差异应是导致患者临床表现不同的重要因素，不同的处理方式也充分体现了中医治疗“三因制宜”的特点。

参考文献

[1] 邓铁涛. 论中医诊治非典型肺炎[J]. 新中医，2003，23(6):3-5.

[2] 余瑾，陈劼，刘亚敏，等. 非典型肺炎流行的中医五运六气分析和预防保健措施探讨[J]. 中国中医基础医学杂志，2003，9(12):4-6.

[3] 张惠勇，吴银根，颜德馨，等. 中西医结合治疗重症SARS1例[J]. 中国中西医结合杂志，2003，23(12):951.

[4] 晁恩祥. 传染性非典型肺炎中医诊治初步意见[J]. 中国社区医师，2003，19(12):20-21.

[5] 李际强，张忠德，张文青. 晁恩祥教授治疫学术特点探析[J]. 新中医，2014，46(12):25-27.

[6] 黄燕，蔡业峰，缪晓路. 任继学教授论治“非典型肺炎”[J]. 长春中医学院学报，2003，19(2):1-2，34.

[7] 周学平. 周仲瑛教授论非典型肺炎的中医药辨治[J]. 南京中医药大学学报，2003，19(5):257-259.

[8] 颜德馨. 急性热病诊治经验[J]. 中国中医药，2003，2(9):19-21.

（广东省中医院　江俊珊　李 芳　张忠德）

第三十四章

登 革 热

一、概 述

登革热是由登革病毒引起的急性传染病，主要通过埃及伊蚊或白纹伊蚊叮咬传播。登革热广泛流行于全球热带及亚热带地区，我国的广东、海南、云南、广西、福建等省是登革热高发流行区域。近年来，随着全球生态环境改变、城市扩大化、人口快速增长、国际旅游和商务活动增加、水源管理及垃圾处理不当等，登革热的流行有不断扩大的趋势，已成为一个严重的公共卫生问题。

目前，有关登革热的发病机制尚未完全明确，一般认为是病毒、宿主和宿主免疫应答相互作用的结果。登革病毒通过伊蚊叮咬进入人体，在网状内皮系统增殖至一定数量后，即进入血循环（第 1 次病毒血症），然后再定位于网状内皮系统和淋巴组织之中，在外周血液中的大单核细胞、组织中的巨噬细胞、组织细胞和肝脏的 Kupffer 细胞内再复制至一定程度，释出于血流中，引起第 2 次病毒血症。体液中的抗登革病毒抗体，可促进病毒在上述细胞内复制，并可与登革病毒形成免疫复合物，激活补体系统，导致血管通透性增加，同时抑制骨髓中的白细胞和血小板系统，导致白细胞、血小板减少和出血倾向。有研究认为，除宿主营养状况、年龄、性别等因素外，病毒株的毒力、宿主的遗传背景及免疫状态均与登革热出血热的发生密切相关。

登革热的临床表现复杂多样，大部分成人感染登革病毒后可表现为无症状感染，此部分人群可能成为登革病毒的重要传染源之一。典型的登革热要以突起发热，全身肌肉、骨、关节疼痛，极度乏力，皮疹，淋巴结肿大及白细胞、血小板减少为特点，一般可分为急性期、极期和恢复期。部分患者高热持续不缓解，或退热后病情加重，或因毛细血管通透性增加导致明显的血浆渗漏，发生重症登革热，如登革出血热、登革休克综合征及其他重要脏器损伤。

临床上根据流行病学史、临床表现及实验室检查结果，可做出登革热的诊断。登革热有效的预防方法是防蚊灭蚊，目前尚无特效的抗病毒治疗药物，主要采取支持及对症治疗措施。

登革热发病具有季节性、流行性、传染性等特点，多数医家将其本病归属中医“温疫”的范畴，按其不同的发病季节和征候特征，可称为“暑热疫”，“湿热疫”，“湿温”，“暑温”、“伏暑”。早在春秋战国时代，我国医学家就已认识到“温疫”有一定的传染性，如《素问·刺法论》中说：“五疫之至，皆相染易，无问大小，病状相似。”而“暑温”发于夏季，吴鞠通在《温病条辨》中创立了“暑温”的病名。特点是以气分症状为主，病程中易耗津伤气，由于夏令多湿，故多夹湿邪或夹寒邪，有壮热、烦渴、头痛、恶寒、胸痞、脘闷、舌苔腻等现象，这些与登革热很相似。“湿温”的最早记载见于《难经·五十八难》，说“伤寒有五有中风，有伤寒，有湿温，有热病”。湿温病发于长夏初秋季节，乃外感湿热，内伤脾胃所致，也与登革热亦相似。“伏暑”，明·王肯堂《证治准绳》说“暑邪久伏而发者名曰伏暑。”起病时常有卫气同病或有湿热的证候，伏暑内踞多胸腹灼热，便溏；深入营血，则发斑疹，皆与登革热有相似之处，于此时发病，可视为“伏暑秋发”的范畴。

中医认为登革热的发生因素体正气不足，复感疫疠毒邪而致病。由于本病好发于夏秋季，临床上表现出暑和湿两类证候，故其发病与时令之暑湿或湿热病邪也有密切的关系。疫病毒邪其性暴决猖獗，其致病来势迅猛，发病急骤，起病后热毒充斥表里内外，弥漫三焦，且病情险恶，证候变化复杂。

本病多按卫气营血传变，可以顺传，因初起多在卫气分，治疗得当或邪轻正旺，则不能内传；若失治误治或毒盛正衰，则可传入营血。也可以越传，如起病径入营、血分，或邪在气分，直入血分，叶天士所说“温邪上受，首先犯肺，逆传心包。”实际上可归属越传范围。

疫疠毒邪兼夹暑湿或湿热之邪从肌肤入侵，先犯卫气或侵犯膜原，继而毒邪夹湿热秽浊阻遏中焦，出现运化功能异常，气机怫郁，引起发热；疫毒灼伤血络，则出现斑疹；迫血妄行则见各种血证；疫毒炽盛则内传营血，耗损营阴，扰乱心神，出现烦躁、神昏；疫毒内闭心脑则神志昏迷；邪热亢盛引动肝风则兼惊厥。病变后期，疫毒减退，每表现为余邪留恋。其病机可概括为；疫毒内侵，毒盛致热，热毒炽盛，迫血妄行，毒瘀交结，津液气血耗伤，心，肝，肾、脑、胃肠等脏腑功能失常或实质损害。余师愚在《疫病篇》中指出“疹出于胃，古人言热未入胃而下之，热乘虚入胃故发斑。热已入胃，不即下之，热不得泄亦发斑。”这说明热疫斑疹的发生，每与正邪力量强弱的变化有关。凡斑疹透出迟缓，不是热毒过盛，郁闭于内不能外达，就是正气不足，一时难以托邪外出，即所谓“发之愈迟，其毒愈盛”。而此次登革热患者一般发病二至五天内即发斑疹，这种斑疹透发较快的情况，有的是正气较强力能逐邪外透，所以发热不久，斑疹就迅速外透，有的则为热毒过盛，一发病就斑疹密布，热势很高，这是热毒直犯营血的表现。

目前，西医尚缺乏有效对因治疗方法，一般采用对症治疗，中医治疗登革热具有较好的疗效，首先辨病机明病位，疫疠毒邪在卫气营血的深浅层次，明确其病变部位在何脏何腑，并根据各种疫邪的致病特点，了解暑热、湿热、湿温等病邪属性，治疗上以祛邪扶正为则。若疫疠毒邪外侵先犯卫气者，宜用透表解肌、清暑化湿、卫气同治法，方用清瘟败毒饮加减；邪困中焦者，用清热化湿法，方用藿朴夏苓汤加减；邪遏膜原者宜用疏利透达、辟秽化浊法，方用达原饮加柴胡、青蒿、栀子、大黄等；邪热燔灼气营（血）者，则用清气凉营（血）解毒法，方用玉女煎合清瘟败毒饮；瘀毒交结者，治以凉血化瘀解毒，方用犀角地黄汤合血府逐瘀汤加减；若邪陷心包引动肝风者，治宜清心开窍、镇痉息风，方用羚角钩藤汤合紫雪丹；正气虚损，真气暴脱者，宜益气固脱，方用生脉散合大定风珠；后期余邪未净者，宜用清除余邪法，方用竹叶石膏汤加减。温病最易伤津耗液，“存得一分津液便有一分生机”。对登革热的治疗可本着“祛热保津”的原则来选方遣药，切忌使用辛温发散之品。否则，汗之过度，势必变证峰起，增加治疗难度。由于温热疫毒内侵，蕴结脾胃，本病患者多有恶心呕吐，腹胀腹泻或大便秘结等消化道症状，治疗宜采用通下法，使邪毒从二便而解，切忌见泻止泻，否则闭门留寇，后患无穷。

登革热近年来已成为严重威胁人类健康的公共卫生问题，其分布有一定的地方性，在我国南方地区是临床常见传染性疾病，而在北方发病率相对较少，中医治疗登革热具有一定的优势和特色，国医大师治疗登革热的学术思想及经验尚无专著可查，仅散见于各家的学说中。对于登革热的治疗，国医大师邓铁涛教授明确提出属"温疫"范畴，乃素体正气不足，复感疫疠毒邪而致病，传变迅速，需要辨明病因病机，知其卫、气、营、血不同传变阶段的特征，在治疗上，邓老认为若邪犯卫气者，宜透表解肌；卫营同病者，宜透邪凉营；邪困中焦者，用清热化湿；邪遏膜原者宜用疏透化浊，邪灼气营（血）者，则用清气凉营（血）；如果瘀毒交结者，治以化瘀解毒；若邪陷心包引动肝风者，治宜清心开窍、镇痉息风；正气虚损，真气暴脱者，宜益气固脱；后期余邪未净者，则宜用清除余邪。其中强调透邪、清中和化湿，具有较明显的岭南医家特色。

周仲瑛教授治疗流行性出血热有丰富的经验，其学术继承人将周老治疗流行性出血热的学术思想"清气凉营法"在治疗登革热上加以发挥和应用，取得了良好的效果。一般而言，对温热病气分证的治疗，必须遵循"到气才可清气"的原则，更不能妄投清营之品，以免凉遏太早，导致邪热内陷入里。但由于此类传染病卫气营血传变过程极为迅速，在气分甚至卫分阶段，邪热多已波及营分，往往重叠兼夹，两证并见，而气营两燔证基本贯穿疾病的急性期和极期，表现为"病理中心在气营"，治疗当在清气的同时加入凉营之品，以防止热毒进一步内陷营血，减少转证现象，提高疗效。

温热病是多种热性病的总称，包括许多急性传统性热病，张仲景对传染性热性病，提出汗、清、吐、下 4 种祛邪方法，刘河间对热病初起主张采用辛凉法以表里双解；张子和认为下药用之得当，可以起到补药的作用；明代吴又可指出："瘟疫以祛邪为急，逐邪不拘结粪。"戴北山说："时疫不论表邪罢与不罢，但见里证即下。"所谓"温病下不嫌早"之说，即由此而来，这对后世医家治疗温病具有重要的指导意义。国医大师朱良春即是在此基础上使用"通利清下"法治疗登革热，其主要目的是逐邪热，下燥屎、除积滞尚在其次。吴又可说："应下之证，见下无结粪，以为下之早，或以为不应下而误投下药，殊不知承气本为逐邪，而非为结粪设也。如必俟其粪结，血液为热所搏，变证迭起，是犹养虎遗患，医之过也。况多有结粪失下，但蒸作极臭如败酱，或如藕泥，临死不结者，但得秽恶一去，邪毒从此而消，证脉从此而退，岂徒孜孜粪结而后行哉 ?! 要知因邪热致燥结，非燥结而致邪热也……。总之，邪为本，热为标，结粪为标中之标。能早去其邪，何患燥结乎 ?"这是对温热病用通利疗法的重要性和必要性的说明，但朱老强调应用时应根据缓急、虚实斟酌适度，才能发挥其特有的作用。

二、邓铁涛治疗登革热的学术经验

1. 学术思想

邓老认为登革热是一个古老的传染病，20 世纪内，世界曾有多次大的流行，国内是 1978 年于广东、佛山地区开始出现。本病发于夏秋季节，发病急骤、传变迅速，多于广泛流行，属于温病学中"温疫"范畴，另有俗称本病为"断骨热"、"蝶鞍热"和"疫疹"等，是根据本病的某些临床表现而定的。邓铁涛认为本病的发生乃素体正气不足,复感疫疠毒邪而致病。疫疠毒邪从肌肤入侵,先犯卫气或侵犯膜原;内可破溃入胃,或可熏蒸全身;疫毒炽盛则传入营血,耗伤营阴,扰乱心神,故见烦躁,神志昏蒙;疫毒灼伤血络,则出现斑疹;迫血妄行则出现各种出血证;瘀滞脉络而致瘀毒交结;疫毒内闭心脑则神志昏迷;热毒亢盛可引起肝风而出现痉厥;若因疫毒亢盛,耗伤元气或因出血过多,气随血脱,则可致厥脱;病变后期,疫毒减退,每表现为余邪留恋。概而言之,本病的病机为:疫毒内侵,充斥内外,迫血妄行,毒瘀交结,耗伤津液、气血,导致脏腑功能失常或实质性损害而出现一系列病证。

在辨证治疗上,邓老认为若疫疠毒邪外侵先犯卫气者,宜用透表解肌、清暑化湿、卫气同治法,可用新加香薷饮和柴葛解肌汤加减;卫营同病者,宜清暑透邪、凉营透疹,选用银翘散去豆豉,加生地、丹皮、大青叶、玄参方加减;邪困中焦者,用清热化湿法,可用白虎加苍术汤加减;邪遏膜原者宜用疏利透达、辟秽化浊法,治宜达原饮加减;邪热燔灼气营(血)者,则用清气凉营(血)解毒法,清瘟败毒饮加减;瘀毒交结者,治以凉血化瘀解毒,犀角地黄汤加减;若邪陷心包引动肝风者,治宜清心开窍、镇痉息风,清宫汤加味送服安宫牛黄丸或紫雪丹;正气虚损,真气暴脱者,宜益气固脱治疗,生脉散和四逆汤加减;后期余邪未净者,则宜用清除余邪法,可用薛氏五叶芦根汤加减。

2. 验案举隅

林某,男,61岁,2005年11月12日入院。

患者在孟加拉国工作2月,生活环境周围蚊子甚多,近期其同事有人确诊为登革热。11月2日患者由孟加拉途经泰国、香港,7日达广州。8日无诱因出现高热,体温39℃,伴恶寒,头痛,周身关节,肌肉疼痛,结膜充血、面红赤呈“醉酒貌”,少许干咳,无皮疹及出血,曾出冷汗,面青,恶心欲呕,收入院治疗。诊见:神清,疲倦乏力,发热,恶寒,汗出、活动后明显,周身肌肉、关节疼痛,头痛,无皮疹,纳差,口干、口苦,小便正常,大便次数多,舌红绛、苔白略腻,脉滑数。血常规检查:白细胞 $1.71\times10^9/L$,N 0.783,L 0.109,血小板 $95\times10^9/L$。体温:37.3℃,心率:108次/分,呼吸:20次/分,血压:138/87mmHg。查体:皮肤黏膜未见黄染及出血点,全身未扪及肿大淋巴结,结膜轻度充血,咽红、咽充血,扁桃体无肿大;心肺正常,腹平软,肠鸣音存在,无压痛,肝脾肋下未触及,双下肢无浮肿,双肾区无叩击痛;神经系统检查未见异常。防疫站血检查结果示:登革热抗体阳性。

西医诊断:登革热。

中医诊断:伏暑,证属卫气同病,有入营之势。

治则:清暑化湿、凉营透热。

处方:清营汤加减,具体如下:

青蒿(后下) 10g	黄芩 10g	竹茹 10g	红条紫草 10g
牡丹皮 10g	青天葵 10g	生苡仁 10g	滑石 20g
大青叶 15g	金银花 15g	葛根 30g	甘草 5g

4剂,每天1剂,水煎服。并隔离患者,注意防蚊虫传播病毒。

16日二诊:患者神清,精神可,发热恶寒消失,周身肌肉关节疼痛消除,无头晕头痛。前一日全身皮肤出现皮疹,密布,呈针尖样,不高于皮肤,压之不褪色,汗出,胃纳差,口干、口苦,小便可,大便溏,每天2次,舌红绛、苔薄白腻,脉滑数。患者发疹,属气分邪热,波及营分,治以清气分热为主，佐以凉血清营，使邪从气分而解。处方：

金银花 15g	滑石先煎 15g	牡丹皮 15g	连翘 10g
淡竹叶 10g	赤芍 10g	仙鹤草 10g	青蒿后下 10g
红条紫草 10g	白茅根 20g	大青叶 20g	生甘草 6g

7 剂，每天 1 剂，水煎服。继续治疗 10 天，痊愈出院。

【原按】

本例是外地传入感染发病，其居地并无流行，而患者初起亦无出疹现象，给诊断带来一定困难。但患者接触人群中已有发病，极有可能患登革热，故及时隔离治疗，并以中医辨证论治，有效地控制了病情并防止疫情扩散。本例治以清营凉血解毒，透热养阴为法，佐以化湿和中。方用青蒿、金银花清透邪热；青天葵、大青叶、黄芩清热解毒；竹茹、薏苡仁、滑石利湿清热和胃；紫草、牡丹皮清营凉血；葛根升津活络。出疹期患者疹色红，邪热波及营血，治疗更需加强凉血清营，故在前方基础上加大牡丹皮用量，增赤芍、仙鹤草、白茅根等凉血止血之品，终获良效。

【编者按】

登革热属"温疫"范畴，病疫相传染者，以其气自口鼻、肌肤而入，其初弥漫于上焦，或烦热头痛，外薄于营卫，或身热无汗，与温病初得者相似。张锡纯曾言："温病初得，用辛凉解肌即可愈，或得疫病，则必须兼用解毒之药；至其传经已深，所现之证有与寒温相似者，皆可用治寒温之药治之，然始终佐以解毒之药。"邓老应用初期用清暑化湿、凉营透热，重用青天葵、大青叶、黄芩等以清热解毒；后期卫分证消，气分热盛，并有营分证现，故用清营凉血解毒，透热养阴为法，亦用连翘、大青叶解毒清透即得此意。

三、周仲瑛治疗登革热的学术经验

1. 学术思想

周仲瑛教授强调辨证与辨病相结合以体现中医同病异治、异病同治的基本精神。认为"登革热症状方面涉及许多中医或西医的病，通过辨证就能突出疾病的主要矛盾，给予相应施治"。20 世纪 70 年代末，肆虐整个欧亚大陆的流行性出血热，我国为发病最多，流行最严重的国家之一。周仲瑛教授提出该病"病理中心在气营"的论点，发热期病机以"气营两燔"为主，主要"到气就可气营两清"，以清气凉营，截断病势为法，创立清气凉营为主的治疗方法，取得很好的临床效果。之后周仲瑛教授对外感发热进行系统研究，提出乙脑、病毒性腮腺炎、重症感冒、登革热等病病机都有"气营两燔"的特点。强调重视"截断病势，清气凉营"防止病邪深入，突出体现了辨证与辨病相结合、异病同治的治疗思想。

登革热系由登革热病毒所致，经蚊媒传播的急性传染病，呈季节性发病，在 7—9 月为发病高峰，我国南方沿海地区、长江以南多发，呈流行性或暴发性流行。登革热目前西医无特效疗法，登革热疫苗应用由于人群迄今尚未成熟，因此探索中医药治疗该病具有重要的意义。发热是登革热的最主要症之一，根据周仲瑛教授"异病同治"理念，可知热毒炽盛是其基本病理，表现为"病理中心在气营"的特点，临床辨证为气分热盛及气营两燔两型。叶天士《温热论》提出:"在卫汗之可也,到气才可清气,入营尤可透热转气,入血就恐耗血动血,直须凉血散血。"这是治疗温热病所应遵循的治疗原则,故而应用周仲瑛教授的清气凉营法治疗登革热有截断病势,防邪深入的作用。

2. 验案举隅

患者女性,29岁,职员。

患者因"反复发热,全身肌肉酸痛6日"于2002年9月22日入急诊就诊。当时患者高热,恶寒,全身酸痛,头痛,面红目赤,醉酒貌,双上肢颈部皮肤潮红,双下肢散在微小出血点,无咳嗽,无咽痛,无鼻塞流涕,稍有恶心,无呕吐,无腹痛腹泻,无尿急、尿频、尿痛。口干喜饮,尿黄,大便干结,二日未行,纳可,眠差。入院体查:体温:39.6℃,心率:92次/分,呼吸:20次/分,血压:125/60mmHg,腋窝及腹股沟淋巴结肿大,活动度可,无压痛,表面光滑。束臂试验(+),球结膜充血(+),咽充血(+),双侧扁桃体无肿大,双肺呼吸音清,未闻及干湿啰音。心率92次/分,心律齐,各瓣膜听诊区未闻及病理性杂音。腹平软,无压痛及反跳痛,肝脾未触及肿大,移动性浊音(-)。舌质红绛,苔黄厚腻,脉滑数。实验室与其他检查:血常规:白细胞 2.2×10^9/L,NE1.4×10^9/L,血小板 76×10^9/L;尿常规:尿蛋白(-),未见尿红细胞及尿白细胞;大便潜血阴性;胸部X线片示:心肺未见异常。登革热ELISA-IGM(+)。治疗上给予维生素C2.0g加入林格氏液中每日一次静脉滴注。中药以清气凉营汤加减,处方:

大青叶 30g	银花 30g	青蒿(后下) 30g	淡竹叶 15g
野菊花 30g	知母 15g	生石膏(先煎) 30g	赤芍 15g
大黄(后下) 10g	厚朴 6g	法半夏 10g	藿香 10g

每日2剂,复煎,分次服用。

中药口服后3小时体温开始下降。5日后,患者热退,全身酸痛及头痛消失,双下肢散在出血点消散,舌质红,苔净,脉缓滑,复查血常规示:白细胞 4.1×10^9/L,NE2.2×10^9/L,血小板 123×10^9,病情痊愈出院。

【原按】

本病例四诊合参,中医当辨证为气营两燔证,中医治疗以清热解毒,清气凉营为法,治疗以清气凉营汤清气营之热,并配合西医扩血容量,5日便热退身凉,诸症状及实验室检查恢复正常。登革热属于中医的"温疫"范畴,其发病急,恶寒高热,体温迅速达39.9℃以上,头痛、眼眶痛、背痛、肌肉痛、关节痛均较明显,故有人称之为"断骨热",其发生多按卫气营血的规律传变。本病是因疫疠之气,借蚊虫之力侵入人体,温邪热变最速,在卫分时间较短,很快传入气分,故常常初起即见卫气同病,并很快波及营分。邪入气分,则高热、便秘、汗多、渴喜冷饮,尿赤,舌质红,苔黄脉数有力,邪入营血则出现身热,烦躁,身面潮红,皮疹或出血点,舌绛少苔,甚至有吐衄,便血等。为此,使用周仲瑛教授创立清气凉营汤治疗本病,方中大青叶清热凉血解毒为君,银花既清气分之热,又解血分之毒,石膏清气泄热,大黄泻火解毒,凉血化瘀,使热毒从下而解,知母清热泻火,滋阴润燥,青蒿清热透邪,合而为臣,具有气营两清之功,淡竹叶清热除烦,野菊花清热解毒,白茅根清热凉血,生津利尿,共为佐使,湿重者加法半夏化湿和中,藿香芳香化浊,厚朴行气化湿,黄连清热燥湿,凉血解毒,全方共奏清气凉营,泄热解毒之功。该方在清气的同时加入凉营之品,以防止热毒进一步内陷营血,同时又在清营热中参以透泄,即使邪热内传入营,也能分消其邪,使营分之热转出气分而解。

【编者按】

气营同病是指温热类疾病过程中气分热毒未解而邪已深入营分，表现为发热、口渴、烦躁、斑疹、舌红，苔黄，脉细数，甚者出现出血、神昏、谵语、舌绛等症状，既具有气分发热、不恶寒、口渴、苔黄的特点，又有营分心烦、斑疹，甚则出血、神昏、谵语、舌质绛等扰神窜络的征象。该证是发热性，传染性，感染性，危重性疾病的常见证候。其病机实质是邪正剧争，热毒壅盛，灼伤营阴，扰窜心神，治疗以“清气凉营，保津护液”为要，以周老经验，登革热应以其“病理中心在气营”为主，临证所见，发热高低，热程长短，直接影响病情进展和转归，应当清气凉营，及时控制高热，终止病势传变，是缩短病程，减少转证现象，提高疗效，降低病死率的关键。此外，为不使邪热内传入营，应在清营中佐以透解，分消其邪，使营分之热转气而解，此即叶天士“入营尤可透热转气”的原则的运用。

四、朱良春治疗登革热的学术经验

学术思想

朱良春教授是镇江人，早年在南通行医救人。在1940年6月，南通开始流行登革热。登革热是一种急性传染病，患者头痛如劈，高热身痛，皮疹隐隐，病程一般较长，在一周左右开始退热，而朱老采用其独特的治法，一般都不超过3天就已经好了，而且花费不多。朱老曾说他在求学时候就很注重外感热病知识的学习，因为在当时传染病很猖獗，发病率高，来势凶猛，不会看传染病，就难以在临床上立足。他受章次公先生影响，既继承张仲景《伤寒论》的思想，并对明清温病学家的学说有所借鉴，推崇通腑清下的理论，同时吸收当代中医学家的经验，特别是章次公先生治疗外感热病的学术经验，做到博采众方，各取所长。

朱良春教授治疗登革热主要有两个方剂，聂氏表里和解丹和温病三黄丸。聂氏表里和解丹主要针对传染病初期的发热、恶寒，头身疼痛，舌苔薄腻的患者。它主要化裁于杨栗山《伤寒瘟疫条辨》的升降散，由生大黄135g，炙僵蚕45g，蝉蜕、甘草各30g，皂角、广姜黄、乌梅炭各15g，滑石180g组成。研成极细末，再以鲜藿香汁、鲜薄荷汁各30g，鲜萝卜汁240g，泛成水丸。每次成人服用4至6g，小儿灼减。一般一次服药后，就能泻下大便1次，体温就可以减退，第二天再服1次，病情轻者即可痊愈。而若病程在三日以上，里热较重者，可用另一种药物，即温病三黄丸。它主要由滑石600g，生大黄90g，蝉蜕15g三味研细粉；另用苦参150g，葛根、黄芩各90g，天花粉、茵陈、青蒿各60g，黄连、甘草、白蔻仁各30g，蝉蜕、姜黄、川郁金、苍术各15g，煎取浓汁；再以鲜荷叶，鲜藿香各150g，鲜苏叶180g，鲜茅根240g，生萝卜子60g，以上5味研磨，加上药汤，绞汁2次；并加鲜萝卜汁90g，将药汤汁拌入3味药末泛丸，湿重6g，每服2丸，每日一次。朱良春教授当时运用表里和解丹、温病三黄丸，治疗轻证患者，重证者再加上辨证处方，救治了大批患者，疗效显著，影响深远。在登革热流行的时候，朱良春教授委托瑞成国药店的老药工加工成水丸，10g一包，赠与患者，活人无数。

【编者按】

朱良春教授所授二方，为“特殊中医”聂云台先生所创，聂先生为曾国藩的外孙，家学渊源深厚，文化造诣很高，后因病致双足截肢，遂矢志学医，终医儒共通，惠泽一方，表里和解丹和温病三黄丸即是聂先生所制的治疗传染病的便药和验药。运用此二药治疗登革热体现了朱良春教授温病治疗中通腑清下的理念，登革热多属“温疫”范畴，可循卫气营血辨证，朱老治疗该病，初起即采用表里两解法，不囿于先表后里和温病三禁的常规。朱老曾有体会：“通下岂止夺实，更重在存阴保津，既能泄无形之邪热，又能除有形之秽滞，一举数得，诚治本之道也”。表里和解丹是一个传染病初期的通治方，解表清里，使邪无藏身之处。该方由杨栗山《寒温条辨》之“升降散”合刘完素《伤寒直格》之“六一散”加味组成，“升降散”中蝉衣，僵蚕轻升开肺，散结解痉，疏里宣外，姜黄大黄通利降浊，融升降通散于一炉，以斡旋上下，升降气机，通畅三焦，使湿热分消，诸症自平。“六一散”中甘草解百毒，滑石利六腑之涩结，味淡性寒，质重而滑。盖淡能渗湿，寒能清热，重能下降，滑能利窍，故能上清水源，下利膀胱水道，除三焦内蕴之湿热，一解毒一利尿，毒邪随药泄，奇效出意外。而温病三黄丸则清泻里热之力更甚，兼以解毒化湿，使湿与热分，有利于孤立病邪，邪去正安。方中苦参，三黄味大苦，大浓，以味之苦为治，并以味苦药标方名，乃意在苦味药微用有调中健胃之妙，《本草纲目》将苦参列入健胃类药，苦而名之曰参，隐寓此义。复以五鲜汁润之，清气以滋之，俾湿热邪毒分消，源清流畅，疗效则显。

附：全国继承老中医药专家刘仕昌治疗登革热的学术经验

编者按：因登革热发病的地域性很强，多见于岭南地区，文献中能够检索到的国医大师治疗登革热的学术经验及验案较为罕见，故本段纳入岭南温病派名老中医刘仕昌教授治疗登革热的学术经验，以冀对临证有所指导。

1. 学术思想

（1）热毒壅盛、毒瘀交结为其病机：刘仕昌认为登革热可归属于温病学中“湿热疫”或“暑热疫”范畴。首先热毒壅盛、毒瘀交结为其病机。温疫是感受疫疠毒邪所致的急性热病。其特点是发病急骤，病情险恶，有较强的传染性，能引起大的流行。刘老认为疫疠毒邪中热邪与毒邪同属阳热性质，一般来说，热毒比热邪致病更急更重，独有毒为热之甚之说，临床上常将疫毒引起的高热证称为热毒证或火毒证，以示区别于一般热证。余师愚在《疫病篇》中说：“此烈毒鼎沸于内，热气上腾。”又说“热毒盘踞于内，外则遍体火炎。”明确指出毒是热之因，热是毒之果，留一分毒邪，便有一分热势，两者互为因果，相互作用。刘老认为登革热有湿热疫和暑燥疫两种。湿热疫是感受湿热秽浊之毒邪，吴又可在《温疫论》中说：邪从口鼻而入，则其所发，内不在脏腑，外不在经络，舍于伏膂之内，去表不远，附近于胃……即《针经》所谓横连膜原也。”指出湿热疫毒，从口鼻而入，伏于半表半里之膜原。湿热疫传变有两种趋向，如病邪外出，即可见太阳表证，症见憎寒壮热，头痛身痛等。如入里化燥，可出现阳明腑实证或气分热盛证，症见但热不寒，日晡尤甚等。由于疫毒深重，多反复传变，所以吴氏《温疫论》中又有九传之论述。总之，本类型登革热传变多端，与一般温病有所不同，临证时不可忽视。暑燥疫是感受暑燥浮热之毒邪，余师愚在《疫病篇》中提出：“毒火盘踞于内，五液受其煎熬……因内有伏毒，邪火于胃。”余氏认为病毒虽从口鼻而入，侵犯部位在胃而不在膜原，病势充斥十二经，因此临床上出现表里上下内外受病，症状复杂而严重，治以杀其炎炎热毒之势，方可中病。

(2) 临床证候变化复杂：疫病毒邪其性暴决猖獗，其致病来势迅猛，发病急骤，起病后热毒充斥表里内外，弥漫三焦，且病情险恶，证候变化复杂。

本病多按卫气营血传变，可以顺传，因初起多在卫气分，治疗得当或邪轻正旺，则不能内传；若失治误治或毒盛正衰，则可传入营血。也可以越传，如起病径入营、血分，或邪在气分，直入血分，叶天士所说“温邪上受，首先犯肺，逆传心包。”实际上可归属越传范围。刘老认为，登革热的证候变化虽复杂，但临床上以下列几种证型较多见。

1）卫气同病：此型多见于本病初期，可分为湿重于热与热重于湿二型。湿重于热症见：恶寒发热，寒重热轻，无汗，头痛身重，胸闷腹胀，恶心呕吐，舌苔白腻，脉濡数或濡缓。热重于湿症见：憎寒壮热，热重寒轻，颜面潮红，头痛身疼，口苦咽干，小便黄，舌苔黄腻，脉濡数。

2）气分热盛：此型见于本病极期，可分为阳明热盛和湿热阻遏膜原二型。阳明热盛症见：壮热，面红目赤，头痛如劈，骨节疼痛，腰如被杖，烦渴，便秘尿黄，舌红，苔黄，脉滑数。湿热阻遏膜原症见：寒热如疟，脘痞，呕恶，苔白腻或苔如积粉，脉濡缓。

3）气血两燔：此型见于本病极期，症见高热多汗，汗出热不退，头痛如劈，骨节烦疼，面红目赤，斑疹稠密或出血，舌红绛、苔黄燥，脉滑数。

毒犯心脑：症见身灼热，舌謇，肢厥，神昏谵语，手足，手足瘈疭，呕吐频作，舌质红绛，脉细数。

4）毒瘀交结：症见发热夜甚，神昏谵语，口干不欲咽，腹痛拒按，肌肤斑疹，色红紫，并见各部位出血症，舌红紫或有瘀斑，脉沉涩。

余邪未清：此型见于本病恢复期，可分为湿热未清和热伤阴液二型。湿热未清症见：倦怠，胸满，知饥不食，口干苦，大便烂，舌红、苔黄腻。热伤阴液症见：热退神疲，口干，不思饮食，小便短，大便结，斑疹渐隐，舌苔白干，脉细。

(3) 治疗以清解疫毒为本：登革热不论是湿热疫，还是暑燥疫，总以清解疫毒为治疗原则。卫气同病治宜清气泄热解毒，佐以辛凉解表，若属湿重于热者，治宜宣透膜原法；若属热重于湿者，方选银翘散加减。气分热盛，治宜清热解毒，佐以理气化湿，若属阳明热盛者，方用加味白虎汤；若属湿热阻遏膜原者，方用达原饮加减。气血两燔，治宜清热凉血解毒，方用加减清瘟败毒饮。毒犯心脑，治宜清心开窍，凉血解毒，方用清宫汤加减。毒瘀交结，治宜清热解毒，凉血化瘀，方用犀角地黄汤加减。余邪未清，治宜清涤余邪，养阴生津。若属湿热未清者，方用五叶芦根汤加减；若属热伤阴液者，方用沙参麦冬汤或竹叶石膏汤加减。

2. 验案举隅

黄某，女，48 岁，教师，住院号：62130。1990 年 10 月 13 日因发热恶寒，头痛，全身骨节疼痛 4 天收入院。

患者 4 天前无明显诱因而出现发热恶寒，伴头痛，全身骨节酸痛，以腰痛为甚，发热以下午或夜晚为甚（体温：38℃～39℃），肌肤出疹，色红，无咳嗽，胃纳差，口干，时有腹痛，便溏，3~4 次 / 日，舌边尖红、苔微黄干，脉弦细数。体检：体温 38℃，神清，四肢及胸腹部皮肤可见散在红色出血点，眼睑结膜充血(++)，双肺未闻干湿性啰音，心(-)，束臂试验阳性。全血分析：白细胞：3.0×10^9/L，红细胞：3.76×10^{12}/L，血红蛋白：109g/L，血小板：84×10^9/L。

西医诊断：登革热。

中医诊断：暑燥疫。

辨证：卫营同病。

治则：清暑解毒，凉营透疹。

处方：犀角地黄汤。

水牛角先煎 30g	石膏先煎 30g	生地 20g	野菊花 20g
金银花 15g	甘草 6g		

日 2 剂，水煎服，上、下午各进 1 剂。

15 日二诊：仍有发热（T38.5℃），腰痛乏力，皮疹，尿黄，大便干，舌红、苔黄，脉弦数。治以清热祛湿，凉血透疹。处方：

苡仁 30g	红条紫草 15g	滑石 15g	茯苓 15g
黄芩 15g	丹皮 12g	法半夏 12g	赤芍 12g
青蒿后下 10g	甘草 3g	陈皮 3g	

水煎服，日 2 剂。

19 日三诊：发热已退，神疲乏力，口干口苦，时有胸闷，皮疹消退，舌淡红、苔白稍腻，脉弦细数。此为登革热后期，余邪未清，治宜清涤余邪，养阴生津。处方：

生苡仁 20g	沙参 12g	麦冬 12g	连翘 12g
菊花 12g	茯苓 12g	板蓝根 12g	花粉 12g
甘草 3g			

日 1 剂，再服 4 天而病痊愈。

【原按】

本例经白云区防疫站和本院卫防科查视病人，结合症状、体征、血象以及 DF 抗体阳性，登革热诊断明确。治疗以清解疫毒为主，佐以凉营透疹祛湿，配合双黄连粉针剂 3g 静滴，板蓝根注射液 2ml，肌注，每日 2 次，以加强清热解毒之力，疫毒得清，诸症得除。

【编者按】

暑燥疫为感受暑燥淫热之疠气所致，见余师愚《疫疹一得》所论，力主火毒致病之说，以肌肤发斑疹为主要特征，初起多为卫气同病，出现寒热，少汗，头项强痛，肢体酸疼等；入里可闭结胃肠或熏蒸阳明甚则见热毒充斥表里上下之证，见壮热头痛，两目昏瞀，狂躁谵语，骨节烦疼，甚则痉厥、吐衄发斑，舌绛苔焦；热毒深伏，可出现昏愦不语等，到疾病后期则余邪阴伤，或正衰邪恋。常常同时出现卫气营血数个阶段证候并见，若邪来凶猛，病变迅速。多见于登革热重症，登革热出血热或登革热休克。治疗强调清热解毒、凉血滋阴。该例患者初期卫营同病，后气营两燔，经治后热退余邪未清，基本按卫气营血规律传变，故早期清暑解毒，凉营透疹，继以清热祛湿，凉血透疹，后期则清涤余邪，养阴生津，邪去正安，诸症皆除。

参考文献

[1] 刘叶，钟嘉熙，阮静，等．登革热的中医辨治[J]．新中医，2007，39(11)：97-98.

[2] 肖鲁伟,叶真.砭石集[M].北京:中国中医药出版社,2013.
[3] 朱良春.走近中医大家朱良春[M].北京:中国中医药出版社,2008年
[4] 史志云.刘仕昌教授治疗登革热经验[J].新中医,1994,10:11-12.
[5] 单书健,陈子华.古今名医临证金鉴·外感热病卷(下)[M].北京:中国中医药出版社,1999.

(广东省中医院　戴洁琛　李 芳　张忠德)

第三十五章

甲型H1N1流感

一、概 述

流行性感冒简称流感，是由流行性感冒病毒引起的一种急性呼吸道传染病，分为甲、乙、丙3型，致病株主要是甲、乙型。甲流是甲型流感病毒引起的猪或人的一种急性、人畜共患的呼吸道传染性疾病。当甲型流感病毒出现新亚型或旧亚型重现，人群普遍缺乏相应免疫力，病毒在人群中快速传播，从而引起流感在全球范围的广泛流行。2009年新型甲型H1N1流感病毒在214个国家暴发流行，卫生部于2009年4月30日宣布将其纳入《中华人民共和国传染病防治法》规定的乙类传染病，依照甲类传染病采取预防、控制措施。2013年3月底，一场突来的由H7N9引起的禽传染人流感让这个春天骤然紧张起来，再次突显了甲型流感病毒感染的严重性。

甲流的临床症状主要表现为发热、咳嗽、咽喉疼痛等呼吸道症状。严重者出现原发病毒性肺炎和继发细菌性肺炎，最终导致呼吸衰竭，甚至死亡。

2009年我国颁布的甲流诊断标准：出现急性上呼吸道感染的临床表现，同时有以下1种或几种实验室检测结果：①甲流病毒核酸检测阳性；②分离到甲流病毒；③血清甲流病毒的特异性中和抗体水平呈4倍或4倍以上升高。流感样病例：发热（体温≥38℃），伴咳嗽或咽痛之一者。

流感病毒本身是RNA病毒，其RNA依赖的RNA聚合酶的纠错能力较低，每个复制周期内突变率达5×10^{5}，每个基因组在一个复制周期内就会有一个核苷酸发生突变，同样的甲型流感病毒也极易发生变异，变异方式一般有两种情况：①抗原漂移，HA和NA两者可同时发生，也可各自独立发生，其结果不产生新的亚型，虽只是很微小的变异，但抗原漂移产生的新病毒株将不再能被机体免疫系统所识别，新的毒株被认为是先前毒株的变异类型，一般每隔1~2年就会出现新的变异毒株，可造成流感局部范围内的流行，具有一定流行病学意义。②抗原转换，其蛋白分子上的抗原位点在血凝素和（或）神经氨酸酶分子抗原决定簇上发生了突发改变，导致感染人类的流感病毒出现了新的血凝素和（或）新的神经氨酸酶，进而影响病毒的抗原性，这是一种突然、重大的变化，并可产生新的病毒亚型，因大多数人对新病毒没有抵抗能力，故使病毒得以能够轻易地躲过宿主的免疫系统，于是造成新型流感的暴发或

(和)大流行。

流行性感冒相当于中医之“时行感冒”,属于中医疫病范畴,古称时行伤寒,其描述分别散见于伤寒中的“太阳病”、“阳明病”、“少阳病”以及温病中的“风温”、“春温”、“湿温”、“伏暑”、“冬温”等病名中。至清代林佩琴在《类证治裁·伤风论治》篇中提出时行感冒之名:“时行感冒,寒热往来,伤风无汗,参苏饮,人参败毒散,神术散。”

时行感冒为机体正气亏虚,外感疫毒之邪夹时令之气乘虚而入、中伤机体所致,是具有强传染性,能引起播散、流行的一类疾病。隋朝巢元方在《诸病源候论》中,分别论述了伤寒、时行、温病、热病、疫疠五类范畴的病因和证候,认识到时气病有特殊的病因,“凡时气病者,皆因岁时不和,温凉失节,人感乖戾之气,而生病者多相染易”;明清时期,吴又可指出“疫气”为时行感冒等疫病的病因:“疫气者亦中之一,但有甚于他气,故为病颇重,因名之疫气”(《瘟疫论·杂气论》);“疫者感天地之疫气”(《瘟疫论·原病》)。

在不同的季节,疫疠之邪往往随时气而侵入,如春季多风热、夏季多暑湿、秋季多燥气、冬季多风寒等。因此,时行感冒的病因除疫疠之外还常夹杂其他六淫邪气,根据温病病因学的特点,主要有风热、暑热、湿热、燥热、温热、温毒等。

中医药防治传染类病证源远流长,流感应归属于伤寒和温病的范畴。通过数千年的临床实践,形成了完备的理论体系,拥有行之有效的治疗方法。东汉时期,著名医家华佗创立了六部传变理论,为其后的医家治疗时行感冒立下了大法。医圣张仲景在总结、继承前人经验的基础上,首创六经辨证治疗外感病,在治法上,首次将汗、吐、下、和、温、清、补、消八法运用在外感病中。东晋葛洪的《肘后备急方》中记载了预防时行感冒的处方,如:度瘴散、辟瘟散等。西晋王叔和认为外感温热病初起可用汗法取效,非常重视汗法在治疗外感病初起表证中作用。唐朝孙思邈创制了伤寒膏、发汗散、发汗汤、发汗丸等,并载于著作《备急千金要方》。北宋庞安时亦认识到伤寒与温病的不同,以辛温基础上加辛苦寒药作为治疗宗法。刘完素作为寒凉派代表人物提出“不可辛温,必用辛凉”的温病治疗法则。元代朱丹溪在治疗时行感冒上提出“宜补、宜降、宜散”之法,其法、方颇具特色。明代吴又可以逐邪为第一要义,认为瘟疫病乃杂气外入,怫郁于里,内外蒸迫而成,邪不去则病不愈,故提出“客邪贵乎早逐”的总治则。叶天士《温热论》言:“温邪上受,首先犯肺,逆传心包。肺主气属卫,心主血属营,辨卫气营血虽与伤寒同,若论治法则与伤寒大异也。”文中概述了温病卫气营血四个阶段的传变顺序规律和四个阶段的治疗大法以及药物,在外感病的辨治中发挥了重要作用。王孟英创立了辛开苦降方,如连朴饮、甘露消毒丹等,点出了时行感冒与伤寒在治疗上的重要区别。

现代中医抗病毒治疗包括单味中药、中成药等。单味中药根据抗流感病毒途径可将其分为两大类:一类具有直接抑制病毒作用,其中大多数为清热解毒类中药,如金银花,鱼腥草,板蓝根,大青叶,黄芩,黄连等;而另一类通过增强免疫细胞能力发挥间接抗流感病毒作用,如黄芪、丹参等都能诱生干扰素和免疫球蛋白。利用现代工艺提取中药成分组成中成药也广泛有效的应用于临床,常见的有双黄连制剂,包括双黄连片、双黄连口服液、双黄连分散片及双黄连注射剂,是由金银花、黄芩、连翘提取物制成;具有抗流感病毒作用的复方中药制成的连花清瘟胶囊、连花清瘟颗粒;还包括痰热清注射液、热毒宁注射液、清开灵注射液等针剂。同时还包括中医外治法治疗甲流,如沐足、刮痧、针灸、拔罐等。

甲流属于温病、疫病、热病范畴,多位国医大师对该病的病因病机及治疗均有自己的独

到见解,现简明叙述如下:

周仲瑛教授认为甲型 H1N1 流感大范围流行的主要原因是“非其时而有其气”,同时认为该病很可能是先有伏邪,后因新感而引发,即在素体阴虚、肺有伏热的基础上,加之外感时邪疫毒而发病,其提出了中医治疗基本方案,治则:解表清肺,化湿和中,基本方药:清瘟颗粒。辨证论治:温毒(热)犯肺予银翘散、麻杏石甘汤加减;湿热中阻予藿香正气散、王氏连朴饮加减;温热夹湿予银翘白虎汤、藿朴夏苓汤加减;疫毒内陷予黄连解毒汤、生脉散、牛黄清心丸加减。周老认为热毒、湿毒、瘀毒是病毒性感染高热的重要病理环节,针对热毒炽盛的治法多采用清气凉营之法,而针对瘀毒采用凉血活血之法。

邓铁涛教授认为对于治疗发热性、流行性、感染性疾病,不仅重视清热,还重视“透风”,所谓透风就是解表类药。风与寒这种致病因素往往为西医所忽视,重在杀菌以消炎,不知解表使邪有出路的重要性。同样,“渗湿”也就是使由细菌引起的毒素,从小便而去。上则透风、下则渗湿使病邪孤立,使细菌没有生存的环境,而病人的正气又更易于恢复。

王绵之教授认为,治疗外感,中医药有着很强的优势和明显的特色,治疗风寒感冒时,常在辛温解表药中佐以辛凉,解表同时宣散内热,同时他又认为温热之邪都是一种天地之间的不正之气,有传染性,在治疗同时考虑了芳香辟秽的问题,以辛凉解表清热为主,配合一点辛温药,加强辛凉解表的作用。

路志正教授谈从湿论治甲型 H1N1 流感,甲流之疫,以其疠气伤人,四季可发,并随不同季节有相应的兼夹病邪,春夏夹湿,冬季则有表寒里热之证;同时,甲流随不同体质人群有相应的兼夹证候,有属寒疫者,有属温疫者,故对甲流之辨证不可一概而论,在治疗中要注重湿邪为患的特点。同时提出治疗外感应知天时,查地理,重人事,治肺要清宣、肃肺、清热、温燥、化湿、温散,注意肺和五脏六腑的关系,清肝、和胃、补肾。

李振华教授在治疗急性热性传染病的经验是:①初期以清热解毒、息风透窍法,用银翘散和白虎汤加减为主,忌辛温解表大汗;②病入营血,以清热凉血、息风透窍法,用清瘟败毒饮加减为主;③温热病注意湿邪,尤其暑温,暑易夹湿,注意用芳香化湿药,凉药宜减量;④治温热病理是损阴伤正,故始终注意保存津液;⑤发热注意用葛根以清热生津;恢复期身凉脉静,宜养阴和胃为主,方用沙参养胃汤加减。

张灿玾教授提出了治疗温病八法:解表法适用于卫分病变;和解法适用于气分病变、邪在半表半里者;化湿法在卫分与气分病变,皆有其适应证;攻下法适用于气分之腑实证与血分之蓄血证;开窍法适用于气分与营血分,前者多为湿邪闭窍,后者多为热邪闭窍;息风法只适用于营血分动风痉厥的病变;滋阴法的运用是最广泛的,自卫分至血分,凡是阴虚较为明显者,都须单用或兼用此法,以固其本。

张镜人教授认为根据温病发病后的临床表现,可将温病分为“新感外袭”和“伏气内发”两端,其传变趋向是由表入里,由浅入深,故而治疗只宜表散,以勿使病邪入内。而“伏邪温病”病发时一派发热证候,若无外感激发,一般则无表证。其传变趋向由里出表,故而治疗亦宜透达。江南温病夹温夹湿者众多,故张氏家族在治疗上常以麻黄水浸豆豉为主药,豆豉一味兼有“表”、“透”的功效,是治疗温病至宜之药。

晁恩祥教授参与人禽流感的救治与国家中医药防治人禽流感的方案的制订,其认为人禽流感发热时间较长,符合温病学家描述的温疫发热,即《温疫论》所谓“温者热之始,热者温之终,温热首尾一体……又名疫也”,具有起病急、来势猛、传变快、变化多的特点,具备了毒、热、湿、瘀、虚、脏衰的证候要素表现，乃病毒潜于半表半里发病，邪传于表发于卫分、气分，传于里而入肺胃，毒热伤及营血及脏腑阴阳。因此毒犯肺卫者，予以清热解毒、宣肺透表；毒伤肺胃者，予以清热解毒、祛湿和胃；毒热壅肺者，予以清热泻肺、解毒化瘀；热入营血证者，予以清营凉血、活血通络；元阳欲脱者，予以益气固脱、回阳救逆。

方和谦教授认为：对外感发热者，一方面要以祛邪为主，另一方面又要注意维护正气。不宜用大苦大寒之剂或大发汗，以免伤及正气。宜用轻剂，以轻透之品，鼓动正气，小量外透为好。

颜正华教授感冒治验总结：风寒感冒型，颜教授常用处方为荆防败毒散，而对风寒感冒轻证兼气滞胸脘不舒者，颜教授则用香苏散加味；风热感冒型，常用方药为银翘散，如遇发热较重者，颜教授则常加板蓝根 30g、贯众 12g，水煎服，每日 1 剂，如遇高热烦渴明显者，喜加生石膏（先煎）30g、知母 12g；夹湿型，颜教授常用方药为羌活胜湿汤，如外感风寒、内有湿邪者，常用方药为藿香正气散；夹暑型，颜教授常用方药为新加香薷饮。

孙光荣教授认为，此当属于中医学之“春温”范畴，究其病因，孙老言及无非内外两端，外因为温邪，即指具有温热性质的一类病邪，包括以六淫命名的风热病邪、湿热病邪、燥热病邪等和传统称为“伏寒化温”的温热病邪，以及疫疠病邪、温毒病邪等，禽流感发于仲春，当为伏邪所致，正所谓“凡病伤寒而成温者，先夏至日者为病温”。孙老提出了清源（清除传染源）、辟秽（阻断传播途径）、强身（保护易感人群）三大预防原则及具体措施。并提出了防治禽流感的“九味益气清瘟汤”：西洋参 10g，生黄芪 15g，丹参 10g，板蓝根 15g，蒲公英 12g，金银花 12g，冬桑叶 10g，麦门冬 10g，生甘草 3g。共奏益气活血、清热解毒、润肺生津之功效，具有预防禽流感等春温之作用，每日 1 剂，连服 7 日。同时，孙老指出，面对此疫，“勿恐勿懈”，此病可控、可防，同时强调“适度养生”。

刘祖贻教授对温病学说有自己的独到见解，他经过研究提出温病起源于秦汉之前、并不晚于伤寒学说的观点，认为外感热病贵乎透邪外出，伏气温病重在扶正透邪；同时指出中医药治疗传染性、感染类疾病，主张在疾病的早期介入也体现了中医学的辨证论治特点。如禽流感初起表现为头痛、鼻塞、咳嗽、恶寒、发热发生于冬春季节，治疗即可根据风温证邪在肺卫论治，用辛凉宣肺；如表现为发热、咳嗽、舌质红，即可根据风温邪热壅肺论治，用清热宣肺法。只要有症状出现，就可以通过审证求因，针对病因来进行早期干预，以减弱病原体的毒力，减轻毒素对人体器官的损伤以及对免疫系统的破坏。为阻止传变，刘老赞同姜春华先生对温病治疗所提出的截断扭转法。邪在卫分时，可加入清热解毒药，即在辛凉解毒剂中加入苦寒之药，如芩、连亦所不忌。但根据刘老的经验，在风温早期，无汗，尤其有恶风时，芩、连宜缓用，可加蒲公英、大青叶、野菊花、鱼腥草等清热解毒之药，有利于清透，使邪从外解。因邪从外解也是治疗温病的重要原则。例如，即使邪已入营分，叶天士仍要求“透营转气”，姜春华先生所言“扭转”应为此意。

吕景山教授认为外感病多因寒温失调，风寒之邪侵入体内，感受六淫之邪而致病，虽有在表、在里、在气、在血之不同，但总以正邪相争为基本病机。提出治疗采用“清解法”为主，所谓清，是清热；解，是解表。即临证一面清热，一面解表。根据患者的临床表现，结合脉象、舌苔，辨清寒热的比重，分别给予三分清七分解，或五分清五分解，或七分清三分解，方可收到事半功倍之效。不论普通感冒患者，还是流行性感冒患者，均可采用清解之法，均投银翘散或荆防之类，均取得良好效果。

二、郭子光治疗甲流的学术经验

1. 学术思想

郭子光教授辨治外感发热，以“寒”、“温”为纲，外感寒邪多从肤表而入，按六经传变；温邪多从口鼻而入，按卫气营血传变。郭老认为“寒”、“温”外感常夹时令之气而为病。春多夹风，夏多夹暑，秋多夹燥，长夏多夹湿；其兼夹邪气也与地域密切相关。同时认为时下外感发热往往是多因素引起、多层次受累，通常表现为“寒温合邪”、“合病并病”等复杂演变，很少单纯风寒、风热。阻截传变途径，御邪于三阳之域、卫气之野，以免内陷三阴、亡阴亡阳，或逆传心包、入营入血之变。措施如下：①重剂祛邪，切勿姑息，以免病重药轻，药不到位；②顾护津液是真诠；③莫妄施补涩；④服药到位，日3夜1或日3夜2与服。郭老认为三阳合病重在少阳阳明，兼顾太阳之表；寒温合邪当寒温并重，不可偏废。据此，以重剂小柴胡汤、白虎汤为主，加羌活、防风、葛根解太阳之表，银花、连翘、牛蒡子、板蓝根清解表卫之热，组成基本方，再视兼证灵活加减，治疗外感热病（多为病毒性感染的高热症），大多于初期即能阻截传变，服药1、2剂，即可热退身凉，诸症缓解。

2. 验案举隅

夏某，女，59岁。2005年7月31日初诊。

2日前午后突发恶寒发热，自测体温：39.2℃，医院就诊时血常规示血象正常。予以输注先锋类抗生素、柴胡注射液等，一度汗出热退；次日午后体温又上升，全身酸软乏力。现证：体温39℃，恶风寒，发热，汗出，头疼身痛，口苦欲呕，咽干微痛，口渴喜冷饮，心烦，四肢烦软，两小腿疼痛，饮食尚可，小便正常，大便二日未解。察其面色红光，唇红而干，咽喉部红，舌质红苔白干，脉浮洪滑数。

中医诊断：时行感冒（三阳合病，寒温合邪）。

治则：寒温合法，三阳并治。

处方：柴胡、白虎合方加味：

柴胡 20g	黄芩 20g	法夏 15g	生石膏 50g
知母 15g	防风 15g	羌活 15g	葛根 20g
银花 20g	连翘 20g	牛蒡子 10g	板蓝根 30g
谷芽子 30g	甘草 10g		

服2剂，1日1剂，每剂煎两次，首次淡煎，第2次浓煎，两次药液混合，分4次（日3夜1）服完。进清淡饮食。

8月5日二诊：上方服完1剂，当天夜半汗出热退身凉，昨晨解大便一次，量甚多，诸症缓解；已服完2剂，体温一直正常，一身轻松，唯两小腿仍然疼痛，口干咽干，口淡乏味。察其神色正常，舌苔白干少津，扪其小腿，触痛明显，脉细缓。治以养阴生津，清热解毒。拟方：

银花 30g	连翘 15g	板蓝根 30g	牛蒡子 15g
麦冬 30g	玄参 15g	生地 15g	沙参 15g
白芍 30g	谷芽 30g	炙甘草 10g	

1日1剂，服4剂，每剂浓煎2次，两次药液混合，分3次服。

8月9日三诊：服完4剂方药后，诸症皆消。

【原按】

患者初诊时二日不大便，提示阳明气分之热有入腑成实之兆，服药1剂即解大便，量甚多，是上焦得清、津液得下、胃气因和之故，不通腑而腑自通也。治疗上总以清热解毒、养肝柔筋、清热除湿为主。郭老认为上呼吸道感染多是细菌、病毒、支原体等混合感染，有时用抗生素疗效不满意，而中医确可取得较好疗效。

【编者按】

患者初诊时恶寒发热、头身痛是风寒在太阳之表；其高热、汗出、脉洪数等症，表明寒邪化热已入阳明之里；其口苦、心烦、欲呕诸症，提示病涉少阳之域；其咽干而痛、口渴等，表明温邪上受初感。故本案乃三阳合病，寒温合邪为患。小柴胡汤不仅善治少阳经证，以解半表半里之邪，且善治太阳表证，以祛在表之邪，为太阳与少阳统治之方，三阳合病，乃阳明外连太阳内连少阳也，三阳会合以阳明为中间，三阳之合病亦以阳明病为中坚也，以其主病之方，白虎汤视若帅师以攻敌，以全力捣其中间。复诊时口干咽干，口淡乏味，舌苔白干少津，扪其小腿，触痛明显，脉细缓。上诸症，系热病解后，津液损伤，脾胃未复，而其小腿之触痛，当是寒温之毒留滞筋肉，未能尽解，以及阴液损伤失于濡润之故。故以养阴生津、清热解毒为法而愈。

三、段富津治疗甲流的学术经验

1. 学术思想

外感发热是由于感受外邪、肌腠失和而导致的表证发热，段富津教授在治疗外感发热尤其温热病方面有独特的诊疗经验，流感即属于温热病范畴。段老认为，根据温热病的发病特点有所不同，应当灵活使用辨证方法，无论是卫气营血理论、三焦辨证理论以及脏腑辨证理论，都能够揭示疾病的本质和发展变化的规律性，然而不能孤立地看待和应用这几种辨证方法。例如湿温、暑温偏于湿热者应以三焦辨证为主，并参以卫气营血和脏腑辨证；风温、温燥、温热、暑温偏于热者皆应以卫气营血辨证为主，参以三焦及脏腑辨证；另一方面，无论是哪一种辨证方法，都应当因人而异、因地制宜、因时制宜，人的体质不同，生活习惯、地域不同，发病时间各异，其治疗自当有别，在采用各种辨证方法的同时，只有全面综合考虑，才能比较客观地认识病情而抓住根本病机，提高中医治疗各种温病的疗效。

2. 验案举隅

(1) 张某，男，23岁，2006年3月14日初诊。

素日扁桃体肥大，常感冒发热，2天前又发热，体温38.8℃，咽痛，咳嗽不甚，苔白微腻，脉数。

中医诊断：风温（卫分证）。

治则：辛凉解表。

处方：

银花25g　　连翘20g　　黄芩15g　　丹皮15g

牛蒡子 15g	桔梗 15g	甘草 15g	玄参 15g
枇杷叶 20g	陈皮 15g	柴胡 15g	

6剂,嘱其热退则停服。

4月10日来告知,上方服2剂热退,月内再未感冒。

【原按】

患者反复感冒发热,乃素有伏火,以银花、连翘、牛蒡子轻宣风热;玄参解毒养阴,善清浮游之火,丹皮治血中伏火,二者合用既可清伏火,又能消咽喉肿痛;柴胡和解退热,枇杷叶利肺止咳,陈皮理气和胃,配伍桔梗、甘草以宣肺止咳之功。此方为银翘散加减而来,段老用其治疗外感风热初起屡用屡验,其辨证要点在于发热,咽痛,舌尖红,苔薄白,脉浮数。使用时应注意:煎药前用水浸泡20分钟;煮药时间20分钟(从沸腾时算起);服后20分钟温覆取微汗。若一般汗不出,4小时后服第2剂之第1煎,如前法取微汗。余药(即第2煎)按常规分次服之。

【编者按】

风温是由风热病邪引起的急性外感热病。多发生于春冬季节,起病较急,初起以发热、微恶寒、头痛、咳嗽等肺卫证候为主要特点。根据卫气营血辨证为卫分证,治则为辛凉解表,方选银翘散加减。段富津教授在方剂学方面有很深造诣,论方剂的组方原则即君臣佐使的配伍关系,并给出如下的方剂药力判定公式:药力=药性+药量+配伍+剂型(用法)。其中最后一点涉及的剂型和用法往往为我们所忽视,如桂枝汤的用法中有药后啜粥、温覆微汗等都是为了突出君药桂枝的发汗解肌作用。再如银翘散用法中要求"香气大出即取服",也是为了发挥君药银花、连翘等芳香之品不宜久煎方能轻清透达的特点,所以本案例在煎煮方法上亦非常讲究,直接关乎药物疗效。

(2) 解某,女,46岁,2000年4月10日初诊。

恶寒发热,体温39.2℃,头痛,无汗,周身疼痛,鼻塞,时流清涕,微咳,舌苔薄白,脉浮紧。

中医诊断:寒疫(风寒束表)。

治则:辛温解表。

处方:

荆芥 15g	防风 15g	羌活 15g	独活 15g
细辛 5g	川芎 15g	桔梗 15g	甘草 15g

3剂,首服取微汗。

4月13日二诊:如法服2剂后,发热已退,不恶寒,头不痛。嘱其不必服药,宜避风保暖,适当休息,以防复感。

【原按】

临床所见发热病案,感受风热者为多,感受风寒而发热者较少,辨证时应当注意区别。风寒之邪外束肌表,卫阳被郁,故见恶寒发热,无汗;寒邪犯表,经气运行不畅,故周身疼痛;肺为娇脏,感受风寒则宣发肃降功能失常,故见鼻塞流涕、咳嗽;舌苔薄白、脉浮紧俱为风寒在表之象。方中用荆芥、防风辛温散寒解表;羌活、独活祛风散寒,治肢节酸痛;川芎疏风且止头痛;桔梗、甘草宣肺理气,化痰止咳。全方共奏发散风寒、宣利肺气之功。此方外散风寒作用较为平和，若表寒重者，可配麻黄、桂枝以加强辛温散寒之力。

【编者按】

窦志强在临床中观察发现部分甲型H1N1流感患者表现为只恶寒不发热，或恶寒重发热轻，或先恶寒后发热，伴无汗、不渴、周身疼痛、鼻塞流清涕、苔白或白腻、脉浮紧。结合甲型H1N1流感发病迅速、传染性强等特征，综合分析其临床征象，笔者认为部分甲型H1N1流感由寒邪疫毒引起，其初起性质属寒。寒疫四季皆可发病，但以气候寒热变化较骤的冬、春、秋季节多见。刘谦吉《伤感合编·外感编》提出治寒疫"人参败毒散、六神通解散并主之"。可见散寒与解毒是治疗寒疫的基本法则。治疗宜辛温解肌、透邪解毒，从温解论治。方药：荆防败毒散。中医学认识瘟疫是根据病人临床征象而辨证论治，不能一味清热解毒，属寒者宜从寒而论，才能收到较好的疗效。

四、裘沛然治疗甲流的学术经验

1. 学术思想

裘先生以为，对于伤寒和温病、六经和卫气营血，不能只听其名，而应仔细分析两者所表现的具体证候及治法的异同，两者究竟是否截然不同，或同中有异，而异又在哪里。裘先生的基本论点是：伤寒为一切外感疾病的总称。近世所称之温病，包括风温、温热、温疫、温毒、暑温、湿温、秋燥、冬温、温疟等，都基本揭示其端倪。所不同者伤寒还包括了外感寒性病，还有狭义伤寒等。六经本自包括三焦，卫气营血循行于经脉内外，经络又络属于脏腑，它们是一个有机整体，不能须臾分离。裘老认为，温病只是伤寒的分支。温病学说在某些方面丰富和发展了外感热病的认识和证治，但不宜将两者机械地"分家"，而应从实际出发，使伤寒与温病互相补充，成为一个整体，须融会贯通，以提高外感热病的治疗，使之益臻完善。

2. 验案举隅

汪某，男，45岁。1984年2月12日初诊。

近因劳累，体力困倦，又在旅途感受风寒，出现高热畏寒无汗，体温41℃，自服退热片等西药，虽曾汗出，而高热不退，并伴剧烈头痛，战栗恶寒，全身骨节疼痛，咳嗽口渴，苔薄腻，脉浮紧而数。

中医诊断：外感高热（风寒阻遏，郁而生热）。

治则：辛温解表。

处方：净麻黄、川桂枝、光杏仁、生甘草各15g。

1剂服后，大汗出，体温降至38℃，骨节疼痛已除，头痛畏寒明显改善，续服2剂后，高热全退，诸症悉除，共服2剂，而病痊愈，饮食起居均复正常。

【原按】

感冒发热，临床每每可见，而本案为高热41℃。在中医临床上，对于外感高热，多畏用或慎用麻桂之品，恐其清热不足而助热有余，或有伤正动津液之虑，多用银翘、桑菊等方，辛凉解表清热加减。裘老在此认为，其畏寒、发热、无汗、头痛、骨节疼痛等主证，与《伤寒论》中麻黄汤证治合拍，遂以原方用之，并重其剂量，由于证治相符，药专力宏，故取效迅捷而明显，风寒得散，高热即退，肺气得宣，诸症悉善。以麻黄汤治高热，这对笔者在外感高热的治疗上又增加了一个思路，并由此证明了金张元素"古方今病，不相能也"之说的贻误后人。

【编者按】

伤寒为一切外感疾病的总称，裘老认为温病为伤寒分支。麻黄汤治疗流感外感表邪所致的风寒表实证，这类表证多“无汗、头痛、脉浮紧”，符合伤寒表实证的特点，无汗、高热是使用麻黄汤的重要线索，还有一个特点就是疼痛突出。综合本案例患者四诊资料，证属麻黄汤证。麻黄汤治疗表实证其主要发挥作用的是麻黄、桂枝、甘草，其中麻黄直接引起发汗，邪随汗解，是“引邪外出”，桂枝解表是通过鼓舞卫阳，卫阳浮盛于肌表，正气胜邪，是“祛邪外出”，桂枝配伍甘草辛甘化阳，既能帮助发汗，又避免汗出伤阳。这就打破了“外感高热，多畏用或慎用麻桂之品”的束缚。

五、李辅仁治疗甲流的学术经验

1. 学术思想

李先生认为外感热病常由六淫、疫病、温毒等外邪所诱发，指出外感热病必须掌握季节，即六个气候和四个季节的变化。他治疗外感热病重视辨其表里、寒热、虚实及具体年龄、体质。病在表，不可只知发汗，还要注意清里，而更重要的是要辨明清里和解表用药的比例，邪在卫、气，治之较易；邪入营血病情严重；热邪在卫分时间很短，极易及气分，且邪留气分，应速清解，否则病邪入里，耗伤津液正气。外感病在表阶段，速清解之，若误下，则犯虚虚之戒。外感之邪虽有风寒暑湿热之不同，但能随机体阴阳寒热虚实而转变，随着人们生活水平的提高，饮食、七情六欲均易内生郁热，内热都偏盛，所以以风热感冒为多，李先生提出了“没有内热，则没有外感”的独到论断，认为里气不和，则卫气不固，内热不清，则外气难调，提出了“通里合卫”论。李先生认为湿温最为缠绵，变化多端，治以芳香化浊、淡渗利湿、宣气化湿等法，不可汗、下，不可过用寒凉药、清热药。因湿邪易伤阳气，热邪易伤津液故不可多用辛燥药，故湿温病若误治可导致危证。指出湿邪有两种变化：一可热化，二可寒化。而湿温证，半阴半阳，变化多端，医者不可只知汗之，清之，以救其阴，而不明湿温多变，如湿盛易伤阳之变。故嘱要辨证审因，明察秋毫，不可妄用一法，方可疗效理想。

2. 验案举隅

(1) 某男，68岁。1992年7月16日初诊。

患者7天来因高热39.4℃入某院，诊断为上感发烧。曾用攻下药及清热解毒药物治疗，病不解，反烦躁，寒热往来，小腿凉痛，头身疼痛，咽干呕恶，口苦便溏。

诊断：外感热病误下致使病邪未解，邪入少阳。

治则：治宜和解少阳，调和营卫。

处方：

柴胡 10g	黄芩 10g	清半夏 10g	桂枝 5g
板蓝根 30g	连翘 10g	厚朴花 5g	蔓荆子 10g
芦茅根各 10g	生姜 2片	大枣 10g	甘草 3g
羚羊角粉分冲 0.3g			

1剂药后，热退身舒，2剂减去羚羊角粉，下肢凉痛已除，周身舒适，诸症均除，又续2剂，巩固治疗，获愈出院。

【原按】

李先生以小柴胡汤和解少阳，连翘、蔓荆子配伍治疗风热头痛，板蓝根、芦茅根、厚朴花清热利咽，理气化湿，少用桂枝以调和营卫，解肌温通，故下肢凉痛顿除。

【编者按】

本病为外感热病误下致使病邪未解，邪入少阳，小柴胡汤为和解少阳之主方。少阳为三阳之枢，一旦邪犯少阳，徘徊于半表半里之间，外与阳争而为寒，内与阴争而为热，故往来寒热。邪在少阳，经气不利，少阳相火郁而为热，所以口苦、咽干，胆热犯胃胃失和降，故见呕恶。本方之柴胡为少阳专药，轻清升散，疏邪透表，为君药。黄芩寒，善清少阳相火，故为臣配合柴胡，一散一清，共解少阳之邪。半夏和胃降逆，散结消痞，为佐药为助君臣药攻邪之用。甘草为佐，生姜、大枣为使益胃气、生津液、和营卫，既扶正以助祛邪，又实里而防邪入。如此配合，以祛邪为主，兼顾正气；以少阳为主，兼和胃气，故可使“上焦得通，津液得下，胃气因和，身濈然汗出而解”（《伤寒论》）。本案未用人参，缘邪实为主，正虚次之使然。或治不如法，小柴胡汤证仍在者，服小柴胡汤后，“必蒸蒸而振，却发热汗出而解”。少阳病，邪在半表半里之间，未有定处，往来无常，故其见证多少不一，所以《伤寒论》第 101 条云：“伤寒中风，有柴胡证，但见一证便是，不必悉具”。然而，总以寒热往来、苔白脉弦为主。

(2) 万某，男，63 岁，2006 年 4 月 21 日初诊。

患者既往有高血压、冠心病、2 型糖尿病，4 天前受凉后出现恶寒，发热，测体温 38-39℃，遇风寒加重，伴头痛，咽痛，音哑，咳嗽，咳吐脓痰。风热之邪从口鼻而入，肺气闭郁，难司开阖，卫阳被遏，阳气不得温煦体表，则见畏寒；卫表之气不得宣通，则见头痛；素体有热（此患者常来就诊，熟知其既往体质，故可测其证型），加之卫表之气不畅，热邪闭郁，壅遏于咽喉，则见咽痛、音哑；咳吐浓痰亦为肺热之象。

诊断：感冒（上呼吸道感染），属中医风热外感型。

治则：疏风清热，宣肺开音。

处方：银翘散加减：

板蓝根 15g	柴胡 10g	薄荷后下 5g	金银花 20g
连翘 10g	牛蒡子 15g	桑白皮 15g	菊花 10g
白芷 10g	甘草 3g	羚羊角粉分冲 0.6g	

取 5 剂，日 1 剂，水煎服。

复诊时患者自述服药 5 剂后恶寒、头痛已止，体温逐渐下降至 37.4℃，现咳嗽有痰，痰色淡绿，流浊涕，查舌质淡红，苔薄白，脉细滑数。治法改为散风清热，祛痰宣肺，方用施今墨气管炎丸加减。药物组成为：

南沙参 15g	炙白前 15g	橘红 10g	杏仁 10g
炙前胡 15g	金银花 20g	茯苓 30g	石斛 10g
炙枇杷叶 10g	防风 10g	连翘 10g	天花粉 30g
太子参 20g	枸杞子 10g		

再取 5 剂，日 1 剂，水煎服。

三诊时患者自述又服药 5 剂，诸症状均明显减轻，守上方加减再服 5 剂，诸症状完全消失。考虑到患者素患糖尿病，今又值发热之后，气阴损伤，遂以益气滋阴润燥之方调养之。

【原按】

外感病注重宣散谨慎用收敛。外感邪气最易袭肺，尤其老年人肺脾气虚，卫外不固，邪气更易从咽喉口鼻而入，侵犯肺脏而致咳嗽咳痰，甚至喘促。故治疗外感，当注重宣肺，不可见咳止咳，早用过用收敛之品，成闭门留寇之患。但后期当注意顾护正气，不可过用苦寒。本例患者初治时属外感风热证，以疏风清热宣肺为治则，方用银翘散加减，可谓方药对证，复诊时以咳嗽有痰、痰色淡绿、流浊涕，舌质淡红、苔薄白、脉细滑数为突出表现，治法改为散风清热、祛痰宣肺，方用施今墨气管炎丸加减，乃法随病变，后期以益气滋阴润燥之方调养，目的在于顾护正气。"观其脉证，知犯何逆，随证治之"，适时扶正的思维，为本病案的施治特点。

【编者按】

温者，火之气也，自口鼻而入，内通于肺，所以说"温邪上受，首先犯肺。"肺与皮毛相合，所以温病初起，多见发热，头痛，微恶风寒，汗出不畅或无汗。肺受温热之邪，上熏口咽，故口渴、咽痛。肺失清肃，故咳嗽，本证咳吐脓痰为肺热之象。治当辛凉解表，透邪泄肺，使热清毒解。用银花、连翘为君药，既有辛凉透邪清热之效，又有芳香辟秽解毒之功；板蓝根、牛蒡子清热利咽，薄荷辛凉解表，菊花清热解毒，桑白皮清肺热。本方特点有二：一是芳香辟秽，清热解毒；一是宣肺利咽开音。复诊症状变化，表邪其势已大为减退，而有舌淡、苔薄白、脉细等耗伤气阴之象，故在散风清热，祛痰宣肺的基础上加入太子参、茯苓、沙参、枸杞子等品酌以扶正，方随病变；三诊时症状消失，热病后期调养以益气滋阴润燥为法。此皆为辨证施治之典范。

六、颜德馨治疗甲流的学术经验

1. 学术思想

颜德馨教授认为急性热病以邪正相争的态势可分为郁热、结热、蕴热、伤阴致热或气阴两伤发热。发热是机体对热邪的一种全身性反应。一般来说，发热的初中期由于正邪剧争、阳热亢盛，若有寒邪外束，或有瘀、痰、湿内滞，热必郁而不发，继则留结为患，及于末期，邪热久羁，阴虚而阳热仍炽，常呈虚实夹杂之候，其热蕴伏，邪无正气推送，或热久耗气伤津，劫精涸液，转为虚家发热。颜老急性热病治法方药心得如下：①卫表先汗，变通有四。邪在表卫的治则可归纳为8个字"风从表解、热从汗泄"。非汗则邪无出路，然而有用表散而热仍不解者，即当考虑其热之所"附丽"，所谓"附丽"总括为瘀、食、痰、郁四端，即夹瘀血、夹食滞、夹痰湿、夹郁结，分别辨证用药。②主张里热始盛即用生石膏，剂量宜大。鉴于急性热病的主要病机是毒随邪入、热由毒生、热毒相搏、瞬息传变，故用石膏能迅速祛除病原，杜绝热势蔓延。热在气分出现热、渴、咳、喘可投麻杏石甘汤以开宣肺气、辛凉泄热；阳明热盛、烦渴引饮、面赤恶热、汗出舌燥、脉红有力或滑数者，投白虎汤；表里俱热、邪热炽盛、面赤目红、躁扰不安、谵语声洪、脉大、斑疹隐隐用三黄石膏汤。③气血燔灼，釜底抽薪。表证渐罢之际，主用大黄荡涤腑热。清营邪热，旨在保阴。另颜老重视未病先防，其用于防治流感及病毒性疾病的经验复方，名为固表辟秽方，功效：益气固表，辟秽解毒，组成：生黄芪、贯众、防风、生甘草、苍术。

2. 验案举隅

吴某，女，43岁。

患者患时行感冒 7 日，形寒发热，咳嗽，胸闷，查血常规，白细胞 $5.8\times10^9/L$，分类无异常，胸部 X 线片透视无异常。在院外注射青霉素、庆大霉素未效，体温持续在 39℃左右，烦躁不安，呻吟不止，医者曾怀疑为伤寒，嘱住院检查治疗，患者不愿意，遂来中医科诊治。诊其脉小数，舌苔白腻。此乃外证未罢，里热内蕴，急投柴胡桂枝汤。处方：

柴胡 6g	桂枝 6g	党参 9g	甘草 3g
半夏 9g	黄芩 6g	白芍 9g	大枣 5 枚
生姜 3 片			

每日 1 剂，水煎服。1 剂汗出热退，再剂而病愈。

【原按】

治外感重视六经分症。上呼吸道感染俗称伤风、感冒，此类病多由病毒感染引起，用抗生素效果不佳，改投清热解毒，反使外邪遏伏，荣卫乖违，以致延绵时日。《伤寒论》之柴胡桂枝汤，原为太阳少阳并病而设，借小柴胡之力转送太阳，桂枝汤则达太阳之邪。颜氏说："于正邪相峙之时投之，每每 1 剂知，2 剂已。今之医者，治外感每忽视仲景六经分症，视麻、桂、柴胡为畏途，多取香苏饮、十神汤等浅近通套之方。有效有不效，于古法未能精悉，所以胸中茫无定见。外感病，不读《伤寒论》终不能得其规矩。"

【编者按】

柴胡桂枝汤是《伤寒论》中治疗太阳和少阳并病的方剂，是由小柴胡汤合桂枝汤各半量而组成，主要用于太阳少阳合病引起的发热恶寒、肢体疼痛等症。原文：伤寒六七日，发热、微恶寒、肢节烦痛、微呕、心下支结、外证未去者，柴胡桂枝汤主之。本证患者伤寒失治误治，外邪未解，同时邪入少阳，故见 7 日后仍见形寒发热、胸闷等症，颜老擅六经辨证，2 剂药即可药到热退。

七、任继学治疗甲流的学术经验

1. 学术思想

现代中医元老任继学先生认为流感发生、发展既伤卫伤气，亦伤肺，更能波及神明，扰乱胃肠功能。因此，表卫受束、热毒闭肺、逆传心包、扰乱肠胃为时行感冒的辨证要点，治疗亦当根据具体情况辨证施治。表卫证时用表里通解散，毒郁腠理证用增损大柴胡汤，热毒闭肺证用加味神犀汤，热陷心包用玳瑁郁金汤，热犯膜原用达原饮。

2. 验案举隅

张某，男，49 岁，1989 年 9 月 27 日入院。

患者因头痛、发热 1 周，经自服解热镇痛药以及银翘解毒丸不见好转而来诊治，门诊以感冒收住院。入院时患者微发热恶寒，肢节疼痛，脘腹满闷，恶心欲吐，舌质淡红，苔薄，脉微略数。医生诊断为风寒表证，投桂枝汤以调和营卫，予鲜竹沥水以降逆止呕，服 4 剂药后未效，请任氏会诊。任氏诊毕谓："此太少合病，可与柴桂各半汤治之"。处方：

柴胡 10g	桂枝 7.5g	人参 10g	黄芩 10g
半夏 10g	甘草 7.5g	大枣 6 枚	生姜 3 片

每日1剂，水煎服。服药6剂，病告痊愈出院。

【原按】

太少合病者治宜双解。任氏谓："此外证虽在而病机已见于里，非柴桂各半汤双解两阳而不能治之也"。盖此证属太阳病迁延日久，又误以桂枝汤失治，故投桂枝汤而不效。本例患者外感已1周，本当寒热退之，而今反见发热恶寒之表证，更见脘腹满闷之里证，然而表证虽不去但已轻，仅见微发热恶寒，肢节疼痛，里证虽已见但未甚，仅见脘腹满闷、恶心欲呕，可见部分邪气已由太阳传入少阳，形成太少并病之局。投桂枝之半以散太阳未尽之邪，取柴胡之半以解少阳微结之证，但因疾病迁延日久，邪气虽未解而正气已虚，故不减方中之人参。此发表与和里兼用之法，切中其发病机制，故而药到而病除矣。

【编者按】

柴胡桂枝各半汤即柴胡加桂枝汤，出自《伤寒论》辨太阳病脉证并治下第七："伤寒六七日，发热、微恶寒、肢节烦疼、微呕、心下支结、外证未去者，柴胡桂枝汤主之。"为治太少并病而设。原文中"伤寒六七日"一般为表证解除之期，但患者仍恶寒发热、肢节烦痛，故太阳证未罢，风寒滞表，患者同时出现脘腹满闷、恶心欲呕，可见部分邪气已由太阳传入少阳，少阳里气不和。太阳表证、少阳半表半里证俱在，太阳证未解，自当表散，邪入少阳，则须和解，选太少两解法，以柴胡桂枝汤原方，以桂枝汤发汗祛风、调和营卫，使羁留在表之邪随汗而解；小柴胡汤和解少阳，疏散半表半里之邪，使欲入里化热之邪从内而散。方证相对，尽剂后诸症皆除。

八、张学文治疗甲流的学术经验

1. 学术思想

张学文教授对治疗温热病多有独特见解，第一、首先探求病因，注重于"毒"，即在温热病病因方面，强调毒邪为患，张老依据古今论述，结合临床实际认为：六淫邪盛化火即成"毒"，可分为热（火）盛成毒、风盛成毒、暑热邪盛成毒、湿热邪盛化火成毒、燥盛化火成毒、伏寒化温成毒等。尽管起病之初，病因各异，但一旦转化为"热毒证"，就具育共同的病机。其次谨守病机，详辨"毒"、"瘀"，毒邪致病发病急，证情重，热势盛，所以在临症时应谨守病机，详加辨析，注意特点（即特殊的证候及发展史），以辨别热毒的发病部位，区分毒证的深浅轻重，辨别六淫与毒的因果关系，指导解毒法的运用。张老认为：热性病中瘀血证候的诊断标志，除一般瘀血证的标志外，尚有口唇青紫，面色青灰，白睛赤丝，以及局部红肿热痛，皮肤斑疹，吐血便血，神昏谵语，抽风惊厥等。温热病中出现瘀血证，为热血相结，不单纯见于营血分阶段，而且也可见于卫气营血的各个病变过程。即温热病变过程的始终，皆有可能出现不同程度的瘀血现象。第三辨证施治，强调解毒化瘀。在治疗上注重清热解毒，并且还擅长伍用活血化瘀法治疗各种温热病证，可结合兼证配合以祛风、除湿等法，所以将清热解毒法与活血化瘀法熔于一炉，在温病中应用广泛，疗效显著。当然在外感发热临证过程中，张老又善用伤寒论经方辨证施治，亦取得良好效果。

2. 验案举隅

李某，女，34岁，工人。

发热、恶寒2天，始按普通感冒治疗，经服银翘解毒丸、桑菊感冒片、APC等不仅无效，反而逐渐加重，体温高达41℃，经用液体加用四环素滴注不愈。接诊时患者体温虽高但近衣被，腰痛身痛，背恶寒明显，咽喉痛，尿黄赤，舌淡青，脉反沉。辨证为阳虚外感，拟扶阳解表法治之。处方：

麻黄 6g	附子 12g	细辛 3g	甘草 3g	板蓝根 30g

每日 1 剂，水煎服。1 剂见效，连夜又进 1 剂，则脉静身凉，未复发。

【原按】

阳虚外感当扶阳解表。阳虚外感证临床中屡见不鲜，多由肾阳不足，加之劳累过度，或入房、或遗精、或途逢大雨伤阳，或病未痊愈而肾气又伤之时，外邪乘虚入侵所形成。临床上以发热恶寒，体温虽高但近衣被，头痛腰痛，虽发热而口不干渴，身困倦，舌淡青，表证明显而脉反沉为特点。此类患者治当扶阳解表，方用麻黄附子细辛汤加味。尽管盛夏，也可用麻黄、附子、细辛三味温经助阳，微发其汗，使外感之风寒得以表散，内伤之肾阳得以顾护。这样，补中有散，表散而无损于阳气，固阳而不碍解表，故不论冬夏，只要有是证，就可用是方。

【编者按】

汉代张仲景的《伤寒论》第 301 条：少阴病，始得之，反发热脉沉者，麻黄细辛附子汤主之。此方治疗人体在阳气虚的状态下，感受寒邪，出现邪正相争而导致的发热，为阳虚外感所特设。该方中附子补阳扶阳，配合细辛通达阳气于上下周身，借麻黄宣发布散阳气于血脉肌肤腠理之间，使阳气生之有源，通之有道，布之有循，五脏六腑，四肢百骸，阳气运转，则阴邪无所藏遁。因此麻黄附子细辛汤可称作是一个补阳、运阳、散阳之剂。方中从少阴证用附子、太阳证用麻黄之意，运用麻黄外解太阳表寒之郁，附子温少阴之虚，防亡阳之变，细辛辛散少阴经寒，外可助麻黄开通表卫，内可助附子温暖命门。四诊合参，本证为少阴本虚，外感寒邪所引起的太少两感证（即太阳少阴合病），投麻黄附子细辛汤效如桴鼓。

九、朱良春治疗甲流的学术经验

1. 学术思想

朱良春教授善用"通下疗法"处理部分急性传染性热性病，他认为吴又可所说的"大凡客邪贵乎早逐，乘人气血未乱，肌肉未消，津液未耗，病人不至危殆，投剂不致掣肘，愈后亦易平复。欲为万全之策者，不过知邪之所在，早拔病根为要。但要量人虚实，度邪轻重，察病情缓急，揣邪气多寡，然后药不空投，投药无太过不及之弊，勿拘于下不嫌迟之说"，确是可贵的经验之谈。因为温邪在气分不从外解，必致里结阳明，邪热蕴结，最易化燥伤阴，所以及早应用下法，最为合拍。通下岂止夺实，更重在存阴保津。柳宝诒对此作了中肯的评述，他说："胃为五脏六腑之海，位居中土，最善容纳，邪热入胃，则不复它传，故温热病热结胃腑，得攻下而解者，十居六七。"充分说明通下疗法在温热病治疗上占有重要的位置。通下疗法在于迅速排泄邪热毒素，促使机体早日康复，可以缩短疗程，提高疗效。这是清热祛邪的一个重要途径，无论邪之在气、在营、或表里之间，只要体气壮实，或无脾虚溏泄之象，或有可下之症，或热极生风，躁狂惊厥者，均可通下逐秽，泄热解毒，选用承气、升降散之类，或于辨证论治方中加用硝黄，这就不是扬汤止沸，而是釜底抽薪。既能泄无形之邪热，又能除有形之秽滞，一举数得，诚治本之道。

2. 验案举隅

钱小雷报道朱良春教授自拟中药“抗感1号”方治疗甲型流行性感冒130例临床观察，取得了令人满意的临床疗效。“抗感1号”方药物组成如下：苏叶10g，藿香10g，贯众10g，一枝黄花10g，蝉衣6g，僵蚕5g，桔梗6g，生甘草5g。

【编者按】

本病属中医学“时行感冒”范畴，以外感时邪为主要病因，外感时邪又以风邪为诸邪之首，“伤于风者，上先受之”，故外邪从口鼻、皮毛入侵，肺卫首当其冲，感邪之后，很快出现卫表及上焦肺系证候，则高热、恶寒、头痛、咽痛、咳嗽等诸症蜂起。人体卫外功能减弱，不能调节应变之时，卫表违和而致病。辨证属于表实，其病位在卫表肺系，应因势利导，从表而解，遵《素问·阴阳应象大论》“其在皮者，汗而发之”之义，而采用透表达邪的治疗法则。朱良春教授所拟“抗感1号”方中苏叶、蝉衣疏风解表发汗；藿香清热祛湿，表里双解；贯众、一枝黄花清热解毒；僵蚕祛风止痛；桔梗化痰止咳；蝉衣、僵蚕还能清热利咽；甘草祛痰止咳，清热解毒，调和诸药。

参考文献

[1] 罗丽娟，黄金珠．郭子光教授辨治外感发热的经验[J]. 四川中医，2006，24(1):7-8.

[2] 王荣，姜元辉，南一等．名老中医治疗发热验案略析[J]. 中外医疗，2009，31:93-96.

[3] 窦志强．荆防败毒散加减治疗甲型H1N1流感8例[J]. 中医药信息，2011，28(1):67-68.

[4] 李孝刚．裘沛然学术思想探微[J]. 中医药文化，2011(3):27-29.

[5] 裘端常．裘沛然临证验案拾遗[J]. 辽宁中医杂志，2001，28(3):139-140

[6] 刘毅．李辅仁学术特点[J]. 山东中医学院学报，1993，5(17):22-24.

[7] 贺兴东，翁维良，姚乃礼．当代名老中医典型医案集·内科分册[M]. 北京：人民卫生出版社，2009.

[8] 颜乾珍，屠执中．颜德馨教授用经方治疗急难重症举案[J]. 国医论坛，1992，3(3):22.

[9] 颜德馨．急性热病诊治经验[J]. 中国中医药，2004，9(9):18-21.

[10] 封婉君．任继学医案四则[J]. 吉林中医药，1991，02:8-9.

[11] 陈镜合．当代名老中医临证荟萃[M]. 广州：广东科技出版社，1987.

[12] 钱小雷，朱良春“抗感1号”方治疗甲型流行性感冒130例临床观察[J]. 江苏中医药，2011，43(2):43.

（广东省中医院　李红娟　李　芳　张忠德）

第三十六章

小儿哮喘

一、概　述

哮喘是由多种原因引起的小儿时期常见的肺系疾病。哮指声响言，喘指气息言，哮必兼喘，故通称哮喘。临床以反复发作，发作时喘促气急，喉间哮鸣，呼吸困难，张口抬肩，摇身撷肚为主要特征。

本病发作有明显的季节性，冬春二季及气候骤变时易于发作。发病年龄以1~6岁为多见，大多在3岁以内初次发作。多数病儿可经治疗缓解或自行缓解，部分儿童哮喘在青春发育期可完全消失。接受正确治疗和调护的病儿，随年龄的增长，大部可以终生控制而不发作。但如治疗不当，长时间反复发作，会影响肺的功能，易造成肺肾两虚，喘息持续，难以缓解，甚至终生不得控制或危及生命。

病因病机：小儿哮喘发生的原因，主要有内因和外因两大类。内因责之于肺、脾、肾三脏功能不足，导致痰饮留伏，隐伏于肺窍，成为哮喘之夙根。外因责之于感受外邪，接触异物、异味以及嗜食咸酸等。哮喘的病变部位主要在肺，病机关键为痰饮内伏，遇外来因素感触而发，反复不已。人体水液的正常代谢为肺脾肾三脏所司，肺为水之上源，脾胃乃水谷之海，肾主人身水液。若三脏功能失调，则致水液代谢异常，痰浊内生。小儿肺脏娇嫩，卫外不固，外邪犯肺，或肺气虚弱，则治节无权，水津失于输布，凝液为痰；小儿脾常不足，脾主运化水谷精微，脾虚不运，生湿酿痰，上贮于肺，小儿肾常虚，肾气虚弱，不能蒸化水液，使水湿上泛为痰，聚液成饮。所谓痰之本水也，源于肾；痰之动湿也，主于脾；痰之末饮也，贮于肺。哮喘小儿常有家族史，具有一定遗传因素，其肺脾肾三脏功能多有失常，这是酿成哮喘伏痰的基础。

哮喘的发作都是内有痰饮留伏，外受邪气引动而发。小儿感受外邪以六淫为主，六淫之邪入于肺经，肺失宣降，肺气不利，引动伏痰，痰气交阻于气道，痰随气升，气因痰阻，相互搏击，气机升降不利，致使呼吸困难，气急喘促，喉间痰鸣哮吼，发为哮喘。此外，嗜食酸咸厚味，鱼腥发物，接触花粉、绒毛、油漆等异常气味，活动过度或情绪激动，都可刺激机体，触动伏痰，阻于气道，影响肺的通降功能，而诱发哮喘。正如《证治汇补·卷五》所言“哮即痰喘之久而常发者，因内有壅塞之气，外有非时之感，膈有胶固之痰，三者相合，闭拒气道，搏击有声，发为哮病。”小儿哮喘若痰饮不除，脏器虚弱未复，哮有夙根，触遇诱因又可引起哮喘再次发作，反复发作致使正气不支，疾病迁延，缠绵难愈。

关于本病的治疗，由于此病的发生，外因责之于感受风邪，内因责之于小儿形气未充，肺脏娇嫩，抗病能力低下，病位在肺。因此宣肺定喘，清热化痰是治疗该病的根本大法。由于本病多因病邪久恋，致使肺气阴两伤，肺失清润，肃降无权；如之小儿有肺脏娇嫩易感外邪，脾常不足易生痰湿的病理特点，故易于出现虚实夹杂，以虚为主的表象，故治疗上以扶正祛邪为主。

肺为娇脏，小儿尤嫩，加之肌肤(藩篱)不密，故较之成人更易感受风寒。风寒闭肺，肺失宣降，则发哮喘。治宜宣肺散寒，利肺降气。方宜用加味射干麻黄汤、麻胡六安煎加减治疗。古人云："病痰饮者，当以温药和之"。临床实践证实，一般宣降气机及利肺之品，效验者均以温性药物为多，如宣肺之麻黄；降气之紫苏子；通彻表里，交通气机之细辛等。细辛疑有促进细胞内呼吸的作用，以利细胞内外氧气的交换。故重证哮喘或见危象，气逆甚者，可用麻黄附子细辛汤；便结者，用大黄附子细辛汤，均疗效卓然。哮喘的现代中医治疗研究，如发作期与缓解期不同证型的治疗已取得很大的进展。中西医合治，如超声雾化、穴位注射、穴位敷贴、推拿疗法、耳压疗法等多种治疗方法的应用，经实践证明对哮喘的控制十分有利。

二、颜正华治疗小儿哮喘的学术经验

1. 学术思想

颜老认为，小儿咳喘是临床常见病、多发病，无论外感内伤，无论正邪虚实，凡致肺失宣降，气道不利，皆可发为咳、痰、喘。因此，止咳、祛痰、平喘即是治疗呼吸系统疾病最常用的治疗方法。此三者虽属平常之法，若要应用得合理恰当，也实属不易。颜教授积数十年临床经验，善治咳、痰、喘之证，无论新咳久嗽、虚实寒热，他都能娴熟地辨邪之消长，定补泻之轻重，合理地立法遣药组方，可谓匠心独具。

(1) 小儿脏腑娇嫩，宜寒温和参：颜正华教授认为，小儿乃稚阴纯阳之体，其生理、病理与成人皆有所不同，临床用药必须考虑这些特点。生理方面，小儿脏腑娇嫩、形气未充，五脏六腑，成而未全。全而未壮(钱乙《小儿药证直诀》)，尤其肺脾肾三脏娇嫩不足，而肺又为娇脏，营卫气血皆未坚固，五脏六腑不耐寒热，不仅易受病邪侵犯，而且也易受药物损伤。病理方面，小儿咳喘发病快，传变速，变化多，易虚易实、易寒易热，变化多端。所以，治疗小儿咳喘的药物不可过寒，过寒则易伤阳气，阳气收敛则气血津液凝涩不畅。苦寒之品还可戕伐脾胃，过热易损阴津，阴液受损则易化燥化火灼津为痰。用药应寒温和参，使其相互制约，如用寒凉之黄芩、板蓝根、石膏、知母、牛蒡子清热，虑其寒凉太过，则用温热性质的半夏、杏仁、苏子、旋覆花化痰止咳，并能制约清热药之寒凉，如此则清热痰、去咳嗽，又不伤正气。

(2) 肺气升降相依，当宣降并举：颜正华教授认为，肺气的宣发和肃降是相互对立、相互依存、相互促进的，宣发与肃降统一于同一体中，向上向外的宣发有利于向下向内的肃降，而向下向内的肃降又有利于向上向外的宣发。病理上病邪阻滞、肺失宣降，肺气不宣、气道壅塞则鼻塞；肺气不降、气逆于上则咳嗽喘息；基于肺气宣发和肃降两者之间相互影响密不可分的关系，用药时应注意同时调整宣与降两方面的功能，宣发肺气与肃降肺气的药物同用，尤其是小儿脏气清灵，更不应有所偏废，当以宣发促肃降，以肃降促宣发，使宣降相辅相成，如薄荷与旋覆花合用、桔梗与杏仁合用，薄荷质轻上浮，桔梗辛散苦泄，能开宣肺气、宣肺祛痰；旋覆花、杏仁苦降温散，质润下行，能下气降逆、止咳定喘，如此一升一降则有利于恢复肺气升降出入的功能。当然，宣降并用还应根据病情而有所侧重，如病邪在表，以表证为主，则应以宣发肺气为主而以肃降肺气为辅，以有利于祛除表邪、解除表证；如邪已入里，咳喘较重，则当以肃降肺气为主而以宣发肺气为辅，以有利于降肺气止咳喘。

(3) 常见表里同病，应兼顾表里：小儿咳喘临床上除可单纯表现为表证或里证外，表里同病更为常见，究其原因大致有二。一是小儿卫气不足，肌肤薄弱，抗病能力相对低下，外感病邪容易迅速内陷入里，而表证又没有完全解除，临床出现为表里俱实的证候；一是正气不足，肺肾气虚，素有咳喘，肌表不固，感受外邪，新感引发宿疾，临床上出现表实里虚的证候。颜正华教授认为，若单纯解表则里热不去，若单纯治里则表邪又不去。必须辨别表邪的寒热、里证的虚实，解表治里双管齐下、表里兼顾，表里俱实者，重在清解里热，兼以祛除表邪，如此可截断传变，防止病邪内陷深入。清里热可选用黄芩、鱼腥草、板蓝根、大青叶、知母、栀子等品；解表邪可选用荆芥、薄荷、紫苏、金银花、连翘、防风等药。诸药之中又以“金银花、连翘、紫苏最为常用，其中金银花、连翘质地轻扬，既能清热解表，透散上焦风热，又可清热解毒，清解在里实热，用之则表里两清；而紫苏辛温不燥，既解表散寒，又善理肺脾之气，行气宽中，外有寒邪、内有肺脾气滞之寒热、咳嗽、痰多胸闷用之颇宜。表实里虚者则重在发散表邪，兼以补虚扶正，补虚可用党参、白术等，若正气得助，奋起抗邪，鼓邪外出，则表解里和。

(4) 标本虚实易兼，须标本同治：小儿咳喘在其发生发展过程中存在着多种标本关系。颜正华教授认为，必须正确认识和处理好这些标本关系，咳嗽喘息是其主要临床表现属标，临证之时必须审因论治，抓住本质，不可纯用止咳平喘之品。如外邪束肺、宣降失司而致恶寒发热、咳嗽气喘则既要散其外邪以治本，又要止咳平喘以治标，标本同治。治本的目的在于消除致病因素，治标的目的在于减轻患者痛苦，两者都很重要，若仅治本则咳喘缓解较慢，患者不堪痛苦；若仅治标只用止咳平喘之剂，则非但不能达到治愈的目的，而且还可能闭门留寇。对于素体虚弱反复咳喘的患儿，其本在正气不足，尤其是肺脾肾三脏虚弱，肺虚失宣降之权，卫外不固，腠理疏松，易感外邪，脾虚失健运之权，或化源不足致肺肾两虚，或津液代谢障碍以致聚湿为痰，肾虚失摄纳之权，或气失摄纳，或肺脾失温，均可导致咳喘，故此类疾病宜标本同治。当然临床上还视其标本的轻重缓急，或以治标为主兼以扶正，重在散寒、清热、祛痰；或以扶正为主，重在健脾、益肺、补肾。

(5) 多见合并感染，宜抗菌消炎：颜正华教授认为，感染是小儿咳嗽喘息发生和加重的重要因素，病毒、细菌引起呼吸道感染就必然诱发和加重小儿咳嗽气喘，尤其是正气不足、卫外不固或肺脾肾虚弱、素患咳喘之患儿，呼吸道极易招致细菌、病毒感染而发生咳喘，所以应注重现代药理研究成果，在治疗小儿肺系疾患时积极应用具有抗病毒、抗菌作用的中药。凡咽部充血、咽喉肿痛、痰黄或黏稠量多、舌红、舌苔薄白少津、脉数时，当考虑于方中加入具有抗菌、抗病毒作用的药物，如金银花、连翘、黄芩、板蓝根、大青叶、栀子、牛蒡子等，其中金银花、连翘、板蓝根作用最佳，最为常用。连翘、金银花对球菌、杆菌、革兰氏阴性菌、革兰氏阳性菌、支原体等有抑制和杀灭作用；板蓝根对多种细菌和病毒有抑制和杀灭作用，使用时应注意要联合用药，因为诸药合用力大且不易产生耐药性。

(6) 病情复杂严重，需多法联用：小儿咳喘病情较轻者单纯应用中药内服即可，但对于一些发病较急、病情较重的病例应积极选用一些其他的疗法予以配合，多种疗法联合应用，可以提高疗效，控制症状，缩短病程。如高热，可采用冰枕、冰水浴、酒精外擦等物理方法降温，也可采用中药灌肠；对于食欲减退、饮水减少的患儿应采取支持疗法，静脉给予葡萄糖或糖盐注射液及其他电解质，以提供能量和维持水电解质的平衡；针灸推拿也是治疗小儿咳喘的手段，如高热咳喘选肺俞、风门、定喘、丰隆等穴位治疗。另外，冬季严重哮喘者可在夏季采用药物外敷治疗，对于缓解病情有一定效果。临床实践表明，治疗严重病例采用多法联用较单纯内服中药奏效快、疗效高、疗程短。

颜正华教授推崇《景岳全书》对咳嗽成因、症状及证候分类的认识，认为咳嗽主要分为外感与内伤两类。外感咳嗽可分为风寒咳嗽、风热咳嗽、燥热咳嗽等。内伤咳嗽又可分痰湿犯肺、肝火犯肺、肺气亏虚、肺肾阴虚、肾阳不足等，临证主张审因辨证，灵活用药。

治疗上，颜教授能灵活准确地选用止咳、化痰、平喘药。在止咳药中，他又分为宣肺、降肺、清肺、润肺四类。其中宣肺止咳药，有辛温宣散与辛凉宣散两类，辛温宣散习用麻黄、紫苏、生姜、细辛等，风寒或痰饮客肺者投之；辛凉宣散习用牛蒡子、前胡等，风热或痰热客肺者投之。另有荆芥、桔梗均为辛平宣散肺气之药，风寒、风热客肺者皆用。降肺有温降、清降、平降之别，温降习用苦杏仁、紫苏子、旋覆花、白前等，肺气不降属寒者投之；清降习用桑白皮、葶苈子、马兜铃等，肺气不降属热者投之；平降习用莱菔子，肺气不降无论寒热皆用。清肺习用黄芩、石膏、桑白皮、马兜铃、地骨皮、瓜蒌、浙贝母、枇杷叶、知母等，肺热咳喘者常投。其中石膏兼生津，瓜蒌兼润肠，知母、枇杷叶又能润肺，临床应用有别。润肺又分清润、温润、平润。清润习用川贝母、知母、枇杷叶、天花粉、麦冬、天冬、百合等，温燥伤肺者投之；温润习用紫菀、款冬花、甜杏仁等，凉燥伤肺者投之；平润习用百部、玉竹等，燥咳无论寒热均用。此外，习惯将百部、紫菀、款冬花作为润肺止咳之专药，凡咳嗽无论新久寒热均用。

在化痰药中，他又分为温化寒痰药与清化热痰药两类。温化寒痰药习用半夏、白芥子、陈皮、化橘红、细辛等，咳喘痰多色白或清稀者每用；清化热痰习用川贝母、浙贝母、瓜蒌仁、竹茹、竹沥、海浮石、海蛤壳、马兜铃、前胡、冬瓜子、射干等，痰热咳喘、黄黏难出者每用。在平喘药中，他又分为宣肺平喘、降气平喘、敛肺平喘三类，而每类又分寒热。宣肺平喘习用麻黄，而属热者习用麻黄配石膏或麻黄配射干。降气平喘证属寒者，习用苦杏仁、紫苏子、旋覆花；属热者，习用葶苈子、桑白皮、椒目、代赭石等。敛肺平喘药，又分为兼补虚与不兼补虚两类。兼补虚者，习称纳气平喘药，其中又有偏补肾阳与偏补肾阴之别，治阳虚喘促习用核桃仁、蛤蚧、补骨脂、川椒、沉香等；治阴虚喘促习用磁石、生山药等；另有阳虚与阴虚喘促皆可用的药是五味子、山茱萸等，临证每相机选用。不兼补虚或补虚力甚微的药有白果、煨诃子、乌梅等，三药均性平，临证凡遇久咳虚喘亦常酌用。此外，在治疗久咳虚喘时，又常据情选择补肺、健脾、滋肾药。补肺气习用党参、黄芪、人参；补肺阴习用南沙参、北沙参、麦冬、百合等。健脾习用炒山药、炒薏苡仁、白术、茯苓等。滋肾习用熟地黄、枸杞子等。紫河车是一味平补气阴的滋补良药，颜教授治哮喘日久常用。其用法是将其低温干燥，研末，直接冲服，或装胶囊服，每次服 1~2 粒，每日 2~3 次，在发作期在辨证立法的基础上配合复方应用；缓解期可单服本药，亦可配六味地黄丸或桂附地黄丸同服。本品确有良好的扶正固本作用，对控制病情大有裨益，若无紫河车，可用冬虫夏草或市售金水宝胶囊代替，亦有一定效果。

外感咳嗽治验：①风寒咳嗽，多以咳嗽痰稀、鼻塞流涕、头疼、恶寒无汗、舌苔薄白、脉浮为主症，治以宣肺散风寒，咳吐稀痰者当加燥湿化痰药，颜正华教授常用杏苏散加减。常用药物：杏仁、苏叶、生甘草、桔梗、前胡、枳壳、法半夏、橘红、茯苓、生姜。②风热咳嗽，多以咳痰黄稠、口渴咽痛、身热、头疼、恶风、有汗、舌苔薄黄、脉浮数为主症，治以散风热、宣肺，颜正华教授常用桑菊饮加减。常用药物:桑叶、杭菊花、连翘、薄荷、桔梗、杏仁、生甘草、芦根。有痰者,常加前胡、瓜蒌皮、浙贝母;发热较重者,常用银翘散加减。③燥热咳嗽,以干咳无痰、或痰如线粉、不易咳出、鼻燥咽干、咳甚则胸痛、舌尖红、苔薄黄、脉细数为主症,治以清肺润燥,颜正华教授常用桑杏汤加减。常用药物:桑叶、豆豉、杏仁、浙贝母、山栀子、沙参、梨皮。燥咳甚者加沙参、麦冬、天花粉;痰多者加浙贝母、瓜蒌。此外,也可以选用清燥救肺汤加减。④外感久咳,颜正华教授临证遇外感咳嗽、缠绵不愈者,每用止嗽散加减,屡见奇效。常用药物:荆芥、桔梗、橘红、紫菀、百部、白前。风寒外感者加苏叶、防风;风热外感加金银花、连翘、薄荷;久咳不止者加杏仁、川贝母、款冬花;痰多者加半夏、茯苓;肺热者加桑白皮、黄芩、鱼腥草;久咳气虚者,酌加党参、白术;阴虚者酌加沙参、麦冬、五味子。

内伤咳嗽治验:①痰湿蕴肺型,以咳嗽痰多、痰白而稀、胸脘作闷、苔白厚、脉濡滑为主症,治以健脾燥湿,化痰止咳,颜正华教授常用二陈汤加厚朴、杏仁治之。常用药物:半夏、橘红、茯苓、甘草、厚朴、杏仁。如兼外感风寒,常用杏苏散加减;如寒热错杂,常用止嗽散加减;如痰湿化热,痰火犯肺,常用清气化痰汤加减。②肝火犯肺型,以气逆咳嗽、面红喉干、咳引胁痛、舌苔薄黄少津、脉弦数为主症,治以清肺,平肝,降火,颜正华教授常用泻白散加减。常用药物:桑白皮、地骨皮、生甘草、粳米。如痰中带血甚至咯血气急,去粳米,加黛蛤散、黄芩、天花粉等。③肺气亏虚型,以久咳、气短、自汗、脉虚为主症,治以补肺气,止咳喘。颜正华教授常用人参胡桃汤合四君子汤加减。常用药物:人参(或党参)、胡桃肉、炒白术、茯苓、炙甘草、紫菀、款冬花、百部、陈皮。如肺肾两虚,久咳、气短、乏力、自汗、腰膝酸软者用补肺汤加减,常用药物:人参、黄芪、熟地、五味子、炙桑皮、紫箢;气阴两虚者用生脉饮。④肺肾阴虚型,以咳嗽、咽喉干燥或痛、手足烦热、或痰中带血、舌红少苔、脉细数为主症,治以滋阴、润肺、止咳,颜正华教授常用百合固金汤加减。常用药物:生地、熟地、麦冬、玄参、百合、生甘草、当归、白芍、川贝母、桔梗等。⑤肾阳不足型,以咳嗽反复发作、痰涎清稀、头晕心悸、畏寒肢冷,兼小便不利、舌苔白润、脉沉滑为主症,治以温阳散寒,化气行水,颜正华教授常用肾气丸合苓桂术甘汤加减。常用药物:茯苓、桂枝、白术、干地黄、山药、山茱萸、泽泻、茯苓、丹皮、桂枝、附子等。

2. 验案举隅

王某,男,8岁,1993年11月25日初诊。

患儿体胖,其母代诉,从1岁起即发喘咳,每年必发数次,医院诊为哮喘。数日前因感风寒而致喘咳,痰多色白夹黄,质黏难出,经治热退而喘咳未得控制。刻下又见喉中痰鸣,胸闷憋气,头晕,纳可,二便正常,扁桃体肥大,舌质红,苔薄白腻,脉滑数。证属风寒外束,痰热内蕴,治以宣肺平喘,化痰止咳。药用:

炙麻黄 3g	射干 6g	杏仁打碎 10g	苏子打碎 6g
清半夏 10g	陈皮 6g	白果打碎 8g	茯苓 15g
款冬花 10g	紫菀 10g	黄芩 6g	生甘草 3g

4剂,水煎服,忌食辛辣油腻,慎避风寒。

二诊,药后喘咳吐痰减,余无不适,原方加减连进20余剂,喘咳平息。

三个月后又发一次,原方再投数剂而诸症又平,半年后其母来告,至今未发。

【原按】

患儿体胖多痰,素患哮喘,今又感风寒,致使肺失宣肃,引发喘咳痰鸣、胸闷憋气诸症,证属风寒外束，痰热内蕴，故颜师以《摄生众妙方》之定喘汤加减进剂。方中麻黄辛温宣肺散邪以平喘，白果涩平敛肺定喘而祛痰，射干苦寒清热消痰而除痰鸣，三药合用辛散中有涩敛，温宣中有清降，可收散风寒，祛痰热，宣肃肺气而不耗气之效；苏子、杏仁、半夏、茯苓、陈皮、生甘草、紫菀、款冬花降气平喘，化痰止咳；黄芩清泄肺热。诸药相合，肺气得宣，痰热得清，风寒得解，喘咳痰鸣等症自除。

【编者按】

对于哮喘，临床治验难度较大，首先要详诊细察，准确辨清患者就诊时证候的寒热虚实，以及孰多孰少或有无兼证，为立法组方提供可靠的依据；其次要分期治疗，发作期要抓住喘咳痰鸣、胸闷憋气这一主证，始终将宣肺平喘，化痰止咳放在首位，根据病证寒热虚实的孰多孰少及有无兼证灵活加减。待病情缓解得以控制后，则宜扶正固本，以预防发作。

三、王绵之治疗小儿哮喘的学术经验

1. 学术思想

王绵之教授，熟谙四大经典，精通中医理论，博极医源，精勤不倦，勤求古训，博采众方，尤其是对经方的研究造诣颇深，在用中医药治疗各种疑难重症方面积累了丰富的经验，在治疗小儿咳喘方面疗效卓著。现结合一些医家对本病的认识，并通过对王老辨治本病验案的赏析，冀以弘扬王老学术思想和诊治经验，传承仁术。王老认为，本病因内因而发，大多责之于脾肾二脏。肾经虚损，肾阳不振，不能温煦他脏，使他脏亏虚；或脾虚运化失司，肌腠失主，土不生金，肺虚卫外失固，失于宣降，病发本证。而对于小儿咳喘日久，常致脾肾亏虚，一定要注意抓住根本，从健脾益肾，补肾填精，调理气血入手，以扶助正气，促使患儿机能恢复，其证自除。

2. 验案举隅

张某，男，10岁。自出生百日起近10年反复高热咳喘，咽喉肿痛，并伴有淋巴结肿大，且发病频繁间隔不逾月，每予抗炎治疗暂时缓解，经多家医院确诊为“先天性免疫功能缺陷症”。查淋巴细胞转化率低于正常值，T细胞亚群示T3、T4、T4/T8处于低值状态，T8高于正常值，尤以NK细胞减少明显，体液免疫指标尚属正常。10年来，患儿屡次住院，并予多种免疫治疗，效果不显，且病情日渐加重，其家长特慕名请王老诊治。患儿能食而体胖（日食2.5 kg牛肉，体重80kg），但不耐劳，甚至坐下不能自起，常自汗出，大便不正常，或日一行或干而秘，面色淡白，颧微红唇亦红，舌苔前薄，中部以后苔腻而润，脉弦大而数右寸弱。王老以健脾益气，补肾填精为基本治法。处方：

党参 20g	炒白术 12g	茯苓 18g	炒白芍 18g
枸杞子 12g	生熟地黄各 12g	麦冬 12g	牡丹皮 6g
川石斛 12g	玄参 9g	炒杜仲 12g	广木香 20g
火麻仁 12g			

水煎服，每日1剂。

原法加减，治疗近一年，患儿上述诸症未发，食肉大减，形体亦较正常（体重降至52kg），身高增长6cm，活动自如，二便调畅，尤其T细胞亚群检查各项均达到正常范围，王老嘱患儿家属效不更方，以巩固疗效。其后随访 3 年，病未复发。

【原按】

王老辨治此验案，其病机关键为脾肾亏损，阴阳俱虚。脾胃为后天之本，气血生化之源。脾虚运化失职，可致诸候蜂起，变证丛生。一则气血无源、四肢失充，故见但不耐劳，甚至坐下不能自起；二则水湿不运，痰湿壅阻，泛滥肌肤，故见形体肥胖；三则脾虚及肺，卫虚不固，腠理疏松，故见面色淡白，常自汗出；四则脾虚及肾，肾者胃之关，肾虚固摄无权，开合失司，故见大便失常；病程日久，耗气伤阴，正不抗邪，火邪内伏，肺失宣肃，故见反复高热咳喘，咽喉肿痛；舌质、舌苔、脉象也均为脾肾亏损，气阴俱虚之证。由此可见，患者高热咳喘、咽喉肿痛等肺系病候乃表象，而脾肾亏损，气血阴阳俱虚才是本质。

【编者按】

1. 王绵之教授治疗小儿哮喘特点：

(1) 治病求本，燮理阴阳：小儿为稚阴稚阳之体，脏腑娇嫩，形气未充、易感外邪。本患者先天禀赋不足，复因外邪侵入，邪热内伏，耗气伤阴，日久伤及脾肾，导致真阴真阳极度枯竭，故病势缠绵，时起时伏。责之脏腑，病在肺脾肾三脏，表象于肺而见高热咳喘、咽喉肿痛等。但王老未被表象所干扰，据治病求本原则，补益脾肾，燮理阴阳。因此王老在方中用气血双补、阴阳同调的八珍汤化裁以峻补真阴真阳、培元固本。

(2) 润肠通便，降肺平喘：肺与大肠相表里，一方面肺气不降固然腑气不通；另一方面，若腑气不通亦必肺气难降，而使咳喘难愈。故对于此类咳喘，治疗关键在于宣畅气机。王老深谙此道，因此在方中配用了润肠通便，通腑气以复肺气肃降之法。尤其是火麻仁，对于津亏血虚之肠燥便秘功效尤佳。

(3) 血中驱火，独取丹皮：丹皮具有清热凉血、活血化瘀、退虚热等功效。本患者病程长达 10 年，正虚邪恋，久病入络，邪热深入血分。前医却用他药反复调治，则杯水车薪，隔靴搔痒，故诸药罔救，徒伤正气。

(4) 升降气机，轻用木香：为了防止大队的温补和滋阴药物腻滞胃气，影响脾胃的升降，王老又配伍了木香这味药物。本品芳香浓烈，善开壅导滞，升降诸气，能醒脾开胃，疏肝理气，消积导滞。其作用有四：一可使补而不滞；二可使气顺则一身津液随之顺矣，气顺则气化正常，无水湿内停成痰成饮之忧；三可使气行血行，营卫调和，使营阴内守，卫气外固，无外邪乘虚而入之虑；四可使胃气和顺降下，胃降带动肺气也降。

2. 长春中医药大学附属医院王烈教授在用中医药治疗各种小儿重症方面积累了丰富的经验，尤其在治疗小儿咳喘方面疗效卓著，现结合一些其对本病的认识，并通过对王烈教授辨治本病验案的赏析，学习其思想和诊治经验。

王烈教授认为哮喘为儿科疑难之病，其难在于诱因复杂、反复发作，甚至成为终身痼疾。王老对哮喘之治有其创新之处，倡导"三期分治，序贯治疗"，即将治疗分为发作期、缓解期及稳定期，采用序贯治疗。

验案举隅：患儿，男，7 岁。因反复咳嗽、喘促、喉中哮鸣 4 年，加重 3 天，于 2005 年 1 月 10 日初诊。患儿幼时起易感冒，鼻塞，晨起每因着凉即出现喷嚏、流涕。4 年前因感受风寒后出现咳嗽，开始为干咳无痰，2 天后出现喘促，喉中哮鸣，并且伴有喷嚏频作、鼻塞流清涕，当时无发热，到当地医院诊为"急性支气管炎"，给予静滴抗生素及激素 3 天，症状减轻。其后病情反复发作，每年 3~4 次，多在入冬及春天发作。3 天前因过食甘甜而上症又现，咳嗽、喘促、喉中哮鸣有声，经某医院诊为“支气管哮喘”，予抗生素及地塞米松静滴2天，症状无明显缓解而来就诊。病程中饮食减少，夜卧不宁，喘甚时不能平卧，睡中因咳易醒，大便干，每2天1次，小便色黄。

刻诊：体温：36.5℃，P96次/分，R32次/分。神烦不安，面赤唇红，咽无充血。胸廓对称，呼吸急促，吸气性三凹征阳性。双肺听诊呼吸音粗糙，两肺散在哮鸣音。心界大小正常，心音有力，心率96次/分，节律规整，各瓣膜听诊区未闻及杂音。腹部平软，肝脾未触及肿大。舌红，苔黄，脉数有力。既往史：婴儿期曾患湿疹。青霉素过敏。家族史：患儿祖母患“慢性支气管炎”20年，父亲患“过敏性鼻炎”。血、尿、便常规均正常。胸片：双肺纹理增强，心脏及膈肌未见异常。

诊断：中医：哮喘（热哮）。

治则：清肺止咳，平喘定哮。

处方：

紫苏子25g	黄芩25g	前胡25g	僵蚕25g
地龙25g	全蝎3g	苦杏仁6g	川贝母25g
麻黄10g	射干25g	白屈菜25g	枳实25g

水煎服，每日3次，2日1剂。

服药4天，无哮鸣，咳喘减轻。原方减全蝎，继服4天，无喘促，晨起咳嗽，有痰，两肺可闻及少许痰鸣音，舌红，苔薄白，脉数有力。更法为止咳化痰，更方为：

紫苏子25g	陈皮25g	清半夏20g	瓜蒌25g
白芥子25g	莱菔子25g	冬瓜子25g	鱼腥草20g
川贝母6g	川芎20g		

继续服药4天，咳嗽偶作，痰少，舌淡红，少苔，脉滑。药物如下：

紫苏子25g	白前25g	前胡25g	桃仁25g
苦杏仁25g	莱菔子25g	木蝴蝶25g	冬瓜子25g
薏苡仁25g	芦根25g	白屈菜25g	胆南星5g

继服8天，无症状及阳性体征，更法为益气健脾固肾，用防哮汤加味：

黄芪25g	玉竹25g	女贞子25g	补骨脂25g
太子参5g	五味子5g	牡蛎25g	大枣8枚

第1周加山药25g，第2周加熟地25g，第3周加何首乌25g，第4周加海螵蛸25g，第5周加黄精25g，第6周加白芥子25g。

病情稳定，停药1个月。仍无症状，继续服用防哮汤加味，共4周。休药3个月，重服防哮汤加味，4周而停，观察1年，期间感冒2次，哮喘未作。

王烈教授认为：①患哮喘的病例里面，很多孩子有过敏史，例如药物、食物、气味等，中医称为“发物”。该患儿小时候患过湿疹，对冷空气过敏；另外家族遗传也是重要原因，即患儿的祖母和父亲表现为长期气道炎症或鼻炎，也是哮喘的相关疾病，所以得病的几率比没有家族史的儿童要大得多。②根据患儿的病史及四诊，可以明确诊断哮喘（热哮）。其初起发病是感受风寒之邪，但小儿的特点是感受外邪后容易化热化火，引动内蕴之伏痰，气引痰动，呼吸有音，因此发病。所以在用药时可选用清热苦寒药。但是小儿又有“脾常不足”的特点，因此不要单纯应用或过用苦寒药。③一些特殊体质小儿对本病易感，表现为痰蕴状态，被视为“哮喘苗期”，应用防哮汤、固哮汤可有效预防，此为“除苗”；稳定期，调补肺脾肾，要在“除根”，所以应“根苗并重”，病未作重在预防，病已发重在防复。

四、王琦治疗小儿哮喘的学术经验

1. 学术思想

王琦教授在疑难杂病的诊治等方面积累了丰富的临床经验，并总结出了“辨体—辨病—辨证”诊疗方法。王琦教授认为过敏体质，宿痰伏肺为哮喘的内因；感受外邪，情志失调为哮喘的外因。特禀体质，肺气郁闭为哮喘的主导病机。结合临床用药的反复实践，形成了以脱敏定喘汤为基础方，根据兼夹症状或疾病及病人体质进行加减用药的临床思路。

2. 验案举隅

吴某，女，3岁半。2010年10月13日初诊。

主诉：支气管哮喘3个月，变应性鼻炎2年。患儿于今年7月过敏引起支气管哮喘，西药治疗控制，刻诊：遇到冷空气，异物、粉尘即咳嗽气喘，打喷嚏，鼻痒，眼痒，流眼泪，身痒，以背部为重，起湿疹，反复发作。易呕吐，恶心。既往史：肺炎已愈。家族史：其父儿时患支气管炎、变应性鼻炎。

西医诊断：支气管哮喘。

中医诊断：喘证。

治则：清热化痰，宣肺平喘，抗过敏，通鼻窍。

处方：

炙麻黄 6g	杏仁 10g	生石膏先煎 30g	炙甘草 6g
乌梅 15g	蝉蜕 10g	金荞麦 15g	百合 20g
制首乌 10g	无柄灵芝 3g	辛夷包煎 6g	

21剂，水煎服，一日1剂，分2次早晚服用。

2010年11月10日二诊：哮喘症状减轻，喷嚏减少，患儿经常感冒。

炙麻黄 6g	杏仁 10g	生石膏先煎 30g	炙甘草 6g
乌梅 15g	蝉蜕 10g	百合 20g	生黄芪 10g
白术 8g	防风 6g	无柄灵芝 3g	辛夷包煎 6g

21剂，水煎服，一日1剂，分2次早晚服用。

2010年12月22日三诊：现在支气管哮喘及鼻炎均已控制，大便干，每日1次。

生黄芪 10g	白术 8g	防风 6g	无柄灵芝 6g
乌梅 10g	蝉蜕 5g	百合 10g	莱菔子 6g

杏仁 3g　　桃仁 3g　　金荞麦 10g　　鱼腥草 6g

决明子 6g

21 剂，水煎服，一日 1 剂，分 2 次早晚服用。

【原按】

患者为 3 岁半幼儿，患有支气管哮喘和变应性鼻炎，属于典型的过敏体质，病人以支气管哮喘为主要的表现，治疗时主要治疗支气管哮喘兼治变应性鼻炎，因此选用脱敏定喘汤治疗哮喘，再加上辛夷宣通鼻窍，制首乌和灵芝改善过敏体质。二诊时患儿支气管哮喘和鼻炎均减轻，继续守方巩固疗效；患儿免疫力低下，容易感冒，加玉屏风散顾护卫气，增强机体抵抗力。患儿在服用了 42 剂中药后，病情得到了完全控制，为了巩固疗效防止病情复发，继续守方治疗；患儿大便干燥一症也因肺热所致，因此加上决明子清热通便，杏仁、桃仁肃降肺气，止咳平喘，润肠通便。

五、贺普仁治疗小儿哮喘的学术经验

1. 学术思想

贺普仁善用火针温通法治疗哮喘。温通法是以火针和艾灸施于腧穴或一定部位，借火力和温热刺激，激发经气，疏通气血，以治疗疾病的一种方法。火针具有针和灸的双重作用。其一、针刺腧穴，本身有调整作用；其二、温热属阳，阳为用，人体如果阳气充盛，则阴寒之气可以祛除，即火针有驱寒助阳的作用。贺普仁认为火针温通法具有疏通经络，宣肺定喘之功效。临床上过敏性哮喘、慢性支气管炎、肺气肿等都属于顽固性疾患，中药治疗效果较慢，火针疗法则有特殊的效果。以上疾病多以咳喘症状为主，而咳喘多由风寒外来，邪气闭肺，肺失宣降，肺气上逆而成。火针可通过温热作用刺激大杼、风门、肺俞、定喘等穴，温化肺之寒邪，疏通肺之经气，经气宣通则可驱除邪气，邪气出则肺气得以宣发、肃降，而喘息止。

2. 验案举隅

赵某某，男，12 岁。

主诉：哮喘 3 年。现病史：3 年前因“上感”后出现喘憋气促，渐渐加重并出现喉中哮鸣。经查与螨、霉菌等多种因素有关，常服西药及中药治疗。病情时轻时重，已休学 2 年。刻下：气短憋气，喘息不安，喉中哮鸣，痰多易出，肢冷汗出。纳可，便溏。望诊：面色黄白，有汗，舌苔薄白。切诊：脉弦细。

辨证：肺卫失宣，阳气不足，痰浊内生。

治则：宣肺定喘，鼓舞阳气，祛痰化浊。

取穴：定喘、大椎、肺俞、曲垣。

刺法：均以中粗火针，行速刺法。每日治疗 1 次。

2 诊后憋气减轻，躁动不安好转。3 诊后哮鸣减轻，患儿自觉喉中清利，痰始减少。5 诊后诸症继续减轻。约 10 诊患儿哮喘消失，精神好，痰已消失。再以数诊巩固治疗。

【原按】

贺老治疗哮喘病，首先强调辨其病，以过敏性哮喘为主要病种，兼有喘息型支气管炎等。因心脏等原因引起的喘憋不在此列。哮喘的辨证有多种变化，如肺虚、肾虚、风寒、痰热等。

虽然证型很多，而这些因素均会导致气血瘀滞，气机失调，肺气不足而痰阻于内。若肺气充盛，气血调畅则病可愈。方法以温通法为主。其首选腧穴为肺俞，其次为定喘、大椎、曲垣、秉风等穴。就温通而言，火针治疗具有效力强，生效迅速，用穴少等特点，虚实证均可使用。肺俞为手太阴之背俞穴，为太阴经气输注之处，火针施于肺俞可使火针的特点与肺俞的特点结合起来而使肺气充盛，气机调畅，瘀滞之气血经气通散，达到痰消喘定之目的。故肺俞是治疗哮喘的首选腧穴。其他腧穴如大椎、定喘均作为辅助用穴，临证可酌情化裁使用。原则是少用穴，用穴精。部分患者有惧火针心理，可酌情采用定喘、肺俞、风门、大杼、曲垣等穴，配以列缺行毫针针刺。待出针后再予后背上述腧穴行拔罐疗法。只要坚持治疗，亦可取得较好疗效。

【编者按】

贺老善用火针微通法治疗哮喘，选穴少而精。哮喘属疑难顽疾，一般病程较长，缠绵难愈，不易除根。火针效力强，生效迅速，善治顽疾。《内经》中首次提到“燔针”，“焠针”。《伤寒论》中称火针为“烧针”和“温针”。明代高武的《针灸聚英》对火针疗法进行了全面的论述。贺普仁教授尊古而不泥古，丰富了火针疗法的病机学说，突破热病不用火针的禁忌，使火针疗法的病种大有突破，提出火针疗法具有宣肺定喘之功效，对哮喘顽疾取得了很好的疗效。

参考文献

[1] 汪受传，虞坚尔．中医儿科学[M]．北京：中国中医药出版社，2012.
[2] 张冰．颜正华[M]．北京：中国中医药出版社，2011.
[3] 刘淑红．国医大师王绵之教授辨治小儿咳喘验案赏析[J]．光明中医，2011，26(3)：433.
[4] 刘爽．王烈教授治疗小儿哮喘的经验[J]．中医儿科杂志，2007，3(6)：1-3.
[5] 王琦．王琦治疗62种疑难病[M]．北京：中国中医药出版社，2012.
[6] 谢新才，王桂玲．国医大师贺普仁[M]．北京：中国医药科技出版社，2011.

（吉林中医药大学第一临床医学院　吴秋成）

第三十七章

小儿肺炎

一、概　述

小儿肺炎是小儿时期常见的肺系疾病之一，以发热、咳嗽、痰阻、气促、鼻煽为临床主证。本病一年四季都可发生，尤以冬春二季为多。任何年龄小儿皆可发病，以婴幼儿为多发。年龄越小，病情重者越多。

西医学将小儿肺炎分为以下四类：①病理分类：按解剖部位分为支气管肺炎、大叶性肺炎、间质性肺炎、毛细支气管炎等。②病因分类：按发病原因分为感染性肺炎和非感染性肺炎。感染性肺炎包括病毒性肺炎、细菌性肺炎、支原体肺炎、衣原体肺炎、真菌性肺炎、原虫性肺炎；非感染性肺炎包括吸入性肺炎、坠积性肺炎、嗜酸细胞性肺炎。③病程分类：病程小于1个月为急性肺炎；病程1~3个月为迁延性肺炎；病程大于3个月为慢性肺炎。④病情分类：按病情分为轻症和重症。轻症以呼吸系统症状为主，无全身中毒症状；重症除呼吸系统受累外，其他系统亦受累，且全身中毒症状明显。

小儿肺炎属于中医温病范畴，其病因涉及外感邪气和素体亏虚两个方面。中医肺炎喘嗽的命名首见于清代谢玉琼的《麻科活人全节·气促发喘鼻煽胸高第五十一》，该书在叙述麻疹出现“喘而无涕，兼之鼻煽”时，称为“肺炎喘嗽”。然而，根据肺炎喘嗽整个病程中的主证，追溯文献记载，则早在《素问·通评虚实论》即有“乳子中风热，喘鸣息肩者”类似肺炎喘嗽的描述。中医认为小儿肺炎喘嗽发生的原因，主要有外因和内因两大类。外因责之于感受风邪，或由其他疾病传变而来，小儿寒温失调，风邪外袭而为病，风邪多夹热或夹寒为患，其中以风热为多见。内因责之于小儿形气未充，肺脏娇嫩，卫外不固，如先天禀赋不足，或后天喂养失宜，久病不愈，病后失调，而致正气虚弱，腠理不密，而易为外邪所中。《幼科金针·肺风痰喘》指出“小儿感冒风寒，入于肺经，遂发痰喘，喉间咳嗽不得舒畅，喘急不止，面青潮热，啼哭惊乱，若不早治，则惊风立至矣，唯月内芽儿犯此，即肺风痰喘。”说明了小儿肺炎喘嗽是由感受外邪引起，变化快，病情重，应当及早治疗。由于小儿肺脏娇嫩，或素体虚弱，感邪之后，肺为邪闭，气机不利。气为血之帅，气郁则血滞，心血运行不畅，可致心失所养，心气不足，心血不能运行敷布全身，则致面色苍白，口唇青紫，四肢厥冷；脉通于心，心阳不能通脉运血，则脉微弱而数，此为心阳虚衰之变证。小儿感受风温之邪，易化热化火，若邪热内陷心包，则致壮热，烦躁，神志不清；肝为藏血之脏，右肋为肝脏之位，血滞则郁阻，故右肋下出现痞块，邪入肝经，化火动风，则致两目窜视，口噤项强，邪热伤阴，故舌质红绛，此为邪陷厥阴之变证。若素体虚弱，或感邪较重，或病势凶猛，可迅速出现心阳虚衰、邪陷厥阴之变证。

小儿肺炎喘嗽的病变部位主要在肺，病机关键为肺气郁闭，痰热是其病理产物。肺脏为娇脏，性喜清肃，外合皮毛，开窍于鼻。外感风邪，外邪由口鼻或皮毛而入，侵犯肺卫，致肺气郁闭，宣降失司，清肃之令不行，闭郁不宣，化热炼津，炼液成痰，阻于气道，肃降无权，从而出现咳嗽、气促、痰壅、鼻煽、发热等肺气闭塞的证候，发为肺炎喘嗽。小儿肺炎喘嗽常累及脾，亦可内窜心肝。小儿肺炎喘嗽的辨证分型如下：

(1) 风寒闭肺：肺主皮毛，风寒之邪外侵，由皮毛而入，寒邪束肺，肺气郁闭，失于宣降，其气上逆，而致呛咳气急；卫阳为寒邪所遏，阳气不得敷布全身，则见恶寒发热而无汗；肺气郁闭，水液输化无权，凝而为痰，则见痰涎色白而清晰。

(2) 风热闭肺：风热之邪侵袭，由皮毛或口鼻而入，热邪闭肺，肺气郁闭，失于宣肃，则致发热咳嗽；邪闭肺络，水道通调失职，水液输化无权，留滞肺络，凝聚为痰；或温热之邪，灼伤肺津，炼液为痰，痰阻气道，壅盛于肺，则见咳嗽剧烈，喉间痰鸣，气促鼻煽，本证也可由外感风寒之证转化而来。

(3) 痰热闭肺：邪热闭阻于肺，肺气失于宣发肃降，肺津因之熏灼凝聚，熬炼成痰，痰热相结，壅阻于肺，则致发热咳嗽，气促鼻煽，喉间痰鸣；痰堵胸宇，胃失和降，则肺闷胀满，泛吐痰涎；热毒壅盛，则见面赤口渴；气滞血瘀，血流不畅，则致口唇紫绀。

(4) 毒热闭肺：邪气炽盛，毒热内闭肺气，或痰热炽盛化火，熏灼肺金，则致高热持续，咳嗽剧烈，气促喘憋，烦躁口渴，面赤唇红，小便短黄，大便干结；毒热耗灼阴津，津不上承，清窍不利，则见涕泪俱无，鼻孔干燥如煤烟。

(5) 阴虚肺热：小儿肺脏娇嫩，邪伤肺卫，正虚邪恋，久热久咳，耗伤肺阴，则见干咳、无痰，舌红乏津；余邪留恋不去，则致低热盗汗，舌苔黄，脉细数。

(6) 肺脾气虚：体质虚弱儿或伴有其他疾病者，感受外邪后易累及脾，且病情迁延不愈。病程中肺气耗伤太过，正虚未复，余邪留恋，则发热起伏不定，肺为气之主，肺虚气无所主，则致咳嗽无力；肺气虚弱，营卫失和，卫表失固，则动辄汗出；脾主运化，脾虚运化不健，痰湿内生，则致喉中痰鸣，食欲不振，大便溏；肺脾气虚，气血生化乏源，则见面色无华，神乏无力，舌淡苔薄，脉细无力。

中医药学对小儿肺炎的认识由来已久，积累了丰富的临床经验，重在辨常证和变证。常证重在辨表里、寒热、虚实、痰重热重；变证重在辨重症、危症。根据发病时间，病初起时与感冒相似，多有表证，但很快入里化热，主要表现为发热、咳嗽、气喘。肺炎的治疗，以开肺化痰，止咳平喘为基本法则。开肺以恢复肺气宣发肃降功能为要务，宣肃如常则咳喘自平。若痰多壅盛者，首先降气涤痰；喘憋严重者，治以平喘利气；气滞血瘀者，佐以活血化瘀；肺与大肠相表里，壮热炽盛时宜用通下药以通腑泄热。病久肺脾气虚者，宜健脾补肺以扶正为主；若阴虚肺燥，用药宜甘寒、养阴润肺化痰，兼清解余热。出现变证，心阳虚衰者，宜温补心阳；若邪陷厥阴者，宜开窍息风，或随证加减。本病除内服药物外，还常使用中药注射液静脉滴注及外治等方法治疗；出现变证者，应中西医结合救治。

小儿肺炎是儿科临床常见疾病，也是具有中医治疗特色的疾病之一，有多位国医大师对小儿肺炎具有精彩论述和丰富的治疗经验。本章选取朱良春和刘志明两位国医大师治疗小儿的精彩案例，进一步分析他们治疗小儿肺炎的学术思想和特色。

二、朱良春治疗小儿肺炎的学术经验

1. 学术思想

朱良春认为治肺炎，要见微知著，防微杜渐，先发制病；攻病宜早，达邪为先，集中兵力，挫其锐势，阻断传变，这与已故著名中医学家姜春华教授倡导之“截断、扭转”之说甚合。朱师自拟旋覆夏麻芍草汤，乃融仲景旋覆代赭汤、小半夏加茯苓汤、芍药甘草汤、甘草麻黄汤于一炉，并以旋覆花合小半夏汤为组方主药，治疗风寒久咳。药用：旋覆花 8g，生旱半夏 6~10g，生麻黄 1.5g，茯苓 6g，生姜 3 片，生白芍、甘草各 3g，为基本方（口杯加盖隔水炖服）。咽痛喉痒者加桔梗、前胡各 5g，薄荷 2g；恶风、食少乏力、手足不温者加徐长卿 10g，荆芥 6g；久咳痰少黏稠加浙贝、桑叶各 6g。此方以其简朴轻灵而屡建奇功，通治风寒久咳，凡因中西医误治之外感风寒久咳不愈者，毋论新久虚实或寒热夹杂，甚至缠绵数月或半年未见化燥化火者，或遍用中西诸药未效者，投此方效验如神。3~10 剂而愈，尤其对老弱虚人、小儿不耐抗生素或止咳药无效者，更为合拍。

2. 验案举隅

汤某，咳嗽缠绵 1 个月，服中西药多方未愈，咳呛胸痛，口干欲饮，纳食不香，痰多黏稠，夹黄脓痰，舌红苔黄腻，脉弦细。

中医诊断：痰热蕴肺，外感误治。

治则：清肺定喘，清热解毒。

处方：清肺定喘汤。

金荞麦 20g	鱼腥草后下 15g	白花蛇舌草 20g	天浆壳 12g
化橘红 6g	苍耳子 10g	枇杷叶去毛包 10g	生甘草 5g

2 剂，水煎服。

患者服 5 剂后，咳止痰净，诸症如失。

【原按】

本方中金荞麦又称天荞麦，野荞麦、开金锁，名出吴其濬的《植物名实图考》，性味辛、涩，凉，有清热解毒、排脓祛瘀、祛风利湿，活血祛瘀功能。《分类草药性》谓其能补中气，养脾胃。治咽喉肿痛，肺脓疡、肝炎、筋骨酸痛、菌痢、白带等。本品记载虽早，但临床开拓应用却是近 40 多年的事，近代实验研究表明，金荞麦对金黄色葡萄球菌、肺炎链球菌，大肠埃希菌、铜绿假单胞菌均有抑制作用。鱼腥草性味辛，微寒，有清热、解毒、利尿、消肿之功效。《分类草药性》谓能去食积，补虚弱，亦是治疗肺及呼吸道感染的良药。药理研究表明其有抗菌消炎、增强免疫功能、利尿通淋三大作用。金荞麦与鱼腥草一药相伍，清化痰热和利湿之功相得益彰，盖无湿不生痰，无热不生痰，湿和热是酿痰之因，湿和热交混蕴结。今二药相伍同为清热祛湿，湿热二邪分化则痰不再生，不是祛痰，胜似祛痰，痰消则久咳自止。

本方中白花蛇舌草除助其分化湿热二邪和清化痰热之外，还能提高机体抗病能力和调节免疫功能。天浆壳亦名萝藦，性味平，能软坚、化痰、清肺，止咳，平喘。枇杷叶微苦辛，清肺和胃降气化痰，气下则火降痰顺，则逆者不逆，呕者不呕，咳者不咳矣。二药均镇咳平喘，用量不可过大，此方有宣肃同用之妙。方中苍耳子有抑制流感病毒和抗过敏之作用，又能祛湿升阳通督，朱老喜掺用流感方中，意寓扶正。橘红调中化痰，甘草润肺止咳，共奏清肺定咳之功。高热咽喉肿痛，腮肿目赤，加蝉蜕、僵蚕，发挥疏风热、利咽化痰、抗过敏之功效；恶寒者，加炙麻黄；高热便秘者，加牛蒡子或生大黄；咳喘甚者，加葶苈子、桑白皮。

【编者按】

朱老治肺用药主张简朴轻灵，简朴轻灵之品能开达上焦，肺位上焦，“上焦如羽，非轻不举”。风寒郁闭于肺，是外感风寒久咳不愈之主要原因。很多外感风寒所致肺炎初期误投辛凉或甘寒之过，过早用镇咳肃肺之品致风寒郁闭于肺。时医统以炎症为热证，不论寒热气管炎、流感、上呼吸道感染，统以消炎论治，均投以类似寒凉中药的抗生素和消炎药，或以清热解毒中药统治“炎症”。殊不知中医的辛温疏散，宣肺祛痰，发汗温阳等均有“消炎”之奇效。

三、刘志明治疗小儿肺炎的学术经验

1. 学术思想

刘老认为小儿病毒性肺炎是肺脏实质性病变，来势急、传变快，主张治疗不必拘泥于卫气营血的顺序，在发病初期即应发汗透表、清营解毒并举，药用麻黄、杏仁、石膏、甘草、连翘、银花、丹皮、生地及局方至宝丹等。

由于小儿肺炎多发于冬春，故外因一般归纳为风寒与风温两大原因。根据临床实践，刘老认为小儿病毒性肺炎乃外感风温所致。风寒外束，腠理壅遏不通，肺气郁闭，宣降失宜，其气上逆，亦能导致发热、咳嗽，其症状与风温似同，而为病实异。故外感风温易致肺炎、外感风寒多属感冒。素体亏虚是小儿病毒性肺炎发病不可或缺的因素。正如《素问·评热病论》所言：“邪之所凑，其气必虚。”刘老经过数百例回顾性病例分析，其结果表明对于小儿病毒性肺炎重症、久治不愈病例及死亡病例，平日多有不同程度的营养不良、先天性心脏病等。

小儿病毒性肺炎的病机为肺气郁闭，肺不能行其清肃通降之令。《素问·至真要大论》云：“诸气膹郁，皆属于肺。”张景岳解释云：“膹，喘急也；郁，否闭也。”因为肺主一身之气，通调水道，下输膀胱，故以下降为顺，上升则逆。若病邪闭阻肺气，致使肺金清降失权，其气势必上逆，形成发热、咳嗽、气急、鼻煽等症状。叶天士云：“温邪上受，首先犯肺，逆传心包。”指出风温病机的传变，首先就是逆传。肺气既因外邪郁闭，水液运化失权，以致水液留滞肺络，化生为痰；如果风温之邪不解，或寒温两感化热，均能烁灼津液为痰。痰随肺气上逆，所以发生咳嗽痰多，甚至痰鸣漉漉。可见痰和喘咳在病机上有密切关系。气逆既能导致痰涎上壅，而痰盛也能引起气急喘咳，二者互为因果。肺佐心脏而主治节，《素问·灵兰秘典论》云：“心者，君主之官，神明出焉。肺者，相傅之官，治节出焉。”故肺病当累及心病。心主血，肺主气，肺气郁闭，血流不畅，临床上常见重患儿有颜面苍白或青紫、口唇或指甲发绀等血瘀气滞现象，严重者可发生心力衰竭。肺开窍于鼻，《素问·阴阳应象大论》云：“在藏为肺……在窍为鼻。”

若肺气郁闭，清气不升，则肺窍不通，啼哭不见泪涕。肺司呼吸，鼻为呼吸出入之门户，今肺为风寒所闭郁、为热邪所蒸郁，故致鼻翼煽张。肺合皮毛，《素问·咳论》云："皮毛者，肺之合也。"皮毛受邪，邪气从而传其所合，所以外感风寒或风温之邪，则肺先受伤。而外邪犯肺，邪正相搏皮毛失于开合，故发生发热恶寒。由此可以理解小儿肺炎临床所见症状，皆属于肺气郁闭，不能行相傅之职能，肺窍为之不利，皮毛失于开合，因而见发热、喘咳、鼻煽、紫绀、涕泪闭塞等病象。

小儿肺炎的临床共有症状如上所述，由于感邪有深浅，病机有外达内陷之传变，病情有轻重之不同，故临床上有不同证候表现。结合临床体会，参以文献研究，刘老将小儿肺炎的临床证候归纳为三种类型。

表证型：本型是肺炎初起证型，如风温上受、闭于肺金，或夹寒束热、金令不行，其症为：发热，恶寒，无汗或有汗，面色潮红，咳嗽气喘，鼻塞流涕，鼻翼煽动，口干，咽喉有痰，或兼胸闷泛恶，呕吐痰涎；脉象浮数或浮紧，舌苔薄白或微黄或薄腻。

表里俱实型：本型乃肺胃同病、表里受邪，乃因温邪传变而成，多数因温邪炽盛、肺受蒸迫。肺与大肠相表里，与阳明同属燥金，肺热移肠，则现阳明证候。其症为：身发高热，鼻塞流涕，口渴引饮，烦躁不宁，面色红赤，唇干鼻燥，有汗或无汗，咳嗽气急，痰多黄稠，甚则胸高胀满，精神烦乱，胸腹热盛，大便秘结，或热结旁流，小便短赤；舌苔白腻或黄燥，舌质红绛，脉象滑数，或浮数，或弦大而数。

热盛伤阴型：热盛伤阴型(包含邪盛正衰之意)。本型由于温邪闭肺，烁灼津液，生痰生喘，治不及时，变化多端；或因本体素弱，温邪闭肺，更易形成邪盛正衰、热盛伤阴。此型表现，常先阴伤，继而气阴两耗，正气不支；严重者出现阴阳离决、阴阳交之险症。其症见：壮热神昏，狂言烦躁，喉有痰声，胸高气急，涕泪俱无，两目上窜，肢体抽搐，颈项强直，四肢厥冷，面色潮红或青紫；或咳嗽痰盛，身热无汗，午后及夜间热盛，手足心热。若气阴两耗，临床出现呼吸喘促、精神萎靡、虚烦汗出、肢体不温、神昏不省人事之危笃重证；舌苔多黄燥、或淡黄、舌质干绛，脉多细数、或濡细而急促。

分析以上三型，表证型较轻，病亦较单纯，因邪气趋表，经过治疗，绝大多数都能逐渐恢复健康；表里俱实型病情较复杂。表证型、表里俱实型属实热者居多，在临床最为多见。第三型则多是由表里俱实型转变而来，病情严重，亦有因素体虚弱或有慢性疾病而不能抵抗病邪，因此，本证多属变证与坏证，所分三种证型，是根据肺炎在发展过程中三个阶段划分的；但是机体有强弱，邪气有盛衰，或某证先出、某型后现，或一型独见，或数型同出，证之有常有变，而不能胶柱鼓瑟。

治疗法则：温病学说，是在《伤寒论》辨证论治基础上的进一步发展与提高。然而温病与伤寒在治疗疗法上各有所长，亦各有所短。伤寒长于发汗，而短于清营解毒；温病长于清营解毒，而短于发汗。以治温病而论，若发汗而不清营解毒，则汗出辄复热，热不为汗衰，有徒伤其正之弊；若清营解毒而不发汗，则使邪无出路，有逆传心包之弊。在治疗小儿病毒性肺炎时，刘老将伤寒和温病辨证论治理论融会贯通，常出奇制胜，效如桴鼓。

小儿病毒性肺炎属于温病，故治疗时，一般都主张以叶天士的"卫气营血"作为辨证施治手段。邪在卫分，见发热、恶寒、无汗等现象时，应以辛凉轻剂发汗，使邪从外解，药宜清轻，过重则药过病所，非但不能解表，反而引邪深入。邪在卫分不解，转入气分，见气分热炽等证候，此时应用辛凉重剂以泄热保津；若成里结，则以苦辛咸寒通降法以通阳明腑气。邪在气分未解，传入营分，则应清营传气；若气血两燔，又必须气血兼治。温病在血分“直须凉血散血”（血分证候比较危重，治法比较复杂）。叶桂“卫气营血”的辨证施治理论，诚然是温病学说的基础，是温病临床治疗的指南，但是对于卫气营血理论在小儿肺炎中的运用，刘老结合临床治疗心得，提出了一些新的观点。包括卫气营血与肺炎的证治、上工治未病与肺炎的证治、阴阳交与肺炎的证治。

卫气营血理论与肺炎的证治：《灵枢·热病》云：“热病三日而气口静、人迎躁者，取之诸阳五十九刺，以泻其热，而出其汗，实其阴，以补其不足。”指患热病三日，病人气口脉象平静，人迎脉象躁乱的，治疗可取用各阳经，在治热病的五十九个穴中选穴，用来泻去病热，使病人出汗，用补法充实阴经来补三阴的不足。病人身体热得很厉害，而阴阳之脉象都平静的，不可用针刺。如果还可以针刺，应尽快取穴针刺，即使病热不随汗而出，也会外泄。这里所说的不可针刺的原因，是因为病人有死的征兆。根据经义及吴氏之论，说明热病未有不伤阴者，故治疗热病，用辛凉泄热的同时，必须伍以甘寒，以补其阴，凉其营血。清·周学海云：“温毒（伤于温毒为温病）起手，须用凉散，接手即宜苦寒以化之，咸寒以润之，甘寒以补之。”又云：“至于瘟疫……初起即在血分。”亦是指出治疗温病要及时照顾凉营育阴。刘老体会到临床接治小儿肺炎时，绝大多数病儿的病程都在 3 日以上。况且肺炎是肺脏本身实质性病变，其邪传变迅速，此时多已入营血。治疗必须乘其邪势未盛，发汗透表、清营解毒同时并进（用药如麻黄、杏仁、石膏、甘草、连翘、银花、丹皮、生地、局方至宝丹等），半渡而击之，可收事半功倍之效。若按叶氏卫气营血四层来治疗，病轻者尚可有效，病重者则今日治在“卫”，而明日已入“气”；等你治在“气”，而又入“营”入“血”矣。这种临床现象，叶氏本人也有所体会，云：“前言辛凉散风、甘淡驱湿，若病仍不解，是渐欲入营也。”陆九芝对于叶氏用药过于轻淡，亦加以批评。因为病之现象，往往落后于本质，若拘泥于“开门揖盗，引邪入里”之说，则温邪传变迅速，必致表里俱实、热盛伤阴，甚或由轻转重，由重至危，终致无法挽救。故小儿病毒性肺炎早期虽必然出现表证，治之也必须解表，但在发表中必须佐以清营解毒，奏效乃捷。

上工治未病与肺炎的证治：从卫气营血论治小儿肺炎已经涉及“上工治未病”理念。上工治未病，在《金匮要略·脏腑经络先后病脉证第一》云：“问曰：‘上工治未病，何也？’师曰：‘夫治未病者，见肝之病，知肝传脾，当先实脾……”仲景以肝病治法来举例，开宗明义说明治病须先防止其传变，此为现代所言预防。《难经·七十七难》亦持此说。然上工治未病之文，并现于《灵枢·逆顺》篇，其曰：“上工刺其未病者也，其次刺其未盛者也，其次刺其已衰者也。”这段经文的意思，是说明治疗疾病，应在疾病尚未发生前治之，或者已经发生而没有严重前治之，或者由严重转为衰减之时治之。刘老认为古人治未病，是治病之本质，即“治病必求其本”的精神。刘老结合上工治未病理论与治疗小儿病毒性肺炎的临床实践，认为治疗小儿病毒性肺炎，必须以治未病的精神防止病情恶化，用药处方必须重在治“本”。其临床表现，固然有不同证型，而治“本”之法则始终不变，不过依据不同证候而损益之，并非一证一法。治疗必须全面考虑，不失时机，迎头赶上，切断病程，以期轻者得以早愈，危重者得以提高治愈率，不违反上工治未病之精神。

阴阳交与肺炎的证治：《索问·评热病论》云：“有病温者，汗出辄复热，而脉躁疾不为汗衰……病名阴阳交，交者死也。”又曰：“今汗出而辄复热者，是邪盛也。”张志聪注释云：“阴阳交者，谓汗乃阴液，外出于阳，阳热不从汗解，复入之阴，名曰阴阳交，交者乃正不能胜其邪，而邪复伤其正气，故为死证。”章虚谷曰：“阴阳之气，本来相交而相生者，今因邪势弥漫，外感阳分之邪，与内发阴分之邪，交合为一，而本元正气绝矣，故病名阴阳交，交者死，非阴阳正气之相交也。”章虚谷之解释较张志聪的稍有出入，但认为阴阳交为正不胜邪之死证乃相一致。清代莫枚士在论“阴阳并交”一义中云：“阴阳并交二者，乃热病表里俱实者之诊法也。其表里俱实而复相连互曰交……故交者皆死，并者皆生。”莫枚士的论点，是本着《灵枢·热病》“热病，已得汗，而脉尚躁盛，此阴脉之极也，死；其得汗而脉静者，生。热病，脉尚躁，而不得汗者，此阳脉之极也，死；脉盛躁，得汗静者，生。”莫枚士根据这两节经文来说明阴阳交者则死，续自分清者生，但未提及如何治疗阴阳交证。刘老认为阴阳交证，一为汗后脉躁，阴虚之极，此时宜甘寒育阴为主（如增液汤、清营汤、生脉散），同时佐以泄热解毒（如白虎汤、局方至宝丹）以期扶正祛邪。一为脉躁无汗，阳盛之极，此时若以辛凉泄热为主，同时佐以清营解毒，以期祛邪扶正。因此，治疗阴阳交证必须辛凉泄热、清营解毒并举，邪去正复。小儿病毒性肺炎属危重症者，均持续高热，或汗后热不解，或高热无汗。这种类型肺炎，刘老从阴阳交治疗，灵活运用辛凉泄热、清营解毒的治疗疗法，确能提高临床疗效。

综上所论，小儿病毒性肺炎属温病范畴，温病由温毒所致，病位在肺，邪易传变，耗营动血。因此，刘老治疗小儿病毒性肺炎以辛凉泄热、甘寒凉营、芳化解毒综合运用。至于随症加减，仍不能离开病之本质。刘老同时指出《内经》先因伏邪之说，与上工治未病之精神，在治疗温病上，尤有指导意义。

2. 验案举隅

(1) 清营解毒透热之法治疗小儿肺炎

张某，女，3 岁，1979 年 3 月 10 日初诊。

主诉：咳喘伴高热 3 天。

病史：患儿咳喘伴高热 3 日，经某医院确诊为“小儿病毒性肺炎。”诊查：发热甚，体温 40℃，咳嗽，咳吐黄稠痰，气喘憋闷，躁动不安，面赤，头汗出，口渴引饮，鼻翼煽动，脉滑数，舌苔薄黄。

西医诊断：小儿病毒性肺炎。

中医诊断：风温。

辨证：外感风热，有逆传心包之势。

治则：辛凉宣肺，清营解毒。

处方：麻杏石甘汤加味。

麻黄 6g	杏仁 9g	生石膏 18g	金银花 9g
连翘 9g	生地 9g	丹皮 9g	甘草 6g

2 剂，水煎服，日一剂；

另以紫雪丹 3g，分两次冲服。

1979 年 3 月 12 日二诊，服药 2 剂，身热渐退，咳喘减轻，情绪安定。再进 2 剂，身热已退，精神转佳，热退神安，唯有轻微咳嗽，以千金苇茎汤合生脉散加减，调整数日而痊愈。

【原按】

小儿病毒性肺炎一般归属于风温范畴，临床上常以卫气营血辨证论治。本案患儿身热、咳喘为肺热气逆，用麻杏石甘汤辛凉宣泄，清肺平喘；重用石膏以清热；加银花、连翘辛凉解表透邪外出；生地、丹皮清热清营凉血。“温邪上受，首先犯肺，逆传心包。”小儿血气未充，脏腑娇嫩，外感热病容易邪陷心包。烦躁不安，鼻翼煽动有逆传心包之势，恐高热诱发惊厥，佐以清热开窍之紫雪丹内服。清透与清开合用，内热得透，体温得降。由此可知，伏邪内蕴，必须清透，邪方能出。刘老认为小儿病毒性肺炎，是肺脏实质性病变，传变急，发展快，因而治疗不必拘泥于卫气营血的顺序，在发病初期出现发热、气喘、烦躁，虽然没有神昏抽搐，也应该乘邪热未盛之时，发汗透表，清营解毒同时并举。温热病邪热亢盛，早用紫雪之类，每获热退神清之效，可避免患儿出现热极盛风或热入心包等危重证候。

【编者按】

小儿肺炎的病因很多，可分为感染性和非感染性两大类，就感染性肺炎而言，以病毒性肺炎较多见。治疗小儿肺炎，我们应从整体出发，认为小儿为不断发育的有机体，故名纯阳之体，其生长发育尚未成熟，机体预防机制还尚未健全，故“祛邪”辨证用药不可过于寒凉，也不宜长期、大量服用，必要时“扶正”，因此“扶正”、“祛邪”是治疗小儿肺炎的重要指导思想。

(2) 清热化痰平喘之法治疗小儿肺炎

金某，女，3岁，1992年12月22日初诊。

主诉：咳嗽、气喘5天。

病史：患儿5天前，外出玩耍，当日夜间，体温开始升高，但患儿父母未予重视。第二天，患儿出现咳嗽、咳痰之象，但症状较轻，患儿父母以止咳糖浆喂食，然症状却未改善，并开始出现呼吸气急之症，伴口唇暗紫，于当地医院就诊，诊断为“小儿急性肺炎”，经静脉点滴治疗，但效果欠佳，故前来就诊。就诊时见：咳嗽，咳痰色黄质黏，难以咳出，气喘，呼吸气急，口唇青紫，身热，微汗出，哭闹不安，纳差，眠差，小便色黄量少，大便干结；舌质红，苔黄腻，食指络脉色红易见，显于气关之内。

西医诊断：小儿肺炎。

中医诊断：咳嗽 痰热蕴肺。

治则：清热化痰，降气平喘。

处方：射干麻黄汤合麻杏石甘汤加减。

射干 6g	麻黄 5g	紫菀 6g	款冬花 6g
杏仁 6g	石膏 20g	蝉衣 4g	僵蚕 6g
黄芩 6g	象贝 6g	前胡 6g	乌梅 1 枚
甘草 5g			

3剂，水煎服，日一剂。

1992年12月25日二诊：服上方3剂，患者咳嗽、气喘症状明显缓解，咳痰减少，身热减退，然伴口唇干燥，咽喉红肿，此乃痰热伤津所致，故以滋阴清热为法，处方如下：

竹叶 6g	石膏 15g	麦冬 6g	桑叶 5g
杏仁 6g	象贝 6g	沙参 6g	紫菀 6g

款冬花 6g　　天花粉 6g　　枇杷叶 6g　　芦根 8g
甘草 5g

5 剂,水煎服,日一剂。

1 个月后,患儿家属电话告知:患儿诸症消失,病情未发。

【原按】

刘老以为新咳有痰者,多属外感,应以解散治之为主;然肺有伏火邪毒,腠理不闭,感寒频发者,实当以清火治之。对本案患者,刘老以麻黄、蝉衣、僵蚕之类解表散寒;以射干、石膏、黄芩清火降逆;然痰火壅盛,引气上逆,故以紫菀、款冬花之类降之;况且紫菀甘润苦泄,性温而不热,质润而不燥,长于润肺下气,开肺郁、化痰浊而止咳;象贝滋阴润燥;前胡下气平喘;小儿喜酸,故少佐乌梅,何况乌梅酸敛,以降肺气也。二诊之方,实乃调阴固护之法,仲景于伤寒后期立"竹叶石膏汤"一法,《医宗金鉴》评曰:"以大寒之剂,易为清补之方"。汪昂论云:"去热而不损其真,导逆而能益其气也"。小儿病后期,多属于气阴两伤,此实与小儿纯阳之体有关,故应重视。

【编者按】

小儿肺炎在不同阶段,在治疗时必须兼顾。然而,在临床可常见小儿肺炎的主证是喘,喘者,气促,乃肺气为邪所闭而致。喘发之前常见有发热、咳嗽,喘之后多见咳痰,因此,小儿肺炎中医认为病变在"痰"。且小儿肺炎的病因复杂,而且病情多变,尤其急喘证皆恶,因此,治疗小儿肺炎时先辨常异,后辨寒热虚实,再审症状之变,在治疗过程中视症情而选加诸药,从而使治常有律,治异可循,结合病情实际,灵活施治。肺炎后期痰壅证候多见,此候多发生于重症肺炎及急性心阳虚衰、肝风内动、体质虚弱者,古有"大人痰饮,小儿痰涎"之说。临床症状表现有体质肥胖,肌肉松弛,面色皖白,口唇色淡,苔白腻,食少,大便不化。如出现此候,说明患儿正气不足,尤以中气虚弱为主。在治疗方面,提出必须注意咳、喘、痰三个证候,证分寒热虚实。

四、郭子光治疗小儿肺炎的学术经验

1. 学术思想

肺炎常伴发咳嗽,多由外感邪气所致。郭子光先生认为:所谓"邪"者,此指六淫外感,而临床以风寒、风热、风燥多见,亦有暑湿咳嗽。"痰、火、虚"属内伤,其中痰又要辨痰湿和痰热,火以肝火、阴虚火旺多见,虚分肺肾,而有阴阳之别。临证之时,只要衡量四者之有无轻重,抓住关键,适当兼顾次要矛盾,则咳嗽之机要,已然在握。

郭子光先生在治疗咳嗽中,总结出如下几个关键之处:①治咳先治感,咳嗽一症,由外感所致者十之八九,而纯粹的内伤咳嗽则较少。新病自不待言,久病也多以内伤夹外感的形式出现,"凡有外感先治感"是先生一贯的主张。六淫之邪皆能致咳,而常以风寒、风热、风燥为多。②治咳要宣肺,肺之宣发肃降,是维持呼吸功能的一个重要作用,若肺失通宣,往往导致肺气闭郁,轻则可见呼气不利、胸闷、气紧,重则为喘。肺气郁极而伸,常诱发或加重肺气上逆,引发咳嗽。证诸现代医学,如气道阻力增加,则肺内残存气体增多,导致肺膨胀,刺激肺牵张感受器,常可诱发咳嗽。因此,临床上凡见有肺气闭郁之象者,应注意宣肺一法的运用。闭郁之浊气不出，天地之清气不入。肺得宣发，则肃降自行。③治咳要治痰，痰触气管则咳，痰阻气管则喘，同时痰液潴留，郁久化热，又易耗气伤阴，加重咳嗽，故治咳要治痰。临床上，除干咳无痰，频咳不止，影响休息者，应以止咳为主外，凡因痰致咳，痰出咳止者，则须治痰为主。治痰有三要：一是治痰要治因，分别寒痰、热痰、湿痰、燥痰等进行治疗。二是治痰先降气；三是治痰要治瘀 久咳患者，损伤肺络，易致瘀滞，血行不畅，影响津液的输布，也容易生痰。④久咳兼治络：先生认为，津液的正常流通，有赖于肺之"治节"功能，咳嗽则肺气不利，易致津停为痰，血滞为瘀，久之痰瘀互结于肺络之中，而往往又成为外邪的伏藏之所，而致邪与痰瘀纠结。因已入络，非在气管，咳欲祛之，反复不能，易致咳引胸痛或胁痛，甚则频咳、痉咳。咳引胸痛或胁痛，可用降气祛痰之品如杏仁、杷叶、旋覆花、冬瓜仁、薏苡仁等配合桃仁、茜草等理络止咳。而对于频咳、痉咳，则须用虫类通络之法，选全蝎、僵蚕、地龙三味，加入辨证方药，搜剔络脉，常收速捷之效。先生指出，使用时须注意两点，一是三药有协同之功，宜同用；二是全蝎性燥，个别病例服后常有咽干口燥之感，此时可停用，或配以石膏、麦冬之类。

2. 验案举隅

吴某，男，2岁，初诊。

1周前因受凉感冒，出现咳嗽，痰多而清稀，流清鼻涕，夜间啼哭，未曾服药，继而上述症状加重，以"小儿肺炎"急诊入院经西药抗感染治疗3天，未见明显好转。检查：患儿急性病容，面色青暗，精神萎靡，鼻翼煽动，容色青紫，咳声低微，呼吸短促，舌苔白滑，指纹淡滞。心音低顿，双肺满布干湿啰音。

西医诊断：小儿肺炎。

中医诊断：风寒犯肺，营卫不和证。

治则：祛风散寒，宣肺平喘，调和营卫为法。

方用：桂枝加厚朴杏子汤。

处方：

桂枝 6g	白芍 6g	大枣 3枚	生姜 6g
甘草 3g	厚朴 6g	杏仁 6g	

服上方2剂悉平，后以六君子汤调理善后，5天后痊愈出院。

【原按】

小儿肺炎以热证居多，本案营虚卫弱，若按常法治疗，实难奏效。改用桂枝汤调和营卫，厚朴、杏仁降气平喘，标本同治，故收效满意。

【编者按】

小儿肺炎热证故多，但此例患儿咳嗽，痰多而清稀，流清鼻涕，面色青暗，精神萎靡，容色青紫，咳声低微，呼吸短促，舌苔白滑，指纹淡滞。且经西药治疗效果不显。《伤寒论》中："太阳中风，阳浮而阴弱，阳浮者，热自发，阴弱者，汗自出，啬啬恶寒，淅淅恶风，翕翕发热，鼻鸣干呕者，桂枝汤主之。""喘家作桂枝汤，加厚朴杏子佳。"郭子光先生以桂枝汤调和营卫，补其虚滞，厚朴杏仁降气止咳，效如桴鼓。《小儿药证直诀》："五脏六腑，成而未全……全而未壮"，《温病条辨·解儿难》总结为"小儿稚阳未充，稚阴未长"，共同说明小儿机体柔嫩，气血未充，经脉未盛，神气怯弱，内藏精气未足，卫外功能未固的生理特点。故小儿外感六淫虽易于化热，但本质还是柔弱之体，用药宜轻。

参考文献

[1] 马融，韩新民．中医儿科学[M]. 第2版．北京：人民卫生出版社，2012.
[2] 朱建平．朱春良精方治验实录[M]. 北京：人民军医出版社，2010.
[3] 刘如秀．刘志明医案精解[M]. 北京：人民卫生出版社，2010.
[4] 李翔，王超．郭子光辨治咳嗽经验[J]. 辽宁中医杂志，2011，38(10)：1925-1927.

（吉林中医药大学第一临床医学院　吴秋成）